1	Geschichte, Philosophie und wissenschaftliche Grundlagen der Osteopathie	3
2	Diagnostische Grundlagen	69
3	Therapeutische Grundlagen	109
4	Kiefergelenk	163
5	Halswirbelsäule	173
6	Brustwirbelsäule	205
7	Lendenwirbelsäule	235
8	Rippen	265
9	Manubriosternale Symphyse	303
10	Mediales und laterales Schlüsselbein, Schultergelenk	311
11	Ellenbogengelenk	341
12	Hand- und Fingergelenke	361
13	Kreuzbein-/Steißbeingelenk	385
14	Kreuzbein-/Darmbeingelenk (Sakroiliakalgelenk)	393
15	Schambeinfuge	429
16	Hüftgelenk	435
17	Kniegelenk	461
18	Oberes Schienbein-/Wadenbeingelenk, untere Schienbein-/Wadenbein-Verbindung	491
19	Fuß- und Zehengelenke	503
20	Die Allgemeine Osteopathische Behandlung	531
21	Sutherland-Techniken	563
22	Specific Adjustment Technique (SAT)	601
23	Blagrave-Techniken	617
24	Counterstrain-Techniken	643
25	Faszien	725
26	Fasziendistorsionsmodell	773
27	Lymphatische Techniken	801
28	Der Osteopathische Mechanical Link	821

Torsten Liem, Tobias K. Dobler

Leitfaden Osteopathie

Torsten Liem, Tobias K. Dobler (Hrsg.)

Leitfaden Osteopathie

Parietale Techniken

3., überarbeitete Auflage

Mit Textbeiträgen von: A. Abehsera, P. Blagrave, B. Chikly, C. Ciranna-Raab, P. Delaunois, T. K. Dobler, C. Fossum, G. Fryer, J. Glover, G. Harrer, A. Klawunde, G. Lamb, E. Lederman, T. Liem, N. Marcer, N. Mitha, M. Nagel, V. Och, J. Parsons, L. Potter, E. Prat, M. Puylaert, A. Reeve, R. Schleip, U. Senger, P. Sommerfeld, D. Taylor, S. Tempelhof, J. van der Wal, L. H. Vincent

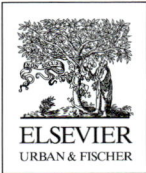

URBAN & FISCHER München

Zuschriften und Kritik an:
Elsevier GmbH, Urban & Fischer Verlag, Hackerbrücke 6, 80335 München

Wichtiger Hinweis für den Benutzer
Die Erkenntnisse in der Medizin unterliegen laufendem Wandel durch Forschung und klinische Erfahrungen. Herausgeber und Autoren dieses Werkes haben große Sorgfalt darauf verwendet, dass die in diesem Werk gemachten therapeutischen Angaben (insbesondere hinsichtlich Indikation, Dosierung und unerwünschten Wirkungen) dem derzeitigen Wissensstand entsprechen. Das entbindet den Nutzer dieses Werkes aber nicht von der Verpflichtung, anhand weiterer schriftlicher Informationsquellen zu überprüfen, ob die dort gemachten Angaben von denen in diesem Buch abweichen und seine Verordnung in eigener Verantwortung zu treffen.
Wie allgemein üblich wurden Warenzeichen bzw. Namen (z.B. bei Pharmapräparaten) nicht besonders gekennzeichnet.

Bibliografische Information der Deutschen Nationalbibliothek
Die Deutsche Nationalbibliothek verzeichnet diese Publikation in der Deutschen Nationalbibliografie; detaillierte bibliografische Daten sind im Internet über http://www.d-nb.de/ abrufbar.

Alle Rechte vorbehalten
3. Auflage 2010
© Elsevier GmbH, München
Der Urban & Fischer Verlag ist ein Imprint der Elsevier GmbH.

15 16 17 18   6 5 4 3

Das Werk einschließlich aller seiner Teile ist urheberrechtlich geschützt. Jede Verwertung außerhalb der engen Grenzen des Urheberrechtsgesetzes ist ohne Zustimmung des Verlages unzulässig und strafbar. Das gilt insbesondere für Vervielfältigungen, Übersetzungen, Mikroverfilmungen und die Einspeicherung und Verarbeitung in elektronischen Systemen.

Planung und Lektorat: Christl Kiener, München
Redaktion: Christl Kiener, Annekathrin Sichling, München
Herstellung: Marion Kraus, München; Kadja Gericke, Arnstorf
Satz: abavo GmbH, Buchloe; TnQ, Chennai/Indien
Druck und Bindung: CPI Books GmbH, Ulm
Fotos und Titelfotografie: Karsten Franke, Hamburg
Zeichnungen: H. Rensema, Maastricht; Henriette Rintelen, Velbert
Umschlaggestaltung: SpieszDesign, Büro für Gestaltung, Neu-Ulm

ISBN Print   978-3-437-55782-8
ISBN e-Book 978-3-437-59338-3

Aktuelle Informationen finden Sie im Internet unter www.elsevier.de und www.elsevier.com

Geleitwort

Der *Leitfaden Osteopathie* stellt eine Zusammenfassung der Arbeiten von Osteopathen aus unterschiedlichen Ländern und Perioden der osteopathischen Entwicklung dar. Er vereinigt in einem Band die Entwicklung und Behandlung des gesamten Muskel-Skelettsystems.

Die Kapitel über die Geschichte und Philosophie sowie die Beschreibung der somatischen Dysfunktion sind eine wichtige Ergänzung für die deutsche Literatur über Osteopathie. Weitere Kapitel über Anamnese, Differentialdiagnostik und Untersuchungsmethoden bilden die Basis für die Anwendung einer Vielzahl osteopathischer Techniken, die detailgetreu beschrieben werden.

Der Hauptteil des Buches befasst sich mit den HVLA-Techniken, MET und Artikulationstechniken. Jede einzelne Technik wird sorgfältig beschrieben. Allen artikulären Strukturen werden Techniken systematisiert zugeordnet. Der Aufbau macht es einfach, die Praxis der Osteopathie nach ihrer Technik oder ihrer Region zu lernen oder nachzuschlagen.

Der Technikteil beinhaltet außerdem auch die Allgemeine Osteopathische Behandlung von J. Martin Littlejohn, der A. T. Stills Ideen nach Europa brachte. Diese ausgesprochen nützlichen Techniken sind schwer in der Literatur zu finden. Zu weiteren beschriebenen Techniken gehören die Arbeiten von William G. Sutherland, D.O., der zusammen mit Still studierte, die von Peter Blagrave, D.O., entwickelten Blagrave-Techniken und die vom englischen Osteopathen Tom Dummer mitentwickelte „Specific Adjustment Technique".

Dieses Buch dient als Handbuch und als Lehrbuch. Die Technik für eine spezielle Körperregion kann schnell einzeln nachgeschlagen werden oder es kann mehr Zeit damit zugebracht werden, um osteopathische Philosophie oder das Work-Up eines Patienten mit einem speziellen Problem zu erlernen. Es wird für osteopathische Studenten und erfahrene Praktiker nützlich sein.

Zum ersten Mal traf ich Torsten Liem in den Vereinigten Staaten bei einem Kongress der American Academy of Osteopathy. Wir hatten Gelegenheit, die Entwicklung von Sutherlands Annäherung an den Patienten mit Thomas Schooley, D.O., zu diskutieren. Dieser studierte mit Dr. Sutherland und war für mehrere Jahre Mitglied der Fakultät der Sutherland Cranial Teaching Foundation. Daneben war er Leiter der Abteilung für osteopathische Prinzipien und Praktiken an der West Virginia School of Osteopathic Medicine in den Vereinigten Staaten.

Torsten Liem hat in Deutschland unermüdlich an der Verbreitung der Osteopathie gearbeitet. Seine harte Arbeit führte zu der Gründung der Osteopathie Schule Deutschland. Aufgrund seiner Bemühungen werden die Studenten durch viele führende Osteopathen Europas und der Vereinigten Staaten unterrichtet. Dieses Buch ist ein weiteres Kapitel in seinen Bemühungen, dass die osteopathische Anwendung bei der Behandlung der Patienten zunimmt.

John Glover, D.O., FAAO
November 2001
Präsident der American Academy of Osteopathy, Leiter der Sektion osteopathische manipulative Medizin an der Oklahoma State Universität

Geleitwort

Im Bereich der Osteopathie ist die Veröffentlichung des *Leitfadens Osteopathie* originell, und das aus mehreren Gründen. Es kommen verschiedene Osteopathen, jeder Spezialist in seinem Gebiet, zur Sprache. Verschiedene allgemeine Aspekte der Osteopathie werden somit aufgegriffen. Dies erlaubt jedem Spezialist, seine Sichtweisen relativ kurz vorzustellen. So eine Präsentation hat zwei wichtige Vorteile: Sie ermöglicht erstens, Ideen von Autoren zu verbreiten, ohne dass diese selbst ein ganzes Buch schreiben müssen, und zweitens, dem Leser Zugang zu neuen Ideen in Form einer Synthese zu erlauben. Gezielte Ideen kommen so zum Ausdruck und der Leser hat einfach und schnell Zugriff zu verschiedenen Ansichten auf dem Gebiet der Osteopathie. Der Osteopath kann seine Kenntnisse vertiefen, der Student einen guten Überblick der Osteopathie im allgemeinen oder auch im Hinblick auf spezifische Probleme und Fragestellungen zum Bewegungsapparat zu bekommen. Beide Punkte werden mit Torsten Liems und Tobias Doblers Veröffentlichung durch die Vielseitigkeit der aufgeführten Kapitel unterstützt. Aspekte der Osteopathie werden unter verschiedenen Gesichtspunkten dargestellt. Historische, philosophische, physiologische und klinische Ansätze, ein großer Praxisteil nach Gelenken gegliedert, dazu Beschreibungen von nicht so verbreiteten Techniken, erlauben den Zugang zu aktuellen Ideen, aber auch Kritiken innerhalb der Osteopathie.

Der *Leitfaden Osteopathie* unterscheidet sich deutlich von anderen Praxisbüchern der Osteopathie, und seine Veröffentlichung erringt meines Erachtens besonderen Wert durch die Art, wie die meisten Aspekte aufgeführt werden: So wird z. B. die Geburt der Osteopathie nicht einfach nur der Person A. T. Still zugesprochen und mit der Erwähnung des 22. Juni 1874 abgehandelt. Es wird ausführlich dargestellt, dass es sich um eine Entwicklung, um einen Prozess handelt, der somit klar durch die damaligen wissenschaftlichen und besonders medizinischen Kenntnisse geprägt ist. Dazu werden zusätzlich soziale, religiöse, ökonomische und sogar psychologische Aspekte aufgeführt. Es handelt sich daher um eine hermeneutische Problemstellung, die klar angibt, dass Prinzipien, die vielleicht im 19. Jahrhundert Gültigkeit hatten, nicht ohne weiteres ins heutige Zeitalter übertragen und vorteilhaft angewandt werden können.

Osteopathie ist und soll eine Praxis sein, die Entwicklung, Fortschritt und Anpassung erlaubt. Eine Idee, eine Technik darf nur durch ein einziges Ziel gerechtfertigt sein und somit aufrechterhalten bleiben: Es muss dem Patienten geholfen werden können. Und dies im Hinblick auf zwei Aspekte: Möglichst maximal helfen, z. B. zeitlich gesehen, und zugleich mit minimalstem Risiko und geringsten möglichen Nebeneffekten. Prinzipien dürfen nicht für sich selbst und noch weniger, weil jemand sie aufgeführt hätte, aufrecht erhalten werden.

Die Bedeutung der Darstellung der geschichtlichen Entwicklung besteht u. a. darin, solche Aspekte klar darzustellen und aus dem geschichtlichen Verständnis dogmatische oder schon fast sektenähnliche Einstellungen und nicht Zeitgemäßes in der Osteopathie aufzudecken und in Frage stellen zu können.

In diesem Zusammenhang ist das Erscheinen des *Leitfadens Osteopathie* von großer Aktualität. Die verschiedene Autoren, die zu Wort kommen, sind von der Vielseitigkeit geprägt: Sie stammen aus verschiedenen europäischen Ländern, haben die Osteopathie auf unterschiedliche Art und Weise erlernt und vermitteln verschiedene Ansätze in der Osteopathie. Ein anderer Aspekt dieser Vielseitigkeit ist, dass sich hier als Autoren verschiedene Generationen von Osteopathen treffen.

Der eine war vielleicht Schüler vom anderen, oder hätte es potentiell sein können. In der heutigen Kultur bemerkt man, dass es oft der Schüler ist, der alte Ideen, wenn nötig, abstaubt und neue wissenschaftliche experimentelle Kenntnisse integriert. Wissenschaftliche Erkenntnisse führen nicht immer zu direktem Fortschritt. Indirekt können sie helfen, Fehlwege zu erkennen und somit neue Fragestellungen zu erlauben sowie anzuspornen. So eine epistemologische Überlegung stellt eine Voraussetzung für die Ermöglichung von Fortschritt dar.

Man darf sich nicht einfach auf die Tradition berufen, um Prinzipien oder sogar Ansätze aus der Biomechanik aufrecht zu erhalten. Ein ganz typisches Merkmal, das die Osteopathie, aber nicht nur die Osteopathie, von der allopathischen Medizin unterscheidet, ist das Kriterium des Individualismus im Gegensatz zur Universalität. Unter letzterem Begriff versteht man, dass bei gleichem pathologischen Befund im Prinzip die gleiche Therapie eingesetzt wird. Bei einem Paradigma des Individualismus wird versucht, die Behandlung dem Patienten anzupassen und nicht in erster Instanz dem kausalen Faktor. Dieser wird natürlich nicht ausgeschlossen. Das Kausalitätsprinzip wird weder verworfen noch ignoriert, sondern in der Osteopathie wird versucht, möglichst auch andere Faktoren zu berücksichtigen. Dies äußert sich z. B. bei der osteopathischen Diagnostik im Versuch der primären Dysfunktionsfindung, ebenso wie in der Ansicht, der Osteopath müsste die Gesamtfunktion des Körpers verstehen. Selbst wenn sich so ein Paradigma höchstwahrscheinlich spätestens im Moment seiner praktischen Anwendung als Utopie erweist, ist es nicht von vornherein verwerflich. Aus dem Versuch heraus, die Behandlung dem Patienten anzupassen, resultiert, dass ein Osteopath zwei hypothetische Patienten mit gleichem klinischem Befund nicht gleich behandeln wird. Ob dieses Vorgehen wirklich eine bessere Therapie darstellt und in welchen klinischen Situationen es optimaler wäre als eine andere Behandlungsform oder letztere auch nur unterstützen würde, kann nur anhand gezielter klinischer Studien mit ausgereifter Methodologie beantwortet werden. Über dies hinaus kann man nun aber auch im Inneren der Osteopathie Fragen stellen, wie z. B. über die Rechtfertigung von Begriffen wie „Gesetz" oder sogar „Prinzipien", auch wenn sie von fast mythologischen Großvätern der Osteopathie formuliert wurden. Ein Gesetz ist eben dadurch ein Gesetz, weil sich jedes Individuum diesem unterordnen muss oder wenigstens soll. Das aber stellt eine Strategie der Universalität dar.

Von einem philosophischen Standpunkt aus gesehen kann es zu Widersprüchen im Inneren eines Paradigma, wie das der Osteopathie, führen. Stehen zudem wissenschaftliche experimentelle Untersuchungen im Gegensatz zur althergebrachten Lehrmeinung, ist die Fragestellung und sogar die Infragestellung unausweichlich und notwendig. So eine Entwicklung spricht schlußendlich für die Gesundheit der Osteopathie.

Meines Erachtens nach stellt der *Leitfaden Osteopathie* eine Wende in diesem Sinne in der Osteopathie dar. Möge dieses Buch dem Leser soviel Spaß und Vergnügen, aber auch Zuversicht geben, wie es mir gab, und durch die umfangreiche Praxisanleitung ein Weggefährte in der täglichen Praxis werden.

Prof. Dr. Paul Klein, D.O.
März 2002
Université libre de Bruxelles

Vorwort und Danksagung zur 3. Auflage

Die 3. Auflage des erfolgreichen Leitfadens zur parietalen Osteopathie wurde deutlich überarbeitet. Auch eine Umstrukturierung der Kapitelreihenfolge fand statt, um die Navigation zu erleichtern. Die Nomenklatur in den Kapitelüberschriften wurde auf Deutsch umgestellt.

Es fand außerdem eine deutliche Erweiterung statt: Mehrere Beiträge zu den Bereichen Faszien und Lymphe bieten praxisrelevante Kenntnisse wie auch Hintergrundwissen.

Aufbau und Anatomie der Faszien wurden von Jaap van der Wal beschrieben, hierbei blickt der Autor über den Tellerrand der bekannten Einteilung und weist auf Unzulänglichkeiten der klassischen Darstellung hin, die auf einer selektiven Sektion beruht und dadurch Verbindungen übersieht, die funktionelle Zusammenhänge erklären und klinische osteopathische Vorgehensweisen begründen.

Michel Puylaert erweiterte das Buch um die Techniken im faszialen Bereich.

Zudem stellt Dr. Georg Harrer das Fasziendystorsionsmodell nach Typaldos dar. Dieses stellt ein wichtiges Werkzeug der Behandlung im parietalen Bereich dar. Die klar strukturierte Diagnostik und Anwendung laden zur direkten Umsetzung in der Praxis ein.

Das Lymphsystem und dessen Behandlung wurden von Bruno Chikly beschrieben, der hier seine eigene Vorgehensweise erläutert und selbst entwickelte Techniken beschreibt.

Zuletzt ein weiterer Baustein im osteopathischen Gebäude: „Mechanical Link", ein System zur Diagnose und Behandlung der gesamten Körpergewebe wurde hier am Beispiel des Bewegungsapparates dargestellt. In der von Paul Chauffour und Eric Prat entwickelten Vorgehensweise wird durch sanften Druck die Gewebeelastizität beurteilt, durch den sogenannten Balancetest die wichtigste Dysfunktion gefunden und mit einer aus mehreren Phasen bestehenden, sehr exakten Recoil-Technik somatische Dysfunktionen gelöst. Der Therapeut ist so in der Lage, hocheffizient und sehr sanft das parietale System, wie auch Haut, Gefäße, Nerven, Organe etc. zu behandeln.

Louise Potter diskutiert neueste und weitreichende Erkenntnisse zu Impulstechniken.

Ein Beitrag von Markus Nagel zeigt interessante Parallelen (und Unterschiede) zwischen A.T. Still und dem Arzt Rudolf Virchow.

Bei Überlegungen zur Palpation von Volker Och wird nicht nur die methodische Vorgehensweise erläutert, sondern auch die Wechselwirkung zu psychischen Phänomenen diskutiert, die sonst nur unbewusst stattfindet.

Wieder danken wir allen Kollegen und Studenten für Anregungen und Hinweise zur Überarbeitung der 3. Auflage, ebenso Frau Astrid Biermann für ihre wertvollen Korrekturen. Ganz besonders möchten wir den bisherigen Autoren für die Durchsicht der Manuskripte und den neuen Autoren für die sehr inspirierenden Beiträge danken.

Ein großer Dank geht an unsere Lektorin Frau Christl Kiener für die engagierte und zielstrebige Bearbeitung des Buches und ihre Ideen für eine noch bessere Präsentation des Inhaltes.

Hamburg und Gerlingen, September 2009
Tobias K. Dobler, Gerlingen
Torsten Liem, Hamburg

Vorwort zur 1. Auflage

Als ich 1998 zum ersten Mal vom Urban & Fischer Verlag kontaktiert wurde mit der Frage, einen „Leitfaden Osteopathie" zu schreiben, lehnte ich spontan ab. Viele gute Bücher sind bereits in deutscher Sprache erhältlich und es schien kein Bedarf für ein weiteres Buch.

Nach weiteren Gesprächen, näherem Betrachten der bestehenden Fachliteratur und Reflexion der eigenen Zeit als Student sowie als praktizierender Osteopath, kamen jedoch so viele Ideen zu einem Fach- und Praxisbuch über die parietalen Techniken zusammen, daß ich letztendlich eine große Motivation verspürte, dies in les- und anschaubarer Weise umzusetzen.

So beschäftigt sich bisher kaum ein Buch mit den philosophischen und geschichtlichen Grundlagen der Osteopathie, Erklärungsmodellen der MET-Techniken und dem breiten Spektrum an Thoraxtechniken. Auch die Techniken nach Sutherland, die „Specific Adjustment Technik", die „Allgemeine Osteopathische Behandlung („General Osteopathic Treatment"), die gleichzeitig der Diagnostik, Therapie und als Einstieg in die Behandlung dient, sowie die Blagrave-Techniken und die sogenannten Still-Techniken sind bisher kaum oder gar nicht beschrieben worden.

Es erschien unabdingbar nötig, ein Verständnis der Entwicklung der Osteopathie und ihre geschichtliche Einordnung, ihre philosophischen Grundgedanken sowie eine Darstellung so wichtiger Grundlagen wie somatische Dysfunktion und die Bedeutung des Allostasemodells für die Osteopathie zu integrieren. Denn nur wenn wir die geschichtliche Entstehung der Osteopathie und ihre philosophischen Prinzipien verstehen, werden wir im Sinne Stills auch wirklich fähig, die Grundsätze der Osteopathie so umzusetzen, daß wir in der Lage sind, uns an die Notwendigkeiten der heutigen Zeit und des jeweiligen Patienten zum jeweiligen Erscheinen in unserer Praxis anzupassen. Und nur dann werden wir fähig, eigene Techniken zu entwickeln sowie die Osteopathie als lebendiges philosophisches, wissenschaftliches und kreatives Gebäude zu erleben, mit dem Ziel, Heilungsreaktionen im Organismus auszulösen.

Keine technokratischen Wiederholungstäter, sondern selbständig und verantwortungsbewußt denkende und handelnde Osteopathen sind unser Ziel.

Als ich dann begann, die Autoren anzusprechen, wurde mir schnell klar, daß dieses Buchprojekt auch mit Unterstützung der European School of Osteopathy verwirklicht werden sollte, mit der wir als Osteopathie Schule Deutschland eng kooperieren, denn es wäre eine verpaßte Chance, den Lesern ihre jahrzehntelange Erfahrung vorzuenthalten.

Die Autoren dieses Bandes sind Osteopathen, die mich selbst beeindruckten und inspirierten sowie Kollegen und Freunde, die ihre große Erfüllung und Erfahrung in der Vermittlung dieser Inhalte bereits unter Beweis stellten. So ist dieses Buch die Frucht und Inspiration einer Vielzahl von hervorragenden Osteopathen.

Schnell kam ich an gewisse zeitliche Grenzen in meiner Funktion als Herausgeber. Um so glücklicher war ich, daß ich schließlich einen äußerst kompetenten Mitherausgeber gefunden hatte. Dieses Buch ist im wahrsten Sinne des Wortes gewachsen und nur durch die Arbeit von Tobias K. Dobler als Mitherausgeber, Autor und Übersetzer zu ihrem jetzigen Zustand gereift.

05.12.2002
Torsten Liem

Abkürzungen

A.	Arteria	LWS	Lendenwirbelsäule
AOB	Allgemeine Osteopathische Behandlung (= GOT)	MET	Muskel-Energie-Technik
		Min.	Minute
AIL	Angulus inferior lateralis	N.	Nervus
Art.	Articulatio	Nll.	Nodi lymphatici
BWK	Brustwirbelkörper	NSR	Neutrale Position, Seitneigung, Rotation
BWS	Brustwirbelsäule		
bzw.	beziehungsweise	PBLT	point of balanced ligamentous tension
C	cervicaler Wirbel		
EMG	Elektromyographie, -gramm	Proc.	Processus
ERS	Extension-Rotation-Seitneigung	R/L	rechts/links
		R/R	rechts/rechts
FRS	Flexion-Rotation-Seitneigung	Sek.	Sekunde(n)
GOT	General Osteopathic Treatment (= AOB)	SIAS	Spina iliaca anterior superior
		SIPS	Spina iliaca posterior superior
HWS	Halswirbelsäule	s. u.	siehe unten
HVLA	high velocity low amplitude	sup.	superior
inf.	inferior	Th	thorakaler Wirbel
ISG	Iliosakralgelenk	TP	Tenderpoint
L	lumbaler Wirbel	u. a.	unter anderem
L/L	links/links	V.	Vena
L/R	links/rechts	vgl.	vergleiche
Lig.	Ligamentum	Z. n.	Zustand nach

Inhaltsverzeichnis

Teil 1 1

1   Geschichte, Philosophie und wissenschaftliche Grundlagen der Osteopathie 3
1.1   Die allgemeine Entwicklung der Medizin und Osteopathie 5
1.2   Die persönliche Entwicklung von A. T. Still 12
1.3   Strukturelle und funktionelle Osteopathie 16
1.4   Rudolf Virchow und die Osteopathie 30
1.5   Osteopathische Prinzipien 35
1.6   Die somatische Dysfunktion 41
1.7   Stress, Allostase und Osteopathie 55
1.8   Das Tensegrity-Modell 65

2   Diagnostische Grundlagen 69
2.1   Die osteopathische Diagnosefindung 70

3   Therapeutische Grundlagen 109
3.1   Die Wissenschaft osteopathischer Technik 110
3.2   Osteopathische Techniken 130

Teil 2 161

4   Kiefergelenk 163
4.1   Diagnostik 166
4.2   Behandlung der Art. temporo-mandibularis (TMG) (Mobilisation) 170

5   Halswirbelsäule 173
5.1   Diagnostik 178
5.2   Behandlung der Halswirbelsäule (HVLA) 192
5.3   Behandlung der Halswirbelsäule (MET) 199

6   Brustwirbelsäule 205
6.1   Diagnostik 209
6.2   Behandlung der Brustwirbelsäule (HVLA) 221
6.3   Behandlung der Brustwirbelsäule (MET) 227

7   Lendenwirbelsäule 235
7.1   Diagnostik 238
7.2   Behandlung der Lendenwirbelsäule (HVLA, Mobilisation) 250
7.3   Behandlung der Lendenwirbelsäule (MET) 258

8   Rippen 265
8.1   Diagnostik 270
8.2   Behandlung der 1. Rippe (HVLA und MET) 280
8.3   Behandlung der 2. Rippe (MET) 287

8.4	Behandlung der 3.–10. Rippe (HVLA und MET)	292
8.5	Behandlung der 11. und 12. Rippe (MET)	298

9 Manubriosternale Symphyse 303
- 9.1 Diagnostik 305
- 9.2 Behandlung des Sternum (MET) 308

10 Mediales und laterales Schlüsselbein, Schultergelenk 311
- 10.1 Diagnostik 315
- 10.2 Behandlung der Art. sternoclavicularis (HVLA und MET) 326
- 10.3 Behandlung der Art. acromioclavicularis (MET) 330
- 10.4 Behandlung der Skapulothorakalen Gleitebene (Mobilisation und MET) 332
- 10.5 Behandlung der Art. humeri (HVLA) 333
- 10.6 Spencer-Techniken 336

11 Ellenbogengelenk 341
- 11.1 Diagnostik 345
- 11.2 Behandlung der Art. humeroulnaris (HVLA und Inhibition) 354
- 11.3 Behandlung der Art. humeroradialis (HVLA und MET) 357

12 Hand- und Fingergelenke 361
- 12.1 Diagnostik 366
- 12.2 Behandlung der Art. radioulnaris distalis (HVLA) 377
- 12.3 Behandlung der Hand (Mobilisation und HVLA) 378

13 Kreuzbein-/Steißbeingelenk 385
- 13.1 Diagnostik 387
- 13.2 Behandlung der Art. sacrococcygea (MET und HVLA) 389

14 Kreuzbein-/Darmbeingelenk (Sakroiliakalgelenk) 393
- 14.1 Diagnostik 396
- 14.2 Behandlung des Os sacrum (HVLA) 412
- 14.3 Behandlung des Os sacrum (MET) 416
- 14.4 Behandlung des Os ilium (HVLA) 421
- 14.5 Behandlung des Os ilium (MET) 425

15 Schambeinfuge 429
- 15.1 Diagnostik 431
- 15.2 Behandlung der Symphysis pubica (MET) 433

16 Hüftgelenk 435
- 16.1 Diagnostik 439
- 16.2 Behandlung der Art. coxae (HVLA) 452
- 16.3 Behandlung der Art. coxae (MET) 457

17 Kniegelenk 461
17.1 Diagnostik 464
17.2 Behandlung der Art. genus (HVLA) 479
17.3 Behandlung der Menisci (HVLA) 488

18 Oberes Schienbein-/Wadenbeingelenk, untere Schienbein-/Wadenbein-Verbindung 491
18.1 Diagnostik 492
18.2 Behandlung der Art. tibiofibularis und Syndesmosis tibiofibularis (HVLA) 495
18.3 Behandlung der Art. tibiofibularis (HVLA und MET) 497
18.4 Behandlung der Syndesmosis tibiofibularis (HVLA) 500

19 Fuß- und Zehengelenke 503
19.1 Diagnostik 508
19.2 Behandlung der Fußgelenke (HVLA) 519

Teil 3 529

20 Die Allgemeine Osteopathische Behandlung 531
20.1 Grundlagen 533
20.2 Behandlung in Rückenlage 535
20.3 Behandlung in Bauchlage 550
20.4 Behandlung in Seitenlage 555

21 Sutherland-Techniken 563
21.1 Balanced ligamentous tension (BLT) 565
21.2 Grundlagen 568
21.3 Techniken für das Becken 570
21.4 Techniken für die Wirbelsäule 573
21.5 Techniken für den Brustkorb 581
21.6 Techniken für den Schultergürtel 587
21.7 Techniken für die obere Extremität 589
21.8 Techniken für die untere Extremität 592

22 Specific Adjustment Technique (SAT) 601
22.1 Geschichte 602
22.2 Definition 603
22.3 Minimale Behandlung 604
22.4 Die Wahl des Segments 605
22.5 Die Positionale Läsion 608
22.6 Die Manipulation 609
22.7 Der Involuntary Mechanism 611
22.8 Typische Behandlungsfolge 612
22.9 Positionale Manipulation von C1–C3 613
22.10 Sacral Toggle 614

23 Blagrave-Techniken 617
23.1 Grundlagen 618
23.2 Weichteiltechniken 618

23.3	Mobilisationstechniken der Wirbelsäule und des Beckens 623
23.4	Mobilisationstechniken der oberen Extremität 630
23.5	Mobilisationstechniken der unteren Extremität 637

24 Counterstrain-Techniken 643
24.1 Geschichte, Grundkonzepte und Behandlung 646
24.2 Spezifische Untersuchung und Behandlung der einzelnen Körperregionen 659
24.3 Halswirbelsäule 663
24.4 Brustwirbelsäule 670
24.5 Rippen 678
24.6 Lendenwirbelsäule 685
24.7 Becken 690
24.8 Schulter, Ellenbogen, Handgelenk und Hand 699
24.9 Hüfte, Knie, Sprunggelenk und Fuß 709

25 Faszien 725
25.1 Kontinuität und Konnektivität – die Architektur des Bindegewebes als Ergänzung der Anatomie der Faszien 726
25.2 Faszien und Nervensystem 738
25.3 Faszientechniken 749

26 Fasziendistorsionsmodell 773
26.1 Einleitung 774
26.2 Signalträger Bindegewebe 775
26.3 Der Patient als Experte: Das Typaldos-Modell 776
26.4 Die Fasziendistorsionen 778
26.5 Diagnose der Fasziendistorsionen 786
26.6 Die allgemeine Behandlung von Fasziendistorsionen 789
26.7 Grundsätzliche Reihenfolge der Behandlung 796
26.8 Kontraindikationen 796
26.9 Spezielle Behandlung der Fasziendistorsion 797
26.10 Abschließende Worte 800

27 Lymphatische Techniken 801
27.1 Geschichte der manuellen lymphatischen Techniken 802
27.2 Das lymphatische System 804
27.3 Praxis der manuellen lymphatischen Therapie (MLT) 810
27.4 Osteopathische Behandlung des Lymphsystems (OLT) 812

28 Der Osteopathische Mechanical Link 821
28.1 Konzept der totalen Läsion 822
28.2 Konzept der primären Läsion 827
28.3 Konzept einer Behandlung anhand der Ätiologie 828
28.4 Schlusswort 831

29 Informationen (zum Download siehe www.elsevier.de)

Literaturverzeichnis 833

Sachregister 851

Autorenverzeichnis

Alain Abehsera, M.D, D.O., c/o OSD, Rabenberg 11, 22391 Hamburg, emmalk1@ matav.net.il
Peter Blagrave, D.O., 7 Flaghead Road, Poole, Dorset, Bh13 7JN, England
Paul Chauffour, 372 Grande Rue, 01700 Miribel, Frankreich, paul.chauffour.lmo@orange.fr
Bruno Chikly, M.D., D.O., 28607 N.152nd St, Scottsdale AZ 85262, USA
Cristian Ciranna-Raab, D.O., B.Sc. (Hons) Ost., c/o OSD, Rabenberg 11, 22391 Hamburg, ciranna.raab@gmail.com
Pierre Delaunois, D.O., 80. Avenue du Mistral, 1200 Brüssel, Belgien
Tobias K. Dobler, D.O., B.Sc. (Hons) Ost./Univ. of Wales, Bettäckerstr. 12, 70839 Gerlingen, dobler@praxisdobler.de
Christian Fossum, D.O., European School of Osteopathy, The Street, Boxley, Maidstone, Kent ME14 3DZ, England
Gary Fryer, D.O., School of Health Science, Victoria University, 301 Flinders Lane, Melbourne 3001, Australia, gfryer@netcon.au
Ass. Prof. Dr. John Glover, D.O., FAAO, Touro University-Department of Osteopathic Manipulative Medicine, 1310 Johnson Lane, 94592 Vallejo, CA, USA
Dr. Georg Harrer, Dernjacgasse 13, 1230 Wien, Österreich, gharrer@gmail.com
Alexander Klawunde, D.O., B.Sc. (Hons) Ost, Ermelstr. 23. 17, 01277 Dresden
Gerald Lamb, D.O., 1, Oldbury Place, London W10 5PA, England, gezlamb@ yahoo.co.uk
Dr. Eyal Lederman, D.O., 15 Haberton Road, London N19 3JS, England
Torsten Liem, D.O., Rabenberg 11, 22391 Hamburg, OSD@osteopathie-schule.de
Nicholas Marcer, D.O., M.Sc., Boulevard de Perolles 26, 1700 Fribourg, Schweiz, nicholasmarcer@bluewin.ch
Noori Mitha, D.O. M.R.O., Glindweg 17, 22303 Hamburg, noori@thinking-fingers.de
Markus Nagel, Bierstr. 8/9, 49074 Osnabrück, a.m.nagel@osnanet.de
Volker Och, Philipp-Kittler-Str. 16, 90480 Nürnberg, volker.och@gmx.de
Jonathan Parsons, D.O., 62 Bower Mount Road, Maidstone, Kent ME16 8AT, England, JSP@aol.com
Louise Potter, 5 The Sidings, Saxilby, Lincoln LN1 2PX, England
Eric Prat, 40 rue Robert Perraut, 03000 Moulins, Frankreich
Michel Puylaert, Liegnitzer Str. 43, 80993 München, m.puylaert@t-online.de
Anna Reeve, D.O., 6 Ashford Road, Tenterden, Kent TN30 6QU, England
Dr. Robert Schleip, Georgenstr. 22, 80799 München, schleip@somatics.de
Uwe Senger, D.O., Dessauer Str. 24 b, 38444 Wolfsburg, u.senger@t-online.de
Peter Sommerfeld, D.O., Karl Bodingbauerstr. 23/4, 2100 Korneuburg, Österreich, peter.sommerfeld@utanet.at
Dominik Taylor, D.O., Rheinstr. 3, 80803 München
Dr. med. Siegbert Tempelhof, Dornierstr. 2, 86343 Königsbrunn, s.tempelhof@t-online.de
Jaap van der Wal, Dynamension Postbus 1157, 6201 BD Maastricht, Niederlande
Luc Vincent, Beim Tiergarten 1, 72574 Bad Urach, lvincent@t-online.de

Teil 1

1 **Geschichte, Philosophie und wissenschaftliche Grundlagen der Osteopathie** 3

2 **Diagnostische Grundlagen** 69

3 **Therapeutische Grundlagen** 109

1 Geschichte, Philosophie und wissenschaftliche Grundlagen der Osteopathie

Alain Abehsera, Cristian Ciranna-Raab, Pierre Delaunois, Christian Fossum, Nicholas Marcer, Markus Nagel

1.1	**Die allgemeine Entwicklung der Medizin und Osteopathie** *Christian Fossum*	**5**	1.3.9	Der Zerfall	**27**
			1.3.10	Quantenosteopathie	**29**
1.1.1	Hippokrates	**5**	1.4	**Rudolf Virchow und die Osteopathie** *Markus Nagel*	**30**
1.1.2	Galen	**5**			
1.1.3	Mittelalter	**6**	1.4.1	Rudolf Virchow und A. T. Still	**30**
1.1.4	Renaissance	**6**			
1.1.5	19. Jahrhundert, A. T. Still	**8**	1.4.2	Cellularpathologie	**31**
1.1.6	Die Entwicklung eines therapeutischen Konzepts durch Still	**9**	1.4.3	Virchows philosophische Betrachtungen	**32**
			1.4.4	Das Krankheitskonzept bei Virchow	**33**
1.1.7	Der osteopathische Weg	**11**	1.4.5	Zusammenfassung	**34**
1.2	**Die persönliche Entwicklung von A. T. Still** *Pierre Delaunois*	**12**	1.5	**Osteopathische Prinzipien** *Pierre Delaunois*	**35**
1.2.1	Religiöse und philosophische Wurzeln Stills	**12**	1.5.1	Das erste Prinzip: Struktur und Funktion	**36**
1.2.2	Familiäre Einflüsse	**13**	1.5.2	Das zweite Prinzip: Selbstheilungskräfte	**39**
1.2.3	Die Geburtsstunde der Osteopathie	**15**	1.5.3	Das dritte Prinzip: Der Körper als Einheit	**40**
1.2.4	Osteopathie in Europa	**15**			
1.3	**Strukturelle und funktionelle Osteopathie** *Alain Abehsera*	**16**	1.5.4	Das vierte Prinzip: Die Durchblutung als Wichtigstes	**41**
			1.5.5	Das fünfte Prinzip: Der Patient, nicht die Krankheit	**41**
1.3.1	Die Teilung der Osteopathie	**16**	1.6	**Die somatische Dysfunktion** *Christian Fossum*	**41**
1.3.2	Die kraniale Osteopathie	**17**			
1.3.3	Die Geschichte des Heilens	**17**			
1.3.4	Eine Medizin ohne Werkzeug	**18**	1.6.1	Die somatische Dysfunktion bei Gesundheit und Krankheit	**42**
1.3.5	Die Suche nach der Integration	**21**			
1.3.6	Behandlung durch Visualisierung	**22**	1.6.2	Das aktuelle Verständnis der somatischen Dysfunktion	**44**
1.3.7	Die Vision	**24**	1.6.3	Der somatische Bestandteil einer Krankheit	**49**
1.3.8	Das Gleichgewicht der Kräfte	**26**			

1 Geschichte, Philosophie und wissenschaftliche Grundlagen der Osteopathie

1.6.4	Die somatische Dysfunktion und neurobiologische Mechanismen	51	1.7.5	Methoden zur Messung von Stress	60
1.6.5	Die somatische Dysfunktion und der Patient	52	1.7.6	Forschungsergebnisse	60
			1.7.7	Osteopathische Betrachtungen	62
1.7	**Stress, Allostase und Osteopathie**	**55**	**1.8**	**Das Tensegrity-Modell**	**65**
	Nicholas Marcer			*Cristian Ciranna-Raab*	
1.7.1	Physiologischer Ablauf bei Stress	55	1.8.1	Tensegrity – ein architektonisches Modell	65
1.7.2	Geschichte	57	1.8.2	Tensegrity – ein molekularbiologisches Modell	65
1.7.3	Das Generelle Adaptationssyndrom nach Selye	58	1.8.3	Tensegrity und Biomechanik – von mikroskopisch zu makroskopisch	66
1.7.4	Allostase und allostatische Belastung	59	1.8.4	Tensegrity und Osteopathie	67

1.1 Die allgemeine Entwicklung der Medizin und Osteopathie

Christian Fossum

Manuelle „Techniken" sind wahrscheinlich so alt wie die Menschheit selbst und entwickelten sich ohne Zweifel durch die instinktiven Versuche, das eigene Leiden zu lindern. Obwohl die medizinische Kunst ihre Wurzeln sicherlich im **Nil-Tal**, im Lande des Rätsels und der Ruhe, vor mehr als 6000 Jahren hat, ist der Anfang der Medizin schlecht dokumentiert. Die ersten archäologischen Funde sind Schädel aus dem Neolithikum mit unverkennbaren Zeichen einer Trepanation, die ein deutlicher Beweis dafür sind, dass diese schwere Operation bereits im frühen Steinzeitalter versucht wurde. Schriftliche Grundlagen moderneren medizinischen Denkens können allerdings erst in Griechenland gefunden werden.

1.1.1 Hippokrates

Die erste geschriebene Schilderung über das Praktizieren von manuellen Techniken wird auf **Hippokrates** (460–377 v. Chr.) datiert, dem man die erste wirkliche Entwicklung der Medizin zuschreiben muss. In seinen gesammelten Werken, dem **Corpus Hippocraticum**, die von Wissenschaftlern aus Alexandria zusammengestellt wurden, gibt es nur wenige, die tatsächlich aus den Händen von Hippokrates stammen. 638 n. Chr. griffen die Mohammedaner Alexandria an und verbrannten große Teile ihrer hervorragenden Bibliothek, so dass fast alle über Medizin geschriebene Werke verloren gingen. Übrig blieben „Peri Arthron" und „Mochlikon" (Methode der Reposition). Hippokrates benutzte Traktion, direkten Druck und Manipulation, um offensichtliche Kurvenabweichungen der Wirbelsäule zu korrigieren.

Vor Hippokrates wurden sowohl magische und mesmerische Mitteln als auch Medikamente und Operationen eingesetzt. Heilen war eng mit Religion und Okkultismus verbunden. Hippokrates stellte dieses Herangehen in Frage und war der erste, der diese mysteriöse Kraft als „**Natur**" betrachtete. Er wollte wissen, was für eine Rolle die „Natur" im Heilungsprozess spielte. Er sah die Natur als heilende Kraft (vis medicatrex naturae), wodurch der Grundstock zum modernen, medizinischen Denken und Lehren gelegt wurde. Dieser Grundgedanke wurde erst wieder durch den englischen Arzt Thomas Sydenham (1624–1689) und später durch Dr. Andrew Taylor Still (1828–1917), den Vater der Osteopathie, aufgegriffen. Still war der erste, der ein ganzes Behandlungssystem auf diesem Prinzip gründete.

1.1.2 Galen

Nach Hippokrates war es **Galen** (131–201 n. Chr.), der bedeutende Beiträge zur Medizin leistete. Er konnte als Anatom und Physiologe einige der Behauptungen der hippokratischen Schule widerlegen. Außerdem konnte er den vorhandenen Kenntnissen eine beträchtliche Zahl von wichtigen Fakten durch Sektionen und Vivisektionen hinzufügen. Trotz seines Beitrags zum biologischen Wissen tat Galen wenig, um die Ursache oder Behandlung einer Krankheit zu verstehen. Er machte allerdings einige Beobachtungen, sie sehr eng mit den grundlegenden Prinzipien der Osteopathie verbunden sind. Er erklärte, dass jede **Läsion** eines Organs eine **Veränderung** dessen **Funktion** verursache. Dies war die erste Hinführung zu dem Fakt, dass die Struktur die Funktion steuert und daher eine normale Struktur für eine normale Funktion notwendig ist. Still betrachtete veränderte Beziehungen von

Struktur und Funktion, über die sich andere bis dahin keine Gedanken machten. Es gab eine Phase, in der er der Meinung war, alle Erkrankungen seien Ergebnis einer veränderten Beziehung zwischen Struktur und Funktion.

1.1.3 Mittelalter

Seit Galen und während des gesamten **Mittelalters** bis zum 15. Jahrhundert wurden in keiner Wissenschaft Fortschritte gemacht, die mit der Heilkunst verwandt sind. Auch während dieser Periode wurde das **Knocheneinrenken** als heilende Kunst praktiziert, allerdings von Laien und vollkommen aus dem medizinischen Kreis entfernt. Sie wurde immer noch streng auf Behandlung von orthopädischen und rheumatologischen Störungen begrenzt.

1.1.4 Renaissance

Die nächste Periode, die die Medizin und später auch das osteopathische Denken beeinflusst hat, war die **Renaissance**. In dieser Epoche sehen wir sowohl eine Wiederaufnahme einiger Prinzipien von Hippokrates und Galen als auch definierte Unterschiede von medizinischen Gedanken.

Iatrochemische Schule

Paracelsus (1493–1541) wird oft der erste moderne Arzt (oder der letzte des Mittelalters) genannt. In der Renaissance war er der Erste, der sich vehement gegen abergläubische Annahmen wandte. Er entwickelte eine Wissenschaft über das Leben und Leiden des Organismus. Er äußerte seine tiefgründige Verachtung gegenüber der alten „Wissenschaft" und bestand darauf, dass Wissen subjektiv und individuell gewonnen werden müsse. Er formulierte eine Theorie der Natur, die alles auf **Erfahrung und Beobachtung** von **natürlichen Phänomenen** basierte. Drei seiner Annahmen, die mit der Beobachtung von natürlichen Phänomenen verbunden sind, werden in der osteopathischen Philosophie von Still und auch Sutherland reflektiert. Erstens ist die ganze Natur eine Einheit, zweitens ist sie nie komplett und drittens ist sie ein Makrokosmos, der Mensch ein Mikrokosmos. Die Krankheitstheorie von Paracelsus, die man durch seine alchemistische Vorgeschichte erklären kann, besteht darin, dass der Mensch ein chemisches Lager ist. **Krankheit** ist die **Folge von Veränderungen und Ungleichheiten des Lagers**. Diese Theorie bildete eine der grundlegenden Richtlinien der **iatrochemischen Schule**, von der Paracelsus ein leitender Befürworter war. Nicht nur die Fehlfunktion, sondern auch die Pathologie wurde auf chemische Veränderungen und ein Ungleichgewicht des Körpers zurückgeführt. Interessant ist zu beobachten, dass die führenden Kräfte dieser Schule nicht nur Chemiker, sondern auch respektierte Anatomen waren, zu denen auch Sylvius (1614–1672) und Willis (1622–1666) gehörten, nach denen einige anatomische Strukturen (z. B. „Circulus arteriosus Willisii", „Arteria Sylvii", „Aquaeductus Sylvii" und „Fissura Sylvii") benannt sind.

Iatromechanistische Schule

Der Ursprung der **iatromechanistischen Schule** ist dem französischen Mathematiker und Philosophen Rene **Descartes** (1596–1650) zuzuschreiben. Sein Essay „De Homine" (1662) wird historisch oft als das erste Physiologiebuch erwähnt. Philosophisch gesehen war Descartes ein Rationalist und seine dualistische Betrachtungsweise des Menschen hat die Medizin und Psychologie allgemein und bis heute beeinflusst. Die Rationalisten, die durch Philosophen wie Platon, Spinoza, Schelling und Hegel vertreten wurden, glaubten daran, die Wahrheit ohne den Umweg über Erfahrung zu finden. Die Menschen wären auf diese Welt mit Antworten auf alle Fragen gekommen, wenn sie sich Zeit zum Denken und Argumentieren nehmen würden. Descartes verstand zudem **Körper und Seele als getrennte Einheiten** und lehnte den Gedanken ab, dass sie sich gegenseitig beeinflussen. Dagegen glaubten die Anhänger des Vitalismus an eine Lebenskraft („elan vital"), die dem Organismus Leben und Funktion durch eine konstante Fluktuation im Körper gibt. Der Geist war zentral bei diesem Geschehen und unterschied lebendige Materie grundlegend von anderen Substanzen. Die Vertreter des Mechanismus meinten, dass das Leben mit den gleichen physikalischen und chemischen Gesetzen zu verstehen war, die auch für nicht lebendige Materie galten. Nur die Ignoranz gegenüber diesen Kräften leite den Menschen zum Geist. Die Debatte zwischen den Vertretern der zwei Gruppen war ein Hauptthema der Biologie im 17. und 18. Jahrhundert.

Descartes sah den menschlichen Körper sehr mechanisch. Der **Körper** sei ähnlich einer **Maschine** mit Zahnrädern, Riemen, Hebeln und Drehangelpunkten organisiert. Auch Still bestand darauf, dass man den menschlichen Körper mit einer Maschine vergleichen kann, deren Funktion primär von der Integrität der unterschiedlichen Teile abhängig war. Diese Analogie mit der Maschine wird in seinen Schreiben wiederholt verwendet. [Page 1927] Die gleichen, physikalischen Gesetze der nicht lebendigen Materie (anorganische Natur) wurden in der iatromechanistischen Schule auf den menschlichen Körper angewendet. Der Italiener **Borelli** (1608–1657) benutzte systematisch das galenische Modell in seinen **Berechnungen von Kraft und Bewegung im muskuloskelettalen System**. Er betonte die gleiche Vorstellung vom menschlichen Körper wie Descartes (und später Still). Seine Idee von Muskelkontraktion ist auch erwähnenswert. Die Nerven beinhalten Flüssigkeit, die sehr schnell das Bindegewebe des Muskels durchdringen. Die Folge war ein Anschwellen der Muskulatur, das eine Kontraktion provozierte. Es war damals normal zu glauben, dass die Nerven Flüssigkeit beinhalten. Diese Idee ist auch in den Schreiben von Still und Sutherland zu finden. Der Forscher und Physiologe Dr. Irvin M. Korr bewies 1960, dass die Nerven tatsächlich Flüssigkeit beinhalten, Motilität und eine trophische Funktion besitzen. Faktoren, die den Flüssigkeitstransport gefährden, können das Wachstum des angesteuerten Organs oder Gewebes beeinflussen. Dies wurde von Elliot Hix PhD am Kirksville College of Osteopathic Medicine in den späten 1960er bewiesen.

Baglivi, ein Student von Borelli, war ein weiterer Iatro-Mechanist. Seine Ideen von Flüssigkeitstransport im Körper sind fast identisch mit denen von Still und Sutherland. Seine Vorstellung von Gewebedifferenzierung war begrenzt, weil zu dieser Zeit keine embryologischen Kenntnisse zur Verfügung standen. Er war der Meinung, dass der Körper aus **zwei Gewebetypen** bestünde. Elastische, fleischige Fasern entstünden aus dem Herzen und formten das ganze Gewebe im muskuloskelettalen System. Fibröse (membranöse) Fasern wären der Ursprung von allen anderen Geweben des Körpers. Jedes Gewebe würde in Flüssigkeiten gebadet, ersteres mit dem Herzen als Pumpe, zweiteres mit den rhythmischen Kontraktionen der Meningen und des Gehirns als pumpendem Mechanismus. Diese Gedanken entstanden fast 250 Jahre vor Sutherlands Entwicklung des kranialen Konzepts.

Die Vitalisten

Die Mechanisten teilten Körper und Seele in zwei voneinander unabhängige Teile. Die Befürworter des **Vitalismus** kehrten zur **Synthese von Verstand, Geist und Materie** zurück. Das Vitale (auch wenn nicht immer so genannt) war bereits seit prähistorischen Zeiten überall ein vorherrschendes Konzept des Lebens. Es war eng mit der Idee von Sokrates und Platon von übernatürlichen „Formen" oder „Idealen" verbunden, von der alle greifbaren Objekte und Kreaturen ihre individuellen Merkmale herleiteten. Hippokrates übernahm diese Idee und postulierte eine „anima" als der Grundlage des Lebens. Diese Ideen wurden von Jean Baptiste **van Helmont** (1577–1644) wieder aufgegriffen. Er wird als der erste Vitalist der Renaissance angesehen. Ein anderer bekannter Vitalist, Theophile **de Bordeu**, behauptete, dass die Mechanisten mit ihrer maschinellen Vorstellung des Körpers die integrativen Mechanismen völlig übersahen. Es ist wichtig zu bemerken, dass der Vitalismus nicht nur eine Fortsetzung des antiken Erbes, sondern auch eine kreative Reaktion auf die dogmatischen Modelle der Mechanisten und Chemiker war.

1.1.5 19. Jahrhundert, A. T. Still

Still sagt: „Mein Ziel ist, dass der **Osteopath philosophisch denkt und die Ursache sucht.**"

Osteopathie ist eine Philosophie. **Philosophie** wird direkt übersetzt als eine „**tiefe Liebe zur Weisheit**". Diese Bezeichnung wurde erstmals mit „filosofos" von Heraklit aus Ephesus benutzt. „Filosofos" ist derjenige, der der wahren Natur der Dinge nachgeht. Wie sind die verschiedenen philosophischen Strömungen mit der Entwicklung der Osteopathie verbunden?

Für Still war die **Erfahrung** als Fundament des Wissens wichtig. Er besaß Bücher („Ich habe alles gelesen was zu lesen ist."), ging für sein Hauptstudium aber zum großen Buch der Natur zurück. Er zitiert den englischen Verfasser Alexander Pope (1688–1744) aus seinem „Essay on man" in seiner Autobiographie von 1897: „Das beste Studium vom Menschen ist der Mensch." Er studierte, reflektierte und sezierte über Jahre. Dies ist der deduktive Teil des osteopathischen Konzepts. Was ist mit dem induktiven?

Während des Bürgerkriegs Ende der 50er Jahre, in dem Still als Chirurg arbeitete, traf er auf Major **Abbot**, der ihm seine Meinung über die Medizin mitteilte. Er schilderte eine medikamentenfreie Zukunft und redete über Konzepte, die sich mit der „**heilenden Kraft der Natur**" befassen würden, ohne nur symptomatisch zu denken. Diese Worte hinterließen einen starken Einfluss auf Still, und je mehr er darüber nachdachte, desto klarer wurde ihm, dass er diese Gedanken in ein neues und besseres System für die Menschheit einfügen musste. Später sagte Still über Major Abbott: „Er brachte die osteopathische Idee in meinen Kopf und erinnerte mich an die Wissenschaft des Heilens ohne Medikamente." [Booth 1905]

Eine gute Vorstellung von Stills Welt bekommt man, wenn man die Geschichte von Huckleberry Finn und besonders den Bauernprediger Silas Phelps betrachtet. In den Büchern von Mark Twain kann man lesen, wie selbstverständlich Sklaverei auch dort war, wo die Familie von Still lebte. Still hatte kulturelle Interessen und **verteidigte die individuelle Freiheit** und das Stimmrecht der Frauen. So war die American School of Osteopathy in Kirksville die erste medizinische Einrichtung in den Vereinigten Staaten, in der Frauen zugelassen waren. Diese natürliche **Unabhängigkeit des Geistes**, die Still ausstrahlte, war wahrscheinlich eine treibende Kraft bei seinen Bemühungen, die Osteopathie in der Medizin zu etablieren.

Die Tatsache, dass Still angeblich über gründliche Kenntnisse der Schriften von Herbert **Spencer** verfügte, erklärt seine sozialen Interessen. Spencer, von dem die Aussage „Überleben des Stärksten" stammt, die oft dessen Zeitgenossen Charles Darwin zugeschrieben wird, betonte, dass der **Mensch eine Maschine** und die **Funk-**

tion des Organismus **von mechanischen Regeln abhängig** sei. Dieser Gesichtspunkt ist in der osteopathischen Ursachenforschung grundlegend. Man sagt, dass Still von Spencer und seinen Gedanken stark beeinflusst wurde. [Trowbridge 1991] So erschienen z. B. Spencers „First Principles" (1862) und „Principles of Biology" (1864–1867) in der frühen Entwicklungszeit der Osteopathie.

Im 19. Jahrhundert wurde die medizinische Literatur auf die **Beteiligung des Rückenmarks** bei pathologischen Zuständen aufmerksam. Seit Galen wurde dies als ein passives System, als „Dirigent" von ZNS und Zielgewebe verstanden. 1820 wurden die Gesetze von Bell und Magendie bekannt, 1830 der Reflexmechanismus von Marshall Hunt, 1840 die Veröffentlichung des Deutschen Benedict Stilling über das autonome Nervensystem und die reflexbasierten Mechanismen in Verbindung mit sensorischen und vasomotorischen Nerven, mit denen er versuchte, Gewebekongestion zu erklären. Einige von diesen Arbeiten wurden später von Claude Bernard und Edward Brown-Sequard bestätigt. Es herrscht kein Zweifel daran, dass Still diese Ideen teilweise kannte, weil sie sehr gut mit der osteopathischen Theorie seiner Zeit übereinstimmten. Er sagt über Krankheit: „Die Ursache ist eine partielle oder komplette Unfähigkeit der Nerven, die Flüssigkeiten des Lebens richtig zu leiten." Es wird zudem vermutet, dass eine „Abhandlung über Irritation der Spinalnerven" von 1843 von J. Evans Riadore als eine Informationsquelle für die ersten Osteopathen diente. Ein anderer englischer Arzt namens Hilton betonte die Verbindung zwischen anatomischer Struktur und physiologischer Funktion, die Verbindung zwischen der Funktion des autonomen Nervensystems und übertragenem Schmerz. Sein Buch „In Rest and Pain" (1879) wird in der frühen osteopathischen Literatur oft zitiert.

Still sagte 1910: „Hauptziel der Osteopathie ist eine Erleichterung der Blockierung." Er betrachtete das **Nervensystem** und die **Irritation der Nerven** als eine **Reaktion**. Die Ursache war etwas anderes. Eine Informationsquelle für die Anfangsideen der Osteopathie soll die „Abhandlung über Irritation der Spinalnerven" von J. Evans Riadore aus dem Jahre 1843 gewesen sein [McPartland 1993] „Das Gesetz der Arterie" war laut Still vorrangig und erklärte, wie die physiologische Funktion verändert wurde und dadurch pathologische Prozesse ausgelöst wurden.

Im **Gegensatz** zu den **Chiropraktikern** sprach Still nicht von „Subluxation" und „Kompression der Nerven". Nebenbei bemerkt spricht vieles dafür, dass sich D. Palmer bei der Begründung der Chiropraktik von der Osteopathie mehr als nur inspirieren ließ, wobei selbst dies bestritten wird. So besuchte er Still in Kirksville und ließ sich zudem dort von dem Osteopathen Obie Stother in Manipulationstechniken unterweisen, kurz bevor er die Chiropraktik begründete. [Gibbons 1977]

1.1.6 Die Entwicklung eines therapeutischen Konzepts durch Still

Es wurden einige der medizinischen und philosophischen Strömungen vor Still zusammengefasst und gezeigt, wie einige Zeitgenossen und deren Ideen diesen möglicherweise beeinflussten und wie seine eigenen Erfahrungen die Entwicklung von osteopathischen Theorien einleiteten. Zwei zentrale Fragen bleiben aber offen [Abehsera 1999]:
- Hat Still **zuerst die Prinzipien** entwickelt, aus denen dann Techniken entstanden, **oder**
- hat er zuerst die Techniken entwickelt und dann erst später die Prinzipien, um die Technik zu rechtfertigen?

Da es Knocheneinrenker schon lange vor Still in den USA gab, liegt die Vermutung nahe, dass er die Techniken kannte, bevor er das osteopathische Konzept entwickelte.

Z. B. schrieb Waterman Sweet schon 1829 ein Buch über die Wissenschaft des Knocheneinrenkens. Still sah die Techniken als ein Werkzeug, um die theoretische und philosophische osteopathische Entwicklung praktisch zu manifestieren. Seine Techniken unterschieden sich deswegen deutlich von denen der Knocheneinrenker. Er baute die Techniken in seine Philosophie der Behandlung von allen Erkrankungen und Leiden ein, und nicht nur die „Reposition" von Knochen, um Schmerzen zu reduzieren.

Zu Stills Zeit und in seiner Umgebung wurde die **Medizin schlecht praktiziert**. Als George Washington 1799 im Sterben lag, waren einige der besten Ärzte Amerikas an seinem Bett versammelt. Nach heftigen Diskussionen über medizinische Ethik und Wissenschaft entschieden sie sich, den Patienten zu schröpfen. Da keine Erholung eintrat, wurde noch einmal geschröpft und noch einmal. Man war der Meinung, dass er eine hohe Darmspülung brauchte. Diese wurde an einem Tag einige Male vorgenommen. Letztlich sagte der Patient zu seinen beunruhigten Ärzten: „Nichts mehr, meine Herren". Kurz darauf starb er, trotz – oder vielleicht wegen – der besten Bemühungen seiner Ärzte. [Basmajian 1993]

1864 erlebte die USA eine **Meningitis-Epidemie**, die auch Stills Familie nicht verschonte. Still machte die schreckliche Erfahrung, drei Kinder dadurch zu verlieren. Weder Priester noch Ärzte konnten seine Familie retten. Viele hätten sich nach einer solchen Tragödie von Gott abgewandt. Still aber kam zu der Vorstellung, dass Gott von Perfektion und Wahrheit war. Er hatte den Menschen als eine perfekte Maschine entwickelt, und so kam er zu dem Schluss, dass die erste Pflicht eines Arztes in der Versorgung dieser Maschine liege. So weit er sehen und fühlen könne, solle er für eine perfekt arbeitende Ordnung sorgen.

Still wurde wie nie zuvor wachgerüttelt und verlor den Glauben an die Wirksamkeit von Medikamenten völlig. Er kam nicht nur zu dem Schluss, dass „die Arterien die Väter der Lebensflüsse seien", sondern durch die Todesfälle in seiner Familie auch dazu, dass ein allwissender Schöpfer der Erschaffer unseres Körpers und Geistes sei. Daher sei der menschliche Körper eine perfekte Maschine. Still hatte die Vorstellung, dass Gott keine Erkrankungen im Körper entstehen ließ, die Medizin und Heilmittel von außen heilen konnten. Seine intensiven Anatomiestudien führten ihn zu der Ansicht, der Zustand des Körpers sei zuerst durch vorsichtige **Palpation** einzuschätzen und die normale Funktion durch vorsichtige **Manipulation** wieder herzustellen.

Es ist sehr schwierig, die Entwicklung genau zu erklären. Obwohl ähnliches medizinisches und philosophisches Denken über die Osteopathie sowohl vor **Still** als auch zu seiner Zeit existierte, war er tatsächlich **der Erste**, der diese eher antagonistischen Ideen zusammenbrachte und daraus eine **praktische, medizinische Therapie entwickelte**.

Die Rechtfertigung der osteopathischen Theorie basiert auf den **Erkenntnissen** durch Lesen, frühere Erfahrungen als Arzt und das, was er von der Natur lernte.

Still war im Wesentlichen ein **Pragmatiker**. Wenn er eine bestimmte Therapieform beurteilte, stellte er stets die Frage: „Funktioniert es?". Er war aber **weitblickend** und immer bestrebt, einen **besseren Weg** zu finden. Diese Eigenschaften motivierten ihn, seine eigene medizinische Arbeit und darüber hinaus den ganzen medizinischen Berufsstand zu verbessern. Zusätzlich war er ein philosophischer Denker, der wissenschaftliche Abhandlungen über die osteopathischen Ideale schrieb. Jetzt war es die Aufgabe von Stills Schülern, diese neue Therapie in eine Disziplin zu formen, den Inhalt aufzuteilen und zu unterrichten, um das Interesse der Nachfolger zu wecken. [Hawkins 1981]

Es ist schwierig, Osteopathie zu **definieren**. Andrew P. Davis (ein Mitglied der ersten Graduierten der American School of Osteopathy 1894, der schon früher seinen Doktorgrad hatte) sagt, dass Osteopathie eine Bezeichnung sei, die bei besonderen Heilungsprozessen angewandt wird. Betrachtet man aber die zwei Teile des Wortes genau, könnte man die Definition besser verstehen. Das Wort „osteon" heißt Knochen, „pathos" ist die Fähigkeit, Sympathie, Emotion, Leidenschaft, Leiden und Gefühle zu erregen. D. L. Tasker schreibt in „Principles of Osteopathy" 1916: „Es gibt viele Definitionen von Osteopathie. Jede hat die Tendenz, sich selbst einzugrenzen. Eine Definition limitiert immer die Sache, die definiert wird. Deswegen ist keine Definition von Osteopathie komplett. Wir reden über ein Prinzip, nämlich über das Universelle, das niemand kennt." Littlejohn soll gesagt haben: „Du sollst nicht fragen, ob es ein Fall für die Osteopathie ist, sondern, was die Osteopathie für diesen Fall machen kann." [Tasker 1916]

1.1.7 Der osteopathische Weg

Im Hinblick auf die Entstehung der Osteopathie sieht man, dass Still mehr als ein „leuchtender Knocheneinrenker" und die **Osteopathie** keine Schule der manuellen Medizin war. Sie ist eine **Philosophie** der medizinischen Arbeit, die durch die richtige Anwendung **zu allen Methoden** eines Osteopathen passen würde. Osteopathische Manipulationstechniken sind keine Besonderheit nur bei Problemen des Bewegungsapparates, sondern ein integrierter Teil der praktischen Arbeit, basierend auf dieser Philosophie.

Still versuchte, mit seinen Methoden den Menschen und der Natur näherzukommen, wurde allerdings unberechtigt wegen seiner religiösen und poetischen Art kritisiert. Still meinte: „Sag mir das Alter unseres Gottes, und ich sage dir das Alter der Osteopathie." Am Anfang des 20. Jahrhunderts entwickelte sich die Philosophie der Phänomenologie als kreative Reaktion auf die Sprache der Wissenschaft. Die von Edmund Husserl gegründete **Phänomenologie** ist die Schilderung der Phänomene, die keinen Anfang, kein Ende und keine Tiefe zum Visuellen aufweisen. Husserl war besorgt, dass die Wissenschaft die alltäglichen Erfahrungen der Menschen ignorierte. Wissenschaftliche Abstrakte setzten sich fort. [McKone 2000] In seiner eigenen, verfügbaren Sprache beschrieb er die Osteopathie durch selbst erlebte Ereignisse und vergangene Erfahrungen, die seine Sinnesorgane bereicherten.

Der norwegische Autor und Philosoph Jostein Gaarder machte eine treffende Aussage, die Ziele und Philosophie von Still beschreibt: „In den Schulen wird zu viel Wert auf Wissen und zu wenig auf Einsicht gelegt."

Für mich ist Osteopathie das **Verstehen von Wissen** und die Einsicht, den Menschen entsprechend den **osteopathischen Prinzipien** zu begreifen. Bei der Arbeit muss man in der Lage sein, diese Philosophie zugunsten der Patienten anzuwenden. Es ist keine statische Sache, sondern ein ständig wechselnder, **dynamischer Prozess**.

Kenntnis kann man durch Lesen erreichen, die Einsicht nur durch Reflektieren und daraus folgende Anwendung und Verständnis. Still sagte: „Ich unterrichte Prinzipien, so wie ich sie verstehe, und keine Regeln." Ein guter Weg, den Reichtum der osteopathischen Philosophie zu verstehen, ist, Stills Arbeiten zu lesen. Ich glaube auch, dass Osteopathie die eigentliche Entwicklung der Medizin darstellt, da sie auf verschiedene existierende, medizinische Ereignisse zurückdatiert werden kann. Dies wird offensichtlich, wenn man die Geschichte und Entwicklung der Medizin und Philosophie zusammenfasst. Wo steht die allopathische Medizin bei diesem Vergleich?

1.2 Die persönliche Entwicklung von A. T. Still
Pierre Delaunois

1.2.1 Religiöse und philosophische Wurzeln Stills

Das Leben von Andrew Taylor Still wurde von zahlreichen angelsächsischen Autoren sehr detailliert beschrieben. Hier geht es weniger um Anekdoten als vielmehr um Stills „ideologischen" Werdegang, der zur Begründung der Osteopathie führte. Was war der Schauplatz der Ereignisse, welche Rolle spielten bestimmte Personen bei der Entwicklung dieses sehr spezifischen Systems von Diagnostik und Therapie? Dieser Aufsatz ist ein Versuch, eine Antwort auf diese Fragen zu finden.

Am **6. August 1828** geben der methodistische Pfarrer Abraham Still und seine Ehefrau Martha Langham Moore mit großer Freude die Geburt ihres dritten Kindes **Andrew Taylor Still** in Lee County, Virginia, bekannt.

Von Gründerzeit und europäischer Romantik ist im Westen Amerikas nichts zu spüren. Dort herrscht ein spartanischer Geist und der Kampf ums Überleben gehört zum Alltag. Stills Jugend ist von Naturverbundenheit und harter Landarbeit geprägt. Sein Vater, ein „Diener des Körpers und des Geistes", war sein Hauslehrer und gab ihm später auch die Grundlagen der Medizin weiter.

Still war ein Anhänger des Philosophen **John Wesley** (1703–1791). Von ihm stammt die These, vor dem Sündenfall habe es weder Krankheit noch Tod gegeben. Das Seelenheil resultiert nach Wesley aus der **Einheit von Körper und Geist**. Die Wiederherstellung der Gesundheit ist Ergebnis eines natürlichen Gleichgewichts. Vor Alkohol und Drogen zu warnen, die Gemeinde zu Bewegung, Hygiene und ausreichend Erholung anzuhalten, sind wichtige Aufgaben eines Geistlichen. Still bleibt diesen Prinzipien ein Leben lang treu. Auch Medikamente waren für ihn „Drogen", denen er eine schwächende Wirkung zuschrieb. Dieser rigorose Standpunkt muss jedoch in seinem historischen Kontext gesehen werden: Während des amerikanischen Bürgerkriegs gehörten Whisky und Brandy zu den am meisten verwendeten „Arzneimitteln", häufig wurden Kranke mit Quecksilber und anderen giftigen Metallverbindungen „behandelt".

Ein entscheidender Faktor in der Entwicklung von Still ist sein **Glaube**. Er ist der Prüfstein, in den die philosophischen Grundlagen dieser Alternativmedizin eingehämmert wurden, und insofern auch für uns von Interesse. Nach dem Neuen Testament wohnt Gott nicht mehr in einem realen Tempel, sondern hat seinen Sitz in jedem einzelnen Gläubigen. Alle Christen bilden eine Einheit, den **„Leib Christi"**. Dieser mystische Leib hat **drei Merkmale**, die für die Entstehung der osteopathischen Wissenschaft von entscheidender Bedeutung sind:

- Der Leib Christi ist eine **untrennbare Einheit**, denn er wird vom Lebensatem des Urgeistes zusammengehalten und genährt. Daraus folgt: wenn ein Körperteil erkrankt, leiden auch alle anderen. Da alle Menschen derselben Quelle entstammen und von demselben Lebensatem belebt werden, ist es zwingend, dass **alle Menschen gleich** sind. In dieser Gemeinschaft der Gläubigen sind weder die Juden noch die Christen „das auserwählte Volk".
Nach dem Wissen um den mystischen Körper ist der nächste Schritt die Verteidigung der **persönlichen Freiheiten** – so Stills Überzeugung, die er mit Nachdruck verkündete. Seine Haltung während des amerikanischen Bürgerkriegs, der auch die methodistische Kirche in zwei Lager spaltete, ist also nur konsequent: Er schloss sich den Nordstaatlern an, die für die Abschaffung der Sklaverei kämpften.

Für Still war es außerdem selbstverständlich, dass Frauen dieselben intellektuellen Fähigkeiten besitzen wie Männer. Als Dr. William Smith, der Begründer der American School of Ostopathy (ASO), Kirksville verließ, wurde die frei gewordene, bedeutende Stelle des Dozenten für Anatomie mit der Osteopathin Nettie Bolles besetzt. Bereits 1910 waren ein Fünftel aller D.O.s Frauen.

- So wie der mystische Körper sein Leben von Gott erhält, besitzt auch der menschliche Körper diesen Lebensatem. Der geistige Körper ist in der Lage, sich gegen die Sünde zu schützen. Der menschliche Körper besitzt die **Lebenskraft** und damit die Fähigkeit zur **Selbstverteidigung, -regulation und -heilung**. Diese drei Facetten der Vitalität erlauben dem Körper, seine Unversehrtheit und Homöostase aufrechtzuerhalten.
- Der Mensch und sein Körper befinden sich auf der Erde, um dort zu wirken. Im Alten Testament ist alles Tun und Handeln bis ins Letzte geregelt. Diese Restriktionen schränken die Freiheit und die Möglichkeiten des Gläubigen erheblich ein. Die Ankunft Christi reduziert dieses „Gesetz" auf seine einfachste Ausdrucksform, die **Nächstenliebe**. Die Liebe ist die spirituelle Achse, um die sich alle anderen Funktionen in völliger Freiheit anordnen.
Im Unterschied zum Calvinisten ist der Methodist nicht an sein Schicksal gebunden. Das theologische Konzept von „**Gesetz und Freiheit**" ist der Ursprung des osteopathischen Prinzips von der Wechselbeziehung zwischen **Struktur und Funktion**. Dieses Prinzip ist unsere Eigenart. Seine materielle Achse sind die festen Strukturen, die uns eine enorme Bewegungsfreiheit im Großen wie im Kleinen geben.

1.2.2 Familiäre Einflüsse

Kein Leben verläuft ohne **Schicksalsschläge**. Bei Still prägen diese Erlebnisse seine schöpferische Arbeit und formen mit der Zeit sein Werk.

Im Alter von zehn Jahren entdeckt Still seine **erste osteopathische Technik**. Er hat Kopfschmerzen, und um sich Linderung zu verschaffen, spannt er ein Seil in einigen Zentimetern Höhe zwischen zwei Bäumen auf und legt seinen Nacken darauf. So wird die Hypotonie im suboccipitalen Bereich ausgeglichen, das Blut kann wieder frei im Kopf zirkulieren.

1849 heiratet Still Mary Vaughan. Zehn Jahre später **stirbt seine Frau** im Kindbett, und Still bleibt als Witwer mit drei Kindern zurück. Der Schmerz des 31jährigen ist unermesslich. „Mary war schön, freundlich, aktiv, liebevoll und einfühlsam", schreibt er später über sie. In dieser Zeit sucht er den Austausch mit Laiengruppen, die sich an einer Philosophie der Naturgesetze orientieren und von der Wissenschaft und ihren neu entstehenden Technologien geradezu besessen sind.

1855 macht Still die Bekanntschaft von Major **James Burnett Abbott**. Er ist ein angesehener Naturalist und überzeugt, dass die Behandlung mit Medikamenten eines Tages durch eine andere Therapieform ersetzt werden wird. Diese Theorie beeindruckt Still und beeinflusst seine Gedankengänge. Er schließt sich ihr an und verbindet sie mit seiner **Ablehnung von „Drogen"** aller Art.

In den Kriegsjahren geht Stills Wandlung zum Verfechter einer alternativen Medizin noch intensiver vor sich. Mit Entsetzen lesen wir heute, was die Arzttasche eines Armeechirurgen jener Zeit enthielt: Calomel, Chinin, Whisky, Opium, Tücher und ein Skalpell. Im amerikanischen Bürgerkrieg starben mehr Menschen an Infektionen und anderen Erkrankungen als in den Kämpfen – ein Zeugnis der medizinischen Armut jener Zeit. Gründe genug für unseren „Revolutionär", durch geistige Aktivität das **Reine vom Unreinen zu trennen.**

1860 heiratet Still Mary Elvira Turner. Vier Jahre später schlägt das Schicksal erneut zu: Drei seiner vier Kinder sterben an Spinalmeningitis. In seinem Schmerz verzweifelt der gläubige Christ: „Lässt Gott uns in einer Krankheit denn ganz allein, ohne jede Quelle der Kraft?" Sein Glaube und seine ärztliche Kunst können diese Frage nicht beantworten. Einige Jahre später wird er jedoch sagen: „Gott hat uns nicht allein gelassen. **Das Heilmittel befindet sich im Kranken selbst, und der Organismus ist die Apotheke Gottes.**" Heute würden wir es anders ausdrücken: „Wenn Luft, Wasser und Nahrungsmittel nicht belastet sind, besitzt der Organismus das gesamte therapeutische Arsenal, das er für seine Heilung braucht; er ist sein eigener Apotheker." Mit der Lösung dieses Rätsels hatte Still einen Schritt nach vorn getan. Wie der Philosph Spinoza hatte er Gott depersonalisiert, der Natur gleichgesetzt. Damit war Still zum Pantheisten geworden.

Erschüttert vom Tod seiner Kinder versucht Still 1865 auf fragwürdige Weise, mit ihnen Kontakt aufzunehmen. Er beginnt, sich mit **Spiritismus und Magnetismus** zu beschäftigen. Im „North Missouri Register", einer Zeitschrift jener Zeit, findet sich eine Anzeige von „A. T. Still, Magnetheiler" und eine Wegbeschreibung zu seiner Praxis.

1870 macht Still in Baldwin die Bekanntschaft des schottischen Arztes **John M. Neal**. Dieser bestärkt ihn in seinem tiefen Glauben an die **Selbstheilungskräfte des Körpers**. Medikamente sind für Neal „Köder für Dumme".

Nach Europa zurückgekehrt lässt Neal Still das Buch von Spencer über die **Evolutionstheorie** zukommen. Spencer hat Darwins Theorie vereinfacht und die Konzepte von Ursache und Wirkung sowie Struktur und Funktion einem breiten Publikum zugänglich gemacht. Sehr wichtig ist ihm das ganzheitliche Funktionieren des Organismus. Das Buch wird zum Lieblingsbuch Stills. Die Evolutionstheorie bringt das Gesetz von Ursache und Wirkung und die theologische Freiheit mit der Wissenschaft in Einklang. Still ordnet seine Biomechanik dem Gesetz von **Ursache und Wirkung** zu, das sowohl Krankheit als auch Gesundheit erklärt. Während Spencer von Materie, Bewegung und Kraft spricht, ersetzt Still den Begriff „verborgene Kraft" durch „Geist". Von nun an kann der **Geist als „ursprüngliche und einzige Quelle"** die Materie beeinflussen. Es ist die Vernunft, die Darwins Evolutionstheorie verständlich werden lässt. Für Still ist die Vernunft göttlichen Ursprungs. Er verdeutlicht diesen Begriff mit Hilfe des Zusammenhangs von Raum und Zeit.

Mit der **Anatomie** kommt Still während des Bürgerkriegs als Chirurg im neunten Kavallerie-Regiment in Berührung. Bereits 1853 hatte er erste Kenntnisse bei den Shawnee-Indianern erworben. Möglicherweise beherrschte er die Techniken des bekannten „bonesetting" zum „Einrenken" von Knochen. Wahrscheinlich hat er auch das berühmte Buch „On bone-setting (so-called), it's relationship to the treatment of joints crippled by injury, rheumatism, inflammation etc." des Paget-Schülers Hood gelesen. Seine Logik und Kenntnisse der Biomechanik bringen ihn zu der Schlussfolgerung, dass **Krankheit** nichts anderes als die **Folge einer Störung in der mechanischen Struktur** ist.

Am Ende dieser langen Reise voll Leidenschaft, Grausamkeit und sozialer, sprich finanzieller Schwierigkeiten, war es geradezu zwingend, dass Still die Osteopathie entdeckte, so wie ein Bach auf verschlungenen Wegen das Meer erreicht.

1.2.3 Die Geburtsstunde der Osteopathie

Am 22. Juni **1874** sprudelt die neue Wissenschaft hervor wie Öl aus einem Bohrloch: Still verkündet die **Osteopathie**, eine Alternative zur amerikanischen Medizin. Still ist ein „Kultur-Nationalist" und bereits seit langem ein begeisterter Anhänger der Deklaration Emersons (1803–1882), in der die „intellektuelle Unabhängigkeit" der Vereinigten Staaten ausgerufen wird. „Wir haben den aristokratischen Litaneien aus Europa viel zu lange zugehört", war Emersons Standpunkt. Still, der seiner pragmatischen Philosophie immer treu blieb, hat niemals eventuelle europäische Quellen seiner Lehre erwähnt.

Im Herbst nach der Begründung der Osteopathie wird Still mit einer Epidemie von **Durchfallerkrankungen** konfrontiert. Sie äußert sich vor allem in erhöhter Temperatur, Kopfschmerzen und Blutverlust. Es gelingt ihm, insgesamt 17 Patienten zu heilen. Bei diesen Patienten beobachtet er eine erhöhte Spannung in der Lendenregion, die zudem auch ungewöhnlich warm ist und schmerzt. Dagegen ist der Bauch kalt. Still nimmt an, dass die eingeschränkte Beweglichkeit der Lenden die nervale Versorgung und Blutzirkulation im Darmtrakt erheblich behindert. Nur ein kleiner gedanklicher Schritt ist notwendig, um den Zusammenhang zwischen Ursache und Wirkung zu erkennen. Still stellt daraufhin die Beweglichkeit der Muskeln auf natürliche Weise wieder her und dämpft die Muskelspannung. Das Ergebnis: Die Patienten werden wieder gesund. Das ist der **erste große Erfolg** in der Geschichte der Osteopathie. Mit Hilfe der Selbstheilungskräfte des Organismus hat Still das Hindernis beseitigt, das der Genesung im Wege stand.

Still wird immer bekannter. Einige Jahre später beginnt er, sich mit dem Gedanken zu tragen, sein Wissen weiterzugeben. Nach einigen Anfangsschwierigkeiten gründet er 1892 offiziell die **„American School of Osteopathy"** (ASO). Zu diesem Zeitpunkt ist Still bereits 64 Jahre alt, aber immer noch mit Leidenschaft bei der Sache. Denn der Kampf mit der orthodoxen Medizin ist noch nicht zu Ende. 1914 muss er viel Energie aufwenden, um seine Kurse den Anforderungen des Flexner-Berichts anzupassen. Flexner ist für die medizinische Lehrpläne in den U.S.A. verantwortlich.

Am 12. Dezember 1917 stirbt der „alte Doktor" Still an einem Schlaganfall. Am 7. März desselben Jahres hatte ein brillanter Schüler des Meisters in London die „British School of Osteopathy" (BSO) gegründet und damit die Osteopathie in der alten Welt eingeführt.

1.2.4 Osteopathie in Europa

Ein Schüler Stills war Dr. John Martin **Littlejohn**, der im Vergleich zu Still eine beeindruckende akademische Ausbildung erhalten hat, zu der auch das Studium der Anatomie unter McKendrick und Vorlesungen von Sir James McKenzie gehörten.

1892 wanderte Littlejohn in die USA aus, um dem feuchten Klima von Nordirland zu entfliehen. Aus Verzweiflung über sein vermeintlich unheilbares Halsleiden suchte er Still in Kirksville auf. Nach seiner Genesung blieb Littlejohn als Schüler bei Still.

Littlejohn ist begeistert von der Physiologie. Er wird Dozent für dieses Fach an der ASO und schließlich sogar ihr Dekan. 1900 verlässt er Kirksville und gründet in Chicago das **„American College of Osteopathy and Surgery"**. Doch das ist ihm nicht genug. Er beginnt ein Medizinstudium und erwirbt den Doktortitel am „Duham and Hering Medical College". Dort lernt er den Direktor kennen – es ist kein Geringerer als der berühmte homöopathische Mediziner Kent.

Die Osteopathie Littlejohns ist vor allem eine **mechanische Theorie** über das Entstehen von Krankheit. Diese vektorielle Studie verbindet den Einfluss der Schwerkraft mit seinem respiratorischen Gegengewicht. Dieser Ansatz wurde von Littlejohns Schüler John Wernham weitergeführt. Über lange Jahre war er die traditionelle Grundlage des Unterrichts an der European School of Osteopathy (ESO).

1.3 Strukturelle und funktionelle Osteopathie

Alain Abehsera

1.3.1 Die Teilung der Osteopathie

Seit ungefähr 100 Jahren wird der osteopathische Berufsstand immer wieder heimgesucht von Auseinandersetzungen zwischen den „Strukturellen" und „Funktionellen", wie die beiden Lager sich selbst und gegenseitig bezeichnen. Als **funktionell** werden hierbei **indirekte Techniken** bezeichnet, die z. B. eine Dysfunktion verstärken oder übertreiben, **strukturell** wird mit **direkten Techniken** gleichgestellt, mit denen z. B. eine Dysfunktion durch Manipulation „durchbrochen" wird. Die Öffentlichkeit wurde in diese Auseinandersetzung mit hineingezogen. Patienten, die Manipulationen gewöhnt sind, fühlen sich durch das „Handauflegen" kranialer Therapeuten betrogen. Andererseits fühlen sich Patienten, die von nur mit ihren Händen „horchenden" Therapeuten behandelt werden, durch Manipulationen stark bedroht.

Der Beginn des Konflikts kann symbolisch auf den Tag datiert werden, an dem Still Littlejohn, den ersten Dekan der American School of Osteopathy, aus Kirksville herauswarf. Der Gründer der **Amerikanischen Osteopathie, Still**, glaubte, dass die **Struktur die Funktion regiere**, der Gründer der **Europäischen Osteopathie, Littlejohn**, hielt diese Idee für absurd und behauptete, die **Funktion regiere die Struktur**. Mit solch gegensätzlichen Paradigmen konnten Still und Littlejohn nicht mehr unter dem selben Dach lehren und mussten auseinandergehen. Nach den Briefen zu urteilen, die sie austauschten, verlief diese Trennung recht unschön. Sehr wenige erkannten damals, wie bedeutend diese Trennung für die Osteopathie werden würde. H. H. Fryette, ein Meister der strukturellen Osteopathie, sagte einmal: „Als Littlejohn ging, nahm er alles Hirn mit aus Kirksville." Er behielt jedoch insoweit Recht, dass die amerikanische Osteopathie viel ihrer Funktion verlor und in ihrer Struktur verblieb.

Nach seiner Abreise aus den USA entwickelte **Littlejohn** in England seine sogenannte „Allgemeine Osteopathische Behandlung" (▶ 20), die nach außen hin sehr strukturell wirkt, in der Tat aber sehr funktionell ist. Mit ihr **mobilisierte** er alle Flüssigkeiten, Gewebe und Gelenke des Körpers mit einem beständigen Rhythmus, ohne Impulstechniken zu verwenden. Er integrierte und „justierte" die Gewebe in ihr positionales und funktionales Optimum zurück. Zwei seiner Studenten, H. H. Fryette, der als „strukturell", und W. G. Sutherland, der als „funktionell" bekannt ist, hielten zudem das Feuer in Amerika am Brennen. Dort wurden später auch Hoovers „Funktionelle Technik", Mitchells „Muskel-Energie-Techniken" oder L. H. Jones „Strain-Counterstrain" entwickelt, die zu den funktionellen Techniken gezählt werden. Alle diese Herangehensweisen stellen verschiedene Mischungen von Prinzipien dar, die von Still und Littlejohn vertreten wurden, und die meisten wurden über die Jahre sehr bekannt und in die Lehrpläne der Osteopathie integriert.

Die Osteopathie ist in dieser Teilung nicht alleine. Die Frage nach der gegenseitigen **Beziehung zwischen Struktur und Funktion** wird auch in vielen anderen Wissenschaften diskutiert, einschließlich Physik, Chemie, Philosophie, Kunst, Geschichte oder Psychologie. In all diesen Disziplinen herrschen im letzten Jahrhundert große Auseinandersetzungen.

1.3.2 Die kraniale Osteopathie

Die „kraniale Osteopathie" wurde nie vom „strukturellen" Establishment anerkannt. Zur Zeit Sutherlands wurde sie nur belächelt. Damals wurde sie als eine von vielen exzentrischen Richtungen in der Osteopathie eingeschätzt. Über viele Jahre waren ihre Schriften einigen wenigen Auserwählten vorbehalten und die Verbände funktionierten wie „Geheimgesellschaften". Anders als bei allen anderen „**funktionellen Techniken**" wird scheinbar keine bekannte physische Kraft oder Physiologie angewandt. Gegenüber der regulären Osteopathie, die tief in den Gesetzen der klassischen Physik verwurzelt ist, hat die kraniale ihren offiziellen wissenschaftlichen Standpunkt noch nicht gefunden. Strukturelle Therapeuten lehnen sie als ineffektive Technik ab, die als demagogische Mischung aus Mystizismus und Wissenschaft vermarktet wird. Kraniale Osteopathen ignorieren diese Vorwürfe. Sie fühlen sich ebenso „wissenschaftlich" wie die strukturelle Osteopathie und betrachten diese als einen im Schwinden begriffenen, verbliebenen Dinosaurier. Impulse werden als Gewalteinwirkung eingestuft und sind damit nutzlos oder gar gefährlich. In den Augen kranialer Therapeuten sollte ein Osteopath nicht mit dem Gewebe reden. Er ist da, um zu horchen. Sie betrachten sich selbst als die einzigen Therapeuten, die mit ihren Händen in der Lage sind, die Stimme der Lebenskraft zu hören.

Parallel zu dieser recht esoterischen **Sprache** hat die kraniale Osteopathie über die Jahre hinweg eine rationale Erklärung ihrer selbst entwickelt, die auf „ungewöhnlichen" anatomischen und physiologischen Fakten beruht. Ansonsten aber, wenn sie sich nicht auf die „ätherischen Dimensionen der Realität" bezieht, verwendet sie den identischen Wortschatz der „strukturellen" Osteopathie. Die Biomechanik des Schädels z. B. ist recht ähnlich in Bezug auf die der Halswirbelsäule. Die „Strukturellen" akzeptieren die Invasion ihrer Prinzipien nicht. Sie sind entsetzt über den „kranialen" Gebrauch von Begriffen wie „sidebending" oder „Torsion" bei Betrachtung der Synostosis sphenobasilaris. Die zusätzliche Aussage, solch mikrometrische Bewegung habe irgendeine klinische Signifikanz, wird als Karikatur der rationalen osteopathischen Kunst angesehen.

Heutzutage ist die kraniale Osteopathie zur Hauptbedrohung des etablierten osteopathischen Berufes geworden. Unter vielen anderen Namen erwächst „kraniosakral" zu einem konkurrierenden Beruf. Die Definition, **wer nun Osteopath ist**, versagt hier. Die, die **Hand auflegen**, oder die, die **mobilisieren**? Wer wird in der Zukunft als wahrer Erbe von Stills Ideen gelten? In dieser Schlacht bedarf es Hilfe aus anderen Quartieren. Die „Kranialen" reiten auf der Welle des holistischen New Age. Die „Strukturellen" ziehen es vor, sich den Verbindungen zur konventionellen und rationalen Medizin anzuschließen.

1.3.3 Die Geschichte des Heilens

Schon Jahrhunderte vor Still hatten Ärzte und Laien mit dem Begriff „Heilung" gespielt. Manche verwandten ihn in rein medizinischem Sinn, andere betrachteten ihn als eine religiöse Erfahrung. Berühmte Ärzte verwendeten ihn. Im 17. Jahrhundert

z. B. betrachtete J. B. van Helmont, der „Hippokrates" seiner Zeit, sie als die reine Essenz medizinischer Kunst. Die **Heilung** fand ihren Prinzen im 18. Jahrhundert mit Franz Anton **Mesmer**. Der österreichische Arzt gab der „Magnetischen Heilung" ihre eigenen Prinzipien. Nach ihm wurden Heiler dann auch „Magnetiseur" oder „Mesmeriseur" benannt und viele Jahre war Still einer von ihnen. Das Studium der Prinzipien und Praktiken von Mesmer entspricht daher auch dem Studium der Techniken und Überzeugungen von Still zu Beginn seiner Karriere.

Mesmer und nach ihm alle Heiler glaubten an die Existenz einer Kraft, die das ganze Universum erfüllt, das **„Fluidum"** oder die **„Lebenskraft"**. Alle Objekte und Subjekte dieses Universums, Bäume, Sterne, Menschen und Tiere sind sogenannte „Kristalle" aus diesem Fluidum, denn alles besteht daraus. Durch viele vor ihm inspiriert beschrieb Mesmer die einzigartigen Eigenheiten dieser noblen Substanz. Erstens, die Lebenskraft **korrigiert sich selbst**, d. h. sie balanciert sich wieder aus, wenn ihr Gleichgewicht gestört wurde. Zweitens, das Fluidum **verbindet alles mit allem** anderen, Sterne und Pflanzen mit Menschen, Menschen mit allen anderen Menschen. Diese „Verbindungsfähigkeit" erklärt, warum ein Therapeut einen Patienten behandeln kann. Beide sind durch das Fluidum verbunden. Drittens, das Fluidum **fluktuiert spontan**. Alle Objekte dieser Welt fluktuieren mit vielen Rhythmen, langsam oder schnell. Diese „Gezeiten der Wirklichkeit" sind absolut überall vorhanden. Innerhalb des Körpers lösen sie ein periodisches Anschwellen und Zusammenziehen der Gewebe aus. Mesmer zufolge können Heiler ihre Hände auf den Patienten legen oder aber in geringem Abstand halten, um diese Gezeiten zu spüren.

Sie glaubten und glauben auch weiterhin, dass Gesundheit und Krankheit von der Qualität der **Zirkulation des universalen Fluidums** in den Geweben abhängt. Demnach würden sie mit ihren Händen die „noble Substanz" um und innerhalb ihrer Patienten **„dirigieren"** und **„balancieren"**, bis das Gleichgewicht wieder hergestellt ist. Um dies zu erreichen, schlägt eine Hand dem Fluidum eine Richtung vor. Die andere Hand empfängt es auf Gegenseite des Körpers. Es findet keine Bewegung der Hände während dieser Vorgänge statt, sie wird eher gedacht als ausgeführt, denn niemand kann das Fluidum zu irgendetwas zwingen. Aber wenn das Fluidum die kranken Teile erreicht, wird die Gesundheit wieder hergestellt, denn diese nobelste aller Substanzen kann nur Gesundheit bringen. Jemanden zu heilen bedeutet deshalb, das Fluidum in bestimmte Bereiche des Körpers zu „denken".

Hier liegt das fundamentale Paradigma von „Heilung" und, wie wir sehen werden, der Osteopathie. Es gibt keinen substantiellen Unterschied zwischen Ursächlichkeit und den Aktivitäten des Bewusstseins. **Denken** bedeutet, die **Wirklichkeit zu verändern**, auch physisch. Die letzten Seiten des letzten Buches von Still, seinem Testament, erzählen auf wunderschöne Weise von der Kraft des Zusammentreffens von Bewusstsein und Lebensursache. Heiler sind diejenigen, die ihr Denken in Bezug auf Gesundheit und Krankheit der Menschen trainiert haben. Sie denken ihre Patienten durch ihre Hände, Augen und Ohren und erreichen, Schicht für Schicht, die Tiefen des Körpers.

1.3.4 Eine Medizin ohne Werkzeug

Still experimentierte und spielte viele Jahre mit dem **„Mesmerisieren"**. Er identifizierte sich mit jedem einzelnen der Prinzipien. Sie waren sehr theologisch und das war es, was für ihn zählte. Einige Jahre lang warb er für sich als „Magnetiseur". Bis zum Ende seines beruflichen Daseins redete er wie ein solcher, indem er sogar behauptete, seine ersten diagnostischen Informationen aus der „Aura" seiner Patienten zu gewinnen. In diesem unbestimmten Raum um den Körper trifft das interne auf das externe Fluidum, ein sehr privilegiertes Aufeinandertreffen.

Still war ein **Autodidakt** in der **Medizin**. Er hatte die „reguläre" medizinische Ausbildung für einige Monate ausprobiert, hielt es aber nicht aus und brach sie ab. Er war abgestoßen von dem Autoritätsdenken und den Medikamenten, aber war weiterhin fasziniert von der Wissenschaft. Von allen Bereichen der Medizin betrachtete er die Chirurgie als die „wissenschaftlichste". Ihre Logik war unfehlbar. Risse sollten genäht, Abszesse entleert, Verengungen geweitet und Löcher geschlossen werden. Stills unbestrittene Liebe zu dieser Logik wird in seinem Lieblingsnamen für die **Osteopathie** offenkundig: **Chirurgie ohne Messer.**

Außer der wissenschaftlichen Überzeugung brachten die Medizin und Chirurgie der Osteopathie jedoch wenig. Still **lehnte** eisern ihre **Medikamente, Messer, Kräuter und Nadeln ab.** „Probiert es zuerst mit Chirurgie ohne Messer", sagte er, „und nur sehr selten mit der Messerversion". Er hatte gute theologische, wissenschaftliche und emotionale Gründe, diese Prozeduren abzulehnen. Er suchte nach der Medizin, die für diese Welt von Gott gewollt war. War es möglich, fragte er, dass Gott Gifte und Messer im Sinn hatte, als er uns die Fähigkeit zu heilen gab? Wenn Gott gut ist – und Still ist überzeugt, dass Gott gut ist – dann hat er sicherlich die **Heilmittel im Körper** platziert, wo er auch die Krankheiten platziert hat. Ebenso sicher sollte eine gute Medizin nicht mehr benötigen als frisches Wasser, gutes Essen, was die Hände tun können und der Mund sprechen kann.

Um die späten 1860er wusste Still, was er wollte: Eine **Medizin ohne Werkzeug**. Da Still kein großer Anhänger von Psychologie oder Diätetik war, blieb ihm das, was seine **Hände** zu tun vermochten.

Zur Zeit von Still gab es zwei Schulen, die als Therapie keine Medikamente, Kräuter, Diät, Übungen oder psychologische Manipulation verschrieben. Sie hießen **„Heiler"** und **„Knocheneinrenker"**, waren geheim oder öffentlich in jedem Bezirk und in jeder Stadt verfügbar. Beide Disziplinen behandelten andere Pathologien und hatten ihre **eigenen Praktiken und Prinzipien**. Eigentlich hatten sie sehr wenig gemeinsam außer der Tatsache, dass ihre Hände ihre einzigen Werkzeuge waren.

Sein Student W. G. Sutherland, der selbst ein Heiler war, behauptete, er könne seine „V-spread-Technik", bei der ein energetischer Fluss zur Heilung von Geweben eingesetzt werden soll, einige Meter von seinen Patienten entfernt durchführen. Still und Sutherland diagnostizierten und behandelten aus der Entfernung. In der frühen Osteopathie war **Entfernung kein Problem**. Die Nabelschnur, welche die frühen Meister mit Heilung verband, war zu stark.

Still und Sutherland erfuhren die Kontinuität zwischen ihrem Denken und der lebenden Materie ihres Patienten. Der Gründer der kranialen Osteopathie nannte diese Fähigkeit **„denkende Finger"**. Er meinte damit, dass unsere Gedanken „Finger" haben, die stark genug sind, nach der Realität zu greifen und sie unabhängig von der Entfernung zu bewegen. Ein kranialer Osteopath sagt, dass er mit den Händen am Kopf des Patienten die Füße erreichen kann. Er meint damit natürlich, dass seine „denkenden Finger" bis zu den Füßen reichen und nach ihnen greifen können. Genau das meint Still, wenn er sagt, dass er mit dem gleichen Druck seiner Hände den Harnleiter, die Nieren, den Darm oder die Leber befreien könne. Den Unterschied zwischen der Behandlung des Darms oder der Leber liege eben in der „Visualisierung" des Therapeuten und nicht an der Position der Hände.

In der frühen Osteopathie war ebenso wichtig, was das „Denken" mit dem Gewebe macht, wie das, was die Hände taten. Ob der Therapeut nun Druck auf das Gewebe ausübt oder nicht, ist immateriell. Was wirklich zählt und eine Behandlung spezifisch macht, sind die inneren Bilder, das „**Visualisieren**". Genauso wie es Heiler seit Hunderten von Jahren gemacht hatten, legten Still und Sutherland ihre Hände aufs Gewebe und visualisierten, „schwangen" sich in den Puls des Fluidums ein und waren bereit, die Gezeiten der Lebenskraft zu dirigieren und auszubalancieren.

Man sollte diese Worte und Ideen nicht belächeln. Sie sind weit davon entfernt, tote Überreste der Vergangenheit zu sein. Moderne Ärzte sagen heute „Fluktuation des Raumes" zu dem, was Mesmer, Still und Sutherland „die Gezeiten des vitalen Prinzips" genannt haben. Die Altertümlichen und die Modernen sprechen von der gleichen Realität, jedoch mit unterschiedlichen Worten und anderem Aufklärungsgrad.

Heilen oder Manipulieren

Sowohl Knocheneinrenker als auch Heiler arbeiteten mit **bloßen Händen**. Sie erfüllten seit Jahrtausenden die orthopädischen Bedürfnisse der Bevölkerung auf effektive Weise. Ihr System war so logisch wie Chirurgie oder Maschinenbau. Ein verdrehter Knochen musste begradigt, eine Verkürzung gelockert, ein verschobenes Gelenk oder eine Fraktur reponiert werden. Die Heilkräfte der Gewebe würden den Rest erledigen. Keiner würde die Echtheit ihrer Praktiken in Frage stellen, solange sie richtig indiziert sind und gut ausgeführt werden. Im Gegensatz zum **Heilen**, bei dem von einer fluiden und unsichtbaren Realität die Rede war, verkörperte das **Knocheneinrenken** Solidität und logischen Verstand. Wenn es funktionierte, kamen Ergebnisse zustande wie bei keiner anderen Therapie. Die Lahmen konnten wieder normal laufen, die Verdrehten konnten wieder gerade stehen. Still wurde mit der Zeit bei den Manipulationen so perfekt und schnell, dass seine Patienten ihm den Spitznamen „the lightning bonesetter"– („Blitzeinrenker") gaben.

Still lernte zu differenzieren. Manchmal arbeitete er wie ein **Heiler**. Er „horchte", um dann das „Fluidum" in die Tiefen des Körpers zu „lenken". Dann arbeitete er wieder wie ein **Knocheneinrenker**. Dabei mobilisierte er jedes Gelenk, Band oder jeden Muskel mit kraftvoller Genauigkeit. Immer seltener verschrieb er Medikamente, je mehr sein System reifte. Sein **gleichzeitiges Können** als Heiler und Knocheneinrenker war ungewöhnlich. Diese beiden sehr unterschiedlichen Berufe, die er ausführte, zogen viele verschiedene Patienten und Therapeuten an. Sowohl ihre Prinzipien als auch ihre Techniken waren unterschiedlich. Man kann die „sanfte" Vorgehensweise mit der „gewaltsamen" des Einrenkens nicht miteinander vergleichen. Still jedoch kümmerten solche Glaubenssätze überhaupt nicht. Er wandte das an, was ihm für den jeweiligen Patienten das Richtige erschien, und lernte, für jede Pathologie die passende Technik auszuwählen.

Zu seiner Zeit wurde „Heilen" bei „nervlichen" und „mentalen Störungen" als indiziert betrachtet, „Knocheneinrenken" wiederum bei allen orthopädischen Leiden. Beide waren jedoch **nutzlos**, wenn es um die schlimmsten Erkrankungen dieser Zeit ging, nämlich die **Infektionskrankheiten**. Es gab hier einfach keine Lösung, weder bei der Schulmedizin noch bei den alternativen Behandlungsverfahren, so dass Keuchhusten, Masern, Pest und Cholera ungehindert Tod verbreiteten. Auch Stills Familie war betroffen und er selbst erlag beinahe solch einer Krankheit.

Die Behandlung von Infekten war eine Besessenheit von Still, wobei er nicht an externe Faktoren wie Erreger und Keime glaubte. Der Feind war eine Schöpfung des Menschen, nicht Gottes. Still war sich sicher, dass Krankheiten und Gegenmittel im

Körper selbst vorkommen. Die Probleme müssen direkt neben den Antworten sein. Die Frage war: wie können wir diese internen Probleme und Lösungen nur durch unsere Hände finden?

1.3.5 Die Suche nach der Integration

„Heiler" haben eine sehr respektvolle Einstellung zur Lebenskraft. Sie mischen sich in die geheimen Abläufe weder durch physische noch durch chemische Einwirkungen ein. Wenn sie die Lebensenergie in einen kranken Bereich lenken, forcieren sie nichts, sondern bitten den Körper demütig, seine **Selbstheilung** vorzunehmen. Symptome werden meistens als Zeichen betrachtet, dass der Körper um Heilung ringt. Fieber, Juckreiz oder Ausschlag stellen einen Teil der Anstrengung des Körpers dar, Krankheit zu eliminieren und sollten niemals künstlich unterdrückt oder verschlimmert werden.

Heiler hatten also einfache Ziele. Ihr eigenes Konzept hielt sie davor ab, sich zu sehr auf Krankheit einzulassen. Ein Fieber sollte auf mittlerem Niveau gehalten werden, nicht zu hoch, aber auch nicht zu niedrig. Sie konnten und wollten den Kurs und die Substanz der Lebenskraft nicht gewaltsam verändern. Sie warteten, bis der Körper eliminierte, was notwendig war, und oft war es die Seele, die heilte. Heiler konnten aufgrund ihrer eigenen Prinzipien die Wirklichkeit nicht vergewaltigen. Wie Mesmer oder auch der junge Still stellten die „Magnetiseure" Fragen ans Gewebe und horchten auf die Antwort. Dieses Frage-Antwort-Spiel wurde von ihren „denkenden Fingern" durchgeführt. Verglichen mit „Knocheneinrenken" oder herkömmlicher Medizin ist „Heilen" eine bescheidene, höfliche und **harmlose** Technik. Es beinhaltet einen solchen Respekt vor der „Wirklichkeit", dass die meisten Heiler es noch nicht einmal wagten, Geld von ihren Patienten zu nehmen. Behandelten sie nicht mit dem Fluidum, der von Gott im Überfluss geschenkten, tiefsten Substanz unserer Seele? Wie könnte man dafür Geld verlangen? Könnte irgend jemand ernsthaft Geld für die Luft zum Atmen verlangen? Ebenso kostenlos wie die Luft ist das Fluidum.

Knocheneinrenker arbeiteten ganz anders. Ohne zu zögern schoben sie die zwei Enden eines gebrochenen Knochens zusammen oder einen Femurkopf zurück in seine Pfanne, wobei sie den Patienten überraschten und oft starke Schmerzen verursachten. Dann überließen sie es der Lebenskraft (bzw. ihrer Version davon), den Rest zu tun. Sie mussten ihre Arbeit **schnell** erledigen. Bauern und Dörfler hatten nur begrenzt Geld und Zeit, und es ging darum, sie schnell wieder arbeitsfähig zu machen. Als Bezahlung für ihre Dienste nahmen sie alles, Geld, eine Torte oder fette Gans. Bis zum heutigen Tag verfahren diese Therapeuten auf dem Lande Frankreichs oder Englands nach wie vor so, die Einheimischen einmal, selten zweimal zu behandeln. Ihre goldene Regel lautet: Finden, einrichten und dann in Ruhe lassen („Find it, fix it and leave it alone").

Wo auch immer die Grenzen dieser Techniken liegen, Still glaubte an sie und ihre zugrunde liegenden Prinzipien. Er wendete sie stets an, einzeln oder gemischt. In der gleichen Sitzung renkte er einen Kochen ein und „horchte" am Fluidum, wodurch die Behandlungen zu einer sehr ursprünglichen Erfahrung für seine Patienten wurden. Aber er konnte mit seiner Behandlung **kein Fieber dauerhaft senken**, weder Heilung noch Knocheneinrenken boten eine Lösung. Wenn sie mit Fieber konfrontiert waren, konnten die Heiler nur noch beten, denn sie hatten Angst, wider Gott und dem Fluidum zu handeln. Knocheneinrenker machten sich erst gar nicht die Mühe zu kommen. Welches Gelenk sollten sie auch einrichten, um Pest oder Cholera zu behandeln?

Stills Glaube an Gottes Gnade war jedoch stärker als sein Vertrauen in seine menschlichen Lehrer. Er wusste, dass es eine **Lösung** geben musste. Als sehr intelligenter Mann erwog er, ob nicht „etwas" in den Modellen von Heilung und Knocheneinrenken fehlte. Zwar hatte er keinen Zweifel daran, dass beide ein großes Stück „endgültiger Wahrheit" innehatten, und es sich selbst in hunderten von Fällen bewiesen, als er eingerenkt und geheilt hatte. Die Techniken waren gut, die Prinzipien waren gut und heilsam, was konnte also falsch sein? Warum konnten sie Infektionen nicht heilen? Warum war Heilung bei Rückenschmerzen unwirksam und Einrenken bei Ängstlichkeit? Warum half das eine nur der Seele und das andere dem Körper? Waren Körper und Seele nicht eins?

Jahrelang manipulierte Still und stellte sich immer wieder diese und andere Fragen. Während dieser Jahre legte er die Hände einmal als Heiler und einmal als Knocheneinrenker auf und fragte sich: Was mache ich oder denke ich falsch? Oder besser gesagt: Was wird von meinen Händen als Knocheneinrenker nicht getan und was fehlt meinem Bewusstsein, wenn ich als Heiler arbeite? In Wahrheit suchte Still nach einer **neuen Bedeutung für alte Fertigkeiten** und nicht nach einer neuen Medizin.

1.3.6 Behandlung durch Visualisierung

Geschichtlich betrachtet war Stills Osteopathie in Bezug auf Technik oder Prinzipien kaum neu. Zu seiner Zeit existierten bereits die grundlegenden Prinzipien und Techniken, die wir unter „kranial" oder „strukturell" verstehen. Für uns ist es einfach und wichtig herauszufinden, was ihn inspiriert hat. Seine Modelle liegen unerkannt hinter jeder modernen osteopathischen Manipulation, egal ob kranial oder strukturell. Außerdem ist es sicher interessant, die **erste erfolgreiche osteopathische Behandlung** des alten Doktors noch einmal mitzuerleben. Wir wollen das erste Mal erfahren, als er seinen Intuitionen folgte und Erfolg hatte, wo alle anderen versagt hatten.

Es passierte an einem Tag im Jahre **1874**. Still ging gerade mit einem Freund eine Straße in Macon entlang, als sie einer Frau mit drei Kindern auf dem Gehsteig begegneten. Sie waren offensichtlich arm und die Kinder litten an **Ruhr**. Aus Mitleid bot Still an, ein **Kind** zu tragen, und fing dann spontan an, **Rücken und Bauch zu reiben**. Ihm fiel dabei die ungleiche Verteilung von Wärme und „Vitalität" zwischen dem Rücken und dem Abdomen des Kindes auf. Entlang der heißen und kalten Gebiete fühlte er Knoten und Schwellungen, die wie Inseln im Meer standen, und während er lief, entschied er sich etwas zu tun, da er sich sagte, dass es nichts zu verlieren gäbe. Herkömmliche Medikamente waren den Reichen vorbehalten und sowieso unwirksam; sie machten das Sterben nur zu einer teuren Angelegenheit.

Stills heilerische Instinkte berieten ihn. Er dirigierte und **balancierte die Vitalenergie** zwischen seinen Händen und führte sie von den heißen zu den kalten Gebieten. Als Knocheneinrenker war es sein Bestreben, die Schwellungen und Knoten, die sich in den Muskeln und Sehnen von Rücken und Bauch befanden, zu glätten und zu lösen. Der Arzt in ihm überlegte, welche Medikamente er verordnen könne. Als Chirurg wusste er zwar, dass es hier nichts zu operieren gab, doch hätte er trotzdem gerne ins Innere des Abdomes hinein gereicht, um die Öffnungen zu schließen. Dies waren jedoch nur Hoffnungen, denn er wusste eigentlich, dass das Kind sterben musste, weil weder der Heiler noch Knocheneinrenker, weder der Arzt noch Chirurg die Lösung anzubieten hatte. Doch Still war bereit zu kurieren, egal wen, wo oder von welcher Erkrankung auch immer.

1.3 Strukturelle und funktionelle Osteopathie

Bei diesem Kind während des Herbstes 1874 **führte Still das zusammen, was bis dahin getrennt** gehalten worden war. Er sah die Schwellungen und Knoten wie Hindernisse im Fluss der Vitalkraft. Er verstand aufgrund der Temperaturunterschiede, dass es das Fluidum von alleine nicht schaffte, zwischen vorne und hinten zu zirkulieren. Still entschied, dass das **Fluidum einen ernsthaften Anstoß** brauchte, woran ein Heiler niemals gedacht hätte. Seine Massage „beseitigte" die Schwellungen und schob das Fluidum an. Er „setzte" die Vitalenergie so wie Knocheneinrenker ein blockiertes Gelenk einrichteten. Am Ende der Behandlung, die nicht länger als der Fußmarsch nach Hause dauerte, war die Hitze ausgeglichen. Die Vitalkraft erreichte wieder die Tiefen zwischen Rücken und Abdomen und die Selbstheilung konnte fortfahren. In diesem Moment, an der Türschwelle des Hauses, erkannte das Still nicht. Am Ende des Spazierganges nicht wissend, dass er das Kind tatsächlich **geheilt** hatte, bat er die Frau, am nächsten Tag zu kommen, um sich kostenlos Medikamente abzuholen, die gegen Ruhr verschrieben wurden. Am nächsten Tag jedoch hatte das Kind aufgehört zu bluten. Still war verblüfft. Er hatte in den Augen der damaligen Ärzte, Heiler und Knocheneinrenker, das Unvorstellbare getan. Er hatte Gewalt in die ruhige Welt der Heilung, Ruhe in die „gewalttätige" Welt der Knocheneinrenker gebracht und natürliche Medikamente produziert. Still hatte es gewagt, die Vitalenergie durch den Körper hindurch zu manipulieren, ihr Befehle gegeben und dabei alle Hindernisse aus dem Weg geräumt. Still hatte einen Zustand der Balance herbeigeführt und nicht einfach darauf gewartet.

Die erste offizielle osteopathische Heilung, die eigentliche Gründung dieses Berufs, bestand aus dem **Formen der Vitalenergie** eines Kindes, das an Ruhr erkrankt war. Keine Rückenschmerzen, keine Impulse und kein Handauflegen. Das hatte in der Tat sehr wenig mit der Osteopathie der damaligen Zeit gemeinsam.

Was war so einzigartig an dieser Manipulation? Mit einfachem Walken des Gewebes hatte der Meister Ergebnisse erzielt, die ebenso gut waren wie moderne Antibiotika. Es hatten schon vor Still viele den Rücken und Bauch ihrer fiebernder Patienten massiert und im besten Fall einen entspannenden Effekt erzielt. Hätte man Still an diesem Tage beobachtet, so wäre sicherlich nichts Neues in seiner Vorgehensweise zu erkennen gewesen. Er hatte einfach zehn Minuten lang normal massiert. Wo also lag der Unterschied? Ich glaube an folgende Antwort: Die **Vorgehensweise** war **die gleiche**, aber die **Vorstellung** dabei war **eine andere**. Das Modell, welches er anwandte, hatte sich verändert, und dieser Unterschied hatte das Kind gerettet. Seit diesem Tag ist es der tiefe Glaube der Osteopathie, dass die Vorstellung genauso behandelt wie der Druck der Hände.

An diesem Tag im Herbst 1874 hatte Still gleichermaßen **Kraft und Gedanken** dort angewandt, wo Knocheneinrenker hauptsächlich Kraft und Heiler hauptsächlich Gedanken eingesetzt hatten. Seine Hand und Bewusstsein hatten sich verbündet und massierten sie die Oberfläche und Tiefe. Heutzutage nennen die Osteopathen diese Fähigkeit **„Visualisation"**. Still war darin besonders begabt. Er glaubte, die Organe unter der Haut „sehen" zu können, was ihm ermöglichte, den Harnleiter, die Blase oder den Darm mit der gleichen Handstellung oder Handverschiebung zu „bewegen". Man sollte sich darüber im Klaren sein, was „Visualisation" in der osteopathischen Tradition bedeutet. Visualisieren bedeutet, an die direkte Verbindung zwischen Bewusstsein des Therapeuten und lebender Materie des Patienten zu glauben. Die Gedanken des Therapeuten vollziehen sich im Patienten. Wahr ist, dass Still diese „Vision" von den „Heilern" übernommen hat, aber er veränderte die Vorstellungen seiner Lehrer grundlegend.

Nachdem sich in der Stadt Macon die Wunderheilung herumgesprochen hatte, wurden siebzehn weitere Kinder mit Ruhr zu Still gebracht, die nach seinen Angaben alle geheilt wurden. Zum ersten Mal in seinem Leben – und vielleicht zum ersten Mal in der westlichen Welt überhaupt – hatte ein Mann mit bloßen Händen siebzehn erfolgreiche Schlachten gegen eine Infektionskrankheit gewonnen. Er hatte dieselben Werkzeuge wie alle anderen eingesetzt, nämlich seine Hände, aber er hatte die **Motivation verändert**, die diese Werkzeuge bewegten. Seine Hände hörten auf, Hämmer zu sein, die den Patienten bearbeiteten, sondern wurden zu konkreten Verlängerungen seiner Gedanken. Sie konnten so tief fühlen, wie sein Bewusstsein visualisieren konnte.

1.3.7 Die Vision

Was vorher eine vage Intuition gewesen war, überwältigte am 22. Juni **1874** um 10.30 Uhr die Seele und den Körper von Still, eine, wie er es nannte, **Offenbarung**. Genau in diesem Moment fühlte Still, dass ihm die endgültige Wahrheit über das Universum mitgeteilt worden war. Alles passte plötzlich zusammen, seine Vergangenheit sowie seine aktuellen Fragen. In dieser einzigen Minute sah er jedes Teil der Natur um ihn und in ihm als immense und perfekte Maschine zusammenarbeiten, welche die einzelnen Teile der Wirklichkeit ans Licht bringt. Überall sah er Ordnung und Bedeutung. Seine Augen konnten sie zwar nicht sehen, aber sein Herz konnte die Präsenz fühlen. Er wusste, dass er lebend den Workshop vom großen Architekten und obersten Maschinenbauer des Universums betreten hatte. Still hob seine Augen und sah Gottes Landkarten des Universums ausgebreitet auf immensen Tischen, jede so groß wie unsere Galaxie. Niemand, da war er sich sicher, war je dort gewesen, wo er sich in jenem Augenblick befand. Er fühlte sich wie Columbus, denn er sichtete eine neue Welt. Er würde es der Menschheit sagen müssen.

Auf einem der Tische konnte er die geheimen Karten des **menschlichen Körpers** sehen. Es war pure **Anatomie**. Dies waren die Pläne Gottes und dies war seine heiligste Wissenschaft. Er sah, wie die menschliche Maschine Luft und Nahrung hinein und hinaus beförderte, sich fehlerfrei bewegte und seine Pumpen und Zahnräder in perfektem Rhythmus arbeiteten, langsam und schnell. Als er demütig beobachtete, fühlte er wieder die Anwesenheit des Ingenieurs in der Maschine. Alles schien zu fließen. Er erkannte das **Fluidum**. Es war die ganze Zeit da gewesen und er hatte es noch nie gesehen. Er sah, dass es jedes Stück unserer Anatomie tränkte, so wie frisches Wasser gute Erde tränkt. Er sah es in jede Ecke fließen, wie viele kleine Flüsse, um mit Gütern, Ziegeln und Mörtel beladen alles nach Plan aufrechtzuerhalten. Er streckte beinahe seine Hände aus, um das Fließen zu fühlen. In diesem Augenblick wusste er, was Osteopathie sein würde. Bis zu dem Tag, an dem seine Seele den Körper verlassen würde, sollten seine Hände ergeben der **Zirkulation des Fluidums** dienen. Sie würden da sein, überall, um zu gewährleisten, dass jeder Halm der Maschine das Wasser des Lebens erhält. Überall würden sie die Herrschaft der Hauptschlagader verkünden. An diesem Tag sah er keine Krankheiten, jedoch waren deren Ursachen offensichtlich. Diese konnten nichts anderes als eine Hemmung des heiligen Flusses zu den Geweben sein. Alles war so einfach zu verstehen. Gesundheit und Leid waren zusammen, im gleichen Moment, am gleichen Platz, und seine Hände konnten sie erreichen. Gott hatte das Medizinbuch offen gelassen, damit er darin lesen konnte. Aber auch die Einfachsten der Einfachen konnten darin lesen. Er sah eine wahrhaftig gute Medizin, nicht etwa eine für die Reichen und Intelligenten und auch nicht beschrieben mit lateinischen Namen oder mit Goldstücken bezahlt. Rein, einfach, frei.

Vormittags um 10.30 Uhr sah Still auf und beobachtete, wie sich seine Vergangenheit, Gegenwart und Zukunft zu einem einzigen Smaragd kristallisierten. All seine **Erfahrungen**, Vorlieben, Interessen, Hoffnungen, sein Glaube und seine Täuschungen **wurden eins**. Er sah und keiner kann wirklich sagen, was er sah. Er versuchte, es zu erklären, und viele Jahre später können auch wir nur zu erklären versuchen. Der **Ingenieur** in ihm sah die perfekteste Maschine. Der **Bauer** sah die Felder des Lebens, die die reichhaltigste Ernte trugen. Der **Prediger** sah die Gnade Gottes. Der **Philosoph** sah die Bedeutung des Universums. Der Arzt, Chirurg, Knocheneinrenker und Heiler sahen Gesundheit in ihrer reinsten Pracht und Krankheit in ihren tatsächlichen Wurzeln. Jeder sah andere wunderbare Dinge.

Der **Heiler** sah die formlosen Gezeiten, mit denen er gearbeitet hatte, zu behutsam umrissenen Organen werden, und flüssige Kristalle bildeten sich aus dem Fluidum. Er sah jedes Gewebe mit jedem Herzschlag pulsieren und sich dabei mit Wohlbefinden füllen. Mit seinen Augen konnte er den Rhythmus des Fluidums berühren. Er sah, wie die Nabelschnur jedes Organs, Knochens und Gewebes Fülle gewährleistete. Der Heiler sah all dies und mehr und verstand, warum er erfolgreich war und warum er versagt hatte.

Der **Knocheneinrenker** öffnete seine Augen und sah die harten Knochen, mit denen er gearbeitet hatte zu Ton werden, weich und schön, mit Intelligenz getränkt, demselben Ton, mit dem Gott Adam erschaffen hatte. Er konnte es atmen und pulsieren sehen. Er verstand unmittelbar, dass dieser Ton unzerstörbar war, dass es sofort jeden Schaden reparieren würde, der ihm zugeführt würde. In diesem Moment erkannte er, dass er kein normaler Knocheneinrenker bleiben würde, denn alle Gewebe waren aus diesem Ton und konnten gerichtet, gebildhauert und modelliert werden.

Der **Arzt** in ihm sah Arzneien, millionenfach, in allen erdenklichen Farben und Formen. Dabei weder auf entfernten Feldern noch in dunklen Geschäften, sondern innerhalb des Körpers waren sie fein säuberlich auf Fließbändern angeordnet, bereit zum sofortigen Einsatz. Er sah die Maschine arbeiten und sich dabei selbst erhalten, indem sofort die notwendigen Arzneien an verbrauchte Teile ausgeschüttet wurden. Diese heiligen Arzneien waren so wohlriechend und wohlschmeckend wie Lavendel, Thymian und Safran, vor allem waren sie kostenlos.

Der **Chirurg** öffnete seine Augen. Er sah das Messer Gottes, das heilige Schwert Excalibur. Er sah es in die Gewebe eindringen und reparieren, entfernen, schneiden, entleeren, absaugen und vernähen, alles ohne Narben und Blut. Wie wundervoll, dachte er, wenn ich dieses Schwert haben könnte.

Bevor die Vision endete, hörte das verängstigte Kind in ihm die Stimme und sah den Finger. Sie sprach mit ihm und deutete auf ihn. Plötzlich fühlte er, wie sich seine Sinne schärften. Seine Augen waren vom Stahl geblendet, dem Stahl mit seinem eigenen Namen. Als er sie wieder öffnete, sah er, dass seine **Seele zu einem Schwert geworden** war, tief in dem Felsen seines Körpers eingebettet. Die Stimme sprach und sagte: „Erhebe das Schwert, denn nur du kannst es aus dem Griff deines Fleisches befreien. Mit deinem Scharfsinn wirst Du öffnen, reparieren, erneuern, absaugen und vernähen, ohne das Blut der Unwissenden zu vergießen."

Still erwachte verwirrt und geblendet von seiner Vision. Vor ihm hatten andere solche Visionen gehabt und davon erzählt. Heiler, Knocheneinrenker, Ärzte, allesamt vertrauenswürdige Männer, waren in Teile des Puzzles eingeweiht worden. Einige hatten das Fluidum gesehen, andere die Maschine und wiederum andere die

Arzneien oder das Messer. Er aber hatte **das Ganze gesehen**. Er war der erste Mensch, der die Maschine und die Fährte des Ingenieurs, die Felder und den Bauern, die Pläne und den Architekten gesehen hatte. Die Vision endete, aber Still vergaß sie nie. Was am 22. Juni passierte, war nur der Anfang einer langen Offenbarung, die sich über zwanzig Jahre erstreckte. Seine Bücher berichten unaufhörlich von diesen Visionen.

1.3.8 Das Gleichgewicht der Kräfte

Mit den Jahren **integrierte** er immer mehr medizinisches Wissen – hauptsächlich **Anatomie** – in seine anfänglichen Eingebungen. Er begann mit der Zirkulation, dann erweiterte er das noch recht primitive Modell um das Nervensystem und schließlich um die Faszien.

Noch viele Jahre lang **ergänzten und widersprachen sich** jedoch das **Heilen** und das **Knocheneinrenken** in Stills Kopf, wobei er die Anatomie immer wieder zurate zog. Er nannte sich weiterhin „Magnetiseur" und „Knocheneinrenker", solange seine internen Kämpfe anhielten. Zehn Jahre saß Still alleine in seiner Ecke und ging durch die gleichen Kriege, die heute weltweit den gesamten osteopathischen Beruf betreffen. Er ging als einzelner durch den Scheidungsprozess, den wir kollektiv erfahren. Jahrelang zerrte sein Heilen, Knocheneinrenken, seine Medizin und Chirurgie an seiner Seele. Am Ende **erfand** er eine **Osteopathie**, die **von außen betrachtet** wie **Knocheneinrenken** aussah. Wir nennen sie jetzt „**strukturelle**" Technik. Sie ist schnell, kraftvoll und manchmal schmerzhaft. **Von innen** betrachtet könnte man sie jedoch genauso gut auch als „**funktionelle**" Vorgehensweise bezeichnen, denn wäre der Betrachter innerhalb des Körpers eines Patienten von Still, hätte er gefühlt, wie die Hände des Meisters die tiefsten Gewebeschichten erreichen.

Knocheneinrenker außen, Heiler innen. Das ist die Antwort Stills auf das widersprüchliche Zerren und Schieben, das seine Seele so lange beeinflusst hatte. Das ist seine Osteopathie. Der Heiler war in den Untergrund gegangen und würde nie wieder an die Oberfläche zurückkehren, oder zumindest fast nie. Was aber soll die Antwort auf das widersprüchliche Zerren sein? Welches Gleichgewicht soll man wählen? **Strukturelle und funktionelle Manipulationen** sind, wenn sie dem Gesetz des Gleichgewichts folgen, immer gute Nachrichten für leidendes Gewebe. **Beide** Wege sind **reine und gute Osteopathie**.

Die Integration

Die zarte Wissenschaft der **Osteopathie** wurde nach 1885 stetig umfangreicher, je mehr sie Anatomie und Physiologie der Marke Still aufnahm. Das System wurde so ausgefeilt und **verschieden vom Heilen und Knocheneinrenken**, dass Still es vergaß, deren Beitrag zu erwähnen. Der Geschichte eher trotzig gegenüber eingestellt war er sogar bereit, demjenigen einhundert Dollar zu geben, der herausfinden würde, wer oder was ihn in der Erfindung der Osteopathie beeinflusst hatte. War das nicht irgendwie arrogant? War das nicht unfair, sogar gelogen, wenn man bedenkt, dass jede Seite seiner Bücher aus Heilen und Knocheneinrenken bestand?

Still hatte eine andere Ansicht über die Bedeutung des Wortes „Verpflichtung", insbesondere wenn es um seine persönlichen ging. Er war ein praktischer Mann. Mit seiner Osteopathie konnte er Leiden kurieren, die andere Verfahren nie kurieren konnten, er hatte hundertfach das erreicht, wovon die anderen nur träumen konnten, er hatte dort **Erfolg**, wo seine Vorgänger zwar immer Versprechungen gegeben, aber nie erfüllt hatten. In der Medizin, im Geschäft, in der Landwirtschaft zählen Ergebnisse, nicht Theorien. Still war effektiv und rettete Menschenleben. War das nicht genug, um zu beweisen, das sein „Baby" anders war und einen anderen Namen verdiente?

Still trennte sich nicht einfach so von der Vergangenheit. Er suchte nicht nach persönlichem Ruhm. Er dachte nie daran, seine Erfindung Still-Technik zu nennen, so wie es viele getan haben und noch tun. Er war der Entdecker der Medizin, die Gott gemeint hatte. Seinen eigenen Namen zu benutzen, wäre ihm wie Blasphemie erschienen. Bis 1890 nannte sich Still alternativ **„Magnetiseur"** und **„Knocheneinrenker"**, wie Visitenkarten und Praxisschilder belegen. Um 1885 scheint er, den Begriff „Osteopathie" erfunden zu haben, wagte es aber nicht, ihn zu verwenden, denn das hätte endgültig bedeutet, die Nabelschnur zu Medizin, Chirurgie, Heilen und Knocheneinrenken zu durchtrennen. Vier Jahre lang überlegte sich dieser vorsichtige Mann, ob er denn wirklich etwas anderes machte als seine Vorgänger und Lehrer. Er konnte sehen, dass er manipulierte wie ein Knocheneinrenker und Chirurg und dass er dachte wie ein Heiler und Arzt. Er konnte sehen, dass er gleichzeitig anders und gleich war. Um **1890** machte er weniger beeindruckt von seinen „neuen" Prinzipien als durch die Ergebnisse, die er erzielte, den Sprung und nannte sich **Osteopath**. In diesem Jahr verstarben Stills Eltern und er beerdigte sie. Dies muss für Still so einschneidend gewesen sein, dass er danach die Osteopathie eine „Offenbarung" nannte und einen Gewinn von hundert Dollar dem Detektiv in Aussicht stellte, der es schaffte, sein Geheimnis zu lüften.

Jetzt sollte jedoch die Wahrheit gesagt werden. Osteopathie wurde von einem zu gleichen Teilen gemischten **Cocktail aus den Prinzipien und Praxis** der **Medizin**, der **Chirurgie**, des **Knocheneinrenkens** und des **Heilens** geboren.

1.3.9 Der Zerfall

Als **Still starb, zerfielen** die Prinzipien und die Praxis, die er zusammengefügt hatte in ihre ursprünglichen Einzelteile. Die **amerikanische Osteopathie** erbte vor allem **Medizin** und **Chirurgie** gewürzt mit winzigen Mengen Knocheneinrenken und Heilen. Doch sollte natürlich keiner den amerikanischen D.O.s das Recht absprechen, sich Osteopathen zu nennen, obwohl sie kaum manipulieren. Immerhin verwenden sie über fünfzig Prozent der Zutaten, die Still benutzte, als er die Osteopathie „kochte". Der Rest besteht aus ein paar Amerikanern und allen **Europäern**, die in zwei Lager aufgeteilt sind, die dann die **„Strukturellen"** und die **„Funktionellen"** genannt wurden oder in ihrer modernen Form diejenigen, die mit **Impulsen** arbeiten, und **die kranialen** Osteopathen. Hinter all diesen Namen sind die alten medizinischen Praktiken leicht zu erkennen, die mit Still und seinen peinlichen Visitenkarten begraben wurden.

Stills Nachfolger hatten es mit der Beisetzung eilig. Es gab viel Aufruhr und viele Tränen. Stills Lieblingslied „Oh Happy Day" wurde gesungen. Statuen wurden errichtet, sein Blockhaus wurde mumifiziert. Alle waren wirklich tief berührt. Ein Jahr nach seinem Tod kamen die **Ängste** hoch. Die Direktoren der ASO entließen Charles Still aus all seinen Funktionen, den letzten Sohn von A. T. Still, der etwas mit der Schule zu tun hatte. Der Vater war eines natürlichen Todes gestorben, jetzt wurde er umgebracht.

Stolz auf ihren neuen Doktortitel **reinigten** die Nachfolger Stills den Beruf **von jeglicher Erinnerung an das Heilen oder Knocheneinrenken** ihres Vaters. Bis zum heutigen Tag kann einen Osteopathen, der fünf oder zehn Jahre studiert hat, nichts mehr verärgern, als ihn mit Heilern oder Knocheneinrenkern zu vergleichen, die nie studiert haben.

Der Widerspruch

Die Geschichte spricht anders. **Kraniale Osteopathen** verhalten sich sehr wohl wie **Heiler**, mögen sie auch noch so sehr widersprechen und auf ihre ausgearbeitete Biomechanik verweisen, um den Unterschied zu beweisen. Ihre Techniken und Prinzipien sind ebenso alt wie das Heilen. Auch die „Strukturellen", die wirklich wie Knocheneinrenker handeln, nehmen für sich in Anspruch, ihre Griffe mit ihrer eigenen Biomechanik angereichert zu haben. Wo Still noch von „einen verdrehten Nacken begradigen" gesprochen hatte, reden moderne Osteopathen von Dysfunktionen in Flexion/Seitneigung/Rotation der Halswirbelsäule. Die Wörter mögen sich verändert haben, doch sollte man dabei die grundlegenden Techniken und Annahmen von kranial und strukturell nicht vergessen, die es bereits vor Still, Fryette oder Sutherland gab: das Fluidum, die Rhythmen, V-spread-, Impuls- und Weichteiltechniken.

Muss man dann etwa Sutherlands „kranialen" und Fryettes „strukturellen" Ansatz als Rückschritt, als Rückkehr zu den Quellen, die Still inspiriert haben, betrachten? Offensichtlich nicht. Die Studenten des Meisters haben jeder auf seine Art die „**fusionierte**" **Botschaft** integriert. **Strukturelle Osteopathen nehmen** einige Prinzipien des **Heilens auf**, insbesondere den ganzheitlichen Ansatz und den Glauben an die Existenz der Selbstheilungskräfte des Körpers. Selbst diejenigen unter ihnen, die am meisten der Orthopädie zugewandt waren, glauben an die Relevanz z. B. der Artt. atlantoaxiales im Hinblick auf die Behandlung einer Ischialgie oder der des Fußgewölbes in Bezug auf die Funktion des Schultergürtels. **Kraniale** Osteopathen **integrieren** die Prinzipien und Techniken des **Knocheneinrenkens**. Ihre Bücher beschreiben eine Vielzahl von Gelenkmobilisationen, wenn auch sehr kleine, und haben eine sehr komplexe Biomechanik, um diese zu beurteilen. Dies entspricht nicht den Prinzipien des Heilens, daher kann ihr Handeln als Knocheneinrenken der „kraniosakralen Sphäre" definiert werden.

Beide Richtungen brachten eine einzigartige Möglichkeit hervor, die menschliche **Anatomie** und **Physiologie** zu **interpretieren**. Die kraniale Betrachtungsweise sieht z. B. Knochengewebe als rein räumliche „Vektoren". Ihre Richtungen können durch das Bewusstsein des Therapeuten verändert werden. Gewebebewegungen seien direkt durch die Gedanken des Osteopathen beeinflussbar, was wiederum ein Grundsatzprinzip des Heilens darstellt. Strukturelle Therapeuten suchen nach dem soliden Aspekt des Gewebes. Gewicht, Widerstand gegen Bewegung, Hebel, Fulcrum und Anheftungen sind die verschiedenen Masken, die die vitalen Flüssigkeiten am Fließen hindern können.

Mit der Zeit **verstärkten sich** die **Spaltung und Entfremdung** zwischen den beiden Schulen. Sie entwickelten jeweils ihre eigenen Wissenschaften, Zeitschriften, Verbände und Jargons. Nach der gegenwärtigen osteopathischen Literatur zu urteilen, scheinen sich viele Osteopathen weit vom Zentrum entfernt zu haben und fast ausschließlich einer reinen Form von Knocheneinrenken oder Heilen verschrieben zu haben. Die Heiler beziehen sich kaum auf Anatomie und brauchen keine Manipulationen. Viele Knocheneinrenker haben aufgehört, sich mit der Globalität des Körpers, der Struktur und Funktion zu befassen. Beide führen weiterhin den Namen „Osteopath" und manchmal leider den Namen „einzig wirklicher Osteopath".

Mit den Jahren werden Ansichten zu unerschütterlichen Glaubenssätzen. Wie **schwierig** wird es sein zu überzeugen, dass kraniale Osteopathie bei einer Ischialgie nicht hilft, weil sie das Zygoma über zehn Angströmeinheiten bewegt, und dass Impulse beim Lösen von Verwachsungen nicht funktionieren?

1.3.10 Quantenosteopathie

Es wurde ein kurzer Rückblick über den historischen Hintergrund der hundertjährigen **Auseinandersetzungen zwischen den „Strukturellen" und „Funktionellen"** gegeben. Wir dürfen nicht vergessen, dass wir nicht alleine diese Schlachten schlagen. Osteopathen sind auf einer der viele Frontlinien in der Auseinandersetzung zwischen Struktur und Funktion stationiert.

Auf einer anderen Front hatten auch die klassische Physik und die Quantenphysik in den letzten hundert Jahren ihre Kämpfe. **Wie die strukturelle Osteopathie** betrachtet die **klassische Physik** die Welt als eine Zusammensetzung von Partikeln und diskreten Punkten, die gewogen, positioniert und datiert werden können. **Quantenphysik** beschreibt, ähnlich **wie die funktionelle Osteopathie**, Ursache-Wirkungs-Beziehungen, die nicht wiegbar, positionierbar und datierbar sind, wie Wellen oder virtuelle Partikel.

Wir können die Auseinandersetzung zwischen Struktur und Funktion an vielen anderen Plätzen zur Kenntnis nehmen. Sie hat auch in den letzten hundert Jahren in der Kunst gewütet in Bezug auf die **klassische Malerei**, in der jedes Objekt festgelegte Konturen hat, und die **impressionistische und abstrakte Malerei**, in der Objekte wie Wellen ineinander übergehen.

Sicher würde es keiner wagen zu behaupten, ein Aspekt der Realität sei richtiger als der andere. Könnte jemand sich auf den Standpunkt stellen und sagen, dass klassische Physik „wahrer" als Quantenphysik oder dass klassische Malerei „passender" als Impressionismus sei?

Die „funktionellen" und „strukturellen" Modelle sind nicht allein unsere. Sie sind auch globale Modelle der Realität und stehen nicht in Konkurrenz zueinander. **Keines** von beiden ist **über- oder untergeordnet**, **effektiver** oder **realistischer**. Solche Einschätzungen sind aus historischer, physischer, klinischer und philosophischer Sicht bedeutungslos. Die Osteopathie braucht **zwei Paradigmen**, wie auch die Wirklichkeit zwei physikalische Paradigmen braucht. Keiner kann leugnen, dass der Körper aus Partikeln und Wellen besteht, örtlich gebunden und ungebunden ist, in Raum und Zeit real und virtuell erscheint.

Kranial und **strukturell** sind **komplementäre** Interpretationen derselben anatomischen Wirklichkeit. Die Trennung zur Zeit Stills war es, die eine Entwicklung und Ausprägung der beiden Richtungen zuließ. Sutherland transformierte den unspezifischen Schub der Vitalenergie, was traditionell dem Heilen entsprach, zu der anatomisch definierten V-spread-Technik. Das „Einrenken" der Wirbelsäule, typisch für das Knocheneinrenken, wurde zur ausgefeilten „Lumbar-roll-Technik".

Der osteopathische Beruf sollte stolz auf seine **zwei Gesichter** sein. Er sollte jedenfalls sicherlich nicht durch Selbstanklage in der Öffentlichkeit Selbstmord begehen. Die Osteopathie wurde immer exponierter und der Konflikt dadurch immer größer. Viele kümmern sich nicht darum, eine Einigung zu erreichen. Sie haben es vorgezogen aufzugeben, und unterrichten ihre eigene Form von Heilung oder Knocheneinrenken, die Variationen von Heilen und Knocheneinrenken darstellen, aber keine Osteopathie, die sehr viel Zeit und Nachdenken erfordert. Die ganze Zukunft von Stills Projekt liegt immer noch vollständig vor uns.

1.4 Rudolf Virchow und die Osteopathie
Markus Nagel

1.4.1 Rudolf Virchow und A. T. Still

Rudolf Virchow (1821–1902), einer der großen, international bekannten Mediziner des 19. Jahrhunderts und einer der letzten Universalgelehrten, war ein Zeitgenosse von A. T. Still. Da Still nur wenige Angaben zu seinen Quellen gemacht hat, von einigen Osteopathen (Booth 1924; Lane 1925; McGovern 2003) jedoch in eine inhaltliche Nähe zu Virchow gebracht wird, stellt sich die Frage, ob Still mittelbar oder unmittelbar auf Schriften und Ideen von Virchow zurückgegriffen hat.

Still benennt in seinen Werken keine anderen Mediziner, sondern berichtet laut eigenen Worten nur aus seiner Erfahrung: In seinem Werk Die Philosophie der Osteopathie schreibt er, dass er „keine Autoren außer Gott und seiner Erfahrung" zitiert. Auf der anderen Seite fordert er stets eine wissenschaftliche Auseinandersetzung mit der Anatomie und der Physiologie des menschlichen Körpers. Leider wird beim Studieren seiner Schriften aber nicht genau erkennbar, welche wissenschaftlichen Studien Still selbst betrieben hat. Da Still hierzu keine Hinweise gibt, ist es umso erfreulicher, wenn einer seiner Zeitgenossen dies tut: Wilborn Deason schreibt 1934 in einem Artikel, dass er Still beim Studieren von Rudolf Virchows Cellularpathologie angetroffen habe.

Der deutsche Mediziner und Pathologe Rudolf Virchow hat die medizinische und naturwissenschaftliche Forschung in der zweiten Hälfte des 19. Jahrhunderts entscheidend geprägt. Er war mit seinen Forschungen international anerkannt und neben der Medizin ein aktiver Politiker, wirkte als der große Antipode zu Bismarck im preußischen Landtag, war Sozialkritiker, befasste sich mit anthropologischen Studien und machte sich als Medizinhistoriker und Medizinreformer einen Namen.

Schon 1845 hielt er seine ersten vielbeachteten Reden zum Thema Medizin und Naturwissenschaft. Virchows Ziel war einerseits eine wissenschaftstheoretische Neuorientierung der Medizin, andererseits war für ihn die Medizin auch immer eine soziale Wissenschaft. Um seine Artikel und Forschungen an die Öffentlichkeit zu bringen, gründete er 1847 die Zeitschrift Archiv für pathologische Anatomie und Physiologie und für klinische Medicin. Diese war das erste international anerkannte pathologische Journal. Die Zeitschrift existiert bis heute und erscheint alle zwei Monate unter dem Namen Virchows Archiv.

Im Revolutionsjahr 1848 begründete er die Zeitschrift Die medicinische Reform mit dem Ziel, die radikalen Veränderungen in den allgemeinen Lebensanschauungen durch eine radikale Reform der Medizin zu begleiten. Während seiner Tätigkeit an der Universität Würzburg vollendete er einen großen Teil seiner wissenschaftlichen Studien und Schriften. Hier entwickelte er auch die Ideen zu seiner berühmten Cellularpathologie, die 1858 in Berlin veröffentlicht wurde. Sie avancierte schnell zum medizinischen Standardwerk und wurde zur Pflichtlektüre für viele Generationen von Ärzten. Bis ins hohe Alter war Virchow wissenschaftsorganisatorisch und politisch aktiv. Er gab neben mehreren medizinischen auch Zeitschriften zur Anthropologie und Prähistorik heraus. Sein Tod 1902 erschütterte die gesamte medizinische Welt. Viele Delegationen aus Übersee erwiesen Rudolf Virchow die letzte Ehre.

Virchow war ein weltweit anerkannter Mediziner und Pathologe, in Amerika genoss er durchweg hohes Ansehen. Schon zwei Jahre nach der ersten Auflage 1858 wurde die Cellularpathologie in einer englischen Übersetzung von Frank Chance herausgegeben. Dieses Werk war so bekannt, dass es im amerikanischen Bürgerkrieg (1861–1865) jedem Militärarzt als notwendig empfohlen und zugestellt wurde. Da auch Still am Bürgerkrieg teilgenommen hat, ist es durchaus möglich, dass er hier zum ersten Mal mit den Schriften von Virchow in Kontakt gekommen ist.

Über Ärzte und Wissenschaftler, die nach Amerika auswanderten, wurden viele Ideen aus Virchows Zeitschriften und aus anderen Schriften in die USA gebracht. Virchows Philosophie, seine Theorien und Schriften und seine Persönlichkeit hatten einen maßgeblichen Einfluss auf die amerikanische Medizin.

1.4.2 Cellularpathologie

Bis ins 19. Jahrhundert war die Medizin stark geprägt von der Humoralpathologie, die auf die antiken Autoren Galen und Hippokrates zurückgeht. Diesem Konzept zufolge entsteht Krankheit durch eine Störung des Gleichgewichts von weißer Galle, schwarzer Galle, Blut und Schleim im Körper. Die Forschungen Virchows zur Funktion der Zelle bedeuteten eine Loslösung von dieser Lehre und eröffneten den Weg hin zu einem auf empirischen, wissenschaftlichen Erkenntnissen beruhenden Konzept des menschlichen Körpers, das bis heute anerkannt ist.

Die Cellularpathologie in ihrer Begründung auf physiologische und pathologische Gewebelehre basiert inhaltlich weitgehend auf Virchows Forschungen an der Universität Würzburg in den Jahren 1848–1856 über die histologische und zelluläre Entwicklung. Goerke schreibt in seinem Vorwort des Reprints von 1966, dass kaum ein anderes Werk mit ähnlicher Deutlichkeit den Beginn eines neuen Zeitabschnitts in der Medizin kennzeichnet. Der amerikanische Medizinhistoriker Rather hält das Buch für das Werk mit dem größten Einfluss auf die Sichtweise der Krankheit, welches im 19. Jahrhundert veröffentlicht wurde.

Wenn Still in seinen Anweisungen an die Studenten schreibt, dass alles „mit der Anatomie beginnt und mit der Anatomie endet", dass somit das „Wissen der Anatomie" alles ist, was sie brauchen, so folgt er damit exakt Virchows Vorgehen in seinen Studien. Die moderne Mikroskopie ermöglichte Virchow anatomische und physiologische Beobachtungen auf zellulärer Ebene, so dass er zu dem Ergebnis kam, dass die Zelle die letzte Einheit des Lebens und der Krankheit sei. Jedes Lebewesen erscheint als eine Summe vitaler Eigenschaften, von denen jede den vollen Charakter des Lebens an sich trägt. Die Regulation findet auf zellulärer Ebene statt, jede Störung des Lebens beginnt lokal. Normale Verhältnisse werden durch nervöse Regulierung, durch das Blut-Kreislauf-System und durch eine Reaktion innerhalb des Gewebes wiederhergestellt.

Als einer der Ersten beschreibt Virchow auch die Interzellularsubstanz als ein spezialisiertes Gewebe. Demnach ist die Form einer Zelle keine Eigentümlichkeit der Zelle, sondern bedingt durch die Art der Lagerung und abhängig von den Nachbarverhältnissen und von einwirkenden Kräften. Diese Wechselwirkung von Form und Funktion taucht bei Still wieder auf.

Eines der bedeutendsten Kennzeichen des Lebendigen ist die Selbsterhaltung, die Wahrung des Status quo, die durch die Ernährung erzielt wird. Ihr Wesen ist der Stoffwechsel, der aus Aufnahme, Assimilation, Zersetzung und Ausscheidung der Nahrungsstoffe besteht. Für Virchow sind die Zellen Ernährungseinheiten, darum sind sie auch die Krankheitseinheiten oder die Krankheitsherde. Ausführlich beschreibt Virchow die anatomische Gefäßversorgung verschiedener Gewebe. Sein Interesse gilt besonders dem Gewebe, das schlecht oder gar nicht durchblutet wird.

Er kommt zu dem Schluss, dass sich die Säfte zur Gewebsversorgung nicht diffus fortbewegen, sondern auf prädestinierten kontinuierlichen Wegen durch ein Kanalsystem mit zahlreichen Anastomosen im Gewebe. Diese eigentümliche „Ernährungs-Einrichtung", von der das meiste Gewebe abhängig ist, erscheint Virchow als wesentlich für pathologische Vorgänge.

Je nach Beanspruchung kann durch chemische Veränderung und Verdichtung die Zelle selbst auf äußere Reize reagieren. So kommt Virchow zu dem Schluss, dass alles Gewebe, jede Zelle selbständig die Verteilung der ernährenden Säfte kontrolliert, ganz unabhängig davon, in welchem Maße eine Vaskularisation vorhanden ist. Aufgrund der Kontraktilität der Arterien und Arteriolen kann außerdem nicht allein die Menge des durchfließenden Blutes als Ursache einer Veränderung der Gewebsversorgung gelten. Viel wichtiger als eine quantitative Zunahme ist ein besonderer Zustand im Gewebe, der das Anziehungsverhältnis zu Blutbestandteilen verändert, so dass ganz bestimmte Stoffe, die im Blut vorhanden sind, vom Gewebe angezogen werden. Verändert sich auf zellulärer Ebene diese Eigenschaft, die auf einer molekularen, physikalischen oder chemischen Eigentümlichkeit beruht, wird damit auch die Fähigkeit geändert, diese besondere Anziehung auszuüben.

Virchow zufolge ist das Sonderdasein des Lebendigen unabänderlich gebunden an eine Form, in der zugleich der Grund der Erhaltung und die Richtung der Tätigkeit vorgezeichnet sind. Das Leben ist die Tätigkeit der Zelle, und die Einheit des Lebens findet in allem Lebendigen in der Zelle ihre leibliche Darstellung. Daraus zieht er den Schluss, dass das Leben eine besondere Art von Bewegung bestimmter Stoffe sei, welche mit innerer Notwendigkeit auf die ihnen zukommenden Erregungen, auf einen Anstoß hin in Aktion treten. Er beschreibt das gesamte biologische System aus einer mechanischen Grundsicht von Kausalität und Wirkung, von Notwendigkeit und Gesetzmäßigkeit, wobei er ausdrücklich auch die Grenzen der naturwissenschaftlichen Betrachtung nennt.

Diese mechanische Beschreibung der Lebensvorgänge, basierend auf der Beobachtung der Zellen und deren stofflicher physiologischer Aktivität, kommt der Sicht von Still sehr nahe. Die großen und kleinen Teile im Getriebe, die anatomisch vorhanden sind, funktionieren nach Still wie eine perfekte Maschine. Auf allen Ebenen wirken Kräfte, die sich wiederum auf alle Bereiche des menschlichen Körpers auswirken. Findet der Osteopath einen abnormalen Körper, muss die Mechanik, die Maschine, das Leben repariert werden. Die Natur erledigt den Rest. Mechanisch ist bei Still im Prinzip der beobachtbare Vorgang, der notwendig für eine Funktion und damit das Leben ist. Still geht insofern mit seiner grundsätzlichen Betrachtung weit über die Zelle hinaus.

1.4.3 Virchows philosophische Betrachtungen

Trotz des klaren Bekenntnisses zur wissenschaftlichen Methode zeigen sich in den Schriften von Virchow durchgehend seine philosophischen Grundgedanken. Virchow strebt immer wieder nach den höheren einheitlichen Prinzipien. Das Prinzip beschreibt die ersten Ursachen eines Vorgangs, es ist an keine andere Ursache gebunden. Virchow versucht also das Prinzipielle, die letzte Auffassungsmöglichkeit eines Tatbestandes zu erfassen. Einzelne Erkenntnisse müssen wiederum in einer Gesamtwirklichkeit gefasst werden. Während sich Einzelereignisse mechanisch-kausal begründen lassen, befindet sich die ganze Welt in einer stetig zusammenhängenden Bewegung.

Jede Erkenntnis beginnt so mit der Erfahrung. Virchow verlangt vom Naturforscher, die Natur zu einer Antwort über das Wesen eines Vorgangs zu zwingen. Der Forscher muss der Physik, der Chemie, der Anatomie Fragen stellen und die Glaubwürdigkeit ihrer Antwort beurteilen können. Virchows Erkenntnistheorie basiert auf der Empirie, spekulatives Denken lehnt er ab. Die Empfindungen, die durch das neurologische System zum Bewusstsein geleitet werden, sind das Einzige, was ein Mensch von der Außenwelt hat. Die Frage, ob die Dinge wirklich so beschaffen sind, wie wir sie wahrnehmen, lässt sich danach nicht entscheiden. Virchow kennt für „alles, was jenseits der Grenzen der empirischen Erkenntnis liegt, nur eine Formel: ich weiß nicht".

Virchow erkennt die Abhängigkeit des Lebens von bestimmten Bedingungen. Das Leben konnte nur entstehen durch Zusammentreffen bestimmter chemischer Voraussetzungen, unter welcher Zellbildung möglich war. Erst eine besondere Erdepoche brachte die geeigneten mechanischen Bedingungen hervor, so dass Leben aus den gewöhnlichen mechanischen Bewegungen entstehen konnte.

Die vitale Bewegung allein bringt noch nicht das Leben: Es muss die richtige Stoffkombination vorhanden sein. So wird die Kraft selbst der Grund für die Bewegung; die Stoffe wiederum geben die Richtung vor, in welche die Bewegung stattfindet.

Aus Virchows Sicht entsteht das Leben in einem Spannungsfeld von Gegensätzen und Differenzen. Die entgegen gesetzten Kräfte rufen Veränderungen hervor. Der Organismus wird durch die lebendigen Kräfte in einem gegensätzlichen Spiel, in einem Fluss gehalten. Gleicht sich diese Polarität aus, so stirbt die organische Gestaltungsmöglichkeit. Die Lebenskraft verhindert das Gleichgewicht der Kräfte und damit den Zerfall des Körpers.

1.4.4 Das Krankheitskonzept bei Virchow

Schon als Student stellt Virchow fest, dass nur durch die naturwissenschaftliche Betrachtung und Auseinandersetzung medizinischer Fortschritt möglich wird. Er widerspricht der damals gängigen Meinung, indem er erkennt, dass Krankheiten nichts für sich Bestehendes, in sich abgeschlossenes, keine autonomischen Organismen oder in den Körper eingedrungenen Wesen sind, sondern dass sie nur den Ablauf der Lebenserscheinungen unter veränderten Bedingungen darstellen. Durch die Abhängigkeit aller lebendigen Teile voneinander entsteht die Einheit des menschlichen Körpers. Durch die Integrität ihrer Zusammensetzung sind die stofflichen Elemente imstande, Verbrauchtes abzuwerfen und Bedürftiges zu erlangen, um zuletzt jenes Gleichgewicht herzustellen, welches Virchow in dem Bild der Gesundheit zusammenfasst. Die Krankheit ist das, was der Mensch wahrnimmt: die Symptome. Krankheit gehört nach Virchow zum lebendigen Körper. Sie ist ein Lebensvorgang, sie entspricht dem Leben unter veränderten Bedingungen.

Basis für die Gesundheit wird die Akkomodations- bzw. Anpassungsfähigkeit des menschlichen Körpers. Die Krankheit beginnt bei Virchow in dem Augenblick, wo die regulatorischen Einrichtungen des Körpers nicht mehr ausreichend Störungen beseitigen können. Nicht die Störung ist die Krankheit, sondern diese beginnt erst mit der Insuffizienz der regulatorischen Apparate. Somit sollte auch die Tätigkeit und ganze Aufmerksamkeit des Arztes darauf gerichtet sein, diese zu unterstützen und frei zu machen von den Hindernissen, die sie von deren natürlichen und physiologischen Aktivität abhält. Die Kunsttätigkeit des Arztes besteht nach Virchow darin, die abnormen Bedingungen zu erkennen und zu beseitigen. Die Erkenntnis über die Vorgänge und die regelmäßige Funktion der Organe des Körpers erhält er durch das Studium der Physiologie und Pathologie.

> Virchow zufolge sollte der Arzt nie vergessen, einen kranken Menschen als Ganzes anzusehen. Auch prophylaktische Maßnahmen durch Pflege und Ernährung seien wichtig zum Erhalt der Gesundheit. Als bestes Schutzmittel des Körpers empfiehlt er physiologische Übungen im Sinne der Diätetik oder Gymnastik. Dies alles stärke die Widerstandskräfte, und man erreiche dadurch eine Wiederherstellung der Harmonie des Körpers.

Wenn man Stills Standpunkt mit der Argumentation von Virchow vergleicht, so erkennt man einige Parallelen. Still spricht von den Regulationsmechanismen, die den Stoffwechsel im Gewebe erhalten. Er betont, wie wichtig für den Osteopathen die Kenntnisse der Anatomie und der Physiologie sind, um krankhafte Prozesse zu erkennen. Krankheit wird bei Still also wie bei Virchow als ein gestörtes System verstanden, in dem die Regulation auf chemischer, neuronaler, vasaler oder zellulärer Ebene gestört ist. Grundlegende Idee der Osteopathie ist deshalb die Wiederherstellung der natürlichen Verhältnisse im Gewebe, damit die Selbstregulation des Körpers, die vitalen Kräfte, die Selbstheilungskräfte aktiv werden können.

1.4.5 Zusammenfassung

Rudolf Virchow war aufgrund seiner vielschichtigen Tätigkeit eine der herausragendsten Persönlichkeiten des 19. Jahrhunderts. Mit seiner ungeheuren Schaffenskraft hat er sich nicht nur in der Medizin, sondern auch im gesellschaftlichen Leben einen Namen weit über die Landesgrenzen hinaus gemacht.

Wenn man die Schriften Virchows mit den formulierten Prinzipien von A. T. Still auf begriffliche und inhaltliche Überschneidungen untersucht, werden Berührungspunkte sichtbar:

Genauso wie Virchow sieht Still in der Auseinandersetzung mit der anatomischen Struktur des menschlichen Körpers die Basis jedes medizinischen Denkens und der Therapie. Die anatomische Betrachtung ist immer ein Versuch, das normale, gesunde Gewebe vom abnormalen, kranken Gewebe zu unterscheiden. Für beide ist die Kenntnis der Anatomie die Voraussetzung, um therapeutisch arbeiten zu können.

Virchow und Still berufen sich auf die mechanischen Gesetze des Körpers. Diese biologische Mechanik darf nicht auf materialistisches Denken zurückgeführt werden, sondern bedeutet vielmehr die Erklärung der körperlichen Vorgänge aus dem Blickwinkel der physikalischen und chemischen Abläufe im Gewebe.

Die Wege und der Umfang der philosophischen Auseinandersetzung unterscheiden sich bei Virchow und Still jedoch deutlich: Bei Virchow ist es das ausgereifte philosophische System des Lebens, dargeboten in einer weitgehend nüchtern-sachlichen Diktion, bei Still das Postulat der Naturbetrachtung, vorgetragen in einer oft wortgewaltigen, allegorischen Sprache.

Virchow und Still thematisieren in ähnlicher Weise die grundsätzliche Frage des therapeutischen Handelns im Sinne der Gesunderhaltung, des Lösens von Blockaden, der Herstellung des normalen Zustandes und des Freisetzens der Selbstheilungskräfte sowie die körperliche Einheit und deren Integrität im Ganzen.

Mit Sicherheit kann man davon ausgehen, dass allein durch die Omnipräsenz Virchows in der medizinischen Ausbildung und bei den Ärzten in Amerika jeder medizinisch Tätige von Virchow gehört und etwas von ihm gelesen hat. Die vielen Hinweise Stills auf die medizinische Literatur, die er für seine eigenen Studien herangezogen hat, lassen die Vermutung zu, dass er sowohl Virchow selbst gelesen hat als auch andere Mediziner, die von Virchow gelernt und seine Ideen übernommen haben.

Für die Zukunft besteht hier noch weiterer Forschungsbedarf, gerade weil die Ausführungen gezeigt haben, dass Virchows Sichtweisen heute aktueller sind denn je: Pischinger und andere schreiben vom System der Grundregulation als Grundlage für eine ganzheitsbiologische Medizin (Pischinger & Heine 1998; Myers 2004), holistische, vitalistische und energetische Therapiekonzepte betonen die Einheit des Körpers und bauen auf dessen Regulationsmechanismen auf (Liem 2006; Oschman 2006). Mediziner und Soziologen hinterfragen zunehmend unser schulmedizinisches Konzept und stellen biopsychosoziale Aspekte in den Mittelpunkt ihrer Betrachtung (Bircher & Wehkamp 2006). Die neuesten Forschungen auf zellulärer Basis beschäftigen sich mit mechano-sensitiven Molekülen und der Erkenntnis, dass Zellen nicht nur biochemischen, sondern auch biomechanischen Reizen ausgesetzt sind (Huang et al. 2004; Ingber 2008). Eine Beschäftigung mit Virchows Ideen kann auch dem osteopathischen Denken und Handeln neue Impulse verleihen.

Man darf allerdings nicht den Fehler begehen, Rudolf Virchow und A. T. Still auf eine Ebene zu stellen. Virchow war einer der letzten Universalgelehrten, der mit einer ungeheuren Energie publizierte und Spuren in Wissenschaft und Gesellschaft hinterließ. Die Werke von Virchow werden in neuester Zeit verstärkt rezipiert, nicht zuletzt durch die im Aufbau befindliche Gesamtausgabe (VSW, Virchow Sämtliche Werke), die auf 70 Bände angelegt ist. Der Herausgeber Christian Andree schreibt im Vorwort dazu, dass Virchow durchaus geschätzt wird, aber weder die Person selbst noch seine Verdienste im allgemeinen Bewusstsein bekannt sind.

Auf der anderen Seite betrachten wir Still, einen gewissermaßen medizinischen Selfmademan, der große Krisen in seinem Leben überwinden musste und sich mit enormem persönlichen Einsatz ein beachtliches Wissen angeeignet hat, der aber aus einer ganz anderen Motivation und gesellschaftlichen Situation seine eigenen Ideen entwickelt und nicht zuletzt auch vermarktet hat.

Diese zwei Persönlichkeiten befinden sich auf ganz unterschiedlichem Niveau, was die Wissenschaft und die Sprache angeht. Nur im letztendlichen Ziel – dem kranken Menschen helfen zu wollen – lässt sich ein wirklicher gemeinsamer Nenner für beide Ärzte finden.

1.5 Osteopathische Prinzipien
Pierre Delaunois

Die osteopathische Diagnose erfolgt nach der klassischen klinischen Untersuchung, wobei der Schwerpunkt auf der ätiologischen Anamnese liegt, die im Kontext des Weiterlebens betrachtet wird. Dazu stützt sich die Osteopathie auf eine Philosophie, die auf **fünf biologischen Prinzipien** beruht. Es ist unmöglich, nur davon zu beschreiben, ohne auch die vier anderen zu erwähnen. Die ganze Philosophie bildet einen Leitfaden, die das klinische Vorgehen beeinflusst und somit eine durchdachte Therapie ermöglicht.

Der Großteil des diagnostischen Vorgangs geschieht mit den **Händen**. Diese sind die am meisten adaptierten und zuverlässigsten Messinstrumente des menschlichen Körpers und somit am besten geeignet, die Intensität der Gewebereaktionen zu spüren. Die **Palpation** ermöglicht es, die wirklichen Indizien zu finden, anstatt dem Patienten nur mit dem Intellekt zu begegnen. Mittels des Intellekts findet man nur, was man finden will. Die palpatorische Diagnostik macht die Osteopathie durch ihre Feinheit zu einer Kunst.

1.5.1 Das erste Prinzip: Struktur und Funktion

Eine Grundlage in der Osteopathie ist die **Wechselwirkung zwischen Struktur und Funktion**. Eine gesunde Struktur erfüllt alle Funktionen, für die sie bestimmt wurde. Die von einem Organismus ausgeführten Funktionen werden nur dann gut sein, wenn die Struktur sich in einem guten Zustand befindet. Durch dieses Zusammenwirken gehen Struktur und Funktion Hand in Hand. Beiden gemeinsam ist die **Bewegung**. Man kann es sich so vorstellen, dass die Struktur eine fest gewordene Bewegung darstellt und die Funktion die Energie der Bewegung ist.

Am Beispiel der **Wirbelsäule** mit ihren Gelenken kann dies verdeutlicht werden. Sie ist ein Organ, das zwei antagonistische Funktionen hat, nämlich die Gewährleistung von Stabilität und Mobilität. Der Trick der Evolution war es, mehrere Kontaktpunkte zu schaffen, die bei einer funktionellen Gelenkeinheit aus drei Gelenken besteht, um somit diesen Ansprüchen gerecht zu werden. Das Gelenk dient dabei der Bewegung. Daraus ergibt sich, dass eine Bewegungseinschränkung hauptsächlich ein strukturelles Problem des Muskel-Skelettsystems darstellt.

Im Folgendem werden **fünf Aspekte** des Zusammenspiels von Struktur und Funktion bei einer Dysfunktion und die daraus resultierenden palpierbaren und/oder sichtbaren Veränderungen der Körperhomöostase aufgezeigt.

Hypomobile Gelenke

Bei der Suche nach der Ursache einer Krankheit richtet der Therapeut seine Aufmerksamkeit als erstes auf die Bestimmung **hypomobiler Gelenke**. Um eine solche mechanische Störung zu beschreiben, wird ein Neologismus benutzt. Es ist eine **Dysfunktion** eines Gelenks oder – im osteopathischen Jargon – eine **Läsion** (osteopathische Läsion).

Schon im Ruhezustand befindet sich das Gelenk in Dysfunktion in Alarmbereitschaft. Es wird von lokalen propriozeptiven Elementen kontrolliert, die dem zentralen Nervensystem untergeordnet sind. Ein Muskel kann ein Gelenk nur dann bewegen oder stabilisieren, wenn er vom Nervensystem dazu angewiesen wird. Der Muskel ist daher das Werkzeug und der Beweis der neurologischen Funktion. Die Diagnose einer Gelenkdysfunktion muss sehr präzise sein, denn diese stellt die Ursache für folgende Mechanismen der Adaptation dar. Es ist essentiell, die frei beweglichen und die blockierten Bereiche der Wirbelsäule zu bestimmen.

Im Falle einer Gelenksdysfunktion setzt der Organismus alles daran, diese zu lösen und neu zu organisieren. Das Nervensystem reagiert durch lokal **erhöhte Muskelspannung**, um das Gelenk zu schützen und schädliche Folgen zu vermeiden. Diese Adaptation führt zu einer **Einschränkung der Bewegungsamplitude** des betroffenen Gelenks und schließlich dazu, dass andere Gelenke zum Ausgleich in die entgegen gesetzte Richtung der lokalen Dysfunktion bewegt werden. Diese Prozesse spielen sich für den Patienten nicht bewusst und meist unterhalb der Schmerzgrenze ab.

Die Veränderung der **Position der Knochen** wird durch eine Veränderung der Spannung der benachbarten Gewebe verursacht.

Gewebereaktion

Eine osteopathische Läsion der Wirbelsäule wirkt sich nicht nur auf die mechanischen Verbindungen, sondern auch in zentripedaler und zentrifugaler Weise auf Blut, Lymphe und Nervengewebe der Foramina intervertebralia aus. Die **Dysfunktion** eines Gelenks hat eine **zentrale und segmentale Wirkung**. Nach der Theorie der **segmentalen Fazilitation** sammelt das Rückenmark des betroffenen Segments eine Vielzahl von Informationen und besitzt die besondere Fähigkeit, diese zu filtern. Die Weiterleitung von diesen benötigt eine neurologische „Erlaubnis". Wenn die Intensität der Information die Reizschwelle erreicht, bewirkt sie eine Gewebsreaktion, wenn nicht, bleibt sie unbeachtet.

Diese **Gewebereaktion** drückt sich in verstärkter oder verminderter Drüsenfunktion der Haut (also Trockenheit, Feuchtig-, Fettig-, Öligkeit), Rötung, Schwellung, Verhärtung, Verklebung usw. aus und wird bei der Untersuchung palpiert.

Gleichgewicht der Haltung

Bei einer vorhandenen Läsion findet eine **Adaption** statt, die den Naturgesetzen des Gleichgewichts und der Wirtschaftlichkeit unterliegt. Daraus ergibt sich, dass der Osteopath als drittes das **Gleichgewicht der Haltung** und die allgemeine **Beweglichkeit** untersuchen muss. Durch **Bewegungstests** wird die **Qualität** der Bewegung untersucht, die bei einer Dysfunktion verschlechtert ist. Die Einschätzung des Gleichgewichts der Haltung weist zugleich darauf hin, ob das Nervensystem angemessen auf eine Störung reagiert oder nicht. Ein Ungleichgewicht und Bewegungseinschränkungen deuten auf eine Läsion hin und bedeuten immer einen erhöhten Energieaufwand.

Bei diesem **Kompensationsmechanismus** werden zusätzlich andere Gelenke zum Selbstschutz und zur Selbstregulierung benötigt. Der Aufwand zur Unterstützung und Erleichterung der Bewegungseinschränkung wird somit aufgeteilt und das Gelenk in Dysfunktion dadurch besser geschützt. Aber die Spannungen, die durch die Selbstregulierung entstehen, bedeuten, dass andere Gelenke nun für die Korrektur auch nach einer optimalen Position suchen. Diese Kräfte summieren sich in Hinsicht auf die Selbstregulierung und verändern im Verlauf die Morphologie der betroffenen Gelenke und des Körpers.

Neurologische Struktur

Als viertes muss die Art und Weise, in der sich die **neurologische Struktur** manifestiert, betrachtet werden, z. B. als primärer **Hypotonus**, kompensatorischer oder synergistischer **Hypertonus** oder sonstige stabilitätserhaltende Maßnahme.

Bei diesen Bemühungen um Adaption und Kompensation werden zudem die peripheren Gelenke über die Nervenversorgung oder distale Muskelinsertionen beteiligt. Letztendlich nimmt der ganze Körper an der Suche nach der bestmöglichen Adaption teil.

Jeder Körper befindet sich in einer Homöostase, die jedoch in Bezug auf Aufwand und benötigter Energie zu ihrer Erhaltung als unterschiedlich effektiv bewertet werden kann.

Adaption und Kompensation

Der fünfte Punkt, auf den man achten muss, ist vielleicht der delikateste. Er besteht aus der **Analyse des Systems der Adaption und Kompensation**, aus der hervorgehen soll, welche Störungen beseitigt und welche belassen werden sollen. Lange Zeit hat man die Symmetrie als Anhaltspunkt genommen. Es ist aber wohl vernünftiger, sich auf die ursprüngliche Harmonie zu beziehen, denn der Mensch ist von Natur aus asymmetrisch.

Dabei stellt sich die Frage, ob es sich im untersuchten funktionellen Bereich um eine **normale Eigenschaft oder eine Dysfunktion** handelt. Ein 55jähriger Patient mit einem verkürzten Bein ist wahrscheinlich neurologisch adaptiert. Die Statik hat sich auf die Physiologie ausgewirkt, und ein Eingriff wäre nicht gerechtfertigt. Ein Patient, der eine nach hinten verschobene Haltung der Einheit 2 (Oberkörper; ▶ 22.4.2) hat, wird nach innen rotierte Schultern und einen nach anterior verschobenen Kopf haben. Dies sind die Elemente seiner Haltung, die ausschlaggebend sind und das Individuum unterstützen. Wenn dieser Patient im Alter von 65 Jahren keine Symptome aufweist, ist es besser, nicht einzugreifen. Wenn er hingegen eine Varusdeformität des Fußes entwickelt hat, kann man das nicht von der Haltung trennen. Wenn man zusätzlich noch eine Dysfunktion des Os cuboideum mit Auswirkung auf das Gewebe feststellt, ist ein Eingreifen gerechtfertigt, um die Harmonie der Haltung wieder herzustellen.

Jedes Individuum weist im Laufe seines Lebens eine Gewebeentwicklung auf, die der ursprünglichen Anordnung (dem „Originalentwurf") gegenübergestellt werden muss. Über diese, durch den Organismus bedingte **Entwicklung** müssen wir uns Gedanken machen. Welche Muskeln verursachen die Läsion und welche beteiligen sich am Schutz des Organismus, an der Selbstkorrektur? Eine Hypomobilität kann z. B. ein Schutzfaktor sein, deren Korrektur zu einer Störung des Anpassungsmechanismus und zu einer Lumbalgie oder Lumboischialgie führen kann. Die Kunst der Osteopathie besteht darin, die Gründe, die zu einer primären Läsion führen, herauszufinden.

Das Ausmaß einer Gelenkdysfunktion ist manchmal schwierig einzuschätzen, v. a. durch zusätzliche periphere Einflüsse, die eigene Symptome entwickeln können. Diese sind aber unter Umständen weit von der Ursache entfernt, so dass z. B. ein Senkfuß für eine Migräne verantwortlich sein kann. Darüber hinaus können die gleichen Symptome unterschiedlichen Ursprungs sein. Eine Linearität zwischen Ursache und Wirkung wird oft angezweifelt.

1902 erweiterte Dean Tasker das Wirkungsfeld der Osteopathie. Er schrieb: „Das Leben in seiner unglaublichen Vielfalt hat andere Seiten als nur die mechanische, und die **Funktion beeinflusst auch die Struktur**." Eine funktionelle organische Störung kann demnach auch die Ursache für eine strukturelle Veränderung sein. Z. B. kann eine Gallenblasendyskinesie von einem Schmerzpunkt im rechten Schulterblattbereich begleitet werden. Das ist eine klassische Beobachtung. Aber sie kann auch andere Effekte haben, insbesondere in Bezug auf die Gewebereflexe. Die reflektorische Gewebespannung hält, obgleich mit nur geringer Intensität, an und bewirkt letztendlich eine Strukturveränderung. Eine Gallenblasendyskinesie kann also Ursache für eine Pseudoperiarthritis oder eine Knieinstabilität sein.

Man kann feststellen, dass eine – auch geringe – Gelenkdysfunktion durch die miteinander verbundenen Systeme die organische Funktion und den Gesundheitszustand des Patienten beeinflussen kann. Für die Osteopathie erstreckt sich die Bedeutung des Bewegungsapparats daher weit über die einer einfachen Stützfunktion hinaus. Die verschiedenen die **Organe** betreffenden **Reflexe** spielen in der Osteopathie eine große Rolle und auch periphere Gelenke können auf eine Organdysfunktion hinweisen. Der **periphere Schmerz** kann schon lange vor der sichtbaren organischen Manifestation vorhanden sein. Zur weiteren Diagnose ist die Analyse der **Gleitebenen** und des **Aufhängungssystems** der Organe hilfreich. Eine minimale Reduzierung der Gleitfähigkeit kann bereits enorme physiologische Auswirkungen haben. Z. B. kann sich die Fixierung einer Niere, durch die 1700 Liter Blut pro Tag fließen, nicht sehr positiv auswirken.

Die **Dermatome** (siehe www.elsevier.de) des Körpers dienen in diesem Zusammenhang zudem als Orientierungshilfe. Sie ermöglichen es, die Symptome mit der Dysfunktion in Verbindung zu bringen. Die betroffenen Segmente sind für das Auge sichtbar, zudem bilden sie durch das gleichsam betroffene darunter liegende Myotom einen Steuerpunkt, dessen Stimulation einen wirksamen und regulierenden Einfluss auf das neurovegetative System des betroffenen Organs hat.

In einem ganzheitlichen Kontext hat die **somatische Komponente**, auch wenn sie nicht primär ist, immer eine Bedeutung. Selbst wenn die anatomische Anomalie nicht für die physiologische Störung verantwortlich ist, hemmt eine osteopathische Läsion in jedem Fall die Rückkehr zur Homöostase. Umgekehrt führt die Normalisierung der somatischen Komponente immer zu einer Verbesserung anderer Komponenten des Körpers.

1.5.2 Das zweite Prinzip: Selbstheilungskräfte

Das zweite osteopathische Prinzip basiert auf dem **neovitalistischen Fluss**, auf den **Selbstheilungskräften des Körpers**. Der osteopathische Glaube ist das Vertrauen in eine gute Organisation der Natur. Im Laufe des Lebens kommt es im Organismus zu einer unglaublich hohen Zellteilung. Daher ist es erstaunlich, dass nur relativ selten Tumore entstehen.

In dieser Sammlung von Gelenken und größtenteils aus Flüssigkeit bestehenden Einheiten, die der Mensch verkörpert, fließt eine nicht definierbare Substanz, die den Körper ernährt, wachsen lässt und ihn am Leben erhält. Diese hat Teil am guten, unsterblichen Genie des Universums. Wir sind auf diese Weise an den Kosmos angebunden. Das ist die spirituelle Dimension des Homo sapiens. Des Weiteren wird der Mensch durch den **Lebensatem** belebt. Von dieser inhärenten Kraft sind die Homöostase und Einheit des Körpers abhängig.

Der Osteopath glaubt an die natürlichen Kräfte des Körpers, um Krankheiten zu überwinden. Wenn der Organismus sein Gleichgewicht nicht wieder herstellen kann, ist er da, um den Heilungsprozess voranzutreiben. In schlimmeren Fällen hilft er dem Organismus, die Dysfunktion in die funktionelle Einheit zu integrieren, um damit die Bewegung zu verbessern. Indem er die Hilfsquellen des Körpers nutzt, verstärkt er dessen Fähigkeit zur Anpassung oder Kompensation.

Die Osteopathie glaubt, dass die vitale Kraft vorhanden ist, und dass es ausreicht, das Hindernis zu beseitigen, damit diese wieder frei zirkulieren kann. Die Hauptrolle spielt hierbei das **Nervensystem**. Ab dem 60. Lebensjahr verringert sich die Anzahl der Neurone um ca. 100 000 Zellen pro Tag. Aber dieser Verlust ist keinesfalls dramatisch, denn die verbleibenden Neurone können ihre Dendritenverzweigung erhöhen und damit den nervlichen Austausch im Bereich der Synapsen aufrechterhalten.

Bei einer Dysfunktion werden die Selbstheilungskräfte des Körpers von der gestörten Struktur beeinträchtigt. Der Osteopath muss den zu lösenden Knotenpunkt identifizieren, die Läsion anhand der Palpation finden, diese korrigieren und danach auf jeden Fall den Rest der Arbeit Mutter Natur überlassen.

Die Analyse der Haltungsvektoren und das Studieren des Gleichgewichts zwischen den thorakalen und abdominalen Druckverhältnissen erlauben es, den freien Fluss des Blutes zu verstehen. Die Untersuchung des neurovegetativen Gleichgewichts gibt Auskunft über die Blutversorgung der Organe. Wenn man **Kreislauf und Atmung miteinander koordiniert**, verhilft man der Vitalität, sich zu entfalten. Der Körper hat von nun an die Möglichkeit, das Maximum seiner Kräfte zu nutzen. Wir dürfen bei dieser Vorstellung nicht vergessen, dass das Kiefergelenk auch am respiratorischen System beteiligt ist und somit eine korrekte Zahnstellung für die Homöostase grundlegend wichtig ist. Die osteopathische Kunst ist also nicht die physikalische Medizin. Es ist ein koordinierter zirkulierender und respiratorischer Fluss, der die vitale Maschine anregt.

Die Folge des **Neovitalismus** sind eine **Adaption und Kompensation**. Der Mensch hat eine natürliche Fähigkeit, in einer gewissen Umgebung zu leben, schädlichen Einflüssen zu widerstehen und diese zu neutralisieren. Bei einem bedrohlichen Milieu opfert der Organismus einige Funktionen, um die vitalen Funktionen zu schützen.

1.5.3 Das dritte Prinzip: Der Körper als Einheit

Das dritte Konzept betrachtet den menschlichen **Körper als eine Einheit**, die nicht unterteilt werden kann. In der Allopathie ist die Vorgehensweise begründet und vorteilhaft, die den Patienten in seine elementaren Abschnitte aufteilt. Dadurch wird die Analyse von Funktion und Struktur vereinfacht. Dieser atomaren Betrachtungsweise steht die osteopathische gegenüber, die als Geheimnis den Organismus als Ganzes sieht, was verloren geht, wenn dessen einzelne Abschnitte analysiert werden. Der Organismus ist keine Anhäufung unabhängiger Körperabschnitte, sondern besitzt eine Integrationseigenschaft, die auf den Verbindungen der Abschnitte untereinander basiert.

Aus diesen Verbindungen entstehen neue, ursprünglich nicht vorhandene Eigenschaften. So existieren bestimmte Funktionen nur in der Kommunikation und Komplexität. Wir können deshalb in unserer Analyse nicht reduzierend vorgehen. Jedes einzelne Teil eines Vorgangs zu kennen, reicht nicht aus, um den makroskopischen Komplex zu verstehen. Für einen Osteopathen kann z. B. eine Malokklusion der Zähne seine Ursache in einer Beinlängendifferenz haben. Andersherum kann eine Divergenz der Augen eine Meniskopathie verursachen, da die Fußwinkel vergrößert sind.

Der Mensch ist eine anatomische Einheit dank des **Bindegewebes**, das jede einzelne Zelle umgibt und die Kohäsion gewährleistet. Es ist ein Verbindungsstück, das die Zahl der möglichen Verbindungen um vieles vergrößert.

Mehrere Wege oder korrelative Systeme überlagern sich im Körper, um die mechanische Verbindung zu verstärken. Mit den Flüssigkeiten werden hormonelle und Immuninformationen befördert. Die Nervenbahnen ermöglichen eine sofortige Adaption. Das sympathische Nervensystem ist in erster Linie zum Überleben da, das parasympathische ermöglicht die Erholung.

Die Einheit des Körpers ist immer **dynamisch und funktionell**. Jedes Teil funktioniert durch die Einheit und für die Einheit. In Gesundheit und Krankheit stellt der

Körper eine Einheit dar. Wenn eine Funktion vom Normalen abweicht, hat dies eine Auswirkung auf den Gesamthaushalt des Körpers.

Über die Materie hinaus erstreckt sich die Einheit auch auf das **elektromagnetische Feld**. Das Prinzip der Einheit trifft ebenso auf die Kommunikation von Erde und Universum zu, die auch funktionelle Einheiten sind und deren Gleichgewicht respektiert werden muss, um die Homöostase zu gewährleisten.

1.5.4 Das vierte Prinzip: Die Durchblutung als Wichtigstes

Das **Gesetz der Arterie** ist absolut und stellt das vierte Prinzip dar. Das ist der vaskuläre Ausdruck des mechanischen Stroms der Osteopathie und handelt von der Freiheit der Bewegung und des Rhythmus. Es beinhaltet alle Sekrete des Körpers, die Neurotransmitter und das Denken. Die Einheit des Körpers organisiert sich um diese Substanz, die allen Geweben gemein ist, das **Blut**. In der osteopathischen Philosophie findet das Zusammentreffen von Blut und Faszien unter Kontrolle des Nervensystems statt. Eine eingeschränkte Durchblutung erzeugt Stagnation und Fermentation. Letztlich resultiert eine Pathologie aus einem pathologischen Tonus und gleichzeitiger Obstruktion.

Das Ziel der Diagnostik besteht darin, die Stase aufzufinden. Das **Dekongestionieren** verbessert nicht nur die Ernährung der Gewebe und das Ausscheiden von Stoffwechselprodukten, sondern verhindert auch Fixationen und Fibrosen.

1.5.5 Das fünfte Prinzip: Der Patient, nicht die Krankheit

Das fünfte Prinzip besteht darin, dass der **Patient** und nicht seine Krankheit **im Fokus der Aufmerksamkeit** des Osteopathen steht. Die Osteopathie betrachtet ein **Individuum** mit seiner Geschichte, seinem Lebensraum und seiner Entwicklung. Dazu muss zwischen fortlaufender Zeit und zyklischen oder saisonalen Vorgängen unterschieden werden.

Der Osteopath beschäftigt sich mit dem **speziellen genetischen Erbe**, der Spezifität des Gewebes und verbindenden Mechanismen. Diese resultieren aus einer langen biologischen Geschichte, die unvergleichlich im Verlauf der Evolution ist. Der Osteopath ist nie besessen davon, seine Beobachtungen in ein nosologisches System einzuordnen. Bei Anwendung experimenteller Wissenschaften und Forschungsergebnisse darf der Patient nicht zugunsten der Krankheit vergessen werden. Die osteopathische Diagnostik konzentriert sich mehr auf die Natur des Kranken und dessen funktionelles Verhalten als auf die Etikettierung hinsichtlich einer Symptomatologie.

Der Osteopath muss als erstes die **Gesamtfunktion des Körpers** verstehen und dessen Versuch sich anzupassen, um zu überleben. Unter diesem Aspekt ist es unerlässlich, den isolierten metabolischen Ausdruck der Gewebe im Zusammenhang und Verhältnis zu allen Körpersystemen zu sehen.

1.6 Die somatische Dysfunktion

Christian Fossum

Die somatische Dysfunktion ist ein signifikanter Befund in der strukturellen osteopathischen Untersuchung. Sie stellt sich klinisch als eine palpierbare, pathologische Veränderung der Gewebequalität dar. Somatische Dysfunktionen repräsentieren darunterliegende Pathologien im neuromuskulären System und können auch ein Indikator für Krankheitsprozesse in viszeralen Organen sein. [Willard 1999]

1.6.1 Die somatische Dysfunktion bei Gesundheit und Krankheit

Anatomische und physiologische Ansätze

Andrew Taylor Still, der Gründer der Osteopathie, kam bei seinen frühen empirischen Beobachtungen und seiner Ursachenerforschung zu dem Schluss, dass anatomische oder **strukturelle Veränderungen** entweder zu einer **funktionellen Störung** (Dysfunktion) führen oder eine vorprogrammierte Disposition in der Entwicklung von organischen oder systemischen **Erkrankungen** darstellen würden. Still betrachtete die „Läsion" als eine anatomische Abweichung, woraus das Prinzip entstand, dass die Struktur die Funktion bestimmt. Er unterstrich die Wichtigkeit der anatomischen Integrität des Körpers in Bezug auf die Blutzirkulation („das Gesetz der Arterie ist absolut"), den venösen Rückfluss und die Weichteile. Still basierte seinen therapeutischen Ansatz nicht nur auf die **anatomische**, sondern auch **physiologische Integrität** des Körpers. Er sprach von „Mechanik", betonte aber, dass physiologische Störungen aus veränderten anatomischen Beziehungen resultierten.

Ein Student und Zeitgenosse von Still, John M. **Littlejohn**, führte dessen Gedanken weiter und erklärte die Störungen auf physiologische Art und Weise. Er entwickelte sozusagen die Anatomie von Still auf einer physiologischen Basis weiter. Littlejohn sah die Dysfunktionen nicht in den anatomischen Strukturen, sondern in der **Gelenkphysiologie** und der daraus resultierenden veränderten physiologischen Funktion. Im Gegensatz zu Still, der von anatomischen Abweichungen sprach, war Littlejohn der Ansicht, dass man das Abnorme nicht ins Normale zurückführen könnte. Man müsste den Körper als Ganzes behandeln, um die neurologischen und mechanischen Funktionen entsprechend zu koordinieren.

Neurologische Ansätze

Der **neurogene Aspekt der Läsionstheorie** wird auf die Zeit vor Still zurückdatiert. Sowohl Still als auch Littlejohn kannten bereits diese Denkweise: „Die Ursache ist die partielle oder komplette Unfähigkeit der Nerven, die Flüssigkeiten zu leiten." [Still 1897]. Reflextheorien waren schon zu dieser Zeit in der medizinischen Literatur bekannt (Bell und Magendie 1820; Reflexmechanismus von Marshall Hall 1830; Benedict Stilling und seine Arbeit über das autonome Nervensystem und den reflexbasierten Mechanismus in sensorischen und vasomotorischen Nerven 1840 und die Publikation von J. Evans Riadore 1843 „Die wissenschaftliche Abhandlung über die Irritation der Spinalnerven"). Im osteopathischen Sinne arbeiteten Zeitgenossen von Still und Littlejohn die theoretische Basis vom somatoviszeralen Reflex und von der Entstehung einer osteopathischen Läsion aus (insbesondere Deason, Hulett, McConnell und Burns). Dieses Thema war von besonderem Interesse und wurde von intensiven Studien über das autonome Nervensystem unterstützt. J. M. Littlejohn und Louisa Burns studierten die spezifischen „osteopathischen spinalen Zentren" im Detail. Ein eigenes manuelles Konzept wurde entwickelt, um die viszerosomatischen und somatoviszeralen Reflexe über diese Zentren zu beeinflussen. Die Folgen einer Läsion in den spinalen Zentren waren bei der Krankheitsätiologie sehr wichtig. Die Behandlung wurde mit dem Ziel entwickelt, die physiologischen Prozesse, die im Krankheitsgeschehen involviert waren, zu stimulieren oder inhibieren.

Generell waren die Studien auf die **Nervenzentren der Wirbelsäule** fokussiert. Weiter vertieft wurden folgende Themen:
- Wirkung der Manipulation in verschiedenen Regionen der Wirbelsäule
- Wirkung von künstlich produzierten „Läsionen" in verschiedenen Bereichen der Wirbelsäule
- Wirkung der „Läsion" auf Bildung und Qualität des Blutes
- Wirkung der „Läsion" auf die Funktion der Organe
- die exakten Zusammenhänge zwischen einer strukturellen „Läsion" und verschiedenen Krankheitszuständen
- „Läsion" als die Ursache von Krankheit und ihre besonderen Eigenschaften bei akuten und chronischen Zuständen
- Wirkung der „Läsion" auf die Entwicklung und das Erbgut eines Kindes.

Frühe Studien über osteopathische Verfahren legten Wert auf die strukturelle Analyse des Körpers und die möglichen viszeralen Wirkungen, die sich in **histopathologischen Veränderungen** zeigen. Diese Studien waren durch das Fehlen von adäquaten Untersuchungsmethoden unvollständig, so dass die Ergebnisse fraglich blieben. [Deason 1913 in: Cole 1987] Trotzdem zeigen sie den Forschergeist dieser Zeit.

1905 stellte McConnell die Hypothese auf, eine **spinale Dysfunktion** könne die **segmental innervierten, viszeralen Strukturen beeinflussen**. Er entdeckte, dass jede Form eines übermäßigen endogenen oder exogenen Stimulus eine Reaktion im dazugehörigen Organ auslösen könnte. Im Laufe der Jahre kamen mehrere Forscher zu ähnlichen Ergebnissen wie McConnell 1905, Deason 1913 und Burns 1929. Die auffallendste Reaktion in den reflexgebundenen Viszera war die passive Kongestion, gefolgt von milden zellulären Reaktionen. Diese Reaktionen wurden als seröse Atrophie betrachtet, die allerdings reversibel war. Dies waren die ersten Schritte des osteopathischen Berufsstandes, die den somatischen Bestandteil einer Krankheit als sehr wichtiger Faktor in der Aufrechterhaltung des homöostatischen Gleichgewichts aufzeigen.

Zusammenfassend ist festzustellen, dass in den frühen Forschungsbemühungen der Osteopathie, bei der klinischen Bewertung der somatischen Dysfunktion (der „osteopathischen Läsion") **lokale und systemische Reaktionen** beobachtet wurden. Man war der Meinung, dass diese durch das **vaskuläre und neurale System** vermittelt wurden. Am Anfang stellte man „Läsionen" bei Tieren künstlich her, um die Wirkung bezüglich Benehmen und Histologie zu beobachten. Später führte man instrumentelle Messungen der neuralen und vaskulären Bestandteile der „osteopathischen Läsion" durch.

Neurophysiologische Reflexmechanismen

Als man erkannte, dass die Struktur allein die verschiedenen Aspekte einer somatischen Dysfunktion („Läsion") nicht erklären konnte, wandte man sich der **Physiologie** zu, um eine funktionelle Basis für die osteopathische Theorie aufzustellen. Diese erklärte ebenso wie die Struktur die lokalen Eigenschaften einer somatischen Dysfunktion. Da zirkulatorische und neurale (möglicherweise auch endokrine oder humorale) Funktionen eine Verbindung zwischen somatischer Dysfunktion und ihren ferngelegenen Organen und Geweben herstellten, konnte die Physiologie die **entfernten Wirkungen einer somatischen Dysfunktion** erklären und die Mechanismen, warum weit entfernte Organe und Gewebe eine somatische Dysfunktion hervorrufen und aufrechterhalten können. [Kelso 1987]

Mit der Berufung von John S. Denslow zum Kirksville College of Osteopathic Medicine wurde eine über vier Jahrzehnte andauernde grundlegende und angewandte **Studie** über somatische Dysfunktion begonnen. In den ersten 10 Jahren (ab 1940) arbeitete er mit Elliot L. Hix, Irvin M. Korr, Price E. Thomas und Harry M. Wright wissenschaftlich über Zirkulation, Reflexe und autonome Funktionen. Die osteopathische Theorie, das Konzept und die Studien, die durch diese Arbeit entstanden, betonen einige physiologische Funktionen. Diese beinhalten Aspekte der Zirkulation, der Neurophysiologie von Reflexen, der segmentalen Fazilitation von synaptischer Übertragung des Rückenmarks und der autonomen Modulation von visceralen Funktionen.

Vor 1950 haben die Osteopathen Reflexe studiert, um osteopathische Theorien zu entwickeln. William Smith (der erste Lehrer bei der ASO mit Still) machte den Einsatz der Skiagraphie bei der Studie von Strukturen bekannt. 1899 schloss er die **somatoviszeralen Reflexe** in Verbindung mit der Zirkulation in seine Referate an der American School of Osteopathy ein, um im Körper **entfernte Wirkungen** einer somatischen Dysfunktion zu erklären. Seine Vermutungen wurden in den darauffolgenden Jahren bestätigt, als mehrere praktizierende Osteopathen die damals aktuellen, physiologischen Kenntnisse benutzten, um osteopathische Prinzipien zu untermauern. Zu dieser Zeit diskutierten und verwendeten viele Osteopathen die Theorien von Henry Head und James Mackenzie über übertragene Schmerzen (viszerosomatische Reflexe). Charles Hazzard und John M. Littlejohn vertraten 1902 den Standpunkt, dass viele segmentale Nerven mit sympathischen Ganglien verbunden seien, die die Blutgefäße kontrollieren, und die somatische Dysfunktion die trophische Qualität des Gewebes direkt beeinflusse aufgrund der Innervation von Segmenten, die mit der somatischen Dysfunktion verbunden wären, und indirekt durch einen verminderten Blutfluss. Es war jedoch nicht ganz klar, ob die Verfasser glaubten, dass die „osteopathische Läsion" im Rückenmark liegt oder somatischer Herkunft sei und daher deren Wirkung ein somatoviszeraler Reflex sei.

Durch die Errichtung von Laboratorien an dem Kirksville College of Osteopathic Medicine 1938 wurden **Untersuchungen** über Reflexe eingeleitet, die die damals vorhandenen Technologien, Studienentwürfe und methodischen Arbeiten verwendeten. Ein neues Zeitalter der osteopathischen Medizin war erreicht. Größere Projekte durch Denslow, Hassett, Clough, Korr, Eble, Patterson und Hix rechtfertigten die physiologische Basis der osteopathischen Medizin und die Rolle der somatischen Dysfunktion bei Gesundheit und Krankheit.

1.6.2 Das aktuelle Verständnis der somatischen Dysfunktion

Das Charakteristische bei der Entstehung und Entwicklung der Osteopathie ist die **Bedeutung**, die **der somatischen Dysfunktion** bei Gesundheit und Krankheit zugewiesen wird. Unter Osteopathen und Medizinern gab es viele Vorstellungen und Ideen über die auslösenden Faktoren einer Dysfunktion/Läsion und deren Bedeutung in der Entstehung und Behandlung von Erkrankungen. Man hat oft versucht, diese Dysfunktionen/Läsionen zu definieren und klassifizieren. Die daraus entstandene Verwirrung führt bis heute zu unterschiedlichen Auffassungen vieler Osteopathen.

Synonyme für „somatische Dysfunktion" sind: osteopathische Läsion, spinaler Läsionskomplex, arthroligamentäre Spannung, Gelenkblockade, vermindertes Gelenkspiel, Subluxation und spinale Läsion.

1.6 Die somatische Dysfunktion

1973 wurde die Bezeichnung „osteopathische Läsion" durch „somatische Dysfunktion" ersetzt, und von Ira M. Rummey, D.O., eine noch heute gültige **Definition** gegeben, die in die internationale Klassifizierung von Krankheiten, HA-ICD 2. Auflage, aufgenommen wurde:

Eine **somatische Dysfunktion** ist eine verminderte oder veränderte Funktion von zusammengehörenden Teilen des Körpersystems, also skelettalen, artikulären und myofaszialen Strukturen und damit verbundenen Teilen des lymphatischen, vaskulären und Nervensystems.

Um die somatische Dysfunktion von anderen Dysfunktionen zu unterscheiden, wird diese laut Fred L. Mitchell jun., D.O., 1979 durch folgende **Merkmale** charakterisiert:

Die Bezeichnung „somatische Dysfunktion" beinhaltet, dass deren **manipulative Behandlung** angemessen, wirkungsvoll und ausreichend ist.

Die somatische Dysfunktion kann durch folgende Gedächtnishilfe **charakterisiert** werden:

- T.A.R.T.: **T**enderness (Empfindlichkeit), **A**symmetry (Asymmetrie), **R**estricted range of motion (eingeschränkter Bewegungsumfang), **T**issue texture changes (Veränderung der Gewebebeschaffenheit)
- P.R.A.T.: **P**ain (Schmerz), **R**estricted range of motion (eingeschränkter Bewegungsumfang), **A**lignment (Ausrichtung), **T**issue texture changes (Veränderung der Gewebebeschaffenheit).

Im Hinblick auf die somatische Dysfunktion werden Einflüsse der **viszeralen Strukturen** zwar erwähnt, aber die klassische Definition der Dysfunktion in der Osteopathie schließt die viszerale Dysfunktion nicht mit ein. Dies entspricht nicht dem aktuellen Verständnis und der praktischen Ausübung der Osteopathie in Europa. Die viszeralen Strukturen können ebenso eine verminderte oder veränderte Funktion aufweisen, die mit der ihnen eigenen anatomischen Geweben und lymphatischen, vaskulären und nervalen Strukturen verbunden sind. Die Wechselwirkung zwischen Viszera und Viszera, zwischen Viszera und Bewegungsapparat sowie umgekehrt ist von großer praktischer Bedeutung in der Osteopathie. Es sollte deshalb eine umfassendere osteopathische Definition der Dysfunktion gewählt werden, die die Viszera mit einbezieht und sie der somatischen Dysfunktion gleichstellt.

Eingeschränkter Bewegungsumfang

Die Haupteigenschaft der somatischen Dysfunktion ist die **verminderte** oder **veränderte Mobilität innerhalb des normalen Bewegungsumfangs** des dysfunktionellen Segments oder Gelenks. Dies wurde in der Osteopathie früh erkannt. Littlejohn erklärte, alle osteopathischen Läsionen (somatische Dysfunktionen) müssten mit veränderter Mobilität definiert werden, d. h. eine **Läsion** sei ein **physiologischer Zustand** und kein anatomischer. Er sagt 1917: Die osteopathische Läsion ist jede beliebige Veränderung der anatomischen oder physiologischen Beziehung innerhalb des normalen Bewegungsumfangs von gelenkigen Strukturen, die zu einer lokalen oder peripheren Störung führt.

Alan Stoddard stellt 1969 fest: Die osteopathische Läsion ist ein Zustand der beeinträchtigten Mobilität eines Zwischenwirbelgelenks, egal ob die Position der Nachbargelenke verändert ist oder nicht. Bei einer veränderten Position sei diese jedoch immer innerhalb des normalen Bewegungsumfangs des betroffenen Gelenks zu finden.

Die normale Beweglichkeit der Wirbelsäule

Die osteopathische Forschung im Bereich der Biomechanik orientierte sich hauptsächlich an der klinischen Praxis. In der Anfangsphase gab es ein erkennbares Bedürfnis, mehr Wissen und Verständnis bezüglich **Gelenkmechanik** und dem Zusammenspiel zwischen den Gelenken und deren Umgebungsgewebe zu erhalten. Mit dem klinischen Verständnis über die Verbindung zwischen eingeschränkter Gelenkbeweglichkeit und Symptomen sowie der Notwendigkeit, die Veränderungen der Gelenkbeweglichkeit mit Tests zu beurteilen, entstand die Erforschung der Gelenkmechanik.

H. V. Halladay, D.O., der das Buch „Applied Anatomy of the Spine" verfasste, beschrieb ausführlich die **Anatomie der Wirbelgelenke und deren Bewegungen**, die diagnostische Palpation von Gelenkdysfunktionen und die Wirkung einer Dysfunktion auf Gelenke und deren dazugehörige Strukturen. Halladay beobachtete die anatomischen Strukturen und Gelenkbewegungen durch Sezieren und mit Hilfe seines einzigartigen Präparats, der „Halladay Wirbelsäule", bei der er die Gelenkverbindungen und Ligamente intakt ließ, um die natürlichen Gelenkbewegungen zuzulassen. Sein Lehrbuch wurde erstmals 1920 veröffentlicht.

H. H. Fryette, D.O., war einer der ersten Osteopathen, der die **Beweglichkeit der Wirbelsäule** untersuchte und einige generelle Prinzipien dazu formulierte. In seiner Veröffentlichung von 1918 „Physiological Movements of the Spine" berichtete er, die Facettengelenke und die Wirbelkörper steuerten die Bewegung der Wirbelsäule und die Wirkung der Seitneigung sei von der vorherigen Position der Wirbelsäule (Flexion bis Extension) abhängig. Fryette stellte das erste, organisierte Konzept der Wirbelsäulenbewegung in drei Achsen vor.

Die **Wirbelsäulenmechanik** war ein häufig besprochenes Thema bei den Veröffentlichungen von C. Gorham Beckwith, D.O., von 1944. Er fasste die anatomischen Informationen für jedes Gebiet der Wirbelsäule zusammen, wobei er die normale und pathologische Gelenkbeweglichkeit schilderte. Er meinte weiter, dass die Gelenkbeweglichkeit von der Diagnose der Dysfunktion und den unterschiedlichen Behandlungsmethoden abhängig sei. Seine Beobachtungen stützten sich auf anatomische Studien, Röntgenaufnahmen und selbst konstruierte Modelle der menschlichen Wirbelsäule.

Alle diese Erkenntnisse waren sehr wichtig für die Entwicklung der Diagnostik und des therapeutischen Vorgehens der somatischen Dysfunktion. Die Begriffe Mobilität und Verlust von Mobilität beschrieben dynamisch einen physiologischen und nicht anatomischen Prozess. Die Begriffe „anatomische Deformität" und „Subluxation" sind unzutreffend und gehören in den Bereich der Traumatologie und Orthopädie.

Theorien zur Entstehung der eingeschränkten Gelenkbeweglichkeit

Bei einem **Ödem** und den damit verbundenen Veränderungen der Verhältnisse der interzellulären Flüssigkeiten der periartikulären Gewebe (▶ Veränderung der Gewebebeschaffenheit S. 47) kann eine Bewegungseinschränkung durch die **verlorengegangene Elastizität** und **Ausdehnung des Gewebes** entstehen. Es gibt aber auch andere Spekulationen und Hypothesen über Faktoren, die die Gelenkbeweglichkeit auf Wirbelsäulenebene beeinflussen.

Durch die Forschung von Dr. Irvin M. Korr hat die **propriozeptive Theorie** der eingeschränkten Gelenkbeweglichkeit eine zentrale Rolle in der Osteopathie erhalten.

Die **Muskelspindeln** sind sehr wesentlich bei der Kontrolle und Einstellung der Muskellänge. Durch Rückkopplung mit dem γ-System regeln sie die Spannung der extrafusalen Fasern. Sie werden auch von höheren Zentren des ZNS stimuliert. Die Muskelspindeln werden von sympathischen Fasern innerviert. Durch die von der Muskelspindel ausgehenden Afferenzen werden die Motoneurone des gleichen Muskels gereizt. D. h. **bei Dehnung eines Muskels** bewirken die Muskelspindeln aufgrund der Stimulation eine **Kontraktion** (abhängig von der einwirkenden Kraft), um der Dehnung entgegenzuwirken. Umgekehrt werden die Afferenzen **bei einer Muskelverkürzung** gehemmt und die Entladung der Motoneurone reduziert. Die Folge ist eine **Entspannung des Muskels**. Dies ist die Arbeitshypothese von indirekten funktionellen Techniken und Strain-Counterstrain.

Hypertonus und „bremsende" Tätigkeit der Muskulatur bei einer somatischen Dysfunktion wurden den Spindeln zugeschrieben, da diese sehr empfindlich gegenüber Veränderungen der Muskellänge sind. Man meinte, dass die Überempfindlichkeit durch eine **Fehlsteuerung der γ-Neurone** im Rückenmark verursacht wird, die die intrafusalen Muskelfasern steuern. Die Wirkung sei ein übermäßiger und schnell zunehmender Widerstand gegen die Muskeldehnung. Laut Korr (1986) könnte die gereizte γ-Schleife die Basis für die sog. physiologische Barriere der spinalen Bewegung darstellen. Seine Hypothese war, dass eine wirksame Manipulation eine Reprogrammierung der γ-Schleife bewirken könnte.

Es gibt auch eine **mechanische Theorie**, wenn man als Voraussetzung die Mitbeteiligung der **Facettengelenke** betrachtet: Einklemmung der Gelenkkapsel und deren Synovialmembran oder des Meniskus. Obwohl sowohl die Kapsel als auch die Menisken sehr gut innerviert sind, ist es unwahrscheinlich, dass diese kleinen und rutschigen Strukturen eingeklemmt werden. Bei einer Meniskuseinklemmung würde es zu einem Dichteverlust des Meniskus kommen und eventuell zum Riss.

Man verließ diese Theorie zugunsten zwei neuer vorgeschlagener Mechanismen:
- **Einklemmung des Meniskus außerhalb der Gelenkfläche** und daraus resultierende eingeschränkte Gelenkbeweglichkeit, Dehnung der Kapsel und Schmerz.
- **Einschluss von Gelenkknorpel** im posterolateralen Bereich des Gelenks. Bei einer Torsion oder anderen Krafteinwirkungen würde der Gelenkknorpel parallel zur Gelenkfläche zerreißen. Laut Twomey (1992) und Lewit (1997) wird dabei der knorpelige Teil zwischen den Gelenkflächen eingeklemmt. Die Folgen sind eine eingeschränkte Beweglichkeit und, da eine Verbindung zur gut innervierten Gelenkkapsel besteht, Schmerz.

Diese Mechanismen werden – klinisch gesehen – gerne Patienten mit akuten Kreuzschmerzen nach unvorsichtigen Bewegungen zugeschrieben; „der gesunde Mann beugte sich nach unten, der Krüppel stand auf ". Eine **Manipulation** mit Öffnung der Gelenkflächen führt dazu, dass der knorpelige Teil oder die meniskusähnliche Struktur in die normale Position zurückkehrt. Die Wiederherstellung des normalen Gelenkspiels reduziert den Schmerz und den schützenden Muskelkrampf.

Veränderung der Gewebebeschaffenheit

Natürlich können sich die Knochen nicht von alleine bewegen. Die **Verbindung der Knochen** besteht aus weichen, beweglichen und elastischen Strukturen, Knorpel, Ligamenten, Muskeln und Faszien. Daher hängen Beweglichkeit und Bewegungseinschränkung von der Elastizität dieser Strukturen ab und die Gewebsspannung ist von primärer Wichtigkeit.

Bei der **Fazilitation** durch Nozizeptoren oder Propriozeptoren (Irritation von Gelenk, Muskel oder Viszera) wird die synaptische Übertragung im Rückenmark aufgrund der gesenkten Reizschwelle erhöht. Die **Veränderungen** im Nachbar- und segmental zugeordneten Gewebe sind:
- **vaskulär:** Ödembildung mit Vasodilatation (Wärme) oder Vasokonstriktion (Kälte)
- **neural:** Schmerz, Empfindlichkeit, Hyperästhesie und Juckreiz
- **myofaszial:** Muskelkontraktion, Fibrose.

Ein **Ödem** ist mit der somatischen Dysfunktion/spinalen Läsion verbunden. Louisa Burns, D.O., schrieb 1931, dass das Ödem einen leichten, aber konstanten Druck im Gewebe verursacht. 1948 ging sie näher darauf ein: „Zuerst kommt es zu einer Hyperämie, die sich in überfüllten Kapillaren im betroffenen Gewebe zeigt. Dieser folgen Stauung, dann Ödem und zuletzt Hämorrhagien. Das Ödem vergrößert die Ausdehnung und verringert die Elastizität des Gewebes." Die normale Elastizität des Gewebes wird durch die veränderte zelluläre Beziehung verändert. Die flüssige Matrix zwischen den Zellen wird durch den Druck des Ödems gequetscht oder verschoben, um die zellulären Veränderungen zu ermöglichen. Wenn das **Gewebe so verschoben** ist, dass es die ursprüngliche Position nicht mehr erreichen kann und die Gewebsschichten nicht mehr nebeneinander liegen, sondern eine Schicht gegenüber einer anderen etwas verlagert ist, bleibt das **Gewebe** in dieser **neuen Position** und verursacht eine **Veränderung der knöchernen Bestandteile**, an denen es befestigt ist.

Diese Theorie bildet die Basis für die **Definition** der osteopathischen Läsion von Thomas F. Schooley, D.O., 1958 und 1971: „Ein Zustand der Zellanordnung, in dem die **Zellen** in ihrer flüssigen Matrix über die normale elastische Fähigkeit hinaus **verschoben** sind und nicht mehr in ihren Ruhezustand zurückkehren können. Sie bremsen den Austausch von Blut und anderen Flüssigkeiten, was eine Stauung oder einen entzündungsähnlichen Zustand auf der arteriellen Seite der Verletzung bewirkt."

Man muss sich klarmachen, dass die osteopathische Läsion **kein statischer Zustand** ist, der auftritt und den man einfach beseitigen kann. Es ist ein Prozess, bei dem lebendiges Gewebe ständig verändert wird. [Schooley 1970] Diese Veränderungen werden viskoelastisch genannt.

Asymmetrie

Viele Osteopathen waren der Ansicht, die osteopathische Läsion/Dysfunktion sei eine **Fehlposition**, eine Verschiebung oder Subluxation mit veränderter Mobilität, lokaler Empfindlichkeit und Veränderungen in der benachbarten Muskulatur mit oder ohne Fernwirkung. Diese Läsionen wurden mit anatomischer und physiologischer Verriegelung manipuliert, um den Knochen zu reponieren und den gleichen Weg zurückzuverfolgen, auf dem die Läsion entstanden war.

Dies wurde mit der **Definition** von E. F. Ashmore, D.O., 1915 erläutert: „Die Bezeichnung „Läsion" wurde in einer eingeschränkten Bedeutung verstanden, um jede beliebige Unregelmäßigkeit eines Gelenks zu beschreiben, die anormal sei. Eine Subluxation ist eine **Immobilisation eines Gelenks in einer Position des normalen Bewegungsumfangs**, normalerweise am äußersten Ende einer gegebenen Bewegung."

Carter H. Downing, D.O., behauptete 1923, die osteopathische Läsion sei gewöhnlich eine knöcherne Subluxation mit ligamentären Spannungen und Kontraktionen. Still soll 1903 selbst die Bezeichnung „Subluxation" benutzt haben, obwohl er in allen seinen Werken von „sprain" und „strain" (Verstauchung und Zerrung) schreibt.

In den **50er Jahren** wurde statt der strukturellen die funktionelle Diagnose betont, ein mehr dynamischer als statischer Ansatz. In den Definitionen wurde die Mobilität im Vergleich zur Position betont. Dies wird in einer Erklärung von Perrin T. Wilson, D.O., 1955 dargestellt: „Die bloße **Position** eines Wirbels kann **keine Läsion** darstellen. Der **physiologische Bewegungsverlust** ist ein diagnostisches Hauptmerkmal der osteopathischen spinalen Läsion."

Die Einbeziehung und Betonung des **Verlusts einer physiologischen Bewegung** und Beweglichkeit bei der Interpretation der somatischen Dysfunktion war sehr wichtig für die Entwicklung einer akzeptablen Terminologie. Dies entsprach auch der Forschung von Korr und Denslow über Fazilitation von synaptischer Übertragung im Rückenmark. Charles H. Bowles, D.O., deutet 1955 mit seiner Aussage darauf hin: „Laborstudien und klinische Untersuchungen zeigen, dass Einschränkungen der segmentalen Beweglichkeit und nicht die Fehlstellungen der Knochen die entscheidende Rolle bei der Störung der optimalen Schutzfunktion des dazugehörigen Rückenmarks spielen." Er bezog sich auf die Reaktion des Gewebes auf Induktion einer Bewegung und die fazilitierte synaptische Übertragung bei normalen und gestörten Gelenken.

Stoddard dachte 1959 darüber nach: „Ich finde im großen und ganzen immer noch, dass durch positionale Manipulation der Wirbel die Normalposition nicht erreicht wird. Auch nach der Manipulation befanden sich die Wirbel nicht an der richtigen Stelle, aber trotzdem verbesserten sich die Symptome des Patienten. Ich bin deswegen zu der Schlussfolgerung gekommen, dass die **positionalen Fehler** in den meisten Fällen **unwichtig** sind und das, was bei einer Manipulation erreicht wird, eine **Verbesserung des Bewegungsumfangs** ist. Ich konnte tatsächlich einen größeren Bewegungsumfang palpieren und zeigen, dass sich der Patient um einige Grad mehr bewegen konnte als vor der Behandlung." 1942 gab Arthur C. Peckham, D.O., bekannt, dass Fehlstellungen im Zervikalbereich oft als Kompensation für strukturelle Fehler in anderen Bereichen der Wirbelsäule auftreten.

In der heutigen Terminologie bezüglich der somatischen Dysfunktion findet man immer noch das **Positionale** bei der **Beschreibung** (z. B. ERS, FRS, L/L-Torsion des Os sacrum), die **Dysfunktion** ist aber durch ihren **Bewegungsverlust** gekennzeichnet (z. B. ERS_R, FRS_L, rechte Facette als Problem) und dieser bildet die Grundlage der Behandlung. Das kam wahrscheinlich daher, weil sich diese Terminologie durch die Arbeit von Fryette, Nelson und Mitchell in der Zeit zwischen 1918 und 1958 entwickelte und erst spät von der Idee der Mobilität beeinflusst wurde.

Die Tatsache, dass das Positionale nicht mehr in der Definition der somatischen **Dysfunktion** erwähnt wird, heißt nicht unbedingt, dass keine positionalen Veränderungen bestehen. Nur liegt die Betonung eher auf einer **veränderten Funktion**. Dadurch hat sich die Osteopathie von dem Konzept der Wiederherstellung der normalen Position der Knochen entfernt. Techniken, die möglicherweise eine normale segmentale Funktion zurückgewinnen konnten, waren angebracht. Die osteopathischen Techniken wurden für die Wiederherstellung einer normaler Mobilität und nicht Position eingesetzt.

1.6.3 Der somatische Bestandteil einer Krankheit

Die somatische **Dysfunktion** wurde in der osteopathischen Medizin schon immer im **Zusammenhang mit Krankheit** gesehen, entweder als Ursache oder als Faktor in der Entwicklung und Aufrechterhaltung. Kein Osteopath würde behaupten, dass die somatische Dysfunktion die einzige Ursache bei einer organischen Krankheit darstellt. Sie ist eher ein beisteuernder Faktor bei der Störung des homöostatischen Mechanismus im Körper. Um diese Theorie zu verstehen, müssen die segmentalen, neurophysiologischen Mechanismen dargestellt werden.

Denslow und seine Mitarbeiter konnten 1944–1947 bei Versuchspersonen deutlich aufzeigen, dass die **Motoneurone im Rückenmark**, die mit Bereichen einer somatischen Dysfunktion in Beziehung standen, „**fazilitiert**", d. h. in einem **gereiztem Zustand**, blieben. Sie waren chronisch **übererregbar** und daher sehr empfänglich für andere Impulse des Körpers. Diese kamen nicht nur von Propriozeptoren, Hautrezeptoren und andere sensorischen Meldungen des Nervensystems, sondern auch von verschiedenen zerebralen Zentren. Man hat z. B. durch Erschrecken oder einer leichten Verängstigung der Versuchsperson eine übermäßige und anhaltende **Muskelreaktion in den dysfunktionellen Segmenten** beobachtet. Muskeln, die von diesen Segmenten innerviert werden, blieben dabei fast den ganzen Tag in einem hypertonen Zustand mit unvermeidlichen Behinderungen der Beweglichkeit der Wirbelsäule und strukturellen und funktionellen Folgen für die Muskulatur und Person über einen längeren Zeitraum.

Ein anderes Team am Kirksville College of Osteopathic Medicine [Korr et al.] benutzte sudo- und vasomotorische Reaktionen als physiologische Indikatoren. Sie stellten fest, dass die Fazilitation auch auf sympathische Nerven der betroffenen Segmente Auswirkung hatte. Deshalb war die **sympathische Reaktion** in diesen Segmenten übermäßig und verlängert, wenn die Testpersonen physischen, psychologischen und Umweltreizen ausgesetzt wurden, wie sie im alltäglichen Leben vorkommen. Die gestörten Segmente benahmen sich, als wären sie kontinuierlich in oder an der Grenze zur „physiologischen Alarmbereitschaft". Organe und Gewebe, die von diesen Segmenten innerviert werden, erleben einen ununterbrochenen, intensiven „Hagel" von sympathischen Impulsen. Die pathophysiologischen Folgen (u. a. Ischämie) sind natürlich unterschiedlich, abhängig von der funktionellen Eigenschaft des Zielgewebes oder -organs, aber auch von den Lebensumständen der betroffenen Person und seinen Reaktionen darauf.

Ein periodisch auftretender Druck oder Reiz auf einen peripheren Nerv löst anormale afferente Impulse aus. Diese bombardieren das Rückenmark und führen dort durch Summation zu einer gesteigerten zentralen Erregbarkeit. Anormale efferente Impulse entladen sich von den erregbaren Vorderhornzellen entlang der peripheren Nerven zu den Muskeln und von den Seitenhornzellen entlang der autonomen Nerven zu Blutgefäßen, Schweißdrüsen und den Organen. Das **fazilitierte Segment** entsteht durch diesen zentralen erregbaren Zustand des Rückenmarks, weil die Schwelle für eine efferente Entladung niedriger geworden ist und die Übertragung von Impulsen gesteigert ist.

Wenn sich eine **Dysfunktion** oder Pathologie in einem Organ – unabhängig von der Ursache – entwickelt hat, spiegelt sich die Störung in den **segmental verbundenen, somatischen Geweben** wieder (**viszerosomatischer Reflex**). [Korr 1997] Laut Patterson (1976) bleibt dieser Bereich wegen der anormalen Afferenzen oder Efferenzen in einem bestimmten Bereich des Rückenmarks im Zustand erhöhter Erregbarkeit. Wegen dieser Fazilitation werden normalerweise unwirksame oder sich unterhalb der Schwelle befindende Stimuli wirksam und verursachen Efferenzen im fazilitierten Segment.

Wegen des Zusammenhangs zwischen somatischer Dysfunktion und funktionellen und organischen Problemen in den Organen (durch den viszerosomatischen Reflex) wurde die **osteopathische Läsion/somatische Dysfunktion** oft als der **somatische Bestandteil einer Krankheit** gesehen. [McBain 1951] Laut Myron C. Beal, D.O., wurde 1985 die osteopathische Manipulation der viszerosomatischen Reflexe befürwortet, um die somatischen Dysfunktion zu lindern, den viszerosomatischen Reflexbogen zu unterbrechen, die Organe durch Stimulation von somatoviszeralen Effekten zu beeinflussen und die mögliche Auswirkung der somatischen Dysfunktion auf Körperstress zu reduzieren.

Obwohl diese Zusammenhänge experimentell und neurophysiologisch offensichtlich sind, bleibt eine Frage offen: Hat die somatische Dysfunktion durch die veränderte Nervenaktivität eine pathophysiologische **Auswirkung auf das Zielorgan oder -gewebe?**

J. Marshall Hoag, D.O., erklärte 1969, dass die biomechanischen Veränderungen im allgemeinen und die somatische Dysfunktion im besonderen für die gesamte Körperphysiologie und **pathophysiologischen Mechanismen** eines Krankheitsprozesses als wichtig zu betrachten seien. Irvin Korr, PhD, wies 1984 auf die klinische Bedeutung der somatischen Dysfunktion hin: Nicht nur wegen der motorischen Beeinträchtigung und des manchmal auftretenden Schmerzes, sondern auch weil die somatische Dysfunktion zu einem verstärkten **Sympathotonus** führt, der für sehr viele Syndrome charakteristisch ist. Richard van Buskirk, D.O., behauptete 1991, die Behandlung einer muskuloskelettalen Bewegungseinschränkung beseitige die Ursache oder verschlimmernde Faktoren bei organischen und systemischen Erkrankungen.

1.6.4 Die somatische Dysfunktion und neurobiologische Mechanismen

Somatische, viszerale und emotionale **Reize** können die Aktivität vom **vegetativen, endokrinen und Immunsystem** über Hypothalamus, Rückenmark und Hypophyse **beeinflussen**. Das verursacht eine allgemeine Anpassungsreaktion.

Die Pathophysiologie der somatischen Dysfunktion kann durch das **nozizeptive Modell** erklärt werden [Van Buskirk 1990, Willard et al. 1997, Willard 1999]: Eine somatische Dysfunktion wird durch periphere Sensibilisierung von primären afferenten Nozizeptoren im somatischen und viszeralen Gewebe eingeleitet. Dies geschieht durch eine veränderte extrazelluläre Chemie im Nachbargewebe der Nozizeptoren. Die sensibilisierenden Faktoren, die die Ib-Afferenzen (A-δ- und C-Fasern) aktivieren, sind: Wasserstoff-, Kaliumionen, Noradrenalin, Serotonin, Bradykinin, Histamin, Prostaglandine, Leukotrine, Neuropeptide, Nervenwachstums-Faktor („nerve growth factor") und Zytokine. Allerdings haben diese Afferenzen eine hohe Reizschwelle für die Aktivierung.

Das Einleiten einer spinalen Fazilitation bedingt die Aktivität von kleinkalibrigen, primär afferenten Fasern. Veränderungen der neuralen Plastizität, die zentrale Sensibilisierung durch „wind-up" und die Aktivierung von „wide dynamic range"-Neuronen (WDR) im Hinterhorn tragen zur Hyperalgesie und der zugrunde liegenden spinalen Fazilitation bei. Durch eine komplexe Serie biochemischer und physiologischer Prozesse induzieren nozizeptive Afferenzen (besonders die C-Fasern) eine Modifikation in der zentralen Verarbeitung von nozizeptivem und mechanorezeptivem Input. Durch das anterolaterale System kommunizieren die Hinterhornneurone mit dem Locus coeruleus über die ventrale Medulla des Hirnstamms. Die **emotionalen Faktoren**, die das neuroendokrine Netzwerk beeinflussen, stammen hauptsächlich aus dem limbischen System, das auch mit dem Locus coeruleus kommuniziert.

Die somatischen, viszeralen und/oder emotionalen Efferenzen kommen im **Locus coeruleus** zusammen. Abhängig von der Informationsmenge können sie eine aktivierende oder inhibierende Reaktion im Hypothalamus auslösen. Der **Hypothalamus** ist dem autonomen Nervensystem übergeordnet und die Hypothalamus-Hypophysen-Nebennierenrinden-Achse (HHN-Achse) moduliert die Reaktion. Das Ergebnis können eine erhöhte sympathische Aktivität (bei vermehrter Ausschüttung von Noradrenalin) und eine gesteigerte Aktivität in der HHN-Achse sein.

Die Folge ist eine erhöhte Erregung in den deszendierenden Bahnen mit **systemischen Konsequenzen**, wobei die Gewebe, die von **bereits fazilitierten Segmenten** innerviert werden, **besonders betroffen** sind. Die spinale Fazilitation verursacht auch eine veränderte Aktivität der somatischen und viszeralen efferenten Fasern von assoziierten spinalen Segmenten. Durch die neuroendokrinimmunologische Achse kann die Funktion des Immunsystems verändert werden. Durch diese Veränderungen können die Wahrnehmung und die dazugehörigen Effekte den körperlichen Zustand, die Muskelaktivität, die Intensität der homöostatischen und heilenden Mechanismen sowie die Reaktion des Patienten auf eine Behandlung beeinflussen.

Dies hat Auswirkungen auf Ursache, Entwicklung und Behandlung der somatischen Dysfunktion sowie den Zustand des gesamten Patienten bezüglich Krankheit oder Gesundheit. R. McFarlane Tilley, D.O., hat eine große Anzahl von Menschen beobachtet und festgestellt, dass jeder Einzelne seine eigene und **spezifische Reaktion** auf Stressfaktoren hat. Ein großer Teil des Stresses, dem ein Mensch ausgesetzt ist, entsteht durch den Konflikt und die Bedrohungen durch die Umwelt und dadurch, dass man auf diese reagiert. Sie beeinträchtigen die Selbstrealisation, als wären sie physische Gefahren, die den biologischen Abwehrmechanismus hervorrufen. Dieser beinhaltet die neuroendokrine Aktivität und andere körperliche Abwehrreaktionen, die kurzfristig eingesetzt werden, um auf Notfallsituationen zu reagieren. [McFarlane Tilley 1963].

1.6.5 Die somatische Dysfunktion und der Patient

Das **Ziel der osteopathischen Diagnostik** ist, die gefundene somatische Dysfunktion im Zusammenhang mit der **ganzen Person zu sehen**. Dann erst kann man die totale osteopathische Läsion des Patienten verstehen. Dies ist die traditionelle osteopathische Beschreibung von „Holismus". Mit dieser Herangehensweise betrachtet der Osteopath medizinische Pathologie, primäre und sekundäre Dysfunktionen, psychosoziale Aspekte und emotionale Faktoren in seiner Diagnostik. Er erkennt die Verbindung zwischen mechanischen und physiologischen Aspekten des Körpers, aber auch die Rolle der Umwelt, die darauf einwirkt. H. Klug, D.O., fasst dies 1998 zusammen: „Wenn die Summe der Last größer ist als die Adaptionsfähigkeit des Patienten, versagen integrative Faktoren, und Unwohlsein entsteht, das zu Krankheit führen kann."

Verschiedene **Ursachen** können **Stress** auf die Wirbelsäule verursachen:
- anormale Körpermechanik
- alltägliche Stresssituationen
- Organerkrankungen
- Erkrankungen bzw. verminderte Funktion der spinalen Mechanik.

Die Schwerkraft übt einen großen ununterbrochenen Stress auf die aufrechte Wirbelsäule des Menschen aus. Unter idealen Bedingungen ist die **Wirbelsäulenachse** des Körpers **in Balance**. Harrison H. Fryette, D.O., erklärt 1954: „Wenn die Wirbelsäule perfekt in der aufrechten Haltung funktioniert, ist sie in einer beliebigen Anzahl koaxialer Ebenen funktionstüchtig. Der Schnitt durch diese Ebenen läuft durch den Schwerpunkt des Körpers. Dies ist die „Mittellinie". Jede fixierte Abweichung von dieser Linie und Rotation in irgendeine Richtung durch einen einzigen Wirbel oder eine Gruppe von Wirbeln ist eine Läsion des spinalen Mechanismus und muss kompensiert werden."

D. h., dass eine somatische Dysfunktion oder **Läsion**, die irgendwo in der Wirbelsäule oder im Becken auftritt, sich als **Dysfunktion an anderen Stellen** der Wirbelsäule zeigen kann, um die erste Dysfunktion auszubalancieren. Daraus entstehen sekundäre Dysfunktionen oder dysfunktionale Phänomene. Deshalb ist eine umfassende Untersuchung des Patienten erforderlich, um das Ausmaß der Dysfunktion zu beurteilen, da diese im Kontext der ganzen Person zu sehen ist. **Ziel** der osteopathischen Behandlung ist, ein **funktionelles Gleichgewicht der Wirbelsäule** zu erreichen.

Primäre und sekundäre Dysfunktionen

Unter einer **primären somatischen Dysfunktion** versteht man die
- **signifikanteste** somatische Dysfunktion des Körpers
- **am längsten bestehende** somatische Dysfunktion des Körpers.

Diese müssen nicht immer dieselbe sein! **Faktoren**, die im Zusammenhang mit der Entstehung der primären Läsion stehen:
- Gelenkposition im Moment der eintreffenden Kraft
- strukturelle Prädispositionen
- strukturelle Anomalien
- physiologische/mechanische Verriegelungen
- vorbestehende Pathologien
- morphologischer Typ und Haltung des Patienten.

Unter einer **sekundären somatischen Dysfunktion** versteht man eine Dysfunktion, die
- **passive Folge** einer primären somatischen Dysfunktion ist
- eine **Kompensation** von einer primären somatischen Dysfunktion ist
- auf dem Weg ist, eine primäre somatische Dysfunktion zu **korrigieren**.

Sekundäre Dysfunktionen werden als dysfunktionelle Phänomene betrachtet. **Faktoren**, die im Zusammenhang mit der sekundären Dysfunktion stehen:
- Kompensation eines primären Problems
- Kompensation von muskuloskelettalen Defekten
- Reflexreaktion auf viszerosomatische, psychosomatische (emotionale) oder somatosomatische Probleme.

Komplizierte Dysfunktionen (nach Webster und Hoover):
- Wenn der Patient ein vertebrales Stressmuster aufweist und ein weiteres dieses überlagert, kann eine Überschneidung folgen und eine komplizierte Dysfunktion hervorgerufen werden, deren erfolgreiche Korrektur schwierig ist.
- Eine Dysfunktion, die eine schon existierende Dysfunktion überlagert.

Behandlung der somatischen Dysfunktion

Bei der Behandlung von somatischen Dysfunktionen geht es nicht um eine Krankheit, sondern um einen Anteil, einen mit verursachenden oder erhaltenden Faktor eines pathophysiologischen Prozesses. Dieser steht oft in Verbindung mit der Erkrankung. Wir **behandeln** den Patienten immer in bezug auf sein bestimmtes **Problem, unter dem er leidet. Mit unseren osteopathischen Maßnahmen versuchen wir, die dysfunktionalen Bereiche in die normale Körperfunktion zu integrieren, um die Störfaktoren zu bekämpfen, die die Homöostase des Körpers ins Ungleichgewicht bringen. Die Behandlung hat immer einen **physiologischen Zustand** als Ziel vor Augen im Gegensatz zu einem physikalischen, der oft mit der manuellen Therapie in Verbindung gebracht wird.

Das Konzept der somatischen Dysfunktion war mehr als ein Jahrhundert lang das zentrale Thema in der osteopathischen Philosophie und Arbeit. Weil sich Beweise durch die Forschung anhäufen, bleibt es fest verankert in der Philosophie der palliativen und präventiven Gesundheit.

Die Entwicklung eines **manipulativen Rezepts** für eine somatische oder intervertebrale Dysfunktion, die auf der Diagnostik des segmentalen Gewebes beruht, verlangt sechs Schlüsselelemente (Gibbons und Tehan 2000):
1. exakte Lokalisation von betroffenen Bewegungssegmenten der Wirbelsäule
2. Identifizierung der spezifischen, funktionellen Einschränkungen und anormalen Bewegungsmaße durch Palpation
3. Identifizierung von dem Gewebe/den Geweben, das/die die veränderte oder betroffene Funktion bzw. Mobilität verursacht/en
4. Erkennen von viszerosomatischen Reflexen, die die Dysfunktion verursachen
5. Identifizierung des funktionellen oder pathologischen Zustands des betroffenen Gewebes[1]
6. Bewertung der Dysfunktion in Relation zu der ganzen Person in ihrer Umgebung.

Die **Wirkungsweise** einer osteopathischen Behandlung durch Normalisierung von Fehlspannungen und Bewegungseinschränkungen im Gewebe kann durch eine Verbesserung der Gewebedrainage und Gewebeversorgung, Harmonisierung des neurovegetativen Nervensystems sowie Aktivierung körpereigener schmerzinhibitorischer Mechanismen erklärt werden. Beteiligt an diesen Mechanismen sind das GABAerge System (über A-β-Fasern), das opioiderge System (über A-δ-Fasern) und das serotoninerge System sowie das Modell der „Gate-control-Theorie" (Afferenzen aus Mechanorezeptoren hemmen nozizeptive Afferenzen im Hinterhorn des Rückenmarks).

Die Bezeichnung „osteopathische Läsion" ist offensichtlich **einzigartig für die Osteopathie**. Während die Osteopathie die Entwicklung identifizieren und aufzeigen kann und daher historisch der Besitzer des Begriffs der **somatischen Dysfunktion** ist, kann sie es nicht verhindern, dass diese Terminologie in vielen Bereichen der manuellen Medizin verwendet wird. Sie wird ohne das Verstehen der komplexen neurophysiologischen Konzepte eingesetzt, die die somatische Dysfunktion zu einer Herausforderung machen und ihr die Vielschichtigkeit verleihen. [Gibbons und Tehan 2000]

---

[1] 1969 macht Stoddard diese Anmerkung: In dem Augenblick, in dem irreversible, pathologische Veränderungen im Gelenk stattfinden, hört die reine somatische Dysfunktion auf. Wie Gibbons und Tehan bemerken, behandeln Osteopathen jedoch mehr als eine somatische Dysfunktion. Die Anwendung von osteopathischen Prinzipien bei der Behandlung von degenerativen und sicher auch adaptiven sowie pathologischen Zuständen fällt auch in das Gebiet der Osteopathie. Normalerweise wird man jedoch auf das Wiederherstellen oder Ermöglichen von normaler Funktion oder Adaption Wert legen.

1.7 Stress, Allostase und Osteopathie
Nicholas Marcer

In den letzten ein bis zwei Jahrzehnten hat sich das Wort **Stress** in die Alltagssprache eingeschlichen. Es wurde sogar modern, Stress mit körperlichen Beschwerden in Zusammenhang zu bringen. Er scheint der Schuldige und für alles verantwortlich zu sein, vom gewöhnlichen Schnupfen bis hin zum Herzinfarkt. So wurde der Begriff Stress zu einem Teil der Umgangssprache für Nicht-Mediziner, erscheint täglich in Zeitungen und Magazinen und wird weltweit ohne sprachliche Barrieren verwendet. Für alle medizinisch Ausgebildeten liegen mehrere Gründe vor, Stress als Feind zu brandmarken. Die Medizin erkennt jedoch auch die „freundliche", positive Seite des Stresses.

Rückblickend auf die Schul- oder Universitätszeit können sich die meisten Menschen **Stress-Situationen** in Erinnerung rufen, in denen ein Dozent um einen Freiwilligen bat. Dies bedeutete, dass der Dozent jemanden suchte, der nach vorne geht und über das eine oder andere Thema spricht. Bei den meisten löste eine solche Situation tiefen Schrecken aus, aber es gab meist auch Freiwillige, die mehr als bereit waren, nach vorne zu gehen und ihr Wissen zu zeigen. Egal zu welcher Gruppe man gehörte, die ablaufenden physiologischen Prozesse bei beiden Reaktionstypen folgten einem mehr oder weniger gleichen **Muster**.

Heute leben wir vermutlich nicht täglich in der Angst, eine unvorbereitete Rede vor einer großen Zuhörerschaft halten zu müssen, dennoch hält unser Leben tagtäglich zahlreiche stressauslösende Erfahrungen für uns bereit und der Umgang damit bestimmt unsere zukünftige Gesundheit. Die normale Stressreaktion ist so konzipiert, dass der Körper mit der Fähigkeit ausgerüstet ist, **mit bedrohlichen Situationen umgehen** zu können, unabhängig davon, ob sie lebensbedrohlich sind oder einfach eine kurz- oder längerfristige Änderung unserer normalen Lebensumstände bedeuten.

1.7.1 Physiologischer Ablauf bei Stress

Die Tatsache, ob die Bedrohung real stattfindet oder nur in Gedanken vorgestellt wird, scheint die Reaktion nicht sehr zu verändern. Die Stressreaktion kann in **drei Stadien** aufgeteilt werden:

- **Wahrnehmung:** Die Hirnrinde und die höheren Zentren sind die Orte, die bei einer über einen der fünf Sinne oder durch den „sechsten Sinn" wahrgenommenen Bedrohung Alarm auslösen. Die Bedrohung kann bereits die Erinnerung an eine stressreiche Situation sein, so dass eine erneute Aufforderung, vor einem Publikum zu sprechen, alle die Erinnerungen wachruft, die mit freiem Sprechen in der Öffentlichkeit verbunden sind. Der **Cortex** ist mit dem **limbischen System** und **Hypothalamus** (wo Emotionen wie Furcht, Erregung und Erinnerungen gespeichert werden) vernetzt und der Stressor wird wahrgenommen.
- **Aktivierung:** Der Körper reagiert, indem er den Kampf- und Flucht-Reaktionen folgt (Fight and Flight-Prinzip nach Cannon), mit einer Abfolge von neurophysiologischen Prozessen, die es ermöglichen, mit der Bedrohung umzugehen. Diese Reaktion wird über das **autonome Nervensystem** (ANS) mit Hilfe zahlreicher Neurotransmitter übertragen, hauptsächlich über **Noradrenalin** und **Adrenalin**. Noradrenalin wird von den postganglionären Neuronen der sympathischen Seite des ANS freigesetzt, während Adrenalin und Noradrenalin von den Nebennieren freigesetzt werden, die als eine Art spezialisierte postganglionäre Neurone agieren.

- **Körperliche Auswirkungen:** Um mit der Bedrohung umzugehen, bereitet sich der Körper schnell auf die Bereitstellung von Energie vor, um mit der **erhöhten Muskelaktivität** fertig zu werden, egal ob die Bedrohung real oder vorgestellt ist. Dies bedeutet nicht nur einen **erhöhten Bedarf an Energie und Sauerstoff, sondern auch einen vermehrten Abtransport von Kohlendioxid.** Der Körper kann zwei schnelle Reaktionswege nutzen, um diesen Anforderungen gerecht zu werden: Zum einen über die Freisetzung von Adrenalin und anderen Substanzen aus den chromaffinen Zellen des Nebennierenmarks, die durch präganglionäre sympathische Neurone aktiviert werden. Zum anderen über die Freisetzung von Noradrenalin aus den sympathischen postganglionären Neuronen im gesamten Körper.

Um den erhöhten Anforderungen zu entsprechen, wird das **Herz-Kreislaufsystem** stärker angekurbelt. Der Hypothalamus überträgt Informationen auf die präganglionären sympathischen Neurone, deren Zellkörper in der Zona intermedia des Rückenmarks auf Höhe Th1–Th5 liegen. Die Axone dieser Nerven ziehen über die Vorderwurzeln zu den Spinalnerven und gelangen über die Rami communicantes albi zum Truncus sympathicus (Grenzstrang). Einige Axone werden im Grenzstrang zu den zervikalen Ganglien geleitet, um dort umgeschaltet zu werden. Die postganglionären Neurone verlaufen als Nn. cardiaci cervicales und thoracici zu den tiefen und oberflächlichen Plexus cardiaci. Ihr Beitrag liegt darin, auf die $β_1$-Rezeptoren der Schrittmacher **positiv chronotrop** zu wirken, um die Herzfrequenz zu erhöhen. Andere setzen an den $β_2$-Rezeptoren an, die eine Vasodilatation der Herzkranzgefäße hervorrufen und gleichzeitig **positiv inotrop** wirken, so dass das Herz kräftiger schlagen kann.

Dadurch können größere Blutmengen schneller bewegt werden. Gleichzeitig ist jedoch eine **Erhöhung des Sauerstoffgehalts** im Blut notwendig. Dies wird durch die sympathische Aktivität auf die glatte Bronchialmuskulatur erreicht. Die sympathische Aktivität, die die respiratorischen Änderungen auslöst, verfolgt einen ähnlichen Weg wie die zum Herz verlaufende von Th1–Th5, setzt aber an zwei Arten von $β_2$-Rezeptoren an: erstens an solchen der glatten Bronchialmuskulatur, die eine **Bronchodilatation** ermöglichen, und zweitens an solchen der glatten Muskulatur der **pulmonalen Blutgefäße**. Beides zusammen bewirkt einen erhöhten Blut- und Sauerstofftransport zu den Lungen.

Zusätzlich zu den respiratorischen Änderungen durch das sympathische Nervensystem gibt es notwendige Änderungen, die von der somatischen Seite übertragen werden. Der **N. phrenicus** wird stimuliert, um die Bewegung und Frequenz des Zwerchfells zu erhöhen, wobei die Interkostal- und Abdominalmuskulatur zu einer erhöhten Aktivität angeregt wird. Diese Wirkungen werden alle durch das respiratorische Zentrum in der **Medulla oblongata** kontrolliert und sind ein klassisches Beispiel für die koordinierten Vorgänge des autonomen und somatischen Nervensystems mit dem gleichen Ziel.

Die erwartete Erhöhung der Muskelaktivität erfordert eine **Erweiterung der Blutgefäße** und die **Spaltung von Glykogen** zur Freisetzung von Glukose. In den Muskeln selbst geschieht dies durch lokale Stoffwechselprozesse, kann jedoch über sympathische Aktivität verstärkt werden. Weitere Freisetzung von Glukose aus der Leber wird durch die Spaltung von Glykogen in Glukose-6-Phosphat initiiert. Dieses muss weiter in Glukose durch die Glukose-6-Phosphatase aufgespalten werden, die in der Leber gespeichert ist und sowohl für das zirkulierende Adrenalin als auch für das freigesetzte Noradrenalin verantwortlich ist.

Die **Umverteilung von Blut** aus Regionen, die nicht direkt in die Kampf- und Flucht-Reaktion verwickelt sind, wird sowohl neuronal als auch hormonell geregelt. Die Gesamtaktivität wird vom Herz-Kreislaufzentrum im Hirnstamm koordiniert, das Informationen vom Hypothalamus, den motorischen Regionen der Hirnrinde und lokalen Rezeptoren in der Muskulatur erhält. Nicht direkt beteiligte Regionen sind z. B. die Haut und der Verdauungstrakt mit Ausnahme der Leber. Obwohl die **periphere Durchblutung gedrosselt** werden kann, um Blut in Regionen zu leiten, in denen es in dieser Situation sinnvoller ist, kann das periphere Gefäßsystem auch wieder geöffnet werden, um Hitze abzuleiten, die bei der gesteigerten metabolischen Aktivität entsteht.

Die **Milz** dient als Reservoir für **Erythrozyten**. Diese werden in Stresssituationen **mobilisiert**, um dem erhöhten Sauerstoffbedarf gerecht zu werden und im Bedarfsfall für die Wundheilung zur Verfügung zu stehen.

Die beschriebenen Prozesse verdeutlichen, dass nach jeder realen oder vorgestellten Bedrohung eine **Antwort des gesamten Körpers** stattfindet und für diese Reaktionsart gute Gründe vorliegen. Es scheint, als sei diese Aktivität ein grundlegender Körperreflex, um das Individuum zu verteidigen und höchstwahrscheinlich das Überleben der Art zu sichern. Im menschlichen Körper finden gewisse Änderungen statt, die zunächst nicht wirklich von realem Nutzen zu sein scheinen. Erwähnt sei hier z. B. die Piloreaktion („Gänsehaut") und Pupillendilatation, die für Tiere und möglicherweise für unsere Vorfahren nützlich ist bzw. war, aber nicht für unseren täglichen Einsatz im Büro. Der Großteil der oben aufgeführten Veränderungen, die bei Stress entstehen, wird vom sympathischen Anteil des autonomen Nervensystems erreicht. Zusätzlich zur erhöhten Aktivität des Sympathikus wird das parasympathische System „heruntergeregelt". Ein Beispiel dafür ist die verringerte Produktion von Speichel, was zu dem trockenen Gefühl im Mund führt, wenn man unter Stress ist. Über viele Jahre hinweg wurden diese sogenannten Schutzreaktionen und die Folgen, falls zu starke oder zu geringe Reaktionen resultieren, mit großem Interesse vielfach erforscht.

1.7.2 Geschichte

Es ist keineswegs eine Neuerscheinung, alle Faktoren zu analysieren, die das innere Körpergleichgewicht stören. Claude **Bernard** vom College of France in Paris sprach in seinen Vorlesungen von „der Fähigkeit menschlicher Wesen, die Konstanz ihres inneren Milieus aufrechtzuerhalten". 1914 beschreibt Walter B. **Cannon**, ein Physiologe der Harvard-Universität, die „Homöostase und die Kampf- oder Flucht-Antwort".

Hans Selye, ein gebürtiger Wiener Physiologe, begann 1936 mit seiner Arbeit in Kanada. Er beschäftigte sich damit herauszufinden, dass unabhängig von der Quelle des stressreichen Inputs für den Körper die Reaktion immer die gleiche war. Er schlug das vor, was er „**Generelles Adaptationssyndrom**" (**GAS**) nannte. Er prägte den Begriff „Stress" und hielt fest, dass die **Stressoren** biochemischen, mechanischen oder emotionalen Ursprungs sein können. Er beschrieb **drei Stadien**, die als Alarm, Widerstand und Erschöpfung auftreten. Sie stellen ein Kontinuum dar, wobei das Alarmstadium reversibel ist, und bis zu einem gewissen Grad auch das Widerstandsstadium. Je weiter der Betroffene allerdings in das Widerstandsstadium vordringt, desto weiter begibt er sich auf den rutschigen Abhang, der zur Erschöpfung führt.

In dieser chronologischen Darstellung darf man jedoch keinesfalls vergessen, dass Andrew Taylor **Still** seine Arbeit im späten 19. Jahrhundert begann. Vielleicht sollte man sich einige Beobachtungen vergegenwärtigen, die Still in seinen frühen Werken machte. In seinem 1910 erstmalig publizierten Werk „Osteopathy – Research and Practice" spricht Still von „einigen **mechanischen Verletzungen und ihren Auswirkungen**": „Wenn eine Hüfte aus der Gelenkpfanne rutscht, und Gewebe, Muskeln und Nerven angerissen, angespannt oder verletzt werden sowie die normale Durchblutung behindert wird, ist dann noch die Aussage verwunderlich, dass dies für viele Krankheiten von Bedeutung ist, die seit Jahrhunderten die Fähigkeiten der Mediziner herausfordern, wie z. B. Hysterie, Menstruations-, Verdauungsstörungen, Erkrankungen von Blase und Nieren bis hin zu höher gelegenen Organen wie Leber und Milz, wo der Solarplexus liegt, das Zentrum der Nervenverteilung für das Abdomen? Die Information der Verwundung der Hüfte legt eine weite Strecke bis zum Solarplexus zurück und verursacht die Inhibition von Nährstoffzweigen, die vom Solarplexus zu Lunge, Milz, Magen und allen Organen des Abdomen und Beckens ziehen. Diese Inhibition reicht aus, um die Organe in einen ungesunden Zustand zu bringen. Können wir dann erwarten, dass Herz und Lungen gutes gesundes Blut aus dem Chylus produzieren, der von den verletzten Organen im Abdomen, Omentum und Peritoneum gebildet wird? Ich denke nicht."

Es scheint, dass Still schon zu dieser frühen Zeit eine vage Vorstellung von der Bedeutung des autonomen Nervensystems und dessen Verbindung mit Schmerz und Verletzung hatte, die von Gelenksproblematiken herrühren.

1.7.3 Das Generelle Adaptationssyndrom nach Selye

Selye beschrieb, wie oben erwähnt, **drei Stadien** des **Generellen Adaptationssyndroms**:

- **Alarm:** Der Körper wird mobilisiert, um sich selbst unter hoher Erregung gegen den Stressor zu verteidigen. Folgende physiologische Veränderungen treten auf:
  - erhöhte Herzfrequenz und -kraft, positiv chronotrope und inotrope Wirkungen am Herzen
  - erhöhte Atemfrequenz
  - Vasokonstriktion der Haut und von bestimmten viszeralen Blutgefäßen
  - erhöhte Aktivität der Leber
  - verringerte Speichelproduktion
  - verringerte Aktivität von Verdauungsenzymen
  - Kontraktion der Milz.
- **Widerstand:** Die Körpererregung bleibt erhöht, während der Körper versucht, sich gegen den Stressor zu verteidigen oder sich ihm anzupassen.
  - Eine erhöhte Nervenimpulsrate des Hypothalamus führt zur Erhöhung der regulatorischen Hormone, z. B. CRH (ACTH), GHRH, TRH etc.
  - Dies kann zu Anpassungserkrankungen führen, wie z. B. Hypertonie, Ulzera, beeinträchtigter Immunabwehr und Asthma.
- **Erschöpfung:** Die Ressourcen werden immer begrenzter, die Widerstandsfähigkeit kann kollabieren und zu Erkrankung bis hin zum Tod führen.
  - Erniedrigte Kaliumwerte im Blut, Aldosteron hält Natrium zurück im Austausch gegen Kalium und Wasserstoffionen.
  - Mangel an Glukokortikoiden
  - Hyperaktivität der Herzkranzgefäße und der Nebennierenrinde.

Wenn alle diese Reaktionen so schlecht für uns sind, warum reagiert der Körper dann auf diese Art und Weise? Im **Alarmstadium** nutzt der Körper die oben beschriebenen Aktivitäten für eine sofortige Erst-Verteidigung mit Hilfe des autonomen Nervensystems. Die Versorgung der Regionen, die wir in dem Moment nicht lebensnotwendig benötigen, wird eingeschränkt, wie z. B. die Verdauungsaktivität des Darms, wobei jedoch gleichzeitig Glukose als Energiequelle aus der Leber mobilisiert wird. Die Herz- und Atemfrequenz werden wiederum erhöht, um Sauerstoff durch den gesamten Körper zu bewegen und die beim Energieverbrauch entstehende Stoffwechselprodukte zu entsorgen. Erythrozyten werden aus dem Speicher Milz mobilisiert. Zusätzlich erweitert die Kampf-Flucht-Antwort die Pupillen und bewirkt, dass die Haare aufgerichtet werden („Gänsehaut"), was das Auftreten furchterregender erscheinen lässt. Mit Ausnahme der letzten beiden zielen alle genannten Veränderungen auf die sofortige Bereitstellung von Energiereserven ab. Zusätzlich findet eine Unterdrückung der Prozesse zur Energiespeicherung statt, um weitere Energie zur Verfügung zu stellen. Außerdem werden energieaufwendige Aufgaben, wie z. B. Wachstum und Fortpflanzung, während bestimmter Phasen von Stress hintangestellt.

Wie bereits erwähnt ist dieses Stadium **reversibel**. Der Körper hat mit seiner ihm innewohnenden Weisheit gleichzeitig ein System, die Harmonie wieder herzustellen. Während der Körper uns damit für die Abwehr von Gefahren ausrüstet, benutzt er parallel das langsamere System der Kortisol-Freisetzung, um Energiereserven wieder aufzufüllen und das Immunsystem so zu aktivieren, dass es für weitere Angriffe bereit steht. Kortisol hat auch eine aufrechterhaltende Funktion, physiologische Aktivitäten unter Kontrolle zu halten, da sie oft untereinander antagonistisch wirken. Um einen Stillstand oder eine unproduktive Situation zu vermeiden, benötigt die Reaktion des autonomen Nervensystems (Ausschüttung von Katecholaminen) nur wenige Sekunden, und die Effekte sind sofort sichtbar. Diese Auswirkungen erreichen ihr Maximum und reduzieren sich unter normalen Umständen innerhalb von Minuten. Die Ausschüttung von Kortison jedoch braucht länger, das Maximum wird erst innerhalb von Minuten bis Stunden erreicht und hat somit eine längere Wirkzeit.

1.7.4 Allostase und allostatische Belastung

In den letzten Jahren hat sich ein neuer Begriff für diese **alltäglichen Prozesse** etabliert: Allostase. **Allostase** bedeutet „Stabilität oder Homöostase durch Änderungen beibehalten". Dieser Begriff wurde 1988 von **Sterling** und **Eyer** eingeführt. Zunächst wurde der Begriff für die Beschreibung der Aktivitäten des Herz-Kreislaufsystems bei der Änderung vom ruhigen in den aktiven Zustand des Körpers verwendet. Sie stellten fest, dass die damalige Vorstellung von Homöostase als einer festen Einheit überholt war und homöostatische Parameter variabel sein müssen, um auf wechselnde Bedingungen eingehen zu können. Einen Bilderbuchblutdruck von 120/80 mmHg zu haben, während ein Stier auf einen losrennt oder eine andere Gefahr in Verzug ist, hilft niemandem. Der Körper muss sich anpassen können, aber genauso wichtig ist, dass er auch wieder in die vorige physiologische Normalsituation zurückfindet.

Sterling und Eyer schlugen drei mögliche Ergebnisse eines **Allostase-Zyklus** vor:
- Ein normales Gleichgewicht kann nach Ende der Stresseinwirkung wieder hergestellt werden.
- Der Körper stagniert in einem hyperaktiven Stadium.
- Der Körper stagniert in einem hypoaktiven Stadium.

Jeder normale Zyklus wird eine normale „Abnutzung" erzeugen, was ein Teil des Lebens ist. Wiederholen sich die Allostase-Zyklen jedoch, können sie sich in jede der drei oben beschriebenen Richtungen entwickeln. Der Preis, den der Körper für die Abnutzung bezahlt, wird „**allostatische Belastung**" genannt. Es scheint so, als gäbe es für alle Körpersysteme schützende Kurzzeit-Wirkungen, die Allostase, und schädigende Langzeitwirkungen, die allostatische Belastung.

1.7.5 Methoden zur Messung von Stress

Möchte man die Stressebenen objektiv untersuchen, muss die Herangehensweise klar formuliert sein. Etliche Forschungsstudien wurden mit Hilfe von Untersuchungen von **Katecholaminen in Blut und Urin** durchgeführt. Dies zeigte, dass eine signifikante positive Beziehung zwischen den Änderungen des Katecholaminspiegels in Urin und Plasma besteht [Akerstedt et al. 1983, Steptoe 1985]. Gleichzeitig kann man allein die Blutabnahme für die Analyse schon als ausreichend stressbeladen für viele Menschen erachten. Es scheint, als ob für Messungen von akutem Stress Blutproben die beste Methode und für Messungen von chronischem Stress Urinproben besser geeignet sind.

Katecholamine werden normalerweise über eine elektrochemische Aufschlüsselung mittels Flüssig-Chromatographie (HPLC = High Performance Liquid Chromatography) bestimmt. Ein Problem dabei besteht darin, dass die Katecholamine einen ausgesprochenen Tagesrhythmus aufweisen, mit einer Maximalproduktion in der Mitte der Wachzeit am Tage und einem niedrigsten Niveau in der Mitte des Nachtschlafes. Der Adrenalingehalt ist beständiger als der des Noradrenalin, der hauptsächlich durch körperliche Aktivität beeinflusst wird. Andere Faktoren, die den Katecholamingehalt beeinflussen, sind u. a. Nikotin, Koffein und Medikamente wie Betablocker und Diuretika. Weniger ausschlaggebend sind Faktoren wie Geschlecht, Körpergewicht, Ernährung und die Phasen des Menstruationszyklus.

1.7.6 Forschungsergebnisse

Es scheint, dass der **Adrenalinspiegel** sowohl bei Überstimulation als auch bei Unterstimulation signifikant erhöht ist. Daher scheint sich eine hohe Arbeitsbelastung in einem frequentierten Büro genauso schlecht oder gut auszuwirken wie eine einfache, monotone, sich ständig wiederholende Tätigkeit mit einem Mangel an bedeutenden Anforderungen, z. B. im Falle von Arbeitslosigkeit. [Frankenhaeuser et al. 1971, Levi 1972, Frankenhaeuser und Gardell 1976]

Hinsichtlich der **geschlechtsspezifischen Unterschiede** scheinen Frauen unter experimentellem Stress weniger zu reagieren als Männer. Sie schnitten in den Experimenten manchmal sogar besser ab als Männer. Wurden sie unter intensiven Stress gesetzt, stieg ihr Adrenalinspiegel zwar auch signifikant an, jedoch in weit geringerem Ausmaß als bei Männern. [Frankenhaeuser et al. 1961, 1978, 1981, 1989; Lundberg 1996]

Abgesehen von den nicht zu vernachlässigenden Auswirkungen der Geschlechtshormone auf den Katecholaminspiegel sind **psychologische Faktoren** und geschlechtsspezifische Verhaltensmuster sehr bedeutend. [Wasilewski et al. 1980; Tersman et al. 1991] Andere Arbeiten haben gezeigt, dass ein Vergleich von Männern und Frauen mit übereinstimmender Erziehung und Beschäftigung gleiche Ergebnisse bei den Katecholamin-Messungen bei experimentellem Stress ergab. [Frankenhaeuser et al. 1989]

Ein interessantes Ergebnis einer Reihe von Experimenten war, dass Frauen physiologische Stress-Momente aus dem Arbeitsleben auf **Situationen übertragen**, in denen sie nicht arbeiten, wie z. B. auf Wochenenden, Feierabende oder den Alltag mit ihren Kindern. [Rissler 1977; Frankenhaeuser et al. 1989; Lundberg 1996]

Unter normalen Umständen führen diese **Stress-Höhepunkte** zu einer Erhöhung der zirkulierenden Katecholamine, deren Gehalt wieder auf normales Niveau zurück sinkt, sobald der Stress vorbei ist. Problematisch wird es dann, wenn diese Stressantworten nicht angemessen abgeschlossen werden oder stattdessen eine unangemessene Stressreaktion stattfindet.

Eine **normale Stressreaktion** wurde in der Arbeit von Johannson et al. über eine Doktorandin veranschaulicht: Bei Untersuchungen vor, während und nach der Verteidigung ihrer Dissertation konnte festgestellt werden, dass das ausgeschiedene Adrenalin in den Tagen vor ihrer Verteidigung stetig anstieg, am Tag ihres Examens ein deutlicher weiterer Anstieg zu verzeichnen war, dem eine rasche Abnahme folgte, als der Stress vorbei war. Weitere Untersuchungen von Forsman zeigten Reaktionen gesunder Männer während aufeinanderfolgender Stress- und Ruhephasen im Labor. Das Muster äußerte sich in abwechselnden Spitzen und Abfällen entsprechend den Stress- und Ruheperioden.

Prof. Bruce McEwen von der Rockefeller Universität gilt als einer der führenden Forscher auf dem Gebiet der Allostase und allostatischen Belastung. Er beschreibt **vier Typen allostatischer Belastung** [McEwen 1998]:
- Wiederholtes Auftreten von multiplen neuen Stressoren
- Mangel an Anpassung
- Verlängerte Reaktionsantwort aufgrund von verzögertem Reaktionsabschluss
- Unangemessene Antwort, die zu kompensatorischer Hyperaktivität anderer Botenstoffe führt, z. B. unangemessene Sekretion von Glukokortikoiden, die einen erhöhten Gehalt an Zytokinen bewirken, die normalerweise durch Glukokortikoide gegenreguliert werden.

Das Interesse an der Allostase und der Preis, den wir mit den unter dem Begriff allostatische Belastung genannten Prozessen bezahlen, veranlassten McEwen und seine Kollegen zu einer Langzeitstudie über die Auswirkungen auf die Gesundheit. Die „MacArthur-Studie über **erfolgreiches Altern**" lieferte Daten von folgenden Messungen:
- systolischer und diastolischer Blutdruck als Indikator für die Herz-Kreislaufaktivität
- das Verhältnis von Hüft- zu Taillenumfang als Indikator für chronische Stoffwechselprozesse und adipöse Gewebeablagerung, von dem angenommen wird, dass es durch eine erhöhte Glukokortikoid-Produktion mit beeinflusst wird
- Serum-HDL- und Gesamtcholesterin-Spiegel bezogen auf die Entwicklung von Arteriosklerose (erhöhtes Risiko bei höherem Gehalt an Gesamtcholesterin und niedrigerem an HDL)
- Blutplasmaspiegel an glykosiliertem Hämoglobin, eine Messung des Glukose-Metabolismus über mehrere Tage
- Serum-Dehydroepiandrosteron (DHEA), ein funktioneller HHN-Antagonist (HHN-Achse: Hypothalamus-Hypophysen-Nebennieren-Achse)
- Kortisol-Ausscheidung im Urin über Nacht, eine Messung der 12stündigen HHN-Achsen-Aktivität
- Adrenalin- und Noradrenalingehalt im über Nacht ausgeschiedenen Urin, ein Hinweis auf die sympathische Aktivität innerhalb von 12 Stunden.

Die Ergebnisse der jeweiligen Patienten wurden individuell ausgewertet, ihnen wurde bezüglich der allostatischen Belastung ein Wert zugewiesen und sie wurden nach

2,5 Jahren erneut untersucht. Dabei wurde festgestellt, dass diejenigen mit höheren Grundwerten ein höheres Risiko für Herz-Kreislauferkrankungen hatten sowie eine Abnahme der physischen und kognitiven Funktion und eine erhöhte Mortalitätsrate.

Hinsichtlich des Herz-Kreislaufsystems verändern **Katecholamine** Herzaktivität und Blutdruck in Bezug auf Schlaf, Wachzustand und physische Anstrengung. Bei wiederholten starken Blutdruckerhöhungen, die durch unzählige Stressoren verursacht werden, denen wir tagtäglich ausgesetzt sind, ermöglicht die Überaktivität des SAM-Systems (sympathischen adrenomedullären Systems) die Entstehung von Arteriosklerose, Hypertonie und Diabetes mellitus Typ II. Zusätzlich führt die Überaktivität des HHN-Systems zu einer allostatischen Belastung, die sich in einer abdominalen Fettleibigkeit äußert. [Seeman et al. 1997]

Interessant war, dass eine der Hauptarbeiten, die weitere Forschungsstudien auslöste, per Zufall entdeckt wurde. Manuck et al. bemerkten, dass „die andauernde **Aktivierung des Blutdrucks** bei dominanten männlichen **Javaner-Affen** (Macaca fascicularis) im Konkurrenzkampf um eine Position in einer instabilen Dominanzhierarchie die Bildung von **arteriosklerotischen Plaques** zu beschleunigen scheint". Das ist vielleicht gerade für diejenigen wissenswert, die sich zu der Gruppe zählen, die in Schul- und Universitätszeiten nur zu gerne nach vorne gingen und das Wort ergriffen.

1.7.7 Osteopathische Betrachtungen

Die Übertragung der vorhergehenden Diskussion von Stress und Allostase auf den Patienten in der Praxis mag auf den ersten Blick nicht einfach erscheinen, aber unter Betrachtung der Auswirkungen von Stress auf die Körpersysteme wird die Verbindung offensichtlicher. Moon und Sauter führten eine Studie zu den **psychosozialen Aspekten** von **muskuloskelettalen Störungen** durch mit dem Ergebnis, dass psychosozialer Stress eine wichtige Rolle einnimmt und verschiedenste Körperfunktionen beeinflusst, einschließlich der Muskelspannung, die wiederum mit schmerzhaften Beschwerden im Bereich von Nacken, Schulter und Rücken verknüpft ist. Osteopathen ist im allgemeinen bewusst, dass sich viele physiologische Dysfunktionen des Körpers im muskuloskelettalen System widerspiegeln und dieses System den Weg für den Behandlungsansatz ebnet.

Eine vom Autor durchgeführte Studie (2003) untersuchte die Modulation von Schmerz, das Bewegungsausmaß eines Gelenks und Stress in Bezug auf den osteopathischen Eingriff. Unter Verwendung eines validierten Fragebogens zur Beurteilung von Stress [King et al., Mackey & Cox, 1978], einer visuellen analogen Schmerzskala und einer goniometrischen Messung über einen Zeitraum von 10 Wochen konnte eine signifikante Korrelation dieser drei Parameter festgestellt werden. Zudem fand eine signifikante Verbesserung aufgrund der osteopathischen Behandlung statt. Daraus folgend scheint es, dass eine osteopathische Behandlung grundsätzlich zur Verbesserung bestimmter Aspekte stressbedingter Fälle führen kann, aber die Schwierigkeit ist, wie diese Ergebnisse erreicht werden können.

Still bestand auf der Bedeutung von Anatomie und Physiologie innerhalb seiner Lehre und das spiegelt sich heute in der Stundenanzahl dieser Fächer in den Lehrplänen der osteopathischen Schulen in der ganzen Welt wider. Seit Still wurden viele weitere Ansätze und Techniken entwickelt, allerdings macht einen nicht das Arsenal an Techniken zum guten Osteopathen, sondern vielmehr, wie sie eingesetzt werden. Keiner würde die Bedeutung einer guten **Anamnese** als Grundvoraussetzung für eine sichere und wirkungsvolle Behandlung abstreiten. Eine gute Anamnese ist eine schwierige Herausforderung, da es ja nicht nur darum geht, mögliche Erkrankungen auszuschließen, sondern auch ausreichend Informationen zu bekommen, um die Patienten mit ihren Beschwerden individuell behandeln zu können. Darüber hinaus werden Informationen über ihren Lebensstil, ihre Gewohnheiten, Hobbys, die sportlichen Betätigungen und sonstigen Beschäftigungen benötigt, wenn die Absicht besteht, mit ganzheitlichem Ansatz zu behandeln. Was dann mit bzw. aus diesen Informationen gemacht wird, bestimmt, ob nur eine Behandlung oder eine gute Behandlung erfolgt. Es ist leicht, das Bild mit zu viel Informationen zu verwirren, die für die Behandlung überflüssig sind, obwohl manche sagen würden, dass es so etwas wie „zu viel Information" nicht gibt.

Die **Wahl der Behandlungsweise** wird zweifellos von den individuellen Präferenzen eines jeden Osteopathen beeinflusst, obwohl sie in Wirklichkeit vom jeweiligen Patienten und den vorliegenden Beschwerden bestimmt werden sollte. Es sollte allen Osteopathen klar sein, dass es keine **spezielle osteopathische Behandlung für Stress** gibt, so wie es keine spezielle Behandlung für Obstipation, Dysmenorrhö oder Otitis media gibt. Es gibt jedoch bestimmte Techniken, die einem bestimmten Patienten bei Stress, Obstipation, Dysmenorrhö oder Otitis media helfen können. Und wenn diese Techniken in kohärenter Weise zusammengefügt werden, kann bestimmten Patienten mit Problemen wie Stress etc. sehr geholfen werden. Es muss aber betont werden, dass die Anwendung, die einem Patienten halfen, einem anderen nicht viel nützen können. Einfach ausgedrückt ist die Osteopathie keine Therapie auf Rezept. Der Patient soll nicht an die Behandlung, sondern die Behandlung an den Patienten angepasst werden! Einige Patienten reagieren vielleicht besser auf strukturelle, andere auf funktionelle Techniken. Was auch immer angewendet wird, es gibt normalerweise eine Technik, die entwickelt wurde, um an den Strukturen, die vom Stress betroffen sind, zu arbeiten. Generell herrscht Übereinstimmung, dass eine strukturelle Gelenktechnik an den Artt. costovertebrales eine Wirkung auf die benachbarten autonomen Ganglien und dadurch auf die Aktivität des autonomen Nervensystems hat. Das ist in sich dadurch eine Vorgehensweise zur Behandlung von Stress, indem ein Ungleichgewicht aufgrund eines unvollständigen Allostase-Zyklus, z. B. mit ineffektivem An- oder Ausschalten von Reaktionsantworten, bei der Normalisierung unterstützt wird. Zweifellos ruft eine funktionelle Technik am gleichen Gelenk eine ähnliche Reaktion hervor, es sind jedoch ganz allein der Patient und die vorliegende Natur der Beschwerden, die entscheiden, welche Behandlungsform die effektivste sein wird.

Alle Behandlungsweisen können auf das **autonome Nervensystem** und die Stressfolgen abzielen. Eine viszerale Technik zur Befreiung des Mesenteriums wird letztlich eine Wirkung auf alle begleitenden Strukturen haben. Diese Strukturen schließen die Äste der A. mesenterica superior und ihre assoziierten Nerven ein, also die Fasern, die vom Plexus mesentericus superior ausgehen, einem präaortalen Ganglion, das die Funktion des Dünndarms beeinflusst. Abgesehen vom autonomen enterischen Nervensystem ist der Hauptnerv zu den Eingeweiden der **N. vagus**, und so wird jede Technik, die innerhalb seines Verlaufs ausgeführt wird, eine Wirkung auf die Funktion von Herz-Kreislauf, Atmung und Verdauungstrakt haben. Unabhängig von der Technikart wird das Ziel der Ausübung darin bestehen, die Funktion des N. vagus zu beeinflussen, egal ob eine kraniale Technik am Okziput durchgeführt wird, eine strukturelle Technik am Atlas oder eine fasziale Technik an den zervikalen Faszien. Die obigen Beispiele struktureller, viszeraler und kranialer

Techniken können alle durch andere Behandlungsweisen ersetzt werden. Dies ermöglicht dem Osteopathen, die Behandlung auf die Wünsche und Bedürfnisse des Patienten anzupassen, und nicht nur eigene bevorzugte Behandlungstechniken anzuwenden.

Es ist bekannt, dass die beiden Seiten des autonomen Nervensystems, das sympathische und das parasympathische, nicht antagonistisch arbeiten. Mit diesem Wissen im Hinterkopf sollte nicht mit der Vorstellung, die eine Seite „anzustellen" und die andere „herunterzufahren", behandelt werden, sondern eher mit der Idee, die Gesamtfunktion zu normalisieren. Tatsächlich haben **Sympathikus und Parasympathikus** in manchen Fällen die gleiche Funktion und verstärken sich gegenseitig lediglich. Die meisten Osteopathen stimmen zu, dass das Behandlungsziel darin besteht, dem Körper immer die beste Funktionsweise zu ermöglichen, egal wie die Behandlung aussieht.

Individuelle Stressmessungen waren mehrere Jahre lang ein wichtiges Forschungsgebiet. Als wirksamer und praktischer Ansatz erwies sich der **„Stimmungs-Adjektiv-Fragebogen"** [Mackay und Cox 1978]. Er besteht aus einer Liste mit 30 verschiedenen Adjektiven, die das individuelle subjektive Empfinden hinsichtlich Stress bewerten. Aus den Ergebnissen kann eine Prozentangabe aus Stress und Erregung errechnet und das wiederum als Indikator genutzt werden für die Effektivität der Behandlung gestresster Individuen innerhalb eines festgelegten Behandlungszeitraums. Viele Therapeuten haben eine Version dieser Checkliste getestet und ihr großen Wert für die Beschreibung von Stimmungsdaten beigemessen. [King et al. 1983]

So wie es keine spezifische osteopathische Behandlung für den Schiefhals oder Verstopfung gibt, existiert auch **keine spezifische Stress-Behandlung**. Lediglich die Art und Weise, wie das Wissen am Patienten eingesetzt wird, der zur Behandlung kommt, macht den Osteopathen mehr oder weniger wirkungsvoll in seinem Ansatz bei Stress. Der wichtige Punkt dabei ist, dass jeder auf Stress unterschiedlich reagiert und die zukünftige Gesundheit eines einzelnen davon abhängt, wie man darauf reagiert. Stress bleibt in seinen vielen Formen vorhanden und in unserer modernen Welt mit ständig steigenden Anforderungen fallen wir ihm immer wieder zum Opfer. Das gilt für alle, für den Karriere machenden Geschäftsmann, den Arbeitslosen, die Mutter mit einem weinenden Baby oder für das Baby selbst. Still lehrte, sich die Anatomie und Physiologie zu vergegenwärtigen, um die Antworten und Reaktionen des Körpers zu verstehen. So ist es kein Zufall, das die Nebenniere des Fetus proportional viel größer ist als bei einem Erwachsenen. Die Geburt selbst ist ein höchst stressreicher Moment für den Körper und bedeutet möglicherweise eine Vorwarnung für weitaus größere Erlebnisse, die da kommen könnten. Letztendlich ist die Planung der Behandlung von größter Wichtigkeit. Sogar unter Kenntnis all der Techniken, die jahrelang während des Studiums der Osteopathie gelernt wurden, sind viele neue Osteopathen erstaunt, wenn sie mit einem Patienten konfrontiert werden, der an dem weitläufig und schlecht definierten Symptom Stress leidet. Das Wissen mag bestehen, aber die Anwendung ist unbekannt. Alle Patienten sollten als ein lebender ganzheitlicher Ausdruck von Geist, Körper und Seele in Bezug auf einen bestimmten Ort und eine bestimmte Zeit in ihrem Leben gesehen werden. Die Analyse dieser Person sollte durch die Anamnese und die palpatorischen Befunde unter vollem Verständnis der Prinzipien der Osteopathie geschehen, dann wird auch der Behandlungsplan ersichtlich. Still schrieb: „Wenn Du die Gesetze der Räson voll verstehst und anwendest, wird die Verwirrung Dir fremd bleiben in all den Kämpfen mit Krankheit."

1.8 Das Tensegrity-Modell
Cristian Ciranna-Raab

1.8.1 Tensegrity – ein architektonisches Modell

„Alle Strukturen, richtig verstanden, vom Sonnensystem bis zum Atom, sind Tensegrity-Strukturen." Buckminster Fuller

Der Begriff Tensegrity wurde von **Buckminster Fuller** (1895–1983, amerikanischer Architekt, Designer, Erfinder und Autor) entwickelt und setzt sich aus den Worten „**Tension**" (Spannung) und „**Integrity**" (Ganzheit) zusammen. Ein Grundprinzip des mechanischen Tensegrity-Konzepts nach Fuller ist die **Synergie**: das Verhalten eines integralen, zusammengesetzten Systems ist unberechenbar, wenn man die Komponenten getrennt vom Ganzen sieht.

Das Tensegrity-Modell bezeichnet ein strukturelles System, das aus starren **diskontinuierlichen Anteilen** besteht, die über **kontinuierliche Spannungselemente** verbunden sind. Druck wird diskontinuierlich, Zugkräfte werden hingegen kontinuierlich innerhalb des Systems verteilt.

Druck und Zugkräfte sind so sehr Teil unseres täglichen Lebens, dass man kaum darüber nachdenkt. Meistens stellt man sich diese als entgegen gesetzte Kräfte vor: rein und raus, vor und zurück, Kraft in einer Richtung oder in der anderen. Fuller erklärte jedoch, dass diese Kräfte nicht entgegengesetzt sind, sondern sich immer ergänzen, und dass Druck divergent sei und Zug konvergent. Man kann es sich an einem Beispiel gut vorstellen: Ein Auto fährt mit einem Anhänger bergauf, gegen die Gravitationskraft. Durch die Beschleunigung und die daraus entstehenden Zugkräfte wird der Anhänger schön gerade hinter dem Auto bleiben. **Zug ist konvergent**. Umgekehrt, wenn man bergab fährt und der Anhänger Druckkräfte ausübt. In diesem Fall besteht die Möglichkeit, dass er von Seite zu Seite schwankt. **Druck ist divergent**. Dies sind die beiden koexistierenden Fundamente des Universums: Druck und Zug – Kompression und Spannung – Anziehung und Abstoßung – Sympathie und Antipathie.

Weitere Tensegrity-Strukturen, die in unserem alltäglichen Leben vorkommen, sind z. B. **Autoreifen** oder **Luftballons**. Wenn man diese als ein System betrachtet, erkennt man, dass die äußerlichen Gummielemente mit den kontinuierlichen Zugkräften übereinstimmen und die einzelnen Luftmoleküle mit den diskontinuierlichen Druckelementen. Jede Kraft von außen wird unmittelbar und kontinuierlich über die gesamte Struktur verbreitet. Das macht den Reifen oder Ballon sehr stark. Der Autoreifen ist eine der stärksten und haltbarsten Erfindungen der Geschichte, aber nur wenige wissen, dass er eine Tensegrity-Struktur ist.

Fuller entwickelte die bekannten „**Geodesic Domes**" (darauf basiert z. B. der Millenium Dome in London). Je größer eine Tensegrity-Struktur ist, umso stärker ist sie auch. Rein theoretisch gibt es keine Grenzen der Größe dieser Strukturen, die einzigen begrenzenden Faktoren sind Materialienbearbeitung und technische Vorgänge.

1.8.2 Tensegrity – ein molekularbiologisches Modell

Die Molekularbiologie begann vor ungefähr 30 Jahren, Zellbestandteile zu isolieren und analysieren. Zu dieser Zeit beschrieben Forscher die Zelle als eine mit Protoplasma gefüllte Membran, deren Inhalte wahllos herumschwimmen. Die Idee, dass eine **Zelle** ein **hochstrukturiertes, dreidimensionales System** ist, nahmen nur wenige als wahr hin. Es war damals noch unerforscht, dass jede Zelle durch die extrazelluläre Matrix verbunden ist. Dazu kam, dass die Vorstellung, dass mechanische in chemische Signale umgewandelt werden können, um somit die Zellphysiologie zu verändern, eine weitere Wissensgrenze darstellte.

Der Harvard-Professor **Donald E. Ingber** stellte Anfang der 80er Jahre ein neues Modell für die eukaryotischen Zellen vor. Davon ausgehend, dass **Zellen mechanische Kräfte in physiologische Reaktionen umwandeln** können, beschrieb er die Zelle als ein zytoskelettales System, das **Organisation und Stabilität** zugleich liefert. Ingber gründete seine Hypothese auf das strukturelle Prinzip des Künstlers Kenneth Snelson, das später von Fuller als Tensegrity bezeichnet wurde.

Ingber beschrieb auf zellulärer Ebene dieses **reziproke Spannungsmodell** als ein Netzwerk von **kontraktilen Mikrofilamenten**, das als Spannungskabel wirkt und eine **Zugkraft** auf die Zellmembran und die Zellbestandteile in Richtung Zellkern ausübt. Die **intrazellulären Mikrotubuli** von ineinander verwobenen Mikrofilamenten sowie die **extrazelluläre Matrix wirken** dieser **Zugkraft entgegen**. Intermediäre Filamente in der Zelle wirken als Integrationselemente zwischen Mikrotubuli und kontraktilen Mikrofilamenten sowie zwischen Zellmembran und Zellkern. Ein hochorganisiertes mikroskopisches Spannungssystem soll somit Bewegungen, Sekretionen, Informationsübertragungen, Wachstum und den genetischen Ausdruck der Zellen steuern.

Ingbers Theorie würde somit die **Wechselwirkung zwischen Struktur und Funktion**, eines der fundamentalen osteopathischen Prinzipien nach Still, auf zellulärer Ebene bestätigen. Weiterhin könnte es auch zum **Verständnis therapeutischer Ansätze** beitragen, die mechanisch ausgeführt werden, aber eine Wirkung auf Gewebe und deren physiologische Prozesse haben.

In der Natur kommen Tensegrity-Strukturen in Form von Viren, organischen Molekülen, Pollen, Früchten wie Himbeeren und vielen anderen biologischen Strukturen vor.

1.8.3 Tensegrity und Biomechanik – von mikroskopisch zu makroskopisch

Die Biomechanik nimmt in der Osteopathie einen bedeutenden Platz ein. Noch als relativ junges Wissenschaftsgebiet geltend, soll die Biomechanik das Verständnis vermitteln, wie es mechanisch zu Dysfunktionen oder sogar Pathologien kommen kann. Das Tensegrity-Modell bezogen auf Biomechanik entstand unabhängig von Ingbers Arbeiten.

Stephen M. Levin, ein amerikanischer Orthopäde, setzt sich seit 30 Jahren mit diesem Thema auseinander. Die Frage, die er sich als erste stellte, war: Wie können Muskeln und Knorpel den riesigen Kräfte widerstehen, die durch die gewöhnliche Newton-Mechanik erzeugt werden? **Biologische Strukturen** sind beweglich, flexibel, Energie sparend und können unabhängig von der Gravitationskraft funktionieren. Die mechanischen Eigenschaften können deswegen nicht Newton-, Hook- oder linearen Gesetzen unterstellt werden. Wenn das menschliche **Skelettsystem als Hebelsystem** funktionieren würde, würde man z. B. 16 kN im M. erector spinae aufbringen müssen, um 200 kg anzuheben (angenommen, das Fulcrum ist 40 cm vom Gewicht entfernt). Aber der M. erector spinae kann nur 2–4 kN generieren. D. h. dass schon 25 kg anzuhebendes Gewicht für unsere Rückenmuskulatur gefährlich wären.

Das „Pfosten und Balken-Modell" kann für Wirbeltiere nicht gelten. Tensegrity bietet eine revolutionäre Alternative für das Verständnis des menschlichen Körpers: die **Knochen** agieren als **Kompressionselemente** und **Muskeln, Sehnen, Bänder und Faszien** als kontinuierliches **Spannungsnetz**, das stabil und dynamisch in jeder Position, auch über mehrere Gelenke, wirkt. Wenn man einen Teil des Spannungsnetzes verändert, passt sich die gesamte Struktur der Veränderung an.

Da die Wirbelsäule eine mechanische Struktur ist, haben Forscher bislang **mechanische Modelle** benutzt, um die **vertebrale Kinetik und Kinematik** zu verstehen. Alle Modelle beruhen auf einem mit Achsen beladenen Kompressions- und Stützsystem. Solche Systeme können aber das Gehen auf Füßen oder sogar Händen nicht ermöglichen. Tensegrity-Systeme hingegen können in jeder möglichen Position funktionieren, auch unter Wasser oder im Weltall. Die Hebelgesetze verhalten sich anders in Bezug auf Tensegrity-Strukturen, so dass äußerlich generierte Kräfte verteilt werden oder sogar die Struktur verstärken können. Man bedenke, dass die Kräfte bei einem 90 kg schweren Fußballstürmer beim Laufen nicht allein über dem Calcaneus wirken können, sondern über die gesamte Struktur verteilt werden müssen.

Forschungen haben gezeigt, dass z. B. vertebrale Bänder (Lig. flavum, Lig. longitudinale) unter einer gewissen **Vorspannung** sind, während die Wirbelsäule sich in neutraler Position befindet. Weiter haben Forschungen gezeigt, wie sich die Wirbelsäule „ausdehnt", wenn man die Bänder entfernt, genauso wie man es bei einer Tensegrity-Struktur erwartet, wenn man die Spannungselemente entfernt. Zudem ist bekannt, dass alle Muskeln eine **physiologische Ruhelänge** haben, was wiederum zeigt, dass auch diese Bestandteile des Netzes nie zu einer kompletten Entspannung kommen. Weiterhin haben orthopädische Untersuchungen gezeigt, dass man Gelenkflächen zwischen zwei Knochen in vivo nicht zu einem Kontakt zwingen kann, wenn die Weichteile unbeschädigt sind.

Das Tensegrity-Modell hat viele Konzepte der Biomechanik grundlegend verändert. Auch therapeutische Ansätze für das muskuloskelettale System sollten entsprechend neu konzipiert werden, wobei die Spannungselemente des Körpers in diesem Modell im Vordergrund stehen. In der Osteopathie hat man dies schon erkannt, und es gibt mehrere **Behandlungsmethoden**, die auf die Weichteile abzielen, von den Muskeln bis zu den Faszien, von denen die letzteren das wahre, kontinuierliche Spannungsnetz des Körpers darstellen.

1.8.4 Tensegrity und Osteopathie

In der Osteopathie bilden die Einheit des Körpers und die Wechselwirkungen zwischen Funktion und Struktur die Grundbausteine der therapeutischen Philosophie. Energie fließt in unserem Körper und kommuniziert vom kleinsten System bis zum größten, vom Atom zum Organ, und bildet somit ein **Kommunikationsnetzwerk**, das unseren Körper als einheitliches Ganzes arbeiten lässt.

Die extrazelluläre Matrix bildet in unserem Körper ein Kontinuum, das den Tensegrity-Prinzipien entspricht und alle Organe, Systeme und Strukturen verbindet. Die Matrix soll nach James Oschman sogar ein **halbleitendes bioelektrisches System** sein (die piezoelektrischen Eigenschaften in biologischen Strukturen wurden schon in den 60er Jahren erkannt), das elektromagnetische Impulse von Hand zu Hand übertragen kann. Damit können vielleicht neue Grenzen im Rahmen der „energetischen Medizin" erreicht werden, wobei man heutzutage **energetische oder elektrische Impulse** in der Diagnostik schon alltäglich benutzt.

Still erkannte die Wichtigkeit der Faszien schon vor mehr als 100 Jahren und stellte sie als höchstes Kommunikationsnetz dar, das für Gesundheit und Krankheit zuständig ist. Tensegrity bestätigt seine Vision. **Tensegrity** ist, wie Osteopathie zum Teil auch, eine **Philosophie**, die verschiedene Aspekte des Lebens zusammenbringen will. Fuller sah in Tensegrity die Verbindung zum Universum. Ein Gleichgewicht der Spannungen, die wahrscheinlich das Leben ermöglicht haben. Auch die Menschen leben in einem sehr empfindlichen Spannungssystem. Kommunikation bringt sie zwar zusammen, aber es besteht zwischen Menschen und in Beziehungen meistens eine **Anziehung oder Abneigung**. Die Menschen könnten hier als diskontinuierliche Kompressionselemente dargestellt werden und das kontinuierliche Spannungsnetz den allgemeinen Beziehungen entsprechen. Technologie bietet immer mehr Kommunikation, durch Erfindungen wie Telefon oder Internet sind jetzt die Beziehungsnetze größer geworden und erweitern sich mit hoher Geschwindigkeit. Ein Gleichgewicht darin zu finden, bleibt eine ideologische Vision, denn Gleichgewicht heißt unter anderem ein Funktionieren, das leider nicht garantiert werden kann, so wie es die Geschichte der Welt zeigt. Es wird immer Ungleichgewichte geben, in der Gesellschaft sowie im menschlichen Körper.

Das Tensegrity-Kommunikationssystem in der Osteopathie soll darauf hinweisen, dass selbst bei einer Behandlung, dem Treffen von zwei Personen, ein Spannungsmechanismus besteht. Die osteopathische Behandlung kann ausschließlich erfolgreich sein, wenn ein **Gleichgewicht** zwischen den zwei Menschen besteht.

Tensegrity bleibt ein **Modell** und ist **keine Antwort**. Jedoch haben die Prinzipien des Modells wichtigen Bezug zu osteopathischen Ansätzen, die wir täglich in therapeutische Manipulationen umwandeln, wo es letzten Endes auch um Anziehung und Abneigung geht. Durch die feine Palpation beschäftigen sich Osteopathen mit Spannungen, die je nach Dysfunktionsmuster gelöst oder verstärkt werden. Die therapeutische Aufgabe ist es, ein Gleichgewicht der Spannungen wiederherzustellen, was unter anderem **Homöostase** bedeuten könnte.

2 Diagnostische Grundlagen

Cristian Ciranna-Raab, Christian Fossum, Volker Och
Therapeut auf den Fotos: Christian Fossum

2.1	**Die osteopathische Diagnosefindung**	**70**	2.1.5	Osteopathische Modelle	**79**
2.1.1	Einführung	**70**	2.1.6	Allgemeine Untersuchung	**80**
2.1.2	Ziel der Untersuchung	**71**	2.1.7	Segmentale Untersuchung	**103**
2.1.3	Elemente der Untersuchung	**71**	2.1.8	Therapeutisches Vorgehen	**105**
2.1.4	Palpation	**72**	2.1.9	Nebenwirkungen und Kontraindikationen der Behandlung	**106**

2.1 Die osteopathische Diagnosefindung

2.1.1 Einführung

Christian Fossum

„Die Osteopathie ist auf das Wissen über Struktur, Verbindungen und Funktion jedes Teils und Gewebes des menschlichen Körpers aufgebaut. Sie kann zur Anpassung und Korrektur von allem, was deren harmonisches Funktionieren stört, angewendet werden." (George V. Webster, D.O., 1935)

Stills berühmtes Axiom „Find it, fix it and leave it alone" (finden, einrichten und dann in Ruhe lassen) hat in der Osteopathie eine hohen Stellenwert. Um ein guter Osteopath zu sein, benötigt man zuerst die mechanische und palpatorische Fähigkeit, es zu **finden** („find it"), was der Diagnostik entspricht, dann die konzeptuelle Idee (modus operandi), wie das Gefundene zu **beseitigen** ist („fix it"). Als letztes gilt das Prinzip der minimalen Intervention („leave it alone"), das Vertrauen in die **Selbstregulation des Körpers**.

Die **Diagnose** ist zweifelsohne der **wichtigste Teil** der osteopathischen Konsultation. In der täglichen Praxis wird oft vergessen, dass mindestens 75 % einer erfolgreichen Behandlung aus der Diagnose bestehen. Mit dieser als Ausgangspunkt können viele erfolglose Behandlungen vermieden werden, und höchst wahrscheinlich auch viele Misserfolge wie Nebenreaktionen und Komplikationen. Dabei ist die Befunderhebung nicht mit der osteopathischen Diagnose zu verwechseln. Die Befunde jeder osteopathischen Untersuchung sind zahlreich und nur ihre Interpretation und Einordnung im Kontext der osteopathischen Prinzipien ermöglicht die Erstellung einer osteopathischen Diagnose. Grundlage ist stets ein profundes Wissen der Wechselwirkungen zwischen Funktion und Struktur des Organismus. In der ersten Sitzung kann nie eine komplette Diagnose erhoben werden. Der Patient muss immer sowohl im Stehen als auch im Sitzen und Liegen untersucht werden, weil sich das Läsionsbild in verschiedenen Positionen und Winkeln ändern kann. Der Patient ist wie das Läsionsbild und Verkettungsmuster eine dynamische biologische Einheit.

„Es" oder „it" ist die **somatische Dysfunktion** (oder, wie in der früheren osteopathischen Terminologie, die osteopathische Läsion). Definitionen neigen oft dazu, eine konzeptuelle Abgrenzung darzustellen, und in diesem Sinn wurde die Aufmerksamkeit des Osteopathen oft nur auf die gelenkigen Strukturen des parietalen Systems geleitet. Obwohl eine somatische Dysfunktion das Gelenk mit einbezieht, muss die Dysfunktion nicht unbedingt in einem Gelenk liegen. Sie kann eine Restriktion oder Funktionseinschränkung jedes Gewebes im Körper sein, die über verschiedene anatomische Verbindungen, neurophysiologische Kommunikationsmechanismen, zirkulatorische Auswirkungen und biomechanischen Stress eine Dysfunktion im parietalen System hervorruft. Es kann auch umgekehrt sein: Die Dysfunktion liegt im parietalen System und über die gleichen Mechanismen werden andere Strukturen des Körpers durch eine Verkettungsreaktion mit einbezogen.

Die **Auswirkung** oder Verkettung einer Dysfunktion spiegelt in der Regel das Stadium wider, in dem sich der Körper physiologisch und psychologisch befindet. Jeder Patient ist ein Individuum und ein Läsionsmuster ist an dieses und seine Beschaffenheit angepasst. Aufgabe der osteopathischen Behandlung ist es, den Patienten zu seiner individuellen Physiologie zurückzubringen, damit ihm wieder Adaptions- und Kompensationsmöglichkeiten zur Verfügung stehen.

2.1.2 Ziel der Untersuchung

Christian Fossum

„Eine Diagnose ist eine Meinung, die im Kopf des Therapeuten als Ergebnis des Vergleichs von abnormen Befunden mit den in Textbüchern beschriebenen Symptomen formuliert wird. Der Osteopath sollte niemals mit einer benannten Krankheit zufrieden sein. Ihn sollte das ganze Gesundheitsbild des Patienten interessieren. Das Hauptprinzip der Osteopathie besteht nicht darin, die auf pathologischen Zuständen basierenden Symptome zu behandeln. Wir versuchen, die Ursache zu finden, durch die diese entstehen." (Swope, 1938)

Jede Substanz aus organischer Natur besitzt Spannungen und Dysfunktionen in seinem Rahmenwerk. Schwerkraft, Körpermorphologie, Biotypologie, Beruf, Hobbys und alltägliche Gewohnheiten beeinflussen uns, so dass Spannungen sozusagen ein natürlicher Teil unseres Lebens sind. Osteopathen philosophieren viel über die **primäre Läsion**, die „key lesion", als Zentrum unserer Spannungsmuster. Einige behaupten, dass die Evolution die Ursache sei mit der schlechten Anpassung vom Vierfüßler zum Zweifüßler, andere machen die Geburtsprozesse dafür verantwortlich. Dies bleibt eine Gedankenspielerei, da immer nach der wichtigsten Läsion in Zeit *und* Raum gesucht wird, wenn der Patient vor einem steht.

Bei der Untersuchung muss als erstes der **Bereich der größten Spannung** gefunden werden („area of greatest restriction"), weil diese Spannungszone eine Neuorganisierung des Körpers fördert. (Wilson, Mitchell, Stiles) Dadurch bricht die normale vertikale und horizontale Organisation des Körpers zusammen und ein neues, weniger optimales Schema wird vom Körper aufgestellt. Dieser Prozess steigert den Energieumsatz des Körpers, und der biomechanische und physiologische Stress rufen Spannungen, Symptome und pathophysiologische Reaktionen hervor. (Thorpe 1975) Dieser Gesamtverlauf wird „totale osteopathische Läsion" (ein Begriff, der von Arthur D. Becker in den 20er Jahren geprägt und später von H. H. Fryette weiterentwickelt wurde) genannt und ist die Summe aller Dysfunktionen des Körpers sowie des physiologischen und psychologischen Stresses. Dies entspricht im Grunde dem Adaptationssyndrom nach Hans Selye.

2.1.3 Elemente der Untersuchung

Christian Fossum

1. Anamnese
- allgemein: Traumata, Unfälle, Operationen, Punktionen, Vorbehandlungen, frühere und aktuelle berufliche und sportliche Tätigkeiten, Stress, Belastung, Ernährung, Alkohol, Rauchen
- speziell: Beginn der Beschwerden, Schmerzlokalisation, Druckempfindlichkeit, Abhängigkeit von Bewegung, Belastung, Lage, Tageszeit, Anlauf-, Ruheschmerz, eingeschränkte Bewegungen
- systemisch oder organbezogen: Beschwerden des Herz-Kreislaufsystems, der Lungen, Verdauung, Ausscheidungsorgane etc.
- Familienanamnese: Krebsleiden, Diabetes mellitus, Rheuma, genetische Anormalitäten

2. Globale osteopathische Untersuchung: wird in mehreren Positionen durchgeführt. Ziel, ein Bild des Läsionsmusters in seiner Totalität zu bekommen

3. **Lokale osteopathische Untersuchung:** die genauen Läsionsparameter einer Dysfunktion werden qualitativ und quantitativ bewertet, um den Zustand des Gewebes zu beurteilen und die Parameter für die Korrektur aufzustellen

4. **Medizinische Untersuchung**
- organbezogen: Palpation, Perkussion, Provokationstests, Puls, Blutdruck, Auskultation
- neurologisch: motorisch, sensorisch, Reflexe, Klonus, Hirnnerven, Nervendehnungstests
- orthopädisch: Quantität der Bewegung, Perkussion, Provokationstests
- Sicherheitstests vor Manipulationen

Nach der **Analyse** (Untersuchungsschritte 1.–4.) wird eine **Synthese** aufgestellt, die entweder zu einer Behandlung oder Überweisung zu weiteren Untersuchungen (Arzt, Labor, bildgebende Verfahren etc.) führt.

2.1.4 Palpation

Volker Och

Einleitung

Die Palpation ist für jeden manuell arbeitenden Therapeuten essenziell, da sie Informationen über Funktionsstörungen und Strukturveränderungen liefert, die Voraussetzung ist für eine adäquate Behandlung.

Texte zu diesem Thema sind meist eine detaillierte Beschreibung über die Art und Weise, wie der Behandler sich mit den Händen der Anatomie des Patienten annähert und eine Auflistung von Befunden, die palpatorisch zu unterscheiden sind. Letztendlich kann der Tastsinn aber nur durch tägliche „Übung" am Patienten geschult werden.

Die zu palpierenden Strukturen (Knochen und Weichteile) für alle besprochenen Gelenkregionen, die für die Diagnostik wichtig sind, werden in diesem Buch ausführlich in den jeweiligen Kapiteln aufgelistet (▶ 4–19).

In diesem Kapitel soll auch auf psychische Aspekte (Charakterstile) aufmerksam gemacht werden, die unsere Patienten verkörpern, aber auch uns als Therapeuten beeinflussen. Sie finden in der Körpertherapie noch immer zu wenig Beachtung und können bei der Untersuchung des Patienten eine Rolle spielen bzw. die Qualität der Palpation positiv oder negativ beeinflussen.

Versuch einer Definition

Palpation könnte man als eine Wahrnehmung von Grenzen bezeichnen, denn jede Struktur hat eine eigene Beschaffenheit und grenzt sich dadurch von seiner Umgebung ab, was wir unserer Wahrnehmung zugänglich machen möchten.

Hat der Therapeut ein bestimmtes Organ mittels Palpation mit seinen Händen aufgespürt, muss er das Wahrgenommene mit den inneren Bildern und dem angesammelten Wissen vergleichen, um die Struktur identifizieren zu können. Dazu sind ein geschulter Tastsinn und sehr gute Anatomiekenntnisse erforderlich.

Dieser bewusste Kontakt mit Grenzen findet aber nicht nur auf der physischen Ebene statt. Berührung schafft auch Zugang zur psychischen Seite des Patienten. Als Therapeut kann man nicht wissen, welche Emotionen der Patient mit der Berührung verknüpft und wie weit sich daher die Grenze zum Therapeuten hin oder von ihm weg, verschiebt. Deshalb kann der Therapeut nur seine eigenen physischen und psychischen Grenzen kennenlernen, um die seines Gegenübers wahrzunehmen.

Als Definition wird hier daher zur Diskussion gestellt: Die Palpation ist eine therapeutische Berührung, mit der man, unter Wahrnehmung und Berücksichtigung möglichst aller physischer und psychischer Kontaktphänomene, die physischen Gegebenheiten wahrnimmt, differenziert und beschreibt.

Psyche und Körperbild

In wenigen Büchern werden Charakterstrukturen bei Patienten (und Therapeuten) und ihr Einfluss auf die Beziehung zwischen Therapeut und Patienten beschrieben, worauf hier besonderes Augenmerk gelegt werden soll.

Der erste Kontakt zum Patienten entsteht schon mit der Begrüßung und es beginnt die Beziehung zwischen Patienten und Therapeuten, die gut und harmonisch, aber auch voller Spannungen sein kann. Der Patient kommt aus seinem persönlichen Umfeld mit seinem individuellen Weltbild zu uns in die Praxis und beansprucht Hilfe bei einem Problem, das ihn in seiner Lebensqualität eingeschränkt. Patient und Therapeut kommen aus verschiedenen Welten, was unter Umständen zu Konflikten führen kann. Wer kennt nicht die Situation, dass sich der Patient, der im ersten Moment als unsympathisch wahrgenommen wurde, mit der Zeit als angenehmer Zeitgenosse entpuppte.

Wer die Sichtweisen seines Gegenübers verstehen kann, wird es leichter haben, eine harmonische Beziehung aufzubauen und als Therapeut erfolgreich zu arbeiten. Menschliche Wesenszüge können besser verstanden werden, wenn man sich mit den verschiedenen Charakterstilen auseinander gesetzt hat.

Charakterprozesse sind Überlebensstrategien, die sich auf Psyche und Körper auswirken. Auf der körperlichen Ebene ist dies in allen Strukturen wieder zu finden: von der Muskulatur bis zu den inneren Organen, vom Hautwiderstand bis zum Haltungsstatus. Auch die Informations- und Sinneswahrnehmung und ihre Verarbeitung wird durch die verschiedenen Charakterstrategien beeinflusst.

Die Psychotherapeutin Marianne Bentzen drückt den Zusammenhang von Körper und Psyche folgendermaßen aus:

„Ein verbreitetes Missverständnis bezüglich der somatischen Charaktertheorie ist, dass diese behaupte, die Körperstruktur schaffe die Persönlichkeit. Tatsächlich vertritt die somatische Therapie bezüglich der Charaktertheorie die Auffassung, dass das Erleben auf kohärente und charakteristische Weisen sowohl den Körper, als auch die Psyche formt. Man kann auch sagen, Erlebnisse aller Art (alle, die somatische Komponenten umfassen) formen die neuroaffektiven Gewohnheiten, und Erleben und Affekt prägen die neuromotorischen Gewohnheiten."

Marianne Bentzen [Marlock/Weiss 2006]

Bei den Charaktertheorien gibt es verschiedene Ansichten über Entstehung und Ausprägung, jedoch stimmen sie auch in vielen Punkten überein. Die nachfolgenden Ausführungen basieren auf der Interpretation des Hakomi-Institutes für erfahrungsorientierte Körper-Psycho-Therapie und können in diesem Kapitel nur in sehr komprimierter Form wiedergegeben werden. Für das tiefere Studium der Charakterkunde wird auf entsprechende Lehrbücher verwiesen [Marlock/Weiss 2006].

Im Folgenden sollen verschiedene Charakterstile vorgestellt werden, wie sie sich in der Körpersprache und in körperlichen Reaktionen auf die palpatorische Untersuchung wiederspiegeln können und wie sie der Therapeut in der Therapiesituation erkennen und entsprechend darauf eingehen kann.

> Jeder Mensch trägt alle der im Folgenden beschriebenen Charakterstile in sich. Jeder wird in diese Welt geboren und sie formt sich nicht um den Einzelnen, weshalb jeder Konflikte erlebt, zu deren Bewältigung er sich verschiedene Charakterstrategien aneignen muss. Aus diesem Grund sind die Charakterstile in Dominanz und Kombination individuell.

Der schizoide Charakterstil

Entwicklung: Sehr früh, vor und um die Geburt oder in den ersten Monaten, durch Ablehnung und Hass der ersten Bezugsperson, auch durch erlebte Angst, die unmittelbar körperlich empfunden wird (wie z.B. zu laut, zu kalt, zu heiß etc.) oder Todesangst von Bezugspersonen (die diese z.B. durch Krieg, Flucht, Unfall oder psychische Erkrankungen erleben). Erfahrung einer nicht veränderbaren, bedrohlichen Welt.

Psychisches Bild: Er dissoziiert sich von seinen Gefühlen, besonders der Angst, und seinem Leib ab und flüchtet sich in eine Welt der Gedanken und Fantasie. Eher Scheu vor engen Beziehungen und Kontakten: Sicherheit scheint es nur im Alleinsein zu geben. Rückzugsverhalten und scheinbar kalte Ausstrahlung. Stärken sind Fähigkeit zur feinen Beobachtung, Objektivität und analytisches Denken. Oft hohe Sensitivität, starke künstlerische, erfinderische und mentale Kreativität.

Körperbild: Zusammengezogen und „fragmentiert", erhöhter Muskeltonus. Störung der Sinne und Selbstwahrnehmung, Körperbau oft groß und schmal, eckige Bewegungen.

Therapeutische Beziehung: Bei körperlicher Berührung ist viel gehaltene Angst, manchmal sogar Horror spürbar. Dieser Alarmzustand und die daraus resultierende hohe Mobilisierung können den palpatorischen Befund verfälschen. In der Behandlung können diese Patienten sehr detailliert über ihre Beschwerden erzählen.

Der orale Charakterstil

Entwicklung: In sehr früher Kindheit, geprägt durch Mangel an der richtigen Fürsorge (Zuwendung, Kontakt, Berührung, Halten etc.). Die Welt wird als Ort der Entbehrung erlebt, was durch fehlende wie auch zu viel Nähe entstehen kann.

Psychisches Bild: Er schneidet sich von der Ebene des Brauchens ab und wird im Prinzip unnährbar. Er fühlt sich bedürftig, wie ein Fass ohne Boden. Diesen Stil kann man sich durch ein aus dem Nest gefallenes Vögelchen verbildlichen. Die Welt wird als einen Ort des Mangels erlebt und es erscheint sinnvoll, sich schwach, bedürftig und kindlich zu verhalten, um Unterstützung und Zuwendung zu bekommen.

Leichter Zugang zu den eigenen Emotionen und gewinnendes Wesen.

Körperbild: leicht ermüdbar mit niedrigem Muskeltonus. Oberkörper zusammengesunken, Hohlkreuz und durchgedrückte Beine. Hilfe suchender, oft trauriger Blick.

Therapeutische Beziehung: In der Therapie fallen diese Patienten auf, in dem sie, wenn die Behandlung eigentlich zuende ist, immer noch einen Nachschlag haben möchten. Des Weiteren können diese Menschen die therapeutische Zuwendung nicht in ihr System aufnehmen, so dass sie sich z.B. erst an die Berührung gewöhnen müssen.

Der kompensiert orale Charakterstil
Entwicklung: Wie beim oralen Charakterstil

Psychisches Bild: Er braucht seine Mitmenschen nicht. Er ist der Überzeugung, dass man alles allein machen muss, ohne Unterstützung von außen. Er führt privat ein zum Teil isoliertes Leben (allein leben, allein reisen, allein zu Abend essen, etc.). Andererseits ist er sozial aktiv, „Helfer und Kümmerer", der anderen genau das gern gibt, was ihm selbst gut täte. Er hat meist eine große Leistungsbereitschaft und Autonomie. Er ist wegen seiner Bereitschaft zu geben häufig in therapeutischen und sozialen Berufen.

Körperbild: Kraftvoll aufgerichtet und hat teilweise Bein- und Beckenhaltungen wie Menschen oralen Stils.

Therapeutische Beziehung: Patienten mit diesem Stil sind sehr um das Wohlergehen des Therapeuten besorgt.

Der masochistische Charakterstil
Entwicklung: In einer Zeit, in der das Kind lernt, sich selbst zu behaupten und sich gegenüber der Welt abzugrenzen, in dem es lustvoll „nein" sagt. Das Kind beginnt neugierig die Welt zu entdecken.

Psychisches Bild: Wenn die Grenzen, die die Eltern setzen, nicht vor allem der Orientierung oder dem Schutz dienen, sondern mit moralisierendem Druck erfolgen, steht das Kind vor dem Dilemma: „Wenn ich tue, was ich will, verliere ich Dich und wenn ich tue, was Du willst, dann verliere ich mich." Das Kind verlagert jetzt das „nein" nach innen, um die Beziehung nicht zu verlieren, und macht somit die Erfahrung, dass es sinnvoll ist auszuhalten, um zu bestehen. Diese Menschen sind sehr loyale Freunde und Kollegen, oft mit viel Sinn für Humor.

Körperbild: Große Kraft und Ausdauer, aber auch festgehaltene Energie. Die Körperhaltung erinnert manchmal an eine Schildkröte.

Die psychopathischen Charakterstile
Entwicklung: Ab dem 2.–4. Lebensjahr, wenn authentische Gefühle, wie z.B. Angst und Traurigkeit, nicht ernst genommen oder sogar verlacht werden. Menschen beider Stile (s. unten) lernen, ihre eigenen Ängste und wahren Gefühle zu verbergen, nehmen aber unterschiedliche Strategien zu Hilfe.

Psychopathischer Stil 1
Psychisches Bild: Er macht sich stärker und wichtiger, als der sich wirklich fühlt und verliert dadurch allmählich den Kontakt zu seinen wahren Gefühlen. Er kennt nur ein „oben" oder „unten" und befindet sich in dem Dilemma, immer oben sein zu müssen.

Körperbild: Nach oben hin mobilisiert, wirkt etwas aufgeblasen. Die Beine und die untere Körperhälfte sind verhältnismäßig schmächtig.

Therapeutische Beziehung: Die Stärken der Menschen dieses Charakterstils, Führung zu übernehmen, können in der Therapie zu Konflikten führen, weil sie dies in der Therapie auch versuchen werden.

Psychopathischer Stil 2
Psychisches Bild: Er hat gelernt, sich so zu zeigen, wie es erforderlich scheint, um geliebt zu werden. Er manipuliert andere, um zu bekommen, was er selbst braucht. Dadurch geht der Kontakt zum authentischen und wahren Selbst mit der Zeit ver-

loren. Durch die große Fähigkeit, sich auf andere einzustellen, fällt es ihm vordergründig leicht, Beziehungen aufzubauen.

Körperbild: flexibel und geschmeidig. Die Spannung liegt tief unter der weichen Oberflächenmuskulatur.

Therapeutische Beziehung: In der Therapie werden sie versuchen, ein guter Patient zu sein, was es schwer macht, das Kernproblem zu erkennen.

Die rigiden Charakterstile

Entwicklung: Ab dem 5.–6. Lebensjahr, wenn das Kind lernt, dass es keine bedingungslose Liebe in der Welt gibt. So versuchen sie durch Handlungen, Aufmerksamkeit und Zuneigung zu bekommen. Auch hier haben sich zwei unterschiedliche Strategien entwickelt.

Psychisches Bild: Er ist zur Überzeugung gekommen, für Aufmerksamkeit und Anerkennung hart arbeiten zu müssen. Er setzt sich Ziele, von denen er sich durch nichts ablenken lässt, und rettet sich durch seine Rastlosigkeit in die Handlung. Er ist überfokussiert und rational, aber auch sehr gewissenhaft und zuverlässig.

Körperbild: Aufgerichtet, hoher Tonus.

Palpation Praxis

Kenntnis und Wahrnehmung der Phänomene und Strukturen vor der Grenze

Die beschriebenen Charakterstile gelten natürlich auch für jeden Therapeuten! Die Kenntnisse der eigenen Charakterprozesse sind sehr wichtig für die Selbstwahrnehmung, wodurch Grenzen besser spürbar werden.

Für die offene Palpation sind somit die Wahrnehmung der eigenen Körperposition, sowie die Wahrnehmung des eigenen Zustandes unabdingbar. Daher sind, neben fachlichen Supervisionen, auch Supervisionen des eigenen Zustandes von großem Vorteil.

Weiterhin ist die persönliche Haltung entscheidend für die Güte der Palpation. Es ist immer eine große Fehlerquelle, wenn der Therapeut fühlt, was er fühlen will. Das geschieht, wenn man seine eigenen Vorstellungen und Wünsche auf den Patienten projiziert.

Daher sollte der Therapeut immer mit offenem Herzen und Geist berühren, was dem Zustand der „inneren Achtsamkeit" gleichkommt. Nur so kann man wertfrei sein Gegenüber wahrnehmen, um dann die gewonnenen Informationen zu interpretieren und in einen Kontext zu bringen.

Kenntnis der Störfaktoren

Alles was die Aufmerksamkeit bindet, stört auch die Palpation. Dieses können Straßenlärm, grelles Licht, unruhiges Praxisklima, eigenes Gedankenchaos etc. sein, weshalb man sich um eine angenehme Atmosphäre und sein eigenes Wohlbefinden kümmern soll.

Ein großer Störfaktor kann die Übertragung und die daraus folgende Gegenübertragung psychischer Prozesse sein. In den Übertragungsprozessen werden Beziehungserfahrungen aktualisiert, in denen sowohl Aspekte von Beziehungspersonen als auch Interaktionserfahrungen mit diesen Personen enthalten sind. Übertragungen sind normal und somit nicht pathologisch. Wenn dies beim Therapeuten aber eine Erinnerung an eine unangenehme Situation hervorruft und er sich dagegen schützen muss, stört das die Behandlung empfindlich.

Aus diesem Grund sind osteopathische und psychologische Supervisionen sehr zu empfehlen.

Was wird bei der Palpation wahrgenommen?
Die Hand dient als lebendiges Messinstrument, das verschiedene Gewebequalitäten wahrnehmen kann:
- Temperaturunterschiede
- Feuchtigkeitsverhältnisse der Oberfläche
- Oberflächenbeschaffenheit
- Beschaffenheit der tiefer liegenden Gewebe
- Gewebedichte
- Gewebeelastizität
- Feinste Bewegungen, Beweglichkeit und Energien in den Geweben.

Wichtig ist die **Palpationsstärke:** Je leichter man palpiert, desto besser spürt man. Zu großer Druck kann das Empfinden stören und verursacht bei längerer Dauer Gewebeschwellungen. Deshalb sollte man nicht dem inneren Drang nachgeben, den Druck zu erhöhen, wenn man die Orientierung verliert, sondern immer Druck wegnehmen.

Welche Strukturen werden palpiert?
Schichtpalpation: Man nähert sich der zu behandelnden Struktur schichtweise. Zuerst visualisiert man die Struktur und die darüber liegenden Schichten. Dann passiert man gleichzeitig physisch und mental diese Schichten, um die jeweilige Schicht nach pathologischen Veränderungen zu untersuchen (▶ Abb. 2.1).

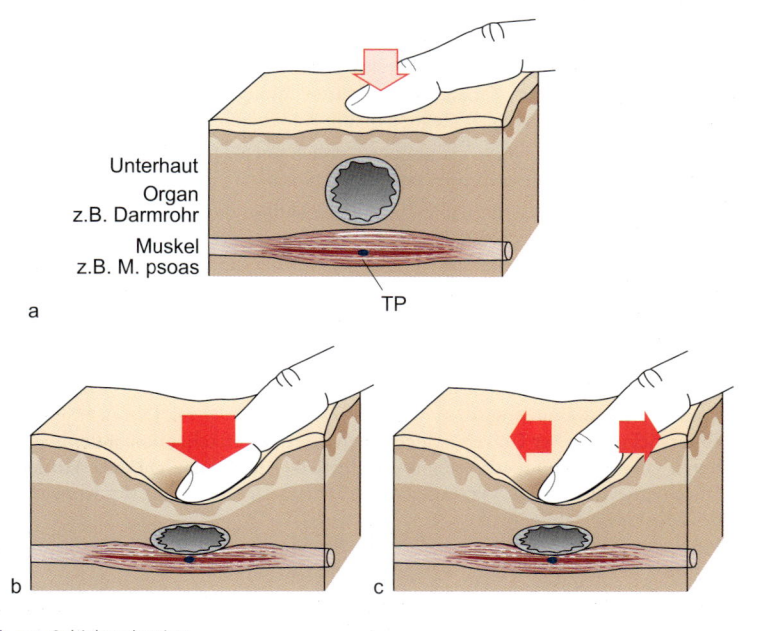

Abb. 2.1 Schichtpalpation

Palpation von länglichen Strukturen: Hier wird sowohl quer zur als auch entlang der Struktur palpiert. Man kann es auch mit einem Seiltänzer vergleichen, der sich Schritt für Schritt auf dem Seil entlang tastet. Diese Technik verwendet man bei Muskeln, Sehnen, Ligamenten, Röhrenknochen und Knochenkanten (▶ Abb. 2.2).

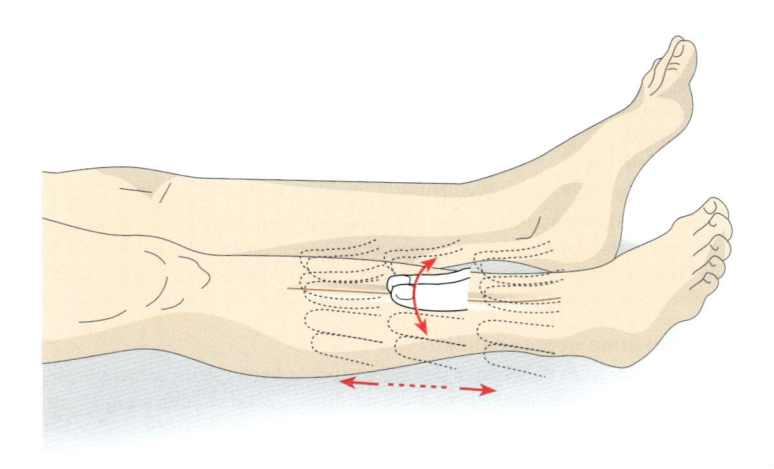

Abb. 2.2 Palpation von länglichen Strukturen

Palpation von Knochen: Hier sind die knöchernen Landmarken, wie Trochanter major oder SIAS gemeint. Bei diesen Strukturen palpiert man „vom Tal zum Berg", also tastet man sich von den Weichteilen zum Knochen hin.

Palpation von Nerven: Nerven sind oberflächlich gut zu palpieren. Die Palpationsqualität ähnelt häufig dem Zupfen einer Gitarrensaite.

Palpation von Gefäßen: Oberflächliche Gefäße sind in der Regel am besten zu palpieren. Arterien sind durch ihre Pulsation von Venen zu unterscheiden, welche man durch sanften Druck gegen einen Knochen erfühlen kann.

Palpation von pathologischen Veränderungen am Beispiel eines Triggerpunktes

- Schichtweise Palpation von außen nach innen durch die Strukturen, die über dem Muskel liegen (Haut, Unterhautfettgewebe, Bindegewebe), bis die Muskelfaszie wahrgenommen wird.
- Untersuchung dieser Gewebeschicht nach ihrer Oberflächenbeschaffenheit durch Gleiten der Fingerbeeren in verschiedene Richtungen auf dem Muskel.
- Durch intermittierende Verstärkung des Drucks Untersuchung der Konsistenz des Muskels.
- Im Normalfall sollte eine glatte Oberfläche bei einigermaßen gleicher Elastizität palpiert werden. Der Patient verspürt keinen Schmerz.
- Bei tastbaren Konsistenz- und Spannungsveränderungen verspürt der Patient nach längerem Druck einen Ausstrahlungsschmerz (referred pain).
- Der Triggerpunkt selbst fühlt sich an wie ein Getreidekorn unter einem Badetuch.

Integration der Palpation in den Behandlungsablauf
Welche Rolle die Palpation für die Diagnose und den Behandlungsverlauf hat, soll anhand des folgenden Beispiels aufgezeigt werden: Ein Patient kommt zu uns in die Praxis und klagt über Schulterbeschwerden. Die einzelnen Handlungsschritte könnten folgendermaßen ablaufen:
- Anamnese und Inspektion.
- **Palpation** zur Identifikation der schmerzhaften Struktur (z.B. die lange Bizepssehne).
- Funktionelle Tests zur Bestätigung der Befunde (allgemeine und spezifische Funktionstests).
- Überlegungen zur Ursache der Beschwerden, um zu einer osteopathischen Diagnose zu kommen.
- Untersuchung der Ursache-Folgen-Kette, in der sich die Struktur befindet: In diesem Fall werden die oberen Segmente der BWS mit den Rippenverbindungen, die fünf Gelenke der oberen Thoraxappertur, Ellenbogengelenke und die Gelenke der Hand mit allgemeinen und spezifischen Funktionstests untersucht.
- **Palpation** und Beurteilung der periartikulären Strukturen.
- Mobilisation der eingeschränkten Strukturen.
- **Palpation** und Test, um den Effekt der Behandlung zu beurteilen.
- Mehrmalige Durchführung dieser Schritte, bis sich entweder die Läsion normalisiert, oder eine Änderung der Behandlungsstrategie erwogen werden muss.
- Erklärung der erfolgten Behandlung und des weiteren Vorgehens, sowie Ratschläge für das Verhalten des Patienten im Alltag.

Zusammenfassung

Jede Palpation unterliegt der Subjektivität des jeweiligen Behandlers wie auch der des Patienten:
- Jeder Therapeut hat eine andere Auffassung von weich, hart, elastisch etc. Dadurch kann es zu unbemerkten Fehlerquellen beim Austausch von Palpationsbefunden zwischen Therapeuten kommen.
- Die Körperspannung des Patienten ändert sich in Abhängigkeit davon, auf welchen Therapeuten er trifft (und umgekehrt!). Die oben beschriebenen Charakterstile und Körperbilder können die Objektivität der Palpation beeinträchtigen.

2.1.5 Osteopathische Modelle

Christian Fossum

Bei der globalen und lokalen osteopathischen Untersuchung wird der Patient immer in mehreren Ausgangspositionen untersucht: stehend, sitzend und liegend.

Prinzip 1: Eine Dysfunktion ist eine eingeschränkte Funktion bzw. Bewegung und/oder Elastizität bzw. Flexibilität in einer anatomischen Einheit des Körpers.

Prinzip 2: Nur die Dysfunktionen, die bei der Untersuchung in allen drei Ausgangspositionen vorhanden sind, sind behandlungsbedürftig. (Wilson 1955, Dummer 1999)

Es gibt mehrere **Modelle**, auf die sich die osteopathische Untersuchung und Behandlung mehr oder weniger stützen. Sie stehen in sowohl in Gesundheit als auch in Krankheit in wechselseitiger Beziehung zueinander und beeinflussen sich gegenseitig sowie auch die Entstehung und individuelle Ausprägung osteopathischer Dysfunktionen.

- **Biomechanisches Modell** nach Greenman, 1996:
  - Beurteilung der Gelenk- und Gewebefunktion, lokal und komplex
- **Neurologisches Modell** nach Korr, 1979, Patterson, 1997, Willard, 1997:
  - Beurteilung der motorischen Reaktion und Erfordernis von Induktion passiver Bewegung
  - Beurteilung der Beteiligung des autonomen Nervensystems und Gewebezustandes
  - Beurteilung des Schmerzes und der Schmerzempfindung
- **Respiratorisch-zirkulatorisches Modell** nach Zink, 1970, 1973, 1977, 1979
  - Beurteilung der Einschränkung vom lymphatischen und venösen System
  - Beurteilung der respiratorischen Effizienz
- **Viszerales und fasziales Modell** nach Page, 1952, Laughlin, 1953, Cooper, 1977, Barral, 1987, 1989, Stone, 1999, Williame und Finet, 2000:
  - Beurteilung von viszeralen und faszialen Einschränkungen in Bezug auf die eigene Funktion und im Kontext der anatomischen, mechanischen und neurologischen Beziehung zum Bewegungsapparat und kranialen System
- **Inhärente Bewegung im Körper** nach Sutherland und Wales, 1990, Lee, 2000, 2001:
  - Beurteilung des genetischen und embryologischen Ausdrucks und inhärenter Funktion, Mobilität und Rhythmus der Gewebe
- **Körper-Geist-Seele-Modell** nach Selye, 1957, Gold und Sternberg, 1997, Willard, 2000:
  - Beurteilung des Zustandes des emotionalen, somatischen und viszeralen Stresses sowie der Steigerung der Aktivität des sympathischen Nervensystems und neuroendokrinen Immunsystems

Die Betonung der verschiedenen Modelle ist bei unterschiedlichen Osteopathen variabel, es werden aber bewusst oder unbewusst Elemente aus jedem Modell in die Untersuchung und Behandlung einbezogen, weil die dysfunktionale Reaktion des Körpers eine Interferenz zwischen den verschiedenen Ebenen der Organisation und Physiologie darstellt. Dies ist im Grunde nur eine theoretische Einteilung und in der Praxis nicht voneinander zu trennen.

2.1.6 Allgemeine Untersuchung

Christian Fossum

Ziel des Untersuchungsgangs ist es, die **Reaktion des Körpers auf einen Läsionsmechanismus** und eine Verkettung zu verstehen, um eine Vorgehensweise für die Behandlung festzulegen. Das Folgende ist nur ein Beispiel für eine **Untersuchungsroutine**, um zu zeigen, wie man an den Patienten herangehen kann. Es gibt keinen einheitlichen Weg, und je nach Wissensstand und Erfahrung des Osteopathen werden unterschiedliche Methoden eingesetzt, um den Patienten in seiner Ganzheit zu untersuchen. Für die spezifische Untersuchung der einzelnen Regionen wird auf die entsprechenden Kapitel dieses Buchs verwiesen.

Untersuchung im Stehen

Beobachtung des Gangbilds
- Symmetrie und Harmonie der Arm- und Beinbewegungen
- Mitbewegung des Beckens und der Wirbelsäule
- Ausweichbewegungen aufgrund von Schmerzen

- Abrollphase der Füße
- Knie- und Hüftbewegungen
- Trendelenburg- oder Duchenne-Zeichen
- Orientierung im Raum beim Gehen

Inspektion und Haltungsschema

Von der **Seite** lassen sich die Zugehörigkeit zu einem Haltungsschema festlegen (ventrales oder dorsales Schema, ▶ Abb. 2.3), das Gleichgewicht, die Körpermorphologie und Biotypologie. Dabei wird hauptsächlich die **vertikale Integration** des Körpers beurteilt.

Von **vorne** kann das seitliche, kompensierte oder dekompensierte Ungleichgewicht beurteilt werden, die **horizontale Integration** des Körpers. (Zink 1977, 1979, Klug 1981)

Das Haltungsschema weist auf Zonen starker Spannungen und allgemeine Probleme dieses Patiententyps hin (▶ Tab. 2.1) und liefert Anhaltspunkte, auf welcher Ebene (parietal, viszeral, kraniosakral) mit der Behandlung begonnen werden soll. Ferner dient es als Verlaufskontrolle während der Behandlung. (Heilig 1978, Richard 1987, 1993) Ein **dorsales** Haltungsschema deutet auf ein primäres Problem im **parietalen** Bereich hin, ein **ventrales** auf eines im **viszeralen** bzw. **faszialen**.

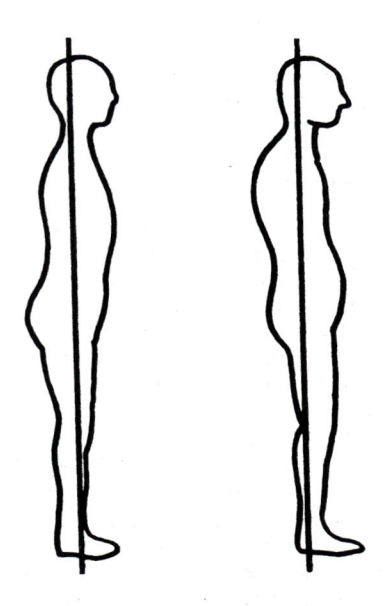

Abb. 2.3 Haltungsschemata des ventralen (links) und dorsalen (rechts) Typs nach T. Edward Hall (Wernham 1956, 1985, Pratt 1951, Heilig 1978)

Tab. 2.1 Problembereiche der Haltungstypen		
	Ventrales Haltungsschema (anteriorer Typ)	**Dorsales Haltungsschema (posteriorer Typ)**
Gelenk-probleme	Verstärkung der HWS-Lordose • Fixation des zervikothorakalen Übergangs • Spannung der posterioren Rückenmuskeln und Ligamente • Fixation und Spannung auf Höhe von Th11 und Th12 (Th10–L1) • Stress im lumbosakralen Übergang	• Okziput in Extension und Kompression • Stress im zervikothorakalen Übergang • Verstärkung der BWS-Kyphose im oberen Bereich und Abschwächung im unteren Bereich • Kompression der kostosternalen Gelenke • Verstärkung der LWS-Lordose • Stress und Belastung der Iliosakralgelenke

2 Diagnostische Grundlagen

Tab. 2.1 Problembereiche der Haltungstypen *(Forts.)*

	Ventrales Haltungsschema (anteriorer Typ)	Dorsales Haltungsschema (posteriorer Typ)
Respiratorisch-zirkulatorische Probleme	• Spannung im Zwerchfell (oft in Inspir) • schwache Bauchmuskeln (überdehnt)	• Spannung im Zwerchfell (oft in Expir) • gestörte Druckverhältnisse zwischen Bauch- und Brustraum • Spannungszunahme an der Bauchwand
Viszerale Probleme	• Tendenz zur viszeralen Ptose • Entspannung des parietalen Peritoneums • Neigung zu Hernien und Reizzuständen im kleinen Becken	• erhöhter Druck auf Bauch- und Beckenorgane • Neigung zu zirkulatorischen Störungen • Neigung zu respiratorischen Problemen • Neigung zu Obstipation

Zum besseren Verständnis der speziellen Problematik der beiden Haltungstypen kann die **Mechanik der Wirbelsäule nach Littlejohn** herangezogen werden. Littlejohn konstruierte das **Polygon der Kräfte**, das an der Wirbelsäule wirkt (▶ Abb. 2.4). Dieses Vieleck wird von verschiedenen **Kraftlinien** gebildet:

S = Schädelbasis

A = Vorderrand des Foramen occipitale magnum

B, C = seitlich des Hinterrands des Foramen occipitale magnum

A–OC = antero-posteriore Linie
B–H = postero-anteriore Linie
C–H = postero-anteriore Linie

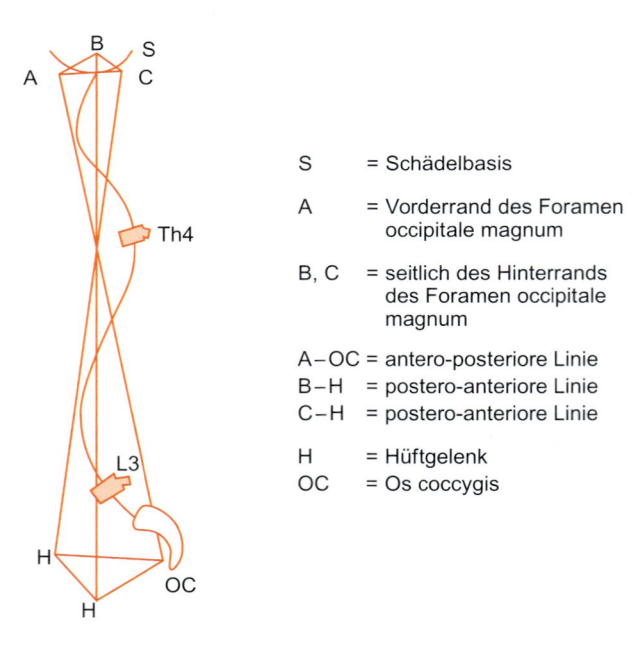

H = Hüftgelenk
OC = Os coccygis

Abb. 2.4 Polygon oder Vieleck der Kräfte nach John M. Littlejohn, das die mechanischen Beziehungen und Funktionen der Wirbelsäule aufzeigt

Die **antero-posteriore Linie** (ap-Linie) verläuft vom anterioren Rand des Foramen occipitale magnum durch den Wirbelkörper von Th11 und Th12, durch die Gelenkverbindung von L4 und L5, durch den Wirbelkörper von S1 bis zur Steißbeinspitze. Sie entspricht der muskulo-ligamentären Spannung der Wirbelsäule, vereinigt die Wirbelsäule in einem funktionellen Gelenksystem (das Zentrum dieses Systems befindet sich auf Höhe von Th11 und Th12) und ist für die Aufrechterhaltung der antero-posterioren Kurven der Wirbelsäule wichtig.

Die **postero-anterioren Linien** (pa-Linien) verlaufen vom posterioren Rand des Foramen occipitale magnum zum anterioren Rand des Wirbelkörpers von L3, wo sie sich aufteilen, und weiter im Verlauf der beiden Psoasmuskeln den Hüftgelenken. Sie lenken die Kräfte von der Art. atlantooccipitalis zu Th2 und der 2. Rippe und sind daher für die Aufrechterhaltung der zervikalen Spannung und Integrität zuständig. Sie koordinieren den Druck der Körperhöhlen und unterstützen damit die Becken- und Bauchorgane sowie die Wirbelsäule.

Die Kraftlinien kreuzen sich und bilden dadurch zwei Dreiecke, die aufeinander balanciert sind. Der Kreuzungspunkt ist auf Höhe von Th3 und Th4.

Das **obere Dreieck** beinhaltet die gelenkigen, muskulären und fasziallen Strukturen, die in Verbindung mit der Schädelbasis und dem Foramen occipitale magnum stehen. Dieses Dreieck stellt die Basis des Schädels dar und ist mit seiner Spitze auf Th4 balanciert. Rotationen der zervikalen Wirbelsäule wirken daher bis Th4.

Das **untere Dreieck** sichert die Bauchfunktion durch die rhythmische Aktivität des Thorax auf L3. Die beiden Hüftgelenke und das Becken stellen den Boden dieses Dreiecks dar. Die pa-Linien teilen sich in Höhe von L3 in zwei auf und laufen von dort bis zu beiden Hüftgelenken. Dadurch wird ein kleineres Dreieck zwischen L3 und den Hüftgelenken gebildet. Da das Becken und die beiden Hüftgelenke der Boden für das „große", das nach oben bis Th4 läuft, und das „kleine" Dreieck, das nach oben bis L3 läuft, sind, ist ihre normale Funktion die Voraussetzung für die Unterstützung der Bauchspannung.

Die beiden Dreiecke erhalten die **Druckverhältnisse** der Körperhöhlen aufrecht und unterstützen dadurch die Organe und Wirbelsäule. (Wernham 1956, 1985) Die ap-Linie repräsentiert die muskulo-ligamentären Strukturen der posterioren Wirbelsäule, die pa-Linie die Druckverhältnisse der beiden Körperhöhlen. Die Patienten belasten je nach ihrem Haltungsschema die eine oder andere Kraftlinie mehr:
- beim ventralen Haltungsschema (oder anterioren Typ) wird die ap-Linie überfordert
- beim dorsalen Haltungsschema (oder posterioren Typ) wird die pa-Linie überfordert

L3 als Zentrum der Schwerkraft und Spitze des kleinen Dreiecks sowie **Th4** als Kreuzungspunkt aller Kraftlinien und Balancepunkt zwischen oberem und unterem Dreieck spielen in der Statik eine besondere Rolle. Dysfunktionen in diesen beide Regionen sind in der Regel ein Hinweis auf ein statisches Ungleichgewicht (die gesamte Wirbelsäule und das Becken sind mit einbezogen).

Wenn nur L3 betroffen ist, kann dies auf ein Ungleichgewicht unterhalb von L3 bis ins Becken und die unteren Extremitäten deuten. Ist nur Th4 betroffen, kann das auf ein Ungleichgewicht oberhalb von Th4 der Strukturen des oberen Dreiecks und des Schultergürtels deuten. Dies wird durch den „Hip-drop-Test" (▶ S. 86) beurteilt.

Es handelt sich hierbei um ein **empirisches Modell**, das sich in der Praxis und durch die Erfahrungen bewährt hat. (Wernham 1985; Campbell 1999; Dummer 1999).

Global-Listening-Test (Ecoute-Test) im Stehen (▶ Abb. 2.5)
Aussagkraft: Das Haltungsschema und die vertikale sowie horizontale Integration des Patienten werden durch den Global-Listening-Test bestätigt. (Barral 1987,

Paoletti 1998, 2001) Wenn der Bereich der größten Spannung (fokale Dysfunktion) mit dem Zentrum eines Spinnennetzes verglichen wird, orientieren sich die Fasern dieses Netzes von dort aus. Ihre Zugrichtung ist immer in Richtung dieses Zentrums. Wenn dieses Zentrum der fokalen Dysfunktion entspricht, orientiert sich das fasziale Netz des Körpers von diesem Punkt aus, mit Zugrichtung zu dieser Problemzone hin.

Patient: stehend, Beine leicht gespreizt

Therapeut: seitlich des oder hinter dem Patienten

Handposition:
- eine Hand auf den Kopf legen
- die andere Hand kann auf die BWS oder den lumbosakralen Übergang gelegt werden

Ausführung: den Patienten auffordern, die Augen zu schließen, um die visuelle Fixation im Raum aufzuheben

Bewertung: Auf die Bewegung der Körpers achten. Dieser wird über die Faszienspannung in Richtung der fokalen Dysfunktion bzw. des Bereichs der größten Spannung gezogen:
- Ein Zug nach posterior kann auf eine parietale Dysfunktion der Wirbelsäule, des Beckens oder der unteren Extremitäten hinweisen.
- Ein Zug in die zentrale Achse des Körpers ist ein Hinweis auf eine Dysfunktion in der zentralen vertikalen Faszienkette, des kraniosakralen Systems oder auf eine viszerale Dysfunktion der retroperitonealen Organe.
- Ein Zug nach anterior weist auf eine viszerale Dysfunktion im Thorax, Abdomen oder kleinen Becken hin.

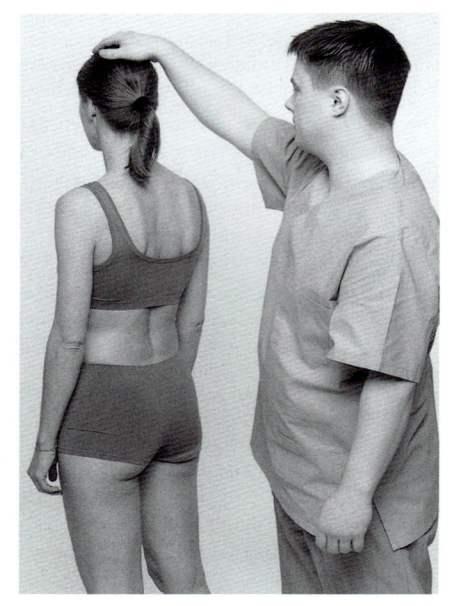

Abb. 2.5 Global-listening-Test (Ecoute-Test) im Stehen

Z. B. wird bei einer Spannung im Bereich der Leber und ihrer Ligamente sowie faszialen Strukturen der Patient nach anterior mit einer zusätzlichen Seitneigung nach rechts und Rotation nach links gezogen.

> Bei einem anterioren Typ bzw. ventralen Haltungsschema ist die mechanisch-fasziale und neurophysiologische Verkettungsreaktion einer viszeralen Dysfunktion auf das parietale System zu beachten (viszerosomatischer Reflex). Wegen seines Typus gibt es bei diesen Patienten oft primäre viszerale Dysfunktionen und die parietale Spannung ist eher globaler Art und oft eine Folge von Dysfunktionen auf viszeraler Ebene.
> Bei einem posterioren Typ bzw. dorsalem Haltungsschema werden durch die gestörte parietale Mechanik die Druckverhältnisse ihm Bauch- und Brustraum verändert. Läsionen des parietalen Systems werden von diesem Typ in der Regel schlechter toleriert und sind mit hoher Reflexaktivität verbunden (somatosympathischer Reflex). Die viszeralen Probleme sind oft Folge davon.

Squatting-Test (▶ Abb. 2.6)

Aussagekraft: Screening-Test für die unteren Extremitäten

Patient: stehend

Therapeut: stehend, vor oder hinter dem Patienten

Ausführung: den Patienten auffordern, in Hockstellung zu gehen, Fersen bleiben im Kontakt mit dem Boden

Bewertung: Das Ausmaß der Beweglichkeit in den Hüft-, Knie- und Sprunggelenken im Seitenvergleich beurteilen und von hinten auch eventuelle Ausweichbewegungen der Gelenke, wie z. B. bei fortgeschrittener Hüft- oder Kniegelenksarthrose, entzündlichen Gelenkprozessen. Bei Auffälligkeiten müssen weitere Untersuchungen erfolgen.

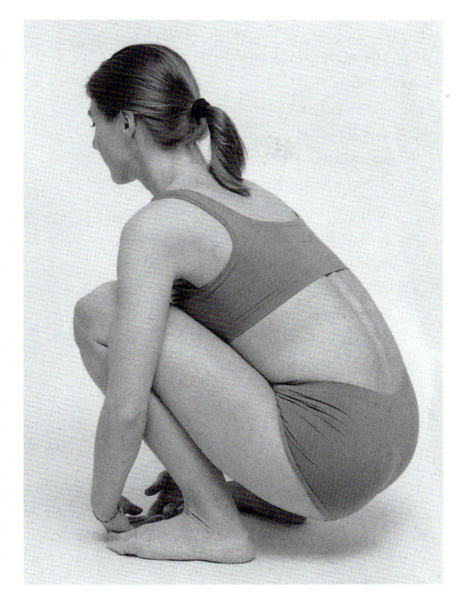

Abb. 2.6 Squatting-Test

Aktive Wirbelsäulenbewegung (▶ Abb. 2.7 und ▶ 2.8)

Aussagekraft: Screening-Test für die Wirbelsäule

Patient: stehend

Therapeut: stehend, hinter dem Patienten

Ausführung: den Patienten auffordern, die Wirbelsäule in Flexion, Seitneigung, Rotation und dann Extension zu bringen

Bewertung: Auf die Beweglichkeit der Wirbelsäule im Ganzen, regional und segmental achten, bei den einzelnen Bewegungen auf Folgendes:

- Flexion:
  - Bewegungsausmaß generell (je nach Körpertyp unterschiedlich)
  - Segmente oder Bereiche, die nicht in die Flexion mitgehen (Hypomobilität)
  - Höhenunterschiede zwischen den beiden Thoraxhälften bei vollständiger Flexion: eine

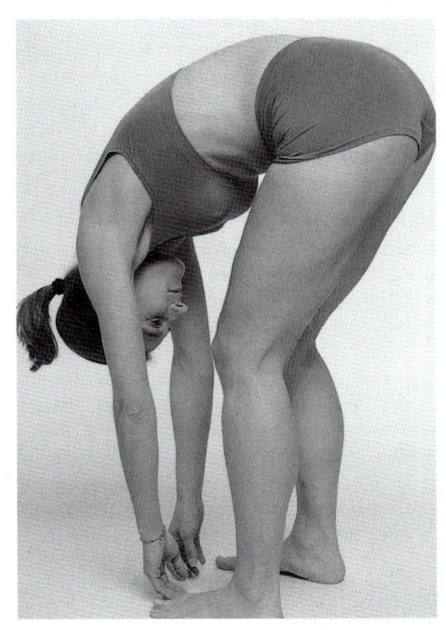

Abb. 2.7 Aktive Wirbelsäulenbewegung in Flexion

einseitige Erhöhung deutet auf eine Skoliose hin
- Seitneigung:
  - Bewegungsausmaß im Seitenvergleich
  - Segmente oder Bereiche, die nicht in die Seitneigung mitgehen (Hypomobilität)
  - Knickbildung zwischen zwei Segmenten (Hypermobilität)
- Rotation:
  - Bewegungsausmaß im Seitenvergleich
  - Segmente oder Bereiche, die nicht in die Rotation mitgehen (Hypomobilität). Eine eingeschränkte regionale Rotation kann auf Restriktionen zwischen Th10 und L2 hindeuten.
- Extension:
  - Bewegungsausmaß: Ist aufgrund des geringen Bewegungsausmaßes oft schwierig zu beurteilen.

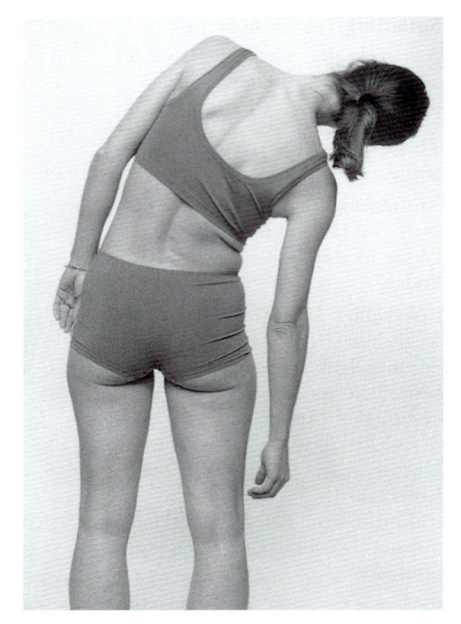

Abb. 2.8 Aktive Wirbelsäulenbewegung in Seitneigung

> Da das größte Bewegungsausmaß in Flexion und Seitneigung vorhanden ist, haben diese Bewegungen die größte Aussagekraft.

Hip-drop-Test (▶ Abb. 2.9)

Aussagekraft: Beurteilung der Seitneigung von BWS, LWS und lumbosakralem Übergang

Durchführung: ▶ S. 239

Bewertung: Es entsteht eine Seitneigung der LWS mit kontralateraler Seitneigung der BWS. Auf Folgendes achten:
- Qualität der Seitneigung der LWS
- Bewegung von L3 und Th4, die in der Mechanik nach Littlejohn eine besondere Rolle spielen (▶ Abb. 2.2). Das oberste Segment der Konvexität bei der lumbalen Seitneigung ist etwa L2–L3, der thorakalen Th4. Diese Segmente sollten von der Mittellinie des Körpers seitlich abweichen, was in beide Richtungen beobachtet und verglichen wird.
- Bewegungsausmaß: normal sind 20–25° zu jeder Seite
- Eine Bewegungseinschränkung von L3 **und** Th4 kann Hinweis auf ein statisches Ungleichgewicht sein, in das die gesamte Wirbelsäule inklusive Becken und unteren Extremitäten mit einbezogen ist.

- Eine Bewegungseinschränkung von L3 **oder** Th4 deutet auf ein mögliches statisches Ungleichgewicht, in das entweder das obere oder untere Dreieck mit einbezogen ist.

Flexionstest stehend (Vorlauftest) (▶ Abb. 2.10)

Aussagekraft: Dieser Test zeigt, ob eine Asymmetrie bzw. Einschränkung der mechanischen Körperfunktion vorhanden ist. Höchstwahrscheinlich werden diese Asymmetrien durch strukturelle (ligamentäre, fasziale, muskuläre) und neuromuskuläre Adaptionen verursacht. Es ist allerdings interessant zu beobachten, ob sich dieser Test vor und nach der Behandlung verändert.

Durchführung: ▶ 3.1.4

Bewertung: Auf Folgendes achten:
- die Bewegung der SIPS. Ein positiver Test ist ein asymmetrisches Verhalten beider SIPS im Verhältnis zueinander.

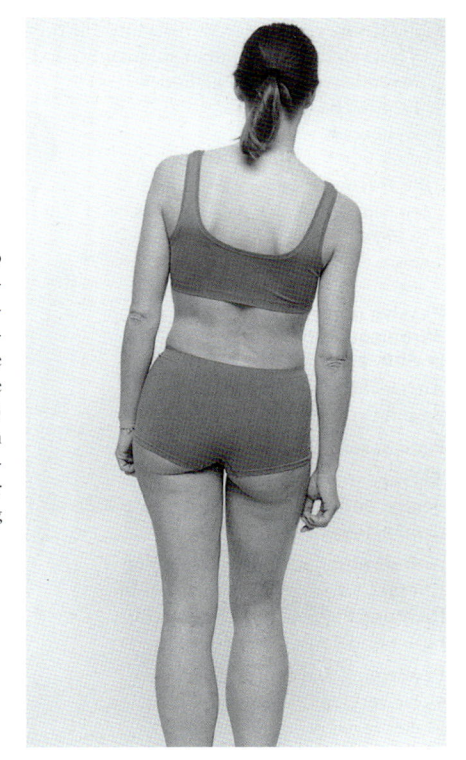

Abb. 2.9 Hip-drop-Test

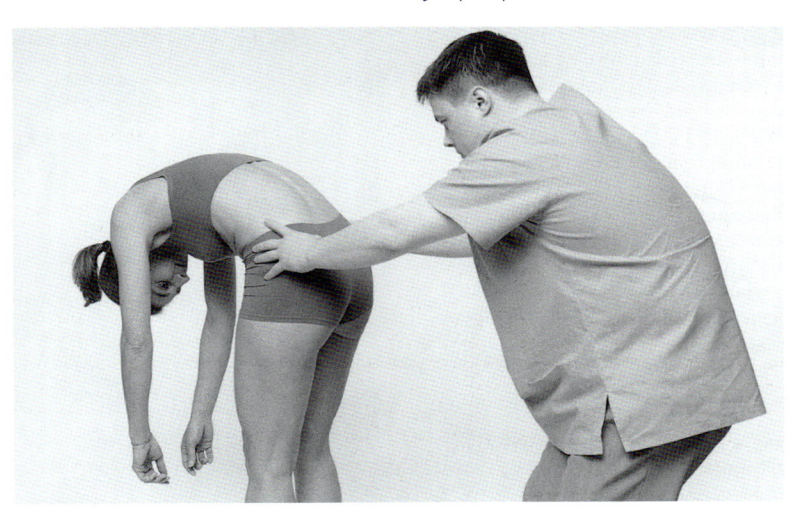

Abb. 2.10 Flexionstest stehend (Vorlauftest)

2 Diagnostische Grundlagen

- die Konvexitäten der Wirbelsäule, die durch einen Höhenunterschied der beiden Thoraxhälften erkennbar sind. Diese sind Hinweis auf eine Rotoskoliose (Wirbelsäulenverkrümmung in der Frontalebene).
- weiteres ▶ S.89

> Die Ergebnisse dieses Tests müssen mit denen des Flexionstests im Sitzen (▶ S. 81) verglichen werden.

Passive und geführte Wirbelsäulenbewegung
(▶ Abb. 2.11 und 2.12)

Aussagekraft: Bewertung der Bewegung von HWS, BWS und LWS

Patient: stehend

Therapeut: stehend, seitlich des Patienten und sitzend, hinter dem Patienten

Ausführung: den Patienten mit Kontakt an Stirn oder Schultern in Richtung Flexion, Seitneigung, Rotation und dann Extension führen

Bewertung: Auf Folgendes achten:
- die zervikale Wirbelsäule und den zervikothorakalen Übergang (C0–Th3)
- thorakale und lumbale Wirbelsäule

um festzustellen, ob eine segmentale somatische Dysfunktion vorhanden ist, und merken, in welchem Segment die Dysfunktion ist. Eine Dysfunktion wird als Widerstand oder Unterbrechung der fließenden Bewegung beim Test gespürt. Auch eine anormale Zunahme der motorischen Spannung deutet auf ein asymmetrisches bzw. dysfunktionelles Verhältnis eines Bewegungssegments hin.

Abb. 2.11 Passive Wirbelsäulenbewegung zervikal/zervikothorakal

Abb. 2.12 Passive Wirbelsäulenbewegung thorakal und lumbal

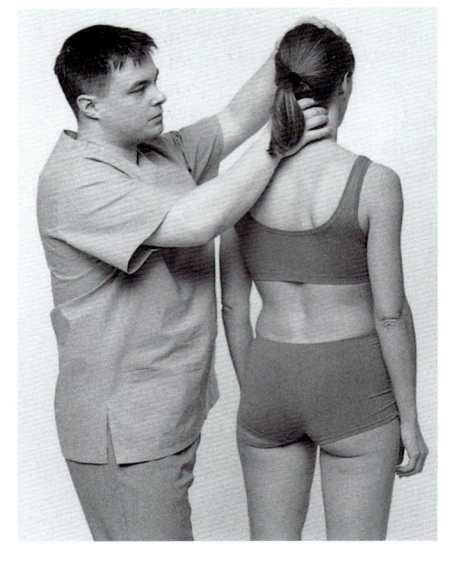

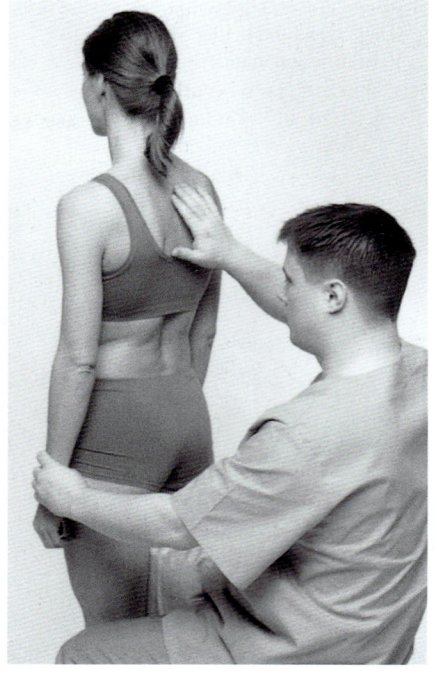

Untersuchung im Sitzen

Global-listening-Test (Ecoute-Test) im Sitzen (▶ Abb. 2.13)

Aussagekraft: Global-listening-Test im Stehen (▶ S. 83). Bei diesem Test werden die unteren Extremitäten und ein Anteil der Gleichgewichtskontrolle ausgeschaltet.

Patient: sitzend

Therapeut: seitlich des oder hinter dem Patienten

Handposition:
- eine Hand auf den Kopf legen
- die andere Hand auf die BWS legen

Ausführung: den Patienten auffordern, die Augen zu schließen, um die visuelle Fixation im Raum aufzuheben

Bewertung: wie beim Global-listening-Test im Stehen (▶ S. 83). Allerdings ist beim Test im Sitzen der Einfluss der unteren Extremität ausgeschaltet, die das Läsionsbild nicht beeinflussen kann.

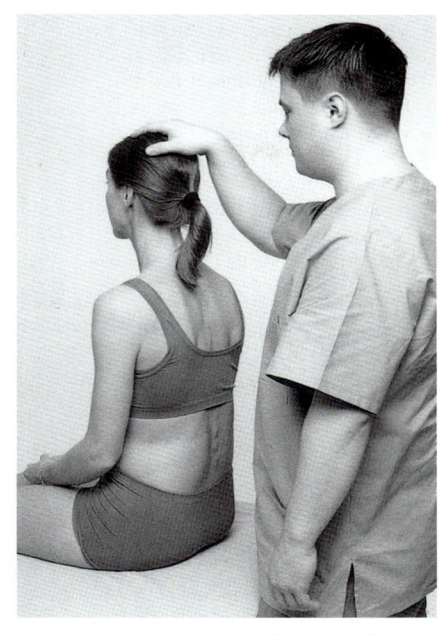

Abb. 2.13 Global-listening-Test (Ecoute-Test) im Sitzen

Flexionstest sitzend (Vorlaufphänomen) (▶ Abb. 2.14–2.16)

Aussagekraft: Beurteilung der Asymmetrie oder von Einschränkungen der mechanischen Funktion des Beckenrings

Durchführung: ▶ S. 395

Bewertung: Auf die Bewegung der SIPS achten. Ein positiver Test ist ein asymmetrisches Verhalten beider SIPS im Verhältnis zueinander (Vorlaufphänomen). Die Ergebnisse dieses Tests müssen mit denen des Flexionstests im Stehen (▶ S. 87) verglichen werden. (Greenman 1996, Mitchell sen. 1965, Mitchell jun. 1995, 1999)

- Vorlauf nur im Stehen: Deutet auf ein Problem des Os ilium im Verhältnis zum Os sacrum hin.

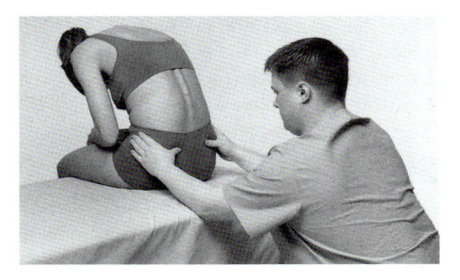

Abb. 2.14 Flexionstest sitzend (Vorlaufphänomen) Schritt 1: mit Flexion der HWS

Die Ursache kann eine Restriktion des Iliosakralgelenks oder eine Folge von artikulären bzw. myofaszialen Dysfunktionen der unteren Extremitäten sein. Es wird **aufsteigendes Problem** genannt. Dann auch die Dysfunktionen der unteren Extremitäten behandeln.

- Vorlauf im Stehen und Sitzen: Deutet auf ein Problem des Os sacrum im Verhältnis zum Os ilium und L5 hin. Die Ursache ist oft ein **absteigendes Problem** bzw. ein Kraftvektor der Wirbelsäule auf das Becken. Die unteren Extremitäten können mitbetroffen sein, spielen aber hier eine geringere Rolle und werden nicht als primär betrachtet. Die Dysfunktionen in den unteren Extremitäten nur behandeln, wenn die anderen Dysfunktionen beseitigt sind und die Tests immer noch positiv ausfallen.

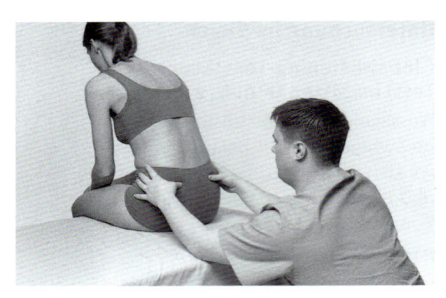

Abb. 2.15 Flexionstest sitzend Schritt 2: ohne Mitbewegung der HWS

- Vorlauf nur im Sitzen: Wie beim Vorlauf im Stehen und Sitzen, nur dass die unteren Extremitäten keinerlei Einfluss auf das Läsionsbild haben. Weiteres siehe weiter unten.
- Rotoskoliose nur im Stehen: Deutet auf ein Problem als Folge eines myofaszialen und artikulären Ungleichgewichts im Becken, in der Hüfte und/oder in den unteren Extremitäten hin. (Stiles 1976)

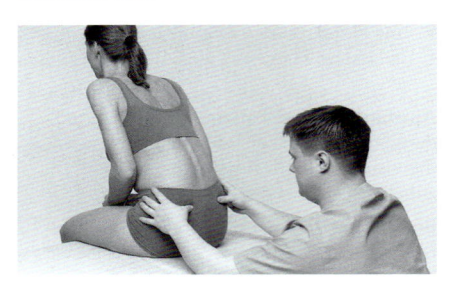

Abb. 2.16 Flexionstest sitzend Schritt 3: mit Schulterblättern in Retraktion

- Rotoskoliose nur im Sitzen: Deutet auf ein Problem der thorakolumbalen Wirbelsäule hin. Diese ist im Stehen nicht vorhanden, weil sie durch die unteren Extremitäten kompensiert bzw. ausgeglichen wird. (Stiles 1976)

Wenn der Vorlauf nur im Sitzen positiv ist (Schritt 1), kann weiter differenziert werden, d. h. man kann einen Hinweis bekommen, welche Region der Wirbelsäule den absteigenden Kraftvektor auf das Becken ausübt. (Buset)
- Schritt 2: Test ohne Mitbewegung der HWS durchführen
  - wenn positiv, Schritt 3
  - wenn negativ, besteht ein Problem im zervikalen Bereich
- Schritt 3: Test mit leicht zusammen gedrückten Schulterblättern durchführen
  - wenn positiv, besteht ein Problem im lumbosakralen Bereich
  - wenn negativ, besteht ein Problem im thorakalen Bereich

Die Aussage dieses Tests muss dann durch weitere bestätigt werden. Der Bereich, der beim Test auffällig ist (zervikal, thorakal oder lumbosakral), muss eine oder mehrere somatische Dysfunktionen in allen drei Positionen (stehend, sitzend und liegend) aufweisen.

Bewegung der Wirbelsäule und Rippen im Sitzen (▶ Abb. 2.17)
Aussagekraft: Bewertung der Beweglichkeit von HWS, BWS, LWS und Rippen

Patient: sitzend

Therapeut: stehend oder kniend, seitlich des oder hinter dem Patienten

Ausführung: den Patienten auffordern, einzelne Bewegungen wie eine isolierte Flexion, Extension oder Rotation oder kombinierte Bewegungen wie eine Translation durchzuführen (je nach Bevorzugung des jeweiligen Osteopathen)

Bewertung: Die segmentale Beweglichkeit der Wirbelsäule und Rippengelenke beurteilen und merken, welche Segmente bzw. Rippen Einschränkungen oder Dysfunktionen aufweisen.

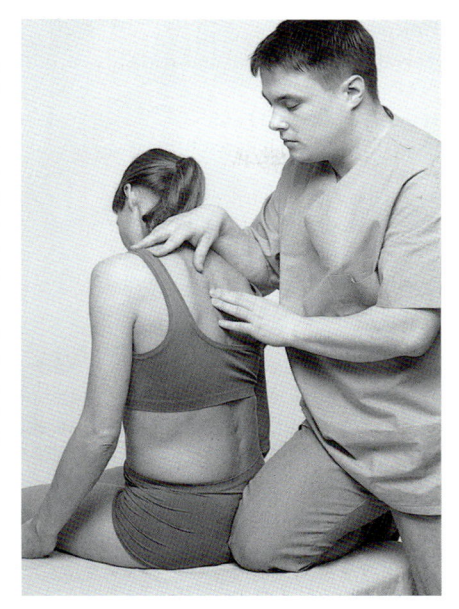

Abb. 2.17 Bewegung der Wirbelsäule und Rippen im Sitzen

Prüfung der Respiration (▶ Abb. 2.18–2.20)

Aussagekraft: Bewertung der an der Atmung beteiligten Gewebe: Rippen, BWS, Sternum, Zwerchfell, Faszien, Muskeln

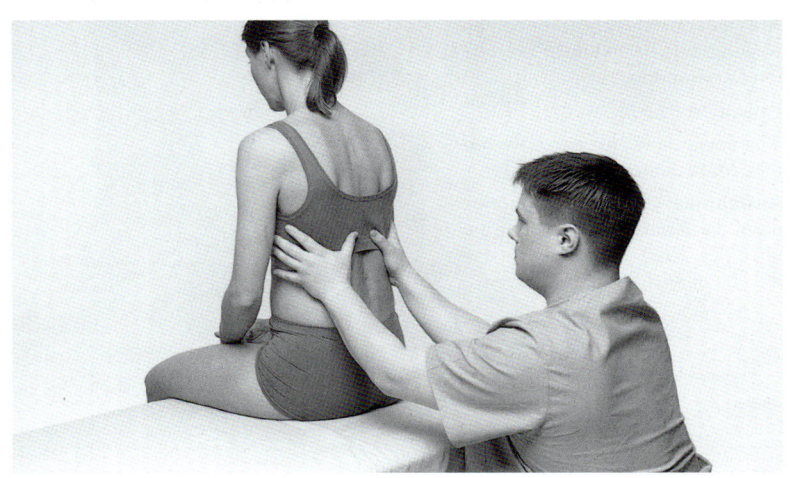

Abb. 2.18 Prüfung der Respiration: Funktion des Zwerchfells

Patient: sitzend

Therapeut: vor, hinter und seitlich des Patienten

Handposition: die Hände
- seitlich auf die unteren Rippen legen
- auf das Sternum legen
- an den Schultergürtel und auf die oberen Rippen legen

Ausführung: den Patienten auffordern, tief ein- und auszuatmen

Bewertung: Auf die Beweglichkeit der einzelnen Rippen achten sowie
- Funktion und Ausweitung des Zwerchfells
- Flexibilität der endothorakalen Faszien und des Sternum
- Bewegung der oberen Rippen und zervikopleuralen Aufhängestrukturen.

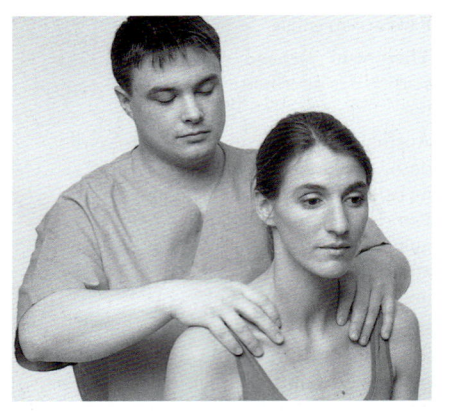

Abb. 2.19 Prüfung der Respiration: Bewegung der oberen Rippen und zervikopleuralen Aufhängestrukturen

> Die allgemeine Bewegungsfähigkeit des Thorax wird auch vom Haltungsschema bzw. Körpertyp des Patienten beeinflusst.

Aktiver Test für die oberen Extremitäten (▶ Abb. 2.21)

Aussagekraft: Lokalisation von Bewegungseinschränkungen der oberen Extremitäten

Patient: sitzend

Therapeut: stehend, vor oder hinter dem Patienten

Ausführung: den Patienten auffordern, die Arme zu abduzieren und über den Kopf zu heben, so dass die Handaußenflächen berühren

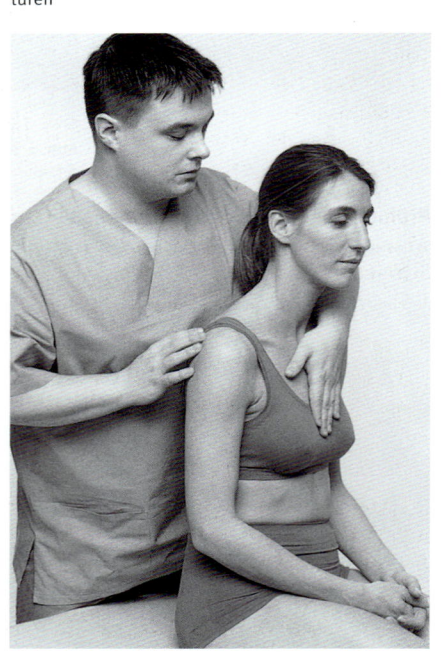

Abb. 2.20 Prüfung der Respiration: Flexibilität der endothorakalen Faszien und des Sternum

Bewertung: Auf Ausweichbewegungen, Schmerzen und Bewegungseinschränkungen achten. Bei positivem Befund die spezifische Untersuchung des betroffenen Gelenks anschließen.

Passiver Test für die oberen Extremitäten

Aussagekraft: Der Schultergürtel dient auch als fasziale Schaltstelle des Körpers und ist deshalb für den kraniozervikalen Übergang bzw. die Schädelbasis von großer Bedeutung. D. h. dieser Bereich muss immer in Bezug auf den gesamten Körper als ein integrierter Teil gesehen werden.

Patient: sitzend

Therapeut: stehend, vor oder hinter dem Patienten

Ausführung:
- die Position der Artt. sternoclavicularis und acromioclavicularis palpieren
- das Schultergelenks über den Kontakt am Ellenbogen abduzieren

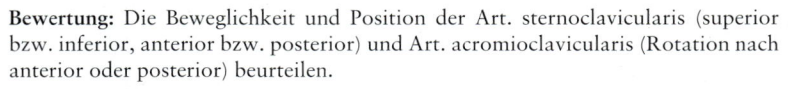

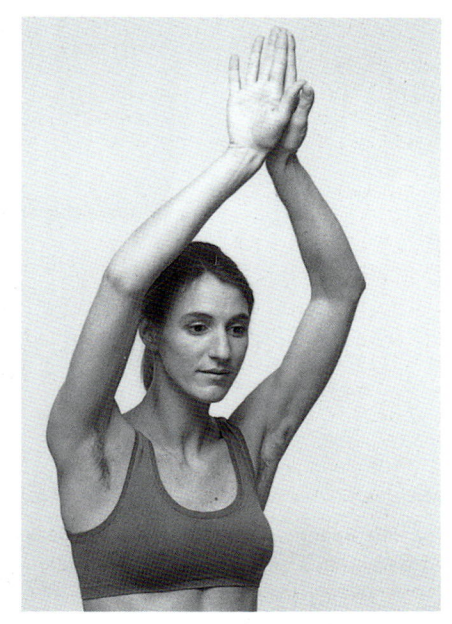

Abb. 2.21 Aktiver Test für die oberen Extremitäten

Bewertung: Die Beweglichkeit und Position der Art. sternoclavicularis (superior bzw. inferior, anterior bzw. posterior) und Art. acromioclavicularis (Rotation nach anterior oder posterior) beurteilen.

> Nach Angaben von Jean Burnotte hängt eine anteriore Dysfunktion der Art. sternoclavicularis oft mit einem thorakalen und eine superiore Dysfunktion oft mit einem zervikalen Problem zusammen.

Untersuchung in Rückenlage

Fasziale Spannung der unteren Extremitäten (▶ Abb. 2.22)

Aussagekraft: myofasziale und artikuläre Spannung sowohl der Extremitäten als auch der Faszien von Abdomen und Becken

Patient: in Rückenlage

Therapeut: stehend, am Fußende des Patienten

Handposition: die Hände auf die Fußrücken legen

Ausführung: beide Füße in vollständige Plantarflexion führen

Bewertung: Auf den Widerstand bei der Bewegung achten. Auf der Seite, auf der die fasziale Spannung höher ist, ist auch der Widerstand bei Plantarflexion größer.

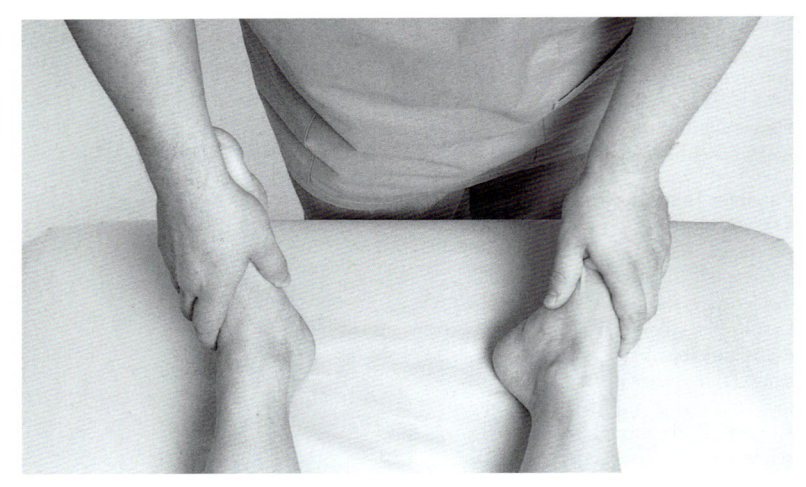

Abb. 2.22 Fasziale Spannung der unteren Extremitäten

Fasziale Spannung der Hüfte und des Beckens (▶ Abb. 2.23)

Aussagekraft: Der Test spiegelt bei a) die myofasziale und bei b) die artikuläre Spannung des Hüft- und Beckenbereichs wider. Auch bei einer Bewegungseinschränkung des Hüftgelenks wird dieser Test positiv. In diesem Fall müssen das Hüftgelenk und dessen Muskeln in Bezug auf die fasziale Verbindung mit dem Becken weiter untersucht werden.

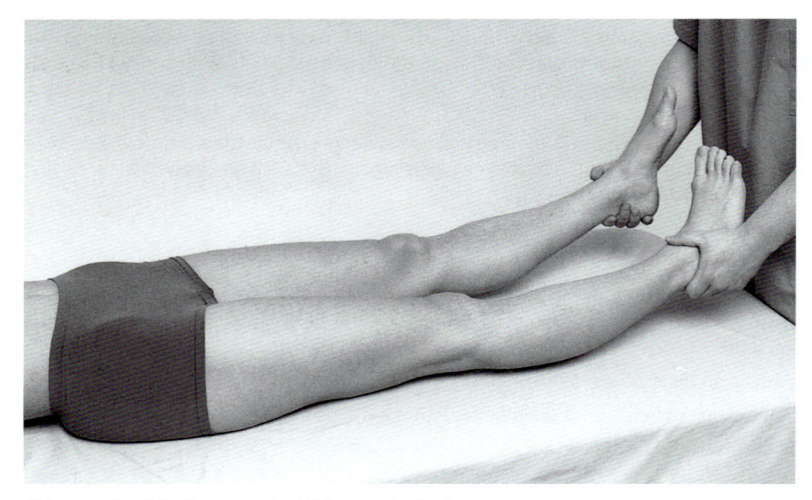

Abb. 2.23 Fasziale Spannung der Hüfte und des Beckens

Patient: in Rückenlage

Therapeut: stehend, am Fußende des Patienten

Handposition: die Unterschenkel oberhalb der Malleolen umgreifen

Ausführung: die gestreckten Beine in Innen- und dann Außenrotation führen mit den Beinen
- auf der Liege (a)
- von der Liege abgehoben (b)

Bewertung: Der Therapeut achtet auf die Richtung, in der der Widerstand am größten ist.

> Studien zeigen, dass ein Verlust der Innenrotation der Hüfte eine hohe Korrelation mit Rückenproblemen zeigt. (Mellin 1988)

Passiver Screening-Test für Dysfunktionen der unteren Extremitäten

Aussagekraft: Lokalisation von Dysfunktionen der unteren Extremitäten

Patient: in Rückenlage

Therapeut: stehend, seitlich des Patienten

Ausführung: der Therapeut führt folgende Bewegungen durch:
- Pronation und Supination der Füße für den Spannungszustand des Fußwurzelkomplexes
- Plantar- und Dorsalflexion der Füße für die Art. talocruralis sowie Art. tibiofibularis
- Flexion und Extension der Kniegelenke
- Innen- und Außenrotation der Kniegelenke
- Flexion und Extension der Hüftgelenke
- Innen- und Außenrotation der Hüftgelenke bei 90° flektiertem Hüftgelenk
- Abduktion des Hüftgelenks

Bewertung: Auf Bewegungseinschränkungen oder Schmerzen im Seitenvergleich achten. Bei Auffälligkeiten werden alle Bewegungsparameter getestet, um die Dysfunktion festzustellen.

Downing-Test (▶ Abb. 2.24 und ▶ Abb. 2.25)

(Downing 1923, 1935, Mitchell 1999)

Aussagekraft: Einschätzung der Beweglichkeit der Iliosakralgelenke (Hypomobilität) und der Beinlänge, wobei noch differenziert werden muss, ob eine Beinlängendifferenz anatomisch oder funktionell bedingt ist.

Patient: in Rückenlage

Therapeut: stehend, am Fußende des Patienten (für Beinlängenmessung) und seitlich des Patienten (für Downing-Test)

Ausführung:
- den Patienten auffordern, beide Beine anzuwinkeln und das Becken dann anzuheben
- anschließend beide Beine passiv wieder ausstrecken
- den Malleolus medialis beidseitig palpieren und die Höhe vergleichen

- ein Bein im Hüftgelenk in leichte Flexion, Adduktion und Außenrotation bringen, wodurch das Os ilium in Rotation anterior gedreht wird → das Bein wird dadurch länger (Schritt 1)
- ein Bein im Hüftgelenk in leichte Extension, Abduktion und Innenrotation bringen, wodurch das Os ilium in Rotation posterior gedreht wird → das Bein wird dadurch kürzer (Schritt 2)

Bewertung: Auf Mobilität des Iliosakralgelenks und eine Beinlängendifferenz achten. Im Normalfall sollten die Beinlängen gleich und die Rotation der Ilia nach anterior und posterior möglich sein. Ein Beinlängenunterschied, der sich nicht funktionell mit der Rotation des Os ilium nach anterior und posterior verändern lässt, deutet auf eine Dysfunktion des ISG hin.

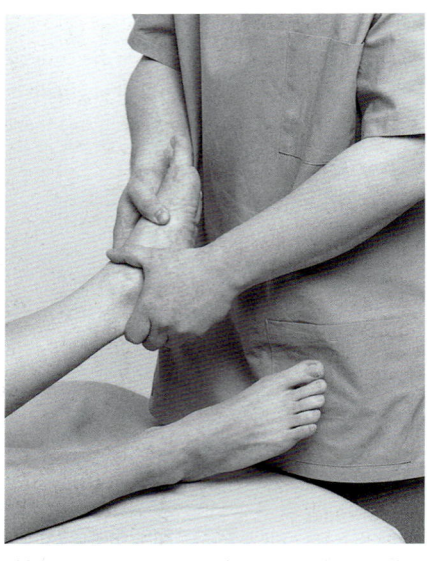

Abb. 2.24 Downing-Test Schritt 1: Rotation anterior

Bei fast jedem Menschen existiert eine Beckenverwringung im Sinne einer Anteriorität oder Posteriorität der Ossa ilia. Wenn bei dieser Verwringung bzw. Asymmet-

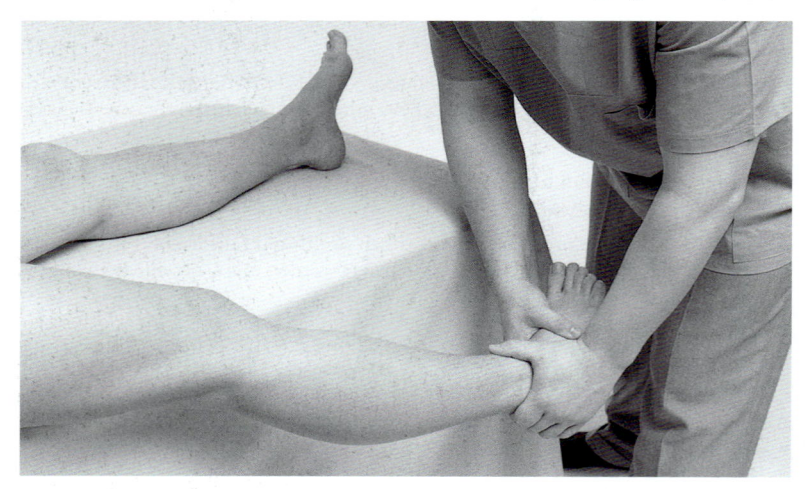

Abb. 2.25 Downing-Test Schritt 2: Rotation posterior

rie eine freie Beweglichkeit der Iliosakralgelenke besteht, ist dies keine Dysfunktion.

Lokal-listening-Test (Ecoute-Test) am Bauch und Thorax (▶ Abb. 2.26 und ▶ Abb. 2.27)

(Barral 1987, 1999)

Aussagekraft: Lokalisation des Bereichs der größten Spannung im Bauchraum und Thorax, der auf eine viszerale bzw. fasziale Dysfunktion hinweist

Patient: in Rückenlage

Therapeut: stehend, seitlich des Patienten

Handposition:
- die Hand mit dem Handballen unterhalb des Nabels auf den Bauch legen, die Finger zeigen nach kranial
- eine Hand über das Sternum legen, die Finger zeigen nach kranial

Ausführung: die faszialen Zugrichtungen palpieren

Bewertung: Die Richtung des Zugs der Faszien wahrnehmen.

Elastizität und Mobilität des Thorax bei der Atmung (▶ Abb. 2.28 – ▶ Abb. 2.30)

Aussagekraft: Dient dazu, den Bereich der größten Spannung im Bauchraum und Thorax festzustellen, die ein Hinweis auf eine viszerale bzw. fasziale Dysfunktion sein können.

Patient: in Rückenlage

Therapeut: stehend, seitlich des Patienten

Handposition:
- Daumen entlang des epigastrischen Winkels legen

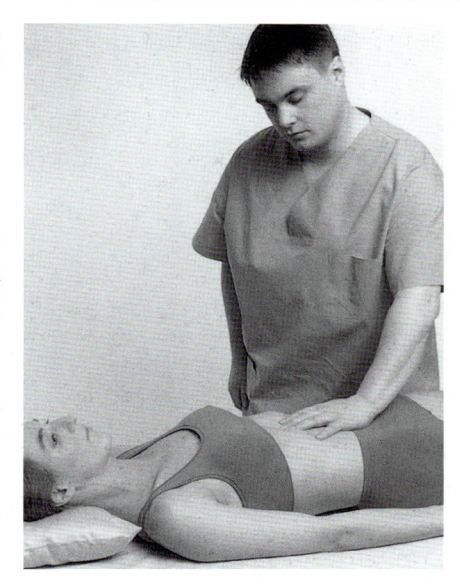

Abb. 2.26 Lokal-listening-Test (Ecoute-Test) am Bauch

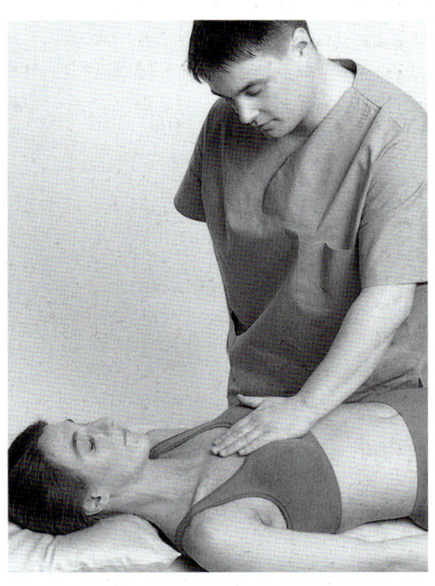

Abb. 2.27 Lokal-listening-Test (Ecoute-Test) am Thorax

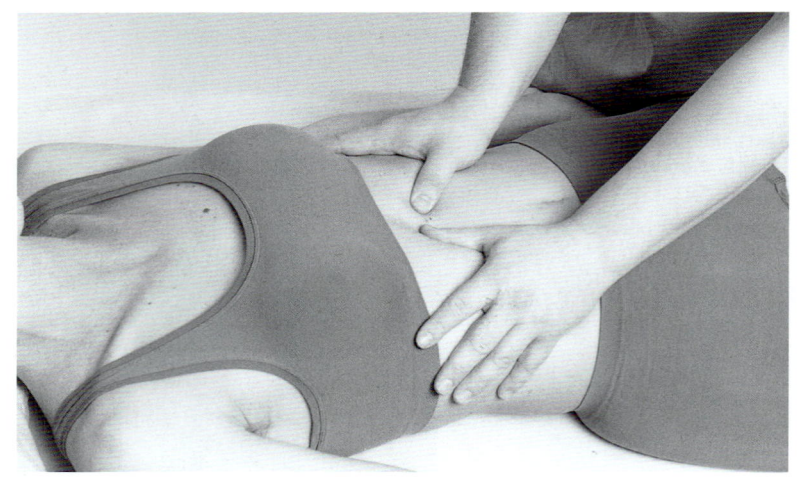

Abb. 2.28 Elastizität und Mobilität des epigastrischen Winkels bei der Atmung

- Finger entlang der unteren, mittleren und oberen Rippen legen
- Finger auf Sternum und Artt. sternocostales legen

Ausführung: palpieren und beobachten von
- Öffnung des epigastrischen Winkels während der Inspiration
- Bewegungen der unteren, mittleren und oberen Rippen während der Atmung
- Elastizität und Mobilität des Sternum und der Artt. sternocostales während der Atmung

Bewertung: Die Thoraxexkursion während der Atmung insgesamt und im Seitenvergleich beurteilen. Bei Auffälligkeiten diese Bereiche genauer untersuchen, um die Dysfunktion zu identifizieren. Betroffen können z. B. die Artt. sterno-

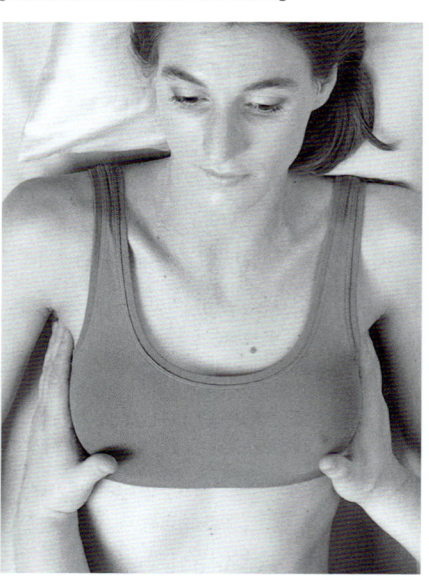

Abb. 2.29 Elastizität und Mobilität der Rippen bei der Atmung

costales, Artt. costovertebrales oder Artt. costotransversales sein, es können aber auch eine Dysfunktion des Diaphragma oder Spannungszustände der endothorakalen Faszien vorliegen.

Beurteilung der respiratorischen Effizienz

Aussagekraft: Bewertung der Effizienz von Diaphragma, Brustkorb und der venösen und lymphatischen Drainage. Die respiratorische Effizienz wird in Rückenlage untersucht, da in dieser Position die Schwerkraft aufgehoben und auch deren Effekt auf den Bewegungsapparat, das respiratorisch-zirkulatorische System und die Muskeln weniger ausgeprägt als im Stehen ist.

Patient: in Rückenlage

Therapeut: stehend, seitlich des Patienten

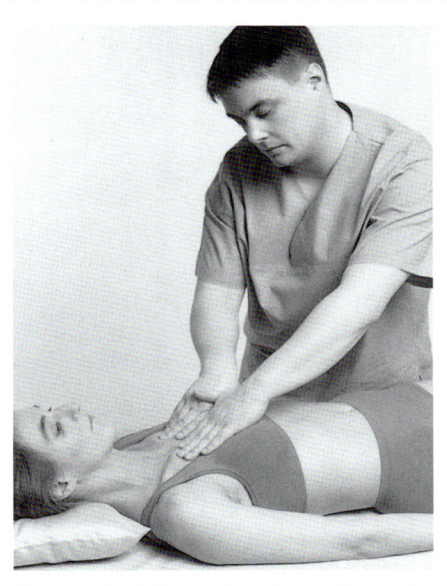

Abb. 2.30 Elastizität und Mobilität des Sternum bei der Atmung

Ausführung:
- die Atmung beobachten: das Abdomen sollte sich bis zum Os pubis bewegen, die Frequenz entspricht der Ruheatmung
- die LWS palpieren: sie sollte bei der Ruheatmung flach auf der Liege liegen, so dass man keine Hand zwischen LWS und Liege schieben kann
- durch leichte Kompression das lymphatische System palpieren:
  - die zervikalen Lymphgefäße in Bezug auf Stauungen
  - die Fossa supraclavicularis, die Stelle der terminalen Lymphdrainage, in Bezug auf Schwellungen
  - die hintere Achselfalte in Bezug auf Schwellungen
  - das Epigastrium in Bezug auf Blähungen
  - die Leistengegend in Bezug auf Schwellungen und Schmerzen
  - bei leichter Knieflexion die Fossa poplitea in Bezug auf Schwellungen
  - die Achillessehne in Bezug auf Schwellungen

Bewertung: Wenn die Atmung nicht ganz bis zum Os pubis läuft und die LWS nicht flach auf der Liege aufliegt, ist dies ein Zeichen für eine Dysfunktion des Diaphragma und der Atmung. Wenn zusätzlich noch Stauungen bzw. Schwellungen zu palpieren sind, deutet das auf eine Beeinträchtigung der lymphatischen und venösen Drainage des Körpers hin. (Zink 1970, 1973, 1977, 1979)

Passive Bewegung der Halswirbelsäule (▶ Abb. 2.31)

Aussagekraft: Identifikation des Segments mit Bewegungseinschränkungen. Die HWS wird von C0–C1 bis C7–Th1 getestet.

Patient: in Rückenlage

Therapeut: stehend, am Kopfende des Patienten

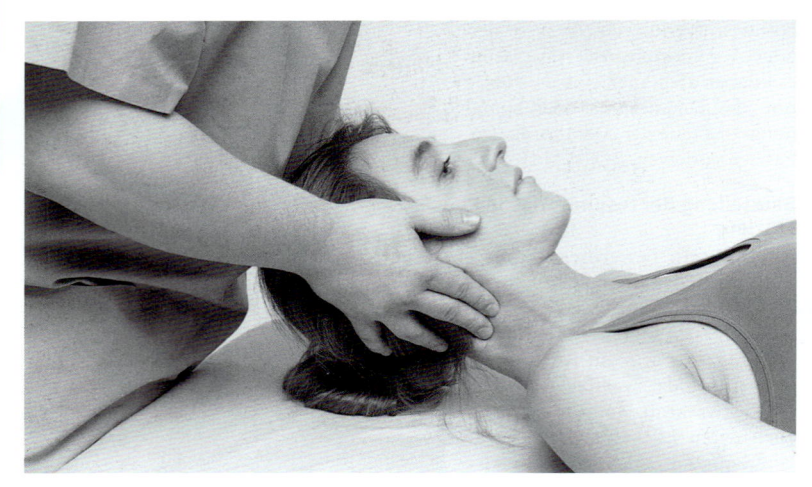

Abb. 2.31 Passive Bewegung der HWS (Kombinationsbewegung)

Handposition:
- jeweils mit dem linken und rechten Thenar und Hypothenar den Kopf unter dem Okziput halten
- die Finger auf die Procc. transversi bei Rotation und Seitneigung, auf die Procc. spinosi bei Flexion und Extension des zu prüfenden Bewegungssegmentes legen

Ausführung:
- Einzelbewegungen testen: eine Flexion, Extension, Rotation oder Seitneigung der HWS induzieren
- Kombinationsbewegungen testen: eine seitliche Translation (Seitneigung und Rotation) sowohl in Flexion als auch in Extension induzieren

Bewertung: Die Bewegung der Bewegungssegmente der HWS sollten in alle Richtungen frei möglich sein. Eine Einschränkung in eine oder mehrere Richtung deutet auf eine Dysfunktion des entsprechenden Wirbels hin.

Untersuchung in Bauchlage

Joint-play-Test mit kurzem Hebelarm (▶ Abb. 2.32)

Aussagekraft: Bewertung der Bewegung des ISG

Patient: in Bauchlage

Therapeut: stehend, seitlich des Patienten

Handposition:
- mit der einen Hand die SIAS umfassen
- mit den Fingern der anderen Hand Os sacrum und Os ilium im Bereich des Sulcus sacralis auf Höhe von S1–S3 palpieren
- dies auf beiden Seiten durchführen

Ausführung: mit beiden Händen Schüttelbewegungen durchführen

Bewertung: Die Bewegungen bzw. die Elastizität zwischen Os sacrum und Os ilium im Bereich des Sulcus sacralis beurteilen.

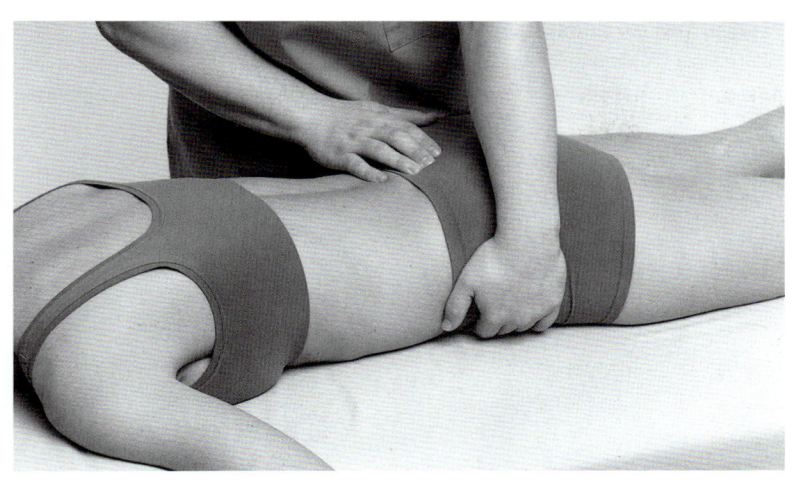

Abb. 2.32 Joint-play-Test mit kurzem Hebelarm

Schnelltest für L5–S1 (nach T. E. Hall) (▶ Abb. 2.33)

Aussagekraft: Bewertung der Beweglichkeit zwischen L5 und S1

Patient: in Bauchlage

Therapeut: am Fußende des Patienten

Handposition: beide Sprunggelenke umgreifen

Ausführung:
- beide Kniegelenke 70–80° beugen
- dann Kniegelenke abwechselnd in vollständige Flexion bringen und dabei die Reaktion bzw. Bewegung der Sakrumbasis in Bezug auf L5 beobachten

Bewertung: Auf ein asymmetrisches Verhalten im Seitenvergleich achten. Im Normalfall bewegt sich die Sakrumbasis nach anterior, es findet kein Sideshift statt. Bewegt sich bei der Knieflexion die Sakrumbasis nach posterior und führt einen Sideshift aus, deutet das

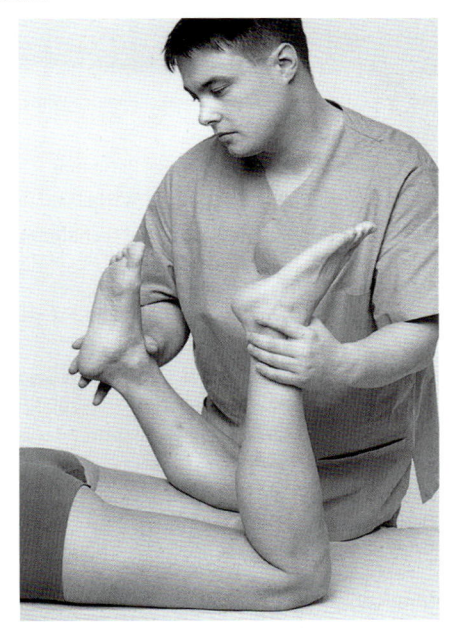

Abb. 2.33 Schnelltest für L5–S1

auf eine Bewegungsstörung im Segment L5–S1 hin. Bei positivem Testergebnis muss eine weitere Untersuchung von L5–S1 erfolgen. Eine kompensierte Dysfunktion (L5 und Os sacrum rotieren in entgegen gesetzte Richtungen) ist selten behandlungsbedürftig. (Mitchell 1999, Yates 1998, Stiles 1976)

Passiver Test der thorakolumbalen Wirbelsäule (▶ Abb. 2.34)
(Wernham, Waldmann 1981, 1983)

Aussagekraft: Auffinden der Segmente bzw. Gelenke mit Bewegungseinschränkungen

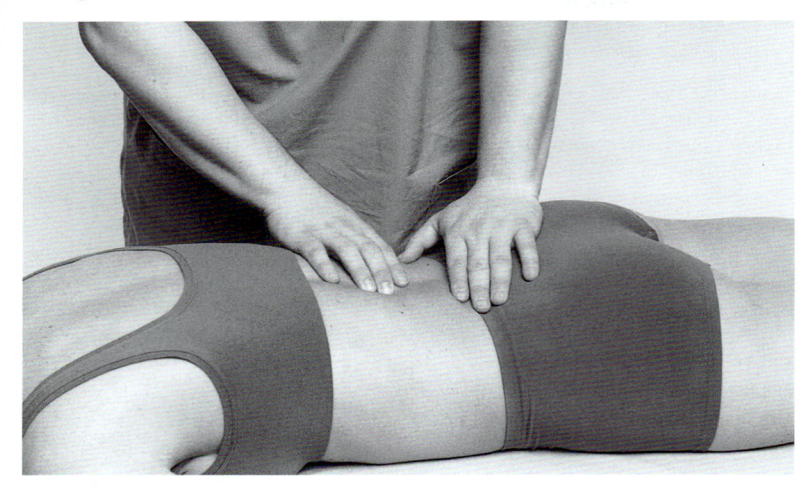

Abb. 2.34 Passiver Test der thorakolumbalen Wirbelsäule (Variation 1)

Patient: in Bauchlage

Therapeut: stehend, seitlich des Patienten

Es gibt zwei Möglichkeiten, die Wirbelsäule zu testen:

Variation 1 (Maidstone oscillatory technique)
Handposition:
- die eine Hand auf das Os sacrum legen
- mit der anderen Hand die Bewegung zwischen den Wirbeln von Th1 bis L5 palpieren

Ausführung: mit der Hand auf dem Os sacrum eine rhythmische Schaukelbewegung durch leichten abwechselnden Schub und Zug nach lateral ausführen

Bewertung: Die Qualität und Quantität der Bewegung zwischen den Segmenten bewerten.

Variation 2
Handposition:
- mit einer Hand das 90° gebeugte Knie untergreifen, mit der anderen Hand die Bewegung der Wirbel Th10–L5 palpieren
- mit einer Hand den 90° abduzierten Arm und die Schulter untergreifen, mit der anderen Hand die Bewegung der Wirbel Th1–Th10 palpieren

Ausführung:
- das Bein bei gebeugtem Knie in Abduktion führen, bis die Bewegung als Seitneigung in der Wirbelsäule palpiert werden kann (▶ Abb. 7.7)
- den Schultergürtel in einer Zirkumduktion bewegen, dabei die Bewegung der BWS palpieren (▶ Abb. 20.29)

Bewertung: Die Qualität und Quantität der Bewegung zwischen den Segmenten bewerten.

2.1.7 Segmentale Untersuchung

Christian Fossum

Nur die Gelenke, die stehend, sitzend und liegend eine Dysfunktion aufweisen, werden in Bezug auf die genauen Läsionsparameter und -charakteristika nun mit **spezifischen Untersuchungen** getestet.

Allgemeines zu den spezifischen Mobilitätstests

Forschung zeigen, dass **Schmerzprovokationstests** eine gute Reliabilität zwischen den Untersuchern aufweisen (Laslett und Williams 1994, 1995, McCombe et al. 1989, McPartland et al. 1998), aber es bleibt unklar, ob eine positive Schmerzprovokation oder Schmerzen im Untersuchungsbereich ein Hinweis auf eine somatische Dysfunktion darstellen. Obwohl eine eindeutige diagnostische Übereinstimmung zwischen der Schmerzprovokation im Bereich der HWS und Blockaden der Facettengelenke mittels Injektionen bewiesen werden konnte (Jull et al. 1988), geben diese Untersuchungen keine Hinweise auf die Störung oder Pathologie der Gelenke. Andere Arbeiten zeigen auch, dass es in der Praxis keine Übereinstimmung zwischen positiven Schmerzprovokationstests und Dysfunktionen, z. B. der Iliosakralgelenke, gibt. (Maigne et al. 1996, Dreyfuß et al. 1996) Zudem komplizieren andere neurophysiologische und neurobiologische Phänomene, wie ausstrahlende Schmerzen und sekundäre Hyperalgesien, die in völlig gesundem Gewebe bestehen können, das Bild.

Eine häufige Fehlerquelle bei den **Mobilitätstests** ist die ungenaue Palpation und Identifikation von anatomischen Referenzpunkten, die dafür entscheidend sind. (O'Haire und Gibbons 2000, Potter und Rothenstein 1985) Wenn die Untersucher die gleichen Referenzpunkte benutzen, wird die Aussage zuverlässiger (in vielen Studien über die Reliabilität sind die zu untersuchenden Segmente nicht vormarkiert). Zudem kann die Testung eines Gelenks durch mehrere Untersucher eine mobilisierende Wirkung auf das Gelenk haben, wodurch sich die Ergebnisse unterscheiden können. (Greenman 1978)

In der täglichen Praxis wird die **Diagnose** nie aufgrund von nur einem Test gestellt. Studien zeigen, dass bei Anwendung **mehrerer Tests** die Reliabilität zwischen den verschiedenen Untersuchern steigt, oder wenn zudem andere Elemente, wie z. B. die Inspektion, in die diagnostische Vorgehensweise mit einbezogen werden. (Cibulka et al. 1988, van Deursen et al. 1990, Keating et al. 1990)

Die somatische Dysfunktion eines Gelenks

Gelenkspiel, Endgefühl

Das **Ausmaß der Gelenkbewegung** wird bestimmt durch (Stachan 1992, Gibbons und Tehan 1996)

- die muskuläre, ligamentäre und fasziale Überbrückung
- die Ausrichtung und Orientierung der Gelenkflächen
- degenerative und pathologische Veränderungen
- erworbene anatomische Anormalitäten des Gelenks oder der Stützelemente (Bandscheiben, Bänder etc.).

Das **Kardinalzeichen** einer somatischen Dysfunktion ist die **eingeschränkte Beweglichkeit**. Vier Fragen müssen positiv beantwortet werden:
- Entsteht die eingeschränkte Funktion durch ein Bewegungssegment?
- Wird die Bewegung durch eine restriktive Barriere gebremst?
- Liegt diese Barriere innerhalb des normalen Bewegungsausmaßes?
- Fehlt dieser Barriere der normale Anschlag, der elastisch sein sollte?

Nach Bogduk (1997) sind **Schmerzen** bei Bewegung **kein diagnostisches Zeichen**. Osteopathisch wird die Funktion durch verschiedene biomechanische und motorische Parameter bei der passiven Untersuchung bewertet:
- **Quantität des Gelenkspiels:** Bewertung des Bewegungsausmaßes, Einteilung in normale, Hypo- und Hypermobilität
- **Qualität der Bewegung:** Palpation des Endgefühls (Widerstand oder Nachgeben), Bewertung der Elastizität und Flexibilität
- **Motorische Reaktion**: bei Annäherung an eine Barriere nimmt die Muskelspannung des Bewegungssegmentes zu; eine frühzeitige Zunahme der Muskelspannung in eine Richtung deutet auf eine restriktive Barriere im Segment hin (asymmetrisches Verhalten im Seitenvergleich).

Das **Endgefühl** einer Bewegung (Qualität) lässt auf die **Ursache** einer Dysfunktion schließen: (Stone 1999, Isaacs und Bookhout 2001)
- „schwammig" (wenn das Gelenk an der Barriere gehalten wird und diese nachlässt): intraartikuläre Ödeme, z. B. bei Entzündungsreaktionen auf nozizeptive Reizung, veränderte viskoelastische Qualität des periartikulären Gewebes
- früher, steigender Widerstand mit einem elastischen Endgefühl: hypertone Muskeln, myofasziale Verkürzungen
- festes, etwas elastisches Endgefühl (abrupter als bei der hypertonen Barriere): Fibrosen der Kapsel, Bänder oder Muskeln
- festes, nicht elastisches Endgefühl mit abruptem Stop: knöcherne Veränderungen, z. B. degenerative.

Spezifische Gewebeveränderung

Die Diagnostik und Behandlung basiert ferner auf der palpatorischen Qualität der spezifischen Gewebeveränderungen im Gelenk und periartikulären Gewebe. Diese durchlaufen dabei verschiedene **Phasen**, die nach Zeit und Veränderungen eingeteilt werden können (Piril 2000, McGinn 2001):
- **Akute Phase** (7–10 Tage): Entzündung und Ödem im Gewebe, protektive reaktive Muskelspannung
- **Subakute Phase** (Monate): Muskelkontraktion, Beginn der Gewebeveränderungen
- **Adaptive Phase** (1–3 Jahre): Beginn des fibrotischen Umbaus im Gewebe, Verkürzung der Muskeln und Ligamente
- **Chronische Phase** (3–5 Jahre): Bildung von Fibrosen
- **Degenerative Phase** (ab 5 Jahren): Gelenkdestruktion, Spondylose, Osteoarthrose, Verkalkung der Ligamente.

Akute und chronische Dysfunktionen

Exsudate führen in der frühen **Akutphase** im Gewebe zu einem Ödem, es folgen ein Entzündungsprozess und die lokale Vasodilatation. Der Zunahme der interstitiellen Flüssigkeit folgt die reaktive Verspannung der oberflächlichen und tiefen Muskulatur, die wiederum zur reflexiven Zunahme der Muskelspannung führt.

In der **chronischen Phase** ist die Schwellung mehr eine Folge des anhaltenden Sympathikotonus sowie der verminderten venösen und lymphatischen Drainage der

Gewebe. Die Spannung der Muskulatur kommt durch deren Verkürzung und Fibrosierung zustande.

Anhand folgender Befunde können palpatorisch bestimmt werden die
- **akute Dysfunktion** mit: erhöhter Hauttemperatur und -feuchtigkeit, allgemeiner tiefer und oberflächlicher Muskelspannung, Zunahme der Gewebe- und interstitiellen Flüssigkeit, Schmerzen
- **chronische Dysfunktion** mit: herabgesetzter Hauttemperatur, verminderter Verschieblichkeit der Haut und Faszien, Fibrosierung der Muskeln und tiefen Gewebeschichten, veränderter Viskoelastizität und Stauung im Gewebe.

2.1.8 Therapeutisches Vorgehen

Christian Fossum

Liegen keine Kontraindikationen vor, müssen nach Identifizierung der verschiedenen Dysfunktionsparameter und Diagnosestellung noch weitere Überlegungen im Hinblick auf Behandlung und Technikwahl getroffen werden.

Behandlungsreihenfolge der Dysfunktionen

Nach der Untersuchung in allen drei Positionen werden die Befunde interpretiert und eine Diagnose erstellt. Ziel ist es herauszufinden, welche der gefundenen Dysfunktionen zuerst behandelt werden sollte. Grundlage dafür sind ein profundes Verständnis der:
- mechanischen Verbindungen: anatomische Kontinuität, biomechanische Wechselwirkungen und Stress
- neurologischen Verbindungen: viszerosomatische, somatoviszerale, somatosomatische Reflexbögen, neurotrophische Einflüsse, Nozizeption und Plastizität des Nervensystems
- hydrodynamischen Verbindungen: arterielle Versorgung, venöse und lymphatische Drainage.

Die **primäre** Dysfunktion (**Schlüsselläsion**) ist die ursprüngliche mechanische bzw. funktionelle Veränderung. Sie äußert sich als eine Zone mit der stärksten Spannung im Körper. Sie ruft sekundäre Dysfunktionen hervor, die als biologische Abwehr des Körpers betrachtet werden können, um die körperliche Homöostase aufrecht zu erhalten.

Eine Vielzahl von Verkettungsreaktionen wurde in der osteopathischen Literatur aufgelistet. Schlüsseldysfunktionen des Bewegungsapparats wurden in der älteren Literatur meist als die am weitesten kaudal gelegene Dysfunktion an der Mittellinie bezeichnet. Dies entspricht der Häufigkeit von Befunderhebungen in Höhe von L5 und Os sacrum. (Clark 1902, McWilliams 1921, 1930, Magoun 1937, Nelson 1948, Hoover 1952, Heilig 1957, Denslow 1964, Dunnington 1964, Mitchell 1965) Andere häufig betroffene Bereiche, die oft als primär bezeichnet werden, sind die Übergangszonen der Wirbelsäule C0–C2, C7/Th1, Th12/L1, C2/C3, C6, Th4 und Th9. (Heilig 1969, Zink 1972, 1977, 1979, Denslow 1964, Dunningtone 1964, Bradbury 1966, Bourdillion 1992, Dummer 1995, 1999, Wernham 1956, 1985, Bourdillion 1992, Dummer 1999) Dies sind alles Segmente mit großem funktionellen und mechanischem Stress. Es können selbstverständlich auch Schlüsselläsionen außerhalb der Wirbelsäule bestehen, z. B. in den unteren Extremitäten oder viszeralen Strukturen.

Das **Ziel** der Behandlung **bestimmt** die **Reihenfolge** der anzugehenden Dysfunktionen. Je nach Akutheit der Symptomatik kann es erst notwendig sein, sekundäre

Dysfunktionen zu lösen, um Schmerzen zu beseitigen. Um langfristig eine Rezession zu vermeiden und dem Patienten zu einer ausgeglichenen Haltung und harmonischen Funktion zu verhelfen, wird die primäre Dysfunktion Basis der weiteren Behandlung werden. Sekundäre Dysfunktionen benötigen nur dann eine Behandlung, wenn sie z. B. durch eine chronische Fehlbelastung nicht mehr imstande sind, trotz Lösung der primären Dysfunktion in ihre normale Funktion zurückzukehren.

Wahl der Technik

Die Wahl der Technik ist abhängig vom
- Patienten und dessen Symptomatik
- Können des Therapeuten
- Ziel der Behandlung
- Zustand der Gewebe.

Aufgrund der Anamnese und Untersuchung sollte dem Therapeuten klar werden, welche Art von Technik(en) für den **Patienten** angemessen erscheinen. Diese Entscheidung basiert auf der Erkenntnis, welche Ziele und Erwartungen, Vorbehandlungen, Pathologien etc. der Patient hat, und zudem welche Vitalität die Behandlung unterstützen wird.

Die **Fähigkeit** des Therapeuten wird sehr oft herausgefordert werden, er sollte sich jedoch immer in einem sicheren Bereich der Behandlung befinden. Nicht zuletzt wird das Vertrauen des Patienten in den Therapeuten, das stark auf Kommunikation von Befund, Prognose, Erklärung der Therapie und vor allem von Manipulationstechniken basiert, zu einer kompetenten Behandlung beitragen.

Das **Ziel** der Therapie besteht sicherlich in einer erfolgreichen Behandlung des Patienten, wobei verschiedene Therapeuten unterschiedlich kurz- oder langfristige Ziele ansteuern werden. Das kurzfristige Ziel, die Beschaffenheit und Gesundheit des Gewebes wieder herzustellen, hängt u. a. auch von dem **Zustand der Gewebe** ab. Dieser wiederum kann mit verschiedenen Techniken unterschiedlich effektiv verändert werden (▶ Tab. 2.2).

Tab. 2.2 Wahl der Technik in Abhängigkeit von der Indikation (modifiziert nach Kuchera 1997)

Indikation	Indirekte Technik	Manipulation	Mobilisation	MET
Reduktion von Fibrosen	+/−	+++	+++	++
Reduktion von Ödemen	+++	+/-	+++	++
Reduktion von Spasmen	+++	++	++	+++
Geschwindigkeit der Ausführung	+/− bis +++	+++	++	++

2.1.9 Nebenwirkungen und Kontraindikationen der Behandlung

Christian Fossum

Nebenwirkungen und Komplikationen

Unabhängig von der gewählten Technik basieren Nebenwirkungen meist auf einer **unklaren Diagnose**. Es werden daher notwendige Schritte versäumt, die eigentliche

Ursache einer Symptomatik zu behandeln, oder es werden Techniken angewendet, die zu einer **Verschlimmerung** oder einer **Komplikation** führen.
Je nach Technik gibt es folgende Nebenwirkungen:
- **Indirekte Techniken** (funktionale Techniken, BLT, Strain-Counterstrain): Insgesamt wenige Nebenwirkungen. Bis zu 24 Std. nach einer Behandlung kann es zu einem unangenehmen Gefühl und/oder Steifigkeit der Muskulatur ähnlich wie bei einer Grippe kommen.
- **MET** (▶ 3.2.5): Insgesamt nur wenige Nebenwirkungen. Die meisten werden durch Fehler in der Anwendung verursacht und äußern sich dabei als vermehrte Muskelspasmen und Aktivierung von Triggerpunkten in der Muskulatur. Diese können aber in der Regel durch andere Techniken wieder beseitigt werden.
- **Manipulationen:** Eine Menge an Nebenwirkungen und Komplikationen (▶ Tab. 2.3). Die meisten sind mit Techniken an der obere HWS (C0–C2) verbunden, es gibt aber auch Zwischenfälle im thorakalen und lumbalen Bereich. Das Durchschnittsalter der Patienten mit ausgeprägten Komplikationen liegt nach Angaben der Literatur bei 38–40 Jahren, Frauen sind häufiger betroffen als Männer.

Tab. 2.3 Klassifikation von Komplikationen bei Manipulationen (nach Gibbons und Tehan 2000, Wells 2000)

Transiente Symptome	Ernsthafte, reversible Komplikationen	Nicht reversible Komplikationen
• Zunahme der Schmerzen • Parästhesien • ausstrahlende Schmerzen • Schwindel • Übelkeit	• Diskusprotrusion, -prolaps • Kompression der Nervenwurzeln • Fraktur • Bewusstseinsverlust	• zerebrovaskuläre Verletzungen • Kompression des Rückenmarks • Cauda-equina-Syndrom • Locked-in-Syndrom • Tod

Es ist sehr schwierig, Risikopatienten zu identifizieren, und es scheint, als wären die verschiedenen Sicherheitstests für diese Art von Komplikationen ohne Aussagekraft. (Haldemann et al. 1999). Nach Gibbons und Tehan (2000) bestehen jedoch die **Ursachen** vieler Komplikationen in der
- **Patientenselektion:** fehlende Diagnose, fehlende Berücksichtigung der Kontraindikationen (▶ S. 108), inadäquate palpatorische Untersuchung, fehlende Genehmigung des Patienten
- **Technikwahl:** übermäßiges Maß an Kraft, Amplitude oder Impuls, Einsetzen von Hebelarmen, schlechte Kombination der Hebelarme, schlechte Positionierung des Patienten, fehlendes Feedback des Patienten während der Technik.

Es sollte daher immer eine **Abwägung** von Indikation und Ziel einer Technik und deren Gefahren der Durchführung vorausgehen. **Während der Anwendung** sollte der Therapeut weiterhin diagnostisch vorgehen, d. h. auf Schmerzen reagieren, Rückmeldung erbitten, Technikvariationen testen.

Kontraindikationen

Eine Behandlung sollte nie erfolgen bei fehlender Diagnose, fehlender Erlaubnis des Patienten und Schmerzen, die eine entspannte Position nicht zulassen.

Für **indirekte Techniken** (funktionale Techniken (▶ 3.2.7), BLT und Strain-Counterstrain (▶ 3.2.6)) gibt es keine absoluten Kontraindikationen, **relative** sind: Verdacht auf oder diagnostizierte Insuffizienz der A. vertebralis, bei der alle Bewegungen in Richtung Extension, Seitneigung und Rotation der HWS vermieden werden müssen.

Für **MET** (▶ 3.2.5) sind **absolute** Kontraindikationen: Dislokationen von Knochen und Frakturen.

Absolute Kontraindikationen für **Manipulationen**: (Gibbons und Tehan 2000, Wells 2000)
- Erkrankungen der Knochen, die zu einer „Schwächung" führen:
  - Tumore, Metastasen
  - Infektionen (z. B. Tuberkulose)
  - metabolische (z. B. Osteomalazie)
  - kongenitale (z. B. Dysplasien, Spina bifida)
  - iatrogene (z. B. Z.n. langer Kortisontherapie)
  - entzündliche (z. B. fortgeschrittene Rheumatoide Arthritis)
  - Traumata (z. B. Frakturen)
- neurologische Erkrankungen:
  - zervikale Myelopathien
  - Rückenmarkskompression
  - Cauda-equina-Syndrom
  - Nervenwurzelkompression mit neurologischem Defizit
- vaskuläre Erkrankungen:
  - Insuffizienz der A. vertebralis
  - Aortenaneurysma
  - Hämophilie

Relative Kontraindikationen für **Manipulationen**:
- bestehende Nebenwirkungen und Komplikationen von vorausgegangenen Behandlungen
- Erkrankungen des Bewegungsapparats:
  - Diskusprolaps, -protrusion
  - Spondylose
  - Spondylolisthesis
  - Arthritiden
  - milde Osteoporose
  - fortgeschrittene degenerative Veränderungen
  - Hypermobilität bzw. Laxität der Bänder
- vaskuläre Erkrankungen:
  - Arteriosklerose
  - arterielle Hypertonie
- psychische Erkrankungen:
  - Hysterie
  - Neurosen
  - Psychosen
- Schwindel
- Schwangerschaft
- systemische Infektionen
- Antikoagulation
- Abhängigkeit von der Manipulation

3 Therapeutische Grundlagen

Pierre Delaunois, Tobias Dobler, Gary Fryer, Eyal Lederman, Louise Potter

3.1	**Die Wissenschaft osteopathischer Technik** *Eyal Lederman*	**110**	3.1.7	Klinische Anwendung	**126**
			3.1.8	Zusammenfassung	**130**
			3.2	**Osteopathische Techniken**	**130**
3.1.1	Allgemeine therapeutische Ziele	**110**	3.2.1	Mobilisation von Gelenken	**132**
3.1.2	Das Dimensionsmodell der osteopathischen Technik	**111**	3.2.2	Manipulation von Gelenken/Wirbelsäule	**132**
3.1.3	Wirkung osteopathischer Techniken	**113**	3.2.3	Muskel-Energie-Technik (MET)	**143**
3.1.4	Der affektive Code in der lokalen Gewebedimension	**114**	3.2.4	Techniken mit spezieller Diagnostik	**151**
3.1.5	Der affektive Code in der neurologischen Dimension	**121**	3.2.5	Weitere Techniken	**157**
3.1.6	Der affektive Code in der psychologischen Dimension	**126**			

3.1 Die Wissenschaft osteopathischer Technik

Eyal Lederman

Die Osteopathie umfasst zahlreiche Behandlungsmethoden, zu denen ein weites Spektrum manueller Techniken gehört. Ziel dieses Beitrags ist es, die möglichen **physiologischen, neurologischen und psychophysiologischen Mechanismen** zu erläutern, die den osteopathischen Techniken zugrunde liegen. Denn es ist sehr vorteilhaft, wenn man einzelne Techniken im Hinblick auf ihre Auswirkungen auf den Körper genau beschreiben kann. Dies ermöglicht mehr **Behandlungserfolge**, eine raschere Besserung und eine größere **Behandlungssicherheit**, da mögliche negative Reaktionen vermieden werden können. Außerdem erlaubt es eine genauere und methodischere Abstimmung der Technik auf den Zustand des Patienten.

Das steht im Gegensatz zur **derzeitigen klinischen Praxis**, bei der meist zwei Vorgehensweisen angewandt werden. Entweder setzt man spezifische Techniken beinahe aufs Geratewohl zur Behandlung aller nur vorstellbaren Beschwerden ein oder man verwendet beliebige unterschiedliche Techniken zur Behandlung einer spezifischen Beschwerde, in der Hoffnung, dass eine dieser Techniken schon „den Nagel auf den Kopf treffen" und zu einer spontanen Heilung führen wird. Wir werden jedoch sehen, dass viele Beschwerden der Patienten auf ganz bestimmte Signale reagieren, die von unseren Techniken ausgehen. Wir können also die **Bedürfnisse unserer Patienten analysieren** und dann entsprechende Techniken auswählen, die den richtigen Stimulus liefern. In diesem Beitrag sollen diese **Signale** und die **entsprechenden Techniken** erläutert werden.

3.1.1 Allgemeine therapeutische Ziele

Der beste Ausgangspunkt, um ein Verständnis für das therapeutische Potenzial osteopathischer Techniken zu vermitteln, ist eine Definition der generellen therapeutischen Ziele. Letztendliches Ziel der Osteopathie ist es, zwei wichtige körperliche Prozesse zu unterstützen: **Reparatur-** und **Anpassungsprozesse**, die sich gegenseitig stark beeinflussen. Bei jedem Patienten, der Schmerzen hat, finden (fast) unvermeidlich Reparaturprozesse statt, die gefördert werden müssen. Die Patienten kommen, weil Reparaturprozesse notwendig sind, und ein großer Anteil der klinischen Arbeit besteht darin, **Patienten mit Gewebebeschädigungen** zu behandeln. Chronische Nacken- und Schulterschmerzen (Trapeziusmyalgie) beispielsweise sind ein Syndrom, das durch fortlaufende Schädigungs- und Regenerationszyklen im Muskel gekennzeichnet ist. Das therapeutische Ziel besteht darin, diese **Reparaturprozesse zu unterstützen und zu lenken**. Zu diesem Zweck müssen wir wissen, welche Stimuli diese Prozesse beeinflussen und welche osteopathischen Techniken diese Stimuli liefern.

Die **Arbeit mit den Anpassungsprozessen** mag nicht ganz so offensichtlich sein, doch viele Resultate, die bei Patienten als Folge einer Behandlung zu beobachten sind, sind mit tiefgehenden adaptiven Veränderungen im Körper verbunden. Anpassung und dysfunktionale Anpassung infolge einer Reparatur von schlechter Qualität können in vielen verschiedenen Formen auftreten.

Sobald die akute Entzündungsphase zu Ende geht, beginnt ein **adaptiver Rekonstruktionsprozess**. Dieser ist stark von den Belastungen abhängig, denen das Gewebe ausgesetzt ist. Zu einer dysfunktionalen Anpassung kann es kommen, wenn für die Reparatur nicht die normale mechanische Umgebung zur Verfügung steht – aus welchen Gründen auch immer. Das deutlichste Beispiel ist eine **starke Atrophie** von Geweben, die immobilisiert wurden. Die Immobilisierung in einem Gipsverband führt zu einem Verlust an Muskelmasse, verstärkter Bindegewebsbildung und Verlust an Sarkomer-Reihen, was eine Verkürzung bewirkt. Bei dieser Gewebeveränderung handelt es sich ebenfalls um einen Anpassungsprozess, wenn auch um einen dysfunktionalen. Ein weiteres Beispiel ist die **chronische Myalgie**. Ursache für dieses Syndrom ist eine Sequenz adaptiver Verhaltensänderungen, die häufig durch psychologischen oder physischen Stress ausgelöst werden. Dieser führt über das motorische System zu einem **veränderten motorischen Muster** und schließlich zu einem **Überlastungszustand** im Muskel. Mit der Zeit führt die chronische Muskelverspannung zu den beschriebenen Schädigungen und zu adaptiven Gewebeveränderungen, häufig in Form von Verkürzungen. Ziel der Behandlung ist dann, diesen Anpassungsprozess zu lenken und zu fördern.

Am Beispiel der Trapeziusmyalgie lässt sich deutlich erkennen, dass es sich um Prozesse der Reparatur und Anpassung handelt und dass diese Prozesse in drei unterschiedlichen Dimensionen auftreten, nämlich **lokal in den Geweben**, als **motorische Veränderungen** in der **neurologischen/neuromuskulären Dimension** und als Verhaltensmuster in der **psychologischen/psychomotorischen Dimension**. Um erfolgreich behandeln zu können, sollte man die Rolle dieser Prozesse in jeder Dimension identifizieren und sich während der Behandlung beliebig zwischen den Dimensionen bewegen können. Wie wir später noch sehen werden, erfordert jede Dimension einen anderen therapeutischen Zugang und ein vollständig anderes Repertoire an Techniken. Das Dimensionsmodell der Osteopathie (sowie der manuellen Therapie allgemein) ist ein klinisches Modell, das uns diese Differenzierungsmöglichkeiten an die Hand gibt.

3.1.2 Das Dimensionsmodell der osteopathischen Technik

Viele klinische Wirkungen osteopathischer Techniken lassen sich auf Veränderungen zurückführen, die in den folgenden 3 Körperdimensionen auftreten (▶ Abb. 3.1):
- lokale Gewebedimension (körperliche Dimension)
- neurologische Dimension (neuromuskuläre Dimension)
- psychophysiologische Dimension (auch psychomotorische oder psychosomatische Dimension).

Diese Unterteilung in Dimensionen ist natürlich künstlich und dient nur als Arbeitsmodell. Die Dimensionen existieren **nicht als getrennte** strukturelle oder funktionale **Einheiten**. Körper und Geist sollten immer als Ganzes betrachtet werden, als ein funktionelles und anatomisches Kontinuum. Das Modell bietet jedoch Vorteile, indem es das klinische Bild vereinfacht, wie wir später noch sehen werden.

Lokale Gewebedimension

Die lokale Gewebedimension ist der Ort, wo die **direkte physische Wirkung** der jeweiligen Technik am Gewebe ansetzt. Wir können in dieser Dimension 3 mögliche Auswirkungen einer Technik beobachten auf die
- Reparatur
- Flüssigkeitsdynamik (Blut, Lymphe, extrazelluläre und Synovialflüssigkeit)
- Gewebeanpassung (Länge, Elastizität, Steifheit, Stärke).

Diese 3 physiologischen Behandlungsziele gelten praktisch für jedes Syndrom, das in einer osteopathischen Praxis anzutreffen ist, z. B. Bandscheibenschäden, Os-

Zugang	Dimension	Ergebnis
Osteopathische Behandlung	Lokale Gewebedimension	• Reparatur • Durchblutung, Drainage • Anpassung (Verlängerung)
	Neurologische (oder neuromuskuläre) Dimension	• Veränderung der motorischen Muster • Veränderung der Schmerzleitbahnen
	Psychologische (oder psychosomatische, psychomotorische) Dimension	• psychologische Veränderung • Verhaltensänderung • generelle motorische Veränderung • generelle autonome Veränderung • veränderte Schmerzwahrnehmung

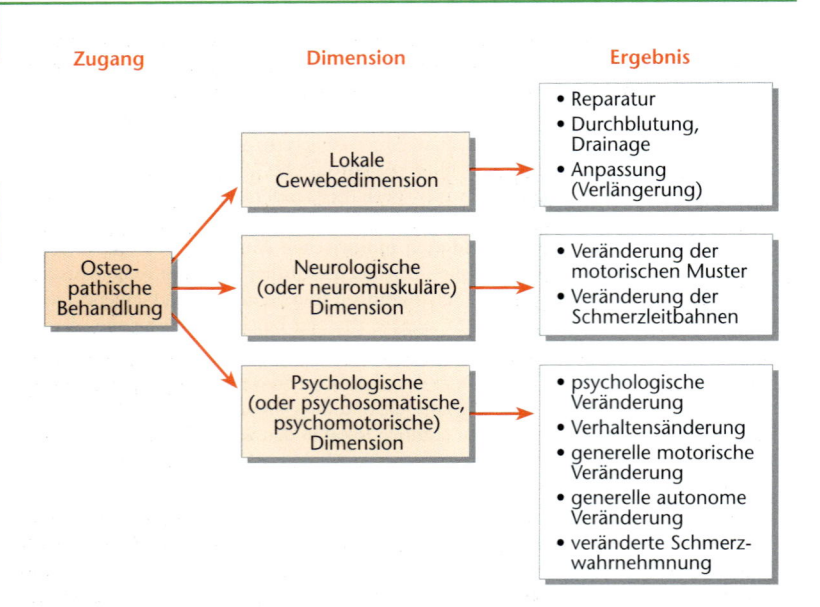

Abb. 3.1 Das Dimensionsmodell der osteopathischen Technik

teoarthritis, akute Schultersteife, verschiedene Gelenkverletzungen, Muskelschädigungen, kleinere Knorpelverletzungen, verschiedene Arten von Spannungskopfschmerzen, Kieferschmerzen usw.

Neurologische Dimension

Die Auswirkungen osteopathischer Techniken auf die verschiedenen neurologischen Prozesse sind meist **weniger unmittelbar**. Die auf der neurologischen Ebene zu erwartenden Veränderungen sind die
- der sensorischen und motorischen Aktivität
- von Schmerzmustern.

Diese Veränderungen liegen einer breiten Palette von Syndromen im intakten wie auch im geschädigten Nervensystem zugrunde: neuromuskuläre Defizite infolge von Muskel-Skelett-Verletzungen (funktionelle Instabilität, Haltungs- und Bewegungsdysfunktionen), Beschwerden infolge von Schädigung des ZNS, z. B. durch Schlaganfall, sowie neurologische Aspekte von Schmerzen. Die Ansicht, dass lokale autonome Veränderungen über spinale Reflexe auf der neurologischen Ebene erfolgen, ist vermutlich unbegründet. Wahrscheinlicher ist, dass sie auf der **psychophysiologischen Ebene** erfolgen.

Auch in der neurologischen Dimension lassen sich die **Wirkungen von Anpassung und Reparatur** erkennen. Anpassung manifestiert sich auf dieser Ebene als neurale Plastizität. Diese zeigt sich im gesamten neuromuskulären Kontinuum vom Gehirn über das Rückenmark und den Motoneuronenpool bis hin zum Muskel, dem ausführenden Organ des Nervensystems. Reparatur nimmt in der neurologischen Dimension verschiedene Formen an, je nachdem, ob das System geschädigt oder intakt ist. Bei einem geschädigten Nervensystem, wie z. B. bei einem Schlaganfallpatienten, finden echte neurale Reparaturprozesse statt. Bei einem intakten System, z. B. bei Myalgien, lässt sich Reparatur in einem mehr abstrakten Sinn als **Veränderung eines dysfunktionalen motorischen Musters** zu einem normalen verstehen.

Psychophysiologische Dimension

In der psychologischen Dimension beruht die Wirksamkeit osteopathischer Techniken auf der starken **psychodynamischen Wirkung von Berührung** und der **Qualität der therapeutischen Beziehung**. Diese Wirkungen auf der mentalen und emotionalen Ebene spielen eine wichtige, doch häufig übersehene Rolle im gesamten therapeutischen Prozess. Berührung ist ein starker Stimulus für psychologische Prozesse, die zu einem großen Spektrum physiologischer Reaktionen führen können, die jedes Körpersystem betreffen. Die Wirkungen manueller Therapieformen und osteopathischer Techniken mit Berührung können sich daher folgendermaßen manifestieren:

- psychologisch: Verhaltens-, Stimmungs-, Körperbildveränderungen, veränderte Schmerztoleranz bzw. -wahrnehmung
- somatisch: unspezifische, generelle Veränderungen des Muskeltonus, generelle Veränderungen des autonomen, neuroendokrinen und Autoimmunsystems, Selbstregulation.

Viele Behandlungsergebnisse der Osteopathie lassen sich auf diese Ebene zurückführen. Die Wirkung beruht dabei auf **autonomen, neuroendokrinen und motorischen Bahnen** des Körpers. Tatsächlich kann die Reaktion auf Berührung erstaunlich tiefgehend sein. Untersucht man die Wirkungen von Berührung bei Neugeborenen, reichen sie von Veränderungen des Sauerstoffgehalts im Blut bis hin zur Lebensdauer und zur psychologischen Entwicklung des Kindes.

Viele der oben beschriebenen Veränderungen im Bereich von Psychophysiologie, Motorik und Verhalten beziehen sich auf Anpassung oder Reparatur, wenn auch in abstrakterer Weise. Wie sich mit verschiedenen **Scanning-Techniken** nachweisen lässt, sind Verhaltensanpassungen mit beobachtbaren Veränderungen im Gehirn verbunden. Reparatur ist auf dieser Ebene ein mehr abstrakter Prozess und eng mit Anpassung verbunden. Z. B. konnte gezeigt werden, dass sich bei Neugeborenen, die keine Berührung empfingen (aufgrund einer Trennung von der Mutter), bestimmte Gehirnbereiche nicht entwickeln. Werden sie anschließend wieder berührt, lässt sich die normale Entwicklung dieser Gehirnzentren in gewissem Umfang wieder herstellen.

3.1.3 Wirkung osteopathischer Techniken

Nach der Beschreibung der 3 Dimensionen können wir uns der Frage zuwenden, wie die verschiedenen osteopathischen Techniken darauf Einfluss nehmen. Es ist anzunehmen, dass **bestimmte Techniken** jeweils in einer bestimmten Dimension von Natur aus **wirksamer sind als andere**. Diese inhärente Wirksamkeit spielt eine wichtige klinische Rolle bei der **Auswahl der richtigen Technik** für die jeweiligen Beschwerden des Patienten. Manuelle Techniken, die darauf ausgerichtet sind, den Bewegungsspielraum eines Gelenks wieder herzustellen (lokale Gewebedimension), unterscheiden sich z. B. ganz wesentlich von Techniken, die darauf abzielen, den Körper insgesamt zu entspannen (psychophysiologische Dimension). Techniken zur Entspannung sind vermutlich nicht wirksam, wenn es darum geht, den Bewegungsspielraum zu erweitern, und umgekehrt. Wären alle Techniken auf allen Ebenen gleich wirksam, würde man keine unterschiedlichen Techniken benötigen – theoretisch ließen sich alle Beschwerden mit einer einzigen Methode behandeln. I. d. R. (wenn auch nicht immer) verfügen Therapeuten über ein gewisses **Repertoire an Techniken**, dabei taucht die Frage auf, wie sich die richtige Technik für den jeweiligen Patienten bestimmen lässt. Dazu müssen wir prüfen, wie der Zugang zu den verschiedenen Dimensionen ist und welche Signale die einzelnen Techniken aussenden.

Der Zugang zu den Dimensionen – der affektive Code

Stellen Sie sich vor, dass jede Dimension eine Tür mit einem Kombinationsschloss besitzt. Diese Türen sind die natürlichen **Puffersysteme des Körpers** gegen unerwünschte äußere Einflüsse. Im alltäglichen Leben sorgen diese Puffer dafür, dass nur bestimmte Ereignisse unser System beeinflussen können, während andere ferngehalten werden. Das neuromuskuläre System reagiert beispielsweise auf wiederholte Bewegungen, nicht jedoch auf einzelne motorische Ereignisse, und „vergisst" daher viele unbedeutende alltägliche Erfahrungen. Ebenso können verschiedene Teile des Körpers im Laufe eines Tages gedehnt und gestreckt werden, doch nur ganz bestimmte Ereignisse sorgen für mehr Flexibilität. Diese Ereignisse und die besonderen Signale, die dabei vorliegen, lassen sich mit einem Code vergleichen. Wir benötigen den jeweiligen Code, um durch die Türen der 3 Dimensionen zu gelangen. Je mehr der notwendigen **Code-Elemente** vorliegen, desto leichter lassen sich die Puffersysteme überwinden oder „die Türen öffnen".

So wie Ereignisse in unserem Alltag entweder zu Veränderungen führen oder auch nicht, gilt dies auch für osteopathische Techniken. Je mehr Code-Elemente eine Technik aufweist, umso wahrscheinlicher ist es, dass sie die Tür in die jeweilige Dimension aufschließt. Der Begriff „affektiver Code" soll hier verwendet werden, um diese Code-Elemente zu beschreiben.

Vermutlich eine der wichtigsten Aufgaben in der Osteopathie ist es, diese **affektiven Code-Elemente oder Signale zu identifizieren**. Sind sie erst einmal bekannt, kann man diese Signale in die manuellen Techniken aufnehmen, was zu einer besser angepassten, dimensions-spezifischen Behandlung führt. Wie wir noch sehen werden, erfordert jede Dimensionsebene andere Signale und reagiert daher nur auf ganz spezifische Arten von Techniken. Im Folgenden werden die Code-Elemente jeder Ebene analysiert und die osteopathischen Techniken identifiziert, die entsprechende Signale liefern.

3.1.4 Der affektive Code in der lokalen Gewebedimension

Die Forschung der vergangenen Jahre hat gezeigt, warum manuelle Techniken solch tiefgreifende Wirkungen auf Reparatur- und Anpassungsprozesse haben können. Dies ist auf einen physiologischen Mechanismus zurückzuführen, der als **Mechanotransduktion** bezeichnet wird – ein Prozess, bei dem mechanische Signale in den Zielzellen in biochemische Signale umgewandelt werden und die Matrix von Weichteilgeweben sogar direkt beeinflussen können.

Fibroblasten und Muskelzellen reagieren höchst sensibel auf mechanische Stimulation; sie werden oft auch als Mechanozyten bezeichnet. Mechanische Ereignisse im Gewebe lösen eine **Aktivierung der Genexpression** in diesen Zellen aus, die schließlich zur Synthese verschiedener Bausteine der Bindegewebsmatrix und der Muskelproteine führt. Angesichts der Tatsache, dass diese Zellen an der Anpassungsreaktion von Bindegewebe und Muskeln beteiligt sind, wäre es wichtig, die mechanischen Signale zu identifizieren, die diese Prozesse auslösen.

Reparaturprozesse

Reparatur ist ein stark adaptiver Prozess und die Regeneration und Wiederherstellung von Gewebe hängt sehr stark von der mechanischen Umgebung ab. Es ist inzwischen ausreichend nachgewiesen, dass Reparaturprozesse auf eine mechanische Stimulation in Form von Bewegung gut reagieren. **Bewegung** liefert die Blaupause, anhand derer das Gerüst des **Bindegewebes** bei der Regeneration rekonstruiert wird. Es konnte gezeigt werden, dass Bewegung äußerst wirksam die Regeneration beschleunigt, die Qualität des regenerativen Gewebes und sogar die Qualität der Knorpelreparatur verbessert, die Dauer des Krankenhausaufenthalts verkürzt, die Durchblutung steigert und die Ödembildung in den Geweben reduziert. Die positive Wirkung hat sich als so günstig herausgestellt, dass Patienten nach Gelenkoperationen inzwischen an passive Bewegungsmaschinen angeschlossen werden, um Gelenkbewegungen zu simulieren.

Die Reparatur gelingt nicht, wenn die Gewebe keine mechanische Belastung erfahren. Das manifestiert sich in Form **übermäßiger Bindegewebsbildung**, Bildung von **Verklebungen** und einer Matrix schlechter Qualität, die mechanisch schwächer ist. Bei Muskeln und Sehnen kommt es zu Atrophie, Verkürzungen und abnormer Revaskularisation.

Die mechanischen **Bewegungselemente**, die für eine Reparatur besonders **hilfreich** sind und den affektiven Code für die Reparatur bilden, lassen sich analytisch bestimmen. Es handelt sich dabei um:
- ausreichende mechanische Spannung
- intermittierende Kräfte
- dynamische Kräfte
- Wiederholung.

Ausreichende mechanische Spannung bedeutet Bewegung innerhalb des schlaffen bis leicht elastischen Bereichs des Gewebes. Wenn man den Zeigefinger abwechselnd sanft beugt und streckt, entspricht die Neutralposition dem schlaffen Bereich. Der elastische Bereich ist erreicht, wenn man den Finger weiter in die Extension bewegt, bis es sich anfühlt, als würde man an einem Gummiband ziehen. Die Bewegung sollte innerhalb dieses Bereichs bleiben, vor allem aber im schmerzfreien Bereich.

Generell gesprochen, sollte die **Bewegung im Anfangsstadium** der Reparatur **passiv** sein und erst später in eine aktive Bewegung übergehen, weil bei aktiven Bewegungen größere mechanische Belastungen der Gewebe (einschließlich der Gelenke) auftreten. Dies könnte zu einer weiteren Schädigung führen.

Die mechanischen Kräfte sollten **intermittierend und dynamisch** sein und innerhalb der normalen physiologischen Muster der Gelenkbewegung bleiben. Dadurch wird das Gewebe auf die spätere Funktion vorbereitet, wenn der Betroffene zur normalen Aktivität zurückkehrt. Bewegung ist außerdem wichtig, um die Versorgung mit Körperflüssigkeiten zu gewährleisten, die für eine erfolgreiche Reparatur notwendig sind.

Und schließlich braucht es **Wiederholung**, um die zellulären Reparaturmechanismen, wie die Mechanotransduktion, zu aktivieren. Zu dieser Aktivierung sind nicht nur einige wenige Zyklen erforderlich, sondern mehrere hundert.

In ▶ Tab. 3.1 sind verschiedene osteopathische Techniken mit ihren jeweiligen Code-Elementen aufgeführt. Je mehr der entsprechenden Code-Elemente eine Technik aufweist, umso besser ist sie vermutlich zur Förderung von Reparaturprozessen geeignet, und umgekehrt. Entsprechend ist die **Reihenfolge der Wirksamkeit**: Harmonic Technique, Oszillationstechniken, Gelenkmobilisation sowie Weichteilmassagetechniken für oberflächlichere Beschwerden.

Tab. 3.1 Analyse der affektiven Code-Elemente verschiedener osteopathischer Techniken im Hinblick auf Reparaturprozesse

Technik	Affektive Code-Elemente			
	ausreichende mechanische Belastung	intermittierend	dynamisch	repetitiv
Harmonic Technique	ja	ja	ja	ja
Gelenkmobilisation	ja	ja	ja	ja
Massage	Ja, falls mit Kompression ausgeführt; für oberflächliche Beschwerden, nicht bei Gelenkverletzungen	ja	ja	ja
Kraniosakrale Technik	nein (häufig indirekt)	nein	nein, zu statisch	nein
Funktionelle Technik	nein	nein	nein	nein
HVLA	nein, zu viel Stress, kann zu Schädigung führen	nein	ja, aber zu schnell	nein
Dehnung	nein, zu viel Stress	nein, in der Regel andauernd	meist eher statisch und nicht dynamisch genug	kann repetitiv sein, doch meist nicht ausreichend
Traktion	nein, es handelt sich um eine Form der Dehnung	nein, in der Regel andauernd	nein, nicht ausreichend	nein
MET	nein, zu viele Spannungskräfte wie beim Stretching	ja	nein, nicht ausreichend	nein, nicht ausreichend

Die **Harmonic Technique** wurde von Lederman an der British School of Osteopathy entwickelt, und zwar gezielt als Technik zur Förderung von Reparaturprozessen. Dabei lassen sich sanfte rhythmische Bewegungen über längere Zeiträume einsetzen, ohne dass der Therapeut dabei ermüdet (ca. 60 Zyklen/Min. über einen Zeitraum von 10–20 Min.).

Aus der Kenntnis des affektiven Codes für die lokale Gewebedimension kann abgeleitet werden, welche mechanischen Signale vermutlich **nicht wirksam** sind:
- unangemessene Belastung
- indirekte Stimulation des Gewebes
- statische Kräfte
- einzelne mechanische Ereignisse.

Unangemessene Belastung gilt in beide Richtungen – zu starke ebenso wie zu geringe Belastung. Techniken, die keine oder nur eine geringe mechanische Belastung des Gewebes beinhalten, führen nicht zur Stimulation lokaler Reparaturmechanismen. Bei der Behandlung eines Patienten mit einem schmerzhaft geschwollenen Kniegelenk beispielsweise wären Haltetechniken am Cranium (indirekte Stimulation) oder funktionelle Techniken, bei denen das Knie gehalten und langsam bewegt wird (zu statisch, nicht genug mechanische Stimulation) keine wirksamen Vorgehensweisen. Dehnungstechniken sollten in solch einem Fall vollständig vermieden werden. Sie würden nur zu weiteren Gewebeschädigungen führen und sind vermutlich der häufigste Grund für negative Reaktionen auf eine Behandlung. HVLA würde das geschädigte Gewebe ebenfalls zu sehr belasten, da es sich dabei um eine mechanische Dehnung mit hoher Geschwindigkeit handelt. Außerdem ist es nur ein einzelnes Ereignis, wobei das wichtige Element der Wiederholung fehlt.

Durchblutung und Drainage

Techniken, die die Durchblutung und Drainage fördern, spielen in der Osteopathie eine wichtige therapeutische Rolle. Diese Techniken zielen größtenteils darauf ab, **Reparaturprozesse und Homöostase** in verschiedenen Geweben zu **unterstützen**. Beschwerden, die sich durch eine manuelle Stimulation der Durchblutung und Drainage lindern lassen, lassen sich grob in entzündliche und in ischämische Prozesse sowie in Blockaden einteilen.

Bei einer **Entzündung** kann aufgrund der gestörten Durchblutung die Nährstoffzufuhr behindert sein, wobei die metabolischen Bedürfnisse des Gewebes gleichzeitig erhöht sind. Manuelle Techniken, die die Durchblutung und Drainage fördern, können die Perfusion des Gewebes verbessern, Schwellungen reduzieren und die Ausschwemmung entzündungsfördernder Substanzen aus dem Gewebe verstärken. Eine Verbesserung der Durchblutung und Drainage kann auch **ischämische Beschwerden** des Muskel-Skelett-Systems lindern. Dazu zählen das Kompartmentsyndrom, Myalgien oder ischämische Zustände wie das Karpaltunnelsyndrom und Nervenwurzelreizungen. Diese Beschwerden lassen sich durch Techniken lindern, die die Bewegung des Nervs in der Nervenscheide erleichtern.

Untersucht man nach dem Prinzip „Die Natur kann es am besten" den Mechanismus der Flüssigkeitsbewegung im Körper sowie seine physischen bzw. mechanischen Merkmale, so erhält man den Code für das „Pumpen" von Flüssigkeiten. Der Begriff **„Pumptechniken"** soll demzufolge auch hier im Text für alle Techniken verwendet werden, die die **Durchblutung und Drainage anregen**.

Die **Flüssigkeitsbewegung im Körper** wird durch die Herz- und Gefäß-, die Muskel- (einschließlich Peristaltik) und die Respirationspumpe bewirkt. Alle diese Systeme besitzen ähnliche mechanische Eigenschaften. Sie arbeiten nach dem Prinzip einer pulsierenden Pumpe und erzeugen wechselnde Druckgradienten innerhalb und zwischen den unterschiedlichen Flüssigkeitskompartimenten (wobei sich die Flüssigkeit aus den Bereichen mit hohem Druck in diejenigen mit niedrigerem Druck bewegt). Die **Hauptkomponenten dieser Pumpsysteme** sind eine intermittierende Kompression und ein Klappensystem. Durch die Kompression werden die Gefäße im Gewebe verformt. Dies führt zu einer Erhöhung des hydrostatischen Drucks im Lumen, der die Flüssigkeit weiterbewegt. Die Richtung des Flusses wird durch das Klappensystem bestimmt. Während der Dekompressionsphase reduziert sich der Druck im Lumen, wodurch das Einströmen von Flüssigkeit möglich wird.

Diese **Pumpsysteme** weisen folgende physische bzw. mechanische **Eigenschaften** auf:
- ausreichende Kompression des Zielgewebes
- intermittierend bzw. rhythmisch
- repetitiv.

Aus der Beobachtung dieser Systeme lässt sich erschließen, welche mechanischen Kräfte für einen manuellen Pumpprozess notwendig sind. Idealerweise sollten die Techniken **alle dieser mechanischen Eigenschaften** aufweisen. Je mehr dieser Elemente eine Technik beinhaltet, desto besser eignet sie sich zur Stimulation der Durchblutung und Drainage.

Die **Kompression** sollte stark genug sein, um eine Deformierung der Gefäße und einen Kollaps des Lumens im Zielgewebe zu bewirken. Eine leichte Kompression reicht möglicherweise aus, um die Lymphdrainage in der Haut und im Unterhautgewebe anzuregen, jedoch sind stärkere Kompressionskräfte notwendig, um eine Ausleitung aus tieferen Gewebeschichten, wie z. B. Muskeln, zu ermöglichen. Die Kompression sollte zyklisch erfolgen, mit **gleichmäßigem Wechsel von Kompression und Dekompression**. Die Dekompressionsphase ist wichtig, da sie es dem Lumen erlaubt, sich erneut zu füllen. Eine kontinuierliche Kompression ist nicht wirksam und kann den Fluss sogar behindern. Die manuelle Technik sollte **rhythmisch und repetitiv sein** und zahlreiche Zyklen umfassen. Dies gilt für die Einzelbehandlung (bis zu 15 Min.) wie auch für nachfolgende Behandlungen. Einzelne Kompressionen oder nur wenige Wiederholungen sind möglicherweise nicht physiologisch wirksam. Was den Rhythmus betrifft, so kann dieser stark variiert werden (z. B. Frequenzen von ca. 1 Hertz = 1 Zyklus/sec).

In ▶ Tab. 3.2 sind verschiedene osteopathische Techniken aufgeführt und entsprechend dem Vorliegen der affektiven **Code-Elemente zur Anregung der Durchblutung und Drainage** sortiert. In der Reihenfolge der Wirksamkeit sind dies: Harmonic Pump Technique, Massage (mit Kompression statt Dehnung) und Effleurage für die oberflächliche Drainage. Techniken, die für eine rhythmische Bewegung sorgen, aktivieren ebenfalls die Durchblutung und die Drainage. Dazu zählen Harmonic Technique, Oszillationstechnik und Gelenkmobilisation. Diese Techniken sind außerdem sehr wirksam zur Aktivierung der transsynovialen Pumpe, einem physiologischen System in den Gelenken, das für die Bewegung von Flüssigkeiten in den Gelenkraum und hinaus verantwortlich ist.

Tab. 3.2 Analyse der affektiven Code-Elemente verschiedener osteopathischer Techniken im Hinblick auf Durchblutung und Drainage

Technik	Affektive Code-Elemente			
	ausreichende Kompression	intermittierend	dynamisch	repetitiv
Harmonic Pump Technique	ja	ja	ja	ja
Gelenkmobilisation	ja, doch nur bei Gelenken wirksam	ja	ja	ja
Massage	ja, falls mit Kompression ausgeführt; für oberflächliche Beschwerden, nicht bei Gelenkverletzungen	ja	ja	ja

Tab. 3.2 Analyse der affektiven Code-Elemente verschiedener osteopathischer Techniken im Hinblick auf Durchblutung und Drainage *(Forts.)*

Technik	Affektive Code-Elemente			
	ausreichende Kompression	intermittierend	dynamisch	repetitiv
Kraniosakrale Technik	nein, häufig indirekt	nein	nein, zu statisch	nein
Funktionelle Technik	nein	nein	nein	nein
HVLA	nein, Tensions statt Kompressionskräfte	nein	ja, aber zu schnell	nein
Dehnung	nein, Tensions statt Kompressionskräfte	nein, in der Regel andauernd	meist eher statisch und nicht dynamisch genug	kann repetitiv sein, doch meist nicht ausreichend
Traktion	nein, es handelt sich um eine Form der Dehnung	nein, in der Regel andauernd	nein, nicht ausreichend	nein
MET	nein	nein, nicht ausreichend	nein, relativ statisch	nein, in der Regel nur wenige Wiederholungen

Manuelle Techniken, bei denen diese mechanischen Eigenschaften fehlen, sind als Pumpmechanismus **ungeeignet**, besonders wenn für sie gilt:

- indirekter Einfluss auf das Zielgewebe
- Mangel an Kompression oder nicht ausreichende Krafteinwirkung
- einzelne manuelle Episoden
- statische manuelle Techniken.

Gewebeanpassung

Die häufigsten klinischen Symptome nach **Schmerz** sind **Steifheit und Bewegungseinschränkung**. Verkürzung, Versteifung und Einschränkung des Bewegungsspielraums sind Anpassungsprozesse nach Trauma und unzureichender Reparatur. Langfristige nicht-traumatische Faktoren wie Haltung, Verhaltensmuster, Auswirkungen von Sport und Alterungsprozessen sowie Schädigung des ZNS (mit indirekten Auswirkungen auf die Gewebe) tragen ebenfalls zur Verkürzung und Versteifung von Weichteilgeweben bei.

Das Auftreten von **Verkürzung** und **Versteifung** ist eine dysfunktionale Anpassung, durch die die normale Bewegung und Funktion beeinträchtigt werden z. B. der Verlust der normalen Gelenkbeweglichkeit bei Immobilisation durch einen Gipsverband über mehrere Wochen. Dieser Prozess ist eine **Anpassung an die Immobilität** – ein Ergebnis unzureichender mechanischer Stimulation. Zur Behandlung dysfunktionaler Anpassungen muss eine **neue mechanische Umgebung** geschaffen werden, v. a. in Verbindung mit Dehnungsprozessen. Die konsequente Verlängerung durch **Dehnung** des Gewebes ist ebenfalls ein Anpassungsprozess. Diese Anpassung ist weitgehend von der Mechanotransduktion abhängig, wobei das mechanische Signal der Dehnung durch die Mechanozyten in ein biologisches Signal umgewandelt wird und zur Synthese von mehr Bindegewebe oder Muskelkomponenten führt. Diese werden dann im Gewebe wie die Glieder einer Kette angelagert und ermöglichen dadurch Veränderungen der Länge. Die Frage ist, wie diese mechanischen Signale aussehen und wie durch osteopathische Techniken solche Stimuli erzeugt werden können.

Die ausgedehnte Forschung zum Thema Dehnung liefert die Code-Elemente für eine **Längenanpassung**. Das mechanische Signal muss folgende **Charakteristika** aufweisen:
- ausreichende Spannung
- ausreichende Dauer
- geringe Dehnungsgeschwindigkeit
- Wiederholung.

Generell sollte sich die **Kraft der Dehnung** am Ende des elastischen und am Anfang des plastischen Bereichs bewegen. Das lässt sich nachvollziehen, wenn man den Zeigefinger in die Extension bewegt. Am Ende des Bereichs entsteht eine progressive Erhöhung des Widerstands, bis schließlich eine stärkere Barriere (plastischer Bereich) auftritt, der von Dehnschmerz gekennzeichnet ist. Möglicherweise ist es wichtig, sich diesem Endbereich zu nähern, da es sich dabei eventuell um das **Signal für die Muskelverlängerung** handelt.

Die für die Dehnung einer Muskelsehneneinheit (auf eine Länge unmittelbar unterhalb der Schmerzgrenze) empfohlene Zeitdauer liegt zwischen 6 und 60 Sekunden. Diese Zeitdauer wird allerdings durch mehrere Variablen beeinflusst, wie z. B. eingesetzte Kraft, Durchmesser und Länge des Gewebes, Ausmaß der Gewebeschädigung, Entzündung und Narbenbildung.

Untersuchungen des Dehnverhaltens deuten darauf hin, dass die Gesamtzeit der Dehnung der Schlüssel für langfristige Veränderungen ist. Das liegt vor allem daran, dass eine Dehnung mit einem Anpassungsprozess verbunden ist. Eine erhöhte Gesamtdauer jeder Dehnung und eine erhöhte Zahl von Wiederholungen können langfristig zu einer Verlängerung führen. Dies kann in Form einer einzelnen Behandlung mehrmals täglich über mehrere Wochen angewandt werden. In der unmittelbaren Zeitskala ist **wiederholtes Dehnen** nachweislich **langfristiger wirksam** als eine einzelne Dehnung.

Dehnungen sollten eher mit geringer als mit hoher Geschwindigkeit vollzogen werden. Das erlaubt es dem Gewebe, sich allmählich zu verlängern, wodurch es schneller an das Ende des elastischen Bereichs geführt wird.

▶ Tab. 3.3 führt die osteopathischen Techniken auf, die vermutlich am besten zur **Förderung der Längenadaptation** geeignet sind. Dazu zählen statisches Dehnen, MET, Harmonic Stretch Technique und rhythmisches Dehnen. Weniger wirksame osteopathische Techniken sind jene, denen die entsprechenden affektiven Code-Elemente fehlen. Für sie gelten:
- inadäquate Spannung
- zu kurze Dauer
- zu hohe Geschwindigkeit
- einmalige Behandlung.

Tab. 3.3 Analyse der affektiven Code-Elemente verschiedener osteopathischer Techniken im Hinblick auf Gewebeverlängerung

Technik	Affektive Code-Elemente			
	ausreichende mechanische Spannung	ausreichende Dauer	richtige Frequenz	Wiederholung
Dehnung	ja	ja	ja	ja
MET	ja, aber nur zur Verlängerung von Muskelgewebe, nicht bei Gelenkkapseln	ja, aber nur, wenn das Dogma der Dauer nicht eingehalten wird – je länger, desto besser	ja	ja
Harmonic Stretching	ja	ja	ja	ja
Funktionelles Dehnen	ja	ja	ja	ja
Gelenkmobilisation	ja, falls im Endbereich ausgeführt	ja	ja	ja
Weichteiltechniken (im 90°Winkel zum Muskelfaserverlauf)	ja, falls unter Spannung ausgeführt; bei oberflächlichen Beschwerden, nicht bei Gelenken	ja	ja	ja
Traktion	ja	ja	ja	ja
HVLA	nein, zu viel Stress, kann Schäden verursachen	nein	nein	nein
Kraniosakrale Technik	nein, häufig zu indirekt	nein	nein, zu statisch	nein
Funktionelle Technik	nein	nein	nein	nein

3.1.5 Der affektive Code in der neurologischen Dimension

Meine Suche nach diesem Code begann mit meiner Doktorarbeit, einem gemeinsamen Forschungsprojekt der British School of Osteopathy, dem King's College Physiotherapy Department und dem Centre for Professional Development in Osteopathy and Manual Therapy, das die **Neurophysiologie osteopathischer und manueller Therapieverfahren** untersuchen sollte, wurde im Rahmen meiner Dissertation konzipiert und am Forschungsinstitut der British School of Osteopathy durchgeführt. Etwa 200 Studenten stellten sich freundlicherweise für die Studie zur Verfügung. Das Projekt dauerte insgesamt sieben Jahre, und dieses Kapitel ist eine Zusammenfassung des gesamten Forschungsvorhabens, das mehrere Einzelstudien umfasste. Es war das umfangreichste Forschungsprojekt dieser Art in den letzten Jahrzehnten.

Ziel der Untersuchung war es zu verstehen, wie osteopathische Techniken die motorischen Prozesse bei den Patienten beeinflussen. Die Studie war ein langwieriger und arbeitsreicher Prozess und ihre Ergebnisse waren überraschend und von enormer Bedeutung für meine professionelle Laufbahn. Sie veränderten die Art meiner klinischen Arbeit und eröffneten neue Wege in der Behandlung von Patienten, die ich zuvor nicht in Betracht gezogen oder eingesetzt hätte. Sie führten direkt zur **Entwicklung der osteopathischen neuromuskulären Rehabilitation**. Dabei handelt es sich um einen vollkommen neuen und sehr interessanten Ansatz der Osteopathie.

Bei meinem Forschungsprojekt ging ich von den traditionellen Konzepten aus, mit denen die Wirkungen der Osteopathie auf das neuromuskuläre System beschrieben werden: Motorische Prozesse lassen sich durch verschiedene osteopathische Techniken von der Peripherie aus beeinflussen und die manuelle Erregung von Mechanorezeptoren kann die unteren Elemente des motorischen Systems innerhalb der Wirbelsäule, die Motoneuronen (den letzten Abschnitt der Bahnen), aktivieren.

Praktisch alle osteopathischen Techniken nehmen für sich in Anspruch, solche **Veränderungen der motorischen Prozesse** bewirken zu können. Dazu zählen Gelenkmobilisation, Dehnung, Weichteiltechniken, HVLA, Triggerpunkt-Techniken, MET, Kinesiologie, Kraniosakraltherapie, Inhibitionstechniken usw. Meine Untersuchung stellte eine einfache Frage: Lässt sich das neuromuskuläre System von der Peripherie aus beeinflussen? Falls sich nachweisen ließe, dass es für periphere Einflüsse zugänglich ist, würde das bedeuten, dass die vorhandenen osteopathischen Techniken einen wirksamen therapeutischen Ansatz zur Arbeit mit dem neuromuskulären System liefern.

Die Ergebnisse zeigten eindeutig, dass **passive osteopathische Techniken keine Wirkung auf das neuromuskuläre System haben**. Die Arbeit anderer Forscher in diesem Bereich bestätigt diese Resultate. Alle untersuchten manuellen Techniken zeigen keine signifikanten langfristigen Auswirkungen auf die motorischen Prozesse, ob sie nun an Gesunden oder an Versuchspersonen mit Schädigungen des ZNS getestet wurden. Ich führte die Versuchsreihe auch an einer Gruppe von Personen (n = 9) mit neuromuskulärem Versagen infolge chronischer Gelenkverletzungen durch – ohne Erfolg. Das bedeutete, dass die meisten Techniken, die ich gelernt und klinisch angewandt hatte, wenig oder keine Wirkung auf neuromuskuläre Syndrome aufwiesen.

An diesem Punkt begann ich, mich mit der ausgedehnten Forschung zum Thema der **motorischen Kontrolle** zu beschäftigen, um herauszufinden, warum passive Techniken keine Wirkung zeigten. Die Antwort auf diese Frage ist ganz einfach: Motorische Prozesse sind **zentral organisiert** und laufen nach einem **zentrifugalen Muster** ab – von den motorischen Zentren zu den Muskeln. Propriozeptoren spielen überraschenderweise überhaupt keine Rolle bei der Kontrolle motorischer Aktivität. Sie liefern ausschließlich Feedback. Tatsächlich zeigen Untersuchungen an Tieren und Menschen, dass Bewegungen fast unverändert weiter ausgeführt werden können, wenn Propriozeptoren ausgeschaltet werden (durch Verletzungen, chirurgische Maßnahmen oder Krankheitsprozesse), vorausgesetzt, die Bewegung war vorher gelernt worden. Die **Stimulation von Propriozeptoren** durch osteopathische Techniken liefert zwar Feedback, kann aber motorische Prozesse nicht beeinflussen, gleichgültig, welche Technik dabei eingesetzt wird.

Das war kein erfreuliches Ergebnis. Meine eigenen Studien und Untersuchungen anderer Forscher deuteten klar darauf hin, dass osteopathische Techniken das **Zentrum anstelle der Peripherie** (Propriozeptoren) **stimulieren** müssen, um motorische Prozesse wirksam verändern zu können. Die Forschung zeigte, dass der **Patient kognitiv und aktiv beteiligt** werden muss, da passive Techniken nur Feedback liefern. Ohne eine aktive Beteiligung des Patienten ist eine Beeinflussung und Veränderung der motorischen Prozesse unwahrscheinlich.

Entschlüsselung des neuralen Codes

An jedem Tag unseres Lebens laufen Prozesse ab, die auf natürliche Weise zu Veränderungen der motorischen Aktivität führen und als **motorisches Lernen** bezeichnet werden. Durch meine Forschungsarbeit zeichnete sich nun ab, dass wir das motorische Lernen aktivieren müssen, wenn wir motorische Prozesse bei unseren Patienten beeinflussen möchten. Durch motorisches Lernen kann das Nervensystem sich im gesamten neuromuskulären Kontinuum mit großer Plastizität anpassen. Aus den Prozessen beim motorischen Lernen lässt sich der affektive Code für die neurale Anpassung erschließen. Die entsprechenden **Code-Elemente** sind:

- Kognition: Bewusstsein und Aufmerksamkeit, bewusste Entscheidungen und Verständnis für den Prozess
- Eigenaktivität: willkürliche Bewegung
- Feedback: propriozeptiv, verbal oder visuell
- Wiederholung: wiederholte Ausführung des Musters
- Ähnlichkeits- oder Übertragungsprinzip: man lernt, was man übt.

Bedeutung der Kognition

Die **kognitive Beteiligung** ist vermutlich das **wichtigste Elemente** beim motorischen Lernen und bei der neuromuskulären Rehabilitation. Ohne sie kann das motorische Lernen sehr langsam und ineffektiv sein. Kognitive Fähigkeiten sind der signifikante Unterschied zwischen Menschen und anderen Primaten. Während motorisches Lernen beim Menschen meist nur wenige Tage in Anspruch nimmt, kann bei Tieren ohne kognitive Fähigkeiten selbst das Erlernen einfacher motorischer Prozesse mehrere Monate dauern. Daher hängen die Erfolgsaussichten bei der Rehabilitation von Schlaganfallpatienten auch davon ab, wie stark die kognitiven Fähigkeiten betroffen sind.

Bedeutung der Eigenaktivität

Eigene Aktivität scheint bei der Codierung neuromuskulärer Veränderungen von Bedeutung zu sein. Insgesamt ist eine **aktive klinische Vorgehensweise**, bei der der Patient eigene Bewegungen ausführt, sinnvoller als ein passiver Zugang. Diese Unterschiede betreffen verschiedene Aspekte:

- Aktivierung von Afferenzen: erfolgt in der Regel bei aktiven Techniken sehr viel stärker als bei passiven
- propriozeptive Wahrnehmungsschärfe: Patienten weisen bei aktiver Bewegung eine bessere Raumwahrnehmung in Bezug auf ihre Bewegungen und ihre Gliedmaßen auf als bei passiver Bewegung
- Lernen und motorisches Output: Eigenaktivität führt zu Neuroplastizität, was bei passiver Bewegung nicht der Fall zu sein scheint.

Bedeutung von Feedback

Feedback liefert die laufenden Informationen, die eine **sofortige Anpassung** der Bewegung ermöglichen (kurzfristiger Beitrag), sowie die Rückmeldungen, die für das motorische Lernen notwendig sind, indem es die existierenden motorischen Programme ergänzt (langfristiger Beitrag). Verluste im sensorischen Bereich infolge Schädigung des peripheren oder zentralen Nervensystems können die normale Bewegungsfähigkeit sowie die Rehabilitationsmöglichkeiten stark einschränken. Außerdem konnte gezeigt werden, dass eine **Verstärkung des Feedbacks** die motorischen Fähigkeiten verbessert und ein wichtiges Element bei der Rehabilitation ist.

Guidance (Führung) ist ebenfalls eine Form von Feedback. Dieser Begriff stammt aus dem Bereich von Training und Ausbildung und bezieht sich darauf, dass der Lernende über seine Resultate informiert wird. Das ermöglicht es ihm, seine Handlungen entsprechend zu modifizieren. Durch dieses Feedback lassen sich Fehler beim Üben reduzieren und der Lernprozess wird erleichtert.

Bedeutung der Wiederholung

Übung macht den Meister. Wiederholung ist ein **wichtiges Element** in der motorischen Anpassung. Die Erinnerung an eine motorische Reaktion folgt einem ähnlichen Muster wie verbale Erinnerungen – wie beim Rezitieren eines Gedichts führt die laufende Wiederholung zu weniger Fehlern und erleichtert den Lernprozess. Das gilt auch für therapeutische Situationen, wie z. B. bei Schlaganfallpatienten. Es konnte gezeigt werden, dass häufige Wiederholungen bereits nach einem Tag zu guten Fortschritten in der Ausführung einer Aufgabe führen.

Das gibt uns einen wichtigen Hinweis im Hinblick auf osteopathische Techniken: Die Wirkung einer Technik, die nur einen einzelnen motorischen Event auslöst, geht rasch verloren, falls sie nicht laufend wiederholt wird.

Bedeutung des Ähnlichkeits- oder Übertragungsprinzips

Jede Aktivität oder Bewegung, die in einer Behandlungssitzung geübt wurde, muss dem Patienten letztendlich bei seinen Alltagsaktivitäten dienen. Hat ein Patient beispielsweise Probleme mit dem Gleichgewicht, sollte sich die Rehabilitation darauf konzentrieren. Ist die Körperkraft beeinträchtigt, geht es darum, Kraft aufzubauen. Kann ein Patient einen Arm nicht mehr heben, sollte die Rehabilitation diese Bewegung simulieren. Das ist die Basis des Ähnlichkeitsprinzips. Je enger das **Training an der Zielaufgabe orientiert** ist, umso größer ist die Wahrscheinlichkeit, dass es erfolgreich auf den Alltag übertragen werden kann.

Der neurologische affektive Code in der Rehabilitation

Jedes Code-Element ist essentieller Bestandteil der Behandlung; entfällt auch nur eines, ist die Behandlung unwirksam. ▶ Tab. 3.4 analysiert verschiedene osteopathische Techniken im Hinblick auf die neurologischen Code-Elemente. Dieser Tabelle ist zu entnehmen, dass keine einzige osteopathische Technik die entsprechenden Stimuli liefert. Dieses Fehlen einer neuromuskulären Technik war der Ansporn dafür, die **osteopathische neuromuskuläre Rehabilitation** zu entwickeln, die die beschriebenen 5 Code-Elemente in starkem Umfang einsetzt, die bei der Behandlung neuromuskulärer Beschwerden von ausschlaggebender Bedeutung sind. Diese lassen sich in 2 Hauptgruppen unterteilen:

- Beschwerden bei intaktem Nervensystem
- Beschwerden bei geschädigtem Nervensystem.

Tab. 3.4 Analyse der affektiven neuromuskulären Code-Elemente verschiedener osteopathischer Techniken. Das Hauptproblem der meisten osteopathischen Techniken dabei ist, dass sie passiv sind.

Technik	Affektive Code-Elemente				
	Kognition	Eigenaktivität	Feedback	Wiederholung	Ähnlichkeit
Osteopathische neuromuskuläre Rehabilitation	ja	ja	ja	ja	ja
MET	nein	ja	nein	nein, nicht ausreichend	nein
Inhibitionstechniken	nein	nein	nein	nein	nein
Strain-Counterstrain	nein	nein	nein	nein	nein
Dehnung	nein	nein	nein	nein	nein
Harmonic-Technique	nein	nein	nein	nein	nein
Funktionelles Dehnen	nein	nein	nein	nein	nein
Artikulation	nein	nein	nein	nein	nein
Weichteiltechniken, Massage	nein	nein	nein	nein	nein
Traktion	nein	nein	nein	nein	nein
HVLA	nein	nein	nein	nein	nein
Kraniosakrale Technik	nein	nein	nein	nein	nein
Funktionelle Technik	nein	nein	nein	nein	nein

Bei intaktem Nervensystem

Klinische Beschwerden, die bei intaktem motorischem System auftreten, sind die verschiedenen **Myalgien**, wie z. B. chronische Trapezius-Myalgie oder Kieferschmerzen. Diese Beschwerden entwickeln sich bei normalen, gesunden Patienten infolge abnormer motorischer Erregung bestimmter Muskeln, in der Regel bei psychischer Belastung und Angstzuständen. Auch nach **Verletzungen** des Muskel-Skelett-Systems können sich Beschwerden herausbilden, bei denen eine abnorme motorische Aktivität zu beobachten ist. Solche Verletzungen sind häufig durch Muskelschwund und funktionelle Instabilität gekennzeichnet (z. B. am Knöchel).

Außerdem beruhen alle Arten von Haltungsarbeit, Entspannungstraining und Bewegungserziehung in hohem Maße auf motorischen Lernprozessen und damit auf den beschriebenen fünf Code-Elementen.

Bei geschädigtem Nervensystem

Der neurologische affektive Code spielt auch bei der Behandlung von Patienten mit Schädigung des ZNS eine wichtige Rolle. Klinisch häufig auftretende Fälle sind Patienten mit **Schlaganfall, Multipler Sklerose** oder **Kopfverletzungen**. Auch hier werden die Prinzipien des motorischen Lernens in ähnlicher Weise eingesetzt wie bei der Behandlung von Patienten mit intaktem motorischem System.

3.1.6 Der affektive Code in der psychologischen Dimension

Der affektive Code in der lokalen Gewebedimension ist sehr stark körperlich geprägt. Geht man zur neurologischen Dimension über, verliert er seine physische Qualität und verlagert sich mehr in den Bereich von Mustern und Verhaltensweisen. Wenn man zur psychologischen Dimension übergeht, kommt es zu einer **Veränderung im Bereich der Berührung und der Signale**, die durch sie übermittelt werden. Fragen der Technik kann man hier getrost vergessen, vielmehr muss die Berührung hier als eine Form der Kommunikation im Kontext der therapeutischen Beziehung betrachtet werden. Die verschiedenen Techniken werden zu einem Werkzeug des Ausdrucks.

Welche Botschaft übermittelt man z. B. mit der Berührung, wenn ein Patient mit Beschwerden kommt, die auf Stress zurückzuführen sind? Das bringt uns zur **Intention** des Therapeuten sowie zu den **Erwartungen** des Patienten und seinen vergangenen Erfahrungen mit Berührung. Auf eine detaillierte Beschreibung dieser Mechanismen kann im Rahmen dieses Kapitels nicht eingegangen werden. Vielmehr soll die praktische Anwendung der obigen Prinzipien an Beispielen verdeutlicht werden.

3.1.7 Klinische Anwendung

▶ Abb. 3.2 fasst die verschiedenen affektiven Code-Elemente der 3 Dimensionen noch einmal zusammen.

Verschiedene klinische Beispiele sollen die Anwendung des affektiven Codes und die Entwicklung von Behandlungsstrategien aufzeigen. Die erste Unterscheidung, die getroffen werden muss, gilt der Dimension des Syndroms und der Sequenz ihres Auftretens.

Beispiel 1

Ein Patient ist vor kurzem gefallen, hat sich dabei das Bein verdreht und präsentiert sich nun mit einem geschwollenen und schmerzenden Knie.

Dies ist ein einfaches Syndrom, das vorwiegend in der **lokalen Gewebedimension** auftritt. Es handelt sich um einen **Reparaturprozess**, der ein wenig Unterstützung und Lenkung benötigt und auf mechanische Signale reagiert mit den Charakteristika ausreichende direkte Spannung sowie intermittierende rhythmische und wiederholte Stimulation.

In diesem Fall verwendet man die Harmonic Technique, um das Kniegelenk zu bewegen, und setzt eine manuelle Pumptechniken ein, um die Durchblutung und Drainage rund um die Kniekapsel und die angrenzenden Gewebe zu stimulieren. Dafür eignen sich die Harmonic Pump Technique oder Weichteiltechniken, wobei eine intermittierende Kompression anstelle von Dehnung eingesetzt wird.

3.1 Die Wissenschaft osteopathischer Technik

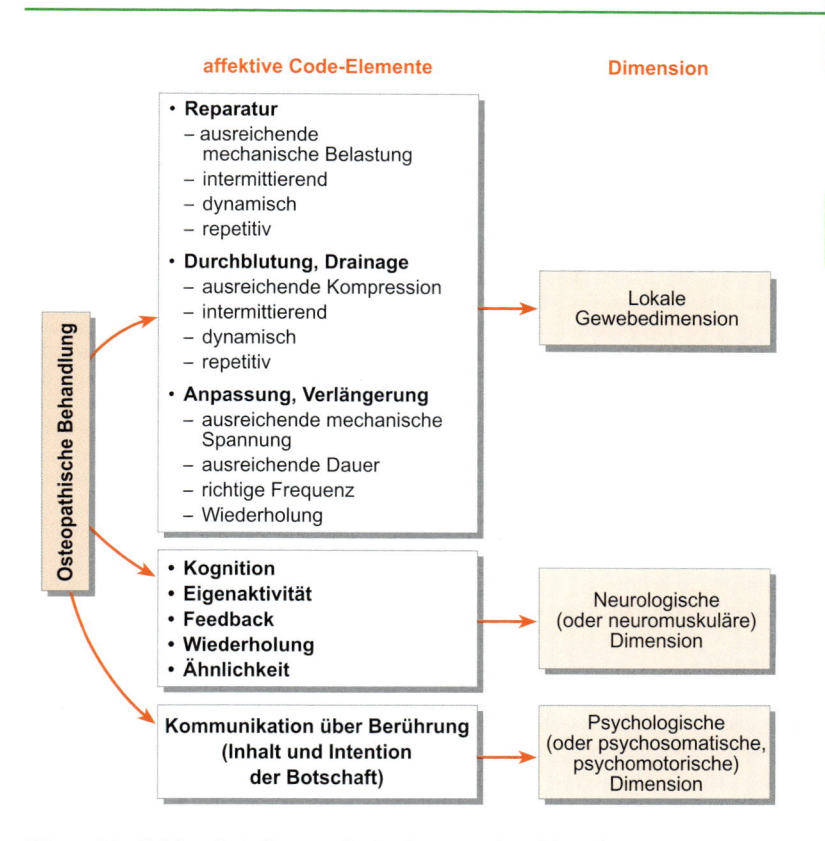

```
                    affektive Code-Elemente                    Dimension

                    • Reparatur
                      – ausreichende
                        mechanische Belastung
                      – intermittierend
                      – dynamisch
                      – repetitiv
                    • Durchblutung, Drainage
                      – ausreichende Kompression         Lokale
Osteopathische        – intermittierend          →       Gewebedimension
Behandlung            – dynamisch
                      – repetitiv
                    • Anpassung, Verlängerung
                      – ausreichende mechanische
                        Spannung
                      – ausreichende Dauer
                      – richtige Frequenz
                      – Wiederholung

                    • Kognition
                    • Eigenaktivität                    Neurologische
                    • Feedback                     →    (oder neuromuskuläre)
                    • Wiederholung                      Dimension
                    • Ähnlichkeit

                                                        Psychologische
                    Kommunikation über Berührung        (oder psychosomatische,
                    (Inhalt und Intention          →    psychomotorische)
                    der Botschaft)                      Dimension
```

Abb. 3.2 Die affektiven Code-Elemente für den Zugang zu den 3 Dimensionen

Beispiel 2

Ein Patient hat sich vor einigen Monaten die ischiokrurale Muskulatur verletzt, die nicht mehr schmerzempfindlich ist, sich jedoch beim Gehen oder Bücken nach wie vor steif anfühlt.

Auch das ist ein Zustand, der in der **lokalen Gewebedimension** angesiedelt ist, doch nun ist der **Reparaturprozess bereits abgeschlossen**, wobei eine dysfunktionale Anpassung zurückgeblieben ist. In dieser Situation ist das Ziel der Behandlung, den **Anpassungsprozess** durch angemessene Spannungskräfte, die wiederholt für längere Zeit eingesetzt werden, zu **unterstützen**.

Bei der Behandlung verwendet man vorwiegend 2 neue Dehnmethoden: Functional Stretching (wobei der Patient aufgefordert wird, normale funktionelle Bewegungen am Bewegungsende gegen Widerstand auszuführen) und Harmonic Stretching (mehrere hundert Oszillationen im Randbereich der Dehnung). Verschiedene Dehnungstechniken im Bereich der ischiokruralen Muskulatur, wie MET, Weichteildehnung und longitudinale anhaltende Dehnung, sind ebenfalls von Nutzen.

Beispiel 3

Ein Patient präsentiert sich mit Schultersteife (frozen shoulder).

Dieses Symptom befindet sich immer noch in der **lokalen Gewebedimension**, jedoch nicht mehr ausschließlich. Der Muskelabbau rund um die Schulter setzt sich nun bereits in die **neurologische Dimension** hinein fort. Ausgehend von der lokalen Gewebedimension müssen 2 Prozesse unterstützt werden: **Reparatur** (Schmerz und Schwellung) und **Anpassung** (Bewegungseinschränkung infolge von Verklebungen).

Gilt es in diesem Fall zunächst die Reparatur oder die Anpassung zu unterstützen? Man sollte zunächst die Reparatur unterstützen, wobei die oben erläuterten Bewegungs- und Pumptechniken verwendet werden. Man lässt den Reparaturprozess zum Abschluss kommen und sorgt dabei für eine **Verringerung der Schmerzen**. Im nächsten Schritt setzt man die unterschiedlichen Dehnungstechniken ein, um das verkürzte Gewebe wieder zu verlängern und die **Verklebungen aufzulösen**. Dann besteht aber immer noch das Problem des Muskelabbaus. Weder Weichteilgewebedehnung noch sonstige passive Techniken haben darauf einen Einfluss. Nun muss man in die neuromuskuläre Dimension übergehen. Dazu braucht es die affektiven Code-Elemente der Kognition und aktiven Bewegung des Patienten, unterstützt durch Feedback und Wiederholung, wobei die Bewegung so funktional wie möglich und so nah am normalen alltäglichen Bewegungsmuster wie möglich (Element der Ähnlichkeit) sein sollte. In dieser Dimension muss man die osteopathische **neuromuskuläre Rehabilitation** einsetzen.

Beispiel 4

Ein Patient erlitt in der Vergangenheit eine Gelenkverletzung und klagt nun darüber, dass der Fuß beim Gehen häufig einknickt (Inversion). Er weist keine sonstigen Symptome wie Schmerzen oder Bewegungseinschränkungen auf.

Dieser Patient leidet unter einer **funktionellen Instabilität**, bei der das motorische Programm der kokontraktiven Muskelaktivität durch eine Verletzung verändert wurde, die inzwischen aber nicht mehr besteht. Die Gewebe haben sich regeneriert, doch das motorische System „erinnert sich" noch. Dieses Symptom tritt ausschließlich in der **neuromuskulären Dimension** auf.

Es gibt bisher keine osteopathischen Techniken oder Methoden für so ein Syndrom. Zur Behandlung würde man die **osteopathische neuromuskuläre Rehabilitation** einsetzen und das weiter oben beschriebene Prinzip in Verbindung mit der verlorenen Fähigkeit zur Stabilisierung durch Ko-Kontraktion anwenden.

Beispiel 5

Eine Patientin klagt über starke Hals-, Schulter-, subokzipitale und Spannungskopfschmerzen. Die Anamnese ergibt, dass die Schmerzen 2 Jahre zuvor aus keinem ersichtlichen Grund während ihres Scheidungsprozesses zum ersten Mal auftraten. Die Frau hat 3 kleine Kinder, wird von deren Vater nicht unterstützt und arbeitet 7 Tage die Woche in einem sehr stressigen Job.

Beim Palpieren von Hals und Schulter finden sich harte und schmerzende Muskelfasern. Der Bewegungsbereich im Hals ist eingeschränkt. Dies ist ein Beispiel für **psychosomatische bzw. psychomotorische Beschwerden**. Anhand des Dimensionsmodells lässt sich eine Abfolge erkennen, die während eines besonders belastenden Ereignisses in der psychologischen Dimension ihren Ausgang nahm und durch ständig weiter andauernden Stress fortgesetzt wurde. Der nächste Schritt in der Abfolge ist eine abnorme und unbewusste verstärkte neuromuskuläre Erregung (Unfähigkeit zur motorischen Entspannung) des inzwischen schmerzenden Muskels. Dieses Phänomen läuft in der **neuromuskulären Dimension** ab. Der Prozess endet schließlich in der **lokalen Gewebedimension** mit einer Überbeanspruchung der Muskelfasern und veränderter Zirkulation – ein andauernder chronischer Reparaturprozess und eine langsame Anpassung, die zu einer Muskelverkürzung führen.

Die Vorgehensweise in diesem Fall war, der **ätiologischen Abfolge zu folgen** und in **allen Dimensionen** zu behandeln. Die Behandlung begann in der psychologischen Dimension als expressive Berührung mit der Intention von Unterstützung und Trost. Dies war Teil der therapeutischen Beziehung und zielte darauf ab, der Patientin eine sichere Umgebung zu vermitteln, in der sie vollkommen loslassen kann. Die Behandlung in der neurologischen Dimension war darauf ausgerichtet, die Fähigkeit zur Entspannung zu verbessern und den überbeanspruchten, schmerzenden Muskeln eine motorische Entspannung zu ermöglichen. Die 5 neurologischen affektiven Code-Elemente wurden eingesetzt, um eine Veränderung des dysfunktionalen motorischen Musters zu ermöglichen. In der lokalen Gewebedimension wurde zunächst Techniken eingesetzt, die den Reparaturprozess stimulieren und unterstützen. Die Harmonic Technique wurde verwendet, um die mechanischen Signale zur Stimulation der Reparatur zu liefern, während Harmonic Pump Techniques verwendet wurden, um die Durchblutung und Drainage in den geschädigten Muskeln zu stimulieren. Um die funktionelle Anpassung der verkürzten Muskeln zu fördern, wurden tiefe Weichteiltechniken, sanftes longitudinales Dehnen und Funktionelles Dehnen eingesetzt, sobald die Patientin eine Besserung des Schmerzniveaus erkennen ließ.

Es ist zu beachten, dass die Behandlung aller Beschwerden nicht ausschließlich auf der manuellen Ebene erfolgt. Dies ist nur eine Beschreibung der manuellen Komponente der Behandlung.

Langfristige Erfolge erzielen

Zu Beginn meiner beruflichen Laufbahn als Osteopath pflegte ich Patienten mit ähnlichen Beschwerden wie im letzten Beispiel in nur einer Dimension zu behandeln und setzte dabei eine sehr mechanistische Vorgehensweise ein. Ich verwendete Dehnung, Weichteiltechniken, HVLA und andere osteopathische Techniken. Ich erzielte durchaus Erfolge, doch die **Besserung hielt meist nur kurze Zeit an**, und die Beschwerden traten nach einigen Wochen erneut auf.

Heute behandle ich Patienten mit ähnlichen langfristigen Beschwerden (unter denen sie manchmal schon zwanzig oder dreißig Jahre lang leiden), wobei sich diese innerhalb weniger Wochen auflösen und auch langfristig selten zurückkehren. Welche Veränderungen in meiner Arbeit haben zu diesem Erfolg geführt? Ich glaube, dass der Unterschied darauf zurückzuführen ist, dass ich mir der **multidimensionalen Natur der unterschiedlichen Beschwerden** bewusst und fähig bin, von einer Dimension zur anderen zu wechseln. Dadurch kann ich spezifische Techniken einsetzen, die auf die jeweiligen Beschwerden des Patienten genau abgestimmt sind. Ich arbeite mit den Patienten inzwischen in der psychologisch-kognitiven, der motorisch-verhaltensmäßigen sowie in der lokalen Gewebedimension. Das Dimensionsmodell und die verschiedenen affektiven Codes bilden das Zentrum dieser Arbeit.

3.1.8 Zusammenfassung

In diesem Kapitel wurden das **Dimensionsmodell** und die **affektiven Bahnen** zu den einzelnen Dimensionen vorgestellt. Versteht man die Mechanismen, die den physiologischen, neurologischen und psychologischen Reaktionen des Körpers auf die osteopathische Behandlung zugrunde liegen, hilft das dem Therapeuten, die passendste und wirksamste Technik für die jeweiligen Beschwerden des Patienten zu finden. Für den Patienten bedeutet dies eine sichere und wirksame Behandlung sowie eine Reduzierung der Behandlungsdauer. Für den Therapeuten sind außerdem noch weitere Vorteile mit der Identifikation der Code-Elemente jeder Dimension verbunden:

- Erleichterte Zusammenstellung eines Behandlungsprogramms in komplexen klinischen Fällen, die Arbeit in mehreren Dimensionen erfordern, z. B. eine Muskel-Skelett-Verletzung mit funktioneller Instabilität.
- Fähigkeit, die Techniken je nach wechselnden physiologischen Anforderungen zu verändern, z. B. verändert sich die Technik nach einer Verletzung in Übereinstimmung mit den einzelnen Phasen des Reparaturprozesses.
- Entwicklung neuer Techniken durch Kenntnis der physiologischen Bedürfnisse, z. B. wurde die Harmonic Pump Technique aus einer Identifikation des physiologischen Codes für Durchblutung und Drainage entwickelt und die osteopathische neuromuskuläre Rehabilitation aus einer Kenntnis des neurologischen affektiven Codes.

Ausblick

Wissenschaftliche Forschung gibt die Möglichkeit, das **therapeutische Potenzial osteopathischer Techniken** genauer zu erkennen und zu erforschen, wie und wann sie klinisch am besten einzusetzen sind. Meine eigene Forschungsarbeit während der letzten vierzehn Jahre hat sich als überaus wertvoll erwiesen, um mein eigenes Verständnis von Osteopathie zu vertiefen und neue klinische Vorgehensweisen zu entwickeln. Daher empfehle ich wissenschaftliche Forschung als ausgezeichnetes Werkzeug für die persönliche Weiterentwicklung wie auch für weitere Fortschritte in der Osteopathie.

3.2 Osteopathische Techniken

Jedes therapeutische Vorgehen baut auf einer **Diagnose** auf. Ziel der Behandlung ist es, die gestörte **Funktion** der Gewebe zu **verbessern** und damit auf die individuellen Bedürfnisse des Patienten einzugehen. Die Struktur stellt dabei den hauptsächlichen Angriffspunkt der speziellen Behandlung dar.

Tom Dummer sagte: „Wir haben einen inneren Arzt, und jeder Patient ist dafür verantwortlich, die Faktoren, die zu besserer Gesundheit führen, durch seine Lebens-, Denk- und Ernährungsweise zu verbessern."

Nach John Martin Littlejohn ist „Osteopathie (...) keine Manipulation, sondern eine Änderung (adjustment)", womit z. B. Ernährung und psychologische Faktoren gemeint sind. Das Eingreifen des Osteopathen bezieht sich jedoch im Wesentlichen auf **Strukturen**. Um diese zu verändern, ist es zuerst notwendig, die Störung der Muskel-Ligament-Faszien-Balance eines Gelenks zu finden, um die funktionelle Veränderung zu verstehen. Dies wird durch das Gesetz von Ursache und Wirkung erklärt.

Es lohnt sich, an den Satz von A.T. Still zu erinnern: „Logik und Verstand regeln einen ehrwürdigen Beruf." In Bezug auf funktionelle Techniken sollte ein Osteopath vorsichtig mit den Interpretationen einiger Therapeuten umgehen, da in diesem Bereich nur schlecht kontrolliert werden kann sowie ungenau oder improvisierend gearbeitet wird. Man kann sich jedoch nicht durch Unkontrolliertheit, Ungenauigkeit oder Improvisation weiterentwickeln.

Unter den **vielen osteopathischen Techniken** gibt es eine Bandbreite von sanften bis zu sehr starken, die sich aber alle gegenseitig ergänzen. Die einen stellen die Motilität, die anderen die Mobilität wieder her. Verschiedene Techniken können auch kombiniert werden, so könnten z. B. die Ansätze von Mitchell (▶ 3.2.4c) oder Jones (▶ 3.2.4e, ▶ 24) benutzt werden, um den Oszillationen der Muskelspannung zu folgen und dem Körper „zuzuhören". Auf welche Weise auch immer man dem Körper begegnet, die angewendete Methode bzw. der therapeutische Eingriff sollte das natürliche Gleichgewicht des Patienten wiederherstellen und durch die Selbstregelung der Homöostase einen Impuls in Richtung Gesundheit für den Patienten darstellen.

Die **gewählte Technik** hängt von der Diagnose, der Ansicht des Therapeuten und dessen Umwelt ab. Die ganze osteopathische Fähigkeit besteht darin, die Technik dem Patienten anzupassen. Es gibt keine wirkliche Aufteilung in eine kraniale, viszerale, venolymphatische oder parietale Osteopathie. Es ist von Zeitpunkt und Fall abhängig, wie ein Osteopath arbeitet. Man muss die osteopathischen Prinzipien respektieren, wenn man gute und dauerhafte Resultate erhalten will.

> Es gibt fast keine osteopathischen **Kontraindikationen** (▶ 2.1.9), es gibt nur Anzeichen der Anwendung schlechter Techniken.

Im Folgenden sollen die am häufigsten verwendeten osteopathischen Techniken vorgestellt werden. Zu Beginn werden die Techniken erklärt, die in den einzelnen Gelenkkapiteln Anwendung finden:
- Mobilisation (▶ 3.2.1)
- Manipulation (▶ 3.2.2)
- Muskel-Energie-Techniken (▶ 3.2.3).

Zu letzteren beiden wurden auch weitergehende Überlegungen zu Anwendung und Auswirkung eingefügt.

Danach folgen kurze Beschreibungen zu Vorgehensweisen und Techniken, die in ihrer Ausführung einer speziellen Diagnostik folgen oder Gewebe einbeziehen, die nicht gelenkspezifisch einzuordnen sind:
- Allgemeine Osteopathische Behandlung (AOB) (▶ 3.2.4a)
- Sutherland-Techniken (▶ 3.2.4b)
- Specific Adjustment Technique (SAT) (▶ 3.2.4c)
- Blagrave-Techniken (▶ 3.2.4d)
- Strain-Counterstrain (▶ 3.2.4e)
- Faszientechniken (▶ 3.2.4f)
- Fasziendistorsionsmodell (▶ 3.2.4g)
- Lymphtechniken (▶ 3.2.4h)
- Mechanical Link (▶ 3.2.4i).

Und zuletzt folgen kurze Übersichten über Techniken, die entweder nicht zu den parietalen Techniken gehören oder über das Spektrum dieses Buchen hinausgehen und in entsprechenden Fachbüchern in angemessenem Rahmen beschrieben werden:
- Funktionale Technik (▶ 3.2.5a)
- Behandlung der Viszera (▶ 3.2.5b)

- Kraniosakrale Techniken (▶ 3.2.5c)
- Harmonic Technique (▶ 3.2.5d).

3.2.1 Mobilisation von Gelenken

Pierre Delaunois

Begründer

Die Entwicklung der Mobilisation von Gelenken kann auf **keine einzelne Person** zurückgeführt werden. In verschiedenen Kulturen und über viele Jahrhunderte hinweg wurden Methoden zur Behandlung von Gelenkbeschwerden verwendet, die die **passive Bewegung der Gelenke** einsetzen.

Diese Techniken wurden von den Gründern der Osteopathie auf eine anatomische und physiologische Basis gestellt und im Rahmen der osteopathischen Grundprinzipien eingesetzt.

Prinzip

Das Ziel einer Mobilisation ist, die **Bewegungsfreiheit** eines oder mehrerer Gelenke durch **Wiederholung langsamer Bewegungen** wiederherzustellen. Der physiologische Effekt ist eine **Verbesserung der Durchblutung** über das vasomotorische System, eine Reprogrammierung der Propriozeptoren des Gelenks und die Drainage von Stoffwechselprodukten bei entzündlichen Prozessen.

Anwendung

Die Mobilisation wird bei Bewegungseinschränkungen von Gelenken eingesetzt und kann in den meisten Fällen ohne Kontraindikationen ausgeführt werden.

3.2.2 Manipulation von Gelenken/Wirbelsäule

Louise Potter (Übersetzung: Susanne Dick)

Begründer

Bereits 400 v. Chr. finden sich bei Hippokrates Aufzeichnungen über Manipulationsbehandlungen. Er berichtet über ihren Nutzen bei der Behandlung von Wirbelsäulenfehlstellungen (Cyriax 1980). Auch aus China und Griechenland gibt es einige Aufzeichnungen aus der Zeit von 2700-1500 v.Chr. (Wadell 1996). Die ursprünglichen Methoden waren oft sehr kraftvoll und brutal, genau wie der Großteil der heldenhaften Medizin jener Zeit (Chaitow 1982). Seit dieser Zeit haben verschiedene Berufsgruppen, darunter Chiropraktik, Osteopathie, Physiotherapie und - bis zu einem gewissen Grad - auch die Ärzteschaft, die Manipulation in ihr Behandlungskonzept integriert.

Prinzip

Durch die unterschiedliche Nomenklatur der verschiedenen Berufsgruppen sind Diskussionen über Wirbelsäulenmanipulationen oft schwierig. Im Rahmen der Osteopathie wird eine manipulative Thrust-Technik, verbunden mit einem (knackenden) Geräusch (kurze Trennung oder Öffnung der Gelenkflächen) als **„High Velocity Low Amplitude Technik"** (**HVLA**) bezeichnet (Gibbons und Tehan 2000). Chiropraktiker hingegen verwenden den Begriff „**Spinal Adjustment**" (Wirbelsäulenadjustierung) und in der Physiotherapie spricht man bei Manipulationen von einer „**Manipulationstechnik (Grad V)**" nach dem **Maitland-Konzept** (Maitland 2001).

Die Auseinandersetzung über Wirbelsäulenmanipulationen im Rahmen dieses Kapitels beschäftigt sich mit den HVLA-Techniken, die eine kurze Trennung oder Öffnung der Gelenkflächen hervorrufen können. Dieses hörbare Lösen einer Dysfunktion wird oft als Teil der Intervention betrachtet, die HVLA Techniken von anderen Manipulationstechniken unterscheidet (Grieve 1988; Gibbons und Tehan 2001). Die Literatur liefert jedoch kaum Nachweise, die die klinische Bedeutung der Behandlung mit HVLA-Techniken bei Schmerzen im Lendenwirbelbereich stützen (Flynn et al. 2003).

Es wurden zahlreiche Studien durchgeführt, die die Anwendung von Wirbelsäulenmanipulation bei Patienten mit Schmerzen im unteren Rücken befürworten (Koes et al. 1996; UK BEAM Trial Team 2004; Assendelft et al. 2004). Doch trotz dieses Wirksamkeitsnachweises der Wirbelsäulenmanipulationen ist der Mechanismus, durch den der therapeutische Gewinn erzielt wird, noch lange nicht geklärt.

Physiologische Effekte von Wirbelsäulenmanipulationen

Es gibt drei große Klassen von Theorien über den therapeutischen Effekt von Wirbelsäulenmanipulationen:
- Biomechanische Effekte
- Neurophysiologische Effekte
- Reflektorische Effekte.

Biomechanische Effekte von Wirbelsäulenmanipulationen

Dieser Abschnitt prüft Nachweise biomechanischer Effekte von Manipulationen. Ihnen wird ein Realignment (Neuausrichtung) und eine Funktionsverbesserung bei Fehlstellungen und dysfunktionellen Gelenken zugeschrieben (Colloca et al. 2000). Diese Theorie beruht auf der Tatsache, dass eine Wirbelsäulenmanipulation einen Wirbel gegenüber einem anderen bewegen kann (Gal et al. 1997; Cramer et al. 2000; Triano 1992). Es gibt einige Belege, welche diese Theorie stützen. Dies findet auch in nennenswertem Maße in Texten über Manipulationen Erwähnung (Gibbons und Tehan 2000; Herzog 2000; Grieve 1988, Hartman, 1985).

Sandoz et al. führten in den 70er des letzten Jahrhunderts eine Reihe von Experimenten zum Thema Traktionsmanipulation der Fingergelenke durch. Sie stellten fest, dass eine Kavitation zu einer Zunahme des aktiven und passiven Bewegungsausmaßes des Metakarpophalangealgelenks führte und dass auf Röntgenaufnahmen ein lichtdurchlässiger Spalt auftrat (Sandoz 1976). Dies warf die Frage auf, ob Kavitationen der Fingergelenke gleich geartet waren wie die an den Facettengelenken der Wirbelsäule. Von Méal und Scott (1986) und Conway et al. (1993) durchgeführte Studien untersuchten die Geräusche, die durch Traktionen der Fingergelenke bzw. durch Wirbelsäulenmanipulationen auftraten. Da sie feststellten, dass die beobachteten Geräuschsignale ähnlicher Natur waren, kamen sie zu der Annahme, dass bei beiden Gelenkarten ein gleichartiger Mechanismus stattzufinden schien. Neuere Studien verwenden zur Bestätigung ihrer Theorie der veränderten Gelenkseparation nach Manipulation Magnetresonanztomographien (MRT) (Cramer et al. 2002).

Cramer et al. (2000, 2002) untersuchten den Effekt von Manipulationen der apophysealen (Facetten-)Gelenke mittels MRT. Nach einer erfolgreichen Pilotstudie (Cramer et al., 2000) randomisierten die Autoren 64 gesunde Freiwillige in vier

Gruppen (Cramer et al. 2002). Bei allen Teilnehmern wurde ein initialer MRT-Scan in Rückenlage durchgeführt. Ein zweiter Scan erfolgte entweder nach Manipulation, einem Wechsel in die Seitenlage oder einem Verbleiben in Rückenlage. Die Autoren zeigten in einer Blindstudie, durchgeführt von drei Radiologen, dass eine durchschnittliche Veränderung der Gelenkseparation nach Manipulation

- bei der Gruppe, die nach erfolgter Manipulation in Seitenlage erneut gescannt wurde, +1,32 mm betrug.
- bei der Gruppe, die manipuliert und in Folge in Rückenlage gescannt wurde, dagegen nur +0,01 mm betrug.
- bei der Gruppe, die nur in Seitenlage gelagert lediglich −0,01 mm betrug.

Die Autoren folgerten daraus, dass die Ergebnisse mit der These übereinstimmen, dass chiropraktische Manipulationen die Facetten der Gelenke voneinander entfernen. Sie gehen davon aus, dass es sich hierbei um ein Zerreissen der Adhäsionen in hypomobilen Gelenken handelt, obwohl sie keinen Nachweis liefern, der diese Theorie stützt.

Zusammenfassung
Es gibt hinsichtlich der biomechanischen Effekte von Manipulationen einige gute Indizien, dass Manipulationen der Wirbelsäule tatsächlich ein Entfernen der Gelenkfacetten voneinander bewirken, obwohl nicht wirklich klar ist, ob diese Zunahme der Gelenkseparation von therapeutischem Nutzen ist. Möglicherweise ermöglicht ein verbessertes Bewegungsausmaß des Gelenkes dem Patienten, sich wieder mehr zu bewegen und den Heilungsprozess einzustellen.

Neurophysiologische Effekte von Manipulationen
Es ist weitgehend anerkannt, dass Wirbelsäulenmanipulationen zu einer Schmerzlinderung führen. In der Literatur wird jedoch darüber debattiert, ob dieser Effekt durch lokal oder zentral agierende Schmerzmechanismen zustande kommt. Die neurophysiologischen Effekte einer Wirbelsäulenmanipulation könnten Einfluss auf eine veränderte Schmerzwahrnehmung, eine Modulation des Pain-Gate-Mechanismus der Schmerzwahrnehmung, eine Stimulation der absteigenden Schmerzbahnen oder eine Modifikation der Ausschüttung von Neurotransmittern ausüben.

Modulation des Pain-Gate-Mechanismus
Obgleich Wirbelsäulenmanipulationen gemeinhin zur Behandlung schmerzhafter Zustände eingesetzt werden, findet man in der Literatur überraschend wenige Studien, die sich direkt mit der Auswirkung einer Manipulation auf den Schmerz befassen. Eine Methode der Quantifizierung myofaszialer Schmerzen ist die Anwendung der Algometrie zur Messung der Druckschmerzschwelle (PPT = Pressure Pain Threshold). Dies wurde zur Untersuchung antinozizeptiver Effekte von Manipulationen auf die LWS eingesetzt.

Côté et al. (1994) randomisierten 30 Personen mit chronischen Schmerzen im Lendenwirbelbereich in zwei Interventionsgruppen: Sie erhielten
- entweder lumbosakrale oder iliosakrale Manipulationen oder
- eine „Knie zum Brustkorb"-Mobilisation in Rückenlage.

Messwerte der Druckschmerzschwelle wurden von der gleichen anatomischen Lokalisation genommen, wobei in allen Fällen ein Algometer (Schmerzmesser) verwendet wurde. Die Analyse der Algometermesswerte konnte keinen statistischen Unterschied zwischen den Messwerten vor oder nach Manipulation bzw. zwischen den beiden Gruppen belegen. Die Autoren schlugen vor, die Ursache darin zu suchen, dass bei allen Personen dieselben myofaszialen Punkte verwendet wurden, ungeachtet der Tatsache, ob sie an diesem Punkt vor der Manipulation Schmerzen aufwiesen oder nicht.

Es wurden weitere Studien zur Evaluierung von Veränderungen der Druckschmerzschwelle der HWS nach Manipulation durchgeführt. Diese unterstützen den antinozizeptiven Effekt von Manipulationen. Vernon et al. (Vernon et al. 1990) berichten bei Personen mit chronischen Nackenschmerzen von der Messung positiver Behandlungseffekte mittels Algometer bei der Beurteilung der Druckschmerzschwelle nach Manipulationen der HWS. In dieser Pilotstudie (n=9) wurden in der Gruppe, die eine einzige Manipulation (eines klinisch relevanten Wirbelsegmentes) erhielt, Veränderungen von 40–56 % im Verhältnis zu einer Mobilisationsgruppe verzeichnet. Vincencenzio et al. (2001) zeigten bei Patienten mit Epikondylitis nach Manipulation der HWS eine 25 %ige Erhöhung der Druckschmerzschwelle (statistisch signifikanter Unterschied zur Plazebomobilisation p<0,05).

In der jüngeren Vergangenheit zeigten auch Fernández-de-las-Peñas et al. (2007) bei einer kleinen Gruppe gesunder Personen (n=15) nach HVLA der HWS eine unmittelbare Erhöhung der Schmerzdruckschwelle am Ellbogen im Vergleich zu einer nicht manipulierten Sham-Gruppe. Es zeigten sich auch zwar geringere, aber durchaus statistisch signifikante Unterschiede der Veränderungen am kontralateralen Ellbogen.

Dies ist die erste Studie, die eine Fernwirkung von Wirbelsäulenmanipulationen auf die Druckschmerzschwelle aufzeigt, auch wenn es sich nur um eine sehr kleine Auswahl nichtsymptomatischer Personen handelt und die Veränderungen sehr gering sind.

Die Autorin (Potter et al. 2007) führte eine Studie durch, die bei einer Gruppe von Patienten mit Schmerzen im Lendenwirbelbereich den antinozizeptiven Effekt von Wirbelsäulenmanipulationen mit Sham-Manipulationen verglich. Es wurden 60 Patienten randomisiert, die entweder eine einzige HVLA-Manipulation oder eine Sham-Manipulation der LWS erhielten. Die Sham-Manipulation war ein Thrust mit ähnlicher Amplitude wie die des HVLA-Thrusts, wobei der Patient jedoch in einer lockeren „Verdrehung" gelagert war, sodass die Kraft nicht auf ein spezifisches Segment ausgerichtet war. Um den therapeutischen Effekt noch zu verstärken, wurde der HVLA-Thrust auf das klinisch relevanteste Gelenk ausgerichtet, das zuvor durch eine systematische klinische Untersuchung bestimmt wurde. Um einen normalen Praxisalltag zu simulieren erhielten die Patienten im Abstand von je einer Woche drei HVLA-Thusts. Vor und nach der Intervention wurden Druckschmerzschwellenmessungen sowohl an lokalen, als auch an weiter entfernt gelegenen Muskelpunkten vorgenommen.

Die Ergebnisse zeigten bei der ersten Versuchssitzung nur an den lokalen Muskelpunkten (M. multifidus und M. gluteus maximus) einen statistisch signifikanten Unterschied des antinozizeptiven Effekts zwischen den Gruppen. Dieser analgetische Effekt der HVLA-Gruppe wurde jedoch in späteren Testsitzungen nicht mehr beobachtet.

Dies stützt die Vorstellung eines lokal schmerzstillenden Effekts bei symptomatischen Patienten, der direkt nach einer Manipulation des klinisch relevanten Segments eintritt. Möglicherweise hat die Wirbelsäulenmanipulation einen Einfluss auf den lokalen spinalen Pain-Gate-Mechanismus, indem sie ein Trommelfeuer nichtnozizeptiver Aβ-Afferenzen von Gelenkmechanorezeptoren und Muskelspindeln auf das Rückenmark bewirkt, was zum „Schließen des Tores" für nozizeptiven Input zu höheren Zentren führt.

Absteigende Schmerzbahnen

Es wurde behauptet, Wirbelsäulenmanipulationen hätten eine supraspinale Komponente, die absteigende Schmerzmechanismen aktiviert (Souvlis et al. 2004; Wright, 2002). Diese Theorie wird durch Arbeiten von Sterling et al. (2001) gestützt. Sie rekrutierten 30 Patienten, die unter Schmerzen der mittleren und unteren Halswirbelsäule litten und maßen die Druck- und Temperaturschmerzschwellen auf Höhe des symptomatischen Segments. Gemessen wurden Ruheschmerz im Sitzen und Schmerz bei endgradiger Rotation der HWS zur symptomatischen Seite. Maß der Aktivität des sympathischen Nervensystems waren Leitfähigkeit der Haut und Temperatur. Das Experiment fand über 3 Tage hinweg statt. Die Personen wurden verschiedenen Versuchsbedingungen ausgesetzt, die in zufälliger Reihenfolge stattfanden:
- passive Mobilisation (Grad III)
- manueller Kontakt am Nacken, jedoch keine Bewegung
- kein physischer Kontakt.

Die Autoren stellten fest, dass die Manipulation, nach den gemessenen Veränderungen der Druckschmerzschwelle, zu einer statistisch signifikanten Schmerzreduktion von 23 % an der symptomatischen Seite im Vergleich zur Kontrollgruppe führte. Es konnte jedoch keine signifikante Reduktion der Temperaturschmerzschwelle gemessen werden. Auch die Auswertung des Ruheschmerzes der Mobilisationsgruppe zeigte im Vergleich zur Kontrollgruppe signifikante Reduktionen, die Auswertung des endgradigen Bewegungsausmaßes zeigte dies jedoch nicht. Sie berichteten bei der aktiven Gruppe von Veränderungen der Leitfähigkeit der Haut, die einer sympathischen Erregung entsprechen.

Die Autoren folgern daraus, dass ihre Ergebnisse vorangegangene Studien, die Manipulationen einen spezifisch hypalgesierenden Effekt auf die mechanische Nozizeption und einen erregenden Effekt auf die Aktivität des sympathischen Nervensystems zuschreiben, stützen. Des Weiteren weisen sie darauf hin, dass durch ihre Ergebnisse zudem die Theorie weiter gestützt wird, die besagt, dass eine zentrale Struktur für die initialen Effekte von Manipulationsbehandlungen verantwortlich ist. Ihrem Vorschlag nach liegt die Ursache hierfür in einer Aktivierung absteigender Schmerz modulierender Mechanismen des dorsalen PAG (dPAG, zentrales Höhlengrau). Es ist bekannt, dass eine Stimulation des dPAG zu einer mechanischen Antinozizeption führt, während eine Stimulation des ventralen PAG (vPAG) Antinozizeption thermischer Stimuli hervorruft. Darüber hinaus führt eine Stimulation des dPAG zu einer Exzitation des Sympathikus. Im Gegensatz dazu inhibiert eine Stimulation des vPAG die Sympathikusaktivität. Somit würden die Ergebnisse ihrer Studie mit einer Stimulation des dPAG übereinstimmen. Es besteht jedoch auch die Möglichkeit, dass der mechanische antinozizeptive Effekt aufgrund einer Stimulation der anatomisch lokalen sympathischen Ganglien zustande kommt.

Neurotransmitter

Eine weitere Theorie besagt, dass eine Wirbelsäulenmanipulation die Freisetzung von Neurotransmittern stimuliert, was zu einer Hypalgesie führt. Ein potentes proalgetisches Agens ist Substanz P. Man vermutet, dass die körpereigene natürliche Sekretion der β-Endorphine den Effekt von Substanz P abschwächt. Vernon et al. (1986) führten eine Studie durch, die sich mit der Auswirkung von Wirbelsäulenmanipulationen auf den Gehalt des β-Endorphins im Plasma bei gesunden Männern

befasste. Für die Studie wurden 27 asymptomatische Männer rekrutiert. Ausgeschlossen wurden Personen mit beeinträchtigter Gesundheit oder die irgendeine Form von Medikamenten einnahmen. Sie wurden nach dem Zufälligkeitsprinzip den folgenden drei Gruppen zugeteilt:
- Die erste Gruppe war die Kontrollgruppe. Sie ruhte 20 min in Rückenlage.
- Die zweite Gruppe entspannte sich 20 min lang und bekam danach eine Sham-Manipulation (Mobilisation) der HWS.
- Die dritte Gruppe war die Testgruppe und bekam eine Manipulation der HWS. Die Personen ruhten danach nochmals in Rückenlage.

Über das gesamte Experiment hin wurde der Grad der inneren Erregung beobachtet. Zur Beurteilung des β-Endorphin-Gehalts wurden 15 und 5 min vor und 5, 15 und 30 min nach der Intervention Blutproben entnommen. Alle Gruppen zeigten nur ein geringes Maß an Unruhe, die sogar im Verlauf des Experiments abnahm. Es gab keine signifikanten Unterschiede des Erregungszustandes zwischen den Gruppen. Der β-Endorphin-Gehalt war nach Intervention höher als zuvor und verminderte sich bei allen Gruppen nach der Intervention im Lauf der Zeit wieder. Unmittelbar nach der Intervention kam es bei der Testgruppe im Vergleich zur Sham-Manipulations- und Kontrollgruppe zu einem signifikant höheren Anstieg ($p<0,0001$).

Im Rahmen der Interpretation der Ergebnisse schlugen die Autoren vor, dass das Experiment jeweils zur selben Tageszeit, zwischen 9 und 12 Uhr, durchgeführt werden sollte. Man weiß, dass zu dieser Zeit der Gehalt an β-Endorphinen naturgemäß abnimmt. Damit steigt die Wahrscheinlichkeit, dass jegliche nachweisbare Zunahme eher ein Resultat des Experiments ist, als dass sie auf natürliche Veränderungen zurückzuführen wäre. Es zeigte sich, dass der Gehalt der β-Endorphine nicht einfach durch Handauflegen erhöht wird. Genauso gab es signifikante Unterschiede zwischen der Sham-Gruppe und der Manipulationsgruppe. Sie schlossen daraus, dass, obwohl die Ergebnisse ermutigend waren, weitere Studien mit einer größeren Anzahl von Teilnehmern und mit Personen, die Symptome aufweisen, durchgeführt werden sollten.

Im Gegensatz hierzu führten Christian et al. (1988) eine Studie durch, die keine Unterschiede in der β-Endorphinausschüttung zwischen einer Manipulations- und einer Kontrollgruppe aufwiesen. Vernon (2000) stellte jedoch die Empfindlichkeit der von diesen Autoren verwendeten Untersuchungsmethode in Frage.

Eine Studie neueren Datums von Teodorczyk-Injeyan et al. (2006) beurteilte die Produktion von Entzündungszytokinen und Substanz P. Sie führten eine ähnliche Studie mit einer Auswahl von 64 asymptomatischen Personen durch, wobei sie die Effekte einer einzigen Wirbelsäulenmanipulation mittels Thrust eines klinisch dysfunktionellen Wirbelsegments (obere Brustwirbelsäule T1–T6) mit einer Sham-Behandlung (ähnlicher Thrust, aber ungenaue Lokalisation der Kraft) und einer Kontrollgruppe (erhielt nur eine Venenpunktion) verglichen.

Sie wiesen eine Downregulation der entzündungsfördernden Zytokine nach, wobei die Substanz-P-Produktion unverändert blieb.

Es gibt nur sehr wenige Studien, die sich mit diesem interessanten Gebiet befasst haben, die darüber hinaus voneinander abweichende Ergebnisse zeigten. Somit wird nach wie vor darüber debattiert, ob der Einfluss von Wirbelsäulenmanipulationen auf Schmerz durch eine lokale segmentale Antwort oder durch einen zentralen Mechanismus vermittelt wird.

Zusammenfassung

Es gibt Hinweise dafür, die die Theorie unterstützen, dass Wirbelsäulenmanipulationen einen antinozizeptiven Effekt haben. Dies könnte entweder auf zentraler Ebene stattfinden und somit die absteigenden Schmerzmechanismen und Sekretion von Neurotransmittern beeinflussen oder parallel dazu den lokalen Pain-Gate-Mechanismus modulieren.

Reflektorische Effekte

Muskuläre reflektorische Effekte von Manipulationen

Bei der reflektorischen Antwort auf Wirbelsäulenmanipulationen geht man davon aus, dass es hierbei zu einer reflektorischen Abnahme von Schmerzen, einer Abnahme der muskulären Hypertonie und einer Verbesserung der funktionellen Leistungsfähigkeit kommt (Herzog, 2000). Ein einfacher spinaler Reflex tritt auf, wenn ein Dehnungsrezepotor stimuliert wird und Reflexantworten von einer Reihe von Rezeptoren hervorgerufen werden können. Dazu gehören Mechanorezeptoren der Gelenkfacetten, lokalisiert in der Gelenkkapsel (Typ Aβ-Fasern), Nozizeptoren (Typ Aδ- und C-Fasern), Hautrezeptoren (Aα- und Aβ-Fasern) und Propriozeptoren der Skelettmuskulatur (Typ Aα der Golgi-Sehnenorgane und primären Muskelspindeln, Typ Aβ der sekundären Muskelspindelfasern). Dieser Impuls wandert zur dorsalen Wurzel des Rückenmarks und hat dort eine monosynaptische Übertragung auf ein α-Motoneuron, was zu einer kurzfristigen Kontraktion des von diesem Nerv innervierten Muskels führt (Kandel et al. 2000).

Reflexantwort auf Wirbelsäulenmanipulation

Trontelj et al. (1979) und Dimitrijevic et al. (1980) beschrieben als erste eine spinale Reflexantwort der paraspinalen Muskulatur. Tani et al (1997) berichteten, dass mechanisches Klopfen auf den interspinalen Raum eine einheitliche elektromyographische (EMG) Antwort hervorrief. Diese Antworten konnten auf mehreren Niveaus beobachtet werden. Beim Klopfen in Höhe von L4/5 wurden Fernantworten bis hin zu T5/6 aufgezeichnet. Sie gingen davon aus, dass diese indirekten Reflexantworten ein Resultat einer mechanischen Fortpflanzung der durch den Dehnungsreflex induzierten Vibration sein müssen. Diese Ansicht wird von Lance and De Gale (1965) gestützt, die berichteten, dass Perkussion eines Knochens oder irgendeines harten Bereichs einer Extremität bzw. des Rumpfes eine Vibration erzeugt, die über die Weichteilgewebe von Knochen auf Muskeln übertragen wurde. Dadurch stimulierte sie im Passieren die Rezeptoren und bewirkte in Folge eine Reflexantwort.

Herzog et al. (1999) entwickelten eine Aufzeichnungsmethode für die EMG-Antworten der oberflächlichen Muskulatur während einer Wirbelsäulenmanipulation. Eine kleine Auswahlgruppe (n=9) asymptomatischer Männer erhielten jeweils 11 manuelle Wirbelsäulenmanipulationen. Mittels EMG-Aufzeichnungen von 16 Elektrodenpaaren wiesen die Autoren eine übereinstimmende systematische Reflexantwort nach. Reflexantworten wurden auch in vom unmittelbaren Behandlungsgebiet weiter entfernt gelegenen Muskeln beobachtet. So wurden zum Beispiel nach Behandlung der unteren LWS Antworten des M. gluteus maximus aufgezeichnet. Diese Antworten wurden eher als Reflexantworten, denn als aktiver Vorgang angesehen, da die EMG-Antwort bereits sehr schnell, ca. 50 msec, nach dem Thrust einsetzte. Diese Zeit wäre für eine aktive Muskelrekrutierung nicht ausreichend.

Mit dem von Herzog et al. (1999) entwickelten Protokoll führten Symons et al. (2000) ein ähnliches Experiment mit 9 asymptomatischen Männern durch, wobei die Manipulationsthrusts in diesem Fall von einem Beschleunigungsgerät ausgeführt wurden. Auch hier konnte wieder eine gleichbleibende Reflexantwort gezeigt werden. Beide Abhandlungen stützen die Existenz vorübergehender reflektorischer Muskelkontraktionen als Ergebnis einer Wirbelsäulenmanipulation. Colloca und Keller (2001) wandten sich Patienten mit Schmerzen in der LWS zu. Für die Durchführung der Manipulationen verwandten sie ein Instrument mit einer Einstellvorrichtung. Auch hier demonstrierten die Autoren wieder eine einheitliche Reflexantwort. In diesem Versuch fanden sie heraus, dass Amplitude und Frequenz der Reflexantworten unter den Patienten zwar variierten, jedoch in engem Zusammenhang zu deren jeweiligen, selbst beschriebenen Schmerz- und Einschränkungsgraden standen.

Die Antworten traten 2–4 msec nach Beginn des Thrusts auf (Scheitelwert nach 50–100 ms). Sie argumentierten, dass dies den intraspinalen Leitungsgeschwindigkeiten und spinalen Reflexzeiten bei Muskeldehnungen entspricht, die sie mit 2–7m/sec angaben. Aβ-Fasern leiten jedoch mit 36–72m/sc. Selbst bei einem kurzen Nerv würde dies sehr kurz erscheinen und könnte sehr wohl ein Produkt sein.

Um es nochmals festzuhalten: Reflexantworten wurden auch in Muskeln beobachtet, die in einiger Entfernung vom lokalen, mit Thrust behandelten Gebiet liegen. Die Autoren gehen davon aus, dass dies durch die multiplen segmentalen Anheftungspunkte des M. erector spinae bedingt wurde, von dem bekannt ist, dass sensorische Inputs 3–4 Ebenen auf- und absteigen. Ihr Experiment beinhaltete auch keine vergleichende Kontrollgruppe.

Die Autorin (Potter et al. 2008) maß in einer Gruppe von 60 Patienten Reflexantworten auf einen einzelnen HVLA-Thrust im Vergleich zu einer Sham-Manipulation. In beiden Gruppen wurden übereinstimmend Reflexantworten beobachtet, vergleichbar denen von Herzog et al. (1999) berichteten. Bei genauerer Analyse gab es jedoch keinen statistisch signifikanten Unterschied der Amplitude der Reflexantworten der beiden Gruppen. Darüber hinaus konnte keine Korrelation zwischen der Größenordnung der Reflexantwort und Veränderungen der Endmessungen von Schmerz und Einschränkung festgestellt werden. Daher scheint es unwahrscheinlich, dass die Reflexantwort speziell dem HVLA-Thrust zugeschrieben werden kann, da sie auch auf unspezifische Bewegungen der LWS erfolgen kann.

Des Weiteren ist es unwahrscheinlich, dass sie eine Erklärung für die Mechanismen liefert, welche den therapeutischen Effekt der Wirbelsäulenmanipulationen bewirken, da es keine Verbindung zu Veränderungen von Schmerzergebnissen gibt. Interessanterweise zeigen Längsschnittanalysen der Daten, dass das Ausmaß der Reflexantwort bei der HVLA-Gruppe im Verhältnis zur Sham-Manipulationsgruppe im Verlauf des Experiments zunahm. Daraus resultierte in der letzten Testsitzung eine größere Amplitude der Reflexantworten in der Gruppe mit Wirbelsäulenmanipulationen im Vergleich zur Sham-Gruppe. Dieses Ergebnis war unerwartet, da bekannt ist, dass das Ausmaß des Reflexes der tonischen Muskelaktivität entspricht. Eines der vorgeschlagenen Ziele des HVLA-Thrusts ist die Reduzierung des Muskeltonus im Symptomgebiet und diese Theorie passt nicht zu diesen Ergebnissen. Gäbe es eine Reduktion des lokalen Muskeltonus, so wäre zu erwarten, dass dies zu einer Reduktion des Ausmaßes der Reflexantwort führen würde. Die Theorie der Autorin ist, dass das Ergebnis durch eine biomechanische Veränderung in der Behandlungsgruppe bedingt ist, welche die nachfolgende Reflexantwort verändert. Dies wird in der Sham-Gruppe nicht beobachtet. Alternativ könnte ein „Resetting" chronisch atrophierter intrinsischer spinaler Muskulatur wie dem M. multifidus stattfinden, was zu einer Normalisierung der Muskelaktivität führte.

EMG-Veränderungen nach Manipulationen

Wäre die muskuläre Reflexantwort eine wichtige Komponente der Physiologie einer Wirbelsäulenmanipulation, dann würde zu erwarten sein, dass nach der Behandlung eine Veränderung des Ruhetonus zu beobachten ist. Es erwies sich als schwierig, den statischen Muskeltonus zu beurteilen, doch verschiedene Autoren haben diesen Bereich in den folgenden Studien berücksichtigt.

Ellestad et al. (1988) führten eine der ersten randomisierten kontrollierten Studien mit 20 Patienten mit Schmerzen in der LWS und 20 asymptomatischen Personen durch. Die Autoren wiesen nach, dass osteopathische Behandlungen die EMG-Aktivität nach Manipulation verminderten, egal ob die Person unter Schmerzen in der LWS litt oder nicht. Ein wesentlicher limitierender Faktor der Studie zur Bestimmung, welches Element der Behandlung für die Reduktion der EMG-Aktivität verantwortlich sein könnte, war, dass während der Intervention eine extrem heterogene Bandbreite von Behandlungsmethoden angewandt wurde (die Behandlung war eine vollständige osteopathische Behandlung inklusive Weichteildehnungen, Muskelenergietechniken und Wirbelsäulenmanipulation). Somit ist das Datenmaterial zwar interessant, doch es kann keinerlei aussagekräftige Intervention aus dieser Arbeit herausgezogen werden.

Im Bemühen, eine bessere Kontrolle des Experimentes bereitzustellen, führten Lehman und McGill (2001) ein Experiment mit 19 Patienten mit Schmerzen in der LWS durch. In dieser Studie erfassten die Autoren die bereinigten EMG, Oswestry Low Back Pain Disability Scores und Wirbelsäulenbewegungen vor und nach Manipulationen. Gemessen wurde unmittelbar vor und nach einem einzigen Rotationsthrust zu einer beliebigen Seite der LWS und nochmals 20 min später. Die Autoren fanden nur sehr geringe bis keine Veränderungen des EMG nach Manipulation und geringe Veränderungen des Bewegungsausmaßes (interessanterweise jedoch wurden die größten Veränderungen bei den Personen beobachtet, die die höchsten Schmerzniveaus hatten). Die Veränderungen des Bewegungsausmaßes tendierten mehr zu einer Zunahme, denn zu einer Verminderung, die Veränderungen des EMG tendierten zu einer Verminderung.

Die Autoren beschrieben auch den Fall eines Mannes mit akuten Rückenschmerzen und abdominalen Schmerzen (35/50 Oswestry Score), der nach Manipulation eine 41%ige Verminderung der maximalen willkürlichen Kontraktionskraft (MVC = maximal voluntary contraction) des rechten M. obliquus aufwies. Die Autoren nahmen daher an, die Manipulation könnte einen Effekt auf von der Wirbelsäule entfernt liegende Muskeln haben. Die klinische Signifikanz dieser Veränderungen ist laut Schlussfolgerung der Autoren aufgrund einer mangelnden Übereinstimmung zwischen Ausmaß der EMG-Veränderungen und anderen klinischen Ergebnismessungen unbekannt. Es handle sich hier um ein Gebiet, das weiterer Erforschung bedarf.

Herzog (1999) berichtete von einem Einzelfall einer dramatischen Reduktion eines Ruhe-EMG der thorakalen Wirbelsäulenmuskulatur nach Wirbelsäulenmanipulation mit einer praktisch stillen EMG-Spur nach Behandlung. Die Autoren berichteten auch von der Auflösung der zuvor bestehenden Hypertonizität der Muskulatur. Sie erklären allerdings nicht, wie diese Beurteilung zustande kam. DeVocht et al. (2005) führten eine beschreibende Studie der Veränderungen der paraspinalen Muskel-EMG-Aktivität vor und nach Wirbelsäulenmanipulation durch. In einer Studie mit 16 Personen mit Schmerzen in der Lendenwirbelsäule, aufgeteilt in zwei Gruppen, erhielt die eine Gruppe eine Manipulation mit einem Beschleunigungsgerät, die andere eine manuell durchgeführte Manipulation. Bei der Gruppe mit Beschleunigungsgerät verzeichneten die Autoren auf fast allen Kanälen eine Abnahme des unbearbeiteten EMG-Signals von zwischen −27 % und −88 %. Ein Kanal war jedoch unverändert und ein weiterer verzeichnete eine Zunahme von 255 %. Die Autoren berichteten von unbearbeiteten, nicht bereinigten Daten. Bei einer derart kleinen Versuchsgruppe ist es sehr schwierig, Schlussfolgerungen aus dieser Studie zu ziehen. Zudem war sie nicht kontrolliert. Die Personen könnten sich daher auch einfach nur durch das Ruhen über die Zeitspanne der Studie hinweg entspannt haben. Aufgrund der Schwierigkeiten bei der Beschaffung verlässlichen und konstanten EMG-Datenmaterials ist es unwahrscheinlich, dass dieses Untersuchungsgebiet adäquate Antworten über statischen Muskeltonus liefern wird.

Wie ist das mit dem Knack?

Die Trennung der Gelenkflächen, das hörbare Lösen bzw. Knacken, wird mit der Wirbelsäulenmanipulation verbunden. Viele Autoren glauben, für eine erfolgreiche Manipulation bedarf es dieses Geräuschs (Beffa und Matthews, 2004, Lewitt, 1978). Im Maschinenbau wird der Begriff **Kavitation** verwendet. Er beschreibt das Verhalten von Hohlräumen oder Blasen in einer Flüssigkeit (Brennen 1995). Das Phänomen entsteht durch die Bildung und den Kollaps von Gas- oder Dampfbläschen in einer Flüssigkeit bei Abnahme des lokalen Drucks (Conway et al. 1993). Man nimmt an, dass eine plötzliche Zunahme von Gelenkvolumen bei Gelenkmanipulationen eine Abnahme des intrakapsulären Drucks bewirkt, was in Folge zu Gasbildung führt. Dieses Gas ist in der Synovialflüssigkeit gelöst und wird in Form von Bläschen in die Gelenkhöhle freigesetzt. Bewegt sich Dampf in ein Gebiet mit höherem Druck, so kollabiert er. Dies kann ein extrem hohes Druckmoment erzeugen. Diese Energiefreisetzung erzeugt ein hörbares Geräusch. Darauf folgt eine Refraktärzeit, während der die Gase wieder in die Synovialflüssigkeit rückabsorbiert werden (Unsworth et al. 1971).

Unsworth et al. (1971) führten die erste Studie durch, die zeigte, dass die Kavitation von Flüssigkeit für das **Knackgeräusch** verantwortlich war. Die Studie beinhaltete die Separation der Metacarpophalangealgelenke (max. 16 kg) vermittels einer von den Autoren der Studie konstruierten Maschine. Hierbei wurde eine Traktion auf die MCP von 17 Testpersonen ausgeübt, bis diese ein Kavitationsgeräusch produzierten. Laut ihrem Bericht zeigten die Personen mit Kavitation eine Zunahme des intraartikulären Abstands (gemessen mithilfe von Röntgenaufnahmen). Bei den anderen gab es keine Veränderung. Es werden jedoch weder die Verlässlichkeit ihrer Messungen, noch statistische Analysen erörtert.

Gasanalysen der Synovialflüssigkeit von 7 Personen zeigten, dass die Synovialflüssigkeit zu 15 % aus Gas besteht, 80 % davon Kohlendioxid. Die Rückabsorption des Gases dauerte ca. 30 min. Dies stimmt mit der klinischen Beobachtung überein, dass Gelenke innerhalb von 20–30 min nicht wieder zur Kavitation gebracht werden können.

Während verschiedene Autoren gezeigt haben, dass Kavitation das Resultat einer Gelenkseparation ist, stellt sich die Frage, ob Kavitation mit irgendeinem therapeutischen Effekt verbunden ist. Diese Fragestellung wurde nur wenig erforscht. Flynn et al. (2006) führte eine Studie zur Einschätzung der Beziehung zwischen klinischem

Ergebnis und Kavitation durch. Für diese Studie wurden 70 Patienten rekrutiert, bei denen ein HVLA-Thrust des ISG (Iliosakralgelenks) auf der vermehrt symptomatischen Seite ausgeführt wurde. Die Manipulation wurde innerhalb der ersten Woche, dann weitere drei Male innerhalb der folgenden drei Wochen (insgesamt 5 Manipulationen) wiederholt. Es wurde aufgezeichnet, ob ein Kavitationsgeräusch während der Manipulation auftrat. Die Patienten füllten den Oswestry-Disability-Fragebogen, eine 11-Punkte-Schmerzbewertungsskala, aus (gegenwärtiger, geringster und schlimmster Schmerz der letzten 24 Stunden; für die Analyse wird der Durchschnittswert genommen). Auch das aktive Bewegungsausmaß wurde festgehalten. Um die Gruppeninteraktion im Zeitverlauf zu testen wurden vor Behandlungsbeginn, in der 1. und in der 4. Woche wiederholt Abweichungsanalysen (VA = Varianzanalysen) gemessen. Bei keinem der Ergebnisse gab es signifikante Unterschiede zwischen den beiden Gruppen. Die Autoren schlossen daraus, dass die hörbare Kavitation nicht in Bezug zum klinischen Ergebnis steht.

In den zuvor beschriebenen Studien der Autorin (Potter et al. 2007, Potter et al. 2008) wurde eine Analyse einer Untergruppe durchgeführt. Die Teilnehmer wurden wieder in Gruppen aufgeteilt. So konnte zwischen den Patienten, welche bei der Manipulation eine Kavitation hatten und denen, welche keine hatten, die Reflexantwort und Veränderungen der Schmerzergebnisse beurteilt und verglichen werden. Dabei zeigten sich keine Unterschiede im Ausmaß der Reflexantwort der beiden Gruppen. Darüber hinaus gab es statistisch signifikante Unterschiede der beiden Gruppen bezüglich der Veränderungen von Schmerz und Behinderung (anders als bei dem Vergleich der Sham-Gruppen und der HVLA-Gruppen, wo ein signifikanter analgetischer Effekt der lokalen Muskulatur auftrat).

> Dies deutet darauf hin, dass die entscheidende Komponente, die einen therapeutischen Effekt hervorbringt, eher eine akkurate und spezifische Ausführung des Wirbelsäulen-Thrusts ist, als das Erzielen eines „Knack-Tons".

Fazit

Es gibt berechtigte Hinweise darauf, dass der HVLA-Thrust einen biomechanischen Effekt hat, auch wenn nicht geklärt ist, in wie weit es irgendeine therapeutische Relevanz gibt. Wichtige Anhaltspunkte weisen auf einen antinozizepotiven Effekt von Wirbelsäulenmanipulationen, besonders in lokalen Gebieten, hin, was den Einfluss des Pain-Gate-Mechanismus stützt. Belege eines reflektorischen Effekts sind weniger befriedigend. Es scheint eine Reflexantwort zu geben, aber sie ist nicht HVLA-spezifisch und steht nicht in Zusammenhang mit Veränderungen des Schmerzes und der Beeinträchtigung.

Anhand der derzeit vorliegenden Nachweise scheint es wahrscheinlich, dass das hörbare Lösen in Verbindung mit einem HVLA-Thrust weniger wichtig ist als die akkurate Ausführung des Manipulationsthrusts auf einem klinisch relevanten Segment.

Es muss in Erinnerung gerufen werden, dass Wirbelsäulenmanipulationen in der klinischen Praxis nicht unabhängig vom Rest der therapeutischen Intervention angewandt werden. Die physiologischen Effekte einer Manipulation sind ein Teil eines komplexen Interventionspakets.

Einige der Fragen, die sich mit dem physiologischen Mechanismus der Wirbelsäulenmanipulation befassen, werden langsam angegangen. Doch es gibt auf diesem Gebiet sehr viel mehr zu tun. Voraussichtlich werden die Antworten eine komplexe

Interaktion zwischen biomechanischen und neurophysiologischen Faktoren, und, nicht zu vergessen, psychologischen Einflüssen, offenbaren.

3.2.3 Muskel-Energie-Technik (MET)

Gary Fryer

Begründer

Sie wurde basierend auf Ideen von T. J. **Ruddy** und Carl **Kettler**, die beide die muskuläre Anspannung einsetzten, um Bewegungseinschränkungen aufzuheben, Mitte des 20. Jahrhunderts von dem amerikanischen Osteopathen Fred L. **Mitchell sen.** (1909–1974) begründet und von dessen Sohn Fred L. **Mitchell jun.** weiterentwickelt.

Ähnlich wie bei anderen Innovatoren wurde Mitchells neuer Ansatz nicht gut vom Berufsstand an- und aufgenommen, als er ihn erstmals vorstellte. Dennoch lehrte er seine neue Technik eine kleine, aber enthusiastische Gruppe von Osteopathen. Nach seinem Tod 1974 wurde ein Muskel-Energie-Tutoriumskomitee gebildet, um sein tutorisches Curriculum zu reorganisieren und seine Lehren fortzuführen. Das erste **Techniken-Handbuch** wurde **1979** veröffentlicht (Mitchell et al. 1979), und MET wurden ab 1980 zunehmend in das amerikanische osteopathische Curriculum eingeführt (Mitchell und Mitchell 1995 und 1999). Die Popularität der MET hat seitdem sehr zugenommen, und sie werden jetzt überall auf der Welt von Osteopathen, Physiotherapeuten, Chiropraktikern und medizinisch Tätigen angewendet.

Prinzip

Greenman (Greenman 1997) definierte die MET als eine manuelle medizinische Anwendung, die die **willentliche Kontraktion von Muskeln des Patienten in eine präzise kontrollierte Richtung, mit unterschiedlicher Intensität und gegen einen ausgeübten Widerstand des Therapeuten** beinhaltet. MET haben eine große Anzahl von **Anwendungsmöglichkeiten**, u. a.:
- Mobilisation von Gelenken, deren Beweglichkeit eingeschränkt ist
- Dehnung von verhärteter Muskulatur und Faszien
- Förderung der lokalen Durchblutung
- Ausgleich der neuromuskulären Beziehung, um den Muskeltonus zu verändern (Goodridge, Kucher 1997).

Fred Mitchell sen. entwickelte ursprünglich Techniken für die Gelenke des Beckens, was sich vielleicht als ein unwahrscheinlicher Anfang anhört, da es keine Hauptbewegungsmuskeln über diese Gelenke gibt, und passte später die MET an die Gelenke der Wirbelsäule an. Mitchell wusste sicherlich nichts von der Entwicklung von Techniken propriozeptiver neuromuskulärer Fazilitation (PNF) durch Kabat, Knott und Voss während der späten 40er Jahre, welche auch eine isometrische Muskelkontraktion ausnutzten. Lewit und Simons sahen Mitchell als den ersten an, der **post-isometrische Relaxationstechniken** anwandte, um eine eingeschränkte Gelenkbeweglichkeit wieder herzustellen (Goodridge 1997).

Während MET an **allen Körperregionen** angewendet werden können, betonen doch die meisten Texte (Mitchell 1979, 1995, 1999; Goodridge 1997; Greenman 1997; Bourdillon 1992; DiGiovanna 1997) detaillierte, spezifische Techniken zur Anwendung an den Gelenken der **Wirbelsäule** und des **Beckens**. Mitchell baute seine Techniken auf seinem eigenen integrierten Modell der Beckendysfunktion und dem Modell der gekoppelten Bewegungen der Wirbelsäule von dem Osteopathen Harrison Fryette (Fryette 1954) auf. Obwohl sich unser Verständnis von der Biomechanik und Neurophysiologie vergrößert hat, seitdem Mitchell diese Techniken entwickelt hat, blieben die Prinzipien und Techniken zum Großteil unverändert seit der Herausgabe des ersten Techniken-Handbuchs 1979.

Diese Abhandlung legt die diagnostischen Modelle dar, welche die Form und Anzahl der Techniken diktieren, die in den heutigen MET-Texten erscheinen, und wiederholt kurz ihre Relevanz in Bezug auf heutige Beweise (Fryer 2000). Sie diskutiert auch die konventionellen Erklärungen für die therapeutischen Effekte von MET und berücksichtigt alternative Erklärungen, die besser mit dem heutigen Wissensstand übereinstimmen.

Diagnostische Konzepte

Die Wirbelsäule: Fryettes Modell der gekoppelten Bewegung

MET für intervertebrale somatische Dysfunktionen sind mit dem **Modell der gekoppelten Wirbelsäulenbewegungen**, wie erstmals von Harrison **Fryette** 1918 beschrieben, eng verbunden. Fryette (Fryette 1954) untersuchte gekoppelte Bewegungen an einer präparierten Wirbelsäule und bezeichnete **Typ I-Bewegungen** als **Seitneigung mit Rotation zur Gegenseite** und **Typ II-Bewegungen** als **Seitneigung mit Rotation zur gleichen Seite**. Nach Fryette (Fryette 1954) findet die gekoppelte Typ I-Bewegung in den thorakalen und lumbalen Regionen statt, wenn sich die Wirbelsäule in Neutralstellung befindet, während eine Typ II gekoppelte Bewegung stattfindet, wenn die Wirbelsäule entweder in Flexion oder Extension ist und dann seitgeneigt wird. In der Halswirbelsäule findet immer – unabhängig von der Position – eine Typ II gekoppelte Bewegung statt.

Autoren von MET-Texten (Mitchell 1995, 1999; Goodridge 1997; Mitchell 1979; Greenman 1997; Bourdillon 1992; DiGiovanna 1997) schreiben, dass die Beurteilung einer spinalen segmentalen Dysfunktion eine Untersuchung der relativen **Prominenz der Procc. transversi** in Neutralstellung, Flexion und Extension der Wirbelsäule beinhaltet. Ein prominenter Querfortsatz lässt auf eine Rotationseinschränkung zur Gegenseite schließen. Wenn der Querfortsatz bei Extension der Wirbelsäule am weitesten posterior steht, besteht eine Einschränkung in die Extension, Rotation und Seitneigung zur selben Seite. Die Halswirbelsäule wird untersucht, indem man eine laterale Translation in zervikaler Flexion und Extension durchführt.

Wenn man dieses Modell anwendet, gibt es nur **drei** Arten von möglichen kombinierten **Bewegungseinschränkungen**: Einschränkung der
- Seitneigung und Rotation zur Gegenseite (Typ I)
- Flexion, Seitneigung und Rotation zur gleichen Seite (ERS-Dysfunktion, Typ II)
- Extension, Seitneigung und Rotation zur gleichen Seite (FRS-Dysfunktion, Typ II).

Gemäß MET-Autoren können Einschränkungen der Seitneigung und kontralateralen Rotation nicht gleichzeitig Einschränkungen der Flexion oder Extension beinhalten, und es werden auch keine Techniken für solche Kombinationen beschrieben. (Mitchell 1995, 1999; Goodridge 1997; Mitchell 1979; Greenman 1997; Bourdillon 1992; DiGiovanna 1997)

Neuere Studien unterstützen **Fryettes Beobachtungen** für die **Halswirbelsäule**, jedoch für die **Lendenwirbelsäule nicht**. Gekoppelte Bewegungen sind ein sehr komplexes Phänomen, das durch die Haltung verändert wird und gekoppelte Translation, Flexion und Extension sowie auch Rotation und Seitneigung involviert. (Harrison 1998) Es scheint nach Studien an Leichen und Lebenden, dass die gekoppelte Bewegung in der **LWS** bei einem Menschen von Segment zu Segment **variabel** sein kann und besonders variabel zwischen einzelnen Menschen. (Gibbons 1998) Es gibt einige Belege für eine ipsilaterale Koppelung von Rotation und Seitneigung bei lumbaler Flexion, aber nicht bei Extension. Die spinale Koppelung in der LWS scheint zu **komplex** und variabel zu sein, um durch ein einfaches Modell wahrhaft erklärt zu werden. So ist es besonders Besorgnis erregend, wenn Fryettes „Gesetze" als ein vorhersagendes diagnostisches Modell benutzt werden. Aufgrund eines einzigen statischen Befundes (wie z. B. eines posterioren Querfortsatzes bei flektierter oder extendierter LWS) behaupten Autoren von MET-Texten (Mitchell 1979, 1995, 1999; Goodridge 1997; Greenman 1997; Bourdillon 1992; DiGiovanna 1997), dass sie die ungetesteten Bewegungseinschränkungen in allen drei Ebenen kennen und üben bestimmte Techniken aus, die sich auf die angenommene gekoppelte Bewegung gründen. Zumindest in der Lendenwirbelsäule sind solche Annahmen nicht gültig.

Wie soll die **Diagnostik** segmentaler Dysfunktionen angegangen werden? Es wäre klug, sich nicht auf eine einzige **Positionsbestimmung** zu verlassen (wie von den meisten MET-Autoren verfochten), sondern zu versuchen, solche Befunde durch **Bewegungstests** zu bestätigen und danach zu behandeln. Es stimmt, dass sich die Bewegungspalpation nicht als zuverlässig erwiesen hat (Troyanovich 1998), aber wenn sie mit anderen Kriterien, wie z. B. Endgefühl, Gewebestruktur, Empfindlichkeit und Schmerzprovokation zusammen angewendet wird, haben Studien eine enorm erhöhte Zuverlässigkeit bei der Untersuchung der Hals- und Lendenwirbelsäule gezeigt. (Jull 1988, 1997; Phillips 1996)

Das Becken
Mitchell (Goodridge 1997) beschreibt verschiedene iliosakrale und Beckendysfunktionen, die auf seinem eigenen Modell der Biomechanik des Beckens basieren. Die diagnostischen Kriterien für diese Dysfunktionen sind eine Kombination aus **statischer Asymmetrie** von Beckenstrukturen und dem **Flexionstest** (stehend oder sitzend; S. 393, 395), um die Dysfunktionsseite zu bestimmen (rechtes oder linkes Iliosakralgelenk). Die Art und auch die Existenz von iliosakralen Dysfunktionen werden allerdings kontrovers diskutiert, und die Beschreibungen von Läsionen und Behandlungen sind alle auf klinische Beobachtungen gegründet, die bisher noch nicht objektiv bestätigt sind.

Asymmetrie und Dysfunktion des Beckens
Art und Ausmaß der iliosakralen Bewegung bleiben ein kontroverses Thema. **Iliosakrale Bewegungen** sind klein, komplex und beinhalten gleichzeitig Rotation und Translation, ohne eine einzige oder einfache Achse zu haben. (Harrison, 1997) Nutation und Kontra-Nutation (Flexion und Extension) des Os sacrum und Rotation der Ossa ilii scheinen die am häufigsten akzeptierten Bewegungen zu sein (Norkin, 1992). Bogduk (Bogduk 1997) beschreibt das Iliosakralgelenk als eines ohne primäre Bewegung, das nur als ein „stressausgleichendes" Gelenk diene, um Torsionskräfte aufzufangen, die beim Gang durch das Becken wirken.

Harrison et al. (Harrison, 1997) fassen die Anatomie und Biomechanik des Iliosakralgelenks zusammen und berichten von mehreren Studien, die große **Variationen bei der Oberflächenkonfiguration** und der **Orientierung zur Sagittalebene** demonstrieren. Die Studie von Jacob und Kissling (Jacob 1995) über iliosakrale Mobilität bei gesunden Personen offenbart einen niedrigen durchschnittlichen Wert für die gesamte Rotation (1,7°), aber ein ehemaliger Spitzenleichtathlet, der unter Symptomen der iliosakralen Hypermobilität litt, wies mehr als 6° Rotation auf. Aufgrund der unterschiedlichen iliosakralen Anatomie ist es möglich, dass viele der von Mitchell beschriebenen Dysfunktionen des Iliosakralgelenks auftreten können, aber nur bei Personen mit einer anfälligen Anatomie des Iliosakralgelenks. Daher kann jemand aufgrund der Orientierung und Kongruenz des Iliosakralgelenks für eine Verschiebung des unteren Anteils des Iliosakralgelenks prädestiniert sein und ein anderer für ein inflare. Es ist auch möglich, dass diese Distorsionen eine Sekundärfolge eines myofaszialen Ungleichgewichts sind, und Behandlungen (wie für sakrale Torsionen) hauptsächlich Muskeln beeinflussen.

Das hauptsächliche diagnostische Merkmal für die von Mitchell beschriebenen Dysfunktionen sind **statische Asymmetrien** von anatomischen Beckenstrukturen. In einer neueren Studie vergleicht Levangie (Levangie 1999) die Asymmetrie von Beckenstrukturen bei 144 Patienten mit Lumbalgie und 138 Kontrollpersonen und stellt fest, dass eine **Beckenasymmetrie nicht klinisch relevant** positiv mit einer Lumbalgie assoziiert werden kann. Eine weitere Studie des gleichen Autors (Levangie 1999) zeigt, dass vier iliosakrale Bewegungstests, den Flexionstest im Stehen und Sitzen beinhaltend, nicht aussagefähig sind, eine objektiv gemessene Beckentorsion zu identifizieren.

Tullberg et al. (Tullberg 1998) zeigen, dass eine Behandlung durch Manipulation mit hoher Geschwindigkeit und unspezifischen MET die klinischen Befunde zu verbessern scheint, jedoch nicht die Position des Os sacrum in Relation zum Os ilii, wie durch stereoskopische Röntgendarstellung festgestellt wurde. Diese Autoren sind überzeugt, dass bei der **Manipulation** des Iliosakralgelenks etwas passiert ist, aber **keine feststellbare Positionsveränderung** zwischen Sakrum und Ilium. Ferner wird die Zuverlässigkeit der Palpation von Beckenstrukturen durch die Autoren einiger Studien in Frage gestellt. (O'Haire 2000, Freburger 1999)

Eine **Asymmetrie des Beckens** kommt wahrscheinlich häufig vor und ist **unabhängig von biomechanischen Dysfunktionen**. Ein asymmetrischer statischer Beckenbefund sollte als ein zufälliger Befund betrachtet werden, außer er wird durch positive Bewegungs-, Federungs- oder Provokationstests gestützt.

Klinische Beurteilung des Iliosakralgelenks

Es bestehen kontroverse Ansichten sowohl über die Zuverlässigkeit als auch über die Gültigkeit der iliosakralen Bewegungs- und Schmerzprovokationstests. Mehrere Studien (Maigne 1996; Slipman 1998) vergleichen unterschiedliche Tests mit dem „goldenen Standard", dem Iliosakralblock der Anästhesie, und fanden dabei heraus, dass die **Tests nur wenig voraussagenden Wert für von diesem Gelenk ausgehende Schmerzen** haben. Es muss hinterfragt werden, ob der Iliosakralblock oder vorhandene lumbale Schmerzen gültige Indikatoren für die Effizienz von Bewegungs- und Schmerzprovokationstests sind. Viele Osteopathen (Greenman 1997) glauben, dass hypomobile Iliosakralgelenke nicht unbedingt eine Schmerzquelle sind, dass sie jedoch eine kompensatorische Spannung woanders provozieren; daher muss die Diagnose einer iliosakralen Dysfunktion nicht direkt mit lumbalen Schmerzen in Verbindung stehen. Bei einem Iliosakralblock werden extraartikuläre Strukturen, wie die posterioren iliosakralen Bänder, nicht anästhesiert. (Tanner 1997) Wenn die Dysfunktion diese Bänder mit unter Spannung setzt, kann das Iliosakralgelenk auf klinische Tests reagieren, aber nicht auf eine diagnostische Blockade.

Einige der Schwierigkeiten bei Studien über **iliosakrale Dysfunktionen** beruhen auf der **unklaren Ätiologie** oder ob diese überhaupt existieren. Eine anatomische Beckenasymmetrie scheint üblich zu sein und unabhängig von Schmerzen oder Bewegungstests. Das Iliosakralgelenk ist sicherlich bei chronischen lumbalen Schmerzen beteiligt, aber die Ätiologie ist unklar. (Bogduk 1997) Mitchell beschreibt funktionelle Läsionen, die Bewegungseinschränkungen und Fehlpositionen aufweisen, aber Bewegungstests scheinen unzuverlässig zu sein und von fragwürdiger Gültigkeit. Die einzige Studie, die die Manipulation und Iliosakralgelenksposition genau untersucht hat, scheint das Konzept der Gelenksfehlstellung zu widerlegen. (Tullberg 1998) Dysfunktionen in den myofaszialen Strukturen des Beckengürtels können bei der klinisch beurteilten Beckendistorsion und veränderter Beweglichkeit eine Rolle spielen. **Risse der Iliosakralgelenkskapsel** und **Bänderzerrungen** sind wohl die plausibelste Erklärung für Schmerzen, die vom Iliosakralgelenk ausgehen.

Flexionstest im Stehen und Sitzen

Nach Mitchell (Mitchell 1979) zeigt der **Flexionstest im Stehen** die **iliosakrale Bewegung**, während der **Flexionstest im Sitzen** die **sakroiliakale Bewegung** zeigt. Ein **positiver Test** wird durch ein asymmetrisches **Vorlaufen einer SIPS** beim Vorbeugen des Rumpfes bestimmt, wobei die Seite positiv ist, die weiter und mehr nach superior läuft als die andere. Die Erklärung für dieses Verhalten ist, dass bei Nutation (Flexion) des Os sacrum bei lumbaler Flexion das fixierte (dysfunktionelle) Ilium mitgenommen wird und somit die SIPS mehr nach kranial zieht als auf der nicht betroffenen Seite.

Ein Hauptanliegen nach der behaupteten Spezifität dieser Tests ist, dass eine Vielzahl von Faktoren diese beeinflussen müssen. Der Flexionstest setzt voraus, dass das Sakrum nutiert und das fixierte Ilium mitnimmt, aber eine Studie (Jacob 1995) zeigt die **Variabilität der sakralen Bewegung** beim Vorbeugen des Rumpfes. Diese Studie verwendet transkutane Implantate und dreidimensionale Photographien und zeigt dabei, dass das Sakrum mit genauso großer Wahrscheinlichkeit bei der Rumpfflexion nutieren wie kontranutieren kann. Asymmetrien im LWS-Becken-Rhythmus, Beinlänge, Skoliose, Hüftbeugung, Anatomie des Iliosakralgelenk, die ischiokrurale Muskulatur und die Muskellänge des M. piriformis und M. quadratus lumborum haben auch einen sehr deutlichen Effekt auf die Beckensymmetrie bei der Rumpfflexion. Egan et al. (Egan 1996) fanden keine Korrelation zwischen dem Flexionstest im Stehen und statischer Beckenasymmetrie oder lumbalen Schmerzen. Während die Folgerung der Autoren, dass der Flexionstest im Stehen kein akkurater Test für iliosakrale Dysfunktionen ist, fragwürdig ist (Beckenasymmetrie und lumbale Schmerzen müssen keine Indikatoren für die iliosakrale Mobilität sein), gibt die Studie keinerlei Unterstützung für den Test. Außerdem haben vorherige Studien keine Verlässlichkeit dieser Tests bei unterschiedlichen Untersuchern ergeben. (Vincent-Smith 1999) Jedoch wird ein MET-Therapeut aufgrund des Flexionstests entscheiden, ob er das rechte oder linke Iliosakralgelenk behandeln wird.

Was kann man über den Flexionstest sagen? Der vorgeschlagene Mechanismus des **Tests** scheint wegen der unterschiedlichen Möglichkeiten der Sakrumbewegungen bei der Rumpfflexion nicht plausibel und auch ein **schlechter Indikator** für lumbale Schmerzen oder statische Beckenasymmetrien zu sein. Die Tests zeigen wohl eine funktionelle Asymmetrie, aber differenzieren nicht, ob diese artikulär, myofaszial oder anatomisch ist. Wahrscheinlich sind diese Tests am meisten **signifikant**, wenn ein deutlicher **Unterschied zwischen Stehen und Sitzen** besteht. Beim Sitzen ist jeglicher Einfluss der unteren Extremität ausgeschaltet; ein positiver Test im Stehen, der im Sitzen negativ ist, könnte eine Asymmetrie der unteren Extremität andeuten.

Welche Tests sollen benutzt werden, um eine iliosakrale Dysfunktion zu bestimmen? Kein Test alleine hat sich als zuverlässig bewährt, aber einige Studien (Broadhurst 1998; Cibulka 1999) zeigen, dass je mehr Tests angewendet werden, um so größer die Wahrscheinlichkeit einer Bedeutung ist. Wenn der Flexionstest mit Vorsicht benutzt wird, und **verschiedene Bewegungs-, Federungs- und Provokationstests zusammen angewendet** werden, müsste die Feststellung einer iliosakralen Dysfunktion zuverlässiger sein.

Funktionsweise der Behandlung

Die **physiologischen Mechanismen**, die für den therapeutischen Effekt der meisten manuellen Techniken verantwortlich sind, werden **kontrovers diskutiert** und nur wenig verstanden. Im besten Fall können wir sagen, welche Erklärungen wahrscheinlich sind und durch limitierte Beweise gestützt werden und welche unwahrscheinlich sind. Es ist jedoch wichtig, ständig die Theorie, die hinter den Methoden steht, zu untersuchen, da Veränderungen des wissenschaftlichen Denkens eine praktische Tragweite haben können, und das Ausbleiben des kritischen Hinterfragens zur Diskreditierung der Therapie wegen unglaubwürdiger Dogmen führen kann.

Verkürzte segmentale Muskulatur

Die am weitesten verbreitete Erklärung für den therapeutischen Effekt von MET bei einer spinalen Dysfunktion ist, dass **verkürzte monoartikuläre Muskeln**, die die Gelenkbeweglichkeit einschränken, **gedehnt** werden. (Mitchell 1979, 1995, 1999; Goodridge 1997; Greenman 1997; Bourdillon 1992) Diese Erklärung wird auf das **propriozeptive Modell** der somatischen Dysfunktion von Korr (Korr 1947) gegründet, das Bewegungseinschränkungen von Gelenken der anormalen, andauernden Kontraktion von segmentalen Muskeln zuschreibt. Korr meinte, dass eine gestörte Afferenz in einem Rückenmarkssegment die spinalen Neurone fazilitiert, was zu einer erhöhten motorischen Aktivität der segmental innervierten Muskulatur führt. Man sagt, dass die Anwendung von **MET zur Inhibition der motorischen Aktivität** über die Golgi-Sehnenorgane (Kuchera 1991) oder Muskelspindeln führt. (Mitchell 1999)

Das größte Problem bei diesem Modell ist der **Mangel an Beweisen für eine erhöhte Muskelaktivität** bei einer segmentalen Dysfunktion oder spinalen Schmerzen. Denslow und Korrs (Denslow 1993) Studien während der 40er und 50er Jahre brachten einige Grundlagen für dieses Konzept, aber die meisten ihrer Studien sind schlecht beschrieben und ohne statistische Analyse, und es gab seitdem nur wenig unterstützende Beweise. Sogar Denslow scheint an seiner ursprünglichen Studie zu zweifeln, wenn er sagt, dass eine palpierbare anormale Gewebestruktur nicht immer durch eine Muskelkontraktion verursacht sei. (Denslow 1975) Nach weiteren Versuchen schrieb er 1975, dass die EMG-Aktivität einiger anormal palpierter Stellen verschwand, wenn man die Versuchsperson gründlich genug mit Kissen lagerte. (Denslow 1975) Trotzdem zitieren immer noch viele Autoren diese Studien als ihre Hauptbegründung für die Theorie des „Muskelspasmus".

Die **Rolle der Muskelaktivität** bei spinalem Schmerz und Dysfunktionen ist immer noch **unklar**. Während einige Studien (Arena 1989; Arendt-Nielsen 1995; Sihvonen 1991) höhere Werte der lumbalen paraspinalen EMG-Aktivität in bestimmten Haltungen feststellen, evtl. aufgrund einer Schutzspannung der Muskulatur oder als schmerzvermeidendes Verhalten, zeigen viele Studien (Sihvonen 1991; Cassisi 1993;

Sihvonen 1998) eine verminderte dynamische Aktivität und erhöhte Ermüdbarkeit dieser Muskeln bei Patienten mit lumbalen Schmerzen. Es wurde gezeigt, dass tiefe segmentale Muskeln wie die Mm. multifidi an der Stelle des spinalen Schmerzes schnell **atrophieren (Hides 1994)**, und dass die subokzipitale Muskulatur bei chronischen Nackenschmerzen atrophiert. (Hallgren 1994) Richardson et al. (Richardson 1999) glauben, dass ein spinaler Schmerz begleitet wird von einer Reflexinhibition und Atrophie der tiefen, segmentalen „stabilisierenden" Muskeln und einer Überaktivität der langen, oberflächlichen „globalen" Muskeln. Ob die **segmentale Muskelinhibition** eine Ursache oder Folge des spinalen Schmerzes ist, ist unklar, aber es widerspricht der Vorstellung der MET, dass diese Muskeln überaktiv sind und die segmentale Bewegung einschränken.

Möglicherweise ist der einzige wissenschaftliche Bereich, der die Theorie der Muskelkontraktion untermauert, der über **myofasziale Triggerpunkte**. Eine spontane elektrische Aktivität, die eine aktive Kontraktion der Muskelfasern andeutet, wurde im Zentrum von Muskeltriggerpunkten in einigen Studien festgestellt. (Hubbard 1993; Chen 1998) Jedoch wird noch diskutiert, ob dies eine motorische Aktivität im Muskel oder einfach nur ein Endplatten-Geräusch ist. (Travell 1998/2000) Nach heutiger Beweislage scheint die **andauernde Kontraktion der segmentalen Muskulatur** als eine häufige Komponente der spinalen Dysfunktion jedoch **unwahrscheinlich**.

Postisometrische Relaxation

In Schulen der Manuellen Therapie ist es ein weit verbreiteter Glaube, dass eine isometrische Kontraktion und Entspannung eines langen Muskels unter Dehnung diese fördert. Obwohl einige widersprüchliche Ergebnisse geliefert haben, zeigen mehrere Studien eine **verbesserte Beweglichkeit**, wenn man die **isometrische Kontraktion** im Gegensatz zur statischen Dehnung anwendet. (Wallin 1985; Handel 1997) Andere Studien zeigen, dass MET effektiv bei der Erweiterung des Bewegungsausmaßes der Hals- und Lendenwirbelsäule sind. (Shlenk 1997)

Dieses „postisometrische Relaxations-Phänomen" wird – wie oben erläutert – der neurologischen **Inhibition der motorischen Aktivität** zugeschrieben. (Mitchell 1999, Kuchera 1991) Einige Studien zeigen jedoch auch, dass eine Reflex-EMG-Aktivität während einer langsamen Dehnung nicht auftritt, und somit das Bewegungsausmaß nicht einschränkt. (Condon 1987; Magnusson 1996) Eine glaubwürdigere Erklärung könnte die Biomechanik des Bindegewebes sein.

Veränderungen im Bindegewebe

Das Bindegewebe weist mechanische Eigenschaften auf, die sich sowohl auf die flüssigen (viskösen) als auch elastischen Komponenten beziehen. Während einer Dehnung verrutschen die Fibrillen aufgrund der viskoelastischen Eigenschaften des Bindegewebes gegeneinander. Bleibende „**plastische**" **Veränderungen** treten als Ergebnis von Mikrorissen und einer Remodellierung des Bindegewebes auf. Bandy et al. (Bandy 1997) fanden **30 Sekunden** als optimale Dauer für eine effektive Dehnung heraus; MET, die die Muskelverlängerung über diesen Zeitraum halten, können eine Muskelverlängerung durch Kombination von viskoelastischen und plastischen Veränderungen erreichen.

Taylor et al. (Taylor 1997) untersuchten am M. tibialis anterior von Kaninchen den Effekt von wiederholten Kontraktionen gegenüber passiver Dehnung. Bei dieser Studie fand man heraus, dass eine isometrische Kontraktion zu einer verminderten passiven Spannung des Muskels bei neutraler Länge führte, was normalerweise einer passiven Dehnung zugeschrieben wurde. Passives Dehnen eines Muskels dehnt prinzipiell die bindegewebigen Elemente, die parallel zu den Muskelfasern verlaufen. Es wurde angenommen (Ledermann 1997), dass, wenn sich ein gedehnter Muskel isometrisch kontrahiert, die kontrahierenden Filamente eine Spannung und Dehnung auf die stärkeren „in Serie geschalteten" bindegewebigen Elemente ausüben, die bei einer passiven Dehnung alleine normalerweise nicht unter Spannung gebracht werden. Deshalb kann eine **postisometrische Relaxation** prinzipiell ein biomechanisches Geschehen sein: Eine **Kombination** aus **viskoelastischen** und **plastischen Veränderungen** in den parallelen und in Serie geschalteten **bindegewebigen Elementen des Muskels**, zusätzlich zu dem, was durch passive Dehnung erreicht wurde.

Venöse und lymphatische Drainage
Muskelkontraktion und -relaxation sind wichtige Mechanismen, um der Bewegung von venöser und lymphatischer Flüssigkeit zu helfen. (Guyton 1991) Viele MET-Autoren (Mitchell 1979, 1995, 1999; Goodridge 1997; Greenman 1997; Bourdillon 1992) deuten an, dass MET der lymphatischen und venösen Drainage helfen können. Es wird vorgeschlagen, dass Verletzungen zu Schäden im paraspinalen Muskelgewebe führen können, die Entzündungen und Stauung zur Folge haben. Dies könnte wiederum zu einer veränderten segmentalen Gewebestruktur und Empfindlichkeit führen. (Fryer 1999) Es ist glaubhaft, dass MET durch die **wiederholten leichten Kontraktionen die venöse und lymphatische Drainage verbessern** und somit paraspinale und periartikuläre Flüssigkeitsstauung erleichtern können.

Transsynovialer Fluss
Kleine Traumata können **Risse in den Kapseln der Facettengelenke (Bogduk 1997)** verursachen, was zum **Austreten von Synovia** führen kann. Passive Gelenksmobilisation und rhythmische **Muskelkontraktionen** können intrasynoviale Druckfluktuationen des Facettengelenks verusachen (Giovanelli 1985), die den **transsynovialen Fluss aus dem Gelenk erhöhen** und somit den Austritt erleichtern. Es wurde vorgeschlagen, dass so eine Veränderung zur Schmerzreduktion und zu vergrößerter segmentaler Beweglichkeit führen kann. (Fryer 1999) Aber dies ist noch nicht gründlich erforscht.

Inhibition von Schmerzen
Gelenkbewegungen, Muskeldehnung und isometrische Muskelkontraktion stimulieren Propriozeptoren von Gelenken und Muskeln. Dies kann nach der „Gate-control-Theorie" (Melzack 1965) Schmerzlinderung bringen, wenn **Afferenzen aus den Mechanorezeptoren**, die in dicken Axonen verlaufen, **nozizeptive Afferenzen** im Hinterhorn des Rückenmarks **hemmen**. Mehrere Studien haben den analgetischen Effekt von Mobilisation und Manipulation gezeigt.(Cassidy 1992; Vincenzo 1996) Eine dieser Studien (Cassidy 1992) verglich die Manipulation mit MET mit dem Ergebnis, dass, während beide ein vergrößertes Bewegungsausmaß brachten, die Manipulation effektiver bei der Schmerzlinderung sei. Dies ist jedoch ein Bereich, der noch weiterer Erforschung bedarf.

Motorische Kontrolle und Muskelrekrutierung
Eine **Stimulation der Propriozeptoren** durch die Muskelkontraktion könnte auch die **motorische Kontrolle beeinflussen**. Tiefe segmentale Muskeln werden inhibiert und

atrophieren bei Menschen mit lumbalen Schmerzen. (Hides 1994; Richardson 1999) Es ist wahrscheinlich, dass ein Trauma der Facettengelenke zu Schmerzen, Austreten von Gelenkflüssigkeit, reflexartiger Muskelinhibition und einem **propriozeptiven Defizit** führen kann, wie es bekanntermaßen an anderen synovialen Gelenken, z. B. dem Sprunggelenk, auftritt. Propriozeptive Defizite wurden bei Patienten mit lumbaler Muskelermüdung (Taimela 1999), lumbalen Schmerzen (Gill 1998) und zervikalem Schwindel (Heikkila 2000) festgestellt. Es wurde angenommen, dass eine sanfte, präzise kontrollierte spinale **Muskelkontraktion**, wie sie bei den MET verwendet wird, die **Mechanorezeptoren** von Gelenken und Muskeln **stimulieren** kann, um die **Rekrutierung von inhibierten Muskeln** zu erhöhen und dem zentralen Nervensystem zu helfen, die Propriozeption und Koordination dieser Region zu verbessern. (Fryer 1999) Diese Theorie ist vielversprechend in Bezug auf die spinale Muskelinhibition (Richardson 1999), muss aber noch weiter erforscht werden.

Schlussfolgerungen

Der diagnostische Ansatz, zugehörige biomechanische Modelle, Theorien für den therapeutischen Nutzen und die Techniken der MET haben sich seit der Herausgabe des ersten Techniken-Handbuchs 1979 kaum verändert. Es wurde gezeigt, dass viele dieser Konzepte jetzt überholt sind und von Grund auf einer Erneuerung bedürfen, um im Lichte des heutigen Wissens glaubhaft zu sein.

Eine statische **Beckenasymmetrie** kommt wahrscheinlich häufig vor und ist **unabhängig** von biomechanischen Dysfunktionen. **Iliosakrale Dysfunktionen** sollten nur berücksichtigt werden, wenn eine Asymmetrie **zusammen mit positiven Bewegungs-, Federungs- oder Schmerzprovokationstests** vorliegt. Die **Flexionstests** sollten mit Vorsicht angewendet werden, da sie wahrscheinlich **kein guter Indikator** für iliosakrale Dysfunktionen sind. Ähnlich sollten statische Befunde in der Lendenwirbelsäulenregion durch Bewegungstests, verändertes Endgefühl, segmentale Gewebestrukturveränderungen und möglicherweise Schmerzprovokation bestätigt werden, da das Modell von Fryette in der Lendenwirbelsäule nicht gültig zu sein scheint.

Die häufig zitierte Erklärung für den therapeutischen Nutzen der MET scheint unwahrscheinlich, und alternative Erklärungen wurden angeboten. Es ist wahrscheinlicher, dass biomechanische **Veränderungen im Bindegewebe** und keine neurologischen Mechanismen **hauptverantwortlich für die postisometrische Relaxation** sind. Lymphatische Drainage, transsynovialer Fluss, Inhibition von Schmerz, Veränderungen der motorischen Kontrolle und Muskelrekrutierung können alle eine Rolle für den therapeutischen Nutzen spielen.

MET werden von vielen Therapeuten unterschiedlicher Disziplinen als ein effektiver, atraumatischer therapeutischer Ansatz angesehen und ehren die Osteopathen, die sie entwickelt haben. Aufgabe für den osteopathischen Berufsstand ist es, die Art, wie MET angewendet und unterrichtet werden, zu revidieren, und die theoretische Basis und klinische Effizienz dieser beliebten Technik durch Forschung zu festigen, um somit ihren Ruf und ihre Glaubwürdigkeit für die Zukunft zu sichern.

3.2.4 Techniken mit spezieller Diagnostik

In diesem Kapitel folgen kurze Beschreibungen zu Vorgehensweisen und Techniken, die in ihrer Ausführung einer speziellen Diagnostik folgen oder Gewebe einbeziehen, die nicht gelenkspezifisch einzuordnen sind. Diese Techniken werden in den Kapiteln ▶ 20–28 ausführlicher dargestellt.

3.2.4a Allgemeine Osteopathische Behandlung (AOB)

Tobias K. Dobler

Auch ▶ 20

Begründer

Dr. John Martin **Littlejohn** ist der Begründer der allgemeinen osteopathischen Behandlung, John **Wernham** entwickelte die Prinzipien und Anwendung dieser Methode über die zweite Hälfte des 20. Jahrhunderts weiter.

Prinzip

Die AOB ist ein selbständiges Konzept, das auf folgenden **Prinzipien** beruht: Rhythmus, Routine, Rotation, Koordination, Korrelation, Stabilisation, Mobilität, Motilität, Vitalität und Verständnis der Littlejohn-Mechanik. Littlejohn erwähnt Rhythmen im Sinne körpereigener Rhythmen der Zirkulation (Vasomotion), der Organe (Viszeromotion) und des Nervensystems (motorisch, sensorisch und autonom). Krankheit war nach ihm die Folge einer Störung der rhythmischen Vektoren des Körpers.

Die Allgemeine Osteopathische Behandlung ist eine Methode zur **Diagnostik und Behandlung** des gesamten Bewegungsapparates. Sämtliche Gelenke der oberen und unteren Extremitäten sowie die Wirbelsäule werden in einem auf den Patienten abgestimmten Rhythmus kreisförmig bewegt. Während dieser **Zirkumduktion der Gelenke** palpiert der Therapeut Qualität und Quantität der Bewegung, den inhärenten Rhythmus der Gewebe sowie die Reaktion lokaler und benachbarter Gewebe.

Es gibt keine exakt beschriebene Reihenfolge der Anwendung der AOB, in den meisten Fällen werden jedoch zuerst die untere Extremität der einen Seite gefolgt von der oberen der gleichen Seite behandelt. Daraufhin folgen die obere und die untere Extremität der anderen Seite. Die Halswirbelsäule kann direkt im Anschluss in Rückenlage, die restliche Wirbelsäule in Bauchlage behandelt werden. Diese **Routine der Behandlung** führt zu einer Vertrautheit des Patienten mit der Behandlung, die eine Entspannung ermöglicht. Während der gesamten Anwendung wird ein gleichmäßiger, dem Körper des Patienten angepasster **Rhythmus der wiederholten Bewegungen** aufrechterhalten. Die Bewegungen werden vom gesamten Körper des Therapeuten mit eingeleitet, z. B. durch eine wechselnde rhythmische Verlagerung des Körpers von einem Bein auf das andere.

Die Behandlung z. B. eines erhöhten Gewebetonus, einer eingeschränkten Beweglichkeit oder eines gestörten Rhythmus eines Gelenks besteht aus einer Anpassung der Technik an die Gegebenheiten. Eine solche Technikvariation kann beispielsweise aus einer langsam größer werdender Bewegung, einem Verharren an der dysfunktionalen Bewegungsgrenze, einem beschleunigten oder verlangsamten Rhythmus bestehen.

Die **Ziele** der Behandlung mit der AOB entsprechen den Grundprinzipien der Osteopathie: eine Verbesserung der Blutversorgung und des -abflusses, Lymphdrainage, propriozeptive Beeinflussung der Gelenke, die Suche und Behandlung der primären Dysfunktion, funktionelle Verbesserungen durch strukturelle Integrität etc.

Anwendung

Die AOB kann zur Diagnosebehandlung eingesetzt werden. Sie bietet dem Patienten die Möglichkeit, sich zu **entspannen**, bei wiederholter Behandlung auch durch

Gewöhnung an die sich wiederholenden Anwendungen. Im Rahmen der Prinzipien der Osteopathie sind die Möglichkeiten der AOB zur Behandlung **breit gefächert**: von einfachen Gelenkbeschwerden zu Migräne, Verdauungs- und Schlafbeschwerden sind ihr fast keine Grenzen gesetzt.

3.2.4b Sutherland-Techniken

Tobias K. Dobler

Auch ▶ 21

Begründer
Der für die Entwicklung der Techniken für das Kranium bekannte William Garner Sutherland ist Begründer dieser Gelenktechniken.

Prinzip
Bei äußerer Krafteinwirkung können die Bänder eines Gelenks in ein Spannungsungleichgewicht geraten, das zu Bewegungseinschränkungen, Schmerzen und Instabilität führen kann. Bei Weiterbestehen dieser Dysfunktion kann es zu einer lokalen Veränderung des Spannungszustandes der Bänder kommen, die dann als veränderte Qualität oder Quantität der Bewegung des Gelenks palpiert werden kann. Um das Gleichgewicht wieder herzustellen, wird das Gelenk in eine Position einer ausgeglichenen Spannung aller Bänderanteile geführt und solange dort gehalten, bis eine Eigenkorrektur stattfindet. Diese Position wird der **Point of Balanced Ligamentous Tension** genannt (**PBLT**; Punkt der ausgeglichenen ligamentären Spannung).

Anwendung
Die Behandlung mit Sutherland-Techniken kann bei **Dysfunktionen des Bewegungsapparats** aller Art eingesetzt werden. Die Prinzipien finden aber auch Anwendung im kranialen und viszeralen Bereich.

3.2.4c Specific Adjustment Technique (SAT)

Pierre Delaunois

Auch ▶ 22

Begründer
Der englische Osteopath Parnall **Bradbury** begann die Entwicklung der SAT Ende der 1950er, sie wurde dann von Tom **Dummer** bis zu dessen Tod 1998 weiterentwickelt.

Prinzip
Die SAT richtet sich auf **Läsionen der Facettengelenke traumatischen Ursprungs**. Diese werden als **positionale Läsionen** bezeichnet. Das Ziel ist nicht nur die Verbesserung der mechanischen Reizung, sondern zudem die Wiederherstellung einer physiochemischen Reaktion, mit der Absicht, die Homöostase wiederzuerlangen.

Die Diagnostik beruht auf speziellen osteopathischen Untersuchungsmethoden. Das Wirbelsäulenmodell Littlejohns dient als Basis für die Beurteilung von primären und sekundären Dysfunktionen. Nach Behebung der positionalen Läsion mit einer spezifischen Technik wird pro Sitzung nur ein Wirbelsegment behandelt, bis sich eine neue Balance der Wirbelsäule eingestellt hat.

Anwendung

Die SAT wird hauptsächlich bei Störungen der **Wirbelsäulenbalance** eingesetzt, denen ein Trauma voranging. Aber auch nicht traumatisch entstandene Probleme können erfolgreich behandelt werden, da die spezielle Diagnostik und Behandlung der SAT auf Basis des Modells nach Littlejohn Ursache und Folge von Dysfunktionen einzigartig erkennt.

3.2.4d Blagrave-Techniken

Tobias K. Dobler

Auch ▶ 23

Begründer

Diese von Peter Blagrave, einem seit 1966 praktizierenden Osteopathen, seit Jahrzehnten verwendeten, verfeinerten und unterrichteten Techniken stellen einen guten Überblick über die konsequente und effektive Anwendung der strukturellen Behandlung dar. Hierbei steht der Patient immer im Mittelpunkt, was z.B. in der Bemühung, dessen Reaktionen (Gesichtsausdruck, Gewebeantwort) fortwährend zu beobachten und die Behandlung darauf abzustimmen, veranschaulicht wird.

Prinzip

Ähnlich der Allgemeinen Osteopathischen Behandlung (▶ 3.2.4, ▶ 20) finden Diagnose und Untersuchung während einer Ganzköperbehandlung statt. Weichteiltechniken, Mobilisations- und Manipulationstechniken werden auf den Bedarf der Gewebe abgestimmt und im Bereich der größten Störungen eingesetzt.

Anwendung

Die Untersuchung und Behandlung mit den Blagrave-Techniken findet Anwendung bei **Dysfunktionen des Bewegungsapparates aller Art**.

3.2.4e Strain-Counterstrain

Tobias K. Dobler

Auch ▶ 24

Begründer

Lawrence H. **Jones** entdeckte nach vielen Jahren der osteopathischen Praxis durch mehrere Zufälle das Phänomen, dass die Lagerung eines Patienten in der schmerzfreien Position zu einer fast vollständigen Verbesserung von Schmerzen und Bewegungseinschränkungen führt. Weiter fand er sog. Tenderpoints, die bei jeder muskulären Dysfunktion an bestimmten Stellen gefunden werden können und die bei der Diagnose und Behandlung sehr hilfreich sind. 1964 wurde der Artikel „Spontaneous release through positioning" veröffentlicht, 1981 erstmals das gesamte Konzept.

Prinzip

Das betroffene Gelenks wird langsam und passiv in die **Position der größten Schmerzfreiheit** geführt. Die Lage der Schmerzfreiheit wird für 90 Sekunden beibehalten, danach führt der Therapeut das Gelenk wieder langsam in die Neutralposition zurück. Durch diese Lagerung werden fehlerhafte Meldungen durch dysfunktionale Reflexe der **Propiozeptoren** vermindert, indem der betroffene Muskel so weit verkürzt wird, dass die Belastung nicht weiter gemeldet wird.

Zur Diagnostik und Kontrolle der Behandlung werden **Tenderpoints** eingesetzt, sehr druckempfindliche Stellen unter der Haut, die kleiner als eine Fingerkuppe sind und bei fast allen Schmerzen und Funktionsbeeinträchtigungen gefunden werden können. Jeder Tenderpoint in der Muskulatur steht für eine spezifische Gelenkdysfunktion, deren Behandlung zu einem Rückgang der Schmerzempfindlichkeit des Punktes schon während der Lagerung führt. Die Korrektur der Dysfunktion erfolgt spontan, weil eine richtige Positionierung es den Muskelspindeln ermöglicht, sich neu zu programmieren.

Anwendung

Die Behandlung mit Strain-Counterstrain kann bei **Dysfunktionen des Bewegungsapparats** aller Art eingesetzt werden.

3.2.4f Faszientechniken

Tobias K. Dobler

Auch ▶ 25

Begründer

Die Entwicklung der Faszientechniken kann auf keine einzelne Person zurückgeführt werden. Schon A.T. Still schrieb den Faszien eine große Wichtigkeit für die Funktion des gesamten Organismus zu.

Prinzip

Als Gewebe, das verbindende als auch trennende Eigenschaften hat, können Störungen im Faszienbereich Auswirkung auf Mobilität und Motilität lokal oder entfernt haben. Die Auswirkungen können vielfältig sein und nervale, vaskuläre, lymphatische und Spannungs – bzw. Bewegungsstörungen zur Folge haben.

Ausgelöst werden Faszienstörungen durch akute oder chronische Belastungen externer oder interner Art. Hierzu zählen Narben und andere Verwachsungen, Entzündungen, Haltungsstörungen, Unfälle, Stress etc.

Die Untersuchung der Faszien findet mit sog. Ecoute- und Mobilitätstests statt. Einerseits werden hier passiv die Bewegung von faszialen Fehlspannungen und andererseits aktiv spezielle Spannungsbereiche einzelner Gewebeanteile beurteilt.

Die Behandlung erfolgt mit speziellen Techniken, die sich meist an die Untersuchungstechniken anlehnen und aus einem indirekten Folgen der Gewebespannung bis zur deren Lösung oder aus direktem Dehnen von Fehlspannungen bestehen.

Anwendung

Die Behandlung mit Faszientechniken kann bei **Dysfunktionen aller Art und bei allen Geweben** eingesetzt werden.

3.2.4g Fasziendistorsionsmodell

Tobias K. Dobler

Auch ▶ 26

Begründer
Das Fasziendistorsionsmodell wurde von Stephen Typaldos entwickelt und als Orthopathische Medizin mit eigenständiger diagnostischer Vorgehensweise auch außerhalb des osteopathischen Konzepts unterrichtet und angewendet.

Prinzip
Die Diagnose und Anwendung der Techniken basiert auf der Einteilung von Störungen im Muskel- und Fasziengewebe in sechs Distorsionstypen. Diese werden während der Anamnese durch spezielle Körpersprache des Patienten beim Anzeigen des Schmerzbereiches und durch dessen Symptombeschreibung ermittelt und durch den Untersuchungsbefund ergänzt. Die einzelnen Distorsionstypen werden dann durch Druck- oder Zugtechniken manuell korrigiert. Oftmals ist eine direkte Verbesserung der Symptomatik sicht- und spürbar.

Anwendung
Die Behandlung mit dem Fasziendistorsionsmodell findet Anwendung bei **Dysfunktionen des Bewegungsapparats** aller Art.

3.2.4h Lymphtechniken
Tobias K. Dobler

Auch ▶ 27

Begründer
Lymphatische Techniken wurden in verschiedenen Variationen seit A.T. Still verwendet. Vielfach wurde die Behandlung der Lymphe als wichtiger Nebeneffekt von Anwendungen wie z.B. der Allgemeinen osteopathischen Behandlung betrachtet, ohne diese als separate lymphatische Techniken zu bezeichnen. Spezielle Techniken und Vorgehensweisen wurden in den letzten Jahrzehnten von Bruno Chikly entwickelt.

Prinzip
Eine eingeschränkte lymphatische Funktion kann zu einer Vielzahl von Störungen führen und andererseits die optimale Funktion bei der Ausheilung vieler Krankheiten einen wichtigen Beitrag leisten. Eine Behandlung aktiviert den Fluss der Gewebeflüssigkeiten und somit auch die Drainage von Abfallstoffen des Stoffwechsels, hat somit positive Auswirkung auf das Immunsystem und das autonome Nervensystem.

Die Techniken bestehen aus lokalen rhythmisch wiederholten Druck- und großflächigeren Streichtechniken.

Anwendung
Die Behandlung mit Lymphtechniken findet Anwendung bei **Dysfunktionen des lymphatischen Systems** und assoziierten Störungen.

3.2.4i Mechanical Link
Tobias K. Dobler

Auch ▶ 28

Begründer

Das Konzept der „mechanischen osteopathischen Verbindung" (LINK, OML) wurde Ende der 1970er Jahre von Paul Chauffour, einem französischen Osteopathen, entwickelt. Beteiligt an der weiteren Entwicklung und an Veröffenlichungen sind zudem Jean-Marie Guillot und der Osteopath Eric Prat. Es handelt sich um eine Methode der manuellen Untersuchung und Behandlung des Bewegungsapparates, der Knochen, Organe und des Schädels.

Prinzip

Um eine sichere Diagnose und Vorgehensweise zu erarbeiten, werden wichtige Konzepte der Osteopathie (totale Läsion, primäre Läsion, Behandlung folgt der Ätiologie) vereint. Die Diagnose von Dysfunktionen erfolgt durch die Bewertung der Gewebeelastizität mit Drucktechniken, die bei allen Geweben Einsatz finden. Die Analyse der Gewebereaktionen führt zur Einteilung in primäre und sekundäre Läsionen mit dem Ziel, die am stärksten ausgeprägte zuerst zu behandeln. Zur Lösung von Gewebeblockaden werden sogenannte Recoil-Techniken einsetzt, die schnell sind und mit wenig Kraft und Amplitude ausgeführt werden. Diese sind sehr schonend, können auch bei hypermobilen Geweben eingesetzt werden und haben weitreichende Auswirkung auf andere, sekundäre Störungen.

Anwendung

Die Untersuchung und Behandlung mit dem Konzept des Mechanical Link findet Anwendung bei **Dysfunktionen aller Art** und kann fast ohne Kontrindikationen eingesetzt werden.

3.2.5 Weitere Techniken

In diesem Kapitel folgen kurze Übersichten über Techniken, die nicht zu den parietalen Techniken gehören, in diesem Zusammenhang jedoch von Interesse sind oder über das Spektrum des Buches hinausgehen und in den entsprechenden Fachbüchern in angemessenem Rahmen beschrieben werden.

3.2.5a Funktionale Technik

Pierre Delaunois

Begründer

Bereits 1905 beschrieb Charles **Hazzard** indirekte Aspekte von Techniken, die von Still und ihm ausgeführt wurden. Die palpatorische Wahrnehmung der indirekten Technik wurden 1915 von **Ashmore** und 1923 von **Downing** erwähnt, ohne jedoch dabei die praktische Bedeutung herauszustellen. Sie legten dar, dass es zu einer Entspannung periartikulärer Gewebe kommt und sich eine Läsion selbst löst, wenn eine Struktur in Richtung der Läsion bewegt und damit verstärkt wird. Downing bestand jedoch darauf, dass sich die Läsion wieder einstellt, wenn sie zu sehr verstärkt würde. 1955, einige Jahre nachdem Harold **Hoover** die sog. funktionalen Techniken entwickelt hatte, wurden diese durch Charles **Bowles** und William **Johnston** in einem Konzept formuliert und es entstanden theoretische Modelle und einheitliche Terminologien.

Prinzip

Dies ist eine Art indirekte Manipulation, bei der der Osteopath zuerst eine segmentale Läsion palpiert und dann eine Bewegung induziert, wobei das konstante Feedback des Körpers beobachtet wird. Der Körper wird bei einer Gelenkdysfunktion im Bereich der Blockade durch erhöhte propriozeptive Informationsmeldung und resultierender Muskelanspannung reagieren.

Ziel der Technik ist, diese **Reaktionen zu umgehen**, sie also nicht zu überwinden. Durch Suche des Weges aus der Dysfunktion heraus zur freien Beweglichkeit unter Umgehung der Einschränkung wird es dem Körper ermöglicht, **propriozeptive Fehlmeldungen auszuschalten** und Spannungen zu lösen.

Zuerst werden die Vektoren der Gelenkdysfunktion bestimmt. Befindet sich das Gelenk z. B. in einer Seitneigung/Rotation rechts und Flexion beginnt der Therapeut z. B. mit der Induktion einer Flexion. Sobald ein geringer Widerstand palpiert werden kann, wird die Bewegungsrichtung geändert, ohne sie jedoch umzukehren (also keine Extension). So folgt z. B. eine Seitneigung links. Immer wieder wird nun der Weg aus der Dysfunktion gesucht, z. B. durch dann induzierte Rotation rechts. Dieser Vorgang wird so lange durchgeführt, bis das Gelenk wieder in alle Richtungen bewegungsfrei ist.

Anwendung

Die funktionale Technik kann bei **Dysfunktionen aller Art** und bei allen Geweben eingesetzt werden.

3.2.5b Behandlung der Viszera

Pierre Delaunois

Begründer

Schon zu Beginn der Entwicklung der Osteopathie wurden Techniken zur Behandlung der Organe eingesetzt. Jean-Pierre **Barral** und Pierre **Mercier** entwickelten Ende des 20. Jahrhunderts viele neue Techniken und führten die Osteopathie im viszeralen Bereich zu ihrem heutigen Bekanntheitsgrad.

Prinzip

Organe sind wie alle anderen Gewebe abhängig von einer guten Durchblutung, Blutabfuhr, Lymphdrainage und Nervenversorgung. Diese Komponenten werden von der **Motilität und Mobilität der Organe** und der benachbarten Gewebe, insbesondere den **Faszienbändern**, über die die Organe am Bewegungsapparat befestigt sind, beeinflusst.

Durch spezielle Grifftechniken werden Bewegungseinschränkungen der Organe und dieser Faszien untersucht und behandelt.

Anwendung

Mit einigen Kontraindikationen (ungeklärte Symptome, Aortenaneurysma, Gerinnungsstörungen, akute Entzündungen) ist es möglich, eine Vielzahl **organischer Leiden** unterstützend und heilend zu behandeln. Wichtig ist immer die Suche nach der Ursache der Probleme, da z. B. die Verdauungsorgane durch die Ernährung in besonderem Maße beeinflusst werden. Weiterhin spielt die Kompetenz des Therapeuten eine besondere Rolle, um Krankheitsbilder zu erkennen, die weiterer Abklärung und unter Umständen medikamentöse oder operative Maßnahmen erfordern. Zu den Krankheitsbildern gehören z. B. gastroösophagealer Reflux, chronische oder akute Obstipation und Diarrhoe, Reizdarmsyndrom, Meteorismus, Resorptionsstörungen, Bronchitis, Asthma bronchiale, chronische Blasenentzündungen.

3.2.5c Kraniosakrale Techniken
Tobias K. Dobler

Begründer
Die kraniosakrale Osteopathie wurde von A. T. Stills Schülern Charlotte Weaver und William Garner **Sutherland** beginnend in den 1920ern entdeckt und entwickelt.

Vor Sutherland wurde das Kranium als eine Schüssel ohne Bewegung betrachtet, die weder Spannkraft noch Plastizität besitzt. Bei Betrachtung der einzelnen Schädelknochen wurde Sutherland jedoch von der Form und Struktur der Schädelnähte fasziniert. Insbesondere die Ossa temporalia in ihrer Verbindung zum Os sphenoidale erinnerten ihn an die Form der Kiemen bei Fischen. Nach langem Studium und Palpation des Schädels und einigen Selbstversuchen stellte er die These auf, dass die Knochen des Schädels beweglich seien und zur Funktion des Nervensystems einen zentralen Beitrag leisten. Die weitere Entwicklung des Konzepts umfasste später auch die Behandlung des restlichen Körpers mit derselben Methode.

Prinzip
Es handelt sich um eine Methode zur Diagnostik und Behandlung von Dysfunktionen im gesamten Körper, speziell des Schädels mit knöchernen, membranösen und vaskulären Strukturen.

Die feinfühlige **Palpation** der sog. **inhärenten Bewegungen** der Knochen, Membranen und Faszien ermöglicht die Beurteilung der Bewegungsfreiheit und Auswirkungen auf Hirnnerven und andere Funktionen. Durch meist indirekte Techniken werden Bewegungseinschränkungen dieser Gewebe behoben und eine gute Durchblutung, Nervenversorgung, Blutabfuhr und Lymphfluss ermöglicht.

Anwendung
Unter genauer Kenntnis der Anatomie werden durch spezielle Griffe die Schädelknochen (aber auch andere Gelenke und die Organe) in ihrer Bewegungsfreiheit palpiert. Die Suche nach der **primären Ursache** der Dysfunktion spielt im Schädelbereich eine große Rolle, da Verbindung einzelner Knochen mit mehreren anderen besteht, wodurch ein vernetztes System entsteht.

Techniken zur Behandlung variieren von indirekt zu direkt, Fluiddrive, molding usw., die je nach Dysfunktion und Indikation eingesetzt werden.

Dysfunktionen der Hirnnerven, Kopfschmerz und Migräne, Epilepsie, hormonelle Störungen etc. gehören zu den mit kranialen Techniken behandelbaren Problemen, falls Dysfunktionen der Schädelstrukturen gefunden werden. Beschwerden des Bewegungsapparates können mit den sogenannten Sutherland-Techniken (▶ 21) schonend und ohne Kontraindikationen gelöst werden.

3.2.5d Harmonic Technique

Tobias K. Dobler

Auch ▶ 3.1

Begründer

Der englische Osteopath Eyal **Lederman** entwickelte die Harmonic Technique aus den klassischen osteopathischen rhythmischen Techniken, die hauptsächlich auf den Arbeiten von Littlejohn und Wernham basieren.

Eine beispielhafte Behandlung wird auf
http://www.cpdo.net/res/images/shoulder2.wmv vonEyal Lederman demonstriert. Dort findet sich ein Video-Clip zur Behandlung der Schulter.

Prinzip

Ein rhythmisch alternierender Druck oder Zug in einer Frequenz von 1–2 X/sec wird auf ein Gelenk ausgeübt, bis eine harmonische Gelenkbewegung und Entspannung eintritt. Ziel ist, die Qualität der Bewegung zu verbessern, indem Durchblutung und Drainage angeregt werden. Ähnlich der Allgemeinen Osteopathischen Behandlung (▶ 3.2.4, ▶ 20) werden lange Hebel eingesetzt.

Anwendung

Die Technik wird eigenständig oder ergänzend mit anderen Methoden eingesetzt. **Gelenkproblematiken** fast aller Art können schonend behandelt werden, wobei insbesondere von Arthrose betroffene Gewebe von der Behandlung profitieren.

Teil 2

4	Kiefergelenk	163
5	Halswirbelsäule	173
6	Brustwirbelsäule	205
7	Lendenwirbelsäule	235
8	Rippen	265
9	Manubriosternale Symphyse	303
10	Mediales und laterales Schlüsselbein, Schultergelenk	311
11	Ellenbogengelenk	341
12	Hand- und Fingergelenke	361
13	Kreuzbein-/Steißbeingelenk	385
14	Kreuzbein-/Darmbeingelenk (Sakroiliakalgelenk)	393
15	Schambeinfuge	429
16	Hüftgelenk	435
17	Kniegelenk	461
18	Oberes Schienbein-/Wadenbeingelenk, untere Schienbein-/Wadenbein-Verbindung	491
19	Fuß- und Zehengelenke	503

4 Kiefergelenk

Tobias K. Dobler, Torsten Liem
Therapeut auf den Fotos: Tobias K. Dobler

4.1	**Diagnostik**	**166**	**4.2**	**Behandlung der Art. temporo-mandibularis (TMG) (Mobilisation)** **170**
4.1.1	Anamnese	166		*Tobias K. Dobler*
4.1.2	Inspektion	166		
4.1.3	Palpation	166	4.2.1	Dysfunktion der rechten Art. temporomandibularis (externe Technik) **170**
4.1.4	Tests und Bewegungsprüfung	167		
4.1.5	Differenzialdiagnosen	169	4.2.2	Dysfunktion der rechten Art. temporomandibularis (interne Technik) **171**
4.1.6	Osteopathische Beziehungen	169		

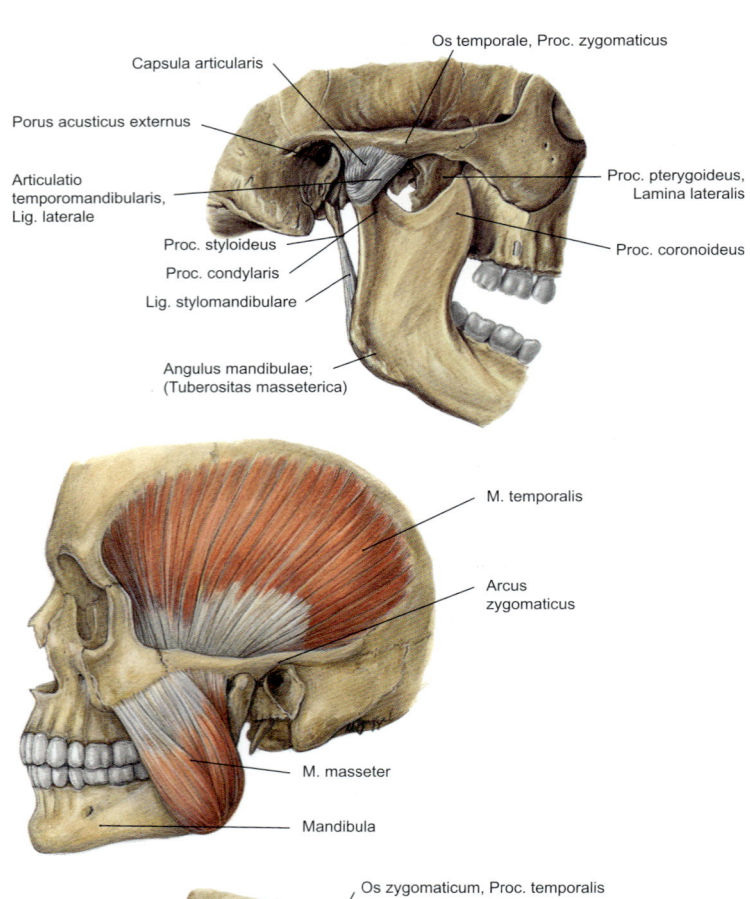

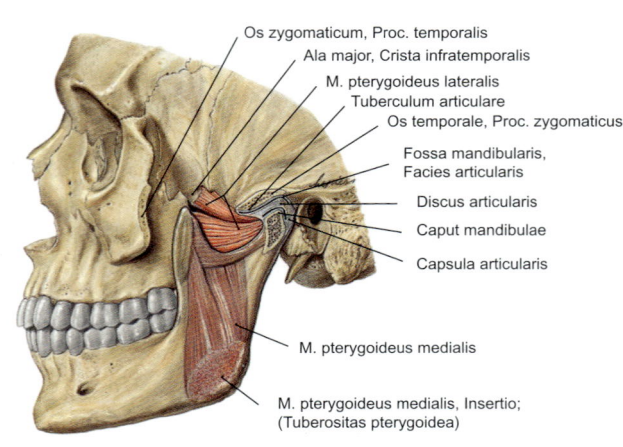

4 Kiefergelenk

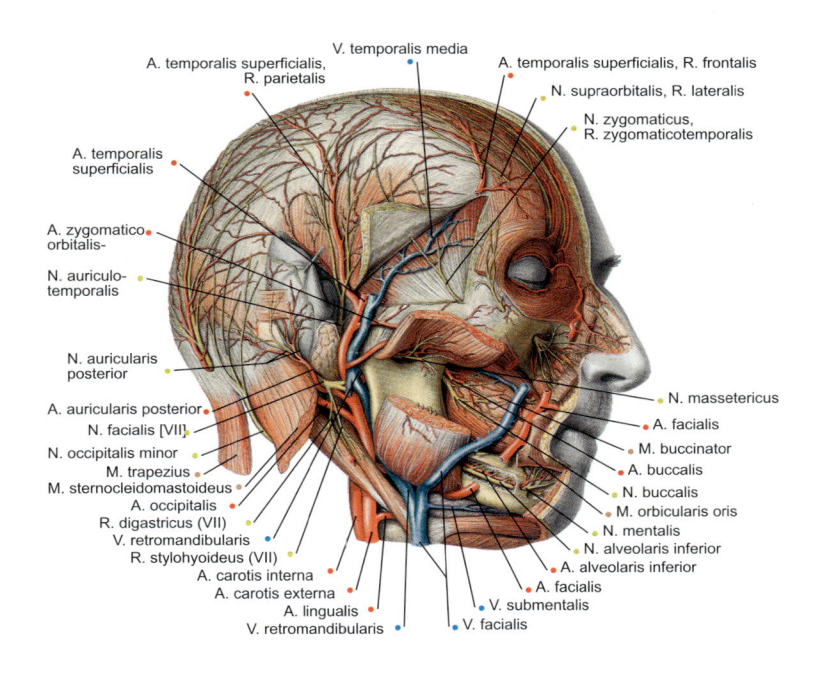

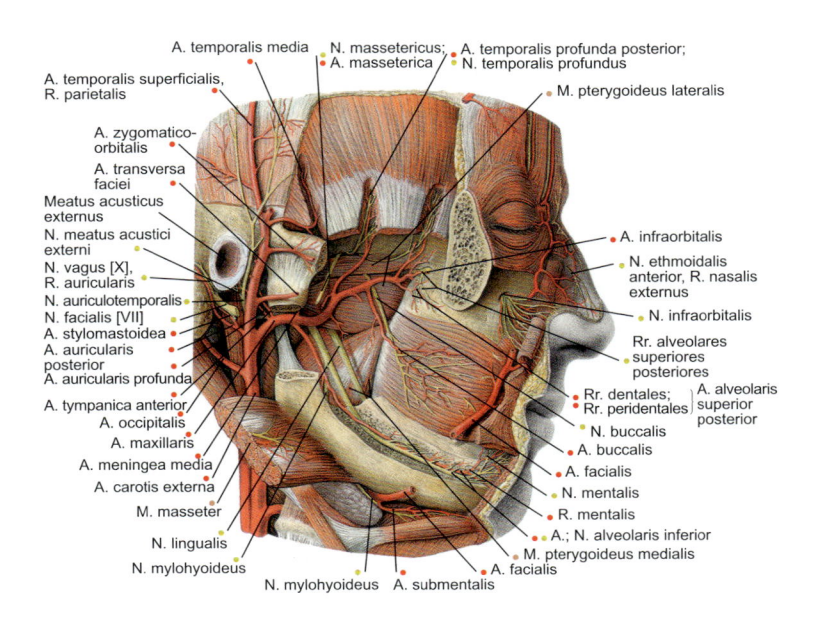

4 Kiefergelenk

4 Kiefergelenk

4.1 Diagnostik

4.1.1 Anamnese

Tobias K. Dobler

Schmerzen, Bewegungseinschränkung
Schmerzlokalisation, Druckempfindlichkeit
Abhängigkeit von Bewegung, Belastung
eingeschränkte Bewegungen, z. B. Kauen, Gähnen, Sprechen

Andere Symptome
Schwellungen
Parästhesien
Tinnitus
Zahnbeschwerden

Vor-, Begleiterkrankungen
Traumata, Operationen, Vorbehandlungen, Medikamente
Wirbelsäulenprobleme
Zahnbehandlungen
kieferorthopädische Behandlungen

4.1.2 Inspektion

Tobias K. Dobler

- Abweichung von der Mittellinie bei weitem Öffnen und Schließen des Mundes
- Zahnfehlstellungen
- Zahnspangen

4.1.3 Palpation

Tobias K. Dobler

Knochenpalpation
- Caput mandibulae
- Ramus mandibulae
- Corpus mandibulae
- Arcus zygomaticus

Weichteilpalpation
- M. temporalis
- M. masseter
- M. pterygoideus medialis (intraoral)

4.1.4 Tests und Bewegungsprüfung

Tobias K. Dobler

Biomechanik

- **Gelenkpartner:** Caput mandibulae (konvex) und Fossa mandibularis des Os temporale (konkav), getrennt durch Discus articularis
- **Gelenktyp:** Scharniergelenk (mit beweglicher Pfanne)
- **Bewegungsmöglichkeiten:** Mundöffnen und -schließen (kombinierte Dreh- und Gleitbewegungen), Protrusion, Retrusion, Laterotrusion

Aktive Bewegungsprüfung

Palpation der Mundöffnung und des Mundschließens (▶ Abb. 4.1)

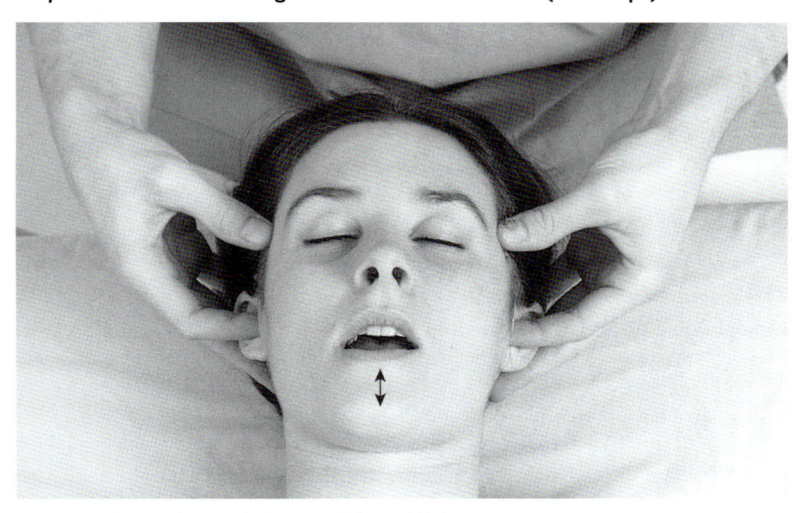

Abb. 4.1 Palpation der Mundöffnung und des -schließens

Patient: sitzend oder in Rückenlage

Therapeut: sitzend oder stehend

Handposition: die Zeigefinger beider Hände in den äußeren Ohrkanal führen, so dass die anterior dazu liegenden Kiefergelenke palpiert werden können

Ausführung: den Patienten auffordern, den Mund mehrmals langsam zu öffnen und zu schließen

Bewertung: Auf die Qualität und Quantität der Bewegung achten, zudem auf Seitenabweichungen des Kiefers.
- Normalbefund: Das Kiefergelenk weist eine seitengleiche Gleit- und Drehbewegung auf.
- Falls eine Seite die Öffnung des Gelenks nicht zulässt oder eine Seitenverschiebung während der Bewegung entsteht, deutet dies auf eine Dysfunktion hin. Um die Bewegungseinschränkung genauer zu lokalisieren, wird die Palpation der Protrusion, Retrusion und Laterotrusion ausgeführt

Palpation der Protrusion, Retrusion und Laterotrusion (▶ Abb. 4.2)

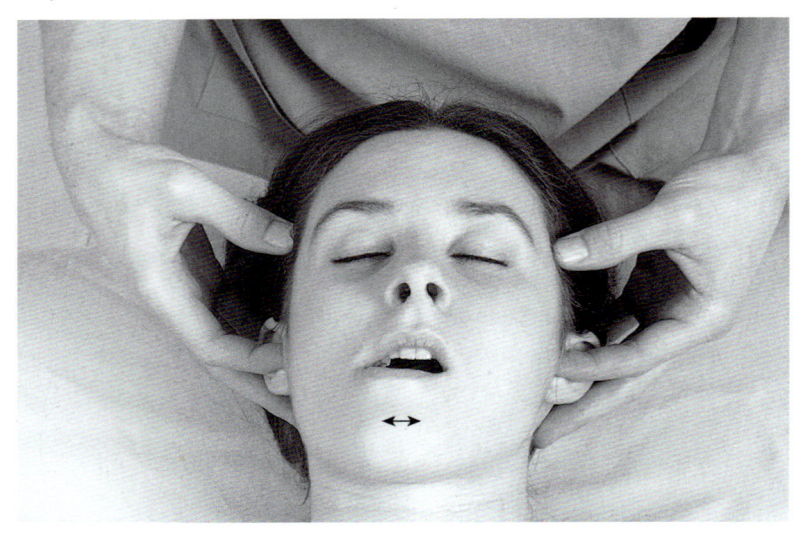

Abb. 4.2 Palpation der Laterotrusion

Patient: sitzend oder in Rückenlage

Therapeut: sitzend oder stehend

Handposition: die Zeigefinger beider Hände in den äußeren Ohrkanal führen, so dass die anterior dazu liegenden Kiefergelenke palpiert werden können

Ausführung:
- den Patienten auffordern, den Mund leicht zu öffnen
- in dieser Position den Kiefer nach links, rechts, vorne und hinten schieben lassen

Bewertung: Auf die Qualität und Quantität der Bewegungen achten.
- Normalbefund: Das Kiefergelenk weist seitengleiche Bewegungen auf.
- Eine seitenungleiche Bewegung deutet auf eine Dysfunktion der Kiefergelenke hin. Eine Seitabweichung nach links während der Protrusion und eine eingeschränkte Laterotrusion rechts deutet z. B. auf eine Dysfunktion des linken TMG hin.

Passive Bewegungsprüfung

Den Mund durch Kontakt an den unteren Schneidezähnen sanft öffnen und schließen, und bei leichter Öffnung in die Richtungen Protrusion, Retrusion und Laterotrusion bewegen.

Auf Qualität und Quantität der Bewegungen achten, die ungehindert und in vollem Umfang möglich sein sollten.

4.1.5 Differenzialdiagnosen

Tobias K. Dobler

- **mechanisch/degenerativ:** Fraktur, Luxation, Subluxation, Arthrose, Dentitio difficilis
- **neural/radikulär:** Läsionen des N. facialis, N. trigeminus
- **ausstrahlend:** Erkrankungen von Mittelohr, Innenohr, Zähnen
- **entzündlich/rheumatisch:** Arthritis, Abszess, Mumps, Tetanus
- **dysplastisch:** Parotistumor, Osteosarkom
- **infektiös:** Osteomyelitis

4.1.6 Osteopathische Beziehungen

Torsten Liem

Neurologische Beziehungen

- vegetative Innervation der Gelenkkapsel über das Ganglion oticum:
  - präganglionäre parasympathische Fasern über den N. petrosus minor (IX)
  - sympathische Innervation aus dem Plexus carotideus ohne Umschaltung im Ganglion oticum
- Schmerzen des TMG und von Zahnstrukturen können sich auf das gesamte Innervationsgebiet des N. trigeminus bis zur Höhe des zervikalen Trigeminuskerns (C2–C3) ausbreiten

Vaskuläre Beziehungen

- venolymphatisch: Drainage über die Nll. retro-, sub- und praeauriculares, Nll. occipitales, Nll. cervicales
- der retroartikuläre Venenplexus kann bei posteriorer Verlagerung des Condylus mandibulae komprimiert werden, was Schmerzen verursacht
- die A. maxillaris (Ast der A. carotis externa) gibt Äste an den Unterkiefer und die Kaumuskeln ab

Mechanische Beziehungen

Funktionsstörungen des TMG durch Dysfunktionen von
- Mandibula, Synchondrosis/Synostosis sphenobasilaris, Zähnen (Okklusionsstörung), Maxilla, HWS, Os temporale, Os hyoideum und Schultergürtel
- M. masseter, M. pterygoideus lateralis, M. temporalis, der hyoidalen Muskulatur und Nackenmuskulatur
- Lig. stylomandibulare und Lig. sphenomandibulare, z. B. nach Zahnextraktionen
- duralen (z. B. des Tentorium cerebelli) und faszialen Strukturen

Triggerpunkte

Folgende Muskeln können Ursache sein von
- TMG-Schmerzen: M. masseter, M. pterygoideus lateralis, seltener M. temporalis
- Schmerzen posterior des TMG: M. pterygoideus medialis

4.2 Behandlung der Art. temporo-mandibularis (TMG) (Mobilisation)

Tobias K. Dobler

4.2.1 Dysfunktion der rechten Art. temporomandibularis (externe Technik) (▶ Abb. 4.3)

Indikation: eingeschränkte Protrusion und/oder linke Laterotrusion des rechten TMG

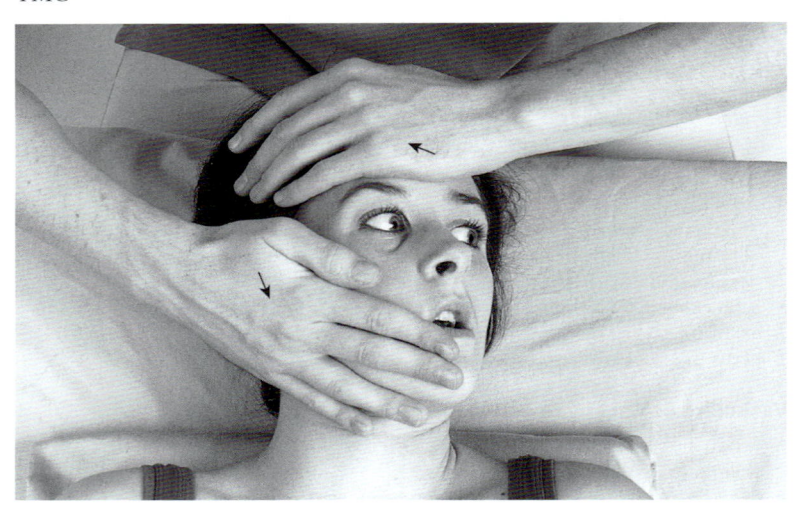

Abb. 4.3 Behandlung der Art. temporomandibularis (externe Technik)

Patient: in Rückenlage, kleines Kissen unter der oberen BWS, um die HWS in leichte Extension zu bringen, Kopf nach links rotiert

Therapeut: stehend, am Kopfende des Patienten

Handposition:
- den Zeige- und Mittelfinger der rechten Hand auf das Corpus mandibulae legen, die Finger sind dabei nach anterior gerichtet
- Ring- und kleinen Finger direkt inferior auf das Corpus mandibulae legen
- die linke Hand auf die Stirn legen, die Finger zeigen dabei in Richtung des rechten Ohrs

Ausführung:
- den Patienten auffordern, den Mund leicht zu öffnen
- die Hände dabei parallel in entgegen gesetzter Richtung bewegen, die rechte nach anterior und inferior, die linke nach posterior und superior

4.2.2 Dysfunktion der rechten Art. temporomandibularis (interne Technik) (▶ Abb. 4.4)

Indikation: eingeschränkte Protrusion oder Öffnung des rechten TMG

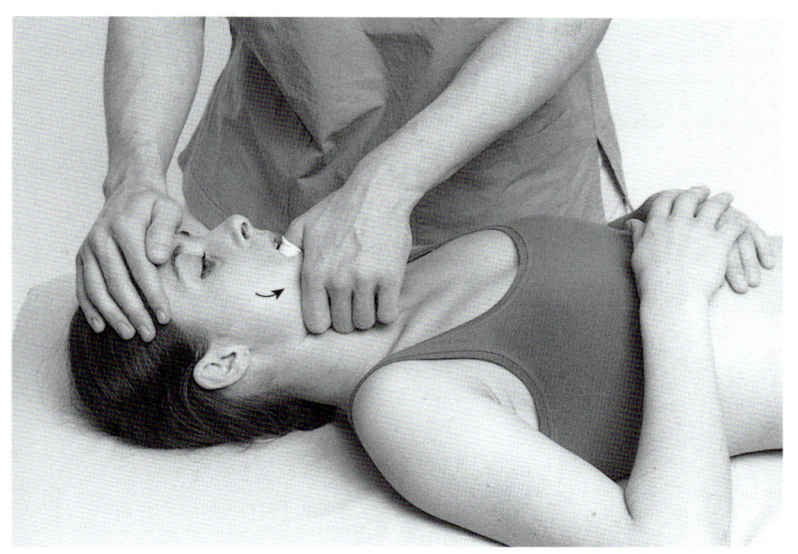

Abb. 4.4 Behandlung der Art. temporomandibularis (interne Technik)

Patient: in Rückenlage, Kopf leicht nach links gedreht

Therapeut: stehend, an der linken Seite des Patienten

Handposition:
- die rechte Hand auf die Stirn des Patienten legen und damit den Kopf fixieren
- den Daumen der linken Hand auf die hinteren unteren Backenzähne legen, mit den anderen Fingern den Unterkiefer von extern umgreifen

Ausführung:
- den Mund soweit schließen, dass der dorsale Teil des Daumens in Kontakt mit den oberen Backenzähnen ist
- durch Flexion des Daumenendglieds das Kiefergelenk über eine Hebelbewegung des Daumens gegen die oberen Backenzähne passiv mobilisieren
- um die Bewegung zu verstärken, kann die Hand eine Traktion nach anterior ausführen

5 Halswirbelsäule

Tobias K. Dobler, Christian Fossum, Peter Sommerfeld, Dominic Taylor
Therapeut auf den Fotos: Tobias K. Dobler (▶ 5.3), Dominic Taylor (▶ 5.2)

5.1	**Diagnostik** *Christian Fossum, Peter Sommerfeld, Dominic Taylor*	**178**	5.2.4	Dysfunktion von C3/C4 in Rotation rechts (Kinn-Griff)	**195**
5.1.1	Anamnese	**178**	5.2.5	Dysfunktion von C3/C4 in Rotation rechts (im Sitzen)	**196**
5.1.2	Inspektion	**178**			
5.1.3	Palpation	**179**	5.2.6	Dysfunktion von C7/Th1 in Rotation rechts (in Bauchlage)	**197**
5.1.4	Tests und Bewegungsprüfung	**179**			
5.1.5	Differenzialdiagnosen	**189**	5.2.7	Dysfunktion von C7/Th1 in Rotation rechts (im Sitzen)	**198**
5.1.6	Osteopathische Beziehungen	**190**	5.3	**Behandlung der Halswirbelsäule (MET)** *Tobias K. Dobler*	**199**
5.2	**Behandlung der Halswirbelsäule (HVLA)** *Dominic Taylor*	**192**			
			5.3.1	Dysfunktion von C0/C1 in FRS_R	**199**
5.2.1	Dysfunktion des okzipitoatlantalen Komplexes in Rotation rechts (Wiege-Griff)	**192**	5.3.2	Dysfunktion von C0/C1 in ERS_L	**200**
			5.3.3	Dysfunktion von C1/C2 in Rotation rechts	**201**
5.2.2	Dysfunktion des okzipitoatlantalen Komplexes in Rotation rechts (Kinn-Griff))	**193**	5.3.4	Dysfunktion von C2–7 in ERS (am Beispiel C4/C5 in ERS_R)	**202**
5.2.3	Dysfunktion von C3/C4 in Rotation rechts (Wiege-Griff)	**194**	5.3.5	Dysfunktion von C2–7 in FRS (am Beispiel C6/C7 in FRS_L)	**203**

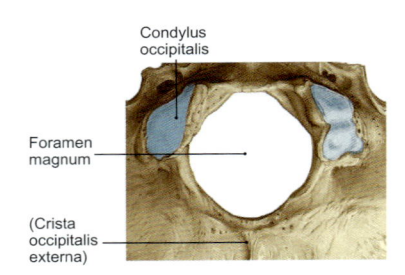

5 Halswirbelsäule

- Condylus occipitalis
- Foramen magnum
- (Crista occipitalis externa)

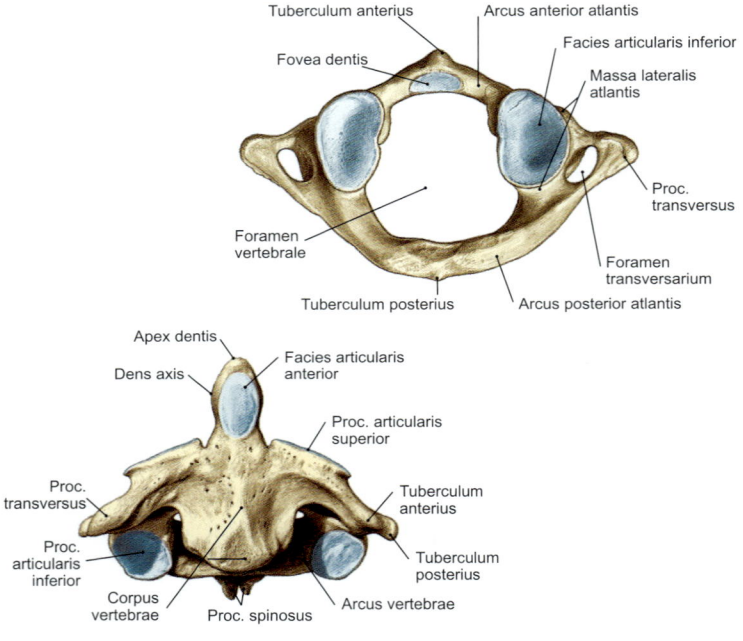

- Tuberculum anterius
- Arcus anterior atlantis
- Fovea dentis
- Facies articularis inferior
- Massa lateralis atlantis
- Proc. transversus
- Foramen vertebrale
- Foramen transversarium
- Tuberculum posterius
- Arcus posterior atlantis

- Apex dentis
- Facies articularis anterior
- Dens axis
- Proc. articularis superior
- Proc. transversus
- Tuberculum anterius
- Proc. articularis inferior
- Tuberculum posterius
- Corpus vertebrae
- Proc. spinosus
- Arcus vertebrae

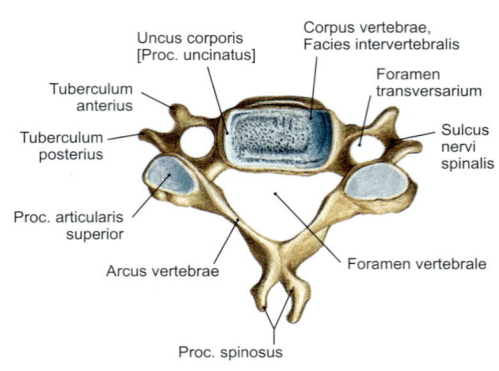

- Uncus corporis [Proc. uncinatus]
- Corpus vertebrae, Facies intervertebralis
- Tuberculum anterius
- Foramen transversarium
- Tuberculum posterius
- Sulcus nervi spinalis
- Proc. articularis superior
- Arcus vertebrae
- Foramen vertebrale
- Proc. spinosus

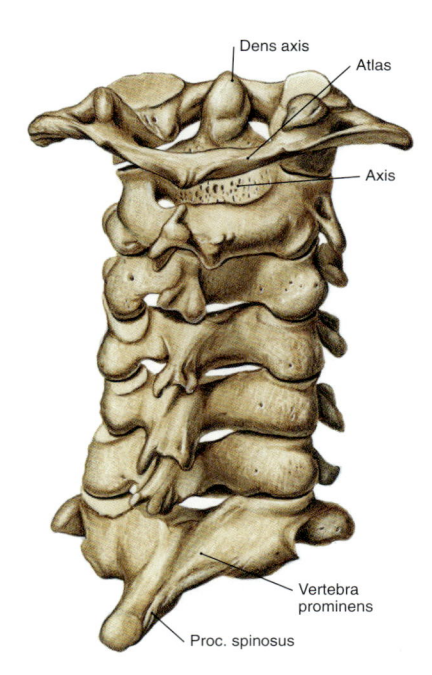

Dens axis
Atlas
Axis
Vertebra prominens
Proc. spinosus

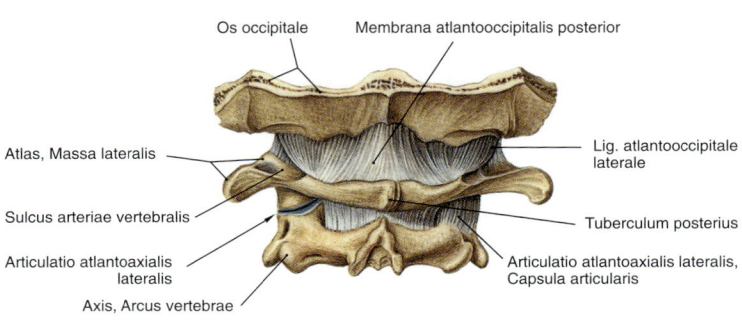

Os occipitale   Membrana atlantooccipitalis posterior
Atlas, Massa lateralis
Sulcus arteriae vertebralis
Articulatio atlantoaxialis lateralis
Axis, Arcus vertebrae
Lig. atlantooccipitale laterale
Tuberculum posterius
Articulatio atlantoaxialis lateralis, Capsula articularis

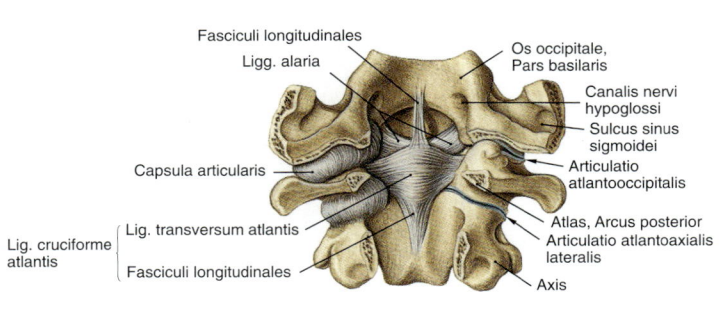

Fasciculi longitudinales
Ligg. alaria
Os occipitale, Pars basilaris
Canalis nervi hypoglossi
Sulcus sinus sigmoidei
Articulatio atlantooccipitalis
Capsula articularis
Lig. cruciforme atlantis
Lig. transversum atlantis
Fasciculi longitudinales
Atlas, Arcus posterior
Articulatio atlantoaxialis lateralis
Axis

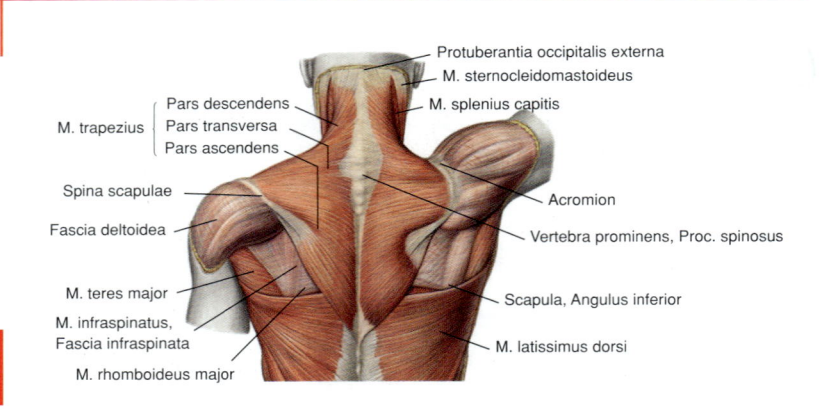

5 Halswirbelsäule

Protubrantia occipitalis externa
M. sternocleidomastoideus
M. trapezius — Pars descendens, Pars transversa, Pars ascendens
M. splenius capitis
Spina scapulae
Fascia deltoidea
Acromion
Vertebra prominens, Proc. spinosus
M. teres major
Scapula, Angulus inferior
M. infraspinatus, Fascia infraspinata
M. latissimus dorsi
M. rhomboideus major

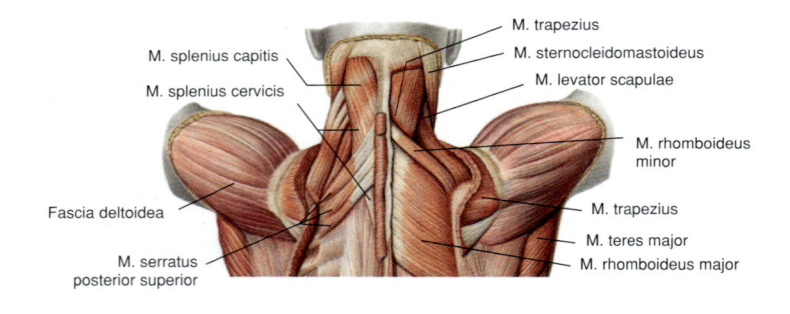

M. trapezius
M. splenius capitis
M. sternocleidomastoideus
M. splenius cervicis
M. levator scapulae
M. rhomboideus minor
Fascia deltoidea
M. trapezius
M. teres major
M. serratus posterior superior
M. rhomboideus major

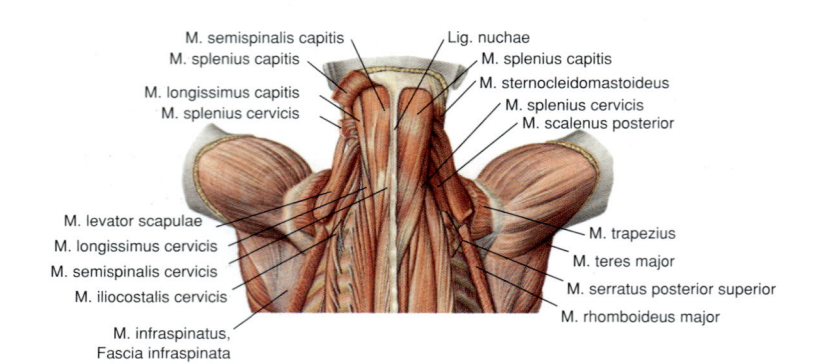

M. semispinalis capitis
Lig. nuchae
M. splenius capitis
M. splenius capitis
M. longissimus capitis
M. sternocleidomastoideus
M. splenius cervicis
M. splenius cervicis
M. scalenus posterior
M. levator scapulae
M. trapezius
M. longissimus cervicis
M. teres major
M. semispinalis cervicis
M. serratus posterior superior
M. iliocostalis cervicis
M. rhomboideus major
M. infraspinatus, Fascia infraspinata

5 Halswirbelsäule

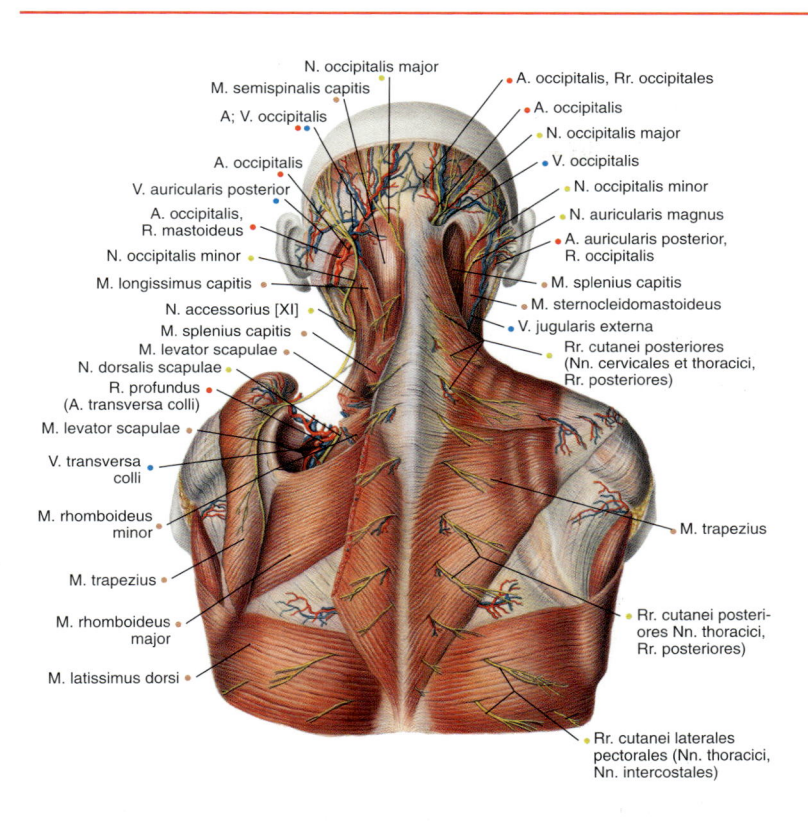

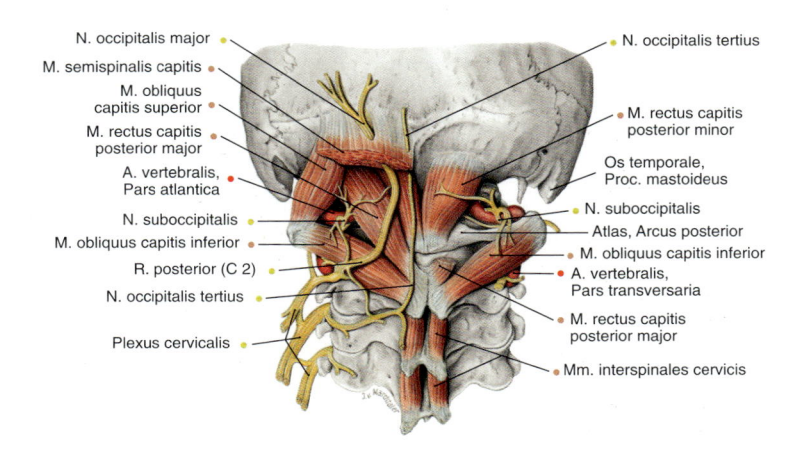

5.1 Diagnostik
5.1.1 Anamnese

Dominic Taylor

Schmerzen, Bewegungseinschränkung
- Schmerzlokalisation
- Abhängigkeit von Bewegung, Belastung, Lage
- Schmerzcharakter: bohrend, dumpf, ziehend, brennend
- Beginn der Beschwerden: plötzlich, langsam, nach Trauma, Belastung, Krankheit
- Schmerzen beim Husten, Niesen
- eingeschränkte Bewegungen, z. B. Schulterblick beim Fahren, Blick nach oben

Andere Symptome
- Schwindel
- Kopfschmerzen, Migräne
- Doppelbilder, Gesichtsfeldausfälle
- Tinnitus
- Geruchsverminderung oder -ausfall
- Geschmacksstörungen
- Sensibilitätsstörungen im Kopf- und Halsbereich
- Koordinationsstörungen, Sprachstörungen
- Schwäche der oberen oder unteren Extremitäten

Vor-, Begleiterkrankungen, Sozialanamnese
- Rheumatische Erkrankungen (z. B. chronische Polyarthritis)
- Schlaganfall
- Aneurysmen der Kopfarterien
- frühere Rückenbeschwerden (Therapien, Untersuchungen, bildgebende Diagnostik)
- Infekte (z. B. Meningitis, Enzephalitis, im HNO-Bereich)
- systemische Erkrankungen (z. B. Multiple Sklerose, Rheumatoide Arthritis)
- berufliche Belastung

5.1.2 Inspektion

Dominic Taylor

- Position des Kopfes
- Haltung der HWS
- Skoliose, Gibbus
- muskuläre Konturen der HWS und oberen Extremitäten
- Narben, Schwellungen, Hautausschlag im Kopf- und Halsbereich

5.1.3 Palpation

Dominic Taylor

Knochenpalpation
- Protuberantia occipitalis externa
- Linea nuchalis suprema
- Proc. mastoideus
- Procc. spinosi und transversi der HWS
- Claviculae
- Scapulae
- erste Rippen

Weichteilpalpation
- M. semispinalis capitis
- M. trapezius
- M. splenius capitis
- M. levator scapulae
- M. sternocleidomastoideus
- Mm. scalenus anterior und scalenus posterior
- Gelenkkapseln C3–C7 (falls hypertroph)
- Lymphknoten: Nll. submandibulares, cervicales profundi und superficiales, supraclaviculares
- A. carotis communis
- A. temporalis superficialis
- A. brachialis
- A. radialis

5.1.4 Tests und Bewegungsprüfung

Dominic Taylor

Biomechanik

Art. atlantooccipitalis
- **Gelenkpartner:** Condylus occipitalis (konvex) und Foveae articulares superiores des Atlas (konkav)
- **Gelenktyp:** Ellipsoidgelenk
- **Bewegungsmöglichkeiten:** das Gelenk ist für 50 % der Flexions- und Extensionsbewegung der HWS verantwortlich, Flexion bis 20°, Extension bis 30°, Seitneigung bis 15°

Art. atlantoaxialis mediana
- **Gelenkpartner:** Facies articularis anterior des Dens axis und Fovea dentis des Atlas, Facies articularis posterior des Dens axis und Lig. transversum atlantis
- **Gelenktyp:** Radgelenk
- **Bewegungsmöglichkeiten:** das Gelenk ist für 50 % der Rotationsbewegungen der HWS verantwortlich

Artt. atlantoaxiales laterales
- **Gelenkpartner:** Facies articularis inferior des Atlas und Facies articularis superior des Axis
- **Gelenktyp:** plane Gelenke
- **Bewegungsmöglichkeiten:** das Gelenk ist für 50 % der Rotationsbewegungen der HWS verantwortlich

C2/C3 bis C7/Th1
- **Gelenkpartner** eines Bewegungssegments: inferiore Seite des oberen und superiore Seite des unteren Wirbelkörpers, getrennt durch Zwischenwirbelscheibe; Proc. articularis inferior des oberen und Proc. articularis superior des unteren Wirbelbogens
- **Gelenktyp:** Synchondrose zwischen Wirbelkörpern, plane Gelenke zwischen Wirbelbögen
- **Bewegungsmöglichkeiten:** gekoppelte Seitneigung und Rotation, Flexion und Extension

Aktive Bewegungsprüfung
Den Patienten auffordern, den Kopf in
- Flexion
- Extension
- Rotation
- Seitneigung

zu bringen. Dabei auf Qualität und Quantität der Bewegungen achten, die ungehindert und in vollem Umfang möglich sein sollten.

Passive Bewegungsprüfung

Adsons-Test (Test für Suffizienz der Skalenuslücke) (▶ Abb. 5.1)
Patient: sitzend

Therapeut: stehend, neben dem Patienten

Handposition:
- eine Hand an das Hinterhaupt legen
- mit der anderen Hand den Puls der A. radialis der zu testenden Seite palpieren

Ausführung:
- mit der Hand am Kopf den Kopf in Extension und Rotation der zu testenden Seite positionieren
- den Patienten auffordern, tief einzuatmen und die Luft anzuhalten
- den Puls der A. radialis unilateral palpieren

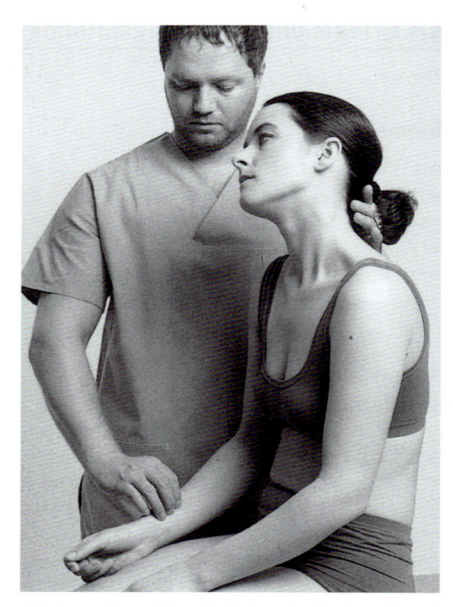

Abb. 5.1 Adsons-Test (Suffizienz der Skalenuslücke)

Bewertung: Der Test bewertet die Suffizienz der Skalenuslücke, deren Begrenzung während der Ausführung die A. subclavia komprimieren kann.
- Normalbefund: Puls bleibt gleich stark, keine Symptome.
- Der Test ist positiv, wenn der Puls abgeschwächt oder abwesend ist oder wenn Symptome wie Schmerzen im Arm provoziert werden.

Flexion und Extension sitzend (▶ Abb. 5.2)

Patient: sitzend

Therapeut: stehend, hinter dem Patienten

Handposition:
- Zeige- und Mittelfinger der palpierenden Hand auf die Procc. spinosi des zu prüfenden und des darunterliegenden Wirbels legen
- mit der anderen Hand die Bewegung des Kopfes durch Kontakt an der Stirn kontrollieren

Ausführung: mit der Hand am Kopf eine Bewegung in Flexion und Extension induzieren

Bewertung: Die Qualität und Quantität der Bewegungen der Procc. spinosi vergleichen.
- Normalbefund: Eine freie Beweglichkeit der Procc. spinosi in Richtung Flexion und Extension, während der Flexion vergrößert sich der Abstand der Interspinalräume, während der Extension verkleinert er sich.

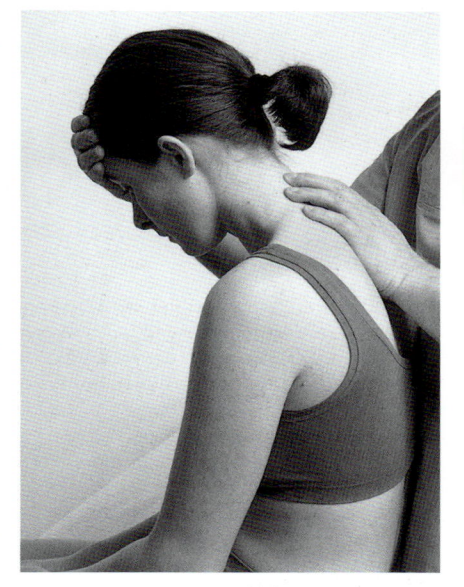

Abb. 5.2 Flexion und Extension der HWS

- Tritt ein Widerstand in eine Richtung auf, kann dies auf eine Dysfunktion hinweisen.

Hautand'sche Probe (▶ Abb. 5.3)

Patient: sitzend, Augen geschlossen, Arme 90° antevertiert, Ellenbogen gestreckt, Hände in Supination

Therapeut: stehend, hinter dem Patienten

Ausführung: den Patienten auffordern, bei geschlossenen Augen den Kopf in Extension zubringen, und dann nach links, danach auch nach rechts zu drehen.

Bewertung: Auf die Haltung der Arme achten und den Patienten fragen, ob Schwindel, Schmerz, Übelkeit oder andere Symptome aufteten.
- Normalbefund: Keine Symptome.
- Bei Rotation nach links in Extension können bestehende Verengungen der rechten A. carotis communis und rechten A. vertebralis weiter verengt werden. Bei positivem Test senkt sich der linke Arm und wird proniert, und es können Symptome der vertebrobasilaren Insuffizienz eintreten.

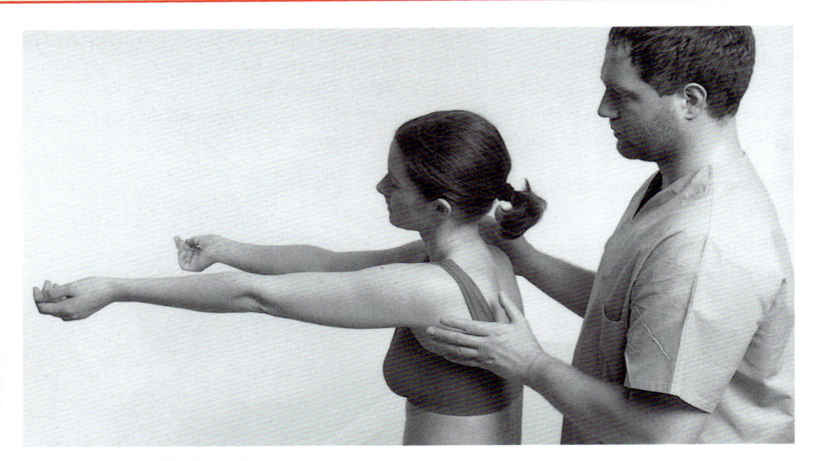

Abb. 5.3 Hautand'sche Probe

- Bei Rotation nach rechts in Extension können bestehende Verengungen der linken A. carotis communis und linken A. vertebralis weiter verengt werden. Bei positivem Test senkt sich der rechte Arm und wird proniert, und es können Symptome der vertebrobasilaren Insuffizienz eintreten.

> Der Therapeut muss sicherstellen, dass der Patient bei auftretenden Symptomen der vertebrobasilaren Insuffizienz oder Schwindel nicht von der Bank fällt, und sollte daher den Patienten durch Kontakt an den Schultern stabilisieren.

Kompressionstest (▶ Abb. 5.4)

Patient: sitzend

Therapeut: stehend, hinter dem Patienten

Handposition:
- eine Hand flächig auf die HWS legen, um den Patienten zu stabilisieren
- die andere Hand auf das Schädeldach legen

Ausführung: mit der Hand am Kopf diesen in Flexion, Extension und Seitneigung positionieren und in der jeweiligen Position einen Druck nach inferior ausüben

Bewertung: Den Patienten fragen, ob Schmerzen auftreten.
- Normalbefund: Keine Schmerzen.

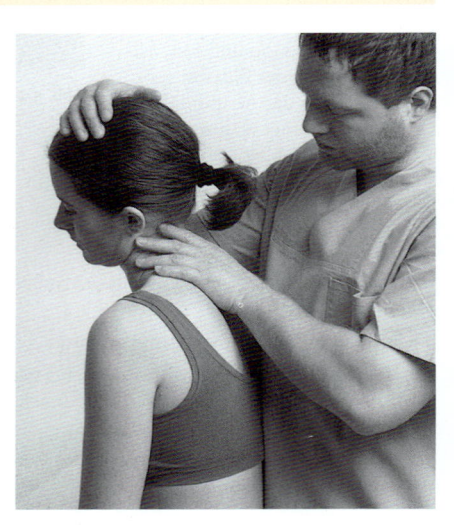

Abb. 5.4 Kompressionstest

- Treten während der Kompression in Flexion Symptome radikulärer Art auf, kann dies auf eine Läsion des Discus intervertebralis hinweisen.
- Eine Reproduktion der Symptome radikulärer Art während der Kompression in Seitneigung links kann auf eine Nervenwurzelreizung auf der linken Seite hinweisen.
- Schmerzen bei Kompression in Extension deuten auf eine Dysfunktion oder Pathologie der Zwischenwirbelgelenke hin.

Rotation und Seitneigung sitzend (▶ Abb. 5.5)

Patient: sitzend

Therapeut: stehend, hinter dem Patienten

Handposition:
- Daumen und Zeigefinger der palpierenden Hand beidseits auf Procc. articulares des zu prüfenden Wirbels legen
- mit der anderen Hand die Bewegung des Kopfes durch Kontakt auf dem Schädeldach kontrollieren

Ausführung: mit der Hand am Kopf eine Bewegung in Seitneigung und Rotation induzieren

Bewertung: Die Qualität und Quantität der Bewegungen vergleichen.
- Normalbefund: Eine freie Beweglichkeit der getesteten Wirbel in Rotation und Seitneigung, die sich in einer seitengleichen Bewegungsamplitude der Procc. articulares ausdrückt.
- Tritt ein Widerstand in eine Richtung auf, kann dies auf eine Dysfunktion hinweisen.

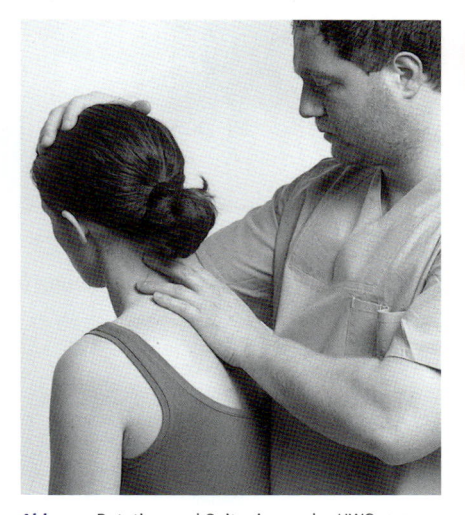

Abb. 5.5 Rotation und Seitneigung der HWS

Test für Komprimierung durch M. pectoralis minor (▶ Abb. 5.6)

Patient: sitzend

Therapeut: stehend, hinter dem Patienten

Handposition: das Handgelenk des gestreckten Armes der zu testenden Seite umfassen

Ausführung:
- die Schulter des Patienten in Hyper-Abduktion bringen
- durch Zug nach posterior die Schulter dann in Hyperretroversion bringen

Bewertung: Den Patienten nach auftretenden Symptomen fragen.
- Normalbefund: Keine Symptome.
- Der Test ist positiv, wenn Symptome (z. B. Schmerzen, Parästhesien) im Arm provoziert werden, und deutet auf eine Komprimierung des Korakopektoralraums durch den M. pectoralis minor hin.

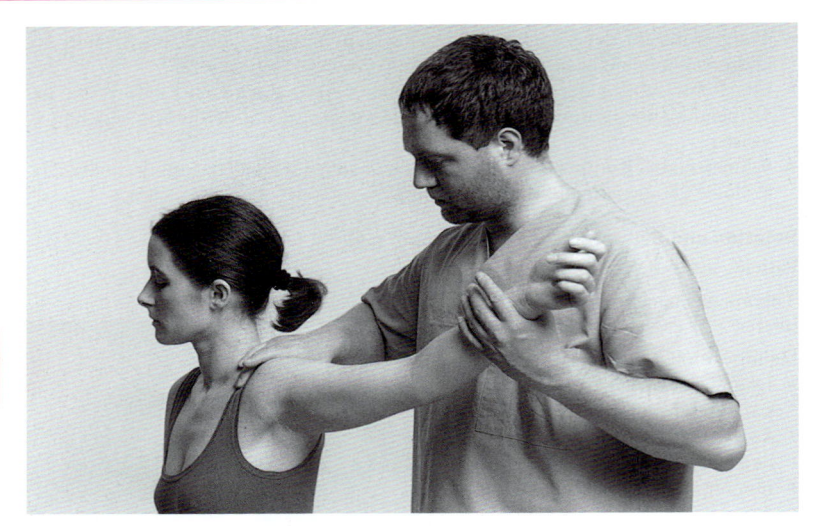

Abb. 5.6 Test für Komprimierung durch M. pectoralis minor

Test für kostoklavikuläre Komprimierung (▶ Abb. 5.7)

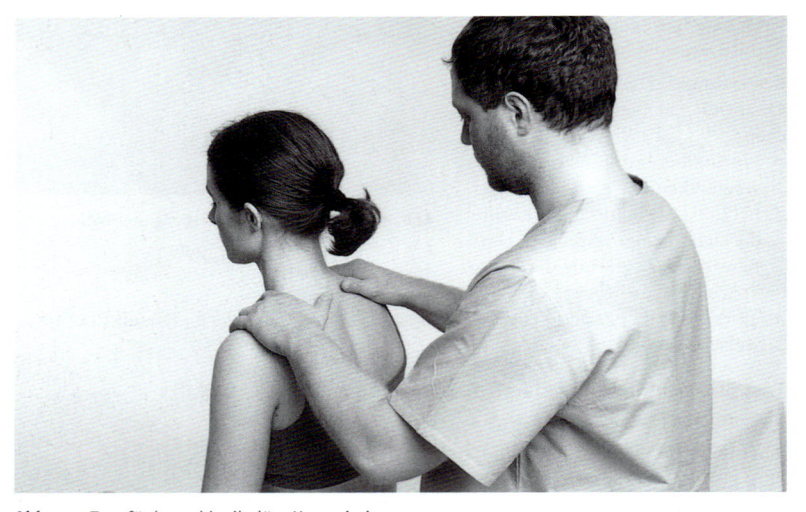

Abb. 5.7 Test für kostoklavikuläre Komprimierung

Patient: sitzend

Therapeut: stehend, hinter dem Patienten

Handposition: eine Hand auf die Schulter der zu testenden Seite legen

Ausführung:
- die Schulter des Patienten nach inferior drücken
- den Patienten auffordern, tief einzuatmen und die Luft anzuhalten

Bewertung: Den Patienten nach auftretenden Symptomen fragen.
- Normalbefund: Keine Symptome.
- Der Test ist positiv, wenn Symptome wie Schmerzen im Arm provoziert werden, und deutet auf eine Komprimierung des Kostoklavikularraums hin.

De Klejn-Hängeprobe (▶ Abb. 5.8)

Patient: in Rückenlage, Kopf über dem oberen Ende der Liege, die Schultern am Rand der Liege, so dass die HWS frei beweglich ist

Therapeut: stehend, am Kopfende des Patienten

Handposition: mit beiden Hände den Kopf am Okziput halten

Ausführung:
- mit den Händen den Kopf in Extension führen
- treten dabei keine Symptome auf, den Kopf nach links oder rechts rotieren

Bewertung: Den Patienten nach auftretenden Symptomen fragen.
- Normalbefund: Keine Symptome.
- Bei Rotation nach links in Extension können bestehende Verengungen der rechten A. carotis communis und rechten A. vertebralis weiter verengt werden. Bei positivem Test können Symptome der vertebrobasilaren Insuffizienz auftreten.
- Bei Rotation nach rechts in Extension können bestehende Verengungen der linken A. carotis communis und linken A. vertebralis weiter verengt werden. Bei positivem Test können Symptome der vertebrobasilaren Insuffizienz auftreten.

Flexion und Extension liegend (▶ Abb. 5.9)

Patient: in Rückenlage

Therapeut: stehend, am Kopfende des Patienten

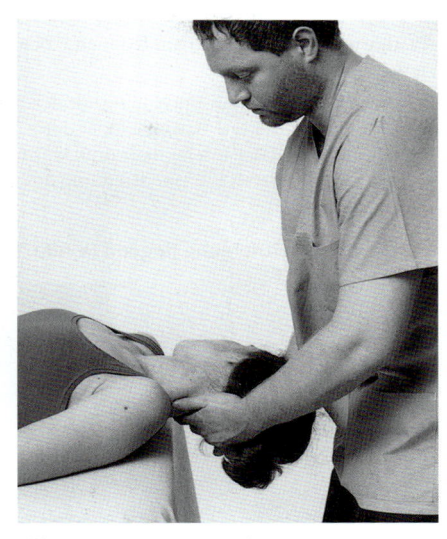

Abb. 5.8 De Klejn-Hängeprobe

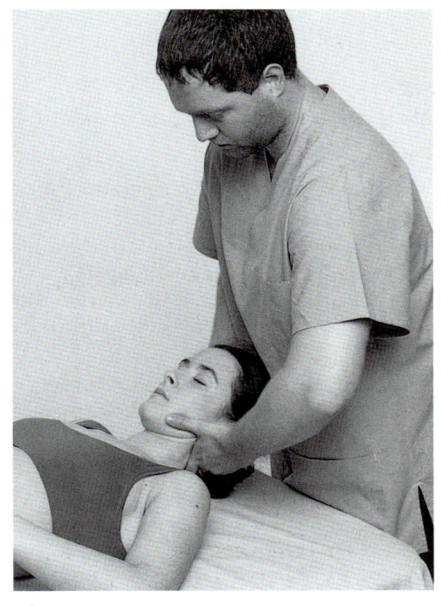

Abb. 5.9 Flexion und Extension der HWS

Handposition:
- Zeige- und Mittelfinger der palpierenden Hand auf die Procc. spinosi des zu prüfenden und des darunterliegenden Wirbels legen
- mit der anderen Hand die Bewegung des Kopfes durch Kontakt mit dem Handballen am Okziput kontrollieren

Ausführung: mit der Hand am Kopf eine Bewegung in Flexion und Extension induzieren

Bewertung: Die Qualität und Quantität der Bewegungen vergleichen.
- Normalbefund: Freie Beweglichkeit der getesteten Wirbel, während der Flexion vergrößert sich der Interspinalraum, während der Extension verkleinert er sich.
- Tritt ein Widerstand in eine Richtung auf, kann dies auf eine Dysfunktion hinweisen.

Rotation und Seitneigung liegend (▶ Abb. 5.10)

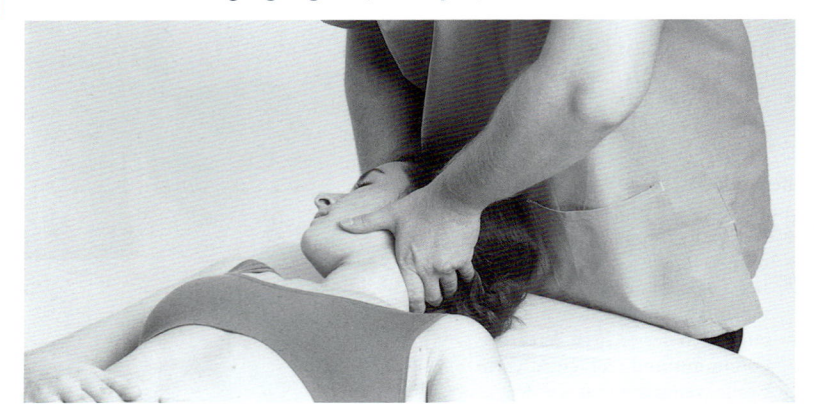

Abb. 5.10 Rotation und Seitneigung der HWS

Patient: in Rückenlage

Therapeut: stehend, am Kopfende des Patienten

Handposition:
- die Handballen beider Hände beidseits unter das Okziput legen und damit die Bewegung des Kopfes kontrollieren
- der Kontakt muss dem Patienten eine gänzliche Entspannung ermöglichen
- mit den Fingern beider Hände beidseits die Procc. articulares palpieren

Ausführung:
- mit den Händen am Kopf eine Bewegung in Seitneigung oder Rotation induzieren
- es kann auch eine kombinierte Seitneigung und Rotation durch eine seitliche Bewegung (Sideshift) induziert werden

Bewertung: Die Qualität und Quantität der Bewegungen vergleichen.
- Normalbefund: Freie Beweglichkeit der getesteten Wirbel in Rotation und Seitneigung, die sich in einer seitengleichen Bewegungsamplitude der Procc. articulares ausdrückt.
- Tritt ein Widerstand in eine Richtung auf, kann dies auf eine Dysfunktion hinweisen.

Blutdruckmessung
Essentiell für die Diagnostik, insbesondere bei Kopfschmerzen, Schwindel, Blackouts. Immer an beiden Armen messen.

Neurologische Tests

Untersuchung der Hirnnerven
- N. olfactorius (I):
  - seitengetrennt, bei geschlossenen Augen mit verschiedenen Geruchsstoffen (Anis, Kaffee, Zimt) prüfen
  - Kontrolle mit Trigeminusreizstoffen (Ammoniak, Essig), die auch bei Anosmie erkannt werden müssen
- N. opticus (II):
  - Visusprüfung: Augen getrennt mit und ohne Brille prüfen
  - direkte Spiegelung des Augenhintergrunds
- N. oculomotorius (III), N. trochlearis (IV), N. abducens (VI):
  - anamnestisch Doppelbilder
  - Lidspalten seitengleich, Exophthalmus, Enophthalmus
  - Stellung der Bulbi
  - Motilitätsuntersuchung: Patienten auffordern, dem Finger des Untersuchers in horizontaler und vertikaler Richtung zu folgen
  - Pupillen: Größe vergleichen, direkte und indirekte Reaktion auf Licht prüfen (Miosis)
  - Nystagmus?
- N. trigeminus (V):
  - Palpation der Mm. masseter und temporales bei festem Kieferschluss
  - Massetereflex: Patienten auffordern, Mund leicht zu öffnen, Schlag auf den dem Kinn aufliegenden Finger führt zum Kieferschluss
  - Sensibilität: mit Wattebausch/Fingerkuppe prüfen entsprechend dem Ausbreitungsgebiet der drei Trigeminusäste
  - Nervenaustrittspunkte: am Foramen supraorbitale, Foramen infraorbitale und Foramen mentale durch kräftigen Fingerdruck auf Schmerzhaftigkeit prüfen
  - Kornealreflex: mit ausgezogener Watte von seitlich den Rand der Cornea berühren
- N. facialis (VII):
  - anamnestisch Hyperakusis, Geschmacksstörung, verminderte Speichel- oder Tränensekretion
  - Inspektion: Gesichtsasymmetrie, Lidspalte unterschiedlich weit, Stirn- oder Nasolabialfalten verstrichen
  - Gesichtsmuskeln: Stirnrunzeln, Augen zusammenkneifen, Zähne zeigen, Pfeifen
- N. vestibulocochlearis (VIII):
  - Nystagmus?
  - anamnestisch Tinnitus
  - Gleichgewichtsprüfung: Gangversuch, Standversuch bei offenen und geschlossenen Augen, auf beiden Füßen und auf einem Fuß
  - orientierende Hörprüfung: Flüstern, Rascheln, Ticken einer Armbanduhr in verschiedenem Abstand seitenvergleichend prüfen, Stimmgabel-Tests (Weber- und Rinne-Versuch)

- N. glossopharyngeus (IX), N. vagus (X):
  - Gaumensegelparese: Patienten „Ah" sagen lassen, bei Parese verzieht sich die Uvula zur gesunden Seite
  - Parese N. recurrens: nasale oder kloßige Stimme, Heiserkeit
  - Doppelseitige Vaguslähmung: Schluckstörung, Aphonie
  - Würgreflex: bei Berührung der Rachenhinterwand (kann auch bei Gesunden fehlen)
- N. accessorius (XI):
  - Kraftprüfung des M. sternocleidomastoideus (Kopfdrehung zur Gegenseite), M. trapezius (Schulter hochziehen, Arme über Kopf zusammenführen)
- N. hypoglossus (XII):
  - Zungenbewegung: Zunge weicht beim Herausstrecken zur Seite der Läsion

Reflexprüfung
Physiologische Muskeleigenreflexe
- **Bizepssehnenreflex (C5/6):** Schlag gegen den auf der Bizepssehne liegenden Finger → Kontraktion des M. biceps brachii
- **Radiusperiostreflex (C5/6):** Schlag gegen den auf dem distalen Ende des Radius liegenden Finger → Supination und Flexion im Ellenbogengelenk
- **Trizepssehnenreflex (C7/8):** Schlag gegen die distale Trizepssehne des gebeugten Arms → Kontraktion des M. triceps brachii

Sensibilitätsprüfung
Patient soll Augen schließen. Prüfung der Dermatome (✚), ob die vom Untersucher ausgeführten Tests empfunden werden. Immer Seitenvergleich beachten.
- **Berührung:** mit Wattebausch/Fingerkuppe bestreichen
- **Schmerz:** mit abgebrochenem Holzstäbchen Spitz-Stumpf-Diskrimination in unregelmäßiger Abfolge prüfen
- **Temperatur:** mit Eis bzw. kaltem Wasser und heißem Wasser prüfen
- **Vibration:** 128 Hz Stimmgabel auf Knochenvorsprünge aufsetzen
- **Bewegung:** Zeigefinger medial und lateral anfassen, rasch nach oben und unten bewegen und Patienten empfundene Richtung angeben lassen

Koordinationsprüfung
- **Zeigeversuche:** auf Zielsicherheit, Flüssigkeit der Bewegung, Intentionstremor und Ataxie achten
  - Finger-Nase-Versuch: erst mit offenen, dann geschlossenen Augen den Finger in weitem Bogen auf die Nasenspitze führen lassen
  - Finger-Folge-Versuch: beide Zeigefingerspitzen in weitem Bogen berühren lassen
  - Knie-Hacken-Versuch: Ferse des einen Beins auf Patella des anderen aufsetzen und die Schienbeinkante herunterfahren lassen
- **Gangprüfung:** auf Flüssigkeit der Bewegung, Mitbewegung der Arme, Seitenabweichung, Schwanken, normale oder breite Führung der Beine achten
  - Normal-, Blind-, Seiltänzergang: mind. 10 Schritte gehen lassen
  - Hüpfen auf einem Bein
- **Diadochokinese:** schnell abwechselnd mit Handrücken und -innenfläche auf Unterlage klopfen oder Hände schnell im Wechsel supinieren und pronieren lassen → gelingt flüssig = Eudiadochokinese, nicht = Dysdiadochokinese

- **Unterberger-Tretversuch:** mit geschlossenen Augen ca. 1 Min. auf der Stelle treten lassen → Drehung um die Körperachse ≥ 45° zur kranken Seite hin. 3 × wiederholen
- **Rebound-Phänomen:** nach vorn gestreckte Arme gegen Widerstand des Untersuchers nach oben drücken lassen, Gegendruck plötzlich beenden → durch Innervation der Antagonisten Bewegung schnell abgefedert (= Rebound), bei Kleinhirnläsion schlagen Arme nach oben aus (= pathologischer Rebound)
- **Romberg-Versuch:** mit geschlossenen Füßen zuerst mit offenen, dann geschlossenen Augen stehen lassen → positiv bei unsicherem Stand nach Schließen der Augen (= sensible Ataxie), Fallneigung zur Seite ohne Parese zeigt ipsilaterale Schädigung von Gleichgewichtsorgan oder Kleinhirn

Untersuchung der Muskulatur
- **Muskelkraft:** seitenvergleichend gegen die Schwerkraft und den Widerstand des Untersuchers prüfen; M. biceps brachii (C6), M. triceps brachii (C7), Flexoren und Extensoren des Handgelenks (C8), Flexoren und Extensoren der Finger (Th1)
- **Muskulärer Widerstand:** einzelne Gelenke passiv, unterschiedlich schnell durchbewegen. Pathologisch sind Muskelkontraktionen, Spastik (Klappmesserphänomen) und Rigor (wächserner Widerstand)

5.1.5 Differenzialdiagnosen

Dominic Taylor

- **mechanisch/degenerativ:** Trauma, Fraktur, Bänderrisse des Schultergelenks, Schulterluxation, Osteochondrose, Spondylarthrose, Spina bifida, Halsrippe, Klippel-Feil-Syndrom
- **neural/radikulär:** Syringomyelie, Nervenwurzelläsion, Irritation des Plexus cervicalis
- **ausstrahlend:** Erkrankungen von Herz, Strukturen des anterioren Halsbereichs (z. B. Ösophagus, Trachea)
- **entzündlich/rheumatisch:** Spondylitis, Spondylodiszitis, Spondylarthritis, Rheumatoide Arthritis
- **dysplastisch:** Neurinom, Osteosarkom
- **infektiös:** Grippe, Meningitis, Enzephalitis, Osteomyelitis
- **vaskulär/lymphatisch:** periphere arterielle Verschlusskrankheit, Thrombose

5.1.6 Osteopathische Beziehungen (▶ Abb. 5.11)

Christian Fossum, Peter Sommerfeld

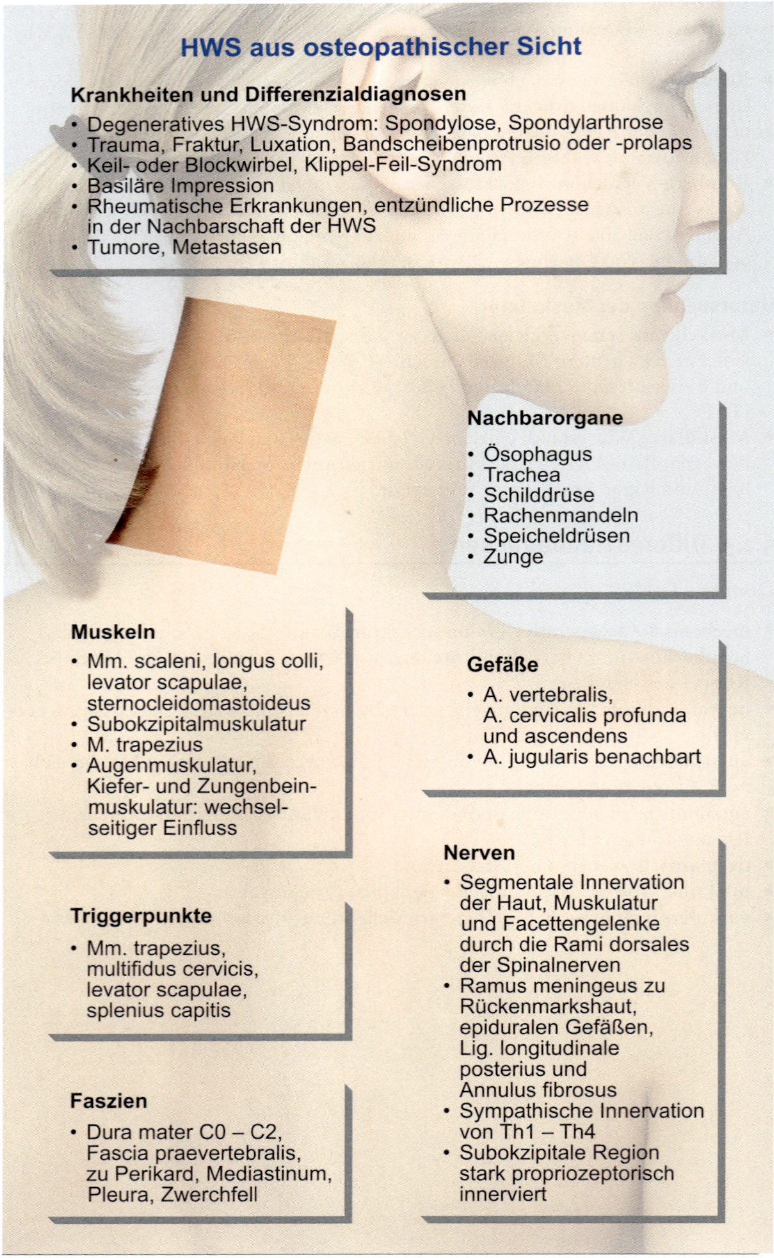

HWS aus osteopathischer Sicht

Krankheiten und Differenzialdiagnosen
- Degeneratives HWS-Syndrom: Spondylose, Spondylarthrose
- Trauma, Fraktur, Luxation, Bandscheibenprotrusio oder -prolaps
- Keil- oder Blockwirbel, Klippel-Feil-Syndrom
- Basiläre Impression
- Rheumatische Erkrankungen, entzündliche Prozesse in der Nachbarschaft der HWS
- Tumore, Metastasen

Nachbarorgane
- Ösophagus
- Trachea
- Schilddrüse
- Rachenmandeln
- Speicheldrüsen
- Zunge

Muskeln
- Mm. scaleni, longus colli, levator scapulae, sternocleidomastoideus
- Subokzipitalmuskulatur
- M. trapezius
- Augenmuskulatur, Kiefer- und Zungenbeinmuskulatur: wechselseitiger Einfluss

Gefäße
- A. vertebralis, A. cervicalis profunda und ascendens
- A. jugularis benachbart

Triggerpunkte
- Mm. trapezius, multifidus cervicis, levator scapulae, splenius capitis

Nerven
- Segmentale Innervation der Haut, Muskulatur und Facettengelenke durch die Rami dorsales der Spinalnerven
- Ramus meningeus zu Rückenmarkshaut, epiduralen Gefäßen, Lig. longitudinale posterius und Annulus fibrosus
- Sympathische Innervation von Th1 – Th4
- Subokzipitale Region stark propriozeptorisch innerviert

Faszien
- Dura mater C0 – C2, Fascia praevertebralis, zu Perikard, Mediastinum, Pleura, Zwerchfell

Abb. 5.11 HWS aus osteopathischer Sicht

Neurologische Beziehungen

- sympathische Innervation der Strukturen der HWS: Th1–Th4
- C0/C2: viszerale Strukturen, die in Verbindung mit dem N. vagus stehen
- C3/C5: viszerale Strukturen, die in Verbindung mit dem N. phrenicus stehen
- C1–C3: Strukturen mit afferenten Fasern am zervikalen Nucleus trigeminalis
- Wirbeldysfunktionen können die zervikalen Halsganglien beeinträchtigen
- Nerven von C0–C3: N. occipitalis major, N. occipitalis minor, N. auricularis magnus, N. glossopharyngeus, N. accessorius, N. hypoglossus, N. vagus
- die gesamte HWS, besonders aber die subokzipitale Region, ist sehr stark propriozeptiv versorgt → Tonusveränderungen in diesem Bereich können die muskuläre Steuerung des gesamten Rumpfes beeinflussen

Vaskuläre Beziehungen

- venolymphatisch: die klappenlosen Plexus venosi vertebrales haben nach kranial Verbindung zu denen Sinus venosi durales, den Vv. vertebrales und Venen der inneren und äußeren Schädelbasis; Lymphabflussstörungen von Kopf und Nacken bei supraklavikulären Verquellungen/Ödemen/Druckempfindlichkeit
- die V. jugularis kann durch hochzervikale muskuläre oder artikuläre Dysfunktionen beeinträchtigt werden
- arteriell: A. vertebralis (→ Aa. spinales posteriores und A. spinalis anterior C0–L2), segmentale Zuflüsse aus mehreren Halsgefäßen, z. B. A. cerebralis descendens und profunda

Mechanische Beziehungen

- zentrale Faszienkette des Körpers: Faszien vom Schädel zur HWS (Schaltstelle C0–C2; Fascia praevertebralis), zum Perikard, Mediastinum und zur Pleura (Schaltstelle C6–Th2), zum Zwerchfell (Schaltstelle Th11–L2) und zum Abdomen und kleinen Becken
- Dura mater im Bereich der oberen HWS: über bindegewebige Verbindungen zwischen M. rectus capitis posterior minor und Dura mater bzw. Lig. nuchae und der posterioren atlantoaxialen Membran der Dura mater, starke Anheftungen der Dura mater an C0 und C2
- Um die Augen in der Horizontalen zu halten, benötigt der Kopf eine gute Funktion im Segment C2/C3. Mechanische Dysbalancen aus dem gesamten Körper können Kompensationen und Dysfunktionen in diesem Segment verursachen.
- die intrakranialen Duraduplikaturen wirken als Vermittler des Kräftegleichgewichts zwischen Gesichtsschädel und dem kompensierenden Tonus der Nackenmuskeln
- Kiefergelenk und HWS beeinflussen sich gegenseitig, z. B. tritt bei einer Retrusion meist eine Hypolordose der HWS auf, bei einer Protrusion hingegen eher eine Extension der HWS
- nach Littlejohn beeinflusst das Os hyoideum Okziput und Th4
- Gelenke des Schultergürtels und besonders die Art. sternoclavicularis beeinflussen den M. sternocleidomastoideus

Muskuläre Beziehungen

- Augenmuskeln können besonders die subokziptale Region beeinflussen
- Kiefergelenks- und Zungenbeinmuskeln

Ein Hypertonus der folgenden Muskeln kann Ursache sein von Dysfunktionen

- in Flexion mit assoziierter Rotation und Seitneigung der HWS: Mm. scaleni und verschiedene Fasern und Ansätze des M. longus colli
- in Extension mit assoziierter Rotation und Seitneigung der HWS: M. levator scapulae
- von C0/C1/(C2): suboccipitale Muskeln
- der oberen anterioren HWS und oberen Rippen: Mm. scaleni
- von C1–C3: M. trapezius
- von C0–C3, Os temporale, Sutura occipitomastoidea: M. sternocleidomastoideus

Triggerpunkte

Folgende Muskeln können Ursache sein von
- posterioren Nackenschmerzen: M. trapezius, M. multifidus cervicis, M. levator scapulae, M. splenius cervicis, M. infraspinatus
- anterioren Halsschmerzen: M. sternocleidomastoideus, M. digastricus, M. pterygoideus medialis
- occipitalen Kopf- und Nackenschmerzen: M. trapezius, M. sternocleidomastoideus, Mm. semispinalis capitis und cervicis, Mm. occipitales, M. digastricus, M. temporalis, M. suboccipitalis

5.2 Behandlung der Halswirbelsäule (HVLA)

Dominic Taylor

> Die Durchführung neurologischer und orthopädischer Tests (▶ 13.1.4) ist besonders im HWS-Bereich für die präzise Bestimmung der Dysfunktion und zur Feststellung eventueller Kontraindikationen (▶ 2.1.9) für die osteopathische Manipulation unerlässlich.

5.2.1 Dysfunktion des okzipitoatlantalen Komplexes in Rotation rechts (Wiege-Griff) (▶ Abb. 5.12)

Indikation: Rotation und Seitneigung des Okziput links eingeschränkt

Tests: neurologische Tests negativ (▶ S. 187)

Patient: in Rückenlage

Therapeut: stehend, am Kopfende des Patienten

Handposition:
- die rechte Hand auf das rechte Okziput legen, Finger nach medial gerichtet, der rechte Zeigefinger liegt unmittelbar oberhalb des rechten okzipitoatlantalen Gelenks
- mit der linken Hand den linken Anteil des Kopfes hinter dem linken Ohr umfassen

Ausführung:
- die Hebelkräfte für die Manipulation einstellen: mögliche Hebelkräfte zum Erreichen der Vorspannung der Bewegungseinschränkung des Okziput sind Flexion, Extension, Seitneigung, Rotation, Kompression und Traktion
- das Okzipitoatlantalgelenk durch leichten Schub mit der rechten Hand nach links in Seitneigung rechts bringen

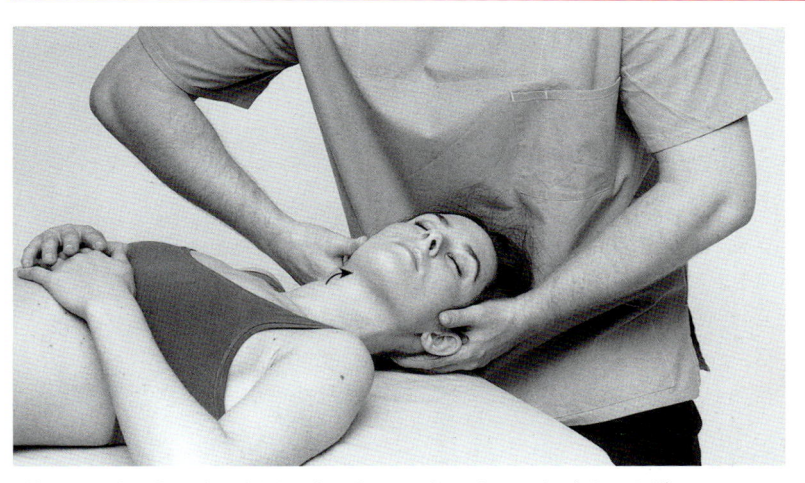

Abb. 5.12 Behandlung des okzipitoatlantalen Komplexes in Rotation (Wiege-Griff)

- weitere Hebelkräfte durch Flexion oder Extension über den rechten Zeigefinger einstellen, Kompression oder Traktion durch leichten Schub oder Zug mit dem linken Arm induzieren
- den Kopf nun zusätzlich mit der rechten Hand nach links rotieren, bis die optimale Vorspannung des Okziput lokalisiert wird
- sollten in dieser Position Symptome auftreten, die auf eine Pathologie hinweisen, die Technik nicht ausführen
- einen Impuls mit dem rechten Zeigefinger in Richtung des linken Auges in Seitneigung rechts und Rotation links ausführen

5.2.2 Dysfunktion des okzipitoatlantalen Komplexes in Rotation rechts (Kinn-Griff) (▶ Abb. 5.13)

Indikation: Rotation und Seitneigung des Okziput links eingeschränkt

Tests: neurologische Tests negativ (▶ S. 187)

Patient: in Rückenlage

Therapeut: stehend, am Kopfende des Patienten

Handposition:
- die rechte Hand auf das rechte Okziput legen, Finger nach medial gerichtet, der rechte Zeigefinger liegt unmittelbar oberhalb des rechten okzipitoatlantalen Gelenks
- den linken Hinterkopf auf die Ventralfläche des linken Unterarms des Therapeuten legen
- die linke Hand dabei mit der Palmarfläche auf die linke Gesichtshälfte legen, mit den Fingern 4 und 5 das Kinn mit leichtem Kontakt umgreifen
- den Kopf durch den linken Oberarm des Therapeuten zusätzlich fixieren

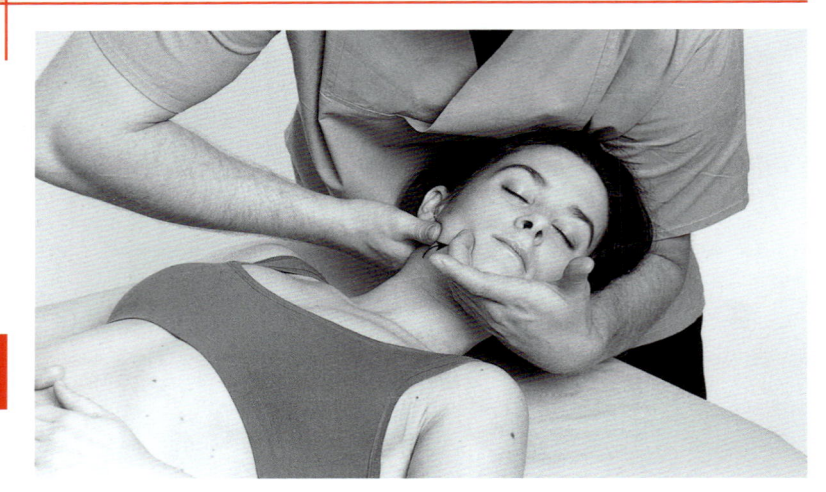

Abb. 5.13 Behandlung des okzipitoatlantalen Komplexes in Rotation (Kinn-Griff)

Ausführung:
- die Hebelkräfte für die Manipulation einstellen: mögliche Hebelkräfte zum Erreichen der Vorspannung der Bewegungseinschränkung des Okziput sind Flexion, Extension, Seitneigung, Rotation, Kompression und Traktion
- das Okzipitoatlantalgelenk durch leichten Schub mit der rechten Hand nach links in Seitneigung rechts bringen
- weitere Hebelkräfte durch Flexion oder Extension über den rechten Zeigefinger einstellen, Kompression oder Traktion durch leichten Schub oder Zug mit dem linken Arm induzieren
- den Kopf nun zusätzlich mit der rechten Hand nach links rotieren, bis die optimale Vorspannung des Okziput lokalisiert wird
- sollten in dieser Position Symptome auftreten, die auf eine Pathologie hinweisen, die Technik nicht ausführen
- einen Impuls mit dem rechten Zeigefinger in Richtung des linken Auges in Seitneigung rechts und Rotation links ausführen

5.2.3 Dysfunktion von C3/C4 in Rotation rechts (Wiege-Griff) (▶ Abb. 5.14)

Indikation: Rotation von C3 links eingeschränkt

Tests: neurologische Tests negativ (▶ S. 187)

Patient: in Rückenlage

Therapeut: stehend, am Kopfende des Patienten

Handposition:
- die rechte Hand auf das rechte Okziput legen, Finger nach medial gerichtet, der rechte Zeigefinger befindet sich am rechten Arcus posterior von C3 zwischen dem Proc. spinosus und dem rechten Proc. transversus
- mit der linken Hand den linken Anteil des Kopfes hinter dem linken Ohr umfassen

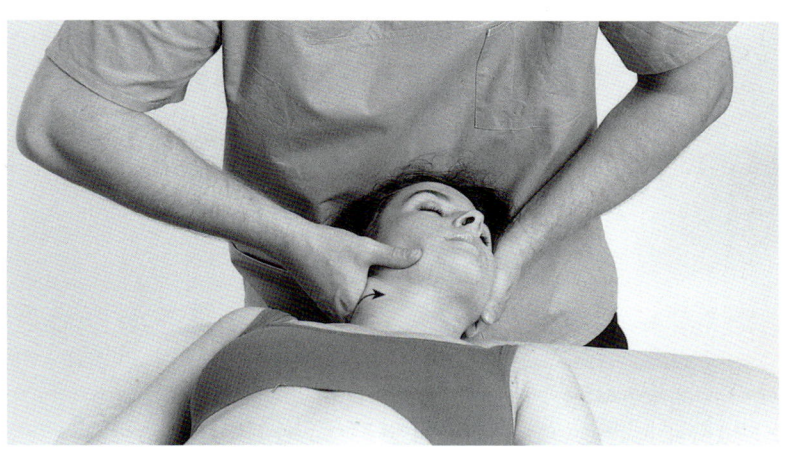

Abb. 5.14 Behandlung von C3/C4 in Rotation (Wiege-Griff)

Ausführung:
- die Hebelkräfte für die Manipulation einstellen: mögliche Hebelkräfte zum Erreichen der Vorspannung der Bewegungseinschränkung von C3 sind Flexion, Extension, Seitneigung, Rotation, Kompression und Traktion
- den Gelenkkomplex C3/C4 durch leichten Schub mit der rechten Hand nach links in Seitneigung rechts bringen
- weitere Hebelkräfte durch Flexion oder Extension über den rechten Zeigefinger einstellen, Kompression oder Traktion durch leichten Schub oder Zug mit dem linken Arm induzieren
- den Kopf nun zusätzlich mit der rechten Hand nach links rotieren, bis die optimale Vorspannung von C3 lokalisiert wird
- sollten in dieser Position Symptome auftreten, die auf eine Pathologie hinweisen, die Technik nicht ausführen
- einen Impuls mit dem rechten Zeigefinger in transversaler Ebene nach links (Seitneigung rechts und Rotation links) ausführen

5.2.4 Dysfunktion von C3/C4 in Rotation rechts (Kinn-Griff) (▶ Abb. 5.15)

Indikation: Rotation von C3 links eingeschränkt

Tests: neurologische Tests negativ (▶ S. 187)

Patient: in Rückenlage

Therapeut: stehend, am Kopfende des Patienten

Handposition:
- die rechte Hand auf das rechte Okziput legen, Finger nach medial gerichtet, der rechte Zeigefinger befindet sich am rechten Arcus posterior von C3 zwischen dem Proc. spinosus und dem rechten Proc. transversus
- den linken Hinterkopf auf die Ventralfläche des linken Unterarms des Therapeuten legen
- die linke Hand dabei mit der Palmarfläche auf die linke Gesichtshälfte legen, mit den Fingern 4 und 5 das Kinn von rechts mit leichtem Kontakt umgreifen

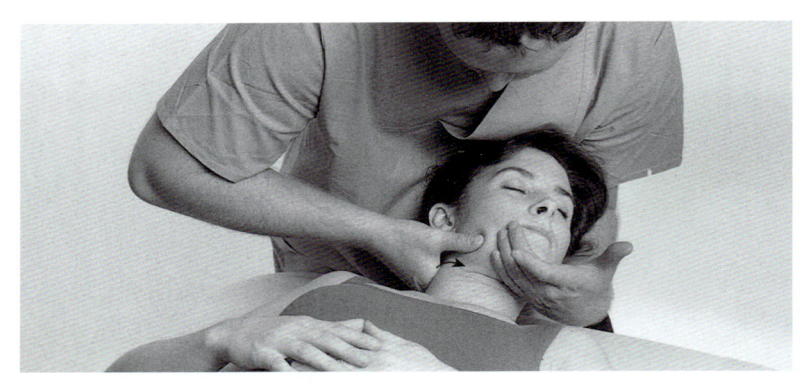

Abb. 5.15 Behandlung von C3/C4 in Rotation (Kinn-Griff)

- den Kopf durch den linken Oberarm des Therapeuten zusätzlich fixieren

Ausführung:
- die Hebelkräfte für die Manipulation einstellen: mögliche Hebelkräfte zum Erreichen der Vorspannung der Bewegungseinschränkung von C3 sind Flexion, Extension, Seitneigung, Rotation, Kompression und Traktion
- den Gelenkkomplex C3/C4 durch leichten Schub mit der rechten Hand nach links in Seitneigung rechts bringen
- weitere Hebelkräfte durch Flexion oder Extension über den rechten Zeigefinger einstellen, Kompression oder Traktion durch leichten Schub oder Zug mit dem linken Arm induzieren
- den Kopf nun zusätzlich mit der rechten Hand nach links rotieren, bis die optimale Vorspannung von C3 lokalisiert wird
- sollten in dieser Position Symptome auftreten, die auf eine Pathologie hinweisen, die Technik nicht ausführen
- einen Impuls mit dem rechten Zeigefinger in transversaler Ebene nach links (Seitneigung rechts und Rotation links) ausführen

5.2.5 Dysfunktion von C3/C4 in Rotation rechts (im Sitzen) (▶ Abb. 5.16)

Indikation: Rotation von C3 links eingeschränkt

Tests: neurologische Tests negativ (▶ S. 187)

Patient: sitzend

Therapeut: stehend, an der linken Seite des Patienten

Handposition:
- mit Zeige- und Mittelfinger der rechten Hand die HWS von dorsal umgreifen und Kontakt mit der ventralen Fläche des rechten Proc. transversus von C4 aufnehmen
- die linke Hand umgreift den Kopf von ventral; die Hand unter das rechte Ohr legen
- das Metacarpophalangealgelenk des linken kleinen Fingers auf die dorsale Fläche des rechten Proc. transversus von C3 legen, den Finger entlang des Arcus posterior bis zum Proc. spinosus legen

Ausführung:
- mögliche Hebelkräfte zum Erreichen der Vorspannung der Bewegungseinschränkung von C3 sind Flexion, Extension, Seitneigung, Rotation, Kompression und Traktion
- den Gelenkkomplex C3/C4 durch leichten Zug mit der rechten Hand in Richtung des Therapeuten in Seitneigung rechts bringen
- weitere Hebelkräfte durch Flexion oder Extension über den linken kleinen Finger einstellen
- den Kopf nun mit der linken Hand nach links rotieren, bis die optimale Vorspannung von C3 lokalisiert wird
- sollten in dieser Position Symptome auftreten, die auf eine Pathologie hinweisen, die Technik nicht ausführen
- einen Impuls mit dem linken kleinen Finger in transversaler Ebene nach links (Seitneigung rechts und Rotation links) ausführen

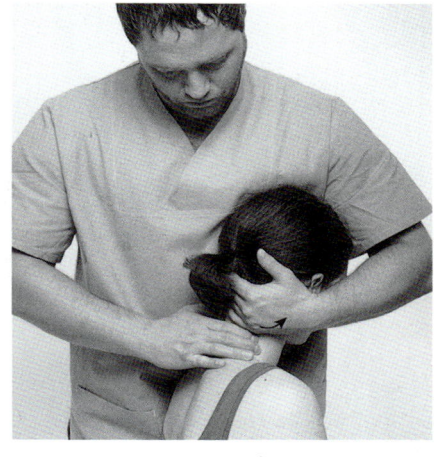

Abb. 5.16 Behandlung von C3/C4 in Rotation im Sitzen

> Da der Patient bei dieser Technik sitzt und die Schwerkraft den Kopf nicht zusätzlich in Richtung Behandlungsliege zieht, ist die sichere und für den Patienten angenehme Lagerung des Kopfes während und nach der Manipulation besonders wichtig.

5.2.6 Dysfunktion von C7/Th1 in Rotation rechts (in Bauchlage) (▶ Abb. 5.17)

Indikation: Rotation von C7 links eingeschränkt

Tests: neurologische Tests negativ (▶ S. 187)

Patient: in Bauchlage, Kinn am Sternum

Therapeut: stehend, am Kopfende des Patienten

Handposition:
- mit dem rechten Os pisiforme Kontakt mit dem posterioren Anteil des rechten Proc. transversus von Th1 aufnehmen
- die linke Hand auf den Hinterkopf des Patienten legen, die Finger in Richtung der linken Schulter des Patienten gerichtet

Ausführung:
- die Hebelkräfte für die Manipulation einstellen: mögliche Hebelkräfte zum Erreichen der Vorspannung der Bewegungseinschränkung von C7 sind Flexion, Extension, Kompression und Traktion
- mit der linken Hand den Kopf in Seitneigung links und Rotation rechts bewegen, bis die Bewegung mit der rechten Hand palpiert werden kann

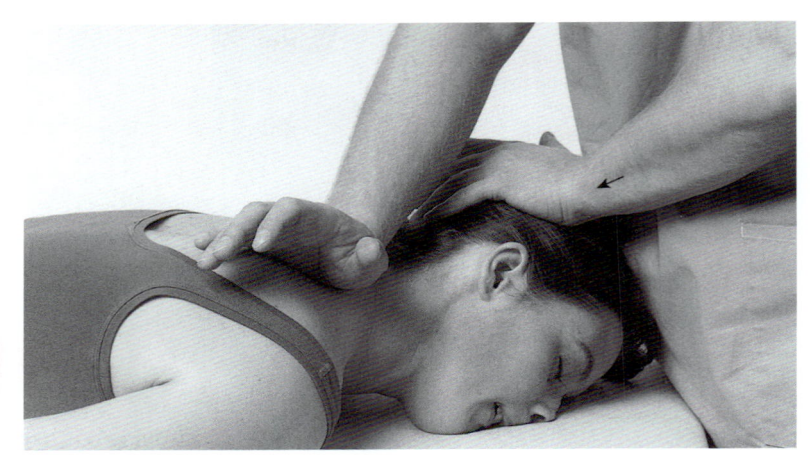

Abb. 5.17 Behandlung von C7/Th1 in Rotation in Bauchlage

- sollten in dieser Position Symptome auftreten, die auf eine Pathologie hinweisen, die Technik nicht ausführen
- einen Impuls ausführen, der aus einer Verstärkung der Seitneigung nach links und Rotation nach rechts mit der Hand am Kopf bei gleichzeitigem Druck des rechten Os pisiforme auf den Proc. transversus von Th1 in Richtung der rechten Axilla besteht

5.2.7 Dysfunktion von C7/Th1 in Rotation rechts (im Sitzen) (▶ Abb. 5.18)

Indikation: Rotation von C7 links eingeschränkt

Tests: neurologische Tests negativ (▶ S. 187)

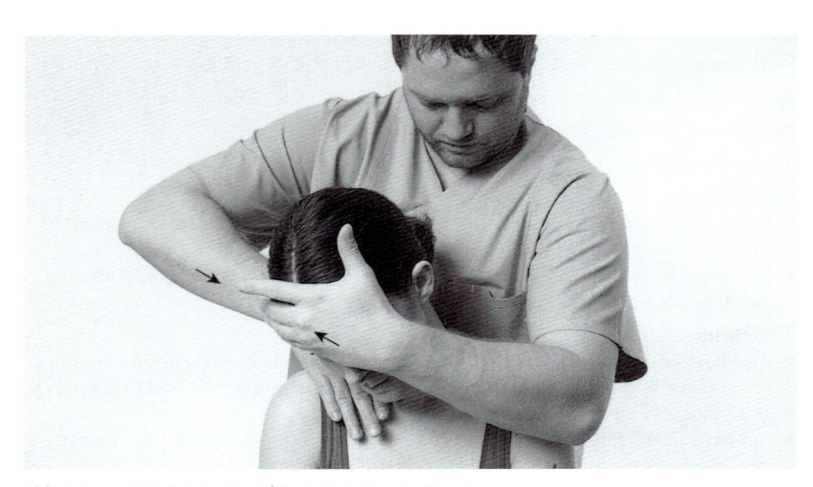

Abb. 5.18 Behandlung von C7/Th1 in Rotation im Sitzen

Patient: sitzend

Therapeut: stehend, hinter der Patienten

Handposition:
- den linken Ellenbogen auf die linke Schulter des Patienten legen
- den linken Unterarm seitlich entlang der linken Gesichtshälfte legen
- mit der linken Hand das Stirnbein von anterior/superior umfassen
- die rechte Hand auf die rechte Schulter legen, mit dem Daumen Kontakt mit dem Proc. spinosus von Th1 von rechts aufnehmen
- das rechte Handgelenk dabei gestreckt lassen

Ausführung:
- die Hebelkräfte für die Manipulation einstellen: mögliche Hebelkräfte zum Erreichen der Vorspannung der Bewegungseinschränkung von C7 sind Flexion, Extension, Seitneigung, Rotation, Kompression und Traktion
- den Gelenkkomplex C7/Th1 durch Druck mit dem linken Arm nach rechts und Drehung mit der Hand nach links in Seitneigung rechts und Rotation links bringen
- sollten in dieser Position Symptome auftreten, die auf eine Pathologie hinweisen, die Technik nicht ausführen
- einen Impuls ausführen, der aus einer Verstärkung der Seitneigung nach rechts mit dem linken Arm bei gleichzeitigem Druck des rechten Daumens auf den Proc. spinosus von Th1 in Richtung der linken Axilla besteht

5.3 Behandlung der Halswirbelsäule (MET)

Tobias K. Dobler

5.3.1 Dysfunktion von C0/C1 in FRS$_R$ (▶ Abb. 5.19)

Indikation: Extension, Seitneigung links, Rotation rechts des Okziput eingeschränkt

Patient: in Rückenlage

Therapeut: stehend oder sitzend, am Kopfende des Patienten

Handposition:
- die rechte Hand auf das rechte Okziput legen
- mit dem rechten Zeigefinger das rechte okzipitoatlantale Gelenk palpieren
- die linke Hand auf das linke Okziput legen
- mit dem linken Zeigefinger das linke okzipitoatlantale Gelenk palpieren

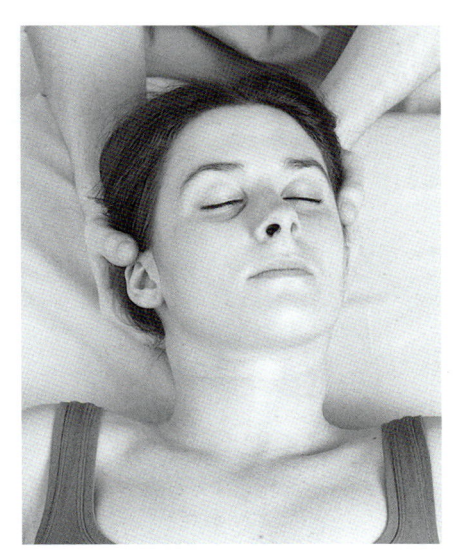

Abb. 5.19 Behandlung von C0/C1 in FRS$_R$

Ausführung:
- den Kopf in Flexion bringen
- das Okzipitoatlantalgelenk langsam in Extension führen, bis die Bewegungsgrenze erreicht ist
- die Bewegung durch leichten Druck der Zeigefinger nach anterior auf das Okzipitoatlantalgelenk fokussieren
- durch leichten Schub mit der rechten Hand nach links die Bewegungsgrenze in Seitneigung rechts suchen
- den Kopf nun zusätzlich mit der rechten Hand nach links rotieren, bis die Bewegungsgrenze in Rotation links erreicht ist
- den Patienten auffordern, den Kopf gegen den Widerstand des Therapeuten nach rechts zu drehen
- die Spannung 3–6 Sek. halten
- in der Entspannungsphase wird die neue Bewegungsgrenze durch Rotation nach links, Seitneigung nach rechts und Extension erreicht
- diesen Vorgang 3–5 × wiederholen

> Wenn die Bewegungseinschränkung hauptsächlich in Extension oder Seitneigung palpiert wurde oder wenn die Behandlung mit Rotation keine komplette Bewegungsfreiheit erzielt, können Extension und Seitneigung alternativ oder zusätzlich zur Rotation eingesetzt werden.

5.3.2 Dysfunktion von C0/C1 in ERS$_L$ (▶ Abb. 5.20)

Indikation: Flexion, Seitneigung rechts, Rotation links des Okziput eingeschränkt
Patient: in Rückenlage

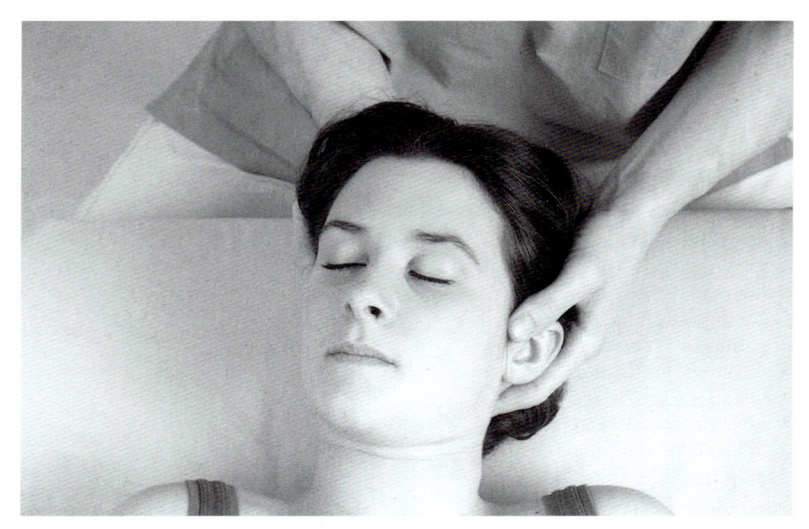

Abb. 5.20 Behandlung von C0/C1 in ERS$_L$

Therapeut: stehend oder sitzend, am Kopfende des Patienten

Handposition:
- die rechte Hand auf das rechte Okziput legen
- mit dem rechten Zeigefinger das rechte okzipitoatlantale Gelenk palpieren
- die linke Hand auf das linke Okziput legen
- mit dem linken Zeigefinger das linke okzipitoatlantale Gelenk palpieren

Ausführung:
- den Kopf in Extension bringen
- das Okzipitoatlantalgelenk langsam in Flexion führen, bis die Bewegungsgrenze erreicht ist
- durch leichten Schub mit der linken Hand nach rechts die Bewegungsgrenze in Seitneigung links suchen
- den Kopf nun zusätzlich mit der linken Hand nach rechts rotieren, bis die Bewegungsgrenze in Rotation rechts erreicht ist
- den Patienten auffordern, den Kopf gegen den Widerstand des Therapeuten nach links zu drehen
- die Spannung 3–6 Sek. halten
- in der Entspannungsphase wird die neue Bewegungsgrenze durch Rotation nach rechts, Seitneigung nach links und Flexion erreicht
- diesen Vorgang 3–5 × wiederholen

> Wenn die Bewegungseinschränkung hauptsächlich in Extension oder Seitneigung palpiert wurde oder wenn die Behandlung mit Rotation keine komplette Bewegungsfreiheit erzielt, können Extension und Seitneigung alternativ oder zusätzlich zur Rotation eingesetzt werden.

5.3.3 Dysfunktion von C1/C2 in Rotation rechts (▶ Abb. 5.21)

Indikation: Rotation von C1 links eingeschränkt

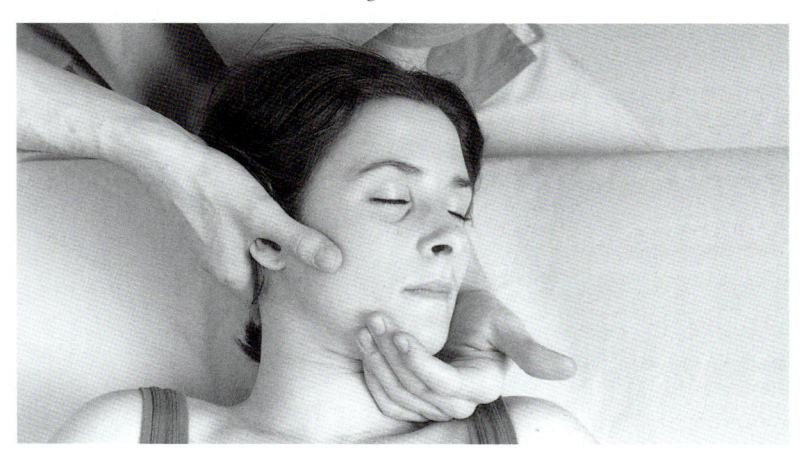

Abb. 5.21 Behandlung von C1/C2 in Rotation

Patient: in Rückenlage

Therapeut: stehend oder sitzend, am Kopfende des Patienten

Handposition:
- die rechte Hand auf das rechte Okziput legen, Finger nach medial gerichtet
- der rechte Zeigefinger befindet sich am rechten Arcus posterior von C1 zwischen dem Proc. spinosus und dem rechten Proc. transversus
- den linken Hinterkopf auf die Ventralfläche des linken Unterarms des Therapeuten legen
- die linke Hand mit der Palmarfläche auf die linke Gesichtshälfte legen, mit den Fingern 4 und 5 das Kinn von rechts mit leichtem Kontakt umgreifen
- den Kopf durch den linken Oberarm des Therapeuten zusätzlich fixieren

Ausführung:
- den Kopf mit der rechten Hand nach links rotieren, bis die Bewegungsgrenze in Rotation links erreicht ist
- den Patienten auffordern, den Kopf gegen den Widerstand des Therapeuten nach rechts zu drehen
- die Spannung 3–6 Sek. halten
- in der Entspannungsphase wird die neue Bewegungsgrenze durch Rotation nach links erreicht
- diesen Vorgang 3–5 × wiederholen

5.3.4 Dysfunktion von C2–7 in ERS (am Beispiel C4/C5 in ERS_R) (▶ Abb. 5.22)

Indikation: Flexion, Rotation links, Seitneigung links des Okziput eingeschränkt

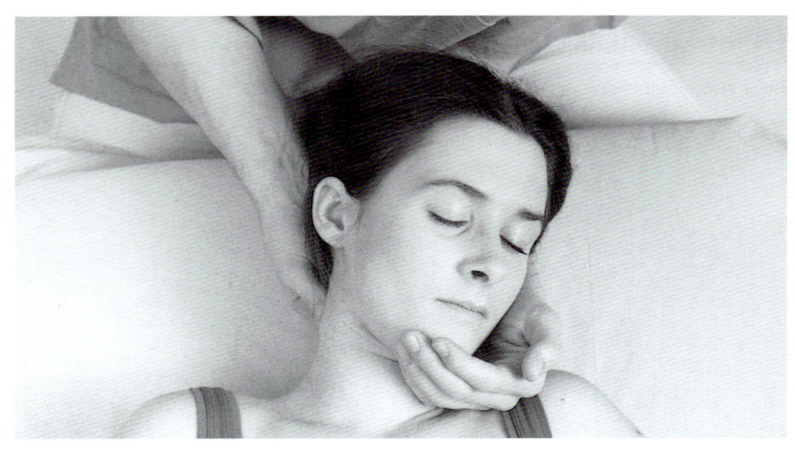

Abb. 5.22 Behandlung von C4/C5 in ERS_R

Patient: in Rückenlage

Therapeut: stehend oder sitzend, am Kopfende des Patienten

Handposition:
- die rechte Hand auf das rechte Okziput legen
- mit dem rechten Daumen Kontakt mit dem rechten posterioren Anteil des Proc. transversus von C4 aufnehmen, mit dem rechten Zeigefinger mit dem linken Proc. transversus
- mit der linken Hand das Kinn von links umgreifen

Ausführung:
- den Kopf in Extension bringen
- C4 durch Anheben des Kopfes mit der rechten Hand in Flexion und Seitneigung links führen, bis die Bewegungsgrenze erreicht ist
- durch leichten Schub mit dem rechten Daumen am Proc. transversus nach anterior C4 in Rotation links führen
- den Patienten auffordern, den Kopf gegen den Widerstand des Therapeuten nach rechts zu drehen
- die Spannung 3–6 Sek. halten
- in der Entspannungsphase wird die neue Bewegungsgrenze durch Rotation nach links, Seitneigung nach links und Flexion erreicht
- diesen Vorgang 3–5 × wiederholen

> Wenn die Bewegungseinschränkung hauptsächlich in Flexion oder Seitneigung palpiert wurde oder wenn die Behandlung mit Rotation keine komplette Bewegungsfreiheit erzielt, können Flexion oder Seitneigung alternativ oder zusätzlich zur Rotation eingesetzt werden.

5.3.5 Dysfunktion von C2–7 in FRS (am Beispiel C6/C7 in FRS$_L$) (▶ Abb. 5.23)

Indikation: Extension, Seitneigung rechts, Rotation rechts von C6 eingeschränkt
Patient: in Rückenlage

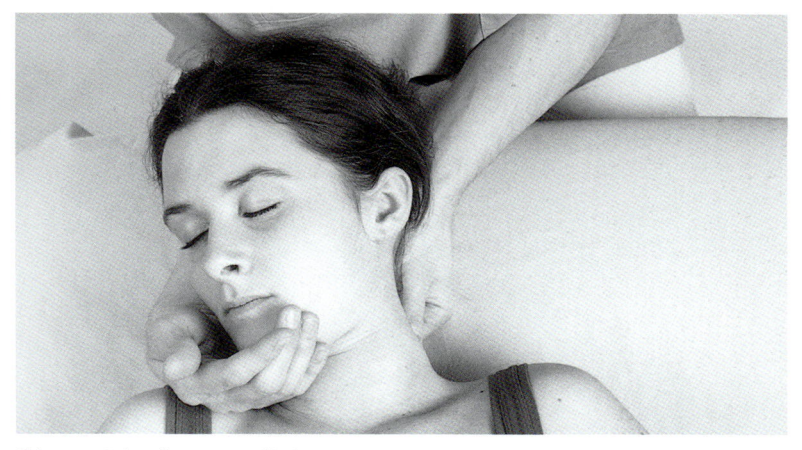

Abb. 5.23 Behandlung von C6/C7 in FRS$_L$

Therapeut: stehend oder sitzend, am Kopfende des Patienten

Handposition:
- mit dem linken Daumen Kontakt mit dem linken posterioren Anteil des Proc. transversus von C6 aufnehmen, mit dem linken Zeigefinger mit dem rechten Proc. transversus
- die rechte Hand quer über die Stirn legen

Ausführung:
- C6 durch Schub der linken Hand an den Procc. transversi nach anterior in Extension führen, bis die Bewegungsgrenze erreicht ist
- über den Kontakt an der Stirn eine Rotation und Seitneigung des Kopfes nach rechts induzieren, bis die Bewegungsgrenze von C6 in Rotation und Seitneigung erreicht ist
- den Patienten auffordern, die Stirn gegen den Widerstand des Therapeuten nach anterior zu drücken
- die Spannung 3–6 Sek. halten
- in der Entspannungsphase wird die neue Bewegungsgrenze durch Rotation nach rechts, Seitneigung nach rechts und Extension erreicht
- diesen Vorgang 3–5 × wiederholen

> Wenn die Bewegungseinschränkung hauptsächlich in Rotation oder Seitneigung palpiert wurde oder wenn die Behandlung mit Flexion keine komplette Bewegungsfreiheit erzielt, können Rotation und Seitneigung alternativ oder zusätzlich zur Flexion eingesetzt werden.

6 Brustwirbelsäule

*Christian Fossum, Alexander Klawunde, Uwe Senger,
Peter Sommerfeld*
Therapeut auf den Fotos: Uwe Senger

6.1	**Diagnostik**	**209**	6.2.5	Dysfunktion von Th3–12 in ERS (am Beispiel Th8 in ERS$_L$)	**225**
	Christian Fossum, Alexander Klawunde, Uwe Senger, Peter Sommerfeld		**6.3**	**Behandlung der Brustwirbelsäule (MET)** *Uwe Senger*	**227**
6.1.1	Anamnese	**209**			
6.1.2	Inspektion	**209**	6.3.1	Dysfunktion von Th1–4 in NSR (am Beispiel Th2 in NSR$_R$)	**227**
6.1.3	Palpation	**209**			
6.1.4	Tests und Bewegungsprüfung	**209**	6.3.2	Dysfunktion von Th1–4 in FRS (am Beispiel Th3 in FRS$_R$)	**227**
6.1.5	Differenzialdiagnosen	**217**			
6.1.6	Osteopathische Beziehungen	**218**	6.3.3	Dysfunktion von Th1–4 in ERS (am Beispiel Th1 in ERS$_L$)	**229**
6.2	**Behandlung der Brustwirbelsäule (HVLA)** *Uwe Senger*	**221**	6.3.4	Dysfunktion von Th5–12 in NSR (am Beispiel Th9 in NSR$_L$)	**230**
6.2.1	Dysfunktion von Th3–12 in bilateraler Flexion (am Beispiel Th6)	**221**	6.3.5	Dysfunktion von Th5–12 in FRS (am Beispiel Th11 in FRS$_L$)	**231**
6.2.2	Dysfunktion von Th3–12 in bilateraler Extension (am Beispiel Th8)	**221**	6.3.6	Dysfunktion von Th5–12 in ERS (am Beispiel Th8 in ERS$_L$)	**232**
6.2.3	Dysfunktion von Th3–12 in NSR (am Beispiel Th5 in NSR$_R$)	**223**	6.3.7	Thoraxoszillation	**233**
6.2.4	Dysfunktion von Th3–12 in FRS (am Beispiel Th11 in FRS$_R$)	**224**			

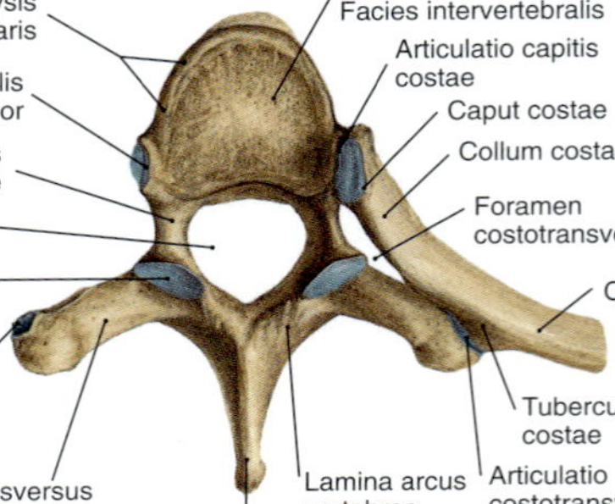
Epiphysis anularis
Corpus vertebrae, Facies intervertebralis
Articulatio capitis costae
Fovea costalis superior
Caput costae
Pediculus arcus vertebrae
Collum costae
Foramen vertebrale
Foramen costotransversarium
Proc. articularis [Zygapophysis] superior
Costa
Fovea costalis processus transversi
Tuberculum costae
Lamina arcus vertebrae
Articulatio costotransversaria
Proc. transversus
Proc. spinosus

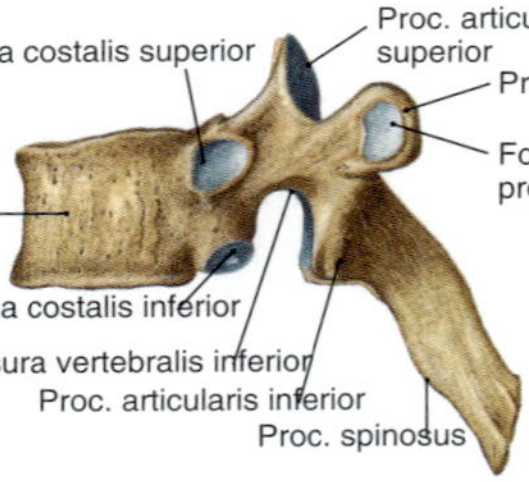
Proc. articularis superior
Fovea costalis superior
Proc. transversus
Fovea costalis processus transversi
Corpus vertebrae
Fovea costalis inferior
Incisura vertebralis inferior
Proc. articularis inferior
Proc. spinosus

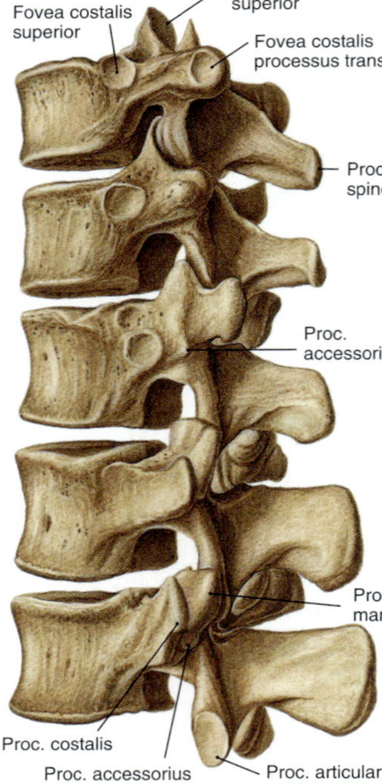
Proc. articularis superior
Fovea costalis superior
Fovea costalis processus transversi
Proc. spinosus
Proc. accessorius
Proc. mamillaris
Proc. costalis
Proc. accessorius
Proc. articularis inferior

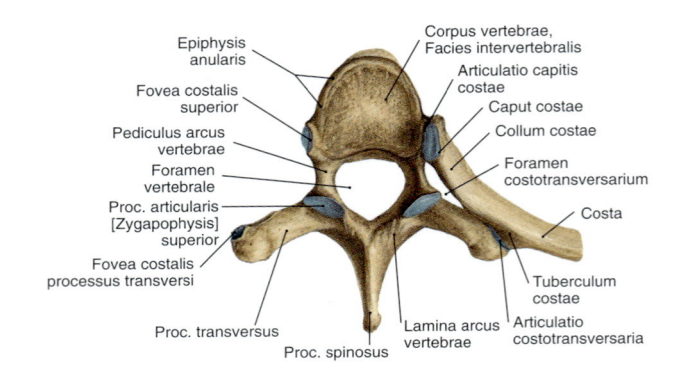

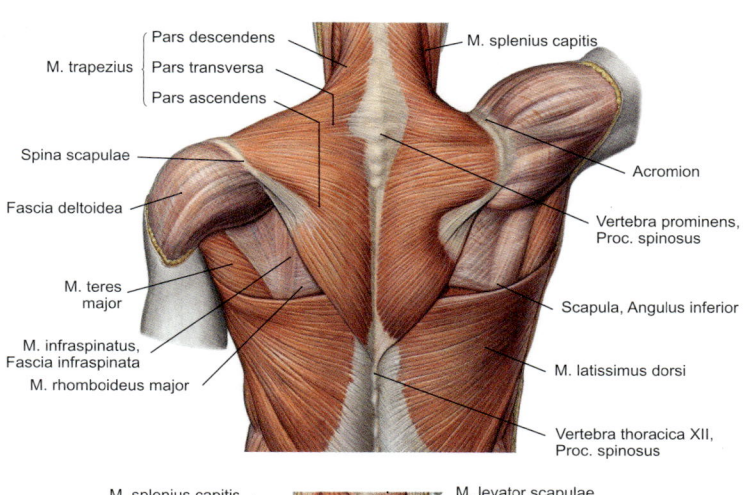

6 Brustwirbelsäule

Obere Abbildung (oberflächliche Schicht):
- M. trapezius
  - Pars descendens
  - Pars transversa
  - Pars ascendens
- M. splenius capitis
- Spina scapulae
- Acromion
- Fascia deltoidea
- Vertebra prominens, Proc. spinosus
- M. teres major
- Scapula, Angulus inferior
- M. infraspinatus, Fascia infraspinata
- M. rhomboideus major
- M. latissimus dorsi
- Vertebra thoracica XII, Proc. spinosus

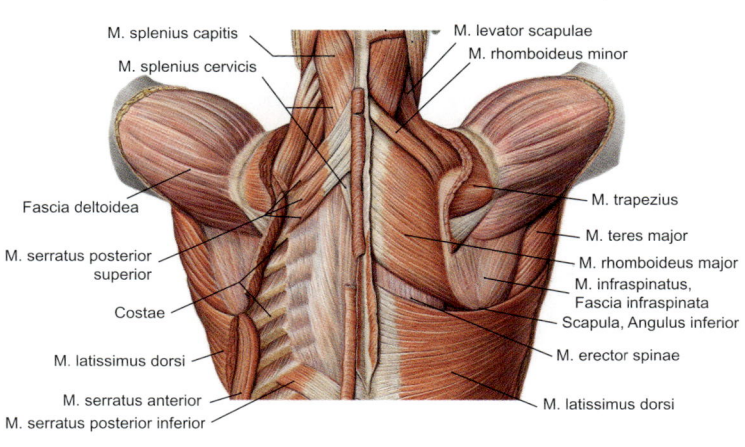

Mittlere Abbildung:
- M. splenius capitis
- M. splenius cervicis
- M. levator scapulae
- M. rhomboideus minor
- Fascia deltoidea
- M. trapezius
- M. serratus posterior superior
- M. teres major
- M. rhomboideus major
- Costae
- M. infraspinatus, Fascia infraspinata
- Scapula, Angulus inferior
- M. latissimus dorsi
- M. erector spinae
- M. serratus anterior
- M. serratus posterior inferior
- M. latissimus dorsi

Untere Abbildung:
- M. levator scapulae
- M. longissimus cervicis
- M. semispinalis cervicis
- M. iliocostalis cervicis
- M. trapezius
- M. teres major
- M. serratus posterior superior
- M. rhomboideus major
- M. infraspinatus, Fascia infraspinata
- M. spinalis thoracis
- M. iliocostalis thoracis
- M. iliocostalis thoracis
- M. latissimus dorsi
- M. longissimus thoracis
- M. longissimus thoracis
- M. serratus anterior

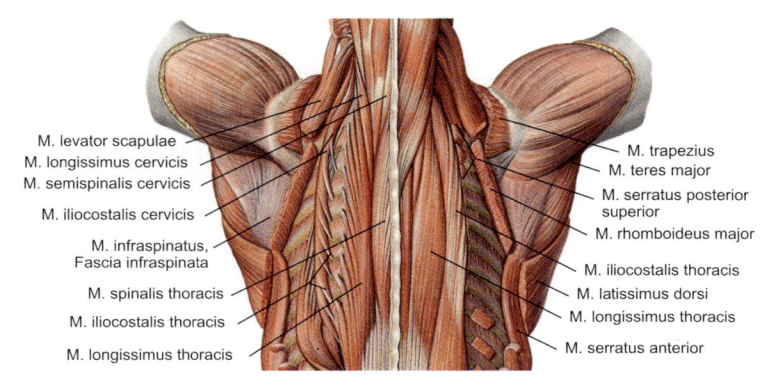

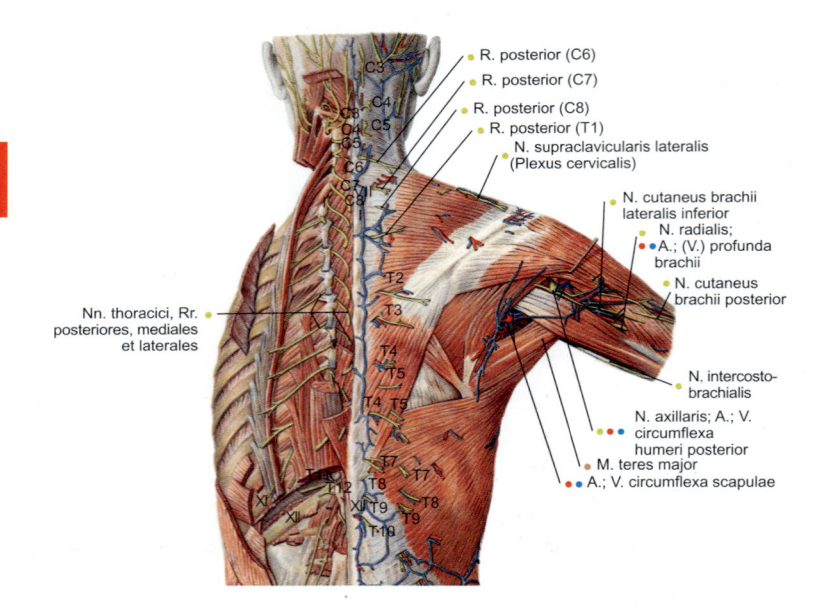

- R. posterior (C6)
- R. posterior (C7)
- R. posterior (C8)
- R. posterior (T1)
- N. supraclavicularis lateralis (Plexus cervicalis)
- N. cutaneus brachii lateralis inferior
- N. radialis; A.; (V.) profunda brachii
- N. cutaneus brachii posterior
- N. intercostobrachialis
- N. axillaris; A.; V. circumflexa humeri posterior
- M. teres major
- A.; V. circumflexa scapulae
- Nn. thoracici, Rr. posteriores, mediales et laterales

6.1 Diagnostik
6.1.1 Anamnese

Uwe Senger

Schmerzen, Bewegungseinschränkung
- Schmerzlokalisation
- Abhängigkeit von Bewegung, Belastung, Lage, Ein- oder Ausatmung
- Ausstrahlung: Zwischenrippenraum, zwischen Schulterblättern, Schulter-Nacken-Bereich, sternal oder parasternal, Brachialgien, Oberbauch
- Schmerzcharakter: bohrend, dumpf, ziehend, brennend
- Einschränkung der Atmung

Andere Symptome
- Palpitation, Herzstechen
- Husten, Atemlosigkeit, Auswurf
- Blasenfunktionsstörung, Schmerzen bei der Miktion

Vor-, Begleiterkrankungen, Sozialanamnese
- Asthma bronchiale, akute oder chronische Bronchitis
- Rheumatische Erkrankungen: Spondylitis ankylosans (Morbus Bechterew)
- Probleme im Wachstumsalter (Hinweise auf Morbus Scheuermann)
- Nikotinabusus
- Arbeitsplatz: Allergene, Reizstoffe, Staub

6.1.2 Inspektion

Uwe Senger

- Ausprägung der Brustkyphose
- Skoliose, Rotoskoliose
- Schultergürtelposition, Gibbus
- Ödeme, Narben, Hautausschlag mit Lokalisation in einem bestimmten Dermatom

6.1.3 Palpation

Uwe Senger

Knochenpalpation
- Procc. spinosi und Procc. transversi der BWS: Stellung, Abstand, Druckschmerz

Weichteilpalpation
- M. trapezius
- Mm. rhomboideus major und minor
- M. latissimus dorsi
- autochthone Rückenmuskulatur

6.1.4 Tests und Bewegungsprüfung

Uwe Senger

Biomechanik

- **Gelenkpartner** eines Bewegungssegments:

- inferiore Seite des oberen und superiore Seite des unteren Wirbelkörpers, getrennt durch Zwischenwirbelscheibe
  - Proc. articularis inferior des oberen und Proc. articularis superior des unteren Wirbelbogens
- **Gelenktyp:** Synchondrose zwischen Wirbelkörpern, plane Gelenke zwischen Wirbelbögen
- **Bewegungsmöglichkeiten:** Flexion, Extension, Rotation, Seitneigung

Aktive Bewegungsprüfung

Seitneigung (▶ Abb. 6.1)

Patient: aufrecht stehend oder sitzend, die Arme über dem Brustkorb verschränkt

Therapeut: stehend oder sitzend, hinter dem Patienten

Handposition: mit der einen Hand die Dornfortsätze des zu überprüfenden sowie des darüber- und darunterliegenden Wirbels palpieren

Ausführung: den Patienten auffordern, sich nach rechts und danach nach links zu beugen

Bewertung: Auf die Bewegung der Dornfortsätze achten.
- Normalbefund: Die Dornfortsätze bewegen sich gleich weit nach rechts und nach links, die Konkavität ist gleich ausgeprägt.
- Eine eingeschränkte Bewegung kann auf eine Dysfunktion eines oder mehrerer Brustwirbel hindeuten.

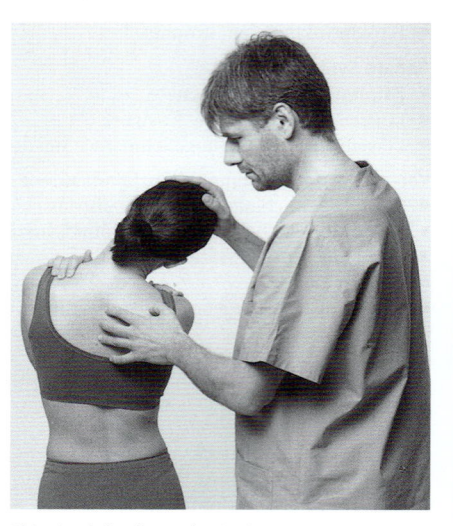

Abb. 6.1 Seitneigung der BWS

Rotation (▶ Abb. 6.1 und ▶ 6.2)

Patient: sitzend, die Arme über dem Brustkorb verschränkt

Therapeut: hinter dem Patienten

Handposition: mit der einen Hand die Dornfortsätze des zu überprüfenden sowie des darüber- und darunterliegenden Wirbels palpieren

Ausführung: den Patienten auffordern, den Oberkörper nach rechts und danach nach links zu drehen

Bewertung: Auf die Bewegung der Dornfortsätze achten.
- Normalbefund: Die Dornfortsätze bewegen sich gleich weit nach rechts und nach links.
- Eine eingeschränkte Bewegung kann auf eine Dysfunktion eines oder mehrerer Brustwirbel hindeuten.

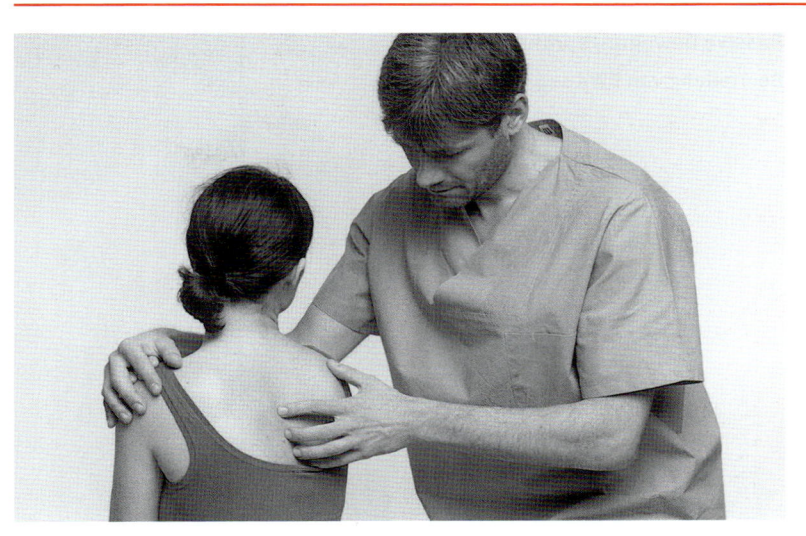

Abb. 6.2 Rotation der BWS

Flexion und Extension (▶ Abb. 6.3)

Patient: stehend oder sitzend, die Arme über dem Brustkorb verschränkt

Therapeut: stehend oder sitzend, hinter dem Patienten

Handposition: mit der einen Hand die Dornfortsätze des zu überprüfenden sowie des darüber- und darunterliegenden Wirbels palpieren

Ausführung: den Patienten auffordern, sich nach vorne und nach hinten zu beugen

Bewertung: Auf die Bewegung der Dornfortsätze achten.
- Normalbefund: Die Dornfortsätze bewegen sich in Flexion auseinander, in Extension nähern sie sich an. Es finden keine Ausweichbewegungen in Rotation oder Seitneigung während der Flexion oder Extension statt.
- Eine eingeschränkte Annäherung oder Auseinanderbewegung der Dornfortsätze und Ausweichbewegungen in Rotation oder Seitneigung kann auf eine Dysfunktion eines oder mehrerer Brustwirbel hindeuten.

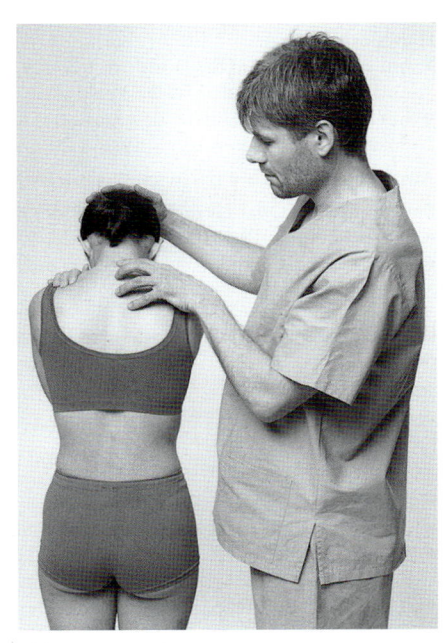

Abb. 6.3 Flexion der BWS

Passive Bewegungsprüfung

Beurteilung von BWK 1–4 (▶ Abb. 6.4)

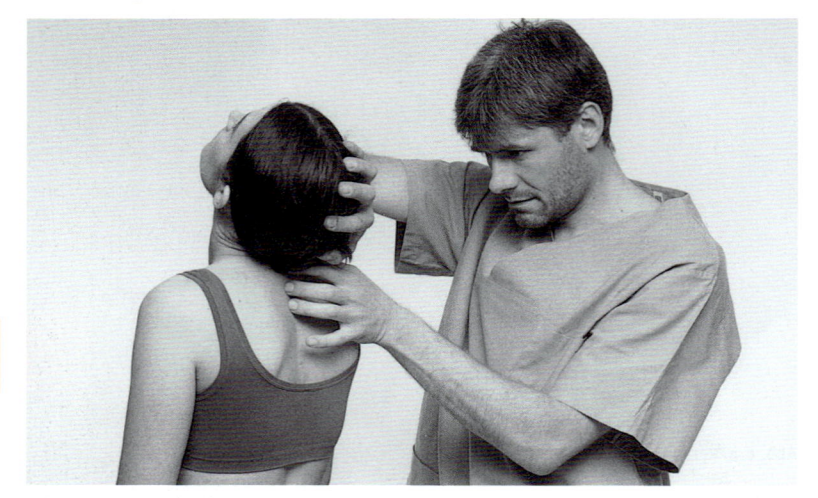

Abb. 6.4 Beurteilung von BWK 1–4

Patient: stehend oder sitzend

Therapeut: stehend, hinter dem Patienten

Handposition:
- mit der einen Hand die Dornfortsätze des zu überprüfenden sowie des darüber- und darunterliegenden Wirbels palpieren
- mit der anderen Hand die Bewegung des Kopfes durch Kontakt auf dem Schädeldach kontrollieren

Ausführung: den Kopf passiv in Flexion, Extension, Seitneigung, Rotation bringen

Bewertung: Die Qualität und Quantität der Bewegungen vergleichen.
- Normalbefund: Freie Beweglichkeit der getesteten Wirbel in alle Richtungen.
- Tritt ein Widerstand in eine Richtung auf, kann dies auf eine Dysfunktion hinweisen.

Untersuchung des zervikothorakalen Übergangs über das Lig. nuchae (C6–Th3) (▶ Abb. 6.5)

Alexander Klawunde

Patient: sitzend, Kinn angezogen

Therapeut: stehend, hinter dem Patienten

Handposition:
- die rechte Hand auf den Kopf im Bereich der Sutura coronalis legen
- dadurch eine leichte Flexion in der Art. atlantooccipitalis erreichen und Spannung im Lig. nuchae erzeugen, die sich direkt auf den Proc. spinosus von C7 überträgt
- diese minimale Vorspannung während der gesamten Untersuchung beibehalten
- mit der linken Hand die Procc. spinosi von C7–Th3 von lateral palpieren

Ausführung:
- mit der oberen Hand einen Druck nach inferior für die Flexionsuntersuchung, einen Druck nach posterior für die Extensionsuntersuchung und einen Druck nach lateral für die Seitbeugung ausüben
- die Rotationsuntersuchung in beide Richtungen durch einen Handwechsel erleichtern: die untere Hand medial zur Schulter auflegen und durch einen Zug nach posterior an der Clavicula die Rotationsamplitude verstärken

Bewertung: Die Bewegung zwischen den Procc. spinosi palpieren.
- Normalbefund: Der zu palpierende Bewegungsausschlag beträgt in alle Untersuchungsrichtungen nur wenige Millimeter.
- Bewegungseinschränkungen in bestimmte Richtungen weisen auf Dysfunktionen hin (z. B. Flexionseinschränkung auf eine Flexionsdysfunktion).

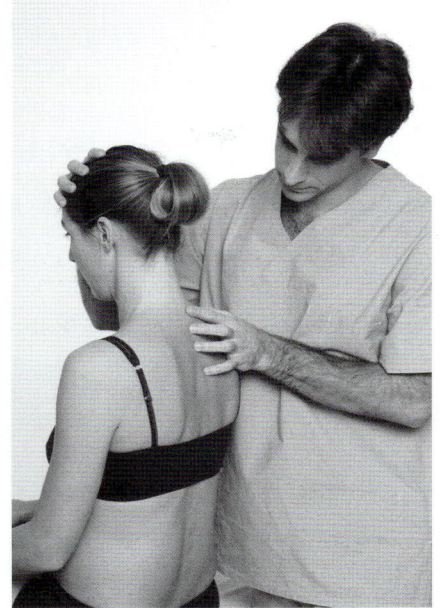

Abb. 6.5 Untersuchung des zervikothorakalen Übergangs über das Lig. nuchae (C6–Th3)

Beurteilung von BWK 5–12 (▶ Abb. 6.6)

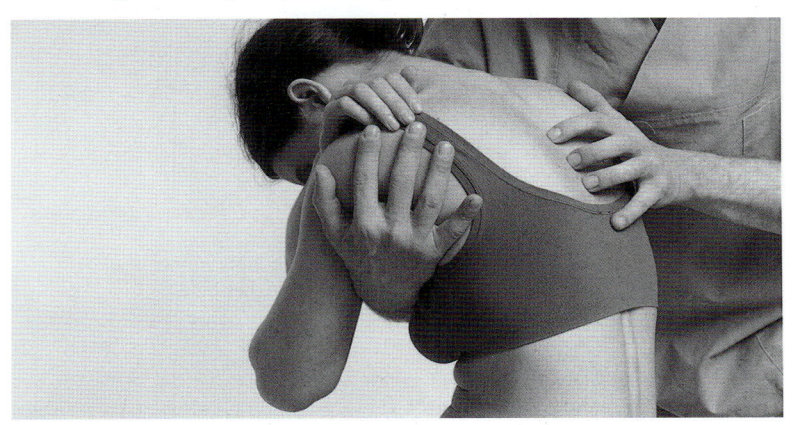

Abb. 6.6 Beurteilung von BWK 5–12

Patient: sitzend, die Arme vor dem Thorax verschränkt
Therapeut: stehend, seitlich des Patienten

Handposition:
- einen Arm unter der Achsel durchführen und auf die kontralaterale Schulter des Patienten legen
- mit den Fingern der anderen Hand die Dornfortsätze des zu überprüfenden sowie des darüber- und darunterliegenden Wirbels palpieren

Ausführung: den Rumpf passiv in Flexion, Extension, Seitneigung und Rotation bringen

Bewertung: Die Qualität und Quantität der Bewegungen vergleichen.
- Normalbefund: Freie Beweglichkeit der getesteten Wirbel in alle Richtungen.
- Tritt ein Widerstand in eine Richtung auf, kann dies auf eine Dysfunktion hinweisen.

Spring-Test (Federtest) für die BWS (▶ Abb. 6.7)

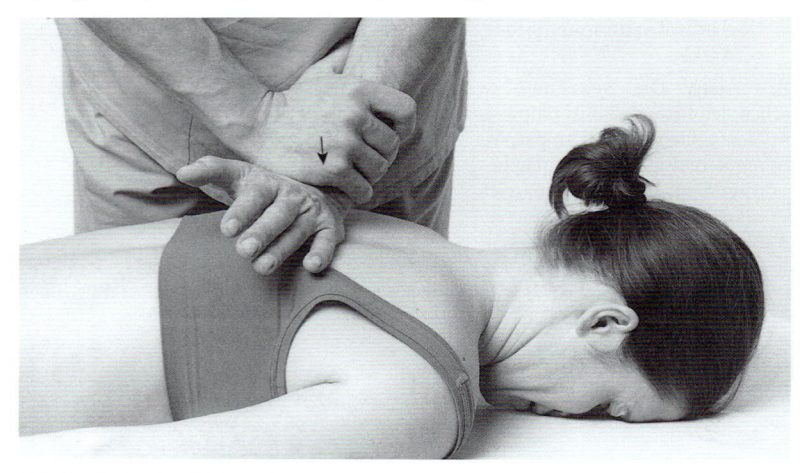

Abb. 6.7 Spring-Test (Federtest)

Patient: in Bauchlage

Therapeut: stehend, seitlich des Patienten, auf Höhe der BWS

Handposition:
- die ulnare Handkante der einen Hand zwischen die Dornfortsätze des zu testenden Bewegungssegments positionieren
- mit der anderen Hand die Testhand am Handgelenk unterstützen
- beide Arme sind gestreckt, im rechten Winkel zur Wirbelsäule

Ausführung: einen senkrechten Druck auf das zu testende Segment ausüben

Bewertung: Die Qualität und Quantität der Bewegung vergleichen.
- Normalbefund: Festelastisches Endgefühl.
- Ein hartes Endgefühl kann auf eine Flexionsdysfunktion hinweisen, ein weiches auf segmentale Hypermobilität oder eine Extensionsdysfunktion.

Kibler-Test (▶ Abb. 6.8)

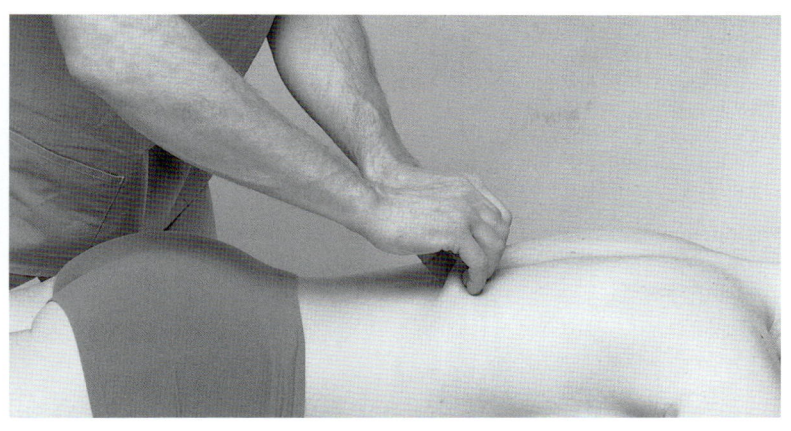

Abb. 6.8 Kibler-Test

Patient: in Bauchlage

Therapeut: stehend, seitlich des Patienten

Ausführung: nacheinander jeweils rechts und links paravertebral eine Hautrolle von kaudal nach kranial zwischen Daumen und Fingern aufrollen

Bewertung: Auf Hautverquellungen und Ödeme achten, die durch Unverschieblichkeit deutlich hervortreten.
- Normalbefund: Die Hautrolle ist ohne Widerstand und ohne Bildung von Verdickungen entlang der Wirbelsäule aufzurollen.
- Unverschiebliche Hautverquellungen und Ödeme können ein Hinweis auf eine mono- oder plurisegmentale Dysfunktion sein.

Perkussion der paraspinalen Muskulatur (▶ Abb. 6.9)

Patient: sitzend, liegend oder stehend

Therapeut: stehend, hinter oder neben dem Patienten

Handposition:
- Zeige- und Mittelfinger zur Perkussion flektieren

Ausführung: schnell und leicht die paraspinalen Muskeln beidseitig auf und ab perkutieren

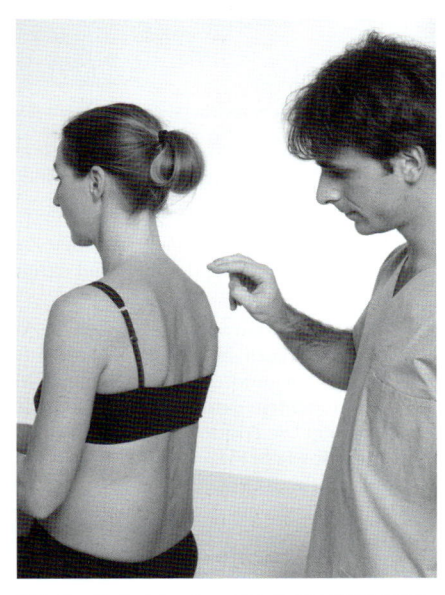

Abb. 6.9 Perkussion der paraspinalen Muskulatur

Bewertung: Auf Veränderungen der Höhe der Perkussionsnote achten und diese Stelle lokalisieren.
- Normalbefund: Die Perkussionsnote ist in allen Bereichen gleichbleibend.
- Im Bereich einer Dysfunktion klingt die Perkussionsnote höher und etwas härter. Dies ist auf erhöhte Spannung im Bereich der paraspinalen Muskulatur zurückzuführen.
- Die gleiche Perkussion nun in einer anderen Patientenhaltung durchführen. Verändert sich dann die Lokalisation der höheren Perkussionsnote, so kann dies ein Hinweis darauf sein, dass es sich um ein Haltungsproblem handelt.

Positionierungstest (Movement-Test) (▶ Abb. 6.10 und ▶ 6.11)

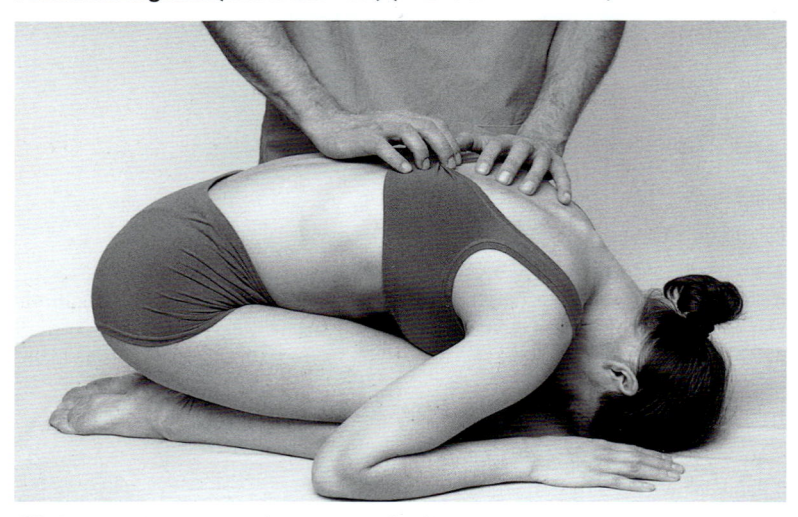

Abb. 6.10 Positionierungstest (Movement-Test): Bild 1

Patient: kniend auf der Bank, der Rumpf ist maximal eingerollt, die Hände befinden sich seitlich der Knie (Flexionsstellung) (Bild 1)

Therapeut: stehend, seitlich des Patienten

Handposition: mit den Daumen oder den Zeigefingern die Procc. transversi des zu überprüfenden sowie des darüber- und darunterliegenden Wirbels palpieren

Ausführung:
- den Patienten dazu auffordern, den Oberkörper mit abgestützten Armen nach vorne zu bewegen, bis er in Bauchlage auf die gestreckten Arme gestützt ist
- den Patienten auffordern, Hüften und Wirbelsäule zu extendieren (den Blick zur Decke zu richten; extreme Extensionsstellung) (Bild 2)
- **Bewertung:** Die Position der Procc. transversi im Seitenvergleich in der Neutralposition sowie in Flexion und Extension beurteilen.
- Normalbefund: Die getesteten Procc. transversi befinden sich in Neutralstellung, in Flexion und Extension weder in Anteriorität noch Posteriorität.

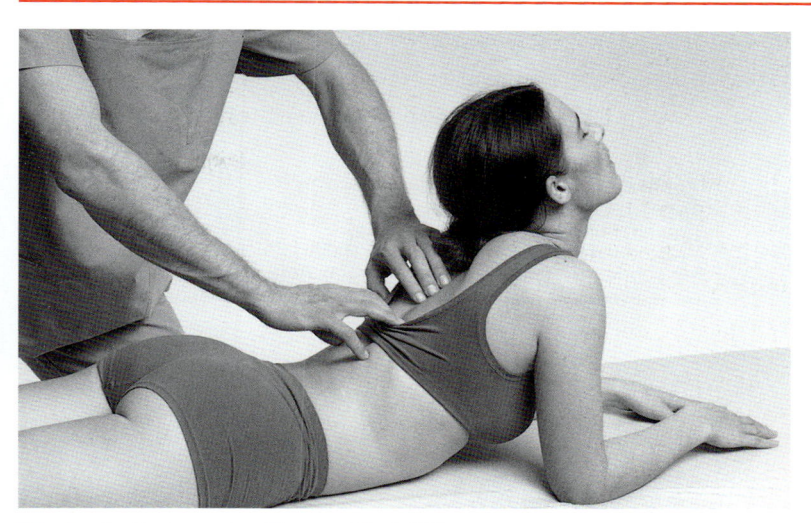

Abb. 6.11 Positionierungstest (Movement-Test): Bild 2

- Befindet sich ein Proc. transversus in Posteriorität und vermindert sich diese in Flexion und verstärkt sich in Extension, so handelt es sich um eine Flexionsdysfunktion.
- Befindet sich ein Proc. transversus in Posteriorität und vermindert sich diese in Extension und verstärkt sich in Flexion, so handelt es sich um eine Extensionsdysfunktion.
- Bei unklarem Befund kann die Bewertung der Abstände der Proc. spinosi hinzugezogen werden. Der Abstand zwischen den getesteten Proc. spinosi bei einer Extensionsdysfunktion vergrößert sich nicht während der Flexion, bei einer Flexionsdysfunktion nicht während der Extension.

6.1.5 Differenzialdiagnosen

Uwe Senger

- **mechanisch/degenerativ:** Spondylose, Spondylarthrose, Trauma oder Fraktur der BWS, Keilwirbel, Blockwirbel
- **neural/radikulär:** Diskusprotrusion, Diskusprolaps, Herpes Zoster
- **ausstrahlend:** Erkrankungen von Herz, Lungen, Pleura, Nieren, Oberbauch
- **entzündlich/rheumatisch:** Morbus Scheuermann, Morbus Bechterew, Morbus Reiter
- **dysplastisch:** primäre Wirbelsäulentumoren (z. B. Plasmozytom, Osteosarkom, Osteoblastom), Metastasen (z. B. bei Prostata-, Mamma-, Lungen-, Nierenkarzinom), Lymphome
- **infektiös:** Spondylitis, Tuberkulose
- **vaskulär/lymphatisch:** abdominales Aortenaneurysma

6.1.6 Osteopathische Beziehungen (▶ Abb. 6.12)

Christian Fossum, Peter Sommerfeld

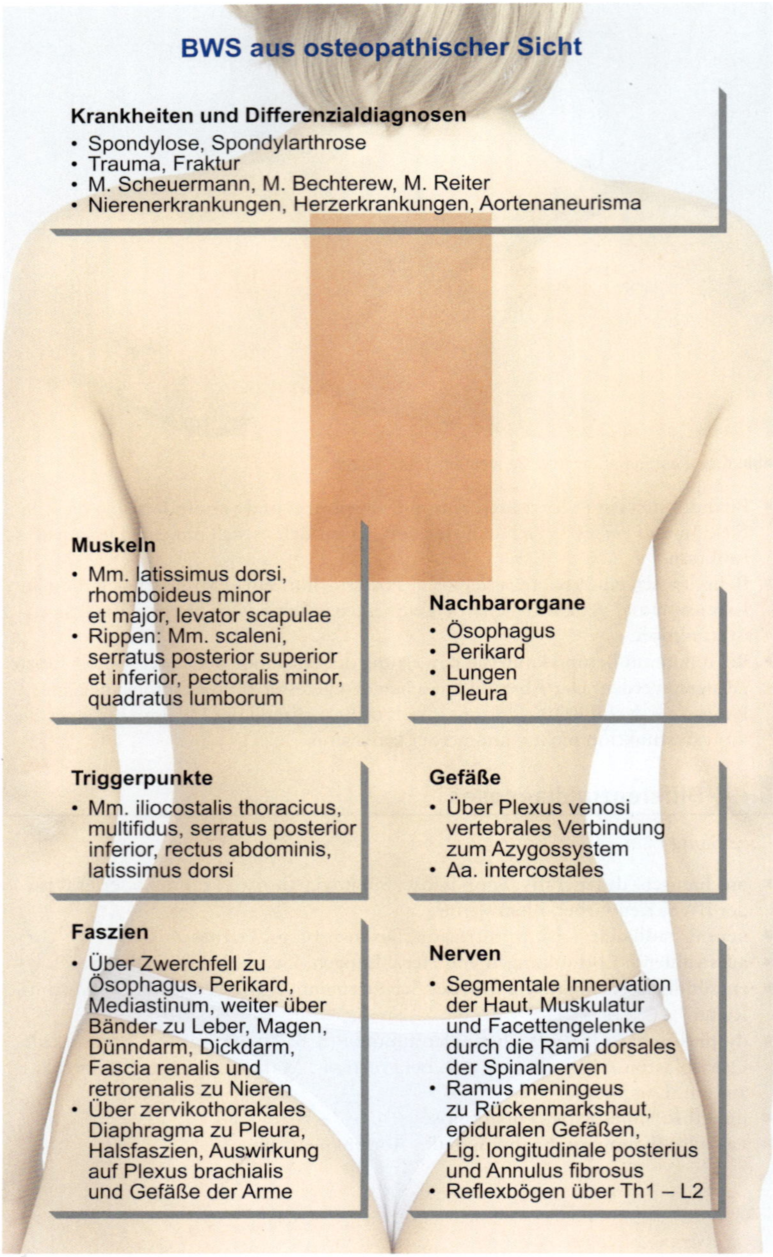

BWS aus osteopathischer Sicht

Krankheiten und Differenzialdiagnosen
- Spondylose, Spondylarthrose
- Trauma, Fraktur
- M. Scheuermann, M. Bechterew, M. Reiter
- Nierenerkrankungen, Herzerkrankungen, Aortenaneurisma

Muskeln
- Mm. latissimus dorsi, rhomboideus minor et major, levator scapulae
- Rippen: Mm. scaleni, serratus posterior superior et inferior, pectoralis minor, quadratus lumborum

Nachbarorgane
- Ösophagus
- Perikard
- Lungen
- Pleura

Triggerpunkte
- Mm. iliocostalis thoracicus, multifidus, serratus posterior inferior, rectus abdominis, latissimus dorsi

Gefäße
- Über Plexus venosi vertebrales Verbindung zum Azygossystem
- Aa. intercostales

Faszien
- Über Zwerchfell zu Ösophagus, Perikard, Mediastinum, weiter über Bänder zu Leber, Magen, Dünndarm, Dickdarm, Fascia renalis und retrorenalis zu Nieren
- Über zervikothorakales Diaphragma zu Pleura, Halsfaszien, Auswirkung auf Plexus brachialis und Gefäße der Arme

Nerven
- Segmentale Innervation der Haut, Muskulatur und Facettengelenke durch die Rami dorsales der Spinalnerven
- Ramus meningeus zu Rückenmarkshaut, epiduralen Gefäßen, Lig. longitudinale posterius und Annulus fibrosus
- Reflexbögen über Th1 – L2

Abb. 6.12 BWS aus osteopathischer Sicht

Neurologische Beziehungen

- viszerosomatische und somatoviszerale Reflexe (sympathische Innervation):
  - Th1–Th4: Ösophagus und Bronchien
  - Th1–Th4: Kopf und Hals
  - Th1–Th5: Herz und Lunge
  - Th5–Th9 (rechts): Leber und Gallenblase
  - Th5–Th9 (links): Milz und Magen
  - Th10–Th12: Duodenum
  - Th10–Th12: Niere und Ureter
  - Th10–L2: Colon
  - Th9–Th11: Nebenniere
  - Th10–L2: kleines Becken
- Muskelinnervation: auch ▶ 10.1.6
  - M. latissimus dorsi: N. thoracodorsalis (C5/C6)
  - M. pectoralis major: Nn. pectorales medialis und lateralis (C5–Th1)
  - M. pectoralis minor: Nn. pectorales medialis und lateralis (C6–Th1)
  - M. subclavius: N. subclavius (C5/C6)
  - M. subscapularis: Nn. subscapulares (C5–C7)
  - Mm. intercostales externi: Nn. intercostales
  - Mm. intercostales interni: Nn. intercostales

Vaskuläre Beziehungen

- venolymphatisch: die klappenlosen Plexus venosi vertebrales haben Verbindung mit dem Azygossystem sowie nach kranial zu Venen der Schädelbasis und Sinus venosi durales
- lymphatisch: über den Hiatus aorticus Einfluss auf die Zisterna chyli
- die Atmung beeinflusst maßgeblich in der V. cava inferior den venösen Rückstrom zum Herzen und den Lymphrückfluss in den Thorax
- arteriell: insbesondere bei Dysfunktionen im Bereich des thorakolumbalen Übergangs mit Zwerchfellbeteiligung über den Hiatus aorticus Einfluss auf den Truncus coeliacus und damit die Versorgung der Oberbauchorgane
- Dysfunktionen von Th12 können die A. radicularis magna Adamkievics beeinflussen, die der Versorgung des Lendensakralbereiches dient und nur einseitig, meist links, in Höhe des Wirbelsegments Th12 entspringt

Mechanische Beziehungen

- Zwerchfell
  - viszerale Verbindung mit dem Ösophagus, besonders durch Hiatus oesophageus
  - viszerale Verbindung mit dem Perikard über die Facies diaphragmatica, über das Perikard selbst bindegewebige Verbindungen zum Mediastinum, Sternum und zur oberen BWS
  - viszerale Verbindung mit den Lungen über die Pleurablätter; dies ist besonders bei entzündlichen Prozessen von Relevanz
  - direkte viszerale Verbindung mit den abdominalen Organen: über das Lig. coronarium hepatis und Lig. triangulare sinistrum zur Leber, über das Lig. gastrophrenicum zum Magen, über den M. suspensorius duodeni (Treitz-Band) zum Dünndarm, über das Lig. phrenicocolicum zum Dickdarm sowie über die Fascia renalis und retrorenalis zur Niere

- indirekte viszerale Verbindung mit den abdominellen Organen: über das Lig. falciforme hepatis und Lig. teres hepatis zum Bauchnabel und über die Chorda urachi zur Blase
- direkter Einfluss zur Bauchwand über die Atemmechanik: bei normaler Ruheatmung führt die Bewegung des Zwerchfells primär zu einer Deformierung der Bauchwand, bei vertiefter Atmung sollte diese Deformierung durch einen guten Tonus der Strukturen der Bauchwand gebremst werden, was zu einer Hebung der unteren Rippen führt
- enge Lage zur Milz
- wichtig für die Aufrechterhaltung der Druckunterschiede der Körperhöhlen
- zervikothorakales Diaphragma mit Anteilen aus: pleurovertebralen und kostopleuralen Ligamenten, M. longus colli, der Sibson-Faszie und mittleren zervikalen Aponeurose hat Einfluss auf die
  - Mechanik von C6–Th3, 1. und 2. Rippe sowie Sternum
  - Mobilität der Clavicula über den M. subclavius und somit auf die Mechanik der Art. humeri
  - Spannung der Mm. pectorales major und minor und damit auf die Versorgung des Armes (Thoracic-outlet-Syndrom bei Kompression) und die Mechanik des zervikothorakalen Überganges (Probleme bei Verkürzung der ventralen Strukturen)
- viszerale und fasziale Verbindungen des Thorax mit: Mediastinum, Perikard, Lungen, Pleura und Ösophagus

Muskuläre Beziehungen

Restriktionen der folgenden Muskeln können Ursache sein von Dysfunktionen
- im Sinne von Rippenblockierungen: zwischen M. intercostalis internus und Pleura parietalis
- in Inspiration: M. serratus anterior, M. quadratus lumborum, abdominale Muskulatur, M. serratus posterior superior
- in Exspiration: Mm. scaleni anterior, medialis und posterior, M. pectoralis minor, M. latissimus dorsi, Mm. intercostales externus und internus
- der 1. Rippe: Mm. scaleni anterior und medialis
- der 2. Rippe: M. scalenus posterior
- der 2.–4. Rippe: M. serratus posterior superior
- der 3.–5. Rippe: M. pectoralis minor
- der 9.–12. Rippe: M. serratus posterior inferior
- der 12. Rippe: M. quadratus lumborum

Triggerpunkte

Folgende Muskeln können Ursache sein von
- anterioren Brustschmerzen: Mm. pectoralis major und minor, Mm. scaleni, M. sternocleidomastoideus, M. sternalis, M. subclavius
- lateralen Brustschmerzen: M. serratus anterior, M. latissimus dorsi
- tiefen thorakalen Rückenschmerzen: M. iliocostalis thoracicus, M. multifidus, M. serratus posterior inferior, M. rectus abdominis

6.2 Behandlung der Brustwirbelsäule (HVLA)
Uwe Senger

6.2.1 Dysfunktion von Th3–12 in bilateraler Flexion (am Beispiel Th6) (▶ Abb. 6.13)

Indikation: Rotation von Th6 beidseitig vermindert, gelegentlich auch die Seitneigung, Flexion verstärkt, Extension vermindert

Tests: beim Movement-Test verkleinert sich der Abstand der Procc. spinosi von Th6 zu Th7 in Extensionsstellung nicht (▶ S. 216), beim Federtest hartes Endgefühl (▶ S. 214)

Patient: in Bauchlage, die Stirn auf die Bank gestützt, die Arme seitlich am Körper

Therapeut: stehend, am Kopfende des Patienten

Handposition:
- das Os pisiforme beider Hände auf den rechten und linken Proc. transversus von Th6 positionieren
- die Arme dabei strecken

Ausführung:
- durch Druck auf die Procc. transversi in Richtung anterior und inferior die Bewegungsgrenze des Wirbels in Extension suchen
- den Patienten auffordern, tief auszuatmen
- am Ende der Ausatmung einen Impuls nach anterior und inferior ausführen

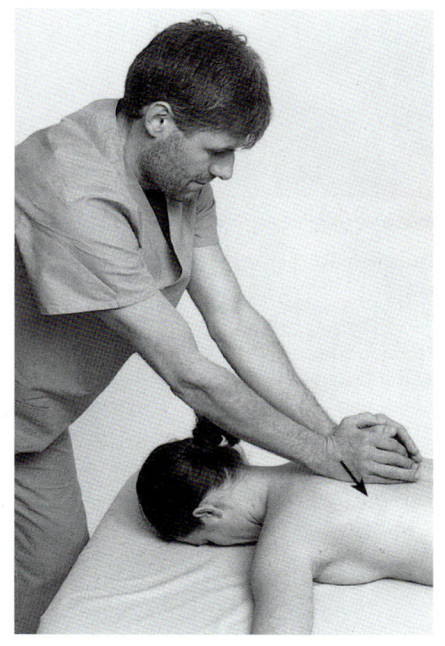

Abb. 6.13 Behandlung von Th6 in bilateraler Flexion

> Die gleiche Technik kann bei einer Dysfunktion in bilateraler Extension ausgeführt werden. Der Therapeut steht dabei seitlich des Patienten, nach kranial gerichtet. Einstellung und Impulsrichtung finden nach anterior und superior statt.

6.2.2 Dysfunktion von Th3–12 in bilateraler Extension (am Beispiel Th8) (▶ Abb. 6.14 und ▶ 6.15)

Indikation: Rotation von Th8 beidseitig vermindert, gelegentlich auch die Seitneigung, Extension verstärkt, Flexion vermindert

Tests: beim Movement-Test vergrößert sich der Abstand der Procc. spinosi von Th8 zu Th9 in Flexionsstellung nicht (▶ S. 216), beim Federtest weiches Endgefühl (▶ S. 214)

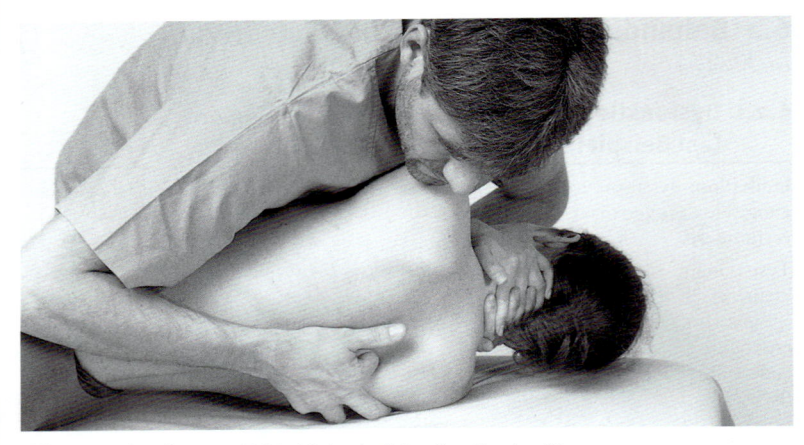

Abb. 6.14 Behandlung von Th8 in bilateraler Extension: Handposition

Patient: in Rückenlage, Hände im Nacken, Ellenbogen zusammen und auf die Brust gezogen

Therapeut: stehend, seitlich des Patienten

Handposition:
- mit Daumengrundgelenk und gebeugtem Zeigefinger der fußnahen Hand Kontakt mit den Procc. transversi von Th8 aufnehmen
- mit dem kopfnahen Unterarm und der Hand die Ellenbogen umgreifen

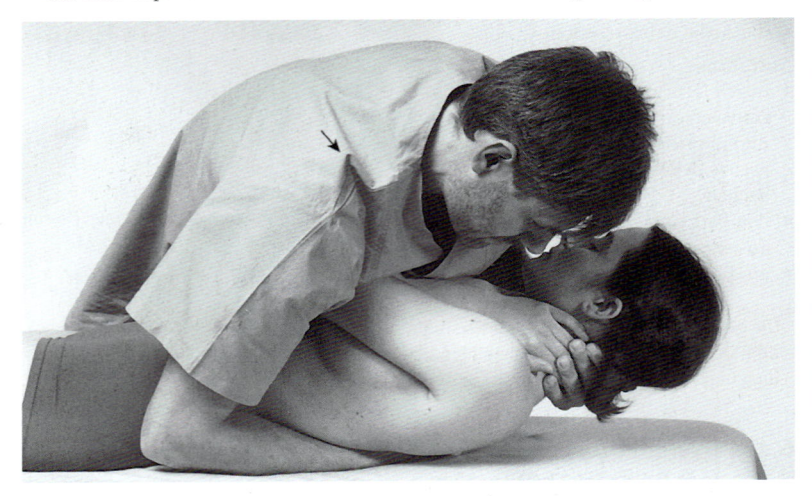

Abb. 6.15 Behandlung von Th8 in bilateraler Extension: Ausführung

Ausführung:
- über die Ellenbogen des Patienten die Flexion der BWS auf Th8 einstellen
- mit dem Sternum Kontakt mit den Ellenbogen aufnehmen und Th8 auf Vorspannung in Flexion bringen

- den Patienten auffordern, die Luft nach tiefer Einatmung anzuhalten
- aus dem Körper über das Sternum einen Impuls nach posterior ausführen

> Die gleiche Technik kann bei einer Dysfunktion in bilateraler Flexion ausgeführt werden. Hierfür mit der fußnahen Hand Kontakt mit den Procc. transversi des Wirbels unterhalb des in Dysfunktion befindlichen aufnehmen (für bilaterale Flexion Th8 also mit den Procc. transversi von Th9). Th8 auf Vorspannung in Extension bringen und einen Impuls mit dem Sternum nach posterior ausführen.

6.2.3 Dysfunktion von Th3–12 in NSR (am Beispiel Th5 in NSR$_R$) (▶ Abb. 6.16 und 6.17)

Indikation: Seitneigung von Th5 nach rechts, Rotation nach links vermindert

Palpation: Querfortsatz von Th5 befindet sich in Posteriorität rechts

Tests: beim Movement-Test keine Auffälligkeiten (▶ S. 217), beim Federtest normales Endgefühl (▶ S. 214)

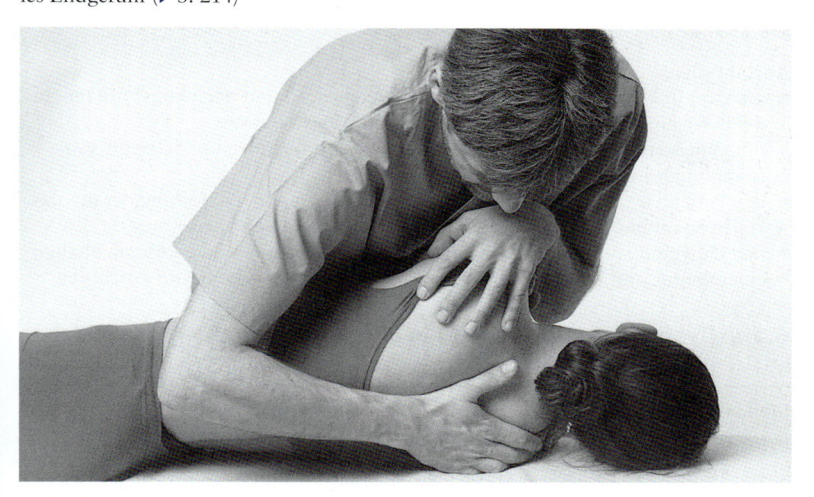

Abb. 6.16 Behandlung von Th5 in NSR$_R$: Handposition

Patient: in Rückenlage, die Arme über dem Brustkorb verschränkt

Therapeut: stehend, an der rechten Seite des Patienten

Handposition:
- mit dem Daumengrundgelenk der rechten Hand Kontakt mit dem rechten Proc. transversus aufnehmen (den bei einer Gruppendysfunktion am meisten hervortretenden Wirbel wählen)
- den linken Arm unter den Schultergürtel legen und die Position des Thorax kontrollieren

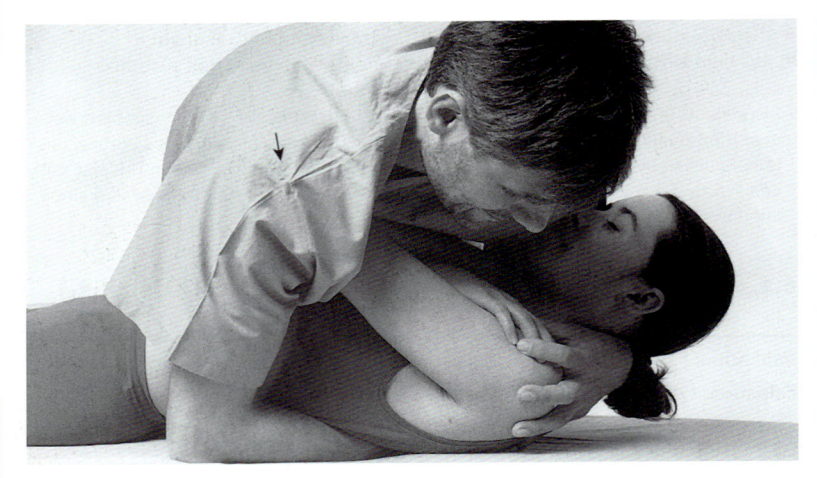

Abb. 6.17 Behandlung von Th5 in NSR$_R$: Ausführung

Ausführung:
- mit dem linken Arm den Rumpf nach rechts beugen und nach links rotieren, bis die Bewegungsgrenze am Wirbel in Dysfunktion erreicht ist
- mit dem Sternum Kontakt mit den Ellenbogen aufnehmen und Th5 auf Vorspannung bringen
- den Patienten verstärkt ein- und ausatmen lassen und nach Prüfung der myofaszialen Spannung eine Korrektur in Ein- oder Ausatmung vornehmen
- den Patienten auffordern, nach tiefer Ein- oder Ausatmung die Luft anzuhalten
- einen Impuls mit dem Sternum auf den Ellenbogen nach posterior ausführen

6.2.4 Dysfunktion von Th3–12 in FRS (am Beispiel Th11 in FRS$_R$) (▶ Abb. 6.18)

Indikation: Extension, Seitneigung, Rotation von Th11 nach links vermindert

Palpation: Querfortsatz von Th11 befindet sich in Posteriorität rechts

Tests: beim Movement-Test verkleinert sich der Abstand der Procc. spinosi von Th11 zu Th12 in Extensionsstellung nicht (▶ S. 216), beim Federtest hartes Endgefühl (▶ S. 214)

Patient: in Bauchlage, Kopf nach rechts gedreht

Therapeut: stehend, an der rechten Seite des Patienten

Handposition:
- mit dem Os pisiforme der linken Hand Kontakt mit dem unteren Teil des rechten Proc. transversus von Th11 aufnehmen
- mit dem Os pisiforme der rechten Hand den oberen Teil des linken Proc. transversus von Th11 kontaktieren

Ausführung:
- durch Druck auf den rechten Proc. transversus nach anterior und superior und Druck auf den linken Proc. transversus nach inferior die Vorspannung suchen
- den Patienten anweisen, nach dem Einatmen die Luft anzuhalten
- mit beiden Händen einen Impuls in Richtung der eingestellten Parameter ausführen

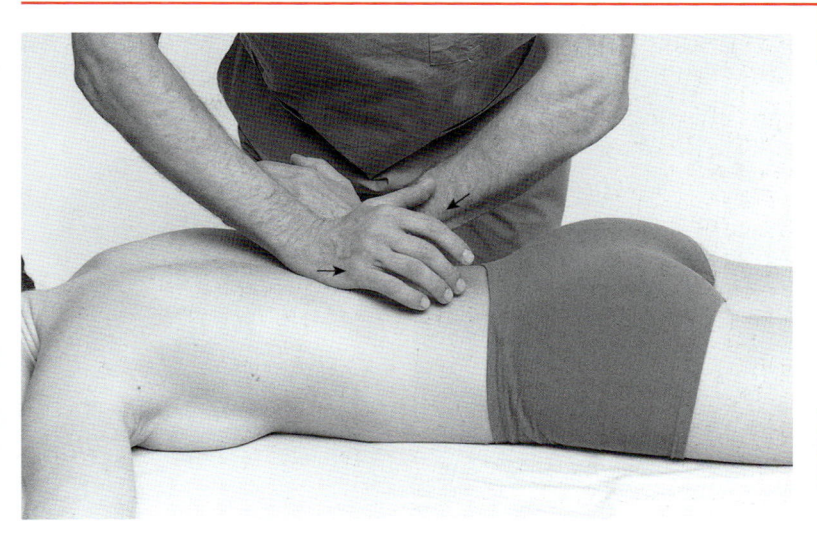

Abb. 6.18 Behandlung von Th11 in FRS$_L$

> Die gleiche Technik kann bei einer Dysfunktion in ERS$_L$ ausgeführt werden. Mit dem Os pisiforme der kopfnahen Hand dabei den rechten Proc. transversus des Wirbels unterhalb der Dysfunktion fixieren. Der Impuls erfolgt dann über den linken Proc. transversus des Wirbels in Dysfunktion nach superior und anterior.

6.2.5 Dysfunktion von Th3–12 in ERS (am Beispiel Th8 in ERS$_L$) (▶ Abb. 6.19– ▶ 6.20)

Indikation: Flexion, Seitneigung, Rotation von Th8 nach rechts vermindert

Palpation: Querfortsatz von Th8 befindet sich in Posteriorität links

Tests: beim Movement-Test vergrößert sich der Abstand der Procc. spinosi von Th8 zu Th9 in Flexionsstellung nicht (▶ S. 216), beim Federtest weiches Endgefühl (▶ S. 214)

Patient: in Rückenlage, für die Behandlung von Th3–4 Hände im Nacken, für die Behandlung von Th5–12 Arme über dem Brustkorb verschränkt

Therapeut: stehend, an der rechten Seite des Patienten

Handposition:
- mit Daumengrundgelenk und gebeugtem Zeigefinger der rechten Hand Kontakt mit den Procc. transversi von Th8 aufnehmen
- mit dem linken Arm von hinten beide Schulterblätter umfassen

Ausführung:
- durch Flexion, Seitneigung und Rotation des Thorax nach rechts die Bewegungsgrenze von Th8 aufsuchen
- mit dem Sternum Kontakt mit den Ellenbogen aufnehmen und Th8 auf Vorspannung bringen
- den Patienten auffordern, nach tiefem Einatmen die Luft anzuhalten
- einen Impuls mit dem Sternum auf den Ellenbogen nach post. und inf. ausführen

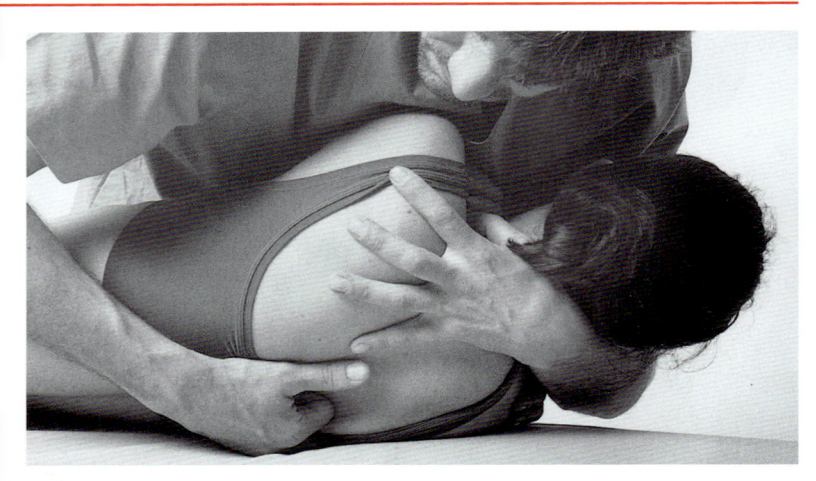

Abb. 6.19 Behandlung von Th8 in ERS$_R$: Handposition

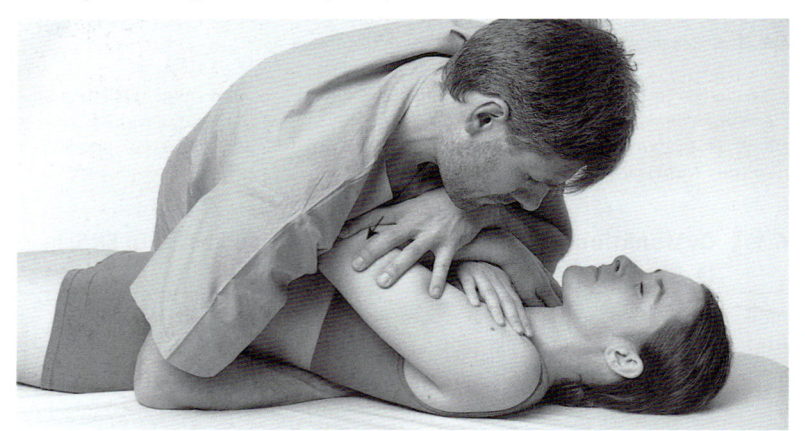

Abb. 6.20 Behandlung von Th8 in ERS$_R$: Ausführung

Die gleiche Technik kann bei einer Dysfunktion in FRS$_R$ ausgeführt werden. Dafür mit Daumen und Zeigefinger die Procc. transversi des Wirbels unterhalb der Dysfunktion fixieren und die Vorspannung in Extension, Rotation und Seitneigung suchen. Die Richtung des Impulses ist nach posterior.

6.3 Behandlung der Brustwirbelsäule (MET)
Uwe Senger

6.3.1 Dysfunktion von Th1–4 in NSR (am Beispiel Th2 in NSR$_R$) (▶ Abb. 6.21)

Indikation: Seitneigung nach rechts und Rotation von Th2 nach links vermindert

Palpation: Querfortsatz von Th2 befindet sich in Posteriorität rechts

Tests: beim Movement-Test keine Auffälligkeiten (▶ S. 216), beim Federtest normales Endgefühl (▶ S. 214)

Patient: aufrecht sitzend

Therapeut: stehend, hinter dem Patienten, der linke Fuß steht auf der Bank, der Oberschenkel befindet sich dabei unter der linken Achsel des Patienten

Handposition:
- mit den Fingern der rechten Hand die Procc. spinosi von Th2 und der darüber- und darunterliegenden Wirbel palpieren
- mit der linken Hand die Bewegung des Kopfes durch Kontakt auf dem Schädeldach kontrollieren
- den linken Unterarm seitlich an den Kopf des Patienten legen

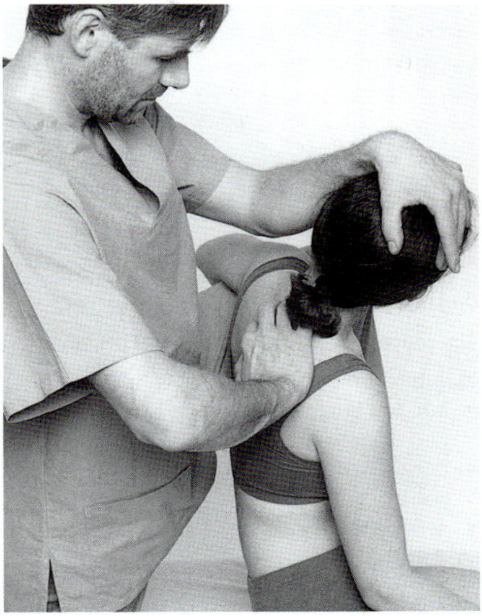

Abb. 6.21 Behandlung von Th2 in NSR$_R$

Ausführung:
- durch Rotation des Kopfes mit der linken Hand nach links und Translation des Thorax mit dem Knie nach links die Bewegungsgrenze in Rotation links und Seitneigung rechts suchen
- den Patienten auffordern, den Kopf nach links gegen den Widerstand des Unterarms des Therapeuten zu drücken
- die Spannung 3–6 Sek. halten
- in der Entspannungsphase wird die neue Bewegungsgrenze durch Rotation des Kopfes nach links und Seitneigung des Thorax nach rechts erreicht (weitere Translation nach links mit dem Knie)
- diesen Vorgang 3–5 × wiederholen

6.3.2 Dysfunktion von Th1–4 in FRS (am Beispiel Th3 in FRS$_R$) (▶ Abb. 6.22 und ▶ 6.23)

Indikation: Extension, Seitneigung, Rotation von Th3 nach links vermindert

Palpation: Querfortsatz von Th3 befindet sich in Posteriorität rechts

Tests: Movement-Test: der Abstand der Procc. spinosi von Th3 zu Th4 in Extensionsstellung verkleinert sich nicht (▶ S. 216), Federtest: hartes Endgefühl (▶ S. 214)

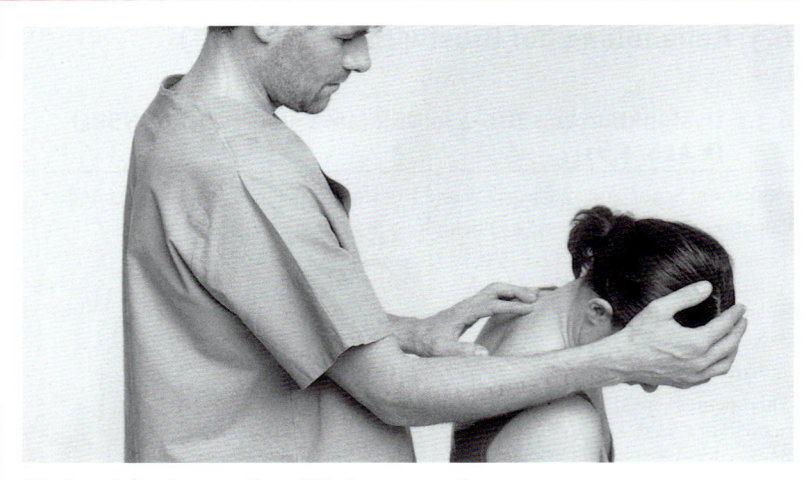

Abb. 6.22 Behandlung von Th3 in FRS$_R$: Ausgangsposition

Patient: sitzend

Therapeut: stehend, hinter dem Patienten

Handposition:
- mit den Fingern der linken Hand die Procc. spinosi von Th3 und der darüber- und darunterliegenden Wirbel palpieren
- mit der rechten Hand die Bewegung des Kopfes durch Kontakt auf der Stirn kontrollieren
- den rechten Unterarm seitlich an den Kopf des Patienten legen

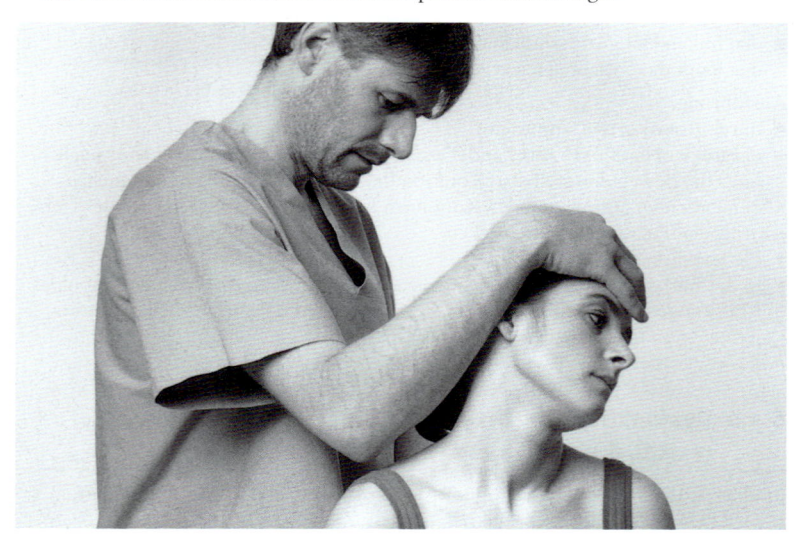

Abb. 6.23 Behandlung von Th3 in FRS$_R$: Endposition

Ausführung:
- durch Extension, Rotation und Seitneigung des Kopfes nach links die Bewegungsgrenze suchen
- den Patienten auffordern, den Kopf nach vorne und rechts gegen den Widerstand von Hand und Unterarm des Therapeuten zu drücken
- die Spannung 3–6 Sek. halten
- in der Entspannungsphase wird die neue Bewegungsgrenze durch Rotation und Seitneigung des Kopfes nach links und Extension erreicht
- diesen Vorgang 3–5 × wiederholen

6.3.3 Dysfunktion von Th1–4 in ERS (am Beispiel Th1 in ERS$_L$) (▶ Abb. 6.24 und ▶ 6.25)

Indikation: Flexion, Seitneigung, Rotation von Th1 nach rechts vermindert

Palpation: Querfortsatz von Th1 befindet sich in Posteriorität links

Tests: beim Movement-Test vergrößert sich der Abstand der Procc. spinosi von Th1 zu Th2 in Flexionsstellung nicht (▶ S. 216), beim Federtest weiches Endgefühl (▶ S. 214)

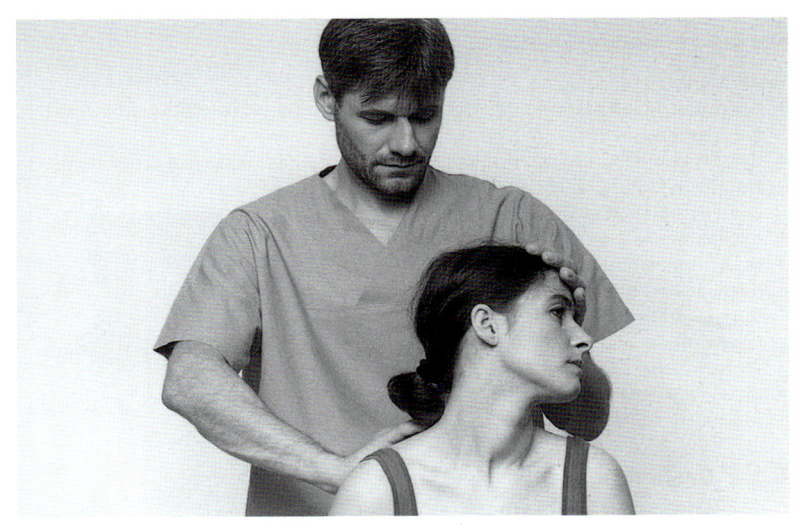

Abb. 6.24 Behandlung von Th1 in ERS$_L$: Ausgangsposition

Patient: sitzend

Therapeut: stehend, hinter dem Patienten

Handposition:
- mit den Fingern der rechten Hand die Procc. spinosi von Th1 und der darüber- und darunterliegenden Wirbel palpieren
- mit der linken Hand die Bewegung des Kopfes durch Kontakt auf dem Schädeldach kontrollieren
- den linken Unterarm seitlich an den Kopf des Patienten legen

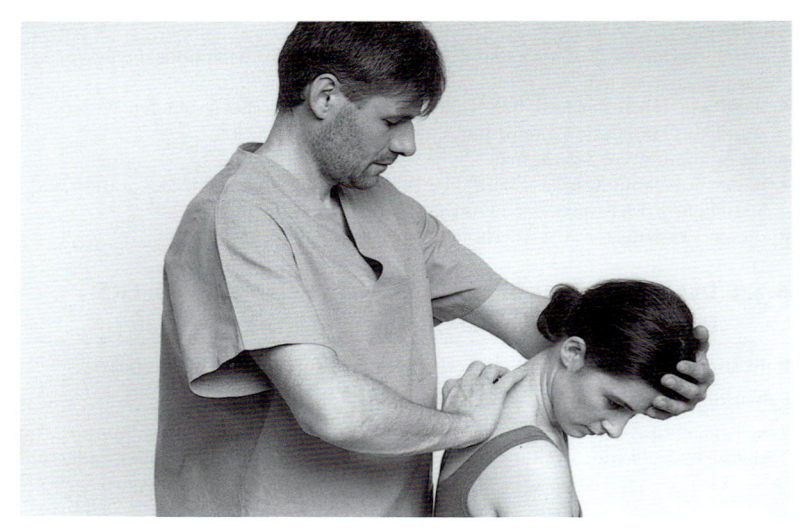

Abb. 6.25 Behandlung von Th1 in ERS$_L$: Endposition

Ausführung:
- durch Flexion, Rotation und Seitneigung des Kopfes nach rechts die Bewegungsgrenze suchen
- den Patienten auffordern, den Kopf nach hinten und links gegen den Widerstand von Hand und Unterarm des Therapeuten zu drücken
- die Spannung 3–6 Sek. halten
- in der Entspannungsphase wird die neue Bewegungsgrenze durch Rotation und Seitneigung des Kopfes nach rechts und Flexion erreicht
- diesen Vorgang 3–5 × wiederholen

6.3.4 Dysfunktion von Th5–12 in NSR (am Beispiel Th9 in NSR$_L$) (▶ Abb. 6.26)

Indikation: Seitneigung nach links und Rotation von Th9 nach rechts vermindert

Palpation: Querfortsatz von Th9 befindet sich in Posteriorität links

Tests: Movement-Test: keine Auffälligkeiten (▶ S. 216), beim Federtest: normales Endgefühl (▶ S. 214)

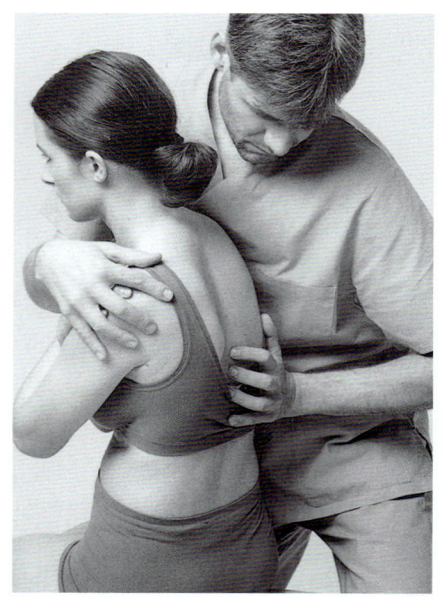

Abb. 6.26 Behandlung von Th9 in NSR$_L$

Patient: aufrecht sitzend, die Arme vor dem Brustkorb verschränkt oder die Hände im Nacken (je nach Patient und Höhe der Dysfunktion)

Therapeut: stehend, an der rechten Seite des Patienten

Handposition:
- mit den Fingern der linken Hand die Procc. spinosi von Th9 und der darüber- und darunterliegenden Wirbel palpieren
- den rechten Arm über den Brustkorb des Patienten legen, die Hand ruht auf der linken Schulter
- mit dem Thorax Kontakt mit der rechten Schulter des Patienten aufnehmen

Ausführung:
- durch Rotation des Thorax nach rechts und Seitneigung nach links die Bewegungsgrenze suchen
- den Patienten auffordern, mit der rechten Schulter nach vorne gegen den Widerstand des Therapeuten zu drücken
- die Spannung 3–6 Sek. halten
- in der Entspannungsphase wird die neue Bewegungsgrenze durch Rotation nach rechts und Seitneigung nach links erreicht
- diesen Vorgang 3–5 × wiederholen

6.3.5 Dysfunktion von Th5–12 in FRS (am Beispiel Th11 in FRS$_L$) (▶ Abb. 6.27 und ▶ 6.28)

Indikation: Extension, Seitneigung, Rotation von Th11 nach rechts vermindert

Palpation: Querfortsatz von Th11 befindet sich in Posteriorität links

Tests: beim Movement-Test verkleinert sich der Abstand der Procc. spinosi von Th3 zu Th4 in Extensionsstellung nicht (▶ S. 216), beim Federtest hartes Endgefühl (▶ S. 214)

Patient: sitzend, die Arme vor dem Brustkorb verschränkt

Therapeut: stehend, seitlich des Patienten

Handposition:
- mit den Fingern der linken Hand die Procc. spinosi von Th11 und der darüber- und darunterliegenden Wirbel palpieren
- den rechten Arm über den Brustkorb des Patienten legen, die Hand ruht auf der linken Schulter
- mit dem Thorax Kontakt mit der rechten Schulter des Patienten aufnehmen

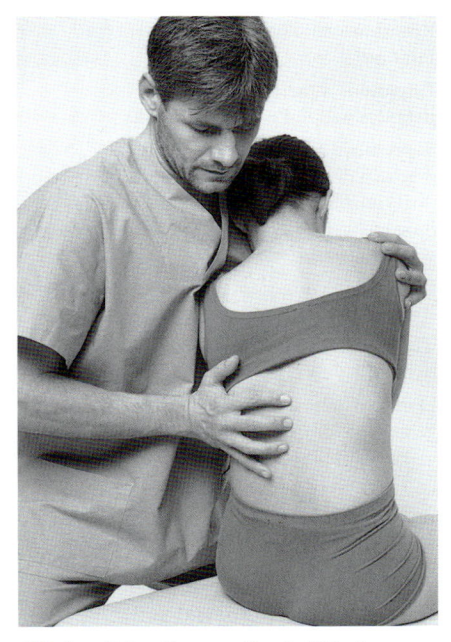

Abb. 6.27 Behandlung von Th11 in FRS$_L$: Ausgangsposition

Ausführung:
- durch Extension, Rotation, Seitneigung des Thorax nach rechts die Bewegungsgrenze suchen
- den Patienten auffordern, mit der rechten Schulter nach oben und nach vorne gegen den Widerstand des Therapeuten zu drücken
- die Spannung 3–6 Sek. halten
- in der Entspannungsphase wird die neue Bewegungsgrenze durch Extension, Rotation und Seitneigung nach rechts erreicht
- diesen Vorgang 3–5 × wiederholen

6.3.6 Dysfunktion von Th5–12 in ERS (am Beispiel Th8 in ERS$_L$) (▶ Abb. 6.29 und ▶ 6.30)

Indikation: Flexion, Seitneigung, Rotation von Th8 nach rechts vermindert

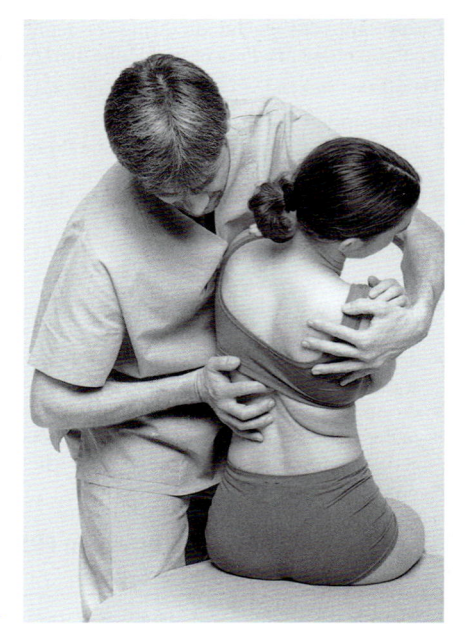

Abb. 6.28 Behandlung von Th11 in FRS$_L$: Endposition

Palpation: Querfortsatz von Th8 befindet sich in Posteriorität links

Tests: beim Movement-Test vergrößert sich der Abstand der Procc. spinosi von Th1 zu Th2 in Flexionsstellung nicht (▶ S. 216), beim Federtest weiches Endgefühl (▶ S. 214)

Patient: sitzend, die Arme vor dem Brustkorb verschränkt

Therapeut: stehend, seitlich des Patienten

Handposition:
- mit den Fingern der linken Hand die Procc. spinosi von Th8 und der darüber- und darunterliegenden Wirbel palpieren
- den rechten Arm über den Brustkorb des Patienten legen, die Hand ruht auf der linken Schulter
- mit dem Thorax Kontakt mit der rechten Schulter des Patienten aufnehmen

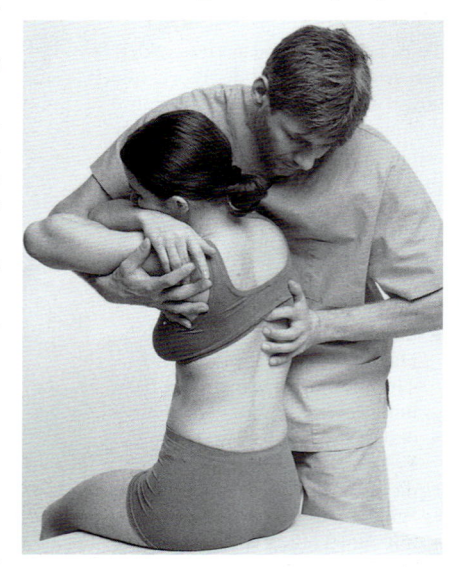

Abb. 6.29 Behandlung von Th8 in ERS$_L$: Ausgangsposition

Ausführung:
- durch Flexion, Rotation, Seitneigung des Thorax nach rechts die Bewegungsgrenze suchen
- den Patienten auffordern, mit der rechten Schulter nach unten und vorne gegen den Widerstand des Therapeuten zu drücken
- die Spannung 3–6 Sek. halten
- in der Entspannungsphase wird die neue Bewegungsgrenze durch Flexion, Rotation und Seitneigung nach rechts erreicht
- diesen Vorgang 3–5 × wiederholen

6.3.7 Thoraxoszillation (▶ Abb. 6.31)

Indikation: Bewegungseinschränkungen der Brustwirbel

Patient: in Bauchlage

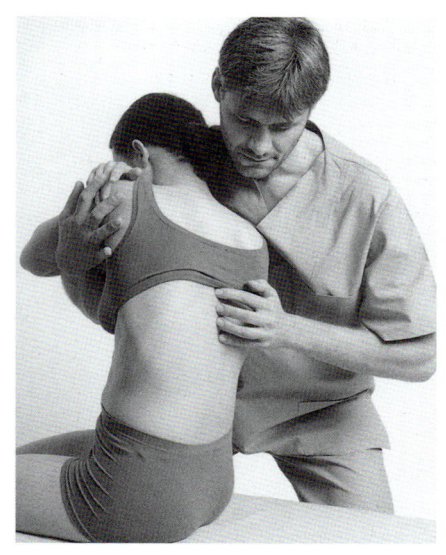

Abb. 6.30 Behandlung von Th8 in ERS$_L$: Endposition

Therapeut: stehend, auf der rechten oder linken Seite des Patienten

Handposition:
- die kaudale Hand etwas oberhalb des lumbosakralen Übergangs auflegen
- auf sicheren Kontakt achten
- mit der kranialen Hand die Procc. spinosi, Procc. transversi und Anguli costae palpieren

Ausführung:
- vom lumbosakralen Übergang ausgehend den Thorax in Oszillation versetzen (Rotations-Seitbeugebewegung)
- mit der oberen Hand in gestörten Segmenten zunächst die Verminderung in der Oszillationsamplitude palpieren
- durch leichten Druck nach anterior die Oszillation fokussieren und somit diese gestörten Segmente mobilisieren
- damit fortfahren, bis die Oszillation in allen palpierten Bereichen die gleiche Amplitude hat

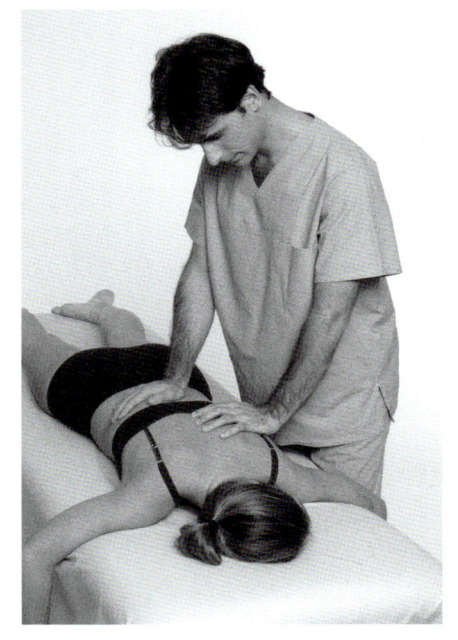

Abb. 6.31 Thoraxoszillation

7 Lendenwirbelsäule

Christian Fossum, Torsten Liem, Peter Sommerfeld, Luc Vincent
Therapeut auf den Fotos: Luc Vincent

7.1	**Diagnostik**	**238**
	Christian Fossum,	
	Peter Sommerfeld,	
	Luc Vincent	
7.1.1	Anamnese	**238**
7.1.2	Inspektion	**238**
7.1.3	Palpation	**238**
7.1.4	Tests und Bewegungsprüfung	**239**
7.1.5	Differenzialdiagnosen	**247**
7.1.6	Osteopathische Beziehungen	**248**
7.2	**Behandlung der Lendenwirbelsäule (HVLA, Mobilisation)**	**250**
	Torsten Liem,	
	Peter Sommerfeld,	
	Luc Vincent	
7.2.1	Lumbale Derotationstechnik Th10–L5 nach Hartman (am Beispiel L3)	**251**
7.2.2	Dysfunktion von Th10–L5 in NSR (am Beispiel L3 in NSR$_R$)	**253**
7.2.3	Dysfunktion von Th10–L5 in FRS (am Beispiel L2 in FRS$_R$)	**254**
7.2.4	Dysfunktion von Th10–L5 in ERS (am Beispiel L2 in ERS$_R$)	**255**
7.2.5	Mobilisation des thorakolumbalen Übergangs	**256**
7.2.6	Dysfunktion von L5/S1 in Extension	**257**
7.2.7	Mobilisation der unteren LWS in Lateralflexion	**257**
7.3	**Behandlung der Lendenwirbelsäule (MET)**	**258**
	Luc Vincent	
7.3.1	Dysfunktion von Th10–L5 in NSR (am Beispiel L3 in NSR$_R$)	**259**
7.3.2	Dysfunktion von Th10–L5 in FRS (am Beispiel Th11 in FRS$_R$)	**260**
7.3.3	Dysfunktion von Th10–L5 in ERS (am Beispiel L4 in ERS$_R$)	**261**
7.3.4	Dysfunktion von Th10–L5 in bilateraler Flexion (am Beispiel L3)	**262**
7.3.5	Dysfunktion von Th10–L5 in bilateraler Extension (am Beispiel L3)	**263**

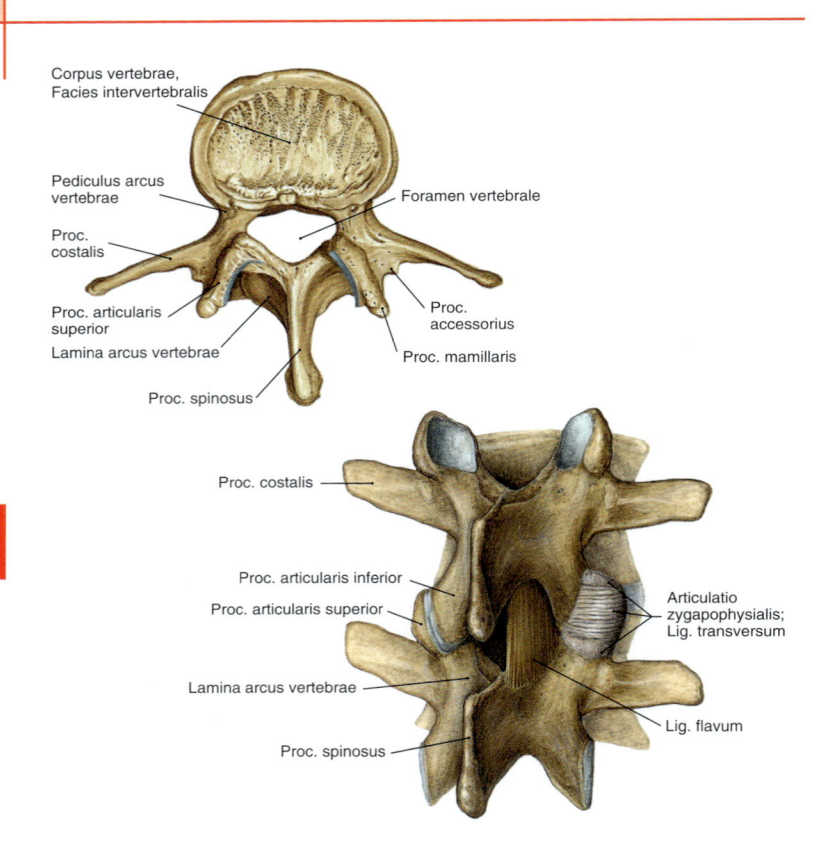

7 Lendenwirbelsäule

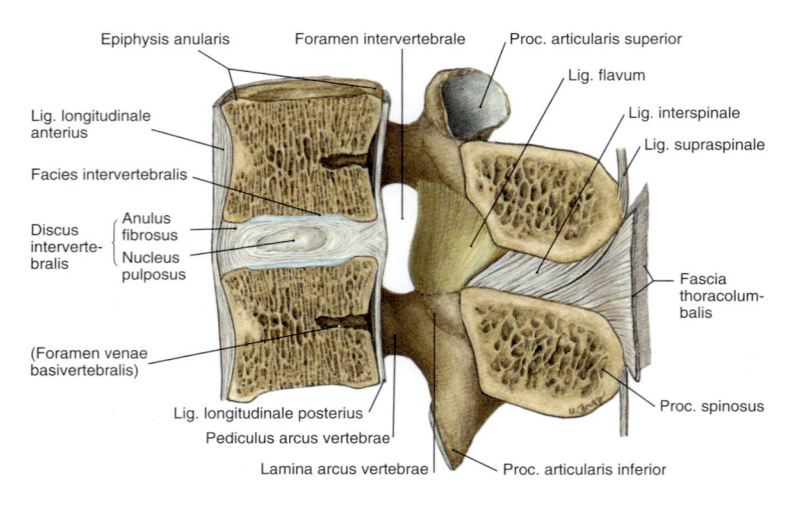

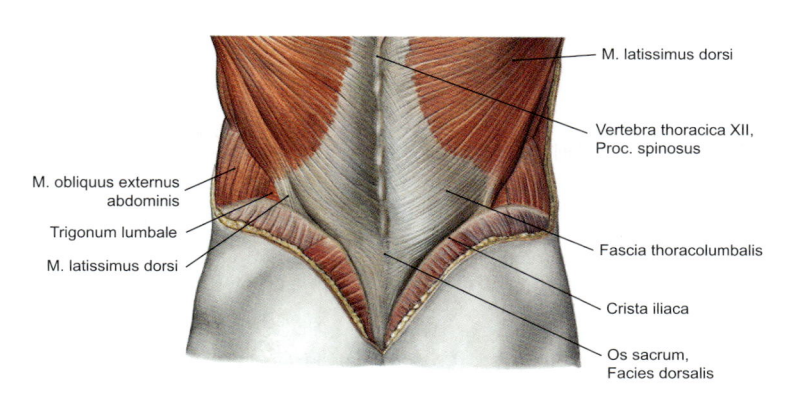

7 Lendenwirbelsäule

- M. latissimus dorsi
- Vertebra thoracica XII, Proc. spinosus
- M. obliquus externus abdominis
- Trigonum lumbale
- M. latissimus dorsi
- Fascia thoracolumbalis
- Crista iliaca
- Os sacrum, Facies dorsalis

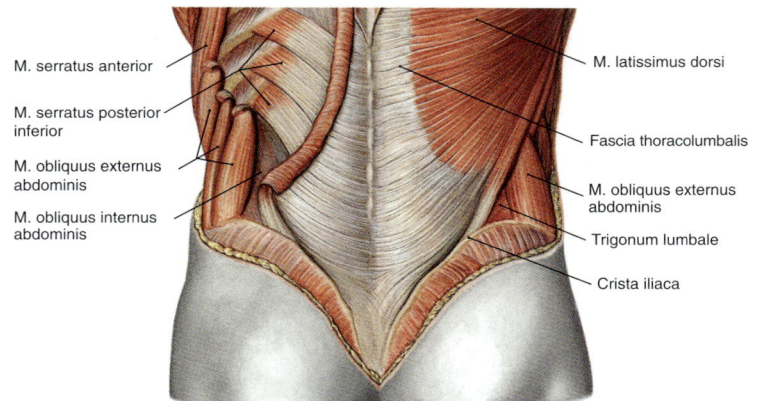

- M. serratus anterior
- M. serratus posterior inferior
- M. obliquus externus abdominis
- M. obliquus internus abdominis
- M. latissimus dorsi
- Fascia thoracolumbalis
- M. obliquus externus abdominis
- Trigonum lumbale
- Crista iliaca

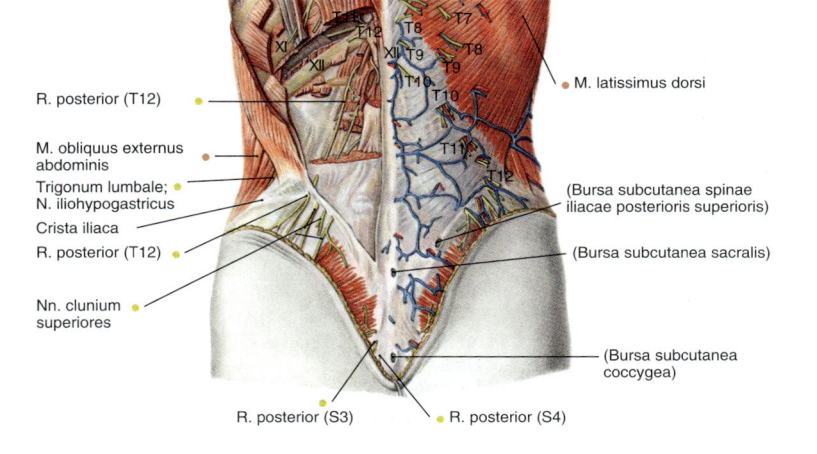

- R. posterior (T12)
- M. obliquus externus abdominis
- Trigonum lumbale; N. iliohypogastricus
- Crista iliaca
- R. posterior (T12)
- Nn. clunium superiores
- M. latissimus dorsi
- (Bursa subcutanea spinae iliacae posterioris superioris)
- (Bursa subcutanea sacralis)
- (Bursa subcutanea coccygea)
- R. posterior (S3)
- R. posterior (S4)

7 Lendenwirbelsäule

7.1 Diagnostik

7.1.1 Anamnese

Luc Vincent

Schmerzen, Bewegungseinschränkung
- Schmerzlokalisation
- Abhängigkeit von Bewegung, Belastung, Lage
- Ausstrahlung der Schmerzen: dermatomale Zuordnung möglich?
- Schmerzcharakter: bohrend, dumpf, ziehend, brennend
- Beginn der Beschwerden: plötzlich, langsam, nach Trauma, Belastung, Krankheit
- Schmerzen beim Husten, Niesen
- eingeschränkte Bewegungen, z. B. Schuhe binden, längeres Sitzen
- tageszeitliche Schwankungen
- Zusammenhang mit hormonellen Schwankungen (Menses, Menopause)

Andere Symptome
- Sensibilitätsstörungen in den Beinen, im Gesäß
- Schwäche der unteren Extremitäten
- Miktions-, Defäkationsstörungen
- Schmerzen beim Koitus

Vor-, Begleiterkrankungen
- Infektionen
- systemische Erkrankungen (z. B. Osteomalazie, Osteoporose)
- Rheumatische Erkrankungen (z. B. Spondylitis ankylosans, Morbus Reiter)
- frühere Rückenbeschwerden (Therapien, Untersuchungen, bildgebende Diagnostik)
- berufliche Belastung

7.1.2 Inspektion

Luc Vincent

- Ptose des Abdomens
- Hyperlordose, Abflachung der LWS
- Höhenunterschied der Cristae iliacae, Sulci gluteales, Taillenwinkel
- Vorwölbung oder Schwellung im Leistenbereich (möglicher Hinweis auf Leistenhernie)

7.1.3 Palpation

Luc Vincent

Knochenpalpation
- Dornfortsätze und Interspinalräume Th12–S1
- Enden der Procc. costales L2–L4 (die Procc. costales von L1 werden von der 12. Rippe überdeckt, die von L5 vom posterioren Teil des Os ilium)
- Sakrumbasis
- Crista iliaca
- 11. und 12. Rippen

Weichteilpalpation
- M. erector spinae
- M. latissimus dorsi
- M. obliquus abdominis externus (dorsaler Rand → Trigonum lumbale)
- M. serratus posterior inferior
- M. psoas major (von ventral)
- Lig. Iliolumbale

7.1.4 Tests und Bewegungsprüfung

Luc Vincent

Biomechanik

- **Gelenkpartner** eines Bewegungssegments:
  - inferiore Seite des oberen und superiore Seite des unteren Wirbelkörpers, getrennt durch Zwischenwirbelscheibe
  - Proc. articularis inferior des oberen und Proc. articularis superior des unteren Wirbelbogens
- **Gelenktyp:** Synchondrose zwischen Wirbelkörpern, plane Gelenke zwischen Wirbelbögen
- **Bewegungsmöglichkeiten:** Flexion, Extension, Seitneigung, Rotation

Aktive Bewegungsprüfung

Lateralflexion

Hip-drop-Test (am Beispiel Beugung rechtes Knie) (▶ Abb. 7.1)

Patient: stehend

Therapeut: stehend oder sitzend, hinter dem Patienten

Handposition: die Hände beiderseits über die Cristae iliacae legen, die Daumen befinden sich über der Sakrumbasis

Ausführung: den Patienten auffordern, die rechte Beckenhälfte zu senken, indem er das rechte Knie beugt, bis das ganze Gewicht auf dem linken Bein lastet; beide Füße bleiben dabei in Bodenkontakt

Bewertung: Auf die Bewegung des Beckens achten.
- Normalbefund: Die rechte Crista iliaca senkt sich deutlich ab (≥ 20°), die rechte Sakrumbasis bewegt sich nach anterior, die LWS ist rechts konvex.
- Eine eingeschränkte Bewegung kann auf Dysfunktionen des Os sacrum in Bezug zu L5, zur LWS

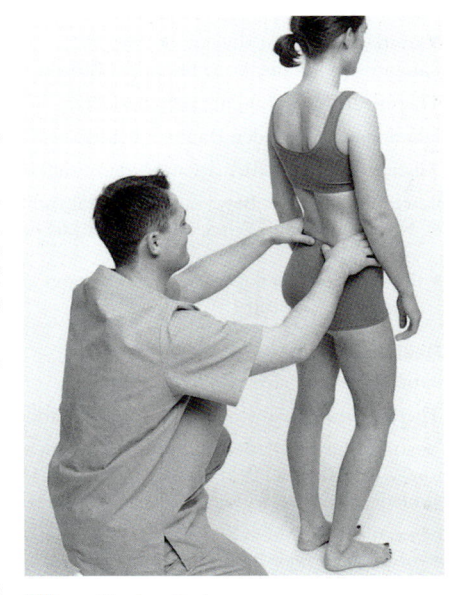

Abb. 7.1 Hip-drop-Test

oder zur linken Hüfte hinweisen.

Seitneigung des Rumpfes (am Beispiel linke Rumpfbeugung)

Variation 1, Patient stehend
Patient: stehend

Therapeut: stehend, hinter dem Patienten

Ausführung: den Patienten auffordern, sich zur Seite zu beugen, so weit er kann (Lateralflexion der Wirbelsäule), dabei darauf achten, dass der Patient nicht in Flexion oder Extension ausweicht

Bewertung: Darauf achten,
- ob während der Bewegung Schmerzen auftreten, und wenn ja, ab welcher Amplitude,
- ob während der Bewegung Ausstrahlungen in jeweilige Dermatome auftreten,
- wie die Verteilung der Bewegung über der Wirbelsäule, besonders der LWS, ist.
- Eine eingeschränkte Bewegung kann auf Dysfunktionen der LWS (Übergang BWS/LWS +++) hinweisen.

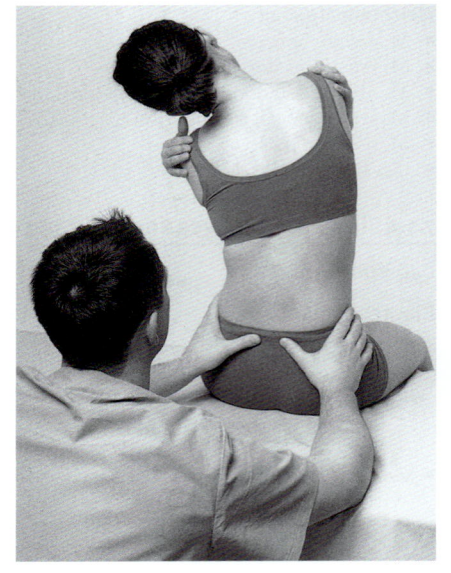

Abb. 7.2 Seitneigung der LWS

Variation 2, Patient sitzend, (▶ Abb. 7.2)
Patient: sitzend, die Arme über dem Brustkorb verschränkt

Therapeut: sitzend, hinter dem Patienten

Handposition: mit den Daumen beiderseits die Sakrumbasis palpieren

Ausführung: den Patienten auffordern, sich nach links zu beugen

Bewertung: Auf die Bewegungen der Sakrumbasis und der LWS achten.
- Normalbefund: Die rechte Sakrumbasis bewegt sich nach anterior, die LWS ist rechts konvex.
- Eine eingeschränkte Bewegung kann auf Dysfunktionen des Os Sakrum in Bezug zu L5 oder zur LWS hinweisen.

Flexion

Patient: stehend/sitzend

Therapeut: stehend/sitzend, hinter dem Patienten

Ausführung: den Patienten auffordern, sich nach vorne zu beugen, so weit er kann (die Wirbelsäule zu flektieren); dazu keine spezifischen Anleitungen geben, um individuelle Funktionsweisen erkennen zu können

Bewertung: Darauf achten,
- ob während der Bewegung Schmerzen auftreten, und wenn ja, ab welcher Amplitude,

- ob während der Bewegung Ausstrahlungen (z.B. in jeweilige Dermatome) auftreten,
- wie die Verteilung der Bewegung über der Wirbelsäule, besonders der LWS, ist,
- ob es eine Ausweichbewegung nach lateral während des Vorbeugens oder Hochkommens gibt,
- ob es eine Rotation gibt → Hinweis auf Skoliose, Beckenschiefstand.

Rotation (am Beispiel linke Rumpfrotation)

Variation 1, Patient stehend
Patient: stehend

Therapeut: stehend, hinter dem Patienten

Handposition: mit der rechten Hand die rechte SIAS umgreifen, die linke Hand auf die linke Crista iliaca (SIPS) legen

Ausführung: den Patienten auffordern, den Oberkörper nach links zu drehen

Bewertung: Auf die Bewegung des Oberkörpers achten.
- Normalbefund: Der Oberkörper weist eine gleich große Beweglichkeit nach links/rechts auf.
- Eine eingeschränkte Rotation kann auf eine Dysfunktion der LWS (Übergang BWS/LWS +++) hinweisen.

Variation 2 (▶ Abb. 7.3), Patient sitzend

Patient: sitzend, die Arme über dem Brustkorb verschränkt

Therapeut: hinter dem Patienten

Handposition: mit den Daumen beiderseits L5 palpieren

Ausführung: den Patienten auffordern, den Oberkörper nach links zu drehen

Bewertung: Auf die Bewegung des Oberkörpers und L5 achten.
- Normalbefund: Der Oberkörper weist eine gleich große Beweglichkeit nach links/rechts auf.
- L5 rotiert nach links.
- Eine eingeschränkte Rotation kann auf eine Dysfunktion der LWS (Übergang BWS/LWS +++) oder/und L5 hinweisen.

Passive Bewegungsprüfung (Segmentale Prüfung)

Rotation

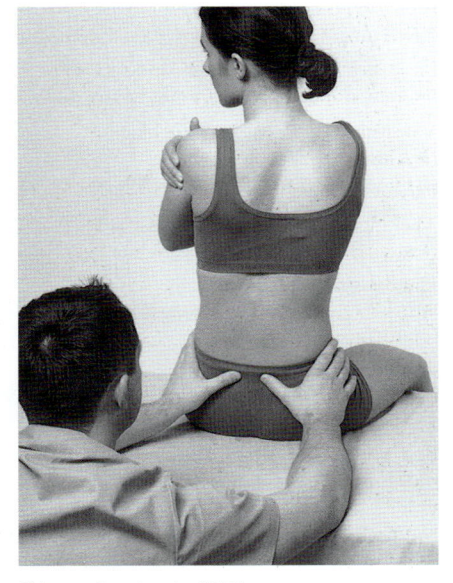

Abb. 7.3 Rotation der LWS I

Variation 1, Patient sitzend
Patient: sitzend, Arme über den Brustkorb verschränkt, LWS in Neutralstellung
Therapeut: stehend, hinter dem Patienten

Handposition (Prüfung der linken Rotation): den linken Arm quer über die linke Schulter des Patienten legen, die Hand ruht dabei auf der rechten Schulter des Patienten, mit dem Daumen der rechten Hand den rechten Querfortsatz des zu prüfenden Wirbels palpieren

Ausführung: mit dem linken Arm den Rumpf nach links rotieren, mit dem rechten Daumen einen Druck nach anterior ausüben

Bewertung: Die Bewegung nach anterior der Querfortsätze der einzelnen Wirbel vergleichen.
- Normalbefund: Beide Querfortsätze des zu prüfenden Wirbels bewegen sich gleich weit nach anterior, die Bewegungsqualität ist beidseitig gut.
- Tritt ein Widerstand am rechten Querfortsatz auf, kann dies auf eine Dysfunktion in rechter Rotation hinweisen.

Variation 2 (▶ Abb. 7.4), Patient in rechter Seitenlage
Patient: in rechter Seitenlage, Knie und Hüften flektiert, LWS in Neutralstellung

Therapeut: stehend, vor dem Patienten

Handposition (Prüfung der linken Rotation von L2): den Rumpf durch Zug am rechten Arm rotieren, die Lage mit dem kranialen Ellbogen auf der linken Schulter des Patienten stabilisieren, mit den fußnahen Fingern den Proc. spinosus von L3 fixieren, den kopfnahen Daumen auf den Proc. spinosus von L2 legen

Ausführung: über den Ellbogen eine linke Rotation der Wirbelsäule induzieren, mit dem Daumen einen Druck lateral am Proc. spinosus von L2 ausüben

Bewertung: Die Bewegung des Proc. spinosus von L2 beurteilen.

Lässt sich der fixierte Proc. spinosus von L3 gegenüber der Rotation von L2 nicht fixieren, d.h. rotiert sofort mit, deutet dies auf eine Dysfunktion von L2 hin.

Variation 3, Patient in Bauchlage (▶ Abb. 7.6)

Patient: in Bauchlage

Therapeut: stehend, seitlich des Patienten, Blick nach kranial gerichtet

Handposition: Daumen beiderseits auf die Querfortsätze des zu prüfenden Wirbels legen

Ausführung: mit den Daumen einen alternierenden Druck nach ventral ausüben

Bewertung: Die Bewegungsamplitude und -qualität der Bewegung der Querfortsätze nach anterior vergleichen.
- Normalbefund: Beide Querfortsätze bewegen sich gleich weit nach anterior, die Bewegungsqualität ist beidseitig gut.
- Tritt ein Widerstand am rechten (linken) Querfortsatz auf, kann dies auf eine Dysfunktion in

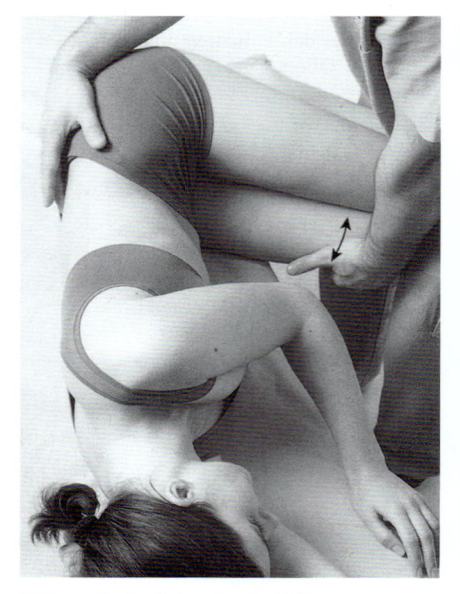

Abb. 7.4 Flexion/Extension der LWS

rechter (linker) Rotation hinweisen.

Variation 4 (▶ Abb. 7.5), Patient in Bauchlage

Patient: in Bauchlage

Therapeut: stehend, seitlich des Patienten, Blick zur anderen Seite hin gerichtet

Handposition:
- mit der kaudalen Hand das Becken des Patienten etwa auf Höhe des Trochanter major auf der gegenüberliegenden Seite umgreifen
- mit der kranialen Hand mit Daumen und Zeigefinger jeweils einen Proc. spinosus fixieren

Ausführung: über die Hand am Becken eine kleine Rotationsbewegung induzieren

Bewertung: Die Bewegung des Proc. spinosus beurteilen.
- Normalbefund: Die segmentalen Rotationsamplituden der Procc. spinosi in der LWS liegen zwischen 3° und 5°.
- Lässt sich der festgehaltene Proc. spinosus gegenüber der Rotation des kaudalen Körpersegmentes nicht fixieren, d.h. bewegt er sich sofort mit, deutet dies auf eine Dysfunktion des betroffenen Segments hin.

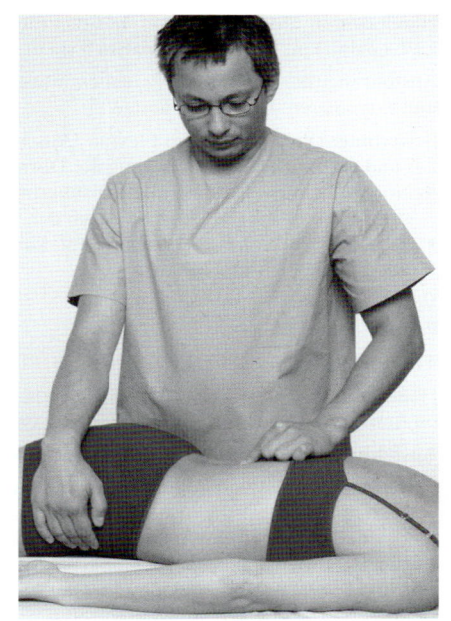

Abb. 7.5 Rotation der LWS II

Flexion und Extension

Variation 1 (▶ Abb. 7.21), Patient sitzend
Patient: sitzend, Arme über den Brustkorb verschränkt, LWS in Neutralstellung

Therapeut: stehend, hinter dem Patienten (an seiner linken Seite)

Handposition (Prüfung von L2): den linken Arm quer über die linke Schulter des Patienten legen, die Hand ruht dabei auf der rechten Schulter des Patienten, mit den Fingern der rechten Hand die Procc. spinosi von L2 und L3 palpieren

Ausführung: mit dem linken Arm die Wirbelsäule in Flexion/Extension mobilisieren

Bewertung: Die Bewegung in Flexion (Auseinanderweichen der Dornfortsätze L2/L3) und der Extension (Annäherung der Dornfortsätze L2/L3) vergleichen.
- Normalbefund: Flexion und Extension sind uneingeschränkt möglich, die Bewegungsqualität ist in beide Richtungen gut.
- Tritt ein Widerstand nach Flexion auf, kann dies auf eine Dysfunktion in Extension hinweisen und umgekehrt.

Variation 2 (▶ Abb. 7.4), Patient in Seitenlage
Patient: in Seitenlage, Knie und Hüften flektiert, LWS in Neutralstellung

Therapeut: stehend, vor dem Patient

Handposition (Prüfung von L2): mit den fußnahen Fingern die Procc. spinosi von L2/L3 palpieren, mit dem kopfnahen Arm die Knie/Oberschenkel unterstützen

Ausführung: die Hüften des Patienten abwechselnd flektieren (Flexion der LWS) und extendieren (Extension der LWS)

Bewertung: Die Bewegung in Flexion (Auseinanderweichen der Dornfortsätze L2/L3) und der Extension (Annäherung der Dornfortsätze L2/L3) vergleichen.
- Normalbefund: Flexion und Extension sind uneingeschränkt möglich, die Bewegungsqualität ist in beide Richtungen gut.
- Tritt ein Widerstand nach Flexion auf, kann dies auf eine Dysfunktion in Extension hinweisen und umgekehrt.

Variation 3 (▶ Abb. 7.6), in Bauchlage
Patient: in Bauchlage

Therapeut: stehend, seitlich des Patienten, Blick nach kranial gerichtet

Handposition (Prüfung von L3): Daumen beiderseits oberhalb (Prüfung der Flexion)/unterhalb (Prüfung der Extension) der Querfortsätze von L3 legen

Ausführung: mit den Daumen einen Druck nach ventral ausüben

Bewertung: Die Bewegungsamplitude und -qualität der einzelnen Wirbel in Flexion und Extension vergleichen
- Normalbefund: Flexion und Extension sind uneingeschränkt möglich, die Bewegungsqualität ist in beide Richtungen gut.
- Tritt ein Widerstand oberhalb der Querfortsätze auf, kann dies auf eine Dysfunktion in Extension hinweisen.
- Tritt ein Widerstand unterhalb der Querfortsätze auf, kann dies auf eine Dysfunktion in Flexion hinweisen.

Lateralflexion (am Beispiel linke Beugung)

Variation 1 (▶ Abb. 7.21), Patient sitzend
Patient: sitzend, Arme über den Brustkorb verschränkt (LWS in Neutralstellung)

Therapeut: stehend, hinter dem Patienten (an seiner Linken Seite)

Handposition (Prüfung von L2): den linken Arm quer über die linke Schulter des Patienten legen, die Hand ruht dabei auf der rechten Schulter des Patienten, mit den Fingern der rechten Hand lateral der Procc. spinosi (Proc. articularis) palpieren

Ausführung: mit dem linken Arm eine linke Lateralflexion der Wirbelsäule durch Translation der

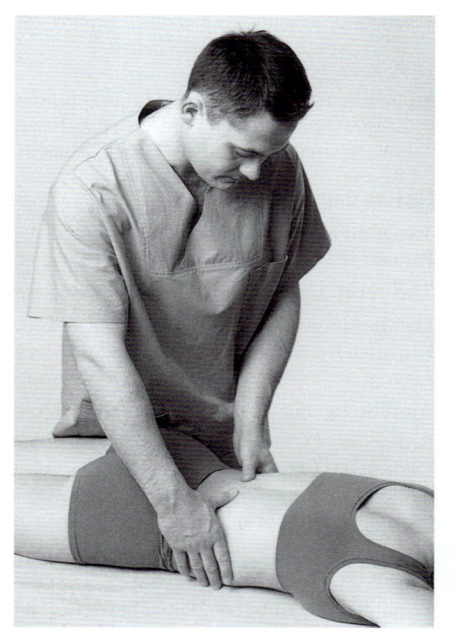

Abb. 7.6 Rotation, Flexion/Extension und Lateralflexion (Variation 2)

Schultergürtel nach rechts induzieren, bis die Bewegung zwischen L2/L3 beurteilt werden kann

Bewertung: Die Bewegungsqualität der Lateralflexion von L2 beurteilen.
- Normalbefund: Die Bewegungsqualität ist beiderseits gut.
- Tritt ein Widerstand in Lateralflexion links auf, kann dies auf eine Dysfunktion in Lateralflexion rechts hinweisen.

Variation 2 (▶ Abb. 7.7), Patient in Bauchlage

Patient: in Bauchlage, linkes Knie 90° flektiert

Therapeut: stehend an der linken Seite des Patienten

Handposition (Prüfung von L2): mit den Fingern der linken Hand lateral der Procc. spinosi L2/L3 (Pro. articularis) palpieren, mit der rechten Hand das linke Knie untergreifen

Ausführung: die linke Hüfte abduzieren, bis die Bewegung zwischen L2/L3 beurteilen werden kann

Bewertung: Die Bewegungsqualität der Lateralflexion von L2 beurteilen.
- Normalbefund: Die Bewegungsqualität ist beiderseits gut.
- Tritt ein Widerstand in Lateralflexion links auf, kann dies auf eine Dysfunktion in Lateralflexion rechts hinweisen.

Variation 3 (▶ Abb. 7.6), Patient in Bauchlage

Patient: in Bauchlage

Therapeut: stehend, seitlich des Patienten, Blick nach kranial gerichtet

Handposition (Prüfung von L3): Daumen beiderseits lateral der Procc. spinosi L3/L4 (Proc. articularis)

Ausführung: mit dem linken Daumen einen Druck nach rechts ausüben

Bewertung: die Bewegungsqualität der Lateralflexion links von L3 beurteilen
- Normalbefund: die Bewegungsqualität ist beiderseits gut.
- Tritt ein Widerstand in Lateralflexion links auf, kann dies auf eine Dysfunktion in Lateralflexion rechts hinweisen.

Oszillationstest

Peter Sommerfeld

Patient: stehend

Therapeut: stehend, hinter dem Patienten

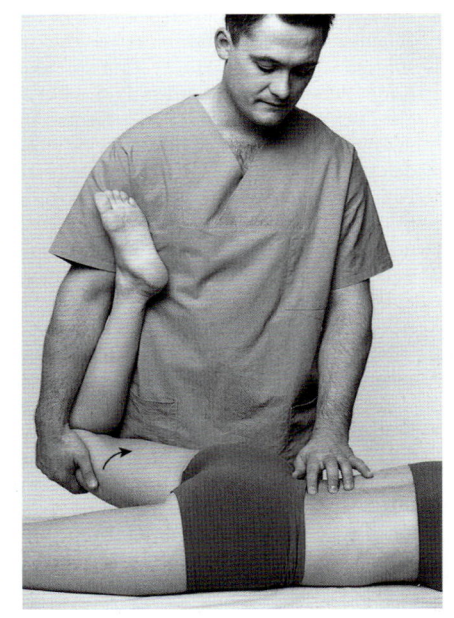

Abb. 7.7 Seitneigung der LWS

Ausführung:
- eine Hand auf den Kopf oder den Unterarm über den Schultergürtel legen und eine kleine laterale Oszillation in den Rumpf einbringen
- mit der anderen Hand entlang der Wirbelsäule palpieren

Bewertung: Gibt es Regionen, wo die induzierte Oszillation nicht so gut weiterläuft, diese mit spezifischen segmentalen Tests näher abklären.

Neurologische Tests
Reflexprüfung
Physiologische Muskeleigenreflexe
- **Patellarsehnenreflex (L2–4):** Knie leicht anheben, auf Entspannung des M. quadriceps femoris achten, Schlag auf die Patellarsehne → Kontraktion des M. quadriceps femoris
- **Achillessehnenreflex (S1–2):** bei leicht gebeugtem Knie den Fuß dorsalflektieren, Schlag auf die Achillessehne → Plantarflexion

Pathologische Reflexe
- **Babinski-Reflex:** laterale Plantarseite/Außenkante des Fußes von der Ferse im Bogen in Richtung Großzehe mit einem spitzen Gegenstand bestreichen → pathologisch ist eine Dorsalflexion der Großzehe bei gleichzeitiger Plantarflexion und Spreizung der anderen Zehen (= positiver Babinski)

Nervendehnungstests
- **Lasègue-Test:** gestrecktes Bein in Rückenlage anheben → lumbale Schmerzen mit Ausstrahlung in das angehobene Bein. Angabe des Beugewinkels, bei dem Schmerzen auftreten (normalerweise zwischen 30° und 60°). Ist er unter 30° positiv, so kann dies als Hinweis auf eine akut entzündliche Komponente (Diszitis, Radikulitis) gewertet werden. Positiv bei Wurzelreizung L4, L5, S1, S2, Meningitis. Bei Wurzelreizung folgt das Ausstrahlungsmuster dem betreffenden Dermatom (L4–S2), der Schmerz hat eine einschießende Qualität und strahlt bis in den Unterschenkel oder Fuß aus oder betrifft nur den Unterschenkel und den Fuß. Alle anderen Fälle (z.B. eine Ausstrahlung bis zur Kniekehle, Spannungsgefühl in der ischiokruralen Muskulatur etc.) sind als **Pseudo-Lasègue** zu werten und geben keinen klaren Hinweis auf das Vorliegen einer Wurzelkompression.
  - **Umgekehrter Lasègue-Test:** in Bauchlage Bein passiv im Kniegelenk beugen → Patient hebt Hüfte auf der betroffenen Seite an. Positiv bei Wurzelreizung L3/4.
  - **Gekreuzter Lasègue-Test:** Bein der von der Ausstrahlung nicht betroffenen Seite hochheben → dem jeweiligen Dermatom entsprechende Ausstrahlung auf der betroffenen Seite. Positiv bei radikulärer Symptomatik (relativ sicheres Zeichen).
- **Bragard-Test:** dient der differenzialdiagnostischen Ergänzung des Lasègue-Tests, um auszuschließen, dass der Lasègue-Test einen falschpositiven Hinweis auf das Vorliegen einer Wurzelkompression gibt (Pseudo-Lasègue). Das Bein von der Höhe, auf welcher der Schmerz auftritt, wieder etwas absenken oder das Knie etwas beugen, woraufhin der Schmerz wieder verschwindet. Anschließend den Fuß in Dorsalflexion bringen → wieder ein ins Dermatom einschießender Schmerz. Positiv bei Wurzelkompression L4, L5, S1, S2.
  - **Kernig-Zeichen:** in Rückenlage Hüfte und Knie 90° beugen, dann das Knie strecken → lumbale Schmerzen. Positiv bei Wurzelreizung L5/S1, meningealer Reizung.

- **Brudzinski-Zeichen:** passive Kopfbeugung nach vorne → Patient zieht Bein an. Positiv bei meningealer Reizung, Meningitis.

Sensibilitätsprüfung
Patient soll Augen schließen. Prüfung der Dermatome 🞢, ob die vom Untersucher ausgeführten Tests empfunden werden. Immer Seitenvergleich beachten.
- **Berührung:** mit Wattebausch/Fingerkuppe bestreichen
- **Schmerz:** mit abgebrochenem Holzstäbchen Spitz-Stumpf-Diskrimination in unregelmäßiger Abfolge prüfen
- **Temperatur:** mit Eis bzw. kaltem Wasser und heißem Wasser prüfen
- **Vibration:** 128 Hz Stimmgabel auf Knochenvorsprünge aufsetzen
- **Bewegung:** großen Zeh medial und lateral anfassen, rasch nach oben und unten bewegen und Patienten empfundene Richtung angeben lassen

Untersuchung der Muskulatur
- **Muskelkraft:** seitenvergleichend gegen die Schwerkraft und den Widerstand des Untersuchers prüfen; M. quadriceps (L2–4), ischiokrurale Muskulatur (L4–S3), M. tibialis anterior (L4), Mm. peronei (L5), M. triceps surae (S1)
- **Muskulärer Widerstand:** einzelne Gelenke passiv, unterschiedlich schnell durchbewegen. Pathologisch sind Muskelkontraktionen, Spastik (Klappmesserphänomen) und Rigor (wächserner Widerstand)
- Fersengang (L4/L5)
- Zehenstand auf der betroffenen Seite (L5/S1)

7.1.5 Differenzialdiagnosen

Luc Vincent

- **mechanisch/degenerativ:** Spina bifida occulta, Spondylolisthesis, Spondylolyse, Sakralisation, Lumbalisation, Spondylose, Spondylarthrose, Osteochondrose, Osteomalazie, Morbus Paget, Wirbelkanalstenose, Wirbelfraktur
- **neural/radikulär:** Diskusprotrusion, Diskusprolaps, Nervenwurzelreizung
- **ausstrahlend:** Erkrankungen von Nieren, Harnleiter, Harnblase, Prostata, Uterus, Adnexen, Colon descendens, Sigmoid, Pankreas
- **entzündlich/rheumatisch:** Spondylitis ankylosans, Morbus Reiter, Arthritis psoriatica
- **dysplastisch:** primäre Wirbelsäulentumoren (z. B. Plasmozytom, Osteosarkom, Osteoblastom), Metastasen (z. B. bei Prostata-, Mamma-, Lungen-, Nierenkarzinom), Lymphome
- **infektiös:** Tuberkulose, Brucellose, Discitis, epi- und subdurale Abszesse
- **vaskulär/lymphatisch:** abdominales Aortenaneurysma, Verschluss der Aorta abdominalis, Kompression der V. cava inferior

7.1.6 Osteopathische Beziehungen (▶ Abb. 7.8)

Christian Fossum

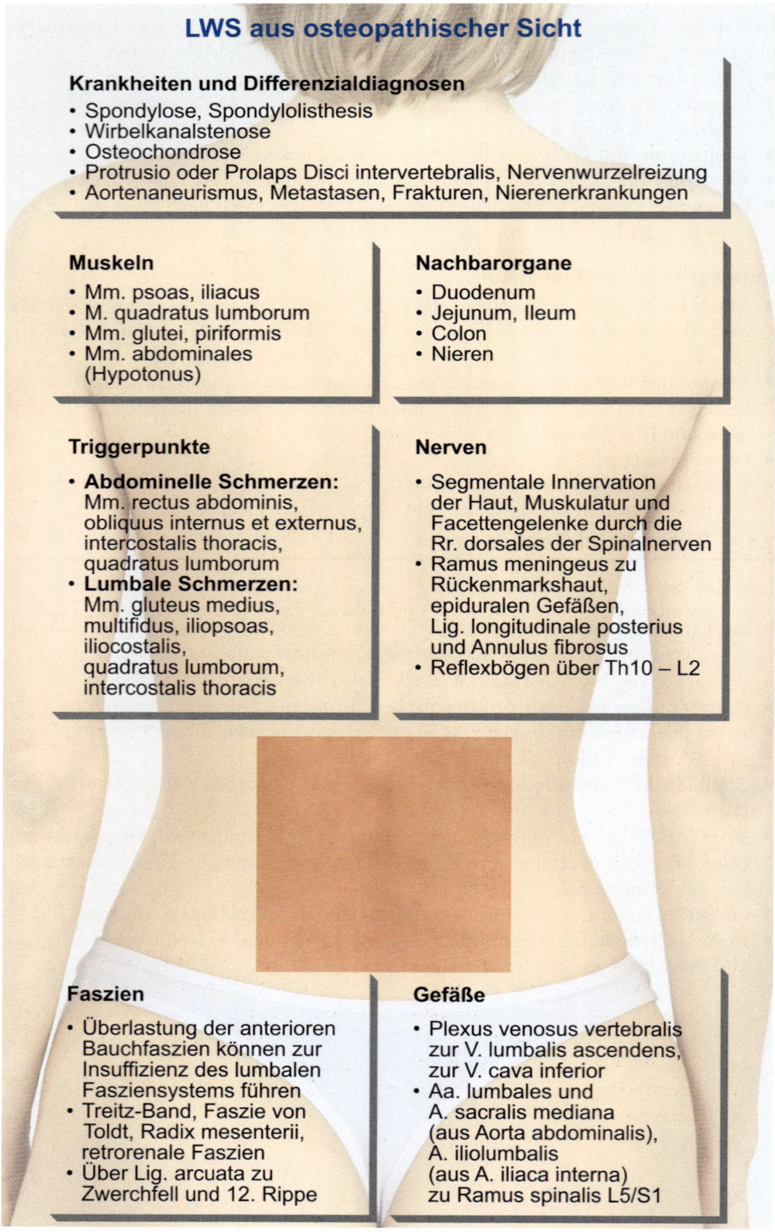

LWS aus osteopathischer Sicht

Krankheiten und Differenzialdiagnosen
- Spondylose, Spondylolisthesis
- Wirbelkanalstenose
- Osteochondrose
- Protrusio oder Prolaps Disci intervertebralis, Nervenwurzelreizung
- Aortenaneurysma, Metastasen, Frakturen, Nierenerkrankungen

Muskeln
- Mm. psoas, iliacus
- M. quadratus lumborum
- Mm. glutei, piriformis
- Mm. abdominales (Hypotonus)

Nachbarorgane
- Duodenum
- Jejunum, Ileum
- Colon
- Nieren

Triggerpunkte
- **Abdominelle Schmerzen:** Mm. rectus abdominis, obliquus internus et externus, intercostalis thoracis, quadratus lumborum
- **Lumbale Schmerzen:** Mm. gluteus medius, multifidus, iliopsoas, iliocostalis, quadratus lumborum, intercostalis thoracis

Nerven
- Segmentale Innervation der Haut, Muskulatur und Facettengelenke durch die Rr. dorsales der Spinalnerven
- Ramus meningeus zu Rückenmarkshaut, epiduralen Gefäßen, Lig. longitudinale posterius und Annulus fibrosus
- Reflexbögen über Th10 – L2

Faszien
- Überlastung der anterioren Bauchfaszien können zur Insuffizienz des lumbalen Fasziensystems führen
- Treitz-Band, Faszie von Toldt, Radix mesenterii, retrorenale Faszien
- Über Lig. arcuata zu Zwerchfell und 12. Rippe

Gefäße
- Plexus venosus vertebralis zur V. lumbalis ascendens, zur V. cava inferior
- Aa. lumbales und A. sacralis mediana (aus Aorta abdominalis), A. iliolumbalis (aus A. iliaca interna) zu Ramus spinalis L5/S1

Abb. 7.8 LWS aus osteopathischer Sicht

Neurologische Beziehungen

- viszerosomatische und somatoviszerale Reflexe (sympathische Innervation): Th10–L2, über die kleines Becken, Colon, Niere, Ureter und Duodenum versorgt werden
- somatosomatische Reflexe: kutane Äste aus dem thorakolumbalen Bereich (Ramus cutaneus posterior, Ramus cutaneus lateralis und Ramus cutaneus anterior) versorgen Lumbosakral-, Hüft- und Leistenbereich
- Muskelinnervation:
  - M. rectus abdominis: Nn. intercostales (Th7–Th12)
  - M. obliquus externus abdominis: kaudale Nn. intercostales, N. iliohypogastricus, N. ilioinguinalis (Th5–Th12)
  - M. obliquus internus abdominis: kaudale Nn. intercostales, N. iliohypogastricus, N. ilioinguinalis (Th8–L2)
  - M. transversus abdominis: kaudale Nn. intercostales, N. iliohypogastricus, N. ilioinguinalis, N. genitofemoralis (Th5–L2)
  - M. quadratus lumborum: Rr. musculares des Plexus lumbalis, N. thoracicus (Th12–L3)

Vaskuläre Beziehungen

- venolymphatisch: über den klappenlosen Plexus venosus vertebralis und die Vv. lumbales Drainage in die V. lumbalis ascendens (V. azygos und hemiazygos) und in die V. cava inferior, Verbindung zum venösen System v. a. der linken Niere und zu den Beckenorganen und indirekt zur V. portae sowie nach kranial zu Venen der Schädelbasis und Sinus venosus duralis
- arteriell:
  - Aa. lumbales aus der Aorta
  - A. lumbalis V aus A. iliolumbalis (A. sacralis mediana, A. sacralis lateralis oder der Aorta)

Mechanische Beziehungen

- viszerale Dysfunktionen und assoziierte artikuläre Restriktionen (nach Barral):
  - Zwerchfell und Magen: L1
  - Duodenum: Th12–L1
  - Jejunum und Ileum: Th10–L2
  - Colon: untere LWS
  - Niere: Th10–L1
  - Nierenptose 1. und 2. Grades: L1–4 durch die Verbindung mit dem M. psoas
  - urogenitale Beschwerden: lumbosakraler Übergang
- über Ligg. arcuata Verbindung vom Zwerchfell zu L1–L2 und 12. Rippe
- Dysfunktionen im thorakolumbalen Übergang beeinflussen die Mechanik der gesamten LWS und sind oft für rezidivierende Probleme im Bereich L3–S1 verantwortlich. Durch die gute Mobilität der Segmente L4/L5 und L5/S1 gegenüber der restlichen LWS könnten Mobilitätsverluste aus dem thorakolumbalen Übergang dort kompensiert werden, allerdings mit der Folge gehäufter Dysfunktionen in diesem Bereich.

- Die Stoßdämpfersysteme der unteren Extremität (z. B. Fußarchitektur, unteres Sprunggelenk, Art. femoropatellaris, Lenden-Becken-Schere) haben einen starken Einfluss auf die Belastung der LWS während des Gehens und Laufens. Bei funktionellen Beeinträchtigungen eines dieser Teile kann es zu Überbeanspruchungen der Wirbelkörper selbst und v. a. der Bandscheiben kommen.
- Änderungen der intraabdominellen Druckverhältnisse können die Statik und folglich die Mechanik der LWS beeinflussen, z. B. kann eine Überlastung der vorderen Leibeswand zur Insuffizienz des lumbalen Fasziensystems führen → z. B. Veränderung der Lordose oder des Becken-Thorax-Verhältnisses im Stehen
- Beeinflussung des Peritoneum parietale über dorsale Strukturen, z. B. Treitz-Band, Faszie von Toldt, Radix mesenterii und retrorenale Faszien

Muskuläre Beziehungen
- M. iliacus: oft für rezidivierende Probleme im Bereich des lumbosakralen Übergangs verantwortlich, durch Faszien in enger Verbindung mit Organen
- M. psoas ist mit Th12–L4 verbunden und durch Faszien eng mit der Niere und dem Zwerchfell. Durch seine Schichten läuft der Plexus lumbalis.

Ein Hypertonus der folgenden Muskeln kann Ursache sein von Dysfunktionen
- von Th12/L1, 12. Rippe, Iliosakralgelenken: M. quadratus lumborum
- von L5 durch einen Hebelarmeffekt, Th12/L1, L1/L2: M. psoas
- von L5/S1: M. iliacus

Triggerpunkte
Folgende Muskeln können Ursache sein von
- abdominellen Schmerzen: M. rectus abdominis, M. abdominis obliquus externus, M. iliocostalis thoracis, M. quadratus lumborum
- lumbalen Schmerzen: M. gluteus medius, M. multifidus, M. iliopsoas, M. iliocostalis, M. quadratus lumborum, M. iliocostalis thoracis

7.2 Behandlung der Lendenwirbelsäule (HVLA, Mobilisation)

> Fryettes Beobachtungen der gekoppelten Bewegungen konnten an der LWS nicht bestätigt werden. Nur in Flexionsstellung konnte eine gewisse Regelmäßigkeit in der Kopplung von homolateraler Rotation und Seitneigung gefunden werden. Deshalb sollten die folgenden HVLA an die palpatorischen Befunde adaptiert werden.
> Es erweist sich am effektivsten, jede einzelne Bewegungskomponente des blockierten Segmentes zu testen und das Segment zur Ausführung der HVLA entsprechend dieses Palpationsbefundes einzustellen (▶ 7.2.1).

7.2.1 Lumbale Derotationstechnik Th10–L5 nach Hartman (am Beispiel L3) (▶ Abb. 7.9 – ▶ 7.12)

Torsten Liem

Indikation: Bewegungseinschränkung von L3

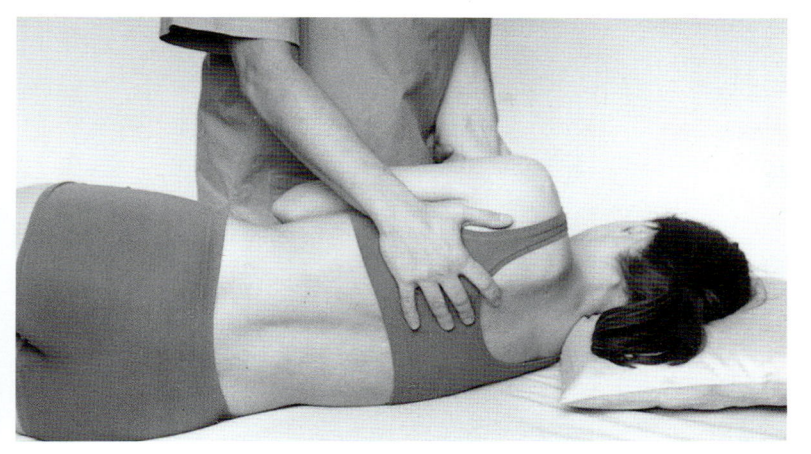

Abb. 7.9 Lumbale Derotationstechnik nach Hartman

Patient: in rechter Seitenlage, Hüften und Knie ca. 45° gebeugt

Therapeut: stehend, vor dem Patienten, Füße nach kranial gerichtet

Handposition:
- für die Positionierung mit der linken Hand das linke Handgelenk umgreifen, die rechte auf die linke Schulter des Patienten legen
- durch Zug am linken Arm des Patienten eine Rotation und/oder Seitneigung der Wirbelsäule induzieren (▶ Abb. 7.9)
- alternativ kann auch die rechte Schulter nach anterior geschoben werden, während die linke Hand die linke Schulter fixiert; dadurch entsteht eine geringere Belastung für die Schulter (▶ Abb. 7.10)

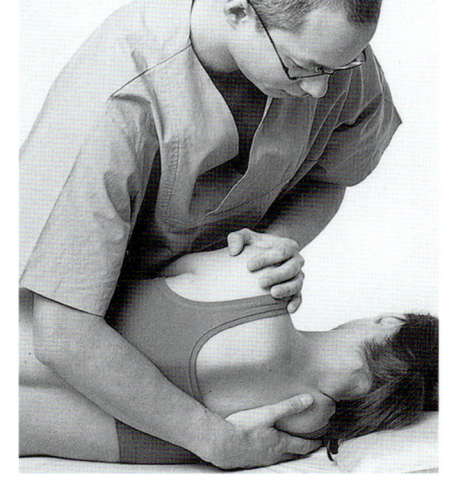

Abb. 7.10 Lumbale Derotationstechnik nach Hartman

- dann die Lage des Thorax mit dem linken Arm seitlich auf dem linken Thorax des Patienten fixieren und L3 und L4 mit den Fingern palpieren

7 Lendenwirbelsäule

- mit der rechten Hand eine Flexion der Hüften durchführen, bis diese zwischen L3 und L4 palpiert werden kann
- den Patienten auffordern, das rechte Bein auszustrecken
- den linken Vorfuß in die rechte Kniekehle legen
- der rechte Ellenbogen nimmt dabei Kontakt mit dem lateralen Os ilium zwischen Mm. gluteus maximus und medius auf, der Unterarm liegt auf dem Os sacrum

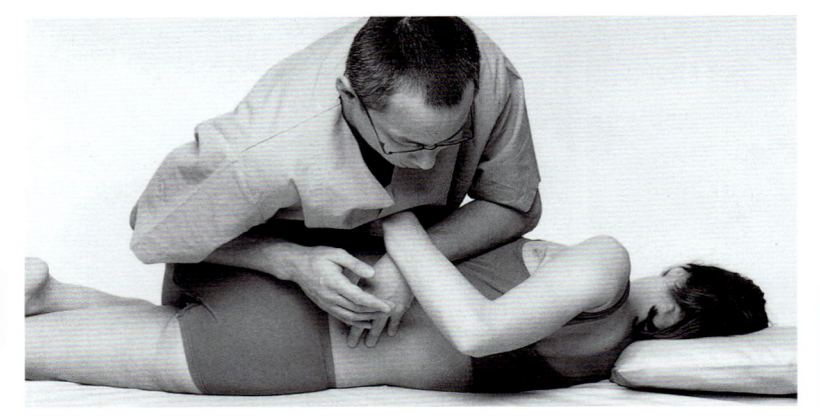

Abb. 7.11 Lumbale Derotationstechnik nach Hartman

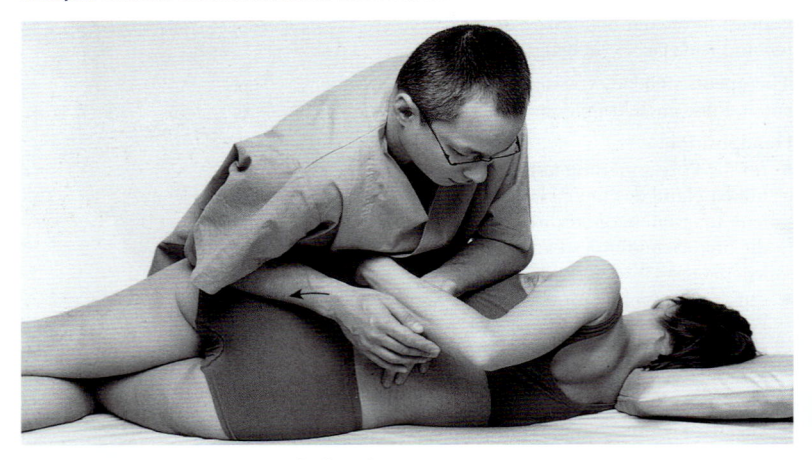

Abb. 7.12 Lumbale Derotationstechnik nach Hartman

Ausführung:
- durch die Kombination verschiedener Bewegungsebenen die Bewegungsgrenze der Dysfunktion in Rotation, Seitneigung, Flexion und Extension sowie durch Kompression oder Dekompression aufsuchen, dafür mit dem Arm am Os sacrum und der Hand am Os ilium Zug bzw. Druck in die gewünschte Richtung ausüben (▶ Abb. 7.11)

- am Ende einer tiefen Exspirationsphase einen Impuls mit dem rechten Unterarm auf dem linken Os ilium in Richtung Rotation ausführen
- alternativ kann nach L. Hartman zur Öffnung des Foramen intervertebrale ein Impuls in Seitneigung ausgeführt werden; zur Einstellung der Seitneigung das unten liegende Bein anwinkeln und das oben liegende Bein strecken, gegebenenfalls zusätzlich leicht flektieren oder extendieren (▶ Abb. 7.12)
- Vorgang auf der anderen Seite wiederholen

7.2.2 Dysfunktion von Th10–L5 in NSR (am Beispiel L3 in NSR$_R$) (▶ Abb. 7.13)

Luc Vincent

Indikation: Seitneigung nach rechts und Rotation nach links von L3 vermindert

Palpation: Querfortsatz von L3 befindet sich in Posteriorität rechts

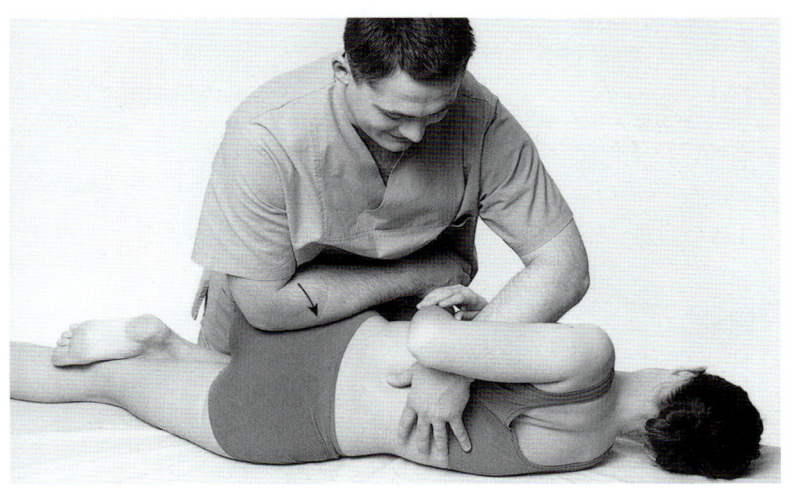

Abb. 7.13 Behandlung von L3 in NSR$_R$

Patient: in rechter Seitenlage, beide Beine in der Hüfte leicht gebeugt

Therapeut: stehend, vor dem Patienten

Handposition:
- zur Positionierung des Patienten mit der linken Hand eine Flexion der Hüften durchführen, bis diese mit der rechten Hand zwischen L3 und L4 palpiert werden kann
- eine Rotation nach links und Seitneigung des Thorax nach rechts durch Zug am rechten Arm des Patienten nach anterior und kaudal induzieren, bis diese mit der linken Hand palpiert werden kann; diese Lage mit dem linken Ellbogen auf der linken Schulter des Patienten stabilisieren
- den Patienten auffordern, sein rechtes Bein auszustrecken
- den linken Vorfuß in die rechte Kniekehle legen
- den rechten Unterarm auf dem lateralen Anteil des linken Os ilium positionieren, die Finger palpieren L3 und L4

Ausführung:
- mit dem linken Arm durch Kontakt an der linken Schulter den Oberkörper fixieren und mit dem rechten Arm das Becken zu sich rollen, bis L3 gegen L4 verriegelt ist
- am Ende einer tiefen Exspirationsphase mit dem rechten Unterarm auf dem lateralen Anteil des linken Os ilium einen Impuls nach anterior ausführen

7.2.3 Dysfunktion von Th10–L5 in FRS (am Beispiel L2 in FRS_R) (▶ Abb. 7.14)

Luc Vincent

Indikation: Extension, Seitneigung und Rotation nach links von L2 vermindert
Palpation: Querfortsatz von L2 befindet sich in Posteriorität rechts

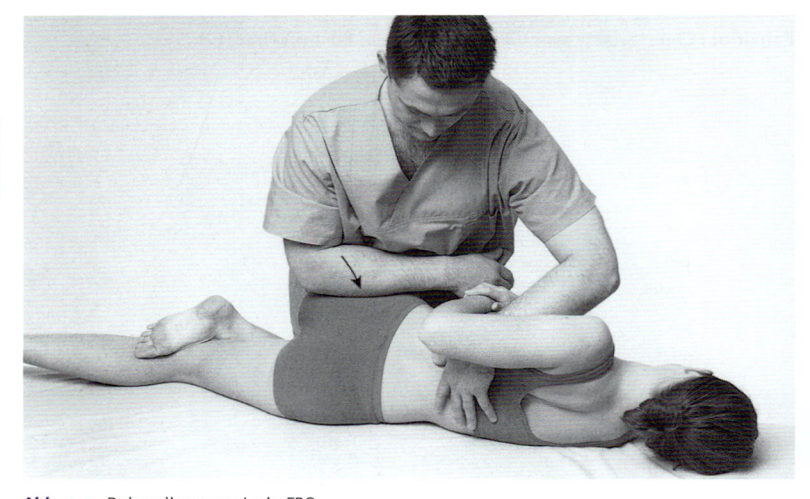

Abb. 7.14 Behandlung von L2 in FRS_R

Patient: in rechter Seitenlage, Beine in der Hüfte leicht gebeugt
Therapeut: stehend, vor dem Patienten
Handposition:
- zur Positionierung des Patienten mit der linken Hand eine Flexion der Hüften durchführen, bis diese mit der rechten Hand zwischen L2 und L3 palpiert werden kann
- eine Extension des Thorax durch eine Translation an der rechten Schulter nach posterior induzieren, bis diese mit der rechten Hand zwischen L2 und L3 palpiert werden kann
- den Rumpf durch Zug am rechten Arm nach links rotieren
- diese Lage mit dem linken Ellbogen auf der linken Schulter des Patienten stabilisieren
- den Patienten auffordern, sein rechtes Bein auszustrecken
- den linken Vorfuß in die rechte Kniekehle legen
- den rechten Unterarm auf dem lateralen Anteil des linken Os ilium positionieren, die Finger palpieren L2 und L3

Ausführung:
- mit dem linken Arm auf der linken Schulter den Oberkörper fixieren, mit dem rechten Arm das Becken zu sich rollen, bis L2 gegen L3 verriegelt ist
- am Ende einer tiefen Exspirationsphase mit dem rechten Unterarm auf dem lateralen Anteil des linken Os ilium einen Impuls nach anterior ausführen

> Diese Dysfunktion ist häufig mit einer Verspannung des M. iliopsoas auf der Seite der Seitneigung und Rotation gekoppelt. Diesen daraufhin prüfen und gegebenenfalls mit behandeln.

7.2.4 Dysfunktion von Th10–L5 in ERS (am Beispiel L2 in ERS$_R$) (▶ Abb. 7.15)

Luc Vincent

Indikation: Flexion, Seitneigung und Rotation nach links von L2 vermindert
Palpation: Querfortsatz von L2 befindet sich in Posteriorität rechts

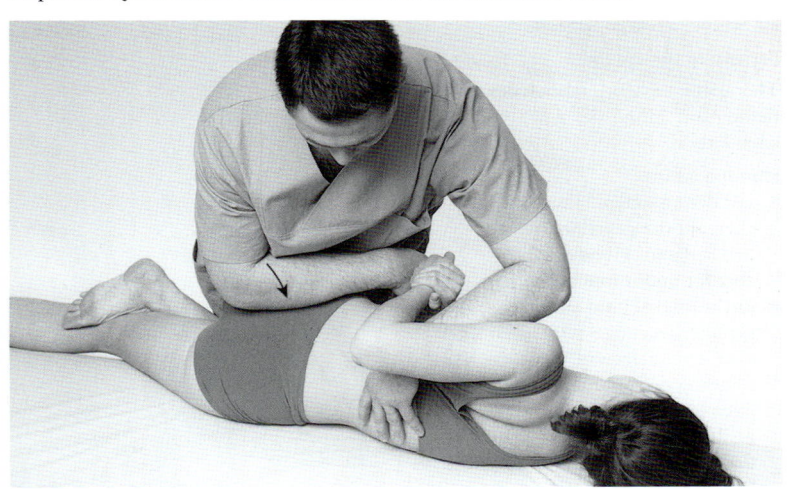

Abb. 7.15 Behandlung von L2 in ERS$_R$

Patient: in rechter Seitenlage, Beine in der Hüfte leicht gebeugt

Therapeut: stehend, vor dem Patienten

Handposition:
- zur Positionierung des Patienten mit der linken Hand eine Flexion der Hüften durchführen, bis diese mit der rechten Hand zwischen L2 und L3 palpiert werden kann
- eine Seitneigung des Thorax nach links durch Zug am rechten Arm nach kranial induzieren, bis diese mit der rechten Hand an L2 und L3 palpiert werden kann
- eine Flexion des Thorax wird durch Zug am rechten Ellenbogen nach anterior, eine Rotation durch Zug nach anterior und oben (Richtung Decke) erreicht
- diese Lage mit dem linken Ellbogen auf der linken Schulter des Patienten stabilisieren

- den Patienten auffordern, sein rechtes Bein auszustrecken
- den linken Vorfuß in die rechte Kniekehle legen
- den rechten Unterarm auf dem lateralen Anteil des linken Os ilium positionieren, die Finger palpieren L2 und L3

Ausführung:
- mit dem linken Arm den Oberkörper auf der linken Schulter fixieren, mit dem rechten Arm das Becken zu sich rollen, bis L2 gegen L3 verriegelt ist
- am Ende einer tiefen Exspirationsphase mit dem rechten Unterarm auf dem lateralen Anteil des linken Os ilium einen Impuls nach anterior ausführen

7.2.5 Mobilisation des thorakolumbalen Übergangs (▶ Abb. 7.16)

Peter Sommerfeld

Indikation: rotatorische Einschränkungen der Übergangsregion, untere lumbale Syndrome (Rotationsverluste werden oft von unteren lumbalen Segmenten kompensiert)

Patient: in Bauchlage

Therapeut: stehend, seitlich des Patienten auf Höhe der LWS, Blick nach lateral

Handposition:
- mit der kaudalen Hand das Becken auf der gegenüberliegenden Seite auf Höhe des Trochanter major umgreifen
- die kraniale Hand auf die gegenüberliegenden Seite legen, die Finger zeigen in Verlaufsrichtung der unteren Rippen nach lateral/kaudal, mit dem Os pisiforme das Facettengelenk das jeweiligen Segments auf Höhe der Massae laterales (ca. 1 Daumenbreit lateral des Proc. spinosus) oder das Rippengelenk (ca. 2 Daumenbreit lateral des Proc. spinosus) fokussieren

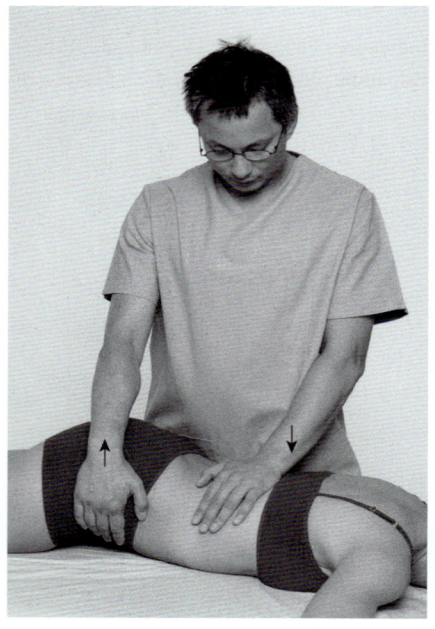

Abb. 7.16 Mobilisation des thorakolumbalen Übergangs

Ausführung:
- mit der kaudalen Hand die Beckenseite zu sich ziehen und dabei eine Rotation in der LWS induzieren
- mit der kranialen Hand einen leichten Druck nach ventral geben
- am Ende der Bewegung kann auch ein kurzer Impuls gesetzt werden

> Die Technik bietet sich für die Region Th8–L3 und die unteren Rippen an, sie kann auch zur Mobilisation der unteren Rippen verwendet werden.

7.2.6 Dysfunktion von L5/S1 in Extension (▶ Abb. 7.17)

Peter Sommerfeld

Indikation: Flexion der unteren LWS eingeschränkt und/oder schmerzhaft, starke Nutationsstellung des Os sacrum, Os sacrum arcuatum, Antelisthesis L4 oder L5

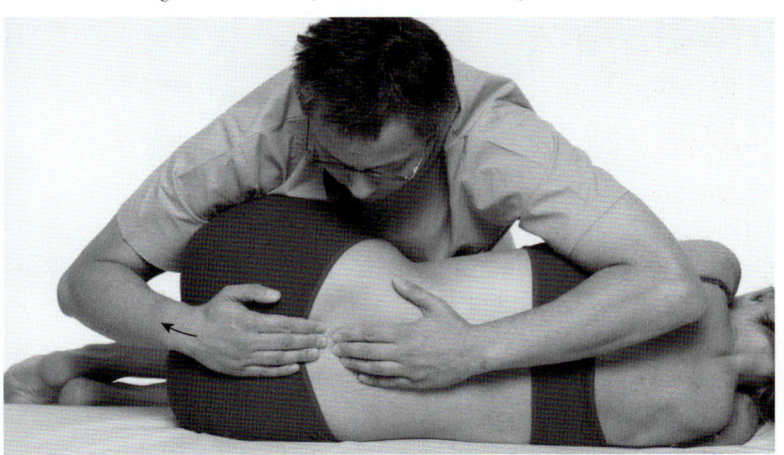

Abb. 7.17 Dysfunktion von L5/S1 in Extension

Patient: in Seitenlage, Beine so weit wie möglich angewinkelt

Therapeut: stehend, vor dem Patienten, Beine des Patienten auf den eigenen Oberschenkeln abgelegt

Handposition:
- mit dem kaudalen distalen Unterarm Kontakt mit dem Os sacrum aufnehmen
- mit der kranialen Hand das Bewegungssegment L5/S1 palpieren

Ausführung:
- die Flexionsspannung auf das Bewegungssegment L5/S1 fokussieren
- durch Verlagerung des eigenen Beckens Richtung Kopfende die Flexion im Segment etwas verstärken und mehrfach langsam wiederholen

7.2.7 Mobilisation der unteren LWS in Lateralflexion (▶ Abb. 7.18)

Peter Sommerfeld

Indikation: Einschränkung der Lateralflexion der unteren LWS (z. B. positiver Hip-Drop-Test S. 239)

Patient: in Seitenlage, unteres Bein angewinkelt, oberes Bein gestreckt

Therapeut: stehend in Schrittstellung, vor dem Patienten, Blickrichtung diagonal zum Fußende

Handposition:
- mit dem kaudalen Unterarm zwischen Crista iliaca und Trochanter major Kontakt aufnehmen, der Thorax liegt auf dem Unterarm auf
- mit den Fingern der kranialen Hand die oben liegende Seite des paravertebralen Gewebes in Vorspannung bringen

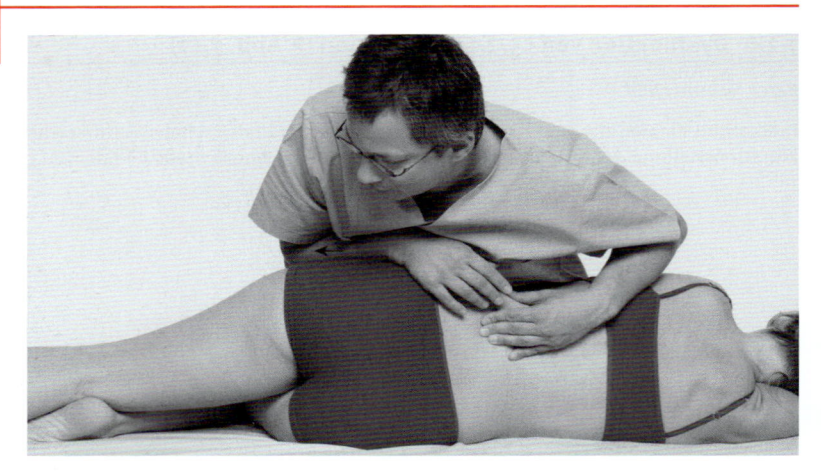

Abb. 7.18 Mobilisation der unteren LWS in Lateralflexion

Ausführung:
- die obere Beckenhälfte mit dem kaudalen Unterarm nach kaudal schieben, indem man sich vom hinteren Bein weg drückt
- dadurch wird eine kräftige Lateralflexion induziert
- mit der kranialen Hand kann man zusätzlich das paravertebrale Gewebe in Längs- oder Querdehnung bringen

7.3 Behandlung der Lendenwirbelsäule (MET)
Luc Vincent

Mit Ausnahme der Flexionsstellung konnte kaum eine Regelmäßigkeit in der Kopplung von Rotation und Seitneigung an der LWS beobachtet werden. Deshalb sollten die folgenden MET an die palpatorischen Befunde adaptiert werden.

Es erweist sich am effektivsten, jede einzelne Bewegungskomponente des blockierten Segmentes zu testen und das Segment zur Ausführung der MET entsprechend dieses Palpationsbefundes einzustellen. Zunächst das Segment in Richtung seiner Bewegungseinschränkung in Flexion/Extension, Seitneigung und Rotation einstellen. Anschließend kann eine isometrische Anspannung entgegen der Richtung der deutlichsten Bewegungseinschränkung erfolgen. Die weitere Vorgehensweise entspricht der Beschreibung der MET-Techniken. Wenn notwendig, kann in der Folge zusätzlich eine Anspannung entgegen der Richtung der zweitdeutlichsten Einschränkung erfolgen. Alternativ kann versucht werden, entgegen der Richtung aller Bewegungseinschränkungen eine isometrische Kontraktion ausführen zu lassen.

Z. B.: L3 zeigt eine deutliche Einschränkung in Extension sowie eine leichte Einschränkung in Seitneigung links und nur geringe Einschränkung in Rotation rechts. Für die Therapie das betroffene Segment in Flexion, Rotation links und Seitneigung rechts einstellen und den Patienten auffordern, gegen den Widerstand des Therapeuten in Richtung der Flexion anzuspannen. Sollte es notwendig sein, kann der Patient anschließend zusätzlich in die Seitneigung rechts und zuletzt auch in die Rotation links anspannen.

7.3.1 Dysfunktion von Th10–L5 in NSR (am Beispiel L3 in NSR$_R$) (▶ Abb. 7.19– ▶ 7.20)

Indikation: Seitneigung nach rechts und Rotation nach links von L3 vermindert

Palpation: Querfortsatz von L3 befindet sich in Posteriorität rechts

Variation 1

Patient: aufrecht sitzend, die linke Hand liegt im Nacken, die rechte Hand auf dem linken Ellenbogen oder auf der linken Schulter

Therapeut: stehend, hinter dem Patienten

Handposition:
- den linken Arm unter der linken Achsel hindurch über den Oberkörper des Patienten legen, die Hand greift unter der Achsel hindurch oder auf den rechten Oberarm legen
- mit den Fingern der rechten Hand L3 und L4 palpieren

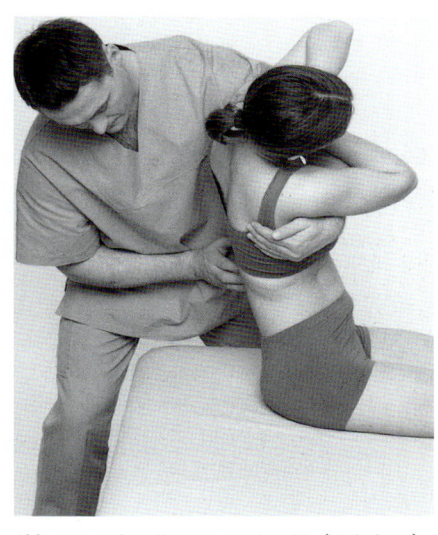

Abb. 7.19 Behandlung von L3 in NSR$_R$ (Variation 1)

Ausführung:
- mit dem linken Arm durch eine Translation des Rumpfes nach links eine Seitneigung nach rechts induzieren, bis die Bewegungsgrenze an L3 zu palpieren ist
- den Rumpf bis zur Bewegungsgrenze nach links rotieren
- den Patienten auffordern, eine Seitneigung des Oberkörpers nach links gegen den Widerstand des Therapeuten auszuführen; die Spannung 3–6 Sek. halten
- in der Entspannungsphase wird die neue Bewegungsgrenze durch Verstärkung der Seitneigung nach rechts und Rotation nach links erreicht
- diesen Vorgang 3–5 × wiederholen

Variation 2

Patient: in linker Seitenlage, Hüften und Knie sind 90° gebeugt, der Schultergürtel liegt senkrecht zum Behandlungstisch

Therapeut: stehend, vor dem Patienten

Handposition:
- mit der linken Hand den linken distalen Unterschenkel umgreifen
- mit den Fingern der rechten Hand L3 und L4 palpieren

Ausführung:
- eine Seitneigung der Wirbelsäule nach rechts durch Anheben beider Unterschenkel nach oben von der Behandlungsliege induzieren, bis die Bewegungsgrenze an L3 zu palpieren ist
- den Patienten auffordern, die Füße Richtung Boden gegen den Widerstand des Therapeuten zu drücken
- die Spannung 3–6 Sek. halten

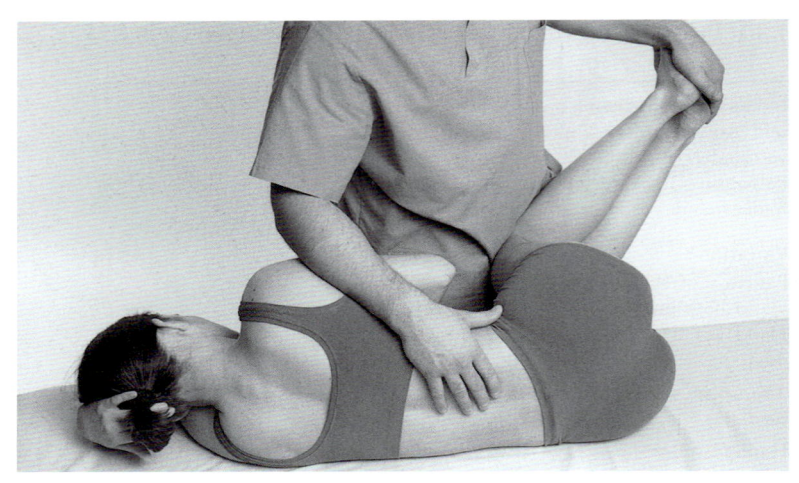

Abb. 7.20 Behandlung von L3 in NSR$_R$ (Variation 2)

- in der Entspannungsphase wird die neue Bewegungsgrenze durch Verstärkung der Seitneigung nach rechts erreicht; diesen Vorgang 3–5 × wiederholen

7.3.2 Dysfunktion von Th10–L5 in FRS (am Beispiel Th11 in FRS$_R$) (▶ Abb. 7.21)

Indikation: Extension, Seitneigung und Rotation nach links von Th11 vermindert

Palpation: Querfortsatz von Th11 befindet sich in Posteriorität rechts

Patient: sitzend, Arme über die Brust verschränkt

Therapeut: stehend, hinter dem Patienten

Handposition:
- mit den Fingern der rechten Hand Th11 palpieren
- den linken Arm quer über die linke Schulter des Patienten legen, die Hand ruht dabei auf der rechten Schulter des Patienten

Ausführung:
- mit dem linken Arm den Rumpf nach links rotieren und durch Translation nach rechts nach links seitneigen, bis die Bewegungsgrenze an Th11 zu palpieren ist

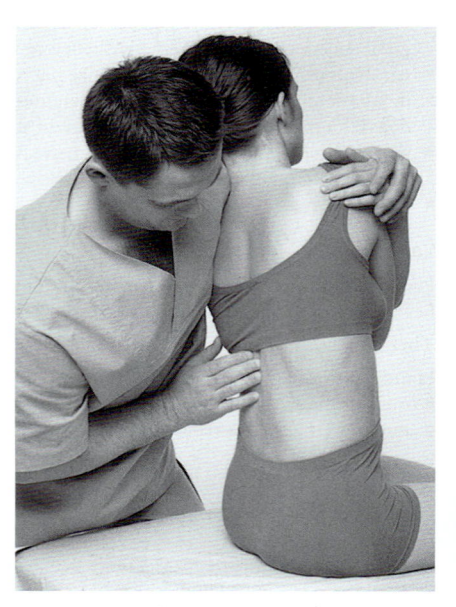

Abb. 7.21 Behandlung von Th11 in FRS$_R$

- den Patienten auffordern, sich aufzurichten, bis Th11 auf Th12 extendiert (Extension)
- den Patienten auffordern, die linke Schulter gegen den Widerstand des Therapeuten nach superior und anterior zu drücken; die Spannung 3–6 Sek. halten
- in der Entspannungsphase wird die neue Bewegungsgrenze durch Verstärkung der Extension und der Seitneigung/Rotation nach links erreicht
- diesen Vorgang 3–5 × wiederholen

7.3.3 Dysfunktion von Th10–L5 in ERS (am Beispiel L4 in ERS$_R$) (▶ Abb. 7.22)

Indikation: Flexion, Seitneigung und Rotation nach links von L4 vermindert

Palpation: Querfortsatz von L4 befindet sich in Posteriorität rechts

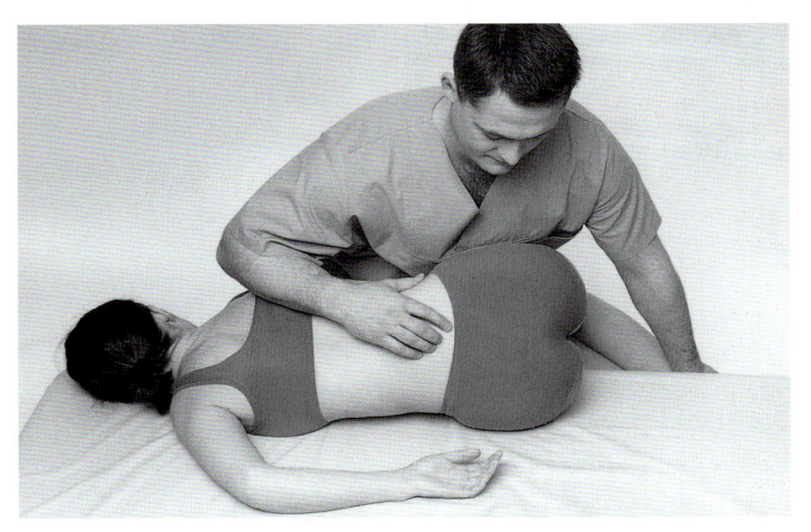

Abb. 7.22 Behandlung von L4 in ERS$_R$

Patient: liegend, Becken und Beine in linker Seitenlage, Hüften und Knie 90° gebeugt, die Schultern in Bauchlage, Kopf nach rechts gedreht (linke Rotation der Wirbelsäule)

Therapeut: stehend, vor dem Patienten

Handposition:
- mit der linken Hand beide distalen Unterschenkel umgreifen
- mit den Fingern der rechten Hand L4 und L5 palpieren
- der rechte Unterarm stabilisiert die Bauchlage

Ausführung:
- mit der linken Hand die Hüften und Wirbelsäule flektieren, bis die Bewegungsgrenze an L4 zu palpieren ist
- eine Seitneigung der Wirbelsäule nach links durch Druck auf die Füße in Richtung Boden erzeugen

- den Patienten auffordern, die Füße Richtung Decke gegen den Widerstand des Therapeuten zu heben
- die Spannung 3–6 Sek. halten
- in der Entspannungsphase wird die neue Bewegungsgrenze durch Verstärkung der Seitneigung nach links und der Flexion erreicht
- diesen Vorgang 3–5 × wiederholen

7.3.4 Dysfunktion von Th10–L5 in bilateraler Flexion (am Beispiel L3) (▶ Abb. 7.23)

Indikation: Rotation von L3 beidseitig vermindert, gelegentlich auch die Seitneigung, Flexion von L3 verstärkt, Extension vermindert

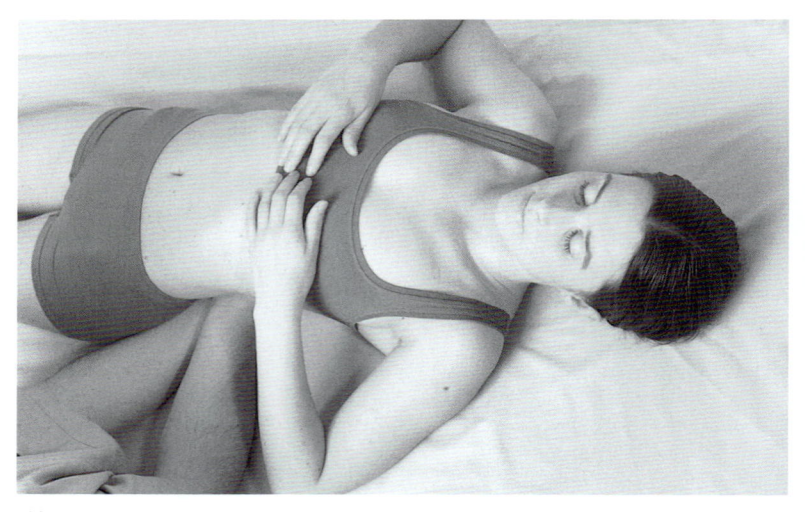

Abb. 7.23 Behandlung von L3 in bilateraler Flexion

Patient: in Rückenlage

Therapeut: sitzend, seitlich des Patienten

Handposition:
- mit den Fingern der kopfnahen Hand L3 palpieren
- die Finger der anderen Hand unter die erste Hand legen, um diesen Kontakt zu unterstützen

Ausführung:
- durch Druck auf L3 nach ventral und kaudal eine Extension bis zur Bewegungsgrenze induzieren
- den Patienten auffordern, die LWS nach posterior gegen die Hände des Therapeuten zu drücken
- die Spannung 3–6 Sek. halten
- in der Entspannungsphase wird die neue Bewegungsgrenze durch Verstärkung der Extension erreicht
- diesen Vorgang 3–5 × wiederholen

7.3.5 Dysfunktion von Th10–L5 in bilateraler Extension (am Beispiel L3) (▶ Abb. 7.24)

Indikation: Rotation von L3 beidseitig vermindert, gelegentlich auch die Seitneigung, Extension von L3 verstärkt, Flexion vermindert

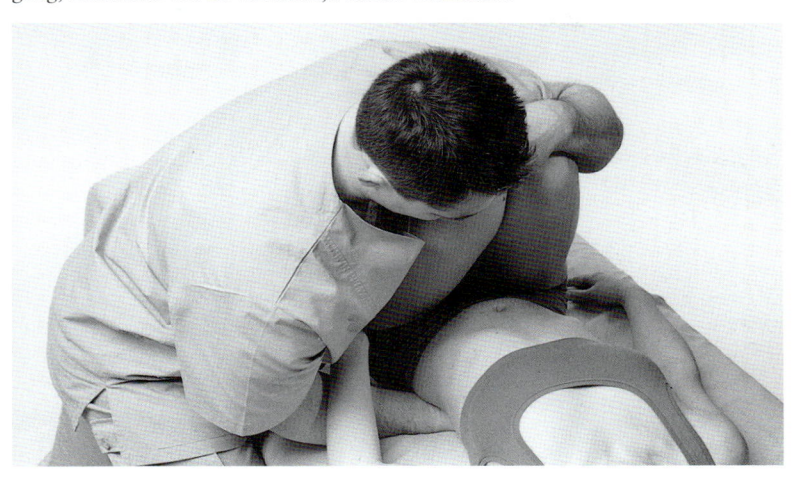

Abb. 7.24 Behandlung von L3 in bilateraler Extension

Patient: in Rückenlage, beide Beine angestellt

Therapeut: stehend, an der linken Seite des Patienten

Handposition:
- mit den Fingern der rechten Hand L3 palpieren
- mit der linken Hand beide Knie umfassen
- mit dem Thorax zu den Knien Kontakt aufnehmen

Ausführung:
- mit der linken Hand und dem Thorax die Hüften flektieren, bis die Bewegungsgrenze an L3 zu palpieren ist
- den Patienten auffordern, seine Knie gegen den Widerstand des Therapeuten zu drücken
- die Spannung 3–6 Sek. halten
- in der Entspannungsphase wird die neue Bewegungsgrenze durch Verstärkung der Flexion erreicht
- diesen Vorgang 3–5 × wiederholen

8 Rippen

Alexander Klawunde, Uwe Senger
Therapeut auf den Fotos: Uwe Senger, Cristian Ciranna-Raab
(auf allen Bildern der Techniken von Klawunde)

8.1	**Diagnostik** *Alexander Klawunde, Uwe Senger*	**270**
8.1.1	Anamnese	270
8.1.2	Inspektion	270
8.1.3	Palpation	270
8.1.4	Tests und Bewegungsprüfung	271
8.1.5	Differenzialdiagnosen	280
8.1.6	Osteopathische Beziehungen	280
8.2	**Behandlung der 1. Rippe (HVLA und MET)** *Uwe Senger*	**280**
8.2.1	Dysfunktion in Subluxation superior (Reziproke Inhibition)	280
8.2.2	Dysfunktion in Subluxation superior (HVLA)	281
8.2.3	Dysfunktion in Inspir Pumpbewegung (HVLA)	282
8.2.4	Dysfunktion in Inspir Pumpbewegung (MET)	283
8.2.5	Dysfunktion in Inspir Henkelbewegung (HVLA)	284
8.2.6	Dysfunktion in Inspir Henkelbewegung (MET)	284
8.2.7	Dysfunktion in Exspir Pumpbewegung (HVLA)	285
8.2.8	Dysfunktion in Exspir Pumpbewegung (MET)	286
8.2.9	Dysfunktion in Exspir Henkelbewegung (MET)	287
8.3	**Behandlung der 2. Rippe (MET)** *Alexander Klawunde, Uwe Senger*	**287**
8.3.1	Dysfunktion in Inspir Pumpbewegung	287
8.3.2	Dysfunktion in Inspir Henkelbewegung	288
8.3.3	Dysfunktion in Exspir Pumpbewegung	289
8.3.4	Dysfunktion in Exspir Henkelbewegung	290
8.3.5	Exspirationsdysfunktion der 1.–3. Rippe (HVLA)	291
8.3.6	Dehnung der Mm. scaleni	291
8.4	**Behandlung der 3.–10. Rippe (HVLA und MET)** *Alexander Klawunde, Uwe Senger*	**292**
8.4.1	Dysfunktion der 3.–10. Rippe in Inspir Pumpbewegung (MET)	292
8.4.2	Dysfunktion der 3.–6. Rippe in Inspir Henkelbewegung (MET)	293
8.4.3	Dysfunktion der 6.–10. Rippe in Inspir Henkelbewegung (MET)	294
8.4.4	Dysfunktion der 3.–10. Rippe in Exspir Pumpbewegung (MET)	294
8.4.5	Dysfunktion der 3.–10. Rippe in Exspir Henkelbewegung (MET)	295
8.4.6	Behandlung der 3.–7. Rippe (HVLA)	296
8.4.7	Passive Dehnung der Interkostalmuskulatur	297
8.5	**Behandlung der 11. und 12. Rippe (MET)** *Alexander Klawunde, Uwe Senger*	**298**
8.5.1	Dysfunktion in Inspir im Sitzen	298

8 Rippen

8.5.2	Dysfunktion in Exspir im Sitzen	**299**	8.5.4	Dysfunktion in Exspir in Bauchlage	**300**
8.5.3	Dysfunktion in Inspir in Bauchlage	**299**	8.5.5	Dehnung des M. quadratus lumborum	**301**

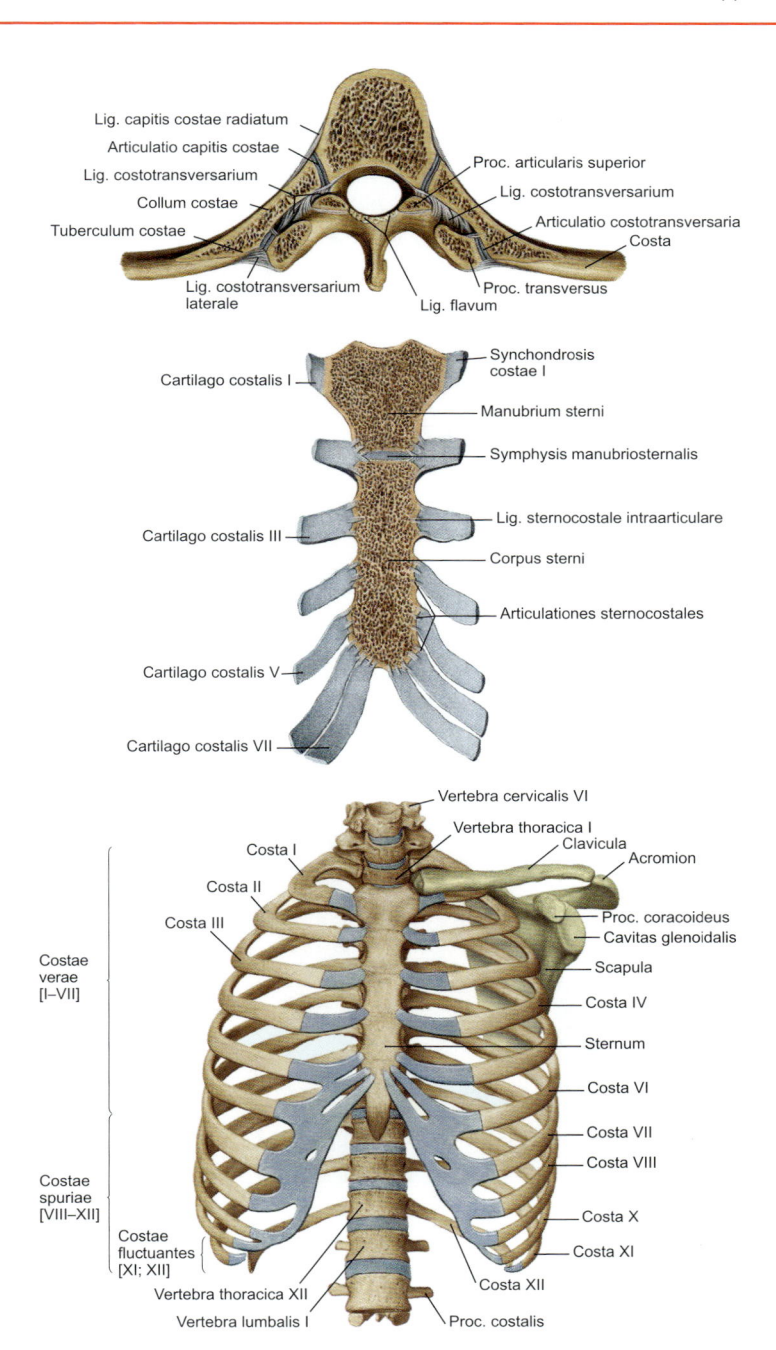

8 Rippen

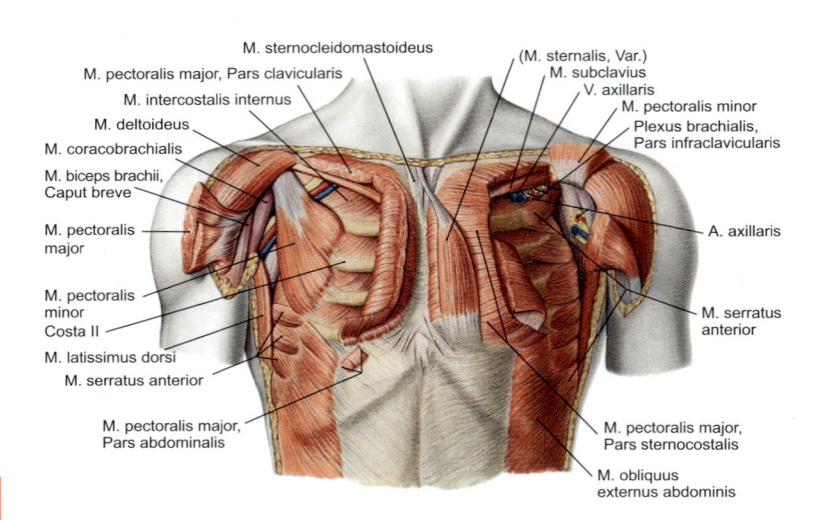

8 Rippen

Obere Abbildung – Beschriftungen:

- M. sternocleidomastoideus
- M. pectoralis major, Pars clavicularis
- M. intercostalis internus
- M. deltoideus
- M. coracobrachialis
- M. biceps brachii, Caput breve
- M. pectoralis major
- M. pectoralis minor
- Costa II
- M. latissimus dorsi
- M. serratus anterior
- M. pectoralis major, Pars abdominalis
- (M. sternalis, Var.)
- M. subclavius
- V. axillaris
- M. pectoralis minor
- Plexus brachialis, Pars infraclavicularis
- A. axillaris
- M. serratus anterior
- M. pectoralis major, Pars sternocostalis
- M. obliquus externus abdominis

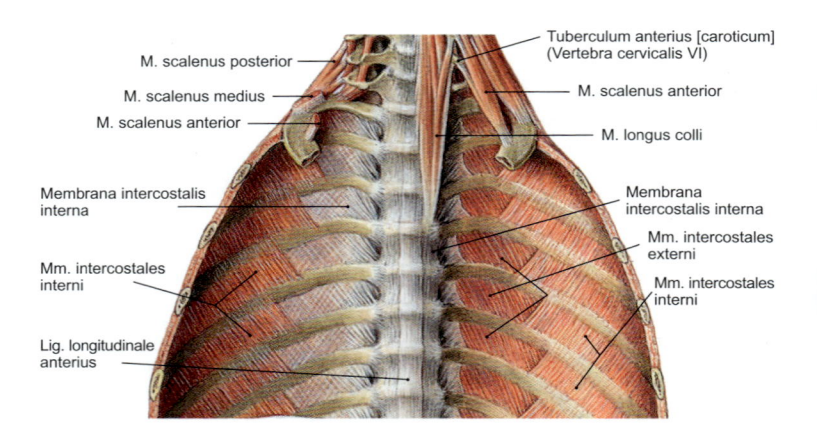

Untere Abbildung – Beschriftungen:

- M. scalenus posterior
- M. scalenus medius
- M. scalenus anterior
- Membrana intercostalis interna
- Mm. intercostales interni
- Lig. longitudinale anterius
- Tuberculum anterius [caroticum] (Vertebra cervicalis VI)
- M. scalenus anterior
- M. longus colli
- Membrana intercostalis interna
- Mm. intercostales externi
- Mm. intercostales interni

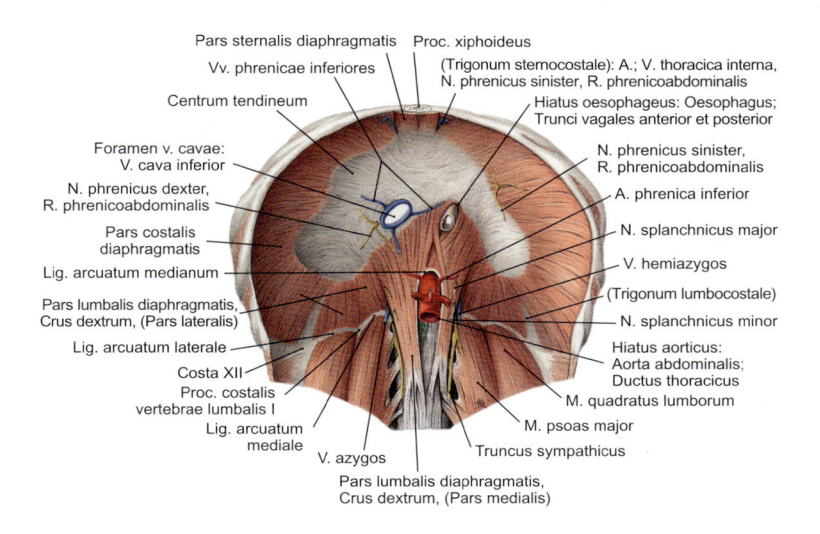

8 Rippen

Diaphragm (superior view):

- Pars sternalis diaphragmatis
- Vv. phrenicae inferiores
- Centrum tendineum
- Foramen v. cavae: V. cava inferior
- N. phrenicus dexter, R. phrenicoabdominalis
- Pars costalis diaphragmatis
- Lig. arcuatum medianum
- Pars lumbalis diaphragmatis, Crus dextrum, (Pars lateralis)
- Lig. arcuatum laterale
- Costa XII
- Proc. costalis vertebrae lumbalis I
- Lig. arcuatum mediale
- V. azygos
- Pars lumbalis diaphragmatis, Crus dextrum, (Pars medialis)
- Proc. xiphoideus
- (Trigonum sternocostale): A.; V. thoracica interna, N. phrenicus sinister, R. phrenicoabdominalis
- Hiatus oesophageus: Oesophagus; Trunci vagales anterior et posterior
- N. phrenicus sinister, R. phrenicoabdominalis
- A. phrenica inferior
- N. splanchnicus major
- V. hemiazygos
- (Trigonum lumbocostale)
- N. splanchnicus minor
- Hiatus aorticus: Aorta abdominalis; Ductus thoracicus
- M. quadratus lumborum
- M. psoas major
- Truncus sympathicus

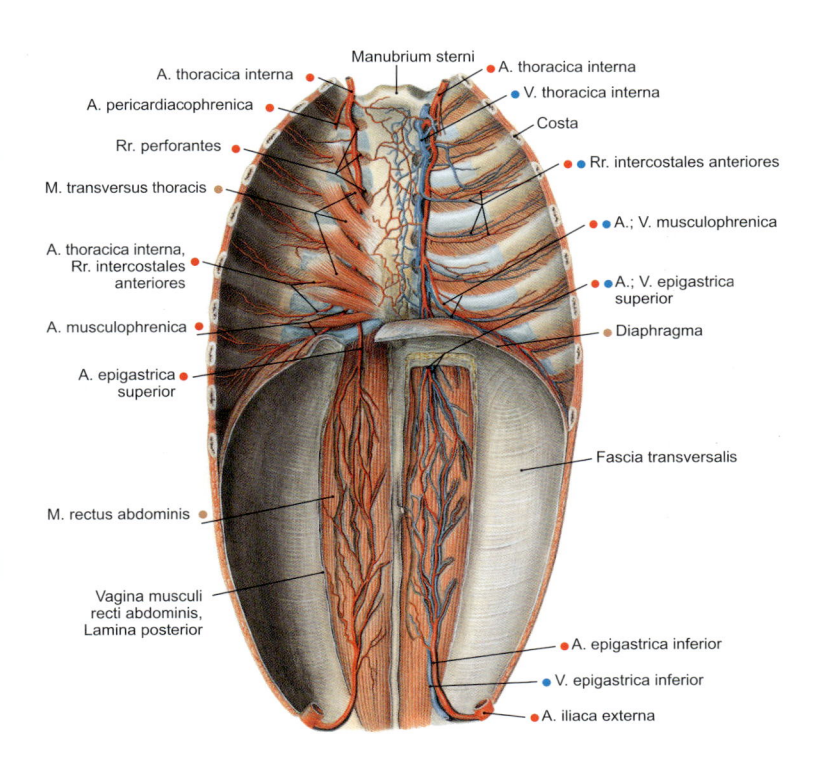

Anterior thoracic/abdominal wall (internal view):

- A. thoracica interna
- A. pericardiacophrenica
- Rr. perforantes
- M. transversus thoracis
- A. thoracica interna, Rr. intercostales anteriores
- A. musculophrenica
- A. epigastrica superior
- M. rectus abdominis
- Vagina musculi recti abdominis, Lamina posterior
- Manubrium sterni
- A. thoracica interna
- V. thoracica interna
- Costa
- Rr. intercostales anteriores
- A.; V. musculophrenica
- A.; V. epigastrica superior
- Diaphragma
- Fascia transversalis
- A. epigastrica inferior
- V. epigastrica inferior
- A. iliaca externa

8.1 Diagnostik

8.1.1 Anamnese

Uwe Senger

Schmerzen, Bewegungseinschränkung
- Lokalisation der Schmerzen
- Abhängigkeit von Ein- oder Ausatmung, Bewegung, Belastung, Lage
- Einschränkung der Atmung, lokales Engegefühl
- Schmerzcharakter: bohrend, dumpf, ziehend, brennend
- Ausstrahlung: Zwischenrippenraum, zwischen Schulterblättern, Schulter-Nacken-Bereich, sternal oder parasternal, Brachialgien, Oberbauch

Andere Symptome
- Palpitation, Herzstechen
- retrosternaler Druck
- Husten, Atemlosigkeit

Vor-, Begleiterkrankungen, Sozialanamnese
- Asthma bronchiale, akute oder chronische Bronchitis
- Herpes Zoster im Bereich des Brustkorbs
- Nikotinabusus
- Rheumatische Erkrankungen
- Probleme im Wachstumsalter, Hinweise auf Morbus Scheuermann
- Arbeitsplatz: Allergene, Reizstoffe, Staubbelastung

8.1.2 Inspektion

Uwe Senger

- Thoraxform
- Schutz- oder Schonhaltung
- Rippen: Form, Kontur
- Ödeme, Narben, Hautausschlag im Thoraxbereich

8.1.3 Palpation

Uwe Senger

Knochenpalpation
- Position der Anguli costarum und sternochondralen Verbindungen
- Angulus infrasternalis
- Spatium intercostale (vorne, seitlich, hinten)
- Procc. spinosi und transversi der BWS

Weichteilpalpation
- Tonus der Interkostalmuskulatur
- Tonus Atemmuskulatur: Zwerchfell, Zwischenrippenmuskeln, Mm. scaleni, Mm. pectorales
- Tonus der Einatemhilfsmuskulaur: M. sternocleidomastoideus, M. serratus posterior superior, M. serratus posterior inferior, M. quadratus lumborum
- Tonus der Ausatemhilfsmuskulatur: Muskeln der Bauchwand, M. transversus thoracis, M. latissimus dorsi

8.1.4 Tests und Bewegungsprüfung

Alexander Klawunde

Biomechanik
Art. sternocostalis (1.–7. Rippe)
- **Gelenkpartner:** Cartilago costalis (konvex) und Incisura costalis des Manubrium sterni bzw. Corpus sterni (konkav)
- **Gelenktyp:** Synchondrose (1., 6., 7. Rippe), Amphiarthrosen (2.–5. Rippe)
- **Bewegungsmöglichkeiten:** s.u.

Art. costovertebralis
- **Gelenkpartner 1., 11., 12. Rippe:** Fovea costalis des Corpus vertebrae (konvex) und Facies articularis tuberculi costae (konkav)
- **Gelenkpartner 2.–10. Rippe:** Fovea costalis inferior des oberen und Fovea costalis superior des unteren Corpus vertebrae (konvex) und Facies articularis capitis costae (konkav) sowie Fovea costalis Proc. transversi des Corpus vertebrae (konkav bis plan) und Facies articularis tuberculi costae (konvex bis plan)
- **Gelenktyp:** Radgelenk
- **Bewegungsmöglichkeit der Rippen bei Inspiration:**
  - in der Gesamtheit macht die Rippe eine Bewegung nach anterior und superior
  - in der Horizontalebene bewegt sich das Rippenköpfchen nach anterior und medial
  - in der Sagittalebene bewegt sich die Rippenspitze nach anterior und superior, während das Rippenköpfchen kaum steigt (Pumpbewegung)
  - in der Frontalebene bewegt sich der am meisten lateral gelegene Teil des Rippenkörpers nach lateral und superior (Henkelbewegung)
- **Bewegungsmöglichkeit der Rippen bei Exspiration:**
  - in der Gesamtheit macht die Rippe eine Bewegung nach posterior und inferior
  - in der Horizontalebene bewegt sich das Rippenköpfchen nach posterior und lateral
  - in der Sagittalebene bewegt sich die Rippenspitze nach posterior und inferior, während das Rippenköpfchen kaum absinkt (Pumpbewegung)
  - in der Frontalebene bewegt sich der am meisten lateral gelegene Teil des Rippenkörpers nach medial und inferior (Henkelbewegung)

Passive Bewegungsprüfung
Rippen 1–10 anterior und lateral (▶ Abb. 8.1 und ▶ 8.2)
Patient: in Rückenlage

Therapeut: stehend oder sitzend, am Kopfende des Patienten

Handposition:
- für die erste Rippe: die Daumen beiderseits in die Fossa supraclavicularis auf die 1. Rippe legen und Kontakt mit dem Zeigefinger auf dem Angulus costalis aufnehmen
- für die Rippen 2–10: die Daumen beiderseits auf den oberen Rand der zu prüfenden Rippe legen entweder direkt am Knorpelansatz der Rippen (Pumpbewegung) oder in der Medioaxillarlinie (Henkelbewegung)

Ausführung: die Bewegung der Rippen durch Druck auf die Rippen nach inferior prüfen

Bewertung: Die Qualität und Quantität der Bewegungen der Rippen vergleichen.
- Normalbefund: Freie Beweglichkeit der Rippe nach inferior.
- Tritt ein Widerstand oder eine Einschränkung der Bewegung nach inferior auf, kann dies auf eine Dysfunktion hinweisen.

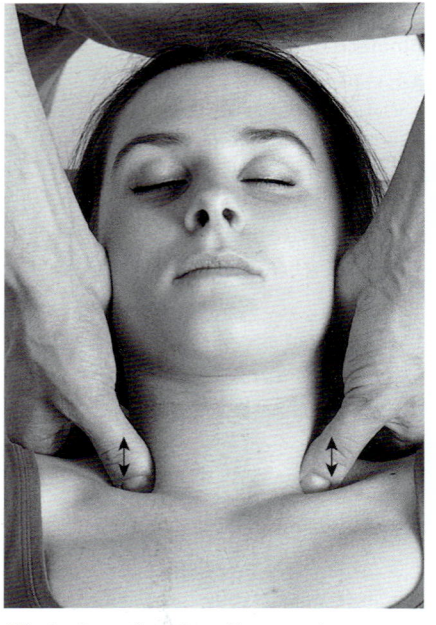

Abb. 8.1 Beurteilung der 1. Rippe anterior

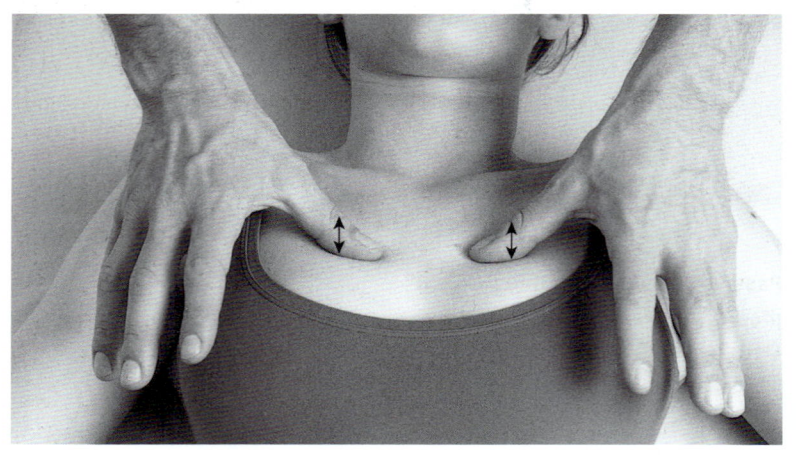

Abb. 8.2 Beurteilung der 3. Rippe anterior

Rippen 2–12 posterior (▶ Abb. 8.3 und ▶ Abb. 8.4)

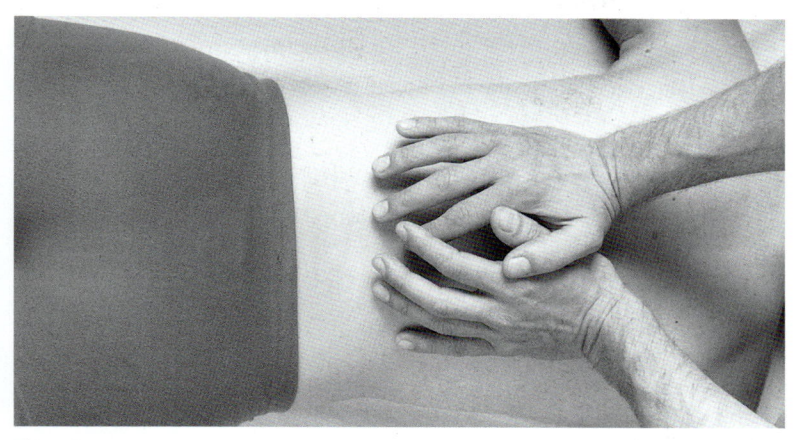

Abb. 8.3 Beurteilung der 2.–10. Rippe posterior

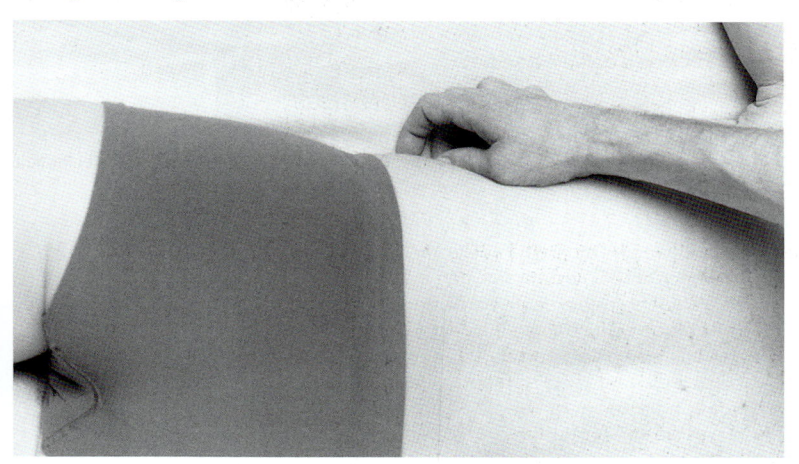

Abb. 8.4 Beurteilung der 11. und 12. Rippe posterior

Patient: in Bauchlage

Therapeut: stehend, seitlich des Patienten

Handposition:
- für die Rippen 2–10: die Ossa pisiformia beiderseits auf den oberen Rand der zu prüfenden Rippe am Rippenwinkel legen
- für die Rippen 11 und 12: mit den Zeigefingern die Enden der Rippen aufsuchen und auf den oberen Rand legen

Ausführung: die Bewegung der Rippen durch Druck auf die Rippen nach anterior prüfen

Bewertung: Die Qualität und Quantität der Bewegungen der Rippen vergleichen.

- Normalbefund: Freie Beweglichkeit der Rippen nach anterior.
- Tritt ein Widerstand oder eine Einschränkung der Bewegung nach anterior auf, kann dies auf eine Dysfunktion hinweisen.

Untersuchung der Posteriorität der Rippen (▶ Abb. 8.5)

Patient: sitzend, Arme vor der Brust verschränkt

Therapeut: stehend, hinter dem Patienten

Handposition:
- mit einer Hand über die Schulter reichen und die verschränkten Unterarme greifen
- mit der anderen Hand die Anguli costarum einer oder mehrerer benachbarter Rippen palpieren

Ausführung:
- eine Rotation der BWS ausführen
- dabei bewegen sich die Anguli costarum mit nach anterior
- an der Bewegungsgrenze der Rotation durch leichtes Federn nach anterior das Endgefühl prüfen

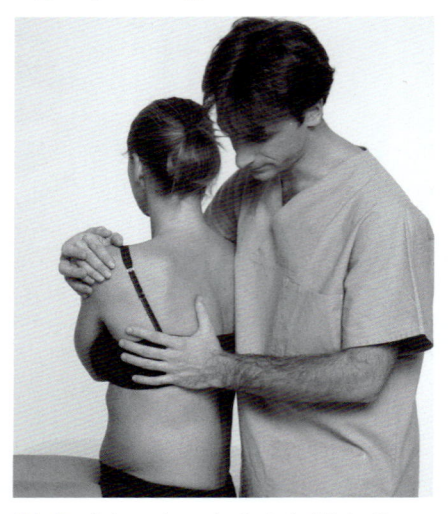

Abb. 8.5 Untersuchung der Posteriorität der Rippen

Bewertung: Bewegung der Rippe und Endgefühl der Rotation prüfen.
- Normalbefund: Die Anguli costarum bewegen sich mit der Rotation der BWS nach anterior. Bei dysfunktionsfreien BWS-Segmenten erreicht der jeweils superiore Angulus costae die Bewegungsgrenze **vor** dem inferioren. Das Endgefühl der Rotation sollte weich und federnd nach anterior sein.
- Erreichen beide Rippenwinkel zusammen die Bewegungsgrenze nach anterior, so deutet dies auf eine Dysfunktion mehrerer Rippen hin.
- Ist das Endgefühl hart, weist dies auf eine Dysfunktion nach posterior in der Art. costotransversalis hin.

> Diese Untersuchung kann auch in Rückenlage ausgeführt werden. Der Patient hat dabei die Ellenbogen vor der Brust übereinander gelegt. Die Anguli costarum vergleichend auf die flache Hand rollen.
> Die oberen Rippen können beim sitzenden Patienten auch über eine Flexion des Schultergelenks durch leichte Federung in der Endposition untersucht werden, wobei sich der Arm des Patienten über dem Kopf befindet.

Aktive Bewegungsprüfung
Bewertung der Gesamtfunktion (▶ Abb. 8.6)

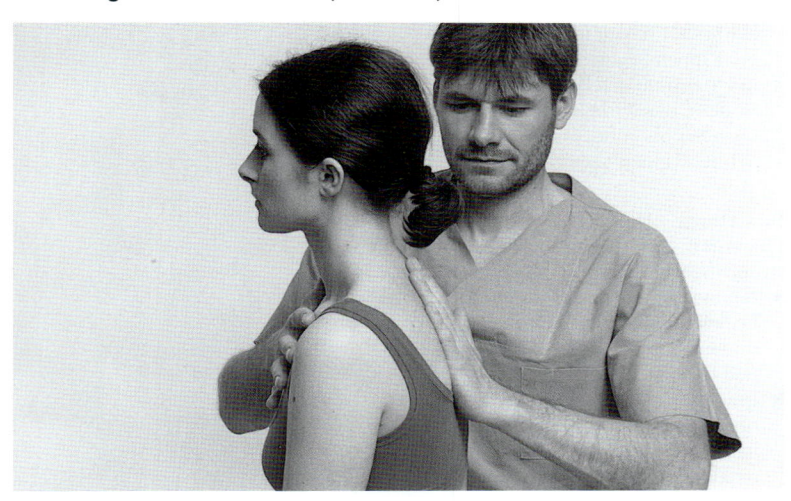

Abb. 8.6 Bewertung der Gesamtfunktion der Rippen

Patient: stehend und dann sitzend zur Differenzierung des Einflusses der unteren Extremitäten

Therapeut: stehend oder sitzend, seitlich des Patienten

Handposition:
- hintere Hand in Längsrichtung auf die Procc. spinosi der BWS legen
- vordere Hand quer auf den vorderen Thorax gegenüber von der hinteren Hand legen

Ausführung: die Gesamtfunktion des Thorax während der Atmung in Teilabschnitten palpieren, die Hände werden jeweils um eine Handbreite nach unten verschoben

Bewertung: Die Qualität und Quantität der Bewegungen der Rippen und Wirbelsäule vergleichen.
- Normalbefund: Freie Beweglichkeit in Inspiration und Exspiration.
- Tritt ein Widerstand in eine Richtung auf, kann dies auf eine Dysfunktion hinweisen.

Differenzierungstest Wirbel- oder Rippendysfunktion (▶ Abb. 8.7–▶ 8.9)

Patient: sitzend

Therapeut: sitzend, vor dem Patienten, die zu überprüfende Rippe auf Augenhöhe

Handposition: die zu prüfende Rippe wird mit Daumen und Zeigefinger am oberen und unteren Rand palpiert

Ausführung: in drei Ausgangsstellungen beiderseits die Rippenmobilität bei tiefer Atmung des Patienten durch Palpation und visuelle Kontrolle prüfen

- in Neutralposition
- in Flexion: den Patienten auffordern, die Wirbelsäule von oben her bis auf das zu testende Wirbel-Rippen-Segment zu beugen
- in Extension: den Patienten auffordern, die Wirbelsäule von oben her bis auf das zu testende Wirbel-Rippen-Segment zu strecken

Bewertung: Die Qualität und Quantität der Bewegungen der Rippen vergleichen.
- Normalbefund: Freie Beweglichkeit der Rippen bei Inspiration und Exspiration in Flexion und Extension der Wirbelsäule.
- Ein nur in Flexion oder Extension auftretender Mobilitätsverlust der zu testenden Rippe deutet auf eine Wirbeldysfunktion hin.
- Ein von der Wirbelsäulenposition unabhängiger Mobilitätsverlust der zu testenden Rippe deutet auf eine Rippendysfunktion hin.
- Zur Festigung der Diagnose wird die Beurteilung des Abstands im Zwischenrippenraum in den drei Ausgangsstellungen hinzugezogen. Der Normalbefund ist eine Vergrößerung des Abstands bei der Flexion und eine Verringerung bei der Extension. Ein gleichbleibender Abstand in Flexion oder Extension kann auf eine Dysfunktion der Wirbel hinweisen.

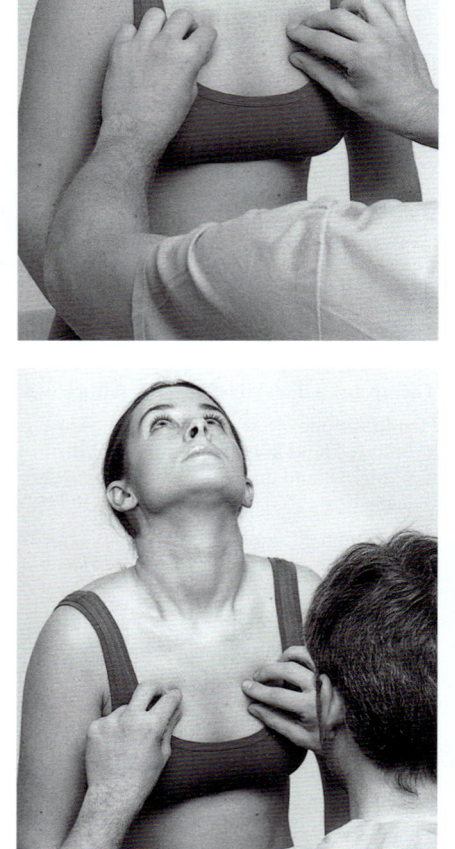

Abb. 8.7 Differenzierungstest Wirbel- oder Rippendysfunktion in Neutralposition

Abb. 8.8 Differenzierungstest Wirbel- oder Rippendysfunktion in Extension

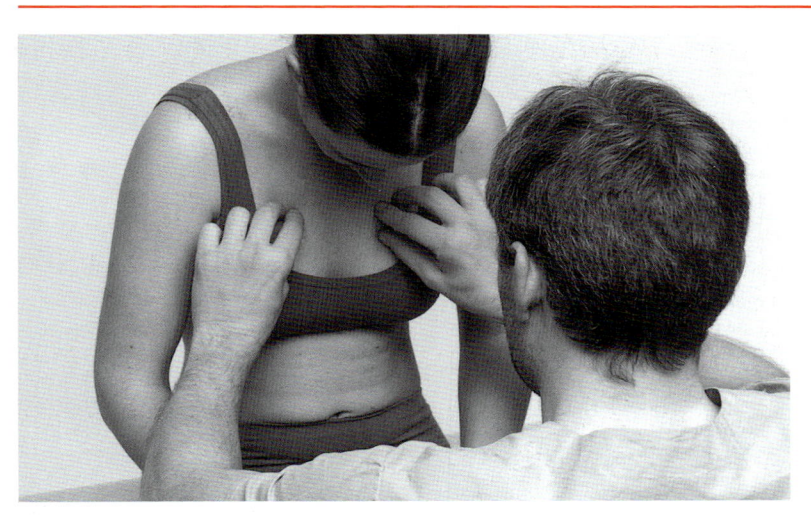

Abb. 8.9 Differenzierungstest Wirbel- oder Rippendysfunktion in Flexion

Mobilitätstest der 2.–12. Rippe (▶ Abb. 8.10)

Patient: sitzend

Therapeut: sitzend oder kniend, gegenüber dem Patienten, die zu überprüfende Rippe auf Augenhöhe

Handposition: die zu überprüfende Rippe am chondrokostalen Übergang mit Daumen und Zeigefinger umfassen, die 11. und 12. Rippe an der Rippenspitze

Ausführung: die Rippenbewegung bei normaler und tiefer Atmung des Patienten überprüfen

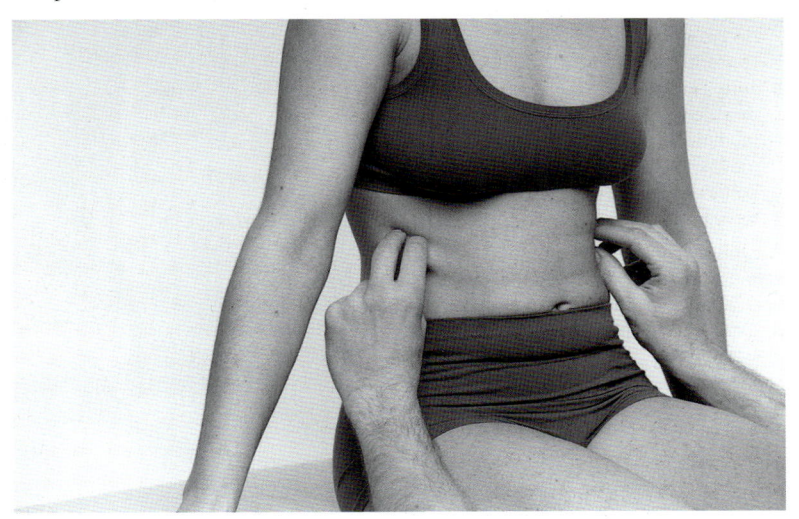

Abb. 8.10 Mobilitätstest der 2.–12. Rippe

Bewertung: Die Qualität und Quantität der Bewegungen der Rippen vergleichen.
- Normalbefund: Freie Beweglichkeit der Rippen bei Inspiration und Exspiration.
- Eine ausschließlich qualitative Einschränkung bei normaler Atmung deutet auf eine primäre Wirbeldysfunktion hin, eine quantitative Einschränkung auf eine Rippen- oder Wirbeldysfunktion.
- Eine ausschließlich qualitative Einschränkung bei tiefer Atmung deutet auf eine primäre Wirbeldysfunktion hin, eine qualitative und quantitative Einschränkung auf eine primäre Rippendysfunktion.

Mobilitätstest der 1. Rippe (▶ Abb. 8.11 und ▶ 8.12)

Patient: in Rückenlage

Therapeut: sitzend, am Kopfende des Patienten

Handposition:
- die Daumen beiderseits auf den Angulus costae legen
- mit den Zeigefingern die 1. Rippe zwischen Clavicula und M. trapezius palpieren
- zum Testen der Pumpbewegung den Zeigefinger möglichst weit medial auf die Rippe, zum Testen der Henkelbewegung möglichst weit lateral auf die Rippe setzen

Ausführung: mit Daumen und Zeigefinger der Rippenbewegung erst bei normaler Atmung, dann bei tiefer Atmung folgen

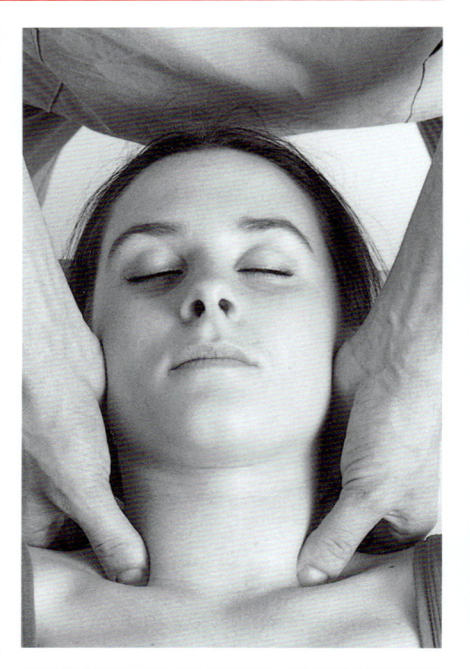

Abb. 8.11 Mobilitätstest der 1. Rippe Pumpbewegung

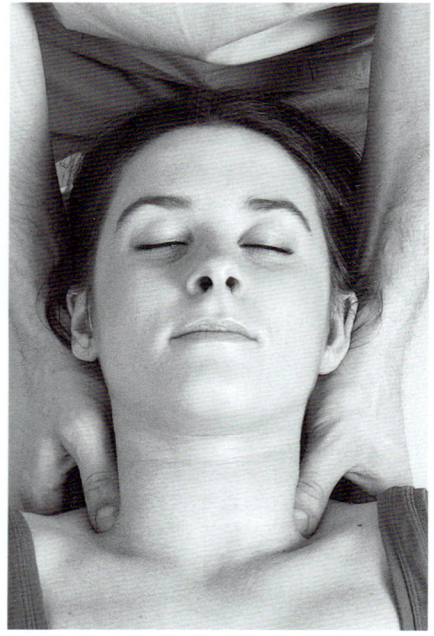

Abb. 8.12 Mobilitätstest der 1. Rippe Henkelbewegung

Bewertung: Die Qualität und Quantität der Bewegungen der Rippen vergleichen.
- Normalbefund: Freie Beweglichkeit der Rippe bei Inspiration und Exspiration.
- Eine ausschließlich qualitative Einschränkung bei normaler Atmung deutet auf eine primäre Wirbeldysfunktion hin, eine quantitative auf eine Rippen- oder Wirbeldysfunktion.
- Eine ausschließlich qualitative Einschränkung bei tiefer Atmung deutet auf eine primäre Wirbeldysfunktion hin, eine qualitative und quantitative Einschränkung auf eine primäre Rippendysfunktion.

Teilabschnittsüberprüfung (▶ Abb. 8.13 und ▶ Abb. 8.14)

Patient: in Rückenlage

Therapeut: stehend, seitlich des Patienten

Handposition:
- für den oberen Teilabschnitt die Zeigefinger beiderseits direkt unter den Schlüsselbeinen auf die 2. Rippe legen, die übrigen Finger im Rippenverlauf auf die Rippen 3–5
- für den mittleren und unteren Teilabschnitt die Daumen beiderseits auf den Thorax parallel zum Sternum legen, die übrige Finger im Rippenverlauf auf die Rippen 5–10

Ausführung: die Bewegung der Rippen während der Atmung palpieren

Bewertung: Die Qualität und Quantität der Bewegungen der Rippen vergleichen.
- Normalbefund: Freie Beweglichkeit der Rippen bei Inspiration und Exspiration.
- Tritt ein Widerstand oder eine Bewegungseinschränkung in eine Richtung auf, kann dies auf eine Dysfunktion hinweisen.

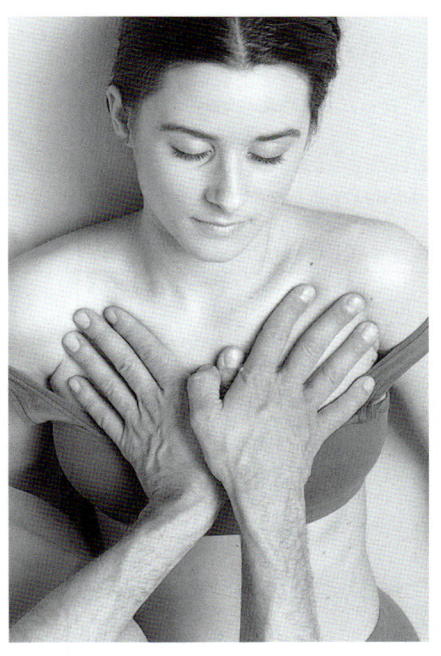

Abb. 8.13 Teilabschnittsüberprüfung der Rippen: oberer Teil

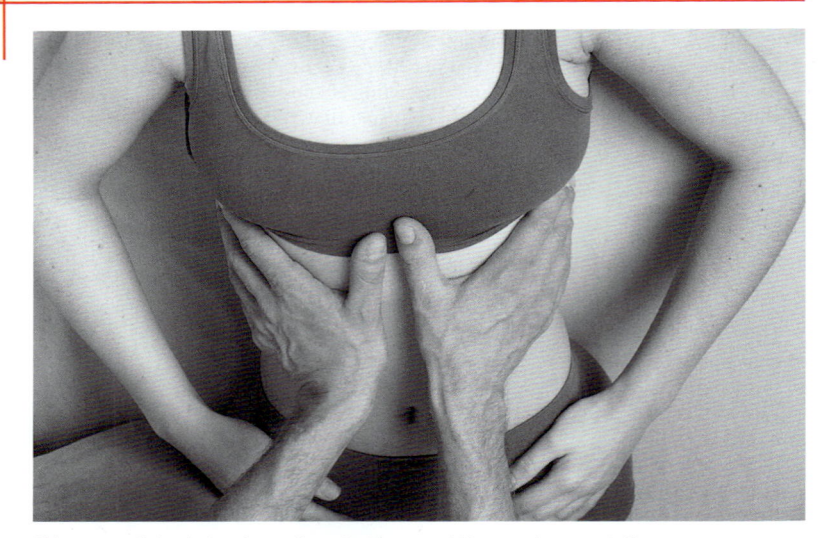

Abb. 8.14 Teilabschnittsüberprüfung der Rippen: mittlerer und unterer Teil

8.1.5 Differenzialdiagnosen

Uwe Senger

- **mechanisch/degenerativ:** Spondylose, Spondylarthrose, Fraktur der Rippen oder Wirbel, Osteoporose
- **neural/radikulär:** Diskusprolaps, Herpes Zoster
- **ausstrahlend:** Herz, Lunge, Pleura, Aortenaneurysma, Nieren, Oberbauch
- **entzündlich/rheumatisch:** Morbus Bechterew/Scheuermann, Reiter-Syndrom
- **dysplastisch:** sekundäre Tumoren (z. B. Metastasen von Prostata-, Mamma-, Lungen-, Nierenkarzinom)
- **infektiös:** Tuberkulose

8.1.6 Osteopathische Beziehungen

▶ 6.1.6

8.2 Behandlung der 1. Rippe (HVLA und MET)

Uwe Senger

Im Folgenden wird zur besseren Orientierung immer die Behandlung der linken Rippen beschrieben.

8.2.1 Dysfunktion in Subluxation superior (Reziproke Inhibition) (▶ Abb. 8.15)

Indikation: Mobilitätsverlust bei Exspiration und Inspiration, möglicher Mobilitätsverlust der inferioren Rippen der gleichen Seite bei Inspiration

Palpation: linke Rippe in Superiorität

Patient: sitzend

Therapeut: stehend, seitlich des Patienten, rechtes Knie unter der rechten Achsel des Patienten

Handposition:
- mit dem linken Daumen Kontakt mit dem hinteren Anteil des Angulus costae der 1. Rippe aufnehmen
- mit der rechten Hand durch Kontakt auf dem Schädeldach den Kopf kontrollieren

Ausführung:
- den Kopf nach links neigen und rotieren, bis die Bewegung mit dem Daumen palpiert werden kann
- eine Seitneigung des Kopfes und Rumpfes durch eine Translation des Rumpfes mit dem Knie nach rechts induzieren, bis die Dysfunktionsebene erreicht wird

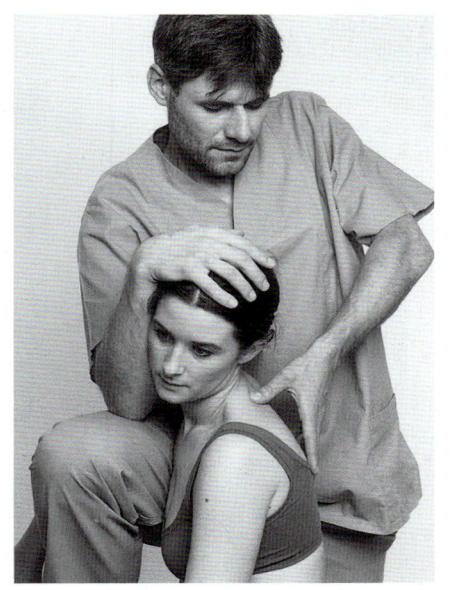

Abb. 8.15 Behandlung der 1. Rippe in Subluxation superior

- die lokal maximale myofasziale Entspannung durch optimale Positionierung in Seitneigung und Rotation suchen
- den Patienten auffordern, den Kopf nach rechts gegen den Widerstand des Therapeuten zu drücken.
- während der Anspannung die Rippe nach anterior, inferior und lateral begleiten
- den Widerstand solange halten, bis eine deutliche Bewegung der Rippe in Schubrichtung zu spüren ist

> Die Stärke des Widerstandes an die Kraft des Patienten anpassen. Bei zu starkem Widerstand stellt sich statt einer Inhibition der Antagonisten eine Kokontraktion ein, durch die eine Dysfunktion weiter verstärkt wird.

8.2.2 Dysfunktion in Subluxation superior (HVLA) (▶ Abb. 8.16)

Indikation: Mobilitätsverlust bei Exspiration und Inspiration, möglicher Mobilitätsverlust der inferioren Rippen der gleichen Seite bei Inspiration

Palpation: linke Rippe in Superiorität

Patient: sitzend

Therapeut: stehend, hinter dem Patienten, rechtes Knie unter der rechten Achsel des Patienten

Handposition:
- mit dem linken Daumen Kontakt mit dem hinteren Anteil des Angulus costae der 1. Rippe aufnehmen
- mit der rechten Hand durch Kontakt auf dem Schädeldach den Kopf kontrollieren

8 Rippen

Ausführung:
- den Kopf nach links neigen, bis die Bewegung mit dem Daumen palpiert werden kann
- eine Seitneigung des Kopfes und Rumpfes durch eine Translation des Rumpfes mit dem Knie nach rechts induzieren, bis die Dysfunktionsebene erreicht wird
- durch Rotation des Kopfes nach rechts oder links die lokal maximale myofasziale Entspannung suchen
- die Entspannung kann durch Anhalten der Luft in Inspiration oder Exspiration verstärkt werden
- den linken Arm in die Impulsrichtung anterior, inferior und lateral einstellen
- einen Impuls nach anterior, inferior und lateral ausführen

8.2.3 Dysfunktion in Inspir Pumpbewegung (HVLA) (▶ Abb. 8.17)

Indikation: Mobilitätsverlust der linken 1. Rippe in Exspiration anterior

Patient: sitzend

Therapeut: stehend, hinter dem Patienten, rechtes Knie unter der rechten Achsel des Patienten

Handposition:
- mit dem linken Daumen Kontakt mit dem Rippenbogen der 1. Rippe in der Fossa supraclavicularis möglichst weit medial und anterior aufnehmen
- mit der rechten Hand durch Kontakt auf dem Schädeldach den Kopf kontrollieren

Ausführung:
- den Kopf nach links neigen, bis die Bewegung mit dem Daumen palpiert werden kann
- eine Seitneigung des Kopfes und Rumpfes durch eine Translation

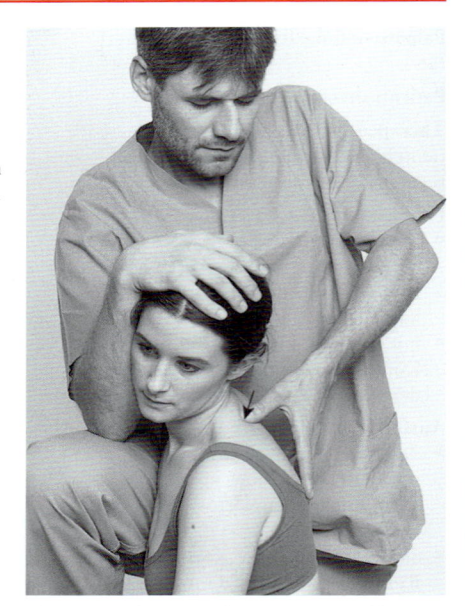

Abb. 8.16 Behandlung der 1. Rippe in Subluxation superior

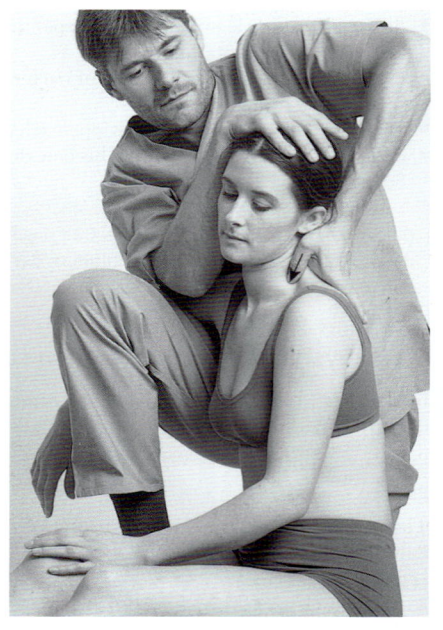

Abb. 8.17 Behandlung der 1. Rippe in Inspir Pumpbewegung

des Rumpfes mit dem Knie nach rechts induzieren, bis die Dysfunktionsebene erreicht wird
- durch Rotation des Kopfes nach rechts oder links die lokal maximale myofasziale Entspannung suchen
- den linken Arm in die Impulsrichtung anterior und inferior einstellen
- den Patienten auffordern, nach tiefer Exspiration die Luft anzuhalten
- einen Impuls nach inferior und anterior mit dem Daumen auf der 1. Rippe ausführen

8.2.4 Dysfunktion in Inspir Pumpbewegung (MET) (▶ Abb. 8.18)

Indikation: Mobilitätsverlust der linken 1. Rippe in Exspiration anterior

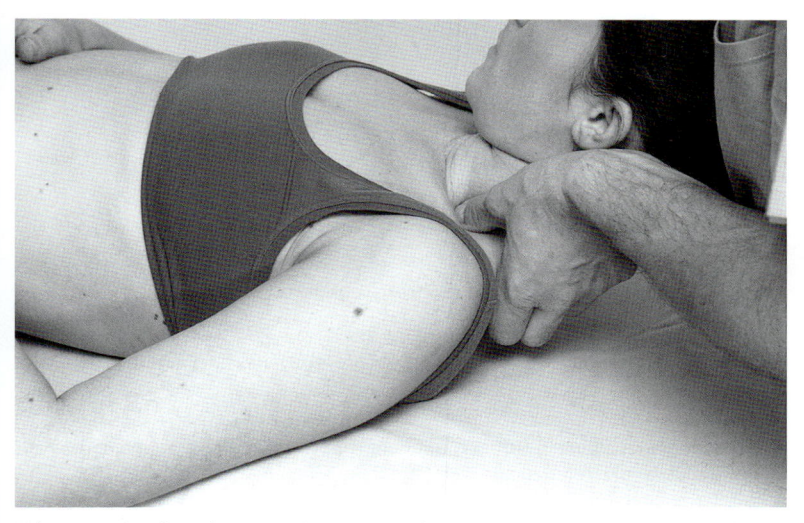

Abb. 8.18 Behandlung der 1. Rippe in Inspir Pumpbewegung

Patient: in Rückenlage

Therapeut: sitzend, am Kopfende des Patienten

Handposition:
- mit dem linken Daumen möglichst weit medial Kontakt mit dem superioren Rand der 1. Rippe aufnehmen, den linken Zeigefinger hinter den Angulus costae haken
- mit der rechten Hand den Kopf durch Kontakt mit Hinterhaupt und HWS kontaktieren

Ausführung:
- die HWS flektieren, bis die Bewegung am Daumen palpiert werden kann
- den Patienten auffordern, tief auszuatmen und am Ende die Luft anzuhalten
- mit linkem Daumen und Zeigefinger die Rippe in Exspiration nach kaudal begleiten
- während der Inspiration den Mobilitätsgewinn in Exspiration aufrechterhalten
- diesen Vorgang so oft wiederholen, bis kein Bewegungsgewinn in Exspiration mehr zu erzielen ist

8.2.5 Dysfunktion in Inspir Henkelbewegung (HVLA) (▶ Abb. 8.19)

Indikation: Mobilitätsverlust der linken 1. Rippe in Exspiration lateral

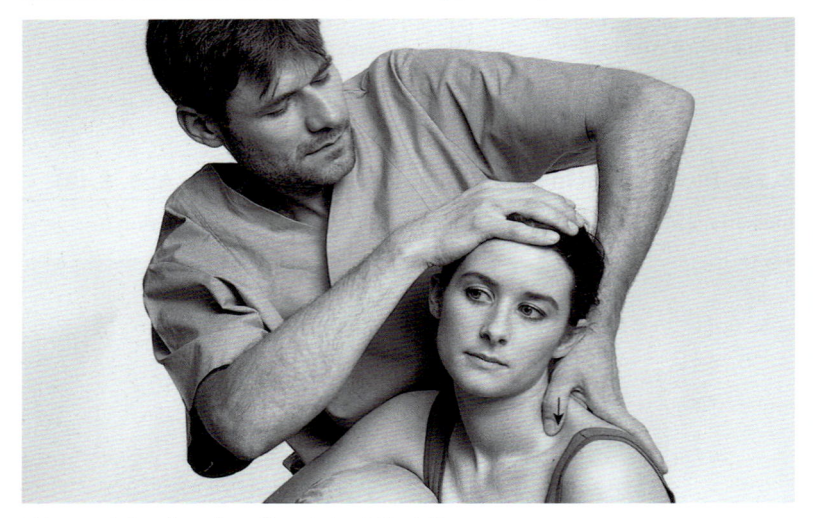

Abb. 8.19 Behandlung der 1. Rippe in Inspir Henkelbewegung

Patient: sitzend

Therapeut: stehend, hinter dem Patienten, rechtes Knie unter der rechten Achsel des Patienten

Handposition:
- mit dem linken Daumen Kontakt mit dem Rippenbogen der 1. Rippe in der Fossa supraclavicularis möglichst weit lateral aufnehmen
- mit der rechten Hand durch Kontakt auf dem Schädeldach den Kopf kontrollieren

Ausführung:
- den Kopf nach links neigen, bis die Bewegung mit dem Daumen palpiert werden kann
- eine Seitneigung des Kopfes und Rumpfes durch eine Translation des Rumpfes mit dem Knie nach rechts induzieren, bis die Dysfunktionsebene erreicht wird
- durch Rotation des Kopfes nach rechts oder links die lokal maximale myofasziale Entspannung suchen
- den linken Arm in die Impulsrichtung inferior einstellen
- den Patienten auffordern, nach tiefer Exspiration die Luft anzuhalten
- einen Impuls nach inferior mit dem Daumen auf der 1. Rippe ausführen

8.2.6 Dysfunktion in Inspir Henkelbewegung (MET) (▶ Abb. 8.20)

Indikation: Mobilitätsverlust der linken 1. Rippe in Exspiration lateral

Patient: in Rückenlage

Therapeut: sitzend, am Kopfende des Patienten

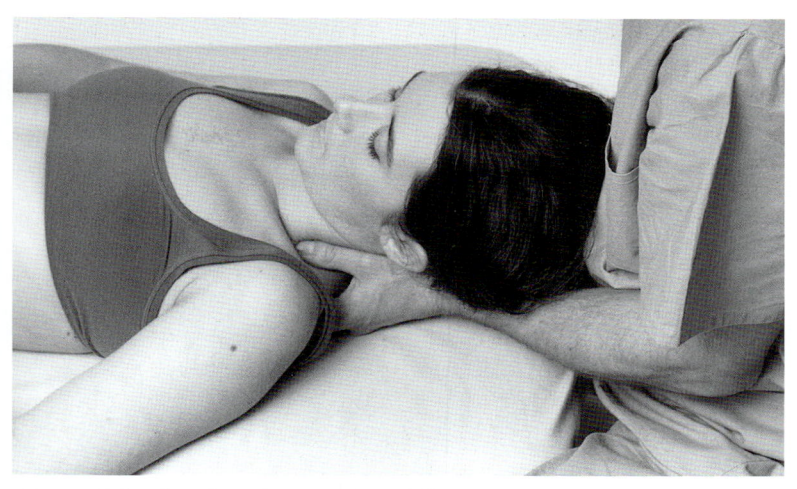

Abb. 8.20 Behandlung der 1. Rippe in Inspir Henkelbewegung

Handposition:
- mit dem linken Daumen Kontakt mit der 1. Rippe in der Fossa supraclavicularis aufnehmen
- mit der rechten Hand den Kopf durch Kontakt an Hinterhaupt und HWS kontrollieren

Ausführung:
- die HWS nach links neigen und flektieren, bis die Bewegung am Daumen palpiert werden kann
- den Patienten auffordern, tief auszuatmen und am Ende die Luft anzuhalten
- mit Daumen und Zeigefinger die Rippe in Exspiration nach kaudal begleiten
- während der Inspiration den Mobilitätsgewinn in Exspiration aufrechterhalten
- den Vorgang wiederholen, bis kein Bewegungsgewinn in Exspiration mehr zu erzielen ist

8.2.7 Dysfunktion in Exspir Pumpbewegung (HVLA) (▶ Abb. 8.21)

Indikation: Mobilitätsverlust der linken 1. Rippe in Inspiration anterior

Patient: sitzend

Therapeut: stehend, hinter dem Patienten, rechtes Knie unter der rechten Achsel des Patienten

Handposition:
- mit dem linken Daumen Kontakt mit dem Angulus costae der 1. Rippe aufnehmen
- mit der rechten Hand durch Kontakt auf dem Schädeldach den Kopf kontrollieren

Ausführung:
- den Kopf nach links neigen, bis die Bewegung mit dem Daumen palpiert werden kann
- eine Seitneigung des Kopfes und Rumpfes durch eine Translation des Rumpfes mit dem Knie nach rechts induzieren, bis die Dysfunktionsebene erreicht wird
- durch Rotation des Kopfes nach rechts oder links die lokal maximale myofasziale Entspannung suchen

- den linken Arm in die Impulsrichtung inferior und posterior einstellen
- den Patienten dazu auffordern, nach langer Inspiration die Luft anzuhalten
- einen Impuls nach inferior und posterior mit dem Daumen auf der 1. Rippe ausführen

8.2.8 Dysfunktion in Exspir Pumpbewegung (MET) (▶ Abb. 8.22)

Indikation: Mobilitätsverlust der linken 1. Rippe in Inspiration anterior

Patient: in Rückenlage, der linke Handrücken liegt auf der Stirn

Therapeut: stehend, auf der kontralateralen Seite der Dysfunktion

Handposition:
- mit der rechten Hand den Rumpf untergreifen und von superior mit Zeige- und Mittelfinger am Angulus costae der 1. Rippe einhaken
- mit der linken Hand den linken Ellenbogen des Patienten umgreifen, der Ellenbogen des Therapeuten ist in Kontakt mit der auf der Stirn liegenden Hand

Ausführung:
- den Patienten auffordern, am Ende der Inspiration die Luft anzuhalten und gleichzeitig mit Kopf und Arm gegen den Widerstand des Therapeuten in Richtung anterior zu drücken
- dabei die Rippe durch Zug am Angulus costae in Inspiration nach kaudal begleiten
- während der Exspiration den Mobilitätsgewinn halten
- den Vorgang wiederholen, bis kein Mobilitätsgewinn mehr zu erzielen ist

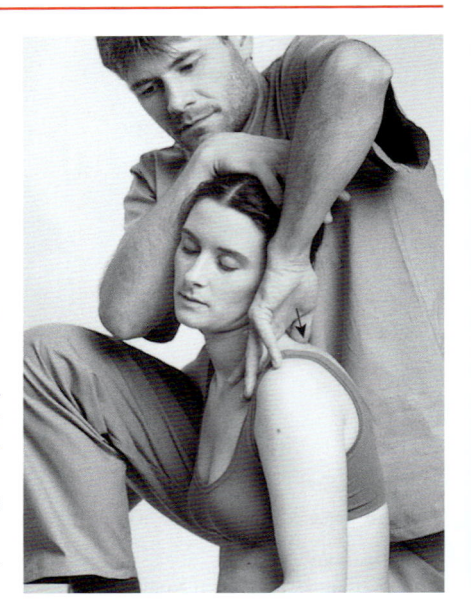

Abb. 8.21 Behandlung der 1. Rippe in Exspir Pumpbewegung

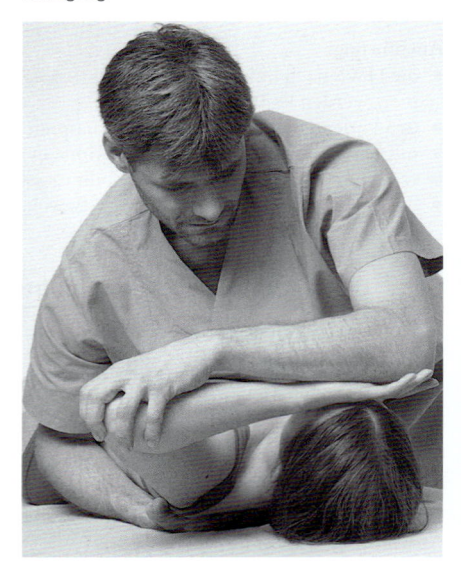

Abb. 8.22 Behandlung der 1. Rippe in Exspir Pumpbewegung

8.2.9 Dysfunktion in Exspir Henkelbewegung (MET) (▶ Abb. 8.23)

Indikation: Mobilitätsverlust der linken 1. Rippe in Inspiration lateral

Patient: in Rückenlage, der linke Handrücken liegt auf der Stirn

Therapeut: stehend, auf der kontralateralen Seite der Dysfunktion

Handposition:
- mit der rechten Hand den Rumpf untergreifen und mit Os pisiforme oder Zeige- und Mittelfinger Kontakt mit dem inferioren Rand des Angulus costae der 1. Rippe aufnehmen
- mit der linken Hand den linken Ellenbogen des Patienten umgreifen, der Ellenbogen des Therapeuten ist in Kontakt mit der auf der Stirn liegenden Hand

Ausführung:
- den Patienten auffordern, am Ende der Inspiration die Luft anzuhalten und gleichzeitig mit Kopf und Arm gegen den Widerstand des Therapeuten in Richtung anterior zu drücken
- dabei die Rippe durch Druck am Angulus costae in Inspiration nach kranial begleiten
- während der Exspiration den Mobilitätsgewinn halten
- den Vorgang wiederholen, bis kein Mobilitätsgewinn mehr zu erzielen ist

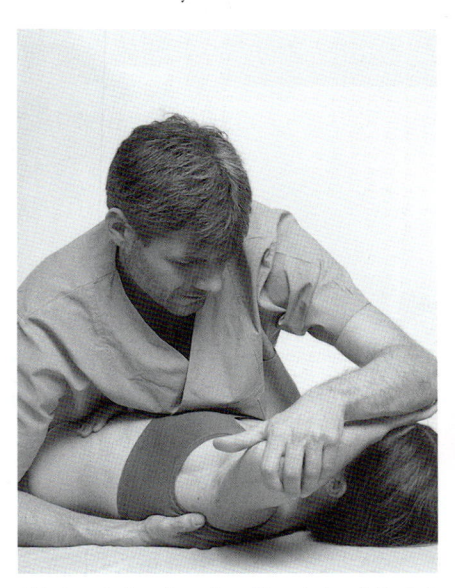

Abb. 8.23 Behandlung der 1. Rippe in Exspir Henkelbewegung

8.3 Behandlung der 2. Rippe (MET)

Im folgenden wird zur besseren Orientierung immer die Behandlung der **linken** Rippen beschrieben.

8.3.1 Dysfunktion in Inspir Pumpbewegung (▶ Abb. 8.24)

Uwe Senger

Indikation: Mobilitätsverlust der linken 2. Rippe in Exspiration anterior

Patient: in Rückenlage

Therapeut: sitzend, am Kopfende des Patienten

Handposition:
- mit dem linken Daumen Kontakt mit dem Oberrand der 2. Rippe möglichst weit medial und direkt inferior der Clavicula aufnehmen

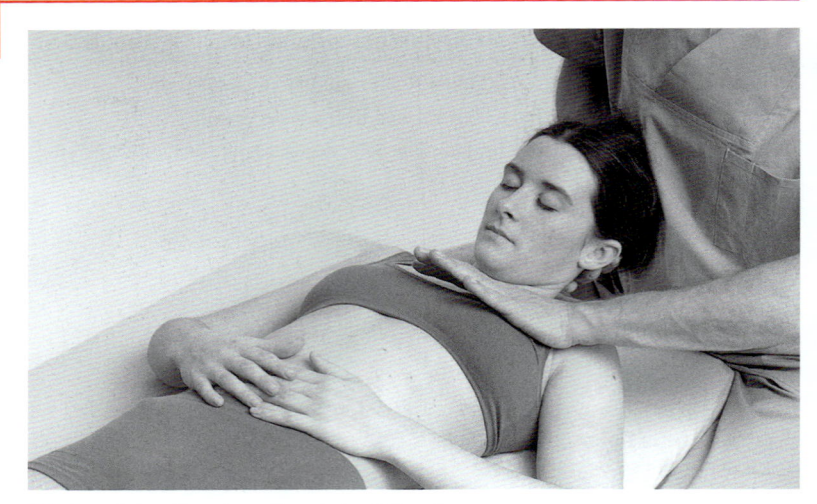

Abb. 8.24 Behandlung der 2. Rippe in Inspir Pumpbewegung

- die rechte Hand unter das Okziput legen und die Bewegung von Kopf und HWS kontrollieren

Ausführung:
- den Kopf flektieren und nach links neigen, bis die Bewegung mit dem Daumen an der Rippe palpiert werden kann
- die Rippe während der Exspiration mit dem Daumen nach kaudal begleiten
- während der Inspiration den Mobilitätsgewinn halten
- den Vorgang wiederholen, bis kein Mobilitätsgewinn mehr zu erzielen ist

8.3.2 Dysfunktion in Inspir Henkelbewegung (▶ Abb. 8.25)

Uwe Senger

Indikation: Mobilitätsverlust der linken 2. Rippe in Exspiration lateral

Patient: in Rückenlage

Therapeut: sitzend, am Kopfende des Patienten

Handposition:
- mit dem linken Daumen Kontakt mit dem Oberrand der 2. Rippe möglichst weit lateral und direkt inferior der Clavicula aufnehmen
- die rechte Hand unter das Okziput legen und die Bewegung von Kopf und HWS kontrollieren

Ausführung:
- den Kopf nach links neigen und flektieren, bis die Bewegung mit dem Daumen an der Rippe palpiert werden kann
- die Rippe während der Exspiration mit dem Daumen nach kaudal begleiten
- während der Inspiration den Mobilitätsgewinn halten
- den Vorgang wiederholen, bis kein Mobilitätsgewinn mehr zu erzielen ist

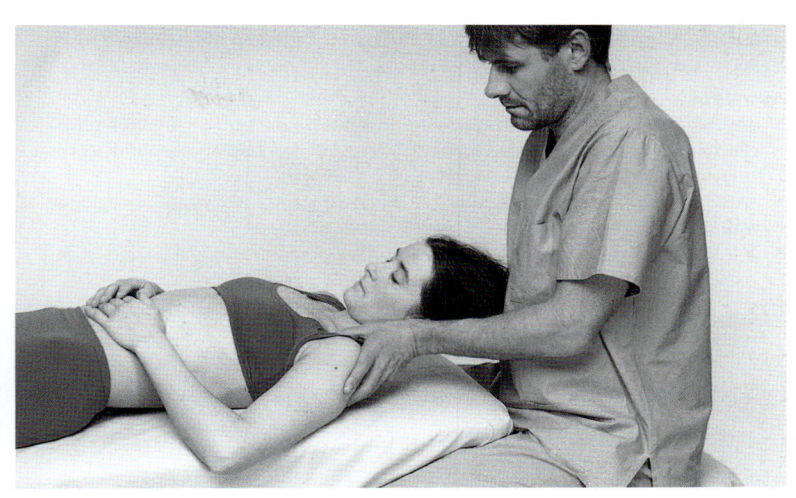

Abb. 8.25 Behandlung der 2. Rippe in Inspir Henkelbewegung

8.3.3 Dysfunktion in Exspir Pumpbewegung (▶ Abb. 8.26)

Uwe Senger

Indikation: Mobilitätsverlust der linken 2. Rippe in Inspiration anterior

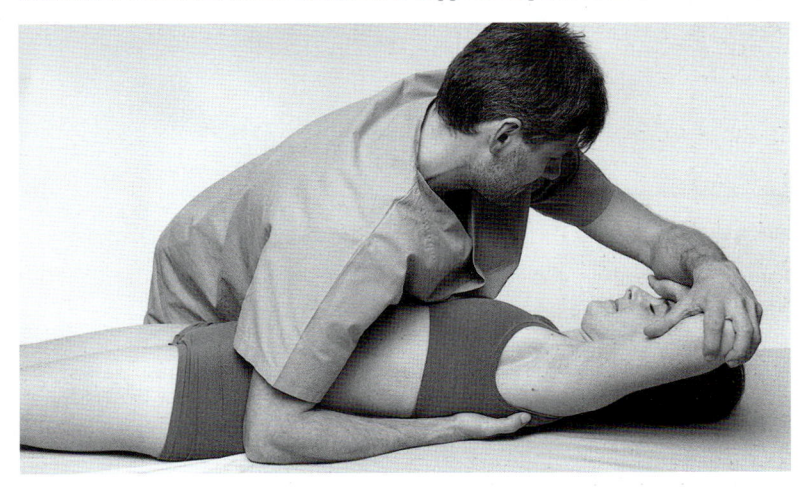

Abb. 8.26 Behandlung der 2. Rippe in Exspir Pumpbewegung

Patient: in Rückenlage, der linke Handrücken liegt auf der Stirn

Therapeut: stehend, auf der kontralateralen Seite der Dysfunktion

Handposition:
- mit der rechten Hand den Rumpf umgreifen und mit Zeige- und Mittelfinger am superioren Rand des Angulus costae der 2. Rippe einhaken

- mit der linken Hand den linken Ellenbogen des Patienten umgreifen, der Ellenbogen des Therapeuten ist in Kontakt mit der auf der Stirn liegenden Hand

Ausführung:
- den Patienten auffordern, am Ende der Inspiration die Luft anzuhalten und gleichzeitig mit dem Kopf gegen den Widerstand des Therapeuten in Richtung anterior zu drücken
- die Rippe durch Zug am Angulus costae in Inspiration nach kaudal begleiten
- während der Exspiration den Mobilitätsgewinn halten
- den Vorgang wiederholen, bis kein Mobilitätsgewinn mehr zu erzielen ist

8.3.4 Dysfunktion in Exspir Henkelbewegung (▶ Abb. 8.27)

Uwe Senger

Indikation: Mobilitätsverlust der linken 2. Rippe in Inspiration lateral

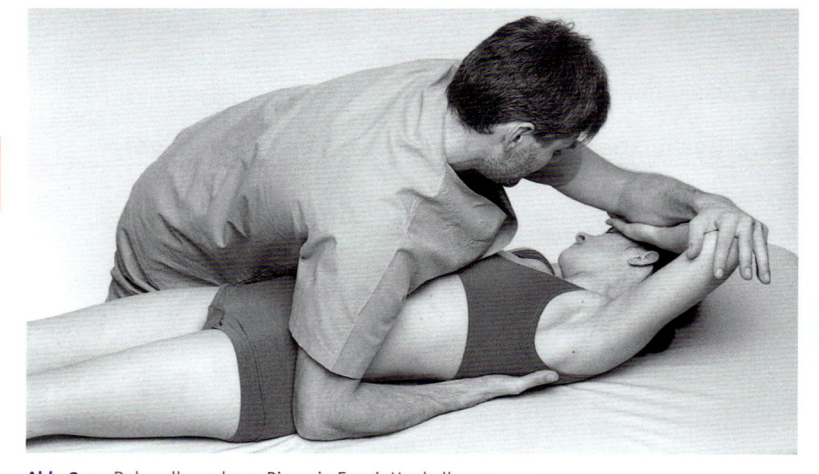

Abb. 8.27 Behandlung der 2. Rippe in Exspir Henkelbewegung

Patient: in Rückenlage, der linke Handrücken liegt auf der Stirn

Therapeut: stehend, auf der kontralateralen Seite der Dysfunktion

Handposition:
- mit der rechten Hand den Rumpf untergreifen und mit dem Os pisiforme, Zeige- oder Mittelfinger mit dem inferioren Rand des Angulus costae der 2. Rippe Kontakt aufnehmen
- mit der linken Hand den linken Ellenbogen umgreifen, der Ellenbogen des Therapeuten ist in Kontakt mit der auf der Stirn liegenden Hand
- der Kopf befindet sich in Seitneigung und Rotation rechts

Ausführung:
- den Patienten auffordern, am Ende der Inspiration die Luft anzuhalten und gleichzeitig mit dem Kopf gegen den Widerstand des Therapeuten in Richtung anterior zu drücken
- die Rippe durch Druck am Angulus costae in Inspiration nach kranial begleiten

- während der Exspiration den Mobilitätsgewinn halten
- den Vorgang so lange wiederholen, bis kein Mobilitätsgewinn mehr zu erzielen ist

8.3.5 Exspirationsdysfunktion der 1.–3. Rippe (HVLA) (▶ Abb. 8.28)

Alexander Klawunde

Indikation: Mobilitätsverlust der oberen Rippen in Inspiration in der Pumpbewegung

Patient: in Rückenlage, Arme vor der Brust verschränkt

Therapeut: stehend, auf der kontralateralen Seite der Dysfunktion, Thorax in Kontakt mit den vor der Brust verschränkten Armen

Handposition:
- mit der rechten Hand die Art. metacarpophalangeales des 1. Fingers am superioren Aspekt des Angulus costae der 2. Rippe fixieren
- mit der Ulnarkante der linken Hand den anterioren, inferioren Aspekt der 2. Rippe lateral zur Kostochondralgrenze fixieren

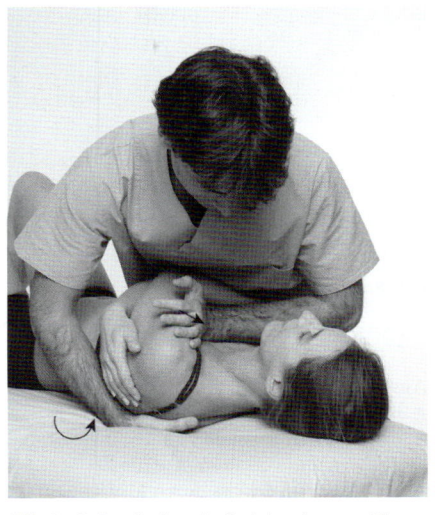

Abb. 8.28 Exspirationsdysfunktion der 1.–3. Rippe

Ausführung:
- mit der linken Hand einen Impuls nach superoposterior ausführen
- simultan mit der rechten Hand durch eine schnelle Pronation des Unterarms die Bewegung des Angulus costae nach inferior unterstützen
- simultan vom Sternum ausgehend einen Impuls nach superior ausführen
- um die Spannung über die Mm. scaleni mehr auf die Rippen zu fokussieren, den Patienten auffordern, vor dem Impuls den Kopf anzuheben und ein- oder auszuatmen

8.3.6 Dehnung der Mm. scaleni (▶ Abb. 8.29)

Alexander Klawunde

Indikation: Mobilitätsverlust der 1. und 2. Rippe in Exspiration, Rippen werden durch die verkürzte Muskulatur der Mm. scaleni superior (in Inspirationsstellung) gehalten

Patient: in Rückenlage

Therapeut: sitzend, am Kopfende der Liege

Handposition:
- mit der linken, kranialen Hand von lateral die obere HWS und das Okziput umgreifen

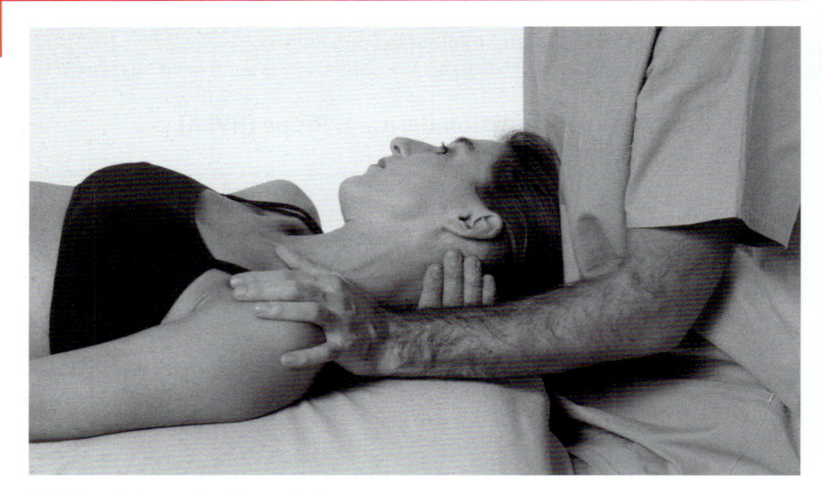

Abb. 8.29 Dehnung der Mm. scaleni

- den Daumenballen der rechten, kaudalen Hand in verschiedenen Bereichen des Verlaufs der Mm. scaleni aufsetzen

Ausführung:
- mit der linken Hand Seitbeuge- und Rotationsbewegungen der HWS ausführen
- dadurch den Abstand zum rechten, kaudalen, fixierenden Daumenballen vergrößern und verkürzte Anteile der Mm. scaleni dehnen
- zur Dehnung des gesamten Muskelverlaufs mit dem rechten Daumenballen die 1. und 2. Rippe von superior in Exspirationsposition fixieren
- zur Dehnung des M. scalenus posterior die HWS zur Gegenseite der kaudalen fixierenden Hand rotieren (z. B. Rotation nach links durch die linke Hand)

8.4 Behandlung der 3.–10. Rippe (HVLA und MET)

Im folgenden wird zur besseren Orientierung immer die Behandlung der **linken** Rippen beschrieben.

8.4.1 Dysfunktion der 3.–10. Rippe in Inspir Pumpbewegung (MET) (▶ Abb. 8.30)

Uwe Senger

Indikation: Mobilitätsverlust einer linken 3.–10. Rippe in Exspiration anterior

Patient: in Rückenlage

Therapeut: stehend, am Kopfende des Patienten

Handposition:
- mit der rechten Hand den zervikothorakalen Übergang umfassen, der Kopf des Patienten ruht dabei auf dem Unterarm des Therapeuten
- mit dem Daumen der linken Hand möglichst weit medial Kontakt mit dem ventralen superioren Teil der zu behandelnden Rippe aufnehmen.

Ausführung:
- den Thorax mit dem rechten Arm flektieren, bis die Bewegung mit dem Daumen an der Rippe palpiert werden kann
- während der Exspiration die Rippe mit dem linken Daumen nach inferior begleiten
- während der Inspiration den Mobilitätsgewinn halten
- den Vorgang wiederholen, bis kein Mobilitätsgewinn mehr zu erzielen ist

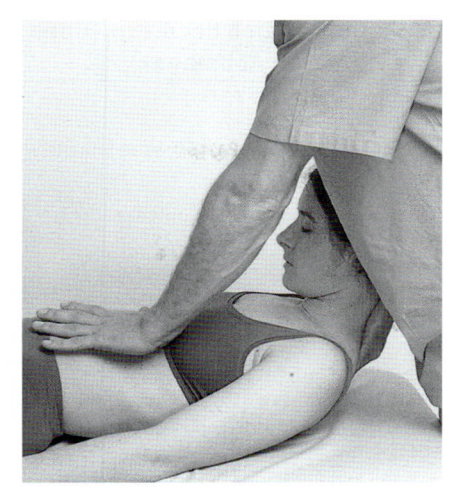

Abb. 8.30 Behandlung der 3.–10. Rippe in Inspir Pumpbewegung

8.4.2 Dysfunktion der 3.–6. Rippe in Inspir Henkelbewegung (MET) (▶ Abb. 8.31)

Uwe Senger

Indikation: Mobilitätsverlust einer linken 3.–6. Rippe in Exspiration lateral

Patient: in Rückenlage

Therapeut: stehend, am Kopfende des Patienten

Handposition:
- mit Daumen und Zeigefinger der linken Hand Kontakt mit dem Oberrand der zu behandelnden Rippe in Höhe der Axillarlinie aufnehmen
- mit der rechten Hand die HWS umfassen

Ausführung:
- den Thorax in Seitneigung links und Flexion führen, bis die Bewegung mit der linken Hand an der Rippe palpiert werden kann
- während der Exspiration die Rippe mit linkem Daumen und Zeigefinger nach kaudal begleiten
- während der Inspiration den Mobilitätsgewinn halten
- den Vorgang wiederholen, bis kein Mobilitätsgewinn mehr zu erzielen ist

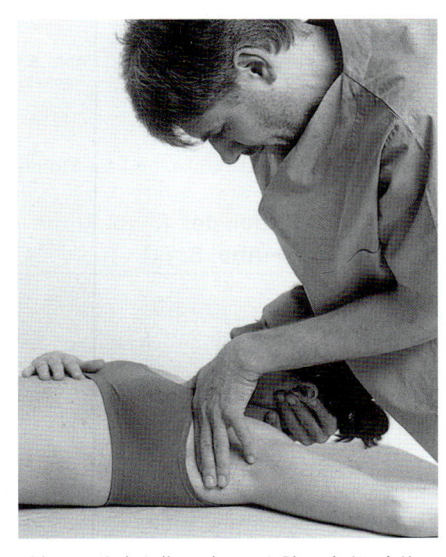

Abb. 8.31 Behandlung der 3.–6. Rippe in Inspir Henkelbewegung

8.4.3 Dysfunktion der 6.–10. Rippe in Inspir Henkelbewegung (MET) (▶ Abb. 8.32)

Uwe Senger

Indikation: Mobilitätsverlust einer linken 6.–10. Rippe in Exspiration lateral

Patient: in Rückenlage

Therapeut: stehend, am Kopfende des Patienten

Handposition:
- mit der rechten Hand den zervikothorakalen Übergang umfassen, der Kopf des Patienten ruht auf dem Unterarm des Therapeuten
- mit dem Daumen der linken Hand Kontakt mit dem superioren Rand der Rippe in Höhe der Axillarlinie aufnehmen

Ausführung:
- den Thorax in Seitneigung links bewegen, bis die Bewegung mit dem Daumen an der Rippe palpiert werden kann
- während der Exspiration die Rippe mit dem linken Daumen nach kaudal begleiten
- während der Inspiration den Mobilitätsgewinn halten
- den Vorgang wiederholen, bis kein Mobilitätsgewinn mehr zu erzielen ist

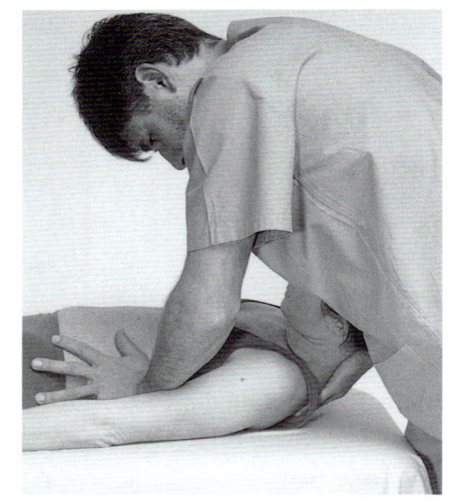

Abb. 8.32 Behandlung der 6.–10. Rippe in Inspir Henkelbewegung

8.4.4 Dysfunktion der 3.–10. Rippe in Exspir Pumpbewegung (MET) (▶ Abb. 8.33)

Uwe Senger

Indikation: Mobilitätsverlust einer linken 3.–10. Rippe in Inspiration anterior

Patient: in Rückenlage, der linke Handrücken liegt auf der Stirn

Therapeut: stehend, auf der kontralateralen Seite der Dysfunktion

Handposition:
- die Finger der rechten Hand am superioren Rand des Angulus costae der zu behandelnden Rippe einhaken
- mit der linken Hand den linken Ellenbogen umgreifen, der Ellenbogen des Therapeuten ist in Kontakt mit der auf der Stirn liegenden Hand

Ausführung:
- den Patienten auffordern, am Ende der Inspiration die Luft anzuhalten und gleichzeitig mit Kopf und Ellenbogen gegen den Widerstand des Therapeuten in Richtung anterior und inferior zu drücken
- die Rippe durch Zug am Angulus costae nach kaudal begleiten

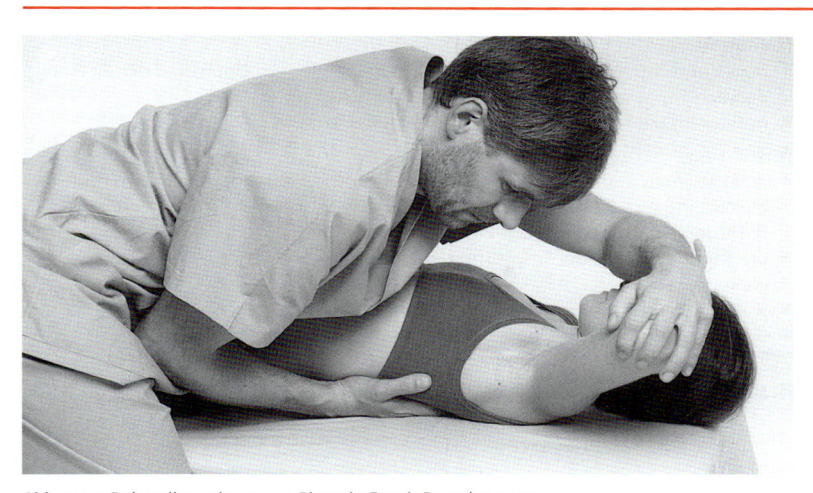

Abb. 8.33 Behandlung der 3.–10. Rippe in Exspir Pumpbewegung

- während der Exspiration den Mobilitätsgewinn halten
- den Vorgang wiederholen, bis kein Mobilitätsgewinn mehr zu erzielen ist

8.4.5 Dysfunktion der 3.–10. Rippe in Exspir Henkelbewegung (MET) (▶ Abb. 8.34)

Uwe Senger

Indikation: Mobilitätsverlust einer linken 3.–10. Rippe in Inspiration lateral

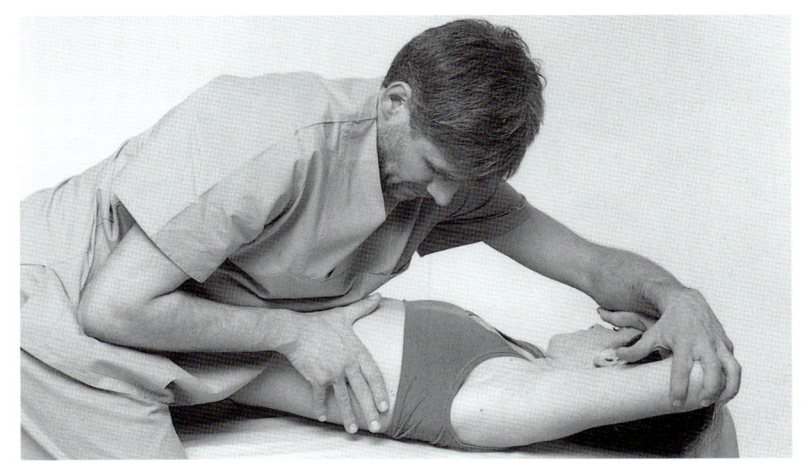

Abb. 8.34 Behandlung der 3.–10. Rippe in Exspir Henkelbewegung

Patient: in Rückenlage, der linke Handrücken liegt auf der Stirn, der Thorax befindet sich in Seitneigung rechts

Therapeut: stehend, auf Seite der Dysfunktion

Handposition:
- mit dem rechten Zeigefinger breitflächigen Kontakt am Unterrand der zu behandelnden Rippe in Höhe der Axillarlinie aufnehmen
- mit der linken Hand den linken Ellenbogen umfassen

Ausführung:
- den Patienten auffordern, am Ende der Inspiration die Luft anzuhalten und gleichzeitig mit dem Ellenbogen gegen den Widerstand des Therapeuten in Richtung lateral und inferior zu drücken
- die Rippe während der Inspiration mit dem rechten Zeigefinger nach kranial begleiten
- während der Exspiration den Mobilitätsgewinn halten
- den Vorgang wiederholen, bis kein Mobilitätsgewinn mehr zu erzielen ist

8.4.6 Behandlung der 3.–7. Rippe (HVLA) (▶ Abb. 8.35)

Alexander Klawunde

Nicht diagnostizierte Pathologien, wie Tumore und Osteoporose, können sehr schnell zu Frakturen führen. Besondere Vorsicht ist bei einer direkten Rippenmanipulation geboten.

Indikation: Posteriorität der Rippen, prominente Anguli costarum

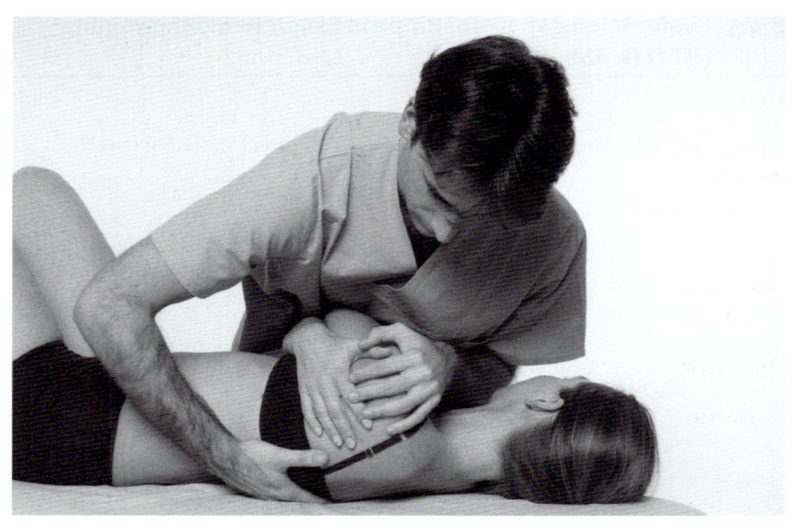

Abb. 8.35 Behandlung der 3.–7. Rippe

Patient: in Rückenlage, Arme vor der Brust verschränkt, Ellenbogen aufeinander liegend

Therapeut: stehend, auf der gegenüberliegenden Seite der zu behandelnden Rippe, Sternum in Kontakt mit den Ellenbogen

Handposition:
- das Os metacarpale des Daumens der flachen Hand etwas lateral zum Angulus costae entlang der oberen Grenze der zu manipulierenden Rippe legen
- den Unterarm auf die verschränkten Arme legen

Ausführung:
- mit dem Unterarm durch Seitbeugen, Rotation, Flexion, Extension und Kompressionskräfte die Spannung in der Art. costotransversalis lokalisieren
- Einstellungen beibehalten und den Patienten auf die Hand rollen
- vom Sternum ausgehend dann einen Impuls nach posterosuperior während der Exspiration ausführen

> Eine Unbequemlichkeit für den Patienten vermeiden, indem der Patient erst im Augenblick vor dem Impuls auf den Rücken gerollt wird.

8.4.7 Passive Dehnung der Interkostalmuskulatur (▶ Abb. 8.36 und ▶ 8.37)

Alexander Klawunde

Indikation: verminderter Abstand der Interkostalräume durch erhöhten Tonus der Interkostalmuskulatur, Mobilisation der Rippen nach erfolgter Manipulation

Patient: in Rückenlage

Therapeut: stehend, auf der Seite des Patienten, an der die Dehnung stattfindet

Handposition obere Rippen:
- den Oberrand der Rippe unterhalb des zu dehnenden Interkostalraumes mit der Ulnarhandkante der kaudalen Hand fixieren
- mit der kranialen Hand den zu 90° flektierten Ellenbogen bei adduziertem und zu 90° flektiertem Schultergelenk umfassen

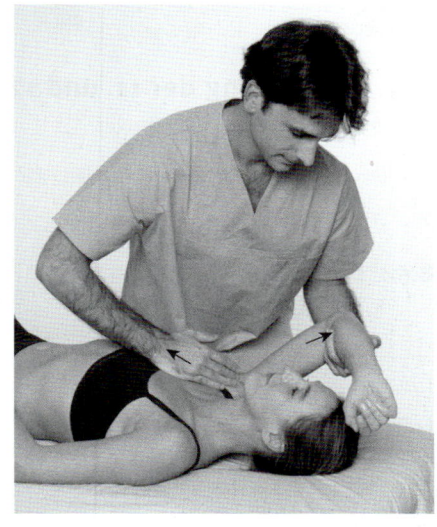

Abb. 8.36 Passive Dehnung der Interkostalmuskulatur (1)

Handposition untere Rippen:
- den Oberrand der Rippe unterhalb des zu dehnenden Interkostalraumes mit Zeigefinger und abgespreiztem Daumen mit der kaudalen Hand von lateral fixieren
- mit der kranialen Hand unter leichter Traktion den abduzierten Arm umfassen

Ausführung: den Abstand zwischen kaudaler fixierender Hand und kranialer dehnender Hand vergrößern

> Nach dem gleichen Prinzip kann die Dehnung in Seitenlage oder sitzend erfolgen.

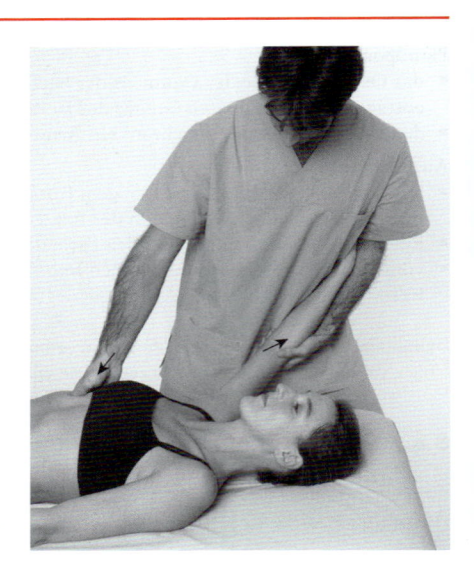

Abb. 8.37 Passive Dehnung der Interkostalmuskulatur (2)

8.5 Behandlung der 11. und 12. Rippe (MET)

Alexander Klawunde, Uwe Senger

Im folgenden wird zur besseren Orientierung immer die Behandlung der **linken** Rippen beschrieben.

8.5.1 Dysfunktion in Inspir im Sitzen (▶ Abb. 8.38)

Uwe Senger

Indikation: Mobilitätsverlust der linken 11. und 12. Rippe in Exspiration

Patient: sitzend, die Arme vor dem Thorax überkreuzt

Therapeut: stehend, hinter dem Patienten

Handposition:
- mit linkem Daumen und Zeigefinger flächigen Kontakt mit dem Oberrand der Rippe aufnehmen
- den rechten Arm von dorsal quer über die Schultern des Patienten legen

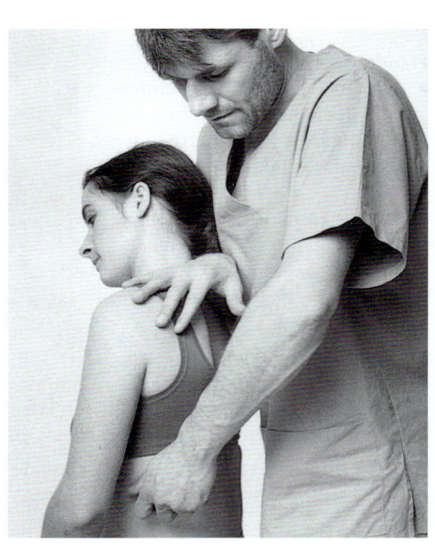

Abb. 8.38 Behandlung der 11. und 12. Rippe in Inspir im Sitzen

Ausführung:
- mit dem rechten Arm eine Seitneigung des Thorax nach links bis auf das zu behandelnde Niveau einstellen
- den Patienten auffordern, tief einzuatmen und das Becken auf der linken Seite anzuheben
- während der Exspiration die Rippe konform mit der Gewebespannung mit dem linken Daumen und Zeigefinger nach inferior und anterior mobilisieren
- während der Inspiration den Patienten auffordern, das Becken zu entspannen, und die gewonnene Mobilität der Rippe halten
- den Vorgang wiederholen, bis kein Mobilitätsgewinn mehr zu erzielen ist

8.5.2 Dysfunktion in Exspir im Sitzen (▶ Abb. 8.39)

Uwe Senger

Indikation: Mobilitätsverlust der linken 11. und 12. Rippe in Inspiration

Patient: sitzend

Therapeut: stehend, hinter dem Patienten

Handposition:
- mit dem linken Zeigefinger flächigen Kontakt mit dem Unterrand der Rippe aufnehmen
- die rechte Hand auf die rechte Schulter legen

Ausführung:
- mit der rechten Hand eine Seitneigung des Thorax nach rechts bis auf das zu behandelnde Niveau einstellen
- den Patienten auffordern, tief auszuatmen
- während der Inspiration die Rippe konform mit der Gewebespannung mit dem linken Zeigefinger nach superior mobilisieren
- während der Exspiration die gewonnene Mobilität der Rippe halten
- den Vorgang wiederholen, bis kein Mobilitätsgewinn mehr zu erzielen ist

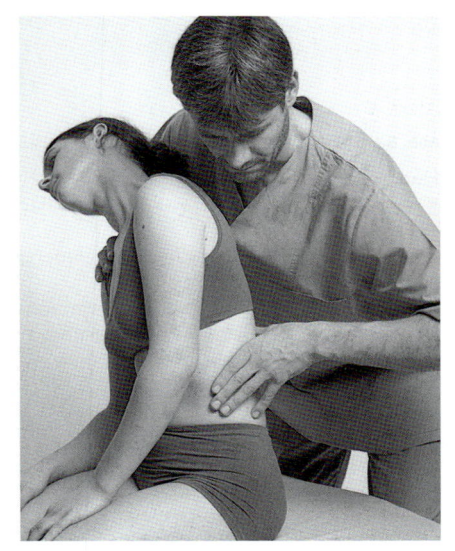

Abb. 8.39 Behandlung der 11. und 12. Rippe in Exspir im Sitzen

8.5.3 Dysfunktion in Inspir in Bauchlage (▶ Abb. 8.40)

Uwe Senger

Indikation: Mobilitätsverlust der linken 11. und 12. Rippe in Exspiration

Patient: in Bauchlage

Therapeut: stehend, auf der kontralateralen Seite der Dysfunktion

8 Rippen

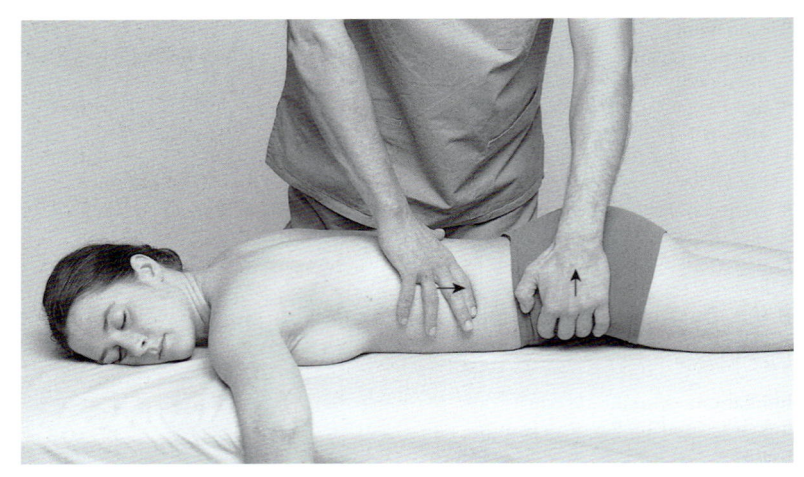

Abb. 8.40 Behandlung der 11. und 12. Rippe in Inspir in Bauchlage

Handposition:
- mit dem Zeigefinger der rechten Hand flächigen Kontakt mit dem Oberrand der Rippe aufnehmen
- mit der linken Hand die linke SIAS untergreifen

Ausführung:
- den Patienten auffordern, tief einzuatmen und dabei das Darmbein gegen den Widerstand des Therapeuten in Richtung Bank zu ziehen
- während der Exsp.: die Rippe mit dem rechten Zeigefinger nach inferior mobilisieren
- während der Insp.: den Patienten auffordern, das Becken zu entspannen, und die gewonnene Rippenmobilität halten
- den Vorgang wiederholen, bis kein Mobilitätsgewinn mehr zu erzielen ist

8.5.4 Dysfunktion in Exspir in Bauchlage (▶ Abb. 8.41)

Uwe Senger

Indikation: Mobilitätsverlust der linken 11. und 12. Rippe in Inspiration

Patient: in Bauchlage

Therapeut: stehend, auf der kontralateralen Seite der Dysfunktion

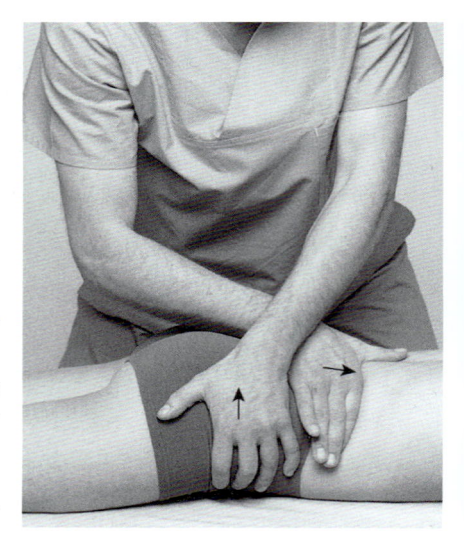

Abb. 8.41 Behandlung der 11. und 12. Rippe in Exspir in Bauchlage

Handposition:
- mit Daumen oder Zeigefinger der rechten Hand flächigen Kontakt mit dem Unterrand der Rippe aufnehmen
- mit der linken Hand die linke SIAS untergreifen

Ausführung:
- während der Inspiration die Rippe konform mit der Gewebespannung mit dem rechten Zeigefinger nach superior mobilisieren
- durch gleichzeitigen Zug an der SIAS nach posterior eine leichte Dehnung des M. quadratus lumborum ausführen
- während der Exspiration die gewonnene Mobilität halten
- den Vorgang wiederholen, bis kein Mobilitätsgewinn mehr zu erzielen ist

8.5.5 Dehnung des M. quadratus lumborum (▶ Abb. 8.42)

Alexander Klawunde

Indikation: 11. und 12. Rippe in Exspirationsstellung aufgrund einer Verkürzung des M. quadratus lumborum

Patient: in Seitenlage

Therapeut: stehend, die Ulnarbereiche der Unterarme auf dem unteren Thoraxbereich und dem Bereich von M. gluteus medius und minimus liegend

Handposition:
- mit den Fingern 2–5 einen Druck auf den M. quadratus lumborum ausüben

Ausführung:
- die Knie beugen, den Körper leicht nach unten sinken lassen
- durch die Position der Unterarme und entsprechende Hebelwirkung den M. quadratus lumborum dehnen

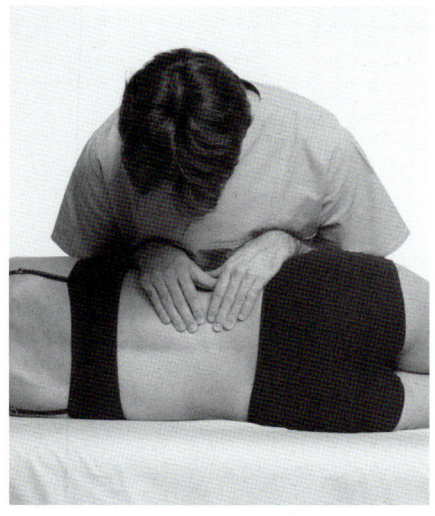

Abb. 8.42 Dehnung des M. quadratus lumborum

9 Manubriosternale Symphyse

Alexander Klawunde, Uwe Senger
Therapeut auf den Fotos: Uwe Senger

9.1	**Diagnostik** *Uwe Senger*	305	9.2	**Behandlung des Sternum (MET)** *Alexander Klawunde, Uwe Senger*	308
9.1.1	Anamnese	305			
9.1.2	Inspektion	305	9.2.1	Dysfunktion in Flexion	308
9.1.3	Palpation	305	9.2.2	Dysfunktion in Extension	309
9.1.4	Tests und Bewegungsprüfung	305	9.2.3	Behandlung der thorakalen und sternalen Anteile der Perikardbänder	309
9.1.5	Differenzialdiagnosen	307			
9.1.6	Osteopathische Beziehungen	307			

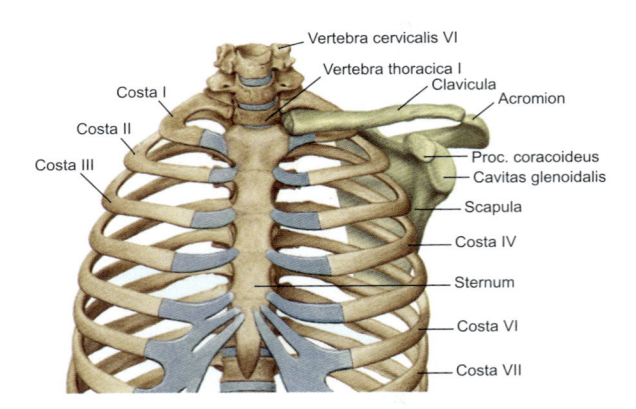

9 Manubriosternale Symphyse

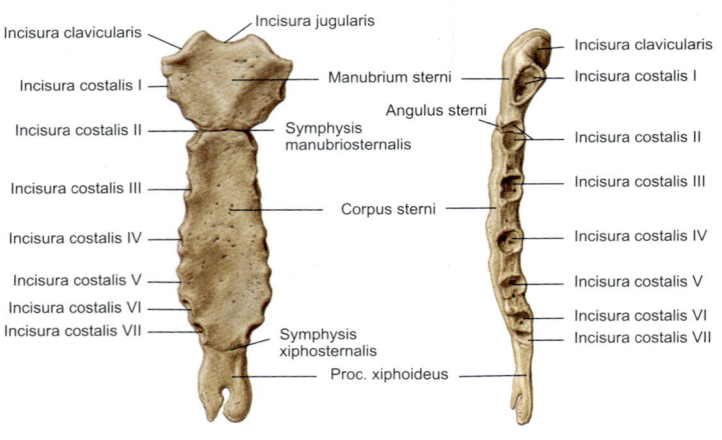

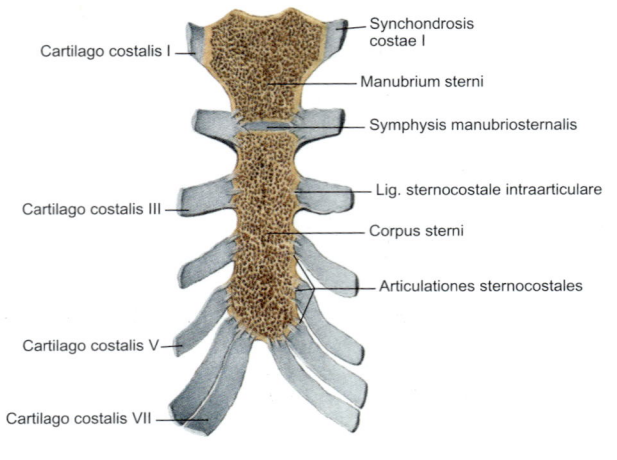

9.1 Diagnostik
Uwe Senger

9.1.1 Anamnese

Schmerzen, Bewegungseinschränkung
- Schmerzlokalisation, Druckempfindlichkeit
- Abhängigkeit von Ein- oder Ausatmung, Bewegung
- Einschränkung der Atmung, lokales Engegefühl
- Schmerzausstrahlung zu Schultern, Rippen, Oberbauch

Andere Symptome
- Palpitation, Herzstechen
- retrosternales Druckgefühl
- Husten, Atemlosigkeit

Vor-, Begleiterkrankungen, Sozialanamnese
- Asthma bronchiale, akute oder chronische Bronchitis
- Herzerkrankungen
- Nikotinabusus
- Arbeitsplatz: Allergene, Reizstoffe, Staubbelastung

9.1.2 Inspektion

- Thoraxform: z. B. Trichterbrust, Kielbrust
- Schutz- oder Schonhaltung
- Rippen: Form, Kontur
- Ödeme, Narben, Hautveränderungen im Thoraxbereich

9.1.3 Palpation

Knochenpalpation
- Claviculae
- Manubrium und Corpus sterni
- Proc. xiphoideus
- Rippenansätze

Weichteilpalpation
- M. sternocleidomastoideus
- M. pectoralis major
- M. rectus abdominis
- costochondrale Übergänge

9.1.4 Tests und Bewegungsprüfung

Biomechanik

- **Gelenkpartner:** inferiorer Teil des Manubrium sterni und superiorer Teil des Corpus sterni
- **Gelenktyp:** Synchondrose (bei 10 % Synostose)
- **Bewegungsmöglichkeiten:** Flexion, Extension

9 Manubriosternale Symphyse

Aktive Bewegungsprüfung (▶ Abb. 9.1)

Flexion und Extension

Patient: in Rückenlage

Therapeut: sitzend, am Kopfende des Patienten

Handposition:
- eine Hand quer auf das Manubrium sterni legen
- die andere Hand in Längsrichtung auf das Corpus sterni legen

Ausführung: die Bewegung von Manubrium und Corpus sterni palpieren, während der Patient tief ein- und ausatmet

Bewertung: Die Mobilität im Angulus sterni nach Qualität und Quantität der Bewegung beurteilen.
- Normalbefund: Flexion und Extension sind frei möglich, der Angulus sterni weitet sich während der Extension (bei Ausatmung) und wird bei der Flexion (bei Einatmung) schmaler.
- Eine eingeschränkte Bewegung in Flexion oder Extension kann auf eine Dysfunktion des Gelenks hinweisen.

> Die aktive Bewegungsprüfung ist nur indirekt während der Atmung möglich.

Passive Bewegungsprüfung (▶ Abb. 9.2)

Extension

Patient: in Rückenlage

Therapeut: stehend, neben dem Patienten

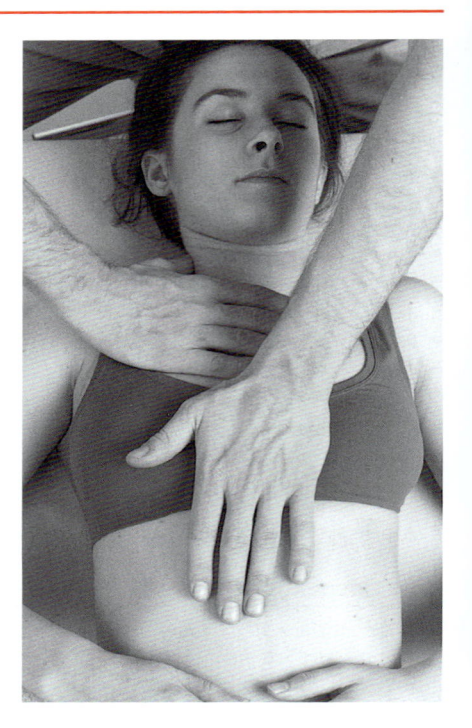

Abb. 9.1 Flexion und Extension des Sternum

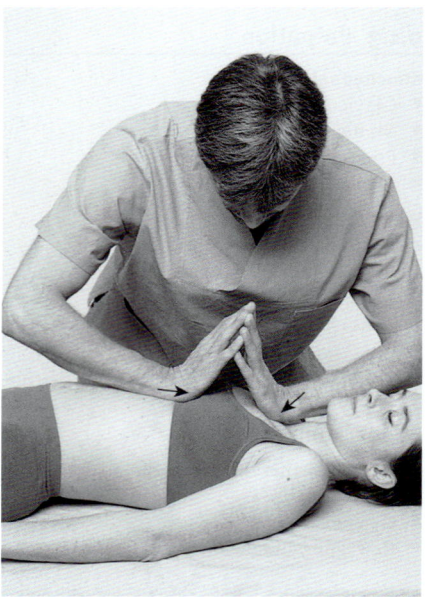

Abb. 9.2 Extension des Sternum

Handposition:
- das Thenar der kopfnahen Hand auf das Manubrium sterni legen
- das Thenar der fußnahen Hand auf das Corpus sterni legen

Ausführung: einen leichten Druck mit beiden Händen auf das Sternum ausüben

Bewertung: Auf Qualität und Quantität der Bewegung achten.
- Normalbefund: Weiches Endgefühl bei der Ausübung des Drucks.
- Ein Widerstand kann auf eine Dysfunktion in Flexion hindeuten.

Flexion (▶ Abb. 9.3)

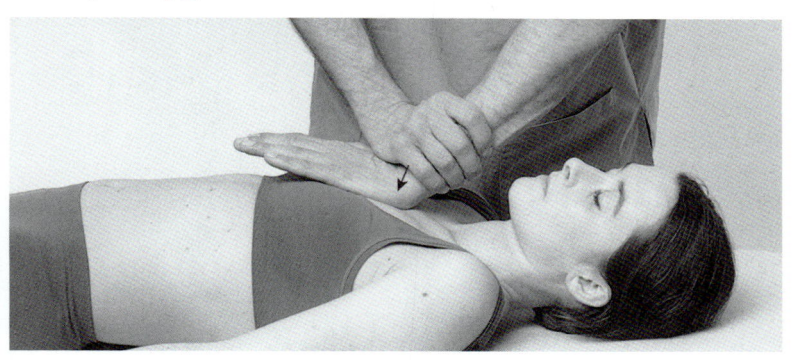

Abb. 9.3 Flexion des Sternum

Patient: in Rückenlage

Therapeut: stehend, neben dem Patienten

Handposition: das Thenar einer Hand auf den Angulus sterni legen

Ausführung: einen leichten Druck mit der Hand auf den Angulus sterni ausüben

Bewertung: Auf Qualität und Quantität der Bewegung achten.
- Normalbefund: Weiches Endgefühl bei Ausübung des Drucks.
- Ein Widerstand kann auf eine Dysfunktion in Extension hindeuten.

9.1.5 Differenzialdiagnosen

- **mechanisch/degenerativ:** Frakturen oder Prellungen von Clavicula, Brustbein, Rippen, Osteoporose
- **neural/radikulär:** Herpes Zoster
- **ausstrahlend:** Erkrankungen von Herz, Lungen, Pleura, Ösophagus, Oberbauch
- **dysplastisch:** sekundäre Tumoren (z. B. Metastasen von Prostata-, Mamma-, Lungen-, Nierenkarzinom)
- **vaskulär/lymphatisch:** Aortenaneurysma

9.1.6 Osteopathische Beziehungen

▶ 6.1.6

9.2 Behandlung des Sternum (MET)

9.2.1 Dysfunktion in Flexion (▶ Abb. 9.4)

Uwe Senger

Indikation: Mobilitätsverlust in Extension

Palpation: Verkleinerung des Angulus sterni

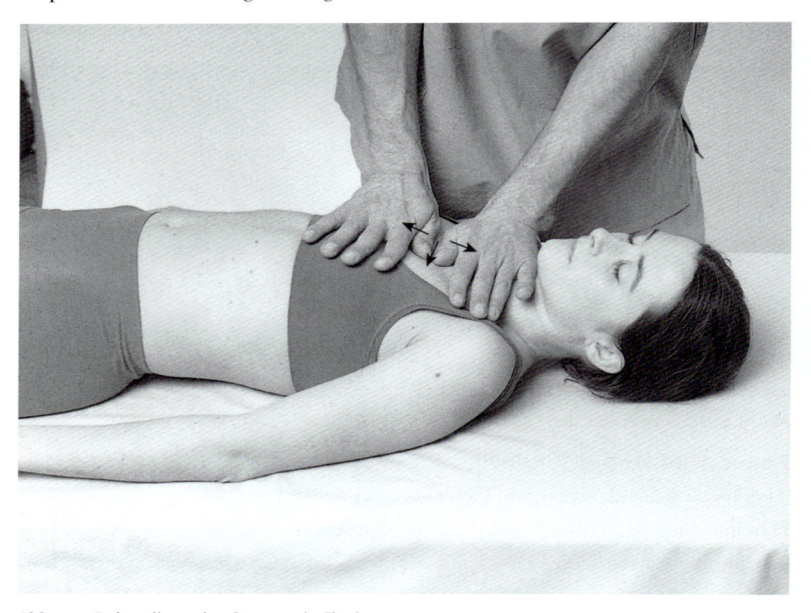

Abb. 9.4 Behandlung des Sternum in Flexion

Patient: in Rückenlage

Therapeut: stehend, seitlich des Patienten

Handposition:
- die kopfnahe Hand quer auf das Manubrium sterni legen, den Daumen direkt an den Angulus sterni
- mit der fußnahen Hand Kontakt mit dem Corpus sterni aufnehmen, den Daumen direkt auf den Angulus sterni legen

Ausführung:
- während der Exspiration die manubriosternale Mobilität durch Druck der Daumen am Angulus sterni nach posterior verstärken bei gleichzeitiger gegenläufiger Traktion der Hände
- während der Inspiration möglichst viel der gewonnenen Mobilität halten, während der Exspiration Druck und Traktion verstärken
- diesen Vorgang wiederholen, bis kein Bewegungsgewinn in Extension mehr zu erreichen ist

9.2.2 Dysfunktion in Extension (▶ Abb. 9.5)

Uwe Senger

Indikation: Mobilitätsverlust in Flexion

Palpation: Vergrößerung des Angulus sterni

Patient: in Rückenlage

Therapeut: stehend, am Kopfende des Patienten

Handposition:
- die kopfnahe Hand quer auf das Manubrium sterni legen
- die fußnahe auf das distale Ende des Sternum legen

Ausführung:
- den Patienten auffordern, die Arme nach oben zu nehmen und die Hüften des Therapeuten zu umgreifen
- am Ende einer tiefen Einatmung den Patienten auffordern, die Luft anzuhalten
- dabei die kopfnahe Hand nach kranial und dorsal ziehen und die fußnahe Hand nach kaudal und dorsal drücken
- gleichzeitig den Patienten auffordern, die Mm. pectorales majores und minores anzuspannen, indem er kräftig und kontinuierlich an den Hüften des Therapeuten zieht
- diesen Vorgang 3–5 × wiederholen

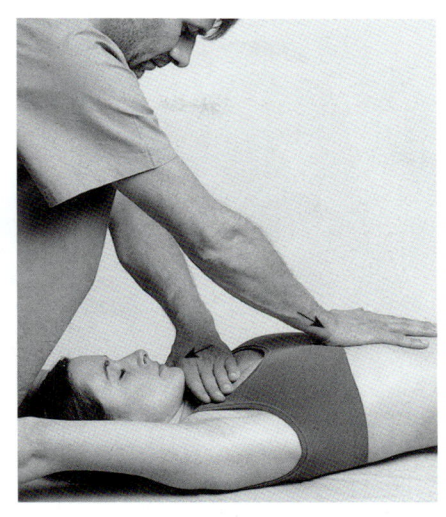

Abb. 9.5 Behandlung des Sternum in Extension

9.2.3 Behandlung der thorakalen und sternalen Anteile der Perikardbänder (▶ Abb. 9.6)

Alexander Klawunde

Indikation: Flexions- oder Extensionsdysfunktion des Sternums gleichzeitig auftretend mit Extensions- oder Flexionsdysfunktion der oberen BWS (häufig Gruppendysfunktion), z. B. eine Flexionsdysfunktion des Sternums kann über den Zug des Sternoperikardialbandes und des unteren Lig. vertebropericardiale eine Extensionsdysfunktion in der oberen BWS erzeugen

Patient: in Rückenlage

Therapeut: sitzend, am Kopfende der Liege

Handposition:
- die obere Hand auf das Sternum auflegen, Fingerspitzen zeigen nach kaudal, die Handwurzel superior zum Angulus sterni
- die untere Hand von lateral unter die Procc. spinosi von Th1–Th4 legen

9 Manubriosternale Symphyse

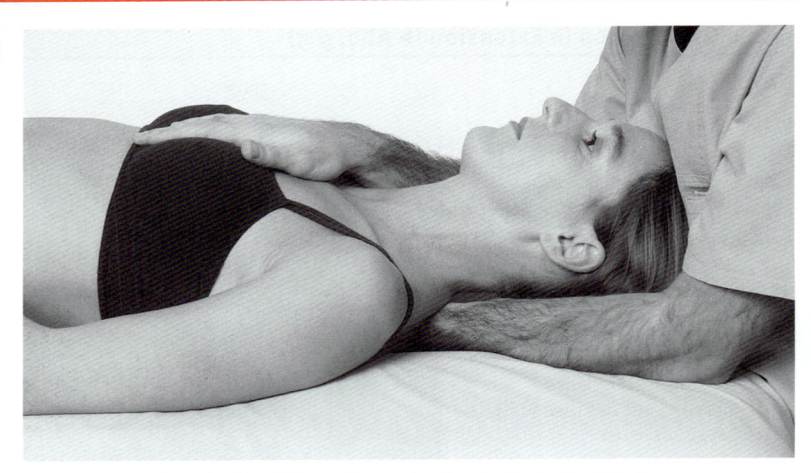

Abb. 9.6 Behandlung der thorakalen und sternalen Anteile der Perikardbänder

Ausführung:
- bei einer Flexionsdysfunktion der Sternums und einer Extensionsdysfunktion der oberen BWS während der Ausatmung einen leichten Druck auf das Sternum ausüben
- dadurch den Angulus sterni in Extension bringen
- mit der unteren Hand durch leichtes Fingerspreizen die obere BWS in Flexion bringen
- dadurch wird die Spannung in den Perikardbändern ausbalanciert

Bei einer Extensionsdysfunktion des Sternums und Flexionsdysfunktion der oberen BWS umgekehrt vorgehen.

10 Mediales und laterales Schlüsselbein, Schultergelenk

Cristian Ciranna-Raab, Tobias Dobler, Christian Fossum, Peter Sommerfeld
Therapeut auf den Fotos: Tobias Dobler

10.1	**Diagnostik** *Tobias K. Dobler, Christian Fossum, Peter Sommerfeld*	**315**	
10.1.1	Anamnese	315	
10.1.2	Inspektion	315	
10.1.3	Palpation	315	
10.1.4	Tests und Bewegungsprüfung	316	
10.1.5	Differenzialdiagnosen	323	
10.1.6	Osteopathische Beziehungen	324	
10.2	**Behandlung der Art. sternoclavicularis (HVLA und MET)** *Cristian Ciranna-Raab, Tobias K. Dobler*	**326**	
10.2.1	Prästernale Dysfunktion rechts (HVLA)	326	
10.2.2	Prästernale Dysfunktion rechts (MET)	327	
10.2.3	Suprasternale Dysfunktion rechts (HVLA)	328	
10.2.4	Suprasternale Dysfunktion rechts (MET)	328	
10.2.5	Dekompressionstechnik (HVLA)	329	
10.2.6	Clavicula Lift-Technik (Long lever-Technik)	330	
10.3	**Behandlung der Art. acromioclavicularis (MET)** *Tobias K. Dobler*	**330**	
10.3.1	Dysfunktion in Rotation anterior rechts	330	
10.3.2	Dysfunktion in Rotation posterior rechts	331	
10.4	**Behandlung der Skapulothorakalen Gleitebene (Mobilisation und MET)** *Tobias K. Dobler*	**332**	
10.4.1	Globale Dysfunktion rechts	332	
10.5	**Behandlung der Art. humeri (HVLA)** *Tobias K. Dobler*	**333**	
10.5.1	Dysfunktion in Anteriorität und Superiorität	333	
10.5.2	Dysfunktion in Anteriorität und Inferiorität	334	
10.5.3	Dysfunktion in Superiorität	335	
10.6	**Spencer-Techniken** *Tobias K. Dobler*	**336**	
10.6.1	Dysfunktion in Anteversion	336	
10.6.2	Dysfunktion in Retroversion	337	
10.6.3	Dysfunktion in Abduktion	338	
10.6.4	Dysfunktion in Adduktion	338	
10.6.5	Dysfunktion in Außenrotation	339	
10.6.6	Dysfunktion in Innenrotation	340	

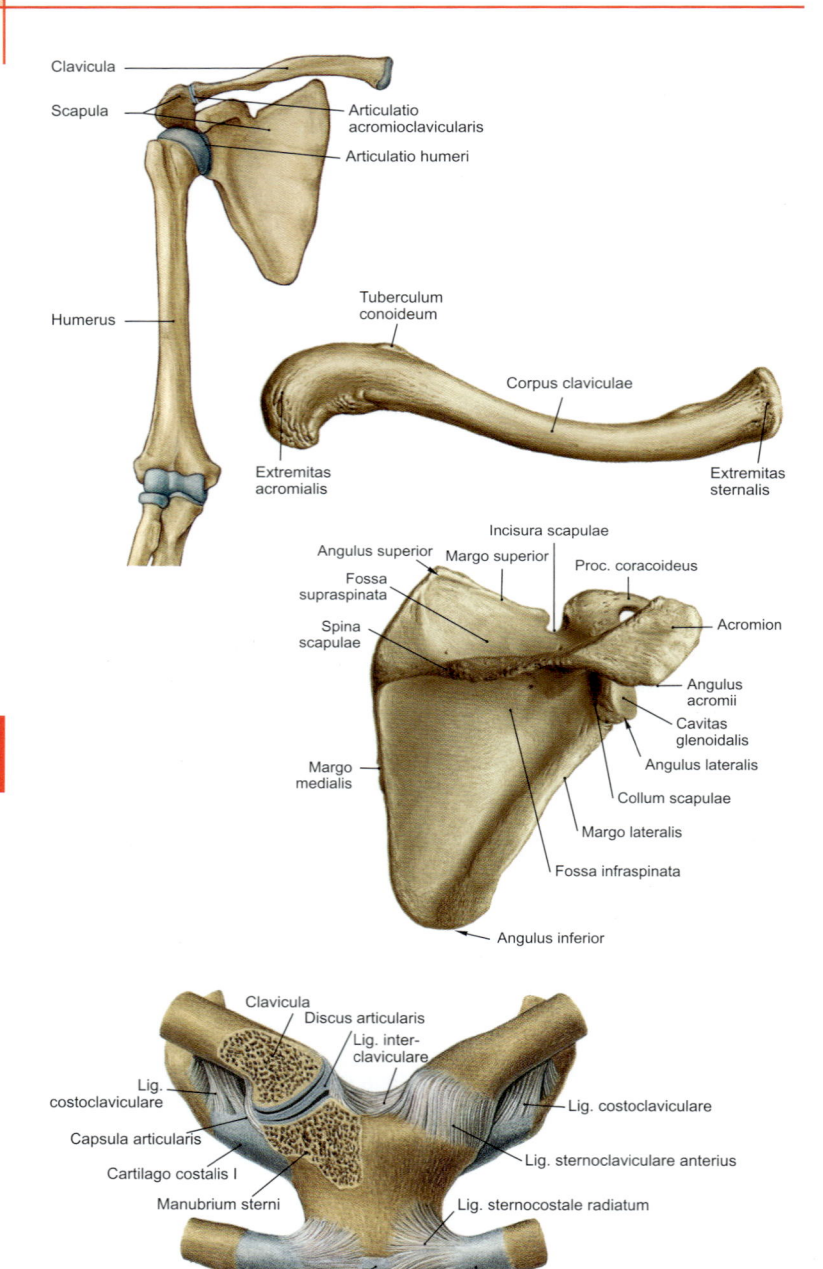

10 Mediales und laterales Schlüsselbein, Schultergelenk

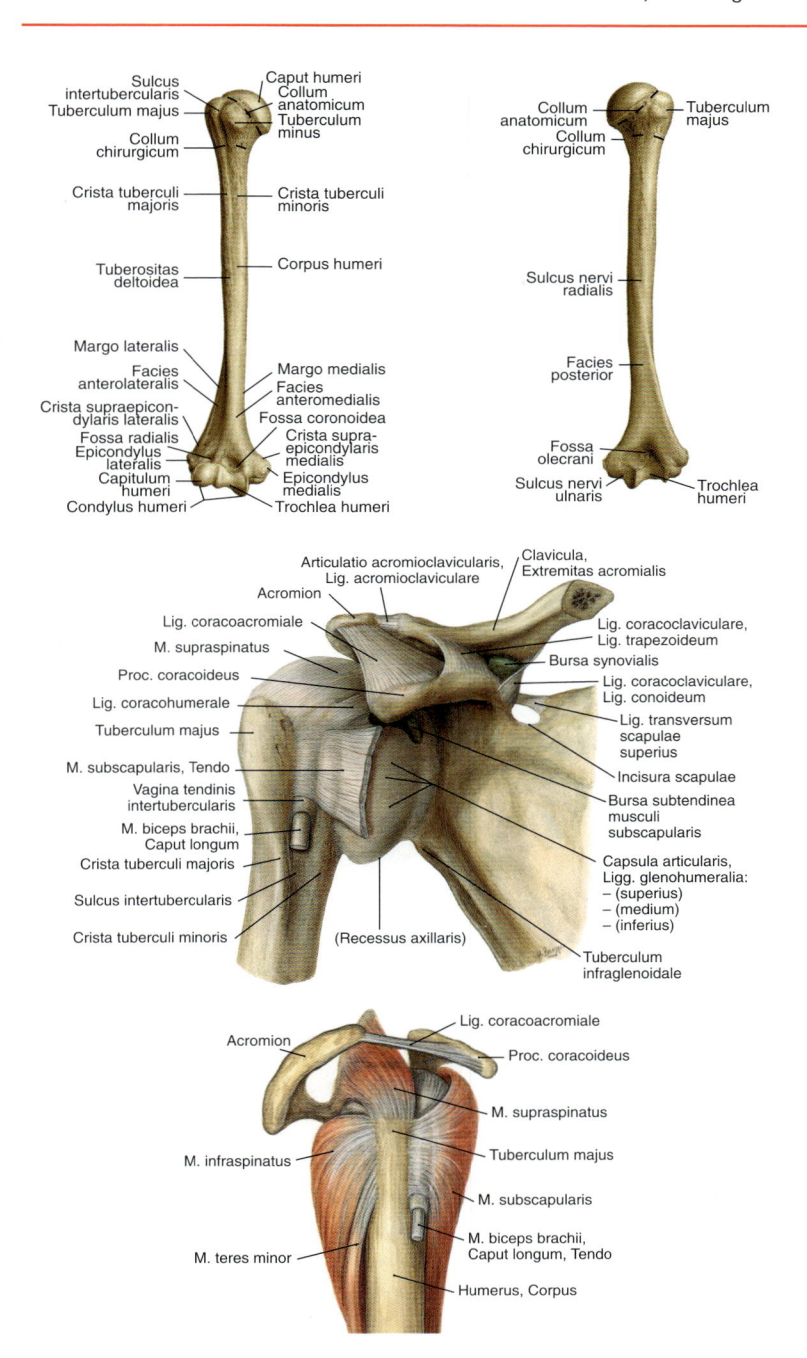

10 Mediales und laterales Schlüsselbein, Schultergelenk

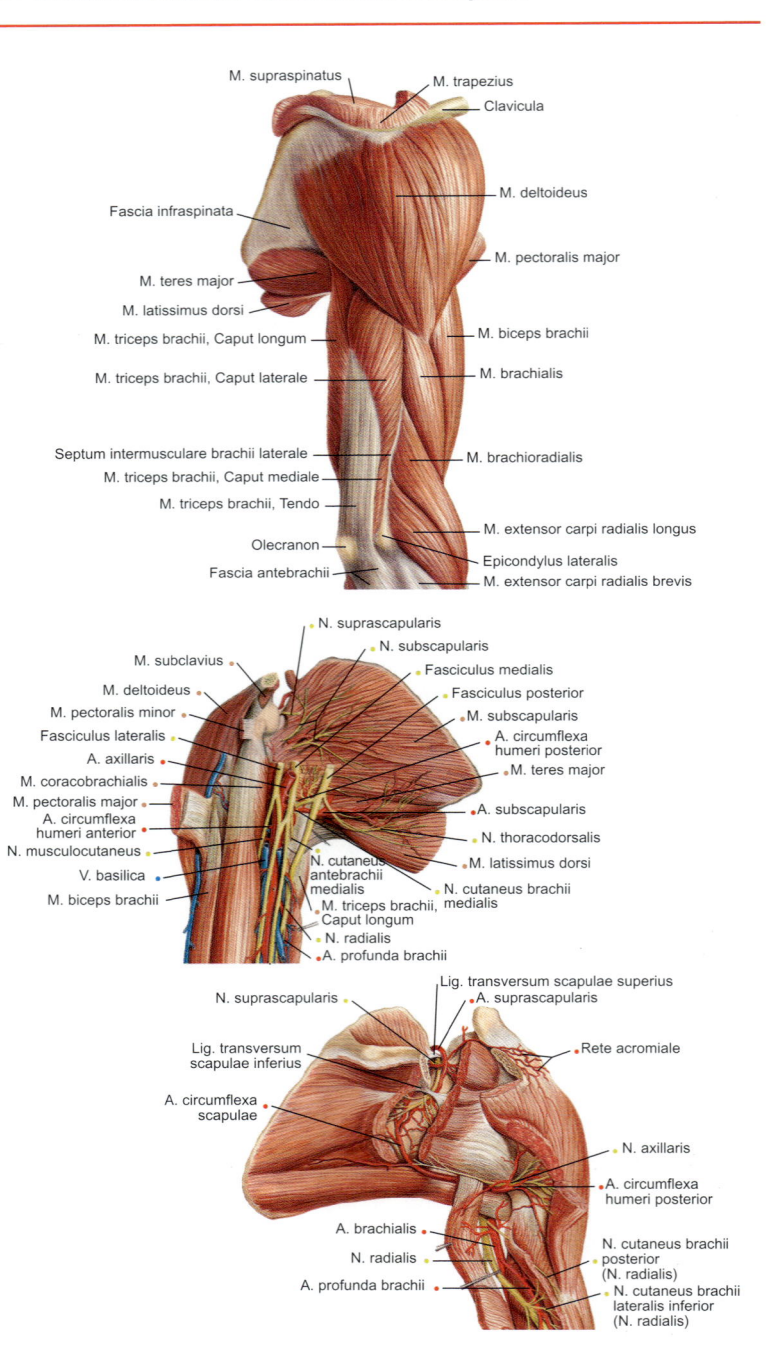

Mediales und laterales Schlüsselbein, Schultergelenk

Obere Abbildung (Labels):
- M. supraspinatus
- M. trapezius
- Clavicula
- M. deltoideus
- Fascia infraspinata
- M. pectoralis major
- M. teres major
- M. latissimus dorsi
- M. biceps brachii
- M. triceps brachii, Caput longum
- M. triceps brachii, Caput laterale
- M. brachialis
- Septum intermusculare brachii laterale
- M. brachioradialis
- M. triceps brachii, Caput mediale
- M. triceps brachii, Tendo
- M. extensor carpi radialis longus
- Olecranon
- Epicondylus lateralis
- Fascia antebrachii
- M. extensor carpi radialis brevis

Mittlere Abbildung (Labels):
- N. suprascapularis
- N. subscapularis
- Fasciculus medialis
- M. subclavius
- Fasciculus posterior
- M. deltoideus
- M. subscapularis
- M. pectoralis minor
- A. circumflexa humeri posterior
- Fasciculus lateralis
- M. teres major
- A. axillaris
- M. coracobrachialis
- A. subscapularis
- M. pectoralis major
- N. thoracodorsalis
- A. circumflexa humeri anterior
- N. musculocutaneus
- M. latissimus dorsi
- V. basilica
- N. cutaneus antebrachii medialis
- N. cutaneus brachii medialis
- M. biceps brachii
- M. triceps brachii, Caput longum
- N. radialis
- A. profunda brachii

Untere Abbildung (Labels):
- Lig. transversum scapulae superius
- A. suprascapularis
- N. suprascapularis
- Rete acromiale
- Lig. transversum scapulae inferius
- A. circumflexa scapulae
- N. axillaris
- A. circumflexa humeri posterior
- A. brachialis
- N. radialis
- N. cutaneus brachii posterior (N. radialis)
- A. profunda brachii
- N. cutaneus brachii lateralis inferior (N. radialis)

10.1 Diagnostik

10.1.1 Anamnese

Tobias K. Dobler

Schmerzen, Bewegungseinschränkung
- Schmerzlokalisation, Druckempfindlichkeit
- Schmerzen in Ruhe, bei Bewegung
- Dauer der Schmerzen
- welche Bewegungsrichtungen sind am meisten betroffen
- Grund der Bewegungseinschränkung erfragen (Schmerz, Schwäche, mechanische Blockade)
- eingeschränkte alltägliche oder berufliche Bewegungen, z. B. Mantel anziehen, Schlafposition, Überkopfarbeiten

Andere Symptome
- Schwellungen im Bereich der Schulter oder des Armes
- Schweregefühl oder Kraftlosigkeit im Arm
- Parästhesien: genaue Lokalisation (z. B. Dermatom betroffen)
- Verfärbungen der Extremitäten (insbesondere der Akren), Hinweise auf Durchblutungsstörungen
- Hämatome im Schulterbereich

Vor-, Begleiterkrankungen
- Rheumatische Erkrankungen (z. B. chronische Polyarthritis)
- Rheumatisches Fieber
- Trauma, Fraktur und deren Therapie
- frühere Operationen

10.1.2 Inspektion

Tobias K. Dobler

- Symmetrie beider Seiten: Muskeln, Achselfalten, Schulterhöhe
- Form und Kontur: Claviculae, Fossa supraclavicularis und infraclavicularis (Abflachung kann auf Halsrippe hindeuten), Klaviertastenphänomen (bei Luxation der Art. acromioclavicularis, bei Ruptur oder Überdehnung der Ligg. zwischen Clavicula und 1. Rippe)
- Scapula alata: flügelförmig abstehende Schulterblätter bei Lähmung des M. serratus anterior, Muskelerkrankungen und Haltungsfehlern
- Scapula elevata (Sprengel-Deformität): angeborener, meist einseitiger Schulterblatthochstand, der supraspinale Anteil der Scapula ist meist nach ventral umgebogen, gewöhnlich nur Teilsyndrom bei multiplen Missbildungen
- Wirbelsäule: Skoliose, BWS-Kyphose
- Muskelatrophien (z. B. M. deltoideus, M. supraspinatus)
- Schwellungen, Hautveränderungen, Narben im Schulter- und Brustbereich

10.1.3 Palpation

Tobias K. Dobler

Knochenpalpation
- Manubrium sterni

- Art. sternoclavicularis
- Clavicula
- Proc. coracoideus
- Art. acromioclavicularis
- Tuberculum majus und minus humeri
- Sulcus intertubercularis humeri
- Spina scapulae
- Angulus superior und inferior scapulae
- Margo medialis scapulae
- Procc. spinosi von HWS und BWS

Weichteilpalpation
- M. pectoralis major
- M. deltoideus
- M. biceps brachii
- M. triceps brachii
- M. coracobrachialis
- M. trapezius
- M. supraspinatus
- M. latissimus dorsi
- M. teres major und minor
- M. infraspinatus
- Mm. rhomboidei major und minor

10.1.4 Tests und Bewegungsprüfung

Tobias K. Dobler

Biomechanik

Art. sternoclavicularis
- **Gelenkpartner:** Extremitas sternalis der Clavicula (leicht konvex) und Incisura clavicularis des Manubrium sterni (plan)
- **Gelenktyp:** Sattelgelenk
- **Bewegungsmöglichkeiten:** kraniokaudales und ventrodorsales Gleiten, axiale Rotation

Art. acromioclavicularis
- **Gelenkpartner:** Extremitas acromialis der Clavicula (leicht konvex) und Facies articularis clavicularis des Acromion (plan)
- **Gelenktyp:** planes Gelenk
- **Bewegungsmöglichkeiten:** kraniokaudales und ventrodorsales Gleiten, axiale Rotation

Skapulothorakale Gleitebene
- **Gelenkpartner:** anteriore Seite der Scapula und posteriore Thoraxwand, dazwischen liegen M. subscapularis und M. serratus anterior
- **Gelenktyp:** kein echtes Gelenk
- **Bewegungsmöglichkeiten:** kraniokaudales und mediolaterales Gleiten, Rotation

Art. humeri
- **Gelenkpartner:** Cavitas glenoidalis der Scapula (konkav) und Caput humeri (konvex)

- **Gelenktyp:** Kugelgelenk
- **Bewegungsmöglichkeiten:** Abduktion, Adduktion, Außenrotation, Innenrotation, Anteversion, Retroversion

Aktive Bewegungsprüfung

Der gesamte Schultergürtel wird vom Patienten aktiv bewegt.
- Art. sternoclavicularis: Protraktion und Retraktion für ventrokaudales Gleiten, Elevation und Depression für kraniokaudales Gleiten, Abduktion für Rotation
- Art. acromioclavicularis: Protraktion und Retraktion für ventrokaudales Gleiten, Elevation und Depression für kraniokaudales Gleiten, Abduktion für Rotation
- Skapulothorakale Gleitebene: Elevation, Depression, Protraktion, Retraktion, Außenrotation, Innenrotation
- Art. humeri: Anteversion, Retroversion, Abduktion, Adduktion (in Anteversion und Retroversion), Außenrotation, Innenrotation

Auf Ausweichbewegungen des Schultergürtels achten, die auf Dysfunktionen der einzelnen Komponenten hinweisen können. Hierbei besonders auf die Mitbewegung der Scapula achten, durch die Bewegungseinschränkungen der anderen Gelenke oft kompensiert werden.

Passive Bewegungsprüfung

Gelenkspiel der rechten Art. sternoclavicularis (▶ Abb. 10.1)

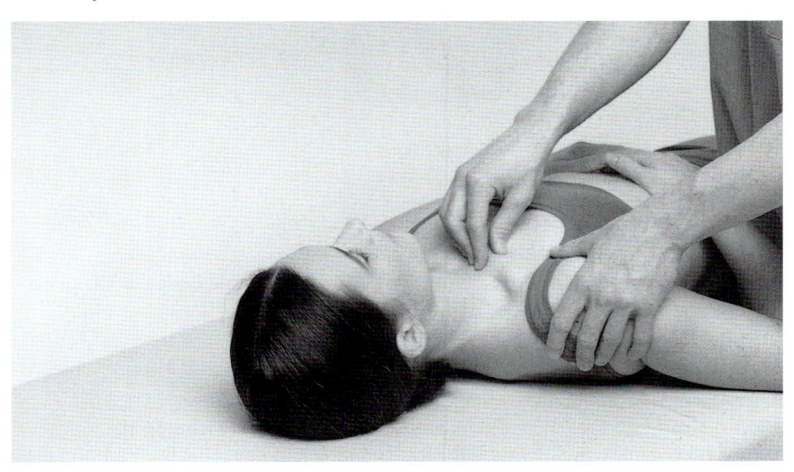

Abb. 10.1 Gelenkspiel der Art. sternoclavicularis

Patient: in Rückenlage

Therapeut: stehend, an der rechten Seite des Patienten

Handposition:
- mit der linken Hand die rechte Schulter umgreifen
- mit der rechten Hand das Gelenk palpieren

Ausführung: die Schulter mit der linken Hand nach anterior, posterior, superior und inferior führen

Bewertung: Auf Qualität und Quantität der Bewegung achten.
- Normalbefund: Freie Beweglichkeit des Gelenks, die sich durch Verschiebung der Clavicula am Sternum nach anterior bei Bewegung der Schulter nach posterior, nach posterior bei Bewegung der Schulter nach anterior, nach inferior bei Bewegung der Schulter nach superior und superior bei Bewegung der Schulter nach inferior ausdrückt.
- Eine Bewegungseinschränkung in eine Richtung kann auf eine Dysfunktion hinweisen.

Gelenkspiel der rechten Art. acromioclavicularis (▶ Abb. 10.2)

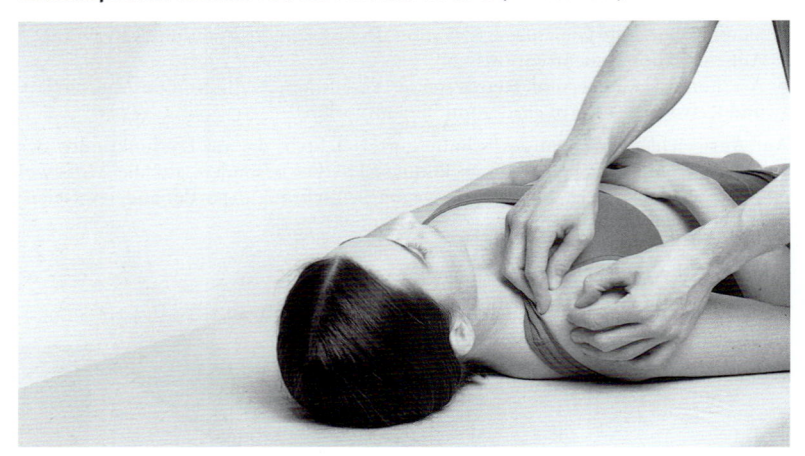

Abb. 10.2 Gelenkspiel der Art. acromioclavicularis

Patient: in Rückenlage

Therapeut: stehend, an der rechten Seite des Patienten

Handposition:
- mit Daumen und Zeigefinger der rechten Hand das laterale Ende der Clavicula umfassen
- mit der linken Hand das Acromion fixieren

Ausführung: die Clavicula nach anterior, posterior, superior und inferior schieben

Bewertung: Auf Qualität und Quantität der Bewegung achten.
- Normalbefund: Freie Beweglichkeit der Clavicula in alle Richtungen.
- Eine Bewegungseinschränkung in eine Richtung kann auf eine Dysfunktion hinweisen.

Art. humeri und skapulothorakale Gleitebene (▶ Abb. 10.3)
- die Schulter in Anteversion, Retroversion, Abduktion, Adduktion (in Anteversion und Retroversion), Außenrotation und Innenrotation führen
- Eine Fixation der Scapula an Spina scapulae und Acromion ermöglicht eine Prüfung der Art. humeri ohne Mitbewegung und Mittestung des restlichen Schultergürtels.

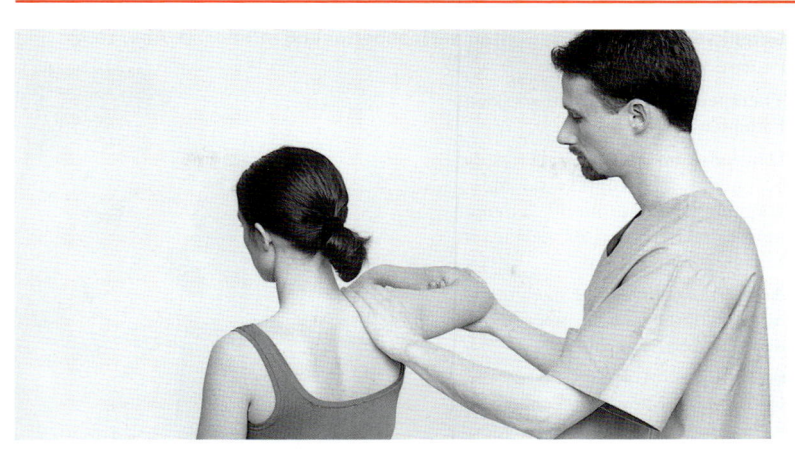

Abb. 10.3 Beurteilung der Art. humeri und skapulothorakalen Gleitebene

- Die Testung der Innen- und Außenrotation erfolgt in Neutralposition und 90° Abduktion sowie bei 90° gebeugtem Ellenbogen.

> Neben Bewegungseinschränkungen und Schmerzen auch auf Krepitationen und Schnappen achten.

Gelenkspiel Art. humeri (Gleiten nach anterior und posterior) (▶ Abb. 10.4)

Patient: sitzend

Therapeut: stehend, an Seite des zu testenden Armes

Handposition: die anterioren, posterioren und superioren Anteile des Humeruskopfes mit beiden Händen umfassen

Ausführung: den Humeruskopf nach anterior und posterior schieben

Bewertung: Auf Qualität und Quantität der Bewegung achten.
- Normalbefund: Freie Beweglichkeit des Humeruskopfes nach anterior und posterior.
- Eine Bewegungseinschränkung in eine Richtung kann auf eine Dysfunktion hinweisen.

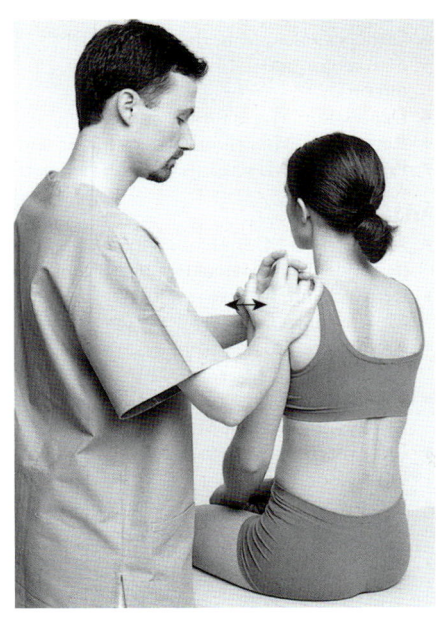

Abb. 10.4 Gelenkspiel der Art. humeri (Gleiten nach anterior und posterior)

Gelenkspiel Art. humeri (Gleiten nach superior und inferior) (▶ Abb. 10.5)

Patient: sitzend

Therapeut: stehend, hinter dem Patienten

Handposition: mit einer Hand die Scapula durch Kontakt an Spina scapulae und Acromion fixieren, mit der anderen den 90° gebeugten Ellenbogen umgreifen

Ausführung: einen Zug nach inferior bzw. Druck nach superior auf den Ellenbogen ausüben

Bewertung: Auf Qualität und Quantität der Bewegung achten.
- Normalbefund: Freie Beweglichkeit des Humeruskopfes nach superior und inferior.
- Eine Bewegungseinschränkung in eine Richtung kann auf eine Dysfunktion hinweisen.

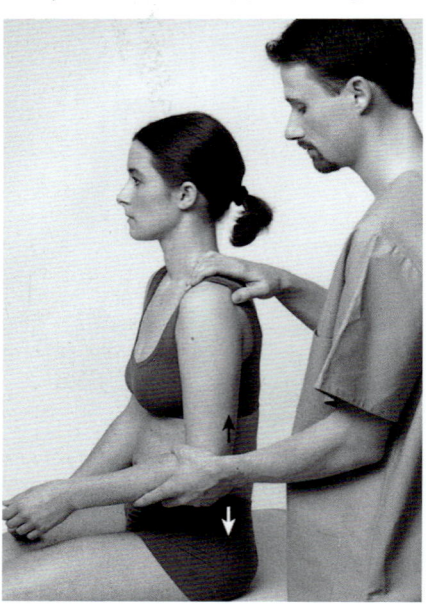

Abb. 10.5 Gelenkspiel der Art. humeri (Gleiten nach superior und inferior)

Muskeltests

Art. thoracoscapularis
- **Elevation:** M. trapezius, M. levator scapulae, Mm. rhomboideus major und minor
- **Depression:** M. pectoralis minor
- **Retraktion:** Mm. rhomboideus major und minor
- **Protraktion:** M. serratus anterior, M. pectoralis minor

Art. humeri
- **Anteversion:** M. coracobrachialis, M. deltoideus (Pars clavicularis), M. pectoralis major (Pars clavicularis), M. biceps brachii (Caput longum und Caput breve)
- **Retroversion:** M. teres major, M. teres minor, M. deltoideus (Pars spinalis), M. latissimus dorsi
- **Abduktion:** M. supraspinatus (0–30°), M. deltoideus (Pars acromialis, 30–90°), M. trapezius, M. serratus anterior (90–180°, Bewegung der Scapula)
- **Adduktion:** M. pectoralis major (besonders wirksam in Elevationsstellung), M. latissimus dorsi, M. teres major (in der Scapularebene)
- **Innenrotation:** M. latissimus dorsi, M. teres major, M. subscapularis, M. pectoralis major
- **Außenrotation:** M. infraspinatus, M. teres minor

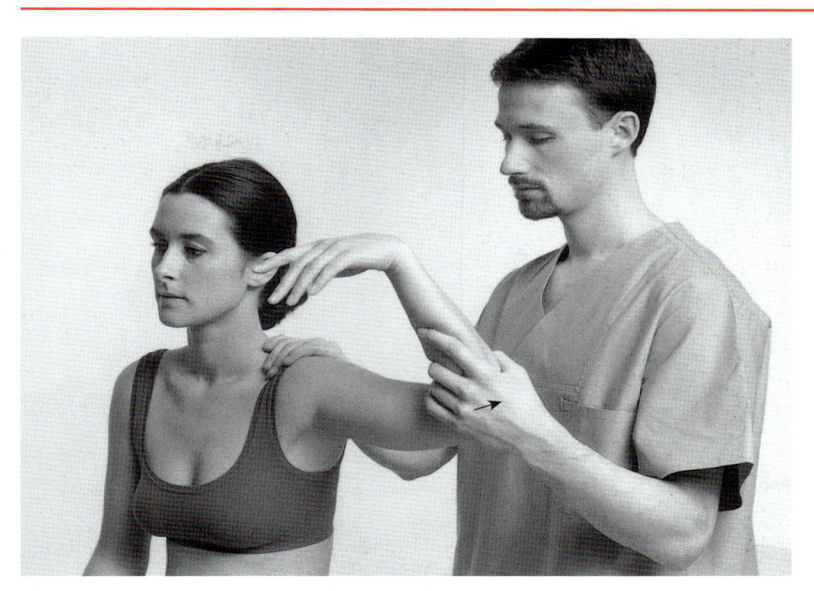

Abb. 10.6 Apprehensiontest

Provokationstests

Apprehensiontest für Instabilität des Humeruskopfes (▶ Abb. 10.6)

Patient: sitzend
Therapeut: stehend, hinter dem Patienten

Handposition:
- mit der einen Hand den Schultergürtel durch flächigen Kontakt medial des Schultergelenks fixieren
- mit der anderen Hand den 90° gebeugten Ellenbogen umgreifen

Ausführung:
- die Schulter in 90° Abduktion bringen und komplett nach außen rotieren
- unter Stabilisierung des Schultergürtels die Schulter dann vorsichtig in Retroversion führen

Bewertung: Auf die Reaktion des Patienten achten.
- Normalbefund: Keine Reaktion.
- Wird eine schmerzhafte Reaktion mit Widerstand des Patienten gegen die Weiterführung der Retroversion ausgelöst, deutet dies auf eine Instabilität des Humeruskopfes hin.

Drop-arm-Test (▶ Abb. 10.7)

Patient: stehend oder sitzend, zu testender Arm in 90° Abduktion

Therapeut: stehend, hinter dem Patienten

Handposition: mit einer Hand Kontakt mit dem Handgelenk des abduzierten Arms aufnehmen

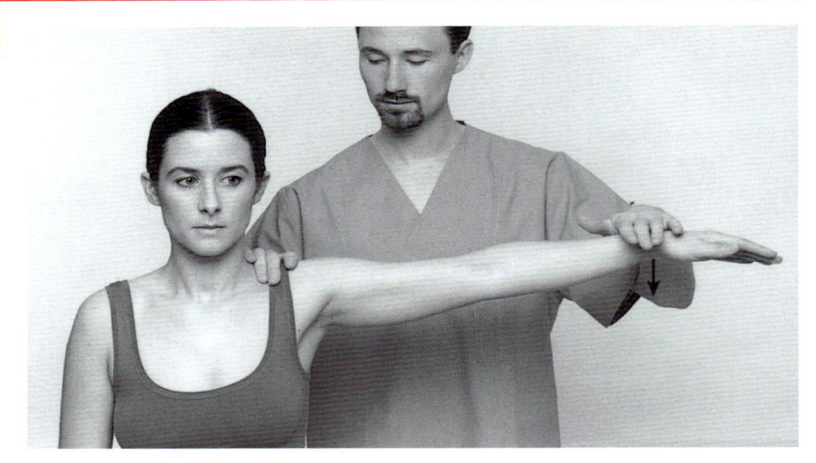

Abb. 10.7 Drop-arm-Test

Ausführung:
- kann der Patient den Arm in dieser Position halten, ihn auffordern, diesen langsam wieder neben den Körper zu bringen
- alternativ leicht auf den Unterarm klopfen, während der Arm noch 90° abduziert ist

Bewertung: Auf die Reaktion des Arms und auftretende Schmerzen achten.
- Normalbefund: Arm bleibt in Abduktion, keine Schmerzen.
- Bei einer teilweisen Ruptur des M. supraspinatus fällt der Arm bei Beginn der Adduktion oder provoziert durch das Klopfen auf den Unterarm unkontrolliert herab.

Bizepssehnentest (▶ Abb. 10.8)

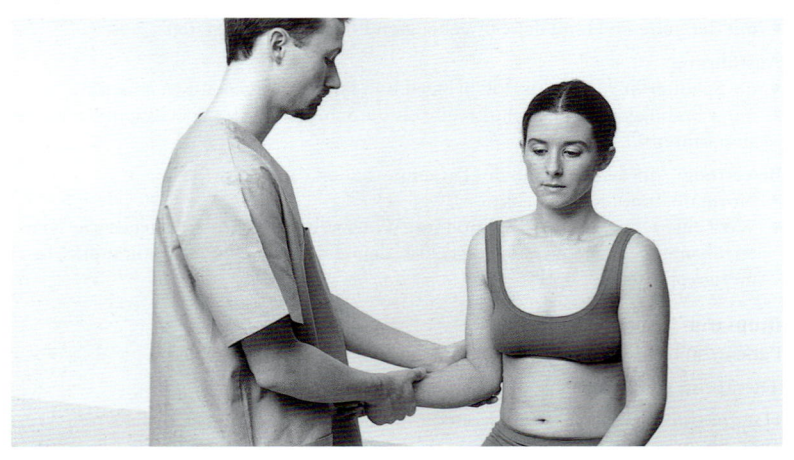

Abb. 10.8 Bizepssehnentest

Patient: sitzend

Therapeut: stehend, vor dem Patienten

Handposition:
- mit einer Hand den 90° gebeugten Ellenbogen halten
- mit der anderen das Handgelenk umgreifen

Ausführung:
- den Patienten auffordern, die Hand gegen den Druck des Therapeuten leicht nach medial zu drücken (Innenrotation)
- damit die Schulter nicht abduziert wird, den Ellenbogen in Richtung des Thorax des Patienten drücken

Bewertung: Die Schulter beobachten und den Patienten nach auftretenden Schmerzen fragen.
- Normalbefund: Keine Schmerzen, Widerstand stark.
- Bei einer Instabilität der langen Bizepssehne springt die Sehne aus dem Sulcus intertubercularis und löst einen akuten Schmerz aus.

Impingementtest

Patient: stehend

Therapeut: stehend, vor dem Patienten

Ausführung: den Patienten auffordern, den gestreckten Arm zu abduzieren

Bewertung: Die Abduktion beobachten und den Patienten nach auftretenden Schmerzen fragen.
- Normalbefund: Volle Abduktion ohne Schmerzen möglich.
- Eine Läsion der Strukturen zwischen Tuberculum majus humeri und Acromion (z. B. Bursitis subacromialis, Irritationszustände an den Sehnenansatzstellen, Tendopathia calcarea) drückt sich in Schmerzen während der Abduktion zwischen 60° und 120° aus. Dies wird als „painful arc" („schmerzhafter Bogen") bezeichnet. Der Schmerz kann auch durch passive Anteversion bei gleichzeitiger Innenrotation ausgelöst werden

10.1.5 Differenzialdiagnosen

Tobias K. Dobler

- **mechanisch/degenerativ:** Luxation, Fraktur, Kalzifikation, arthrotische Veränderungen (z. B. Omarthrose)
- **neural/radikulär:** Nervenwurzelreizung im Bereich der HWS, Diskusprolaps, Kompression des Plexus brachialis (Scalenus- und costoclaviculäres Syndrom), Reizung des N. intercostalis I (1. Rippe)
- **ausstrahlend:** Erkrankungen von Herz, Lunge, Pleura, Zwerchfell, Gallenblase
- **entzündlich/rheumatisch:** chronische Polyarthritis, Kollagenosen, reaktive Arthritiden
- **dysplastisch:** Pancoast-Tumor, Mammakarzinom, Lymphosarkom
- **infektiös:** Arthritis, Herpes Zoster
- **vaskulär/lymphatisch:** Thrombose, akuter Arterienverschluss, Z. n. Lymphknotendissektion, Aortenaneurysma

10.1.6 Osteopathische Beziehungen (▶ Abb. 10.9)

Peter Sommerfeld

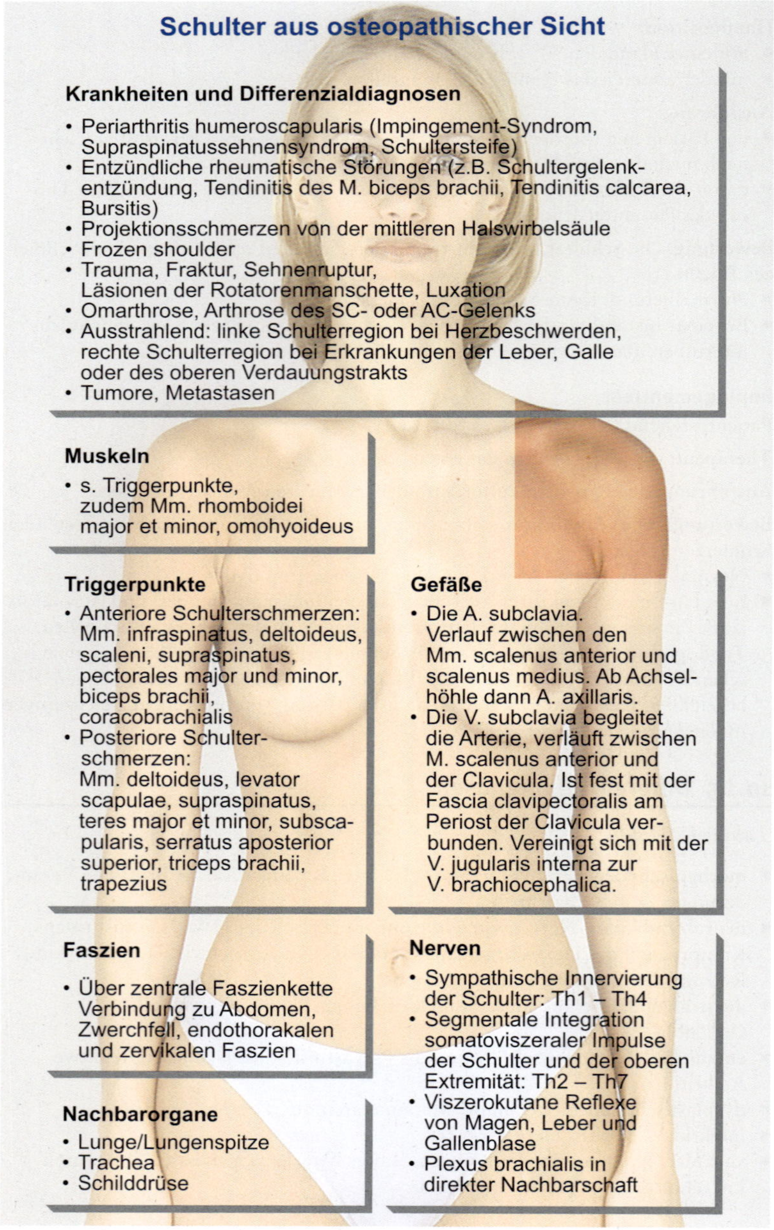

Schulter aus osteopathischer Sicht

Krankheiten und Differenzialdiagnosen
- Periarthritis humeroscapularis (Impingement-Syndrom, Supraspinatussehnensyndrom, Schultersteife)
- Entzündliche rheumatische Störungen (z.B. Schultergelenkentzündung, Tendinitis des M. biceps brachii, Tendinitis calcarea, Bursitis)
- Projektionsschmerzen von der mittleren Halswirbelsäule
- Frozen shoulder
- Trauma, Fraktur, Sehnenruptur, Läsionen der Rotatorenmanschette, Luxation
- Omarthrose, Arthrose des SC- oder AC-Gelenks
- Ausstrahlend: linke Schulterregion bei Herzbeschwerden, rechte Schulterregion bei Erkrankungen der Leber, Galle oder des oberen Verdauungstrakts
- Tumore, Metastasen

Muskeln
- s. Triggerpunkte, zudem Mm. rhomboidei major et minor, omohyoideus

Triggerpunkte
- Anteriore Schulterschmerzen: Mm. infraspinatus, deltoideus, scaleni, supraspinatus, pectorales major und minor, biceps brachii, coracobrachialis
- Posteriore Schulterschmerzen: Mm. deltoideus, levator scapulae, supraspinatus, teres major et minor, subscapularis, serratus aposterior superior, triceps brachii, trapezius

Gefäße
- Die A. subclavia. Verlauf zwischen den Mm. scalenus anterior und scalenus medius. Ab Achselhöhle dann A. axillaris.
- Die V. subclavia begleitet die Arterie, verläuft zwischen M. scalenus anterior und der Clavicula. Ist fest mit der Fascia clavipectoralis am Periost der Clavicula verbunden. Vereinigt sich mit der V. jugularis interna zur V. brachiocephalica.

Faszien
- Über zentrale Faszienkette Verbindung zu Abdomen, Zwerchfell, endothorakalen und zervikalen Faszien

Nachbarorgane
- Lunge/Lungenspitze
- Trachea
- Schilddrüse

Nerven
- Sympathische Innervierung der Schulter: Th1 – Th4
- Segmentale Integration somatoviszeraler Impulse der Schulter und der oberen Extremität: Th2 – Th7
- Viszerokutane Reflexe von Magen, Leber und Gallenblase
- Plexus brachialis in direkter Nachbarschaft

Abb. 10.9 Schulter aus osteopathischer Sicht

Neurologische Beziehungen

- sympathische Innervation der Schulter: Th1–Th4
- segmentale Integration der Schulter und oberen Extremität: Th2–Th7, Umschaltung im Ganglion cervicothoracicum (stellatum) und Th1–Th2, Weg in die Peripherie über Nn. spinales C4–Th2, N. subclavius
- Verbindung der viszeralen Strukturen der Schulter mit C3–C5 und N. phrenicus: aufgrund einer Anastomose zwischen N. phrenicus und N. subclavius durch den N. phrenicus accessorius können die von ihnen innervierten Strukturen bei Dysfunktion beeinträchtigt werden
- viszerokutane Reflexe von Magen, Leber und Gallenblase
- Muskelinnervation: auch ▶ 6.1.6
  - M. trapezius: direkte Äste des Plexus cervicalis, N. accessorius (C2–C4)
  - M. levator scapulae: direkte Äste des Plexus cervicalis, N. dorsalis scapulae (C3–C5)
  - Mm. rhomboidei: N. dorsalis scapulae (C4/C5)
  - M. serratus anterior: N. thoracicus longus (C5–C8)
  - M. sternocleidomastoideus: N. accessorius (C1–C3)
  - M. deltoideus: N. axillaris (C5/C6)
  - M. supraspinatus: N. suprascapularis (C4–C6)
  - M. infraspinatus: N. suprascapularis (C5–C7)
  - M. teres minor: N. axillaris (C5/C6)
  - M. teres major: N. subscapularis (C5–C7)
  - M. biceps brachii: N. musculocutaneus (C6/C7)
  - M. coracobrachialis: N. musculocutaneus (C6/C7)
  - M. brachialis: N. musculocutaneus (C6/C7)
  - M. triceps brachii: N. radialis (C6–Th1)

Vaskuläre Beziehungen

- venolymphatisch: Lymphabflussstörungen im Bereich der Schulter bei Verquellungen/Ödemen/Druckempfindlichkeit der Achselhöhle, insbesondere im superioren Teil der hinteren Achselfalte
- Venöse Abflussstörungen durch Kompression der V. subclavia zwischen Clavicula und erster Rippe, die ventral vom M. scalenus anterior (bei Vorhandensein einer Halsrippe gibt es hier häufig Beschwerden) und dorsal vom M. pectoralis minor verläuft. Thrombenbildung in diesem Bereich ist besonders bei jungen Patienten nicht selten (z. B. nach ausgedehnten Mountainbike-Touren).

Mechanische Beziehungen

- die Mechanik des Schultergelenks steht in enger Beziehung mit der 1. und 2. Rippe, Funktion und Biomechanik der oberen BWS, den muskulären Strukturen der Scapula und deren Position sowie den Strukturen der oberen Thoraxapertur
- mit dem Körper ist das Schultergelenk über die zentrale Faszienkette sowohl nach unten als auch nach oben verbunden: mit Abdomen, Zwerchfell, endothorakaler Faszie und zervikalen Faszien
- Einfluss auf den M. trapezius und M. sternocleidomastoideus und darüber auf die obere HWS
- anteriore Dysfunktionen der Art. sternoclavicularis stehen oft in Beziehung zu thorakalen Störungen, während superiore Dysfunktionen eher mit einem zervikalen Problem zusammenhängen

Muskuläre Beziehungen

Ein Hypertonus der folgenden Muskeln kann Ursache sein von Dysfunktionen
- von C1–C3: M. trapezius
- von C0–C3, Os temporale, Sutura occipitomastoidea: M. sternocleidomastoideus
- von C1/C2, C2/C3, C7/Th1: M. levator scapulae

Triggerpunkte

Folgende Muskeln können Ursache sein von
- anterioren Schulterschmerzen: M. infraspinatus, M. deltoideus, Mm. scaleni, M. supraspinatus, Mm. pectorales major und minor, M. biceps brachii, M. coracobrachialis
- posteriore Schulterschmerzen: M. deltoideus, M. levator scapulae, M. supraspinatus, Mm. teres major und minor, M. subscapularis, M. serratus posterior superior, M. triceps brachii, M. trapezius

10.2 Behandlung der Art. sternoclavicularis (HVLA und MET)

Wegen der empfindlichen Strukturen im Halsbereich (Lymphknoten, Gefäße und Nerven hinter und unter der Clavicula) den Kontakt an der Clavicula und den Impuls daran immer sehr vorsichtig ausführen.

10.2.1 Prästernale Dysfunktion rechts (HVLA) (▶ Abb. 10.10)

Tobias K. Dobler

Indikation: Mobilitätsverlust der Clavicula am Sternum nach posterior und superior

Palpation: Clavicula steht weiter anterior als auf Gegenseite

Patient: in Rückenlage

Therapeut: stehend, an der rechten Seite des Patienten

Handposition:
- das Os pisiforme der rechten Hand auf den anterioinferioren Teil des sternalen Endes der Clavicula legen
- mit der linken Hand das Handgelenk des 90° antevertierten rechten Armes halten

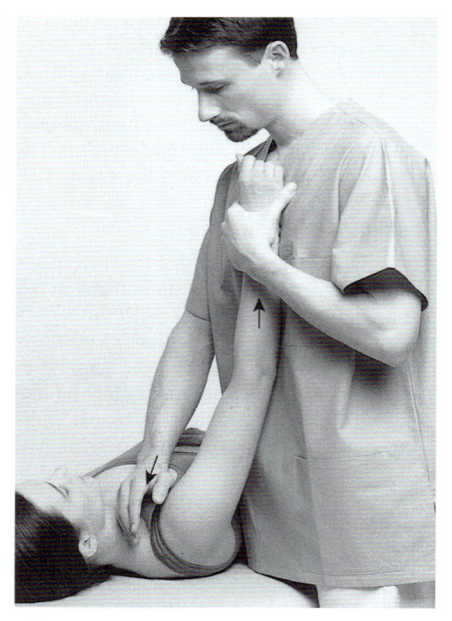

Abb. 10.10 Behandlung der prästernalen Dysfunktion der Art. sternoclavicularis

Ausführung:
- durch Zug mit der linken Hand die Schulter in Protraktion führen, bis die Bewegung an der Clavicula als Retraktion (Bewegung nach posterior und superior) palpiert werden kann
- die Bewegungsgrenze lokalisieren
- mit der rechten Hand einen Impuls nach posterior und superior an der Clavicula ausführen, mit der linken Hand kann diese Bewegung durch gleichzeitigen Zug am Arm nach anterior verstärkt werden

10.2.2 Prästernale Dysfunktion rechts (MET) (▶ Abb. 10.11)

Tobias K. Dobler

Indikation: Mobilitätsverlust der Clavicula am Sternum nach posterior und superior

Palpation: Clavicula steht weiter anterior als auf Gegenseite

Patient: in Rückenlage

Therapeut: stehend, an der rechten Seite des Patienten

Handposition:
- das Os pisiforme der rechten Hand auf den anterioinferioren Teil des sternalen Endes der Clavicula legen
- mit der linken Hand das Handgelenk des 90° antevertierten rechten Armes halten

Ausführung:
- durch Zug mit der linken Hand die Schulter in Protraktion führen, bis die Bewegung an der Clavicula als Retraktion (Bewegung nach posterior und superior) palpiert werden kann
- die Bewegungsgrenze lokalisieren
- den Patienten auffordern, den Arm gegen den Widerstand des Therapeuten nach hinten zu ziehen (Retraktion der Scapula)
- die Spannung 3–6 Sek. halten
- in der Entspannungsphase wird die neue Bewegungsgrenze durch Protraktion der Schulter und Druck auf die Clavicula nach posterior und superior erreicht
- diesen Vorgang 3–5 × wiederholen

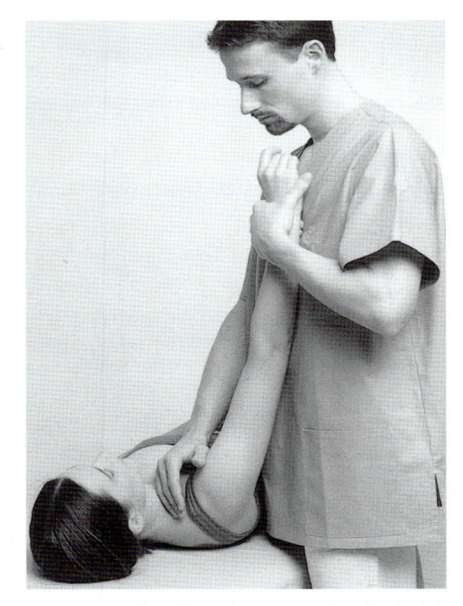

Abb. 10.11 Behandlung der prästernalen Dysfunktion der Art. sternoclavicularis

10.2.3 Suprasternale Dysfunktion rechts (HVLA) (▶ Abb. 10.12)

Tobias K. Dobler

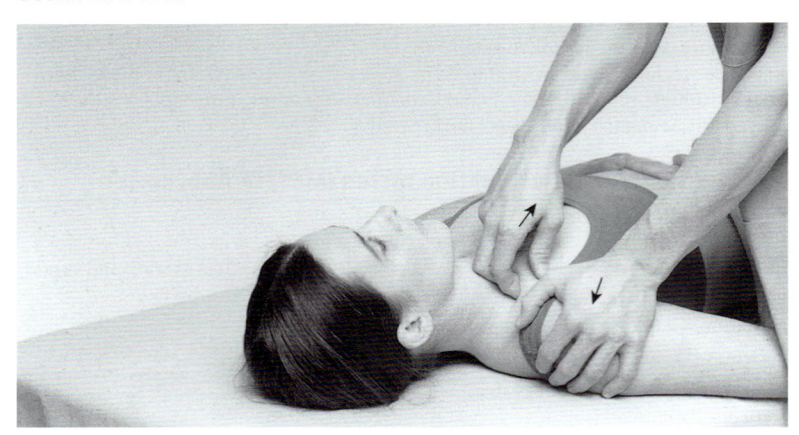

Abb. 10.12 Behandlung der suprasternalen Dysfunktion der Art. sternoclavicularis

Indikation: Mobilitätsverlust der Clavicula am Sternum nach anterior und inferior

Palpation: Clavicula steht weiter posterior als auf Gegenseite

Patient: in Rückenlage

Therapeut: stehend, an der rechten Seite des Patienten

Handposition:
- mit rechtem Daumen und Zeigefinger den superioposterioren Teil des Claviculaschaftes möglichst weit medial im supraklavikulären Raum umgreifen
- mit der linken Hand die rechte Schulter umgreifen

Ausführung:
- durch Druck mit der linken Hand nach posterior die Schulter in Retraktion führen, bis die Bewegung an der Clavicula als Protraktion (Bewegung nach anterior) palpiert werden kann
- die Bewegungsgrenze lokalisieren
- mit der rechten Hand einen Zugimpuls nach anterior und inferior ausführen, mit der linken Hand kann diese Bewegung durch gleichzeitigen Druck an der Schulter nach posterior verstärkt werden

10.2.4 Suprasternale Dysfunktion rechts (MET) (▶ Abb. 10.13)

Tobias K. Dobler

Indikation: Mobilitätsverlust der Clavicula am Sternum nach anterior und inferior

Palpation: Clavicula steht weiter posterior als auf Gegenseite

Patient: in Rückenlage

Therapeut: stehend, an der rechten Seite des Patienten

Handposition:

- mit rechtem Daumen und Zeigefinger den superioposterioren Teil des Claviculaschaftes möglichst weit medial im supraklavikulären Raum umgreifen
- mit der linken Hand die rechte Schulter umgreifen

Ausführung:

- durch Druck mit der linken Hand nach posterior die Schulter in Retraktion führen, bis die Bewegung an der Clavicula als Protraktion (Bewegung nach anterior) palpiert werden kann
- die Bewegungsgrenze lokalisieren
- den Patienten auffordern, die Schulter gegen den Widerstand des Therapeuten nach vorne zu drücken (Protraktion)
- die Spannung 3–6 Sek. halten
- in der Entspannungsphase wird die neue Bewegungsgrenze durch Druck auf die Schulter nach posterior und Zug an der Clavicula nach anterior und inferior erreicht
- diesen Vorgang 3–5 × wiederholen

Abb. 10.13 Behandlung der suprasternalen Dysfunktion der Art. sternoclavicularis

10.2.5 Dekompressionstechnik (HVLA) (▶ Abb. 10.14)

Cristian Ciranna-Raab

Indikation: Mobilitätsverlust der Clavicula am Sternum

Patient: in Rückenlage

Therapeut: stehend, auf der rechten Seite des Patienten

Handposition:

- Hände überkreuzen
- die linke Hand mit dem Os pisiforme zwischen den beiden Claviculae auf das Sternum legen
- mit dem Os pisiforme der rechten Hand Kontakt mit dem akromialen Ende der rechten Clavicula aufnehmen

Ausführung:

- mit der linken Hand das Sternum fixieren
- einen Schub mit der rechten Hand an der Clavicula in Richtung Humeruskopf aufbauen
- dazu auch das eigene Körpergewicht verwenden

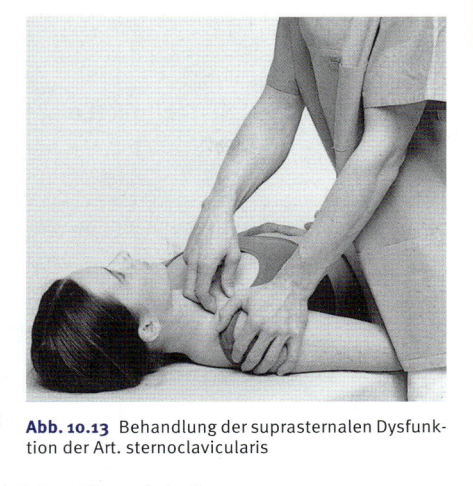

Abb. 10.14 Dekompressionstechnik

- einen Impuls durch kurze Verstärkung des Schubes ausführen, was zur Dekompression der Art. sternoclavicularis führt

10.2.6 Clavicula Lift-Technik (Long lever-Technik) (▶ Abb. 10.15)

Cristian Ciranna-Raab

Indikation: Kompression des subklavikulären Raumes und dessen neurovaskulärer Strukturen, lymphatische Stauung (thoracic outlet syndrome)

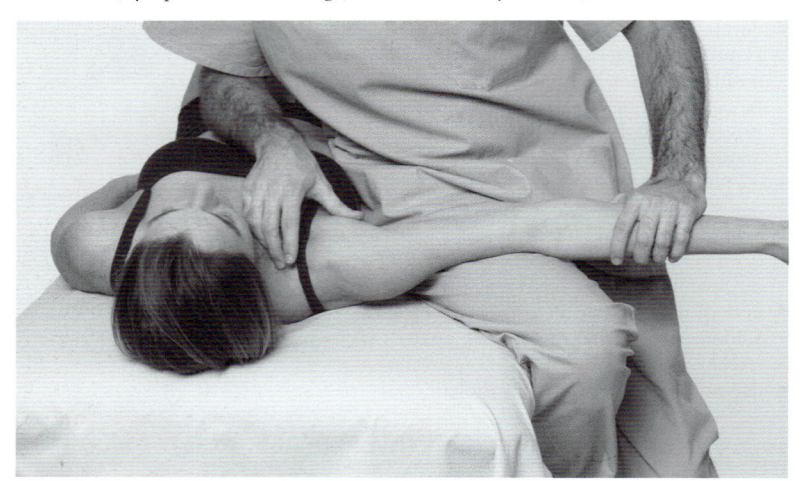

Abb. 10.15 Clavicula Lift-Technik (Long lever-Technik)

Patient: in Rückenlage

Therapeut: sitzend, auf der Seite der Dysfunktion

Handposition:
- den Arm auf den Oberschenkeln des Therapeuten ablegen
- mit den Fingern der einen Hand die Clavicula umfassen
- mit der anderen Hand den Arm auf Höhe des Ellenbogens halten

Ausführung:
- mit der Hand am Ellenbogen einen Schub nach kranial ausüben
- mit der Hand an der Clavicula die Bewegung durch Schub nach kranial verstärken
- auf eine Lösung der Gewebe warten oder eine rhythmisch alternierende Bewegung durchführen, um die Lymphdrainage zu stimulieren

10.3 Behandlung der Art. acromioclavicularis (MET)

Tobias K. Dobler

10.3.1 Dysfunktion in Rotation anterior rechts (▶ Abb. 10.16)

Indikation: Mobilitätsverlust der Clavicula in Rotation posterior rechts, eingeschränkte aktive und passive Innenrotation der Schulter in 90° Abduktion

Tests: schmerzhafte Innenrotation der Schulter in 90° Abduktion

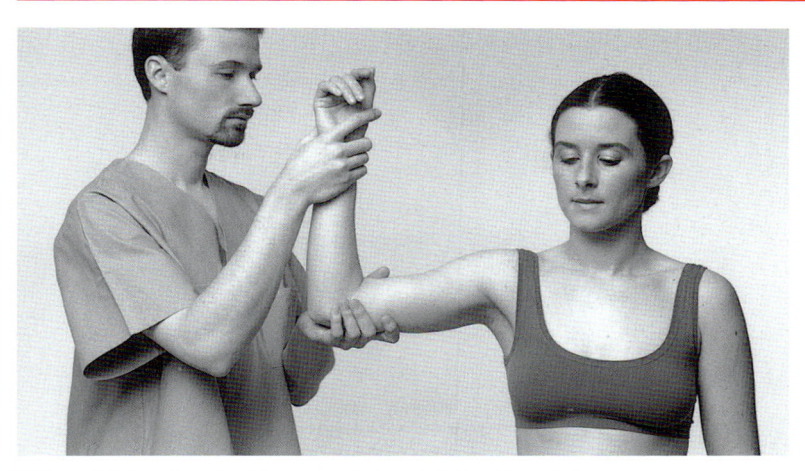

Abb. 10.16 Behandlung der Art. acromioclavicularis in Rotation anterior

Patient: sitzend

Therapeut: stehend, hinter dem Patienten

Handposition:
- mit der rechten Hand das rechte Handgelenk umfassen
- mit der linken Hand den Ellenbogen stützen

Ausführung:
- den rechten Ellenbogen 90° flektieren, die Schulter 90° abduzieren
- die Bewegungsgrenze durch Außenrotation der Schulter lokalisieren
- den Patienten auffordern, die Hand gegen den Widerstand des Therapeuten nach vorne zu drücken (Innenrotation der Schulter), dabei den Ellenbogen fixieren
- die Spannung 3–6 Sek. halten
- in der Entspannungsphase wird die neue Bewegungsgrenze durch weitere Außenrotation der Schulter erreicht
- diesen Vorgang 3–5 × wiederholen

10.3.2 Dysfunktion in Rotation posterior rechts (▶ Abb. 10.17)

Indikation: Mobilitätsverlust der Clavicula in Rotation anterior rechts, eingeschränkte aktive und passive Außenrotation der Schulter in 90° Abduktion

Tests: schmerzhafte Außenrotation der Schulter in 90° Abduktion

Patient: sitzend

Therapeut: stehend, hinter dem Patienten

Handposition:
- die rechte Hand zwischen Arm und Körper durchführen und das rechte Handgelenk umfassen
- die linke Hand auf die rechte Schulter legen

Ausführung:
- den Ellenbogen ca. 100° flektieren, die Schulter 90° abduzieren
- die Bewegungsgrenze durch Innenrotation der Schulter lokalisieren

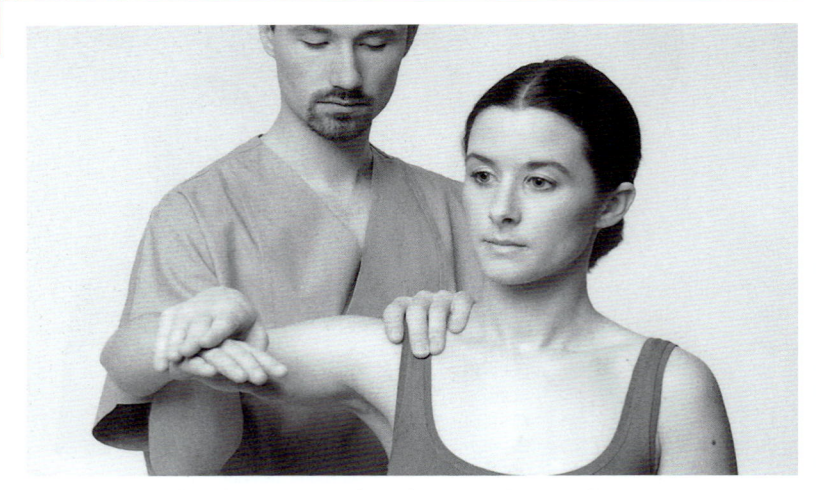

Abb. 10.17 Behandlung der Art. acromioclavicularis in Rotation posterior

- den Patienten auffordern, die Hand gegen den Widerstand des Therapeuten nach oben zu drücken (Außenrotation der Schulter), dabei die Schulter fixieren
- die Spannung 3–6 Sek. halten
- in der Entspannungsphase wird die neue Bewegungsgrenze durch weitere Innenrotation erreicht
- diesen Vorgang 3–5 × wiederholen

10.4 Behandlung der Skapulothorakalen Gleitebene (Mobilisation und MET)

Tobias K. Dobler

10.4.1 Globale Dysfunktion rechts (▶ Abb. 10.18)

Indikation: Mobilitätsverlust der Scapula in eine oder mehrere Bewegungsrichtungen

Palpation: Scapula nach superior oder inferior verschoben, in Innen- oder Außenrotation

Tests: je nach Dysfunktion eingeschränkte Elevation, Depression, Protraktion oder Retraktion

Patient: in linker Seitenlage

Therapeut: stehend, vor dem Patienten

Handposition:
- die rechte Hand auf den oberen Anteil der Scapula legen, mit den Fingern den oberen Teil der Margo medialis umgreifen
- die linke Hand zwischen Oberarm und Körper durchführen und auf den unteren Anteil der Scapula legen, mit den Fingern den unteren Teil der Margo medialis umgreifen
- mit dem Sternum Kontakt mit der Schulter aufnehmen

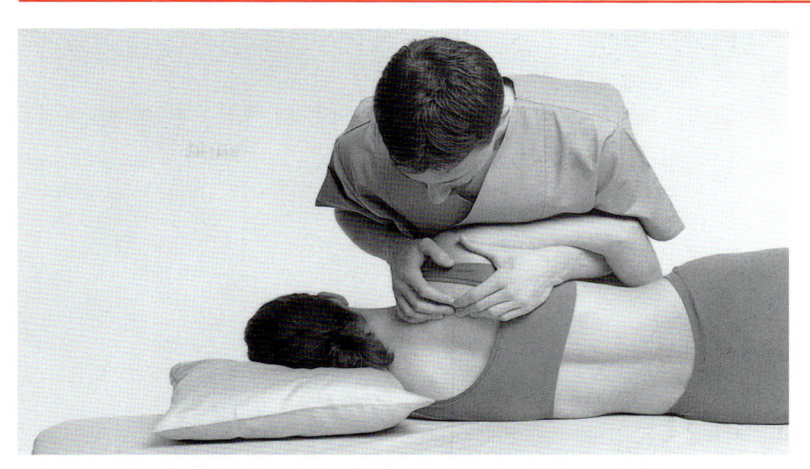

Abb. 10.18 Behandlung der Skapulothorakalen Gleitebene in globaler Dysfunktion

Ausführung:
- mit Händen und Körper das Gelenk in die Richtungen Protraktion, Retraktion, Abduktion, Adduktion und Rotation bewegen
- Zug nach oben ermöglicht eine Dekoaptation des Gelenks

> Die Technik kann zu einer Muskel-Energie-Technik erweitert werden, indem der Patient an der Bewegungsgrenze eine Anspannung gegen den Therapeuten aufbaut. Bei einer eingeschränkten Abduktion baut der Patient eine isometrische Anspannung der Schulter in Richtung Adduktion auf. Durch Dehnung in der Entspannungsphase in Richtung Abduktion wird die neue Bewegungsgrenze aufgesucht. Diesen Vorgang mehrmals wiederholen.

10.5 Behandlung der Art. humeri (HVLA)

Tobias K. Dobler

10.5.1 Dysfunktion in Anteriorität und Superiorität (▶ Abb. 10.19)

Indikation: Mobilitätsverlust des Humeruskopfes nach posterior und inferior

Palpation: Humeruskopf weiter anterior und superior als auf Gegenseite

Patient: in Rückenlage, Arm ca. 40° abduziert

Therapeut: stehend, Blick in Richtung Kopf, auf der Seite der Dysfunktion zwischen abduziertem Arm und Thorax, das patientennahe Bein steht vor dem anderen

Handposition:
- mit dem Os pisiforme der patientennahen Hand Kontakt mit dem anteromedialen Teil des Humeruskopfes aufnehmen
- mit der anderen Hand den gestreckten Arm am Ellenbogen halten

Ausführung:
- mit der Hand am Ellenbogen einen Druck nach medial ausüben, wodurch der Oberarm des Patienten gegen den Oberschenkel des Therapeuten gedrückt wird (Dekoaptation der Art. humeri)

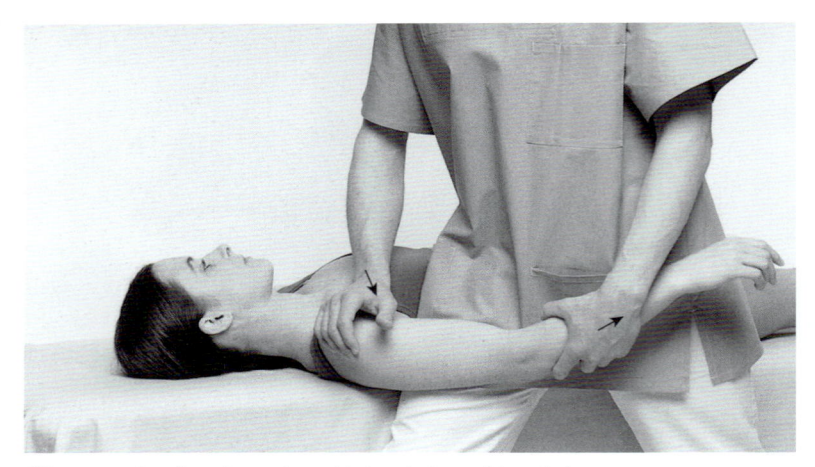

Abb. 10.19 Behandlung der Art. humeri in Anteriorität und Superiorität

- mit der Hand am Humeruskopf einen Impuls nach posterior und lateral bei gleichzeitigem Zug am Ellenbogen nach distal ausführen

10.5.2 Dysfunktion in Anteriorität und Inferiorität (▶ Abb. 10.20)

Indikation: Mobilitätsverlust des Humeruskopfes nach posterior und superior
Palpation: Humeruskopf weiter anterior und inferior als auf Gegenseite

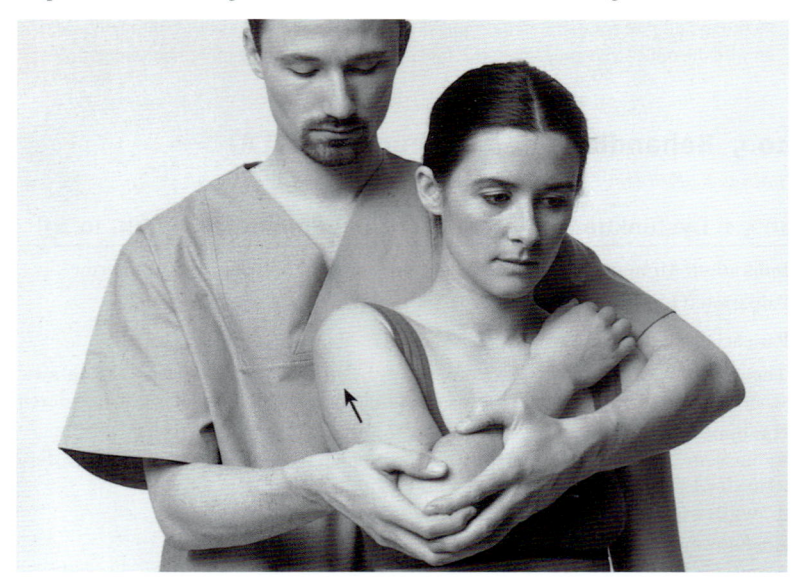

Abb. 10.20 Behandlung der Art. humeri in Anteriorität und Inferiorität

Patient: sitzend, die Hand der Dysfunktionsseite auf der kontralateralen Schulter liegend

Therapeut: stehend, hinter dem Patienten, Thorax in Kontakt mit Rücken des Patienten

Handposition: den gebeugten Ellenbogen mit beiden Händen umfassen

Ausführung:
- die Art. humeri durch Hochheben am Ellenbogen um 45° antevertieren
- durch Zug nach kranial und posterior entlang der Achse des Humerus die Gewebeelastizität der Art. humeri aufnehmen und die Vorspannung aufsuchen
- einen direkten Impuls entlang der Achse des Humerus in Richtung kranial und posterior ausführen

10.5.3 Dysfunktion in Superiorität (▶ Abb. 10.21)

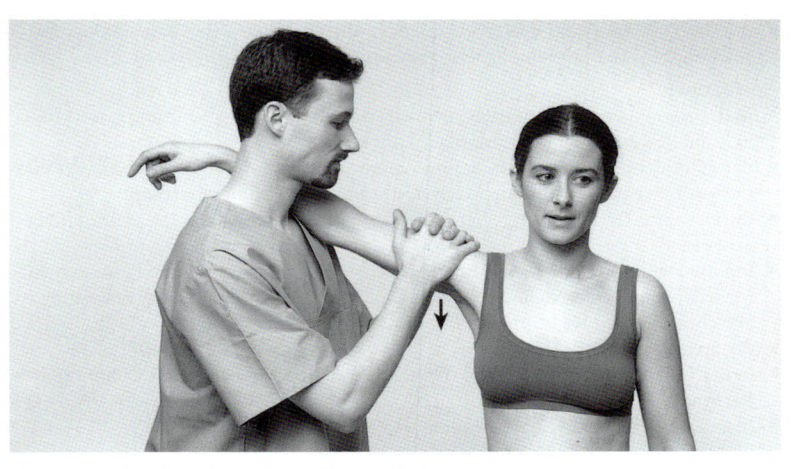

Abb. 10.21 Behandlung der Art. humeri in Superiorität

Indikation: Mobilitätsverlust des Humeruskopfes nach inferior

Palpation: Humeruskopf weiter superior als auf Gegenseite

Patient: sitzend, am Ende der Behandlungsliege, die Seite der Dysfunktion frei zugänglich

Therapeut: stehend, auf der Seite der Dysfunktion

Handposition:
- den zu behandelnden Arm ausgestreckt in 90° Abduktion mit dem Ellenbogen auf die Schulter des Therapeuten legen
- mit beiden Händen den oberen Teil des Humeruskopfes umfassen

Ausführung:
- durch Zug nach lateral die Gewebeelastizität der Art. humeri aufnehmen und die Vorspannung aufsuchen
- einen direkten Impuls mit den Händen auf die Art. humeri nach inferior ausführen

10.6 Spencer-Techniken

Tobias K. Dobler

Die Anwendung der Spencer-Techniken bietet zusätzlich zur AOB eine Möglichkeit, spezielle Bewegungseinschränkungen der **Art. humeri** spezifisch zu behandeln. Es handelt sich dabei um Dehntechniken, die **zusätzlich durch Muskel-Energie-Techniken ergänzt** werden können. Die verschiedenen Bewegungsebenen des Gelenks werden einzeln geprüft und – falls notwendig – sofort behandelt.

Die **Grundlagen** der einzelnen Techniken sind identisch:

Patient: in Seitenlage, Seite der Dysfunktion oben

Therapeut: stehend, vor dem Patienten

Handposition:
- mit einer Hand die Schulter an der Art. humeri stabilisieren, um eine Mitbewegung der Scapula zu verhindern
- mit der anderen Hand den Arm entweder am Ellenbogen (bei angewinkeltem Ellenbogen) oder am Handgelenk (bei ausgestrecktem Arm) halten

Ausführung:
- in der jeweiligen Bewegungsebene nach Aufnahme der Vorspannung des Muskels die Bewegungseinschränkung lokalisieren
- der gefundene Punkt der Bewegungseinschränkung muss sich innerhalb der elastischen Bewegungsgrenze befinden und sollte nicht schmerzhaft sein
- durch sanfte Dehnung entgegen der Dysfunktion den Bewegungsspielraum vergrößern
- um die Dehnung mit Muskel-Energie-Technik zu verstärken, den Patienten auffordern, eine isometrische Kontraktion des Muskels am Punkt der Bewegungseinschränkung in Richtung der Dysfunktion durchzuführen
- die Spannung 3–6 Sek. halten
- in der Entspannungsphase wird die neue Bewegungsgrenze durch Dehnung in Richtung der Einschränkung erreicht
- diesen Vorgang 3–5 × wiederholen

10.6.1 Dysfunktion in Anteversion (▶ Abb. 10.22)

Patient: in Seitenlage, Seite der Dysfunktion oben

Therapeut: stehend, vor dem Patienten

Handposition:
- mit der kopfnahen Hand die Schulter fixieren
- mit der fußnahen Hand das Handgelenk umgreifen

Ausführung:
- den Arm bei gebeugtem Ellenbogen retrovertieren und in Richtung Retroversion dehnen
- für die MET den Patienten auffordern, gegen den Widerstand des Therapeuten mit der Hand in Richtung Anteversion der Schulter nach anterior zu drücken
- die Spannung 3–6 Sek. halten

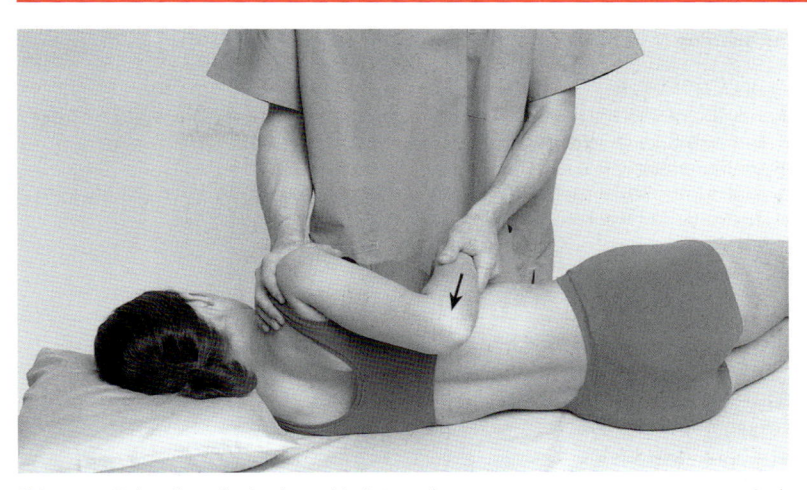

Abb. 10.22 Behandlung der Art. humeri in Anteversion

- in der Entspannungsphase wird die neue Bewegungsgrenze durch Dehnung in Richtung Retroversion erreicht
- diesen Vorgang 3–5 × wiederholen

10.6.2 Dysfunktion in Retroversion (▶ Abb. 10.23)

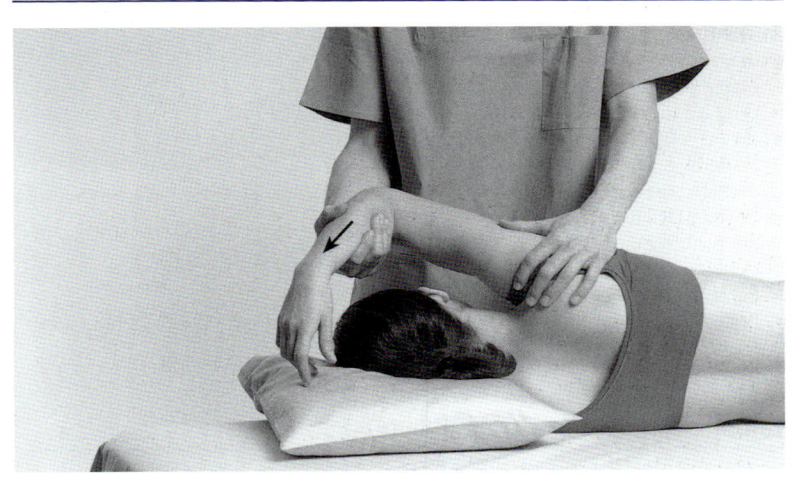

Abb. 10.23 Behandlung der Art. humeri in Retroversion

Patient: in Seitenlage, Seite der Dysfunktion oben

Therapeut: stehend, vor dem Patienten

Handposition:
- mit der fußnahen Hand die Schulter fixieren
- mit der kopfnahen Hand den Ellenbogen umgreifen

Ausführung:
- den Arm bei gebeugtem Ellenbogen antevertieren und in Richtung Anteversion dehnen
- für die MET den Patienten auffordern, gegen den Widerstand des Therapeuten mit dem Ellenbogen in Richtung Retroversion der Schulter zu drücken
- die Spannung 3–6 Sek. halten
- in der Entspannungsphase wird die neue Bewegungsgrenze durch Dehnung in Richtung Anteversion erreicht
- diesen Vorgang 3–5 × wiederholen

10.6.3 Dysfunktion in Abduktion (▶ Abb. 10.24)

Patient: in Seitenlage, Seite der Dysfunktion oben

Therapeut: stehend, vor dem Patienten

Handposition:
- mit der kopfnahen Hand die Schulter fixieren
- den Arm 90° antevertieren und den gebeugten Ellenbogen auf den kopfnahen Arm des Therapeuten legen
- mit der fußnahen Hand den Ellenbogen umgreifen

Ausführung:
- den Arm bei gebeugtem Ellenbogen adduzieren und in Richtung Adduktion dehnen
- für die MET den Patienten auffordern, gegen den Widerstand des Therapeuten mit dem Ellenbogen in Richtung Abduktion der Schulter nach lateral zu drücken
- die Spannung 3–6 Sek. halten
- in der Entspannungsphase wird die neue Bewegungsgrenze durch Dehnung in Richtung Adduktion erreicht
- diesen Vorgang 3–5 × wiederholen

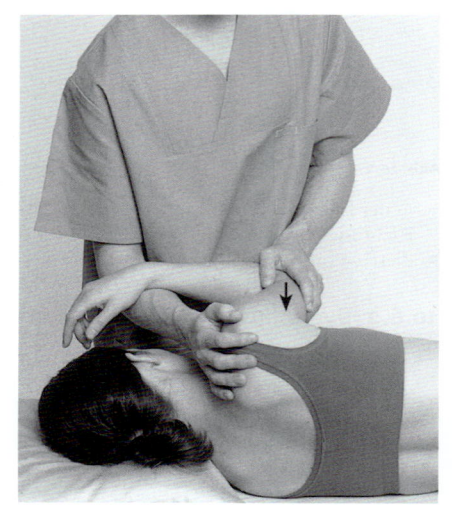

Abb. 10.24 Behandlung der Art. humeri in Abduktion

10.6.4 Dysfunktion in Adduktion (▶ Abb. 10.25)

Patient: in Seitenlage, Seite der Dysfunktion oben

Therapeut: stehend, vor dem Patienten

Handposition:
- mit der kopfnahen Hand die Schulter fixieren
- den Arm 90° abduzieren, den Ellenbogen flektieren
- den Patienten auffordern, mit der Hand den kopfnahen Unterarm des Therapeuten zu umgreifen

- mit der fußnahen Hand den Ellenbogen umgreifen

Ausführung:
- den Arm bei gebeugtem Ellenbogen abduzieren und in Richtung Abduktion dehnen
- für die MET den Patienten auffordern, gegen den Widerstand des Therapeuten mit dem Ellenbogen in Richtung Adduktion der Schulter nach inferior zu drücken
- die Spannung 3–6 Sek. halten
- in der Entspannungsphase wird die neue Bewegungsgrenze durch Dehnung in Richtung Abduktion erreicht
- diesen Vorgang 3–5 × wiederholen

10.6.5 Dysfunktion in Außenrotation (▶ Abb. 10.26)

Patient: in Seitenlage, Seite der Dysfunktion oben

Therapeut: stehend, vor dem Patienten

Handposition:
- mit der kopfnahen Hand die Schulter fixieren
- den Handrücken des Patienten in die Lende legen, wodurch die Schulter nach innen rotiert wird
- mit der fußnahen Hand den Ellenbogen umgreifen

Ausführung:
- die Schulter durch Zug am Ellenbogen nach anterior in Richtung Innenrotation dehnen

Abb. 10.25 Behandlung der Art. humeri in Adduktion

Abb. 10.26 Behandlung der Art. humeri in Außenrotation

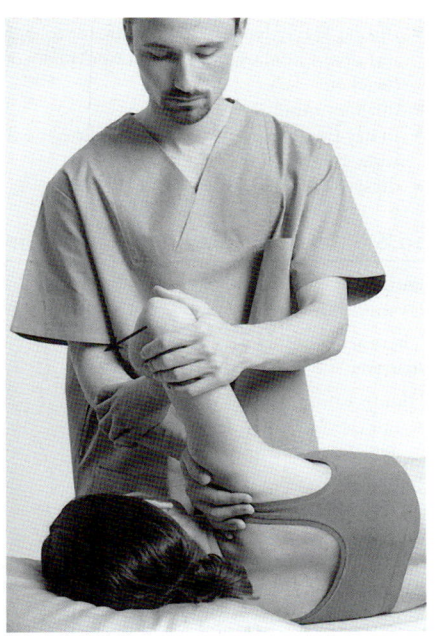

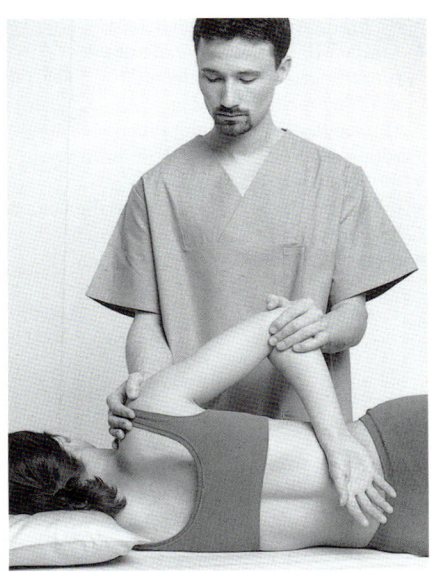

- für die MET den Patienten auffordern, gegen den Widerstand des Therapeuten mit dem Ellenbogen in Richtung Außenrotation der Schulter nach posterior zu drücken
- die Spannung 3–6 Sek. halten
- in der Entspannungsphase wird die neue Bewegungsgrenze durch Zug in Richtung anterior erreicht
- diesen Vorgang 3–5 × wiederholen

10.6.6 Dysfunktion in Innenrotation (▶ Abb. 10.27)

Patient: in Seitenlage, Seite der Dysfunktion oben

Therapeut: stehend, vor dem Patienten

Handposition:
- mit der fußnahen Hand den 90° gebeugten Ellenbogen fixieren
- mit der kopfnahen Hand das Handgelenk umgreifen
- den Arm 90° abduzieren und nach außen rotieren

Ausführung:
- die Schulter durch Druck am Handgelenk nach posterior in Richtung Außenrotation dehnen
- für die MET den Patienten auffordern, gegen den Widerstand des Therapeuten mit dem Handgelenk in Richtung Innenrotation der Schulter nach anterior zu drücken
- die Spannung 3–6 Sek. halten
- in der Entspannungsphase wird die neue Bewegungsgrenze durch Druck in Richtung posterior erreicht
- diesen Vorgang 3–5 × wiederholen

Abb. 10.27 Behandlung der Art. humeri in Innenrotation

11 Ellenbogengelenk

Tobias K. Dobler, Christian Fossum, Peter Sommerfeld
Therapeut auf den Fotos: Tobias K. Dobler

11.1	**Diagnostik** *Tobias K. Dobler, Christian Fossum, Peter Sommerfeld*	**345**
11.1.1	Anamnese	345
11.1.2	Inspektion	345
11.1.3	Palpation	345
11.1.4	Tests und Bewegungsprüfung	346
11.1.5	Differenzialdiagnosen	351
11.1.6	Osteopathische Beziehungen	352
11.2	**Behandlung der Art. humeroulnaris (HVLA und Inhibition)** *Tobias K. Dobler*	**354**
11.2.1	Dysfunktion in Abduktion (HVLA)	354
11.2.2	Dysfunktion in Adduktion (HVLA)	355
11.2.3	Dysfunktion in Außenrotation (Inhibition)	355
11.2.4	Dysfunktion in Innenrotation (Inhibition)	356
11.3	**Behandlung der Art. humeroradialis (HVLA und MET)** *Tobias K. Dobler*	**357**
11.3.1	Dysfunktion in Anteriorität (HVLA)	357
11.3.2	Dysfunktion in Posteriorität (HVLA)	358
11.3.3	Dysfunktion in Pronation (MET)	358
11.3.4	Dysfunktion in Supination (MET)	359

11 Ellenbogengelenk

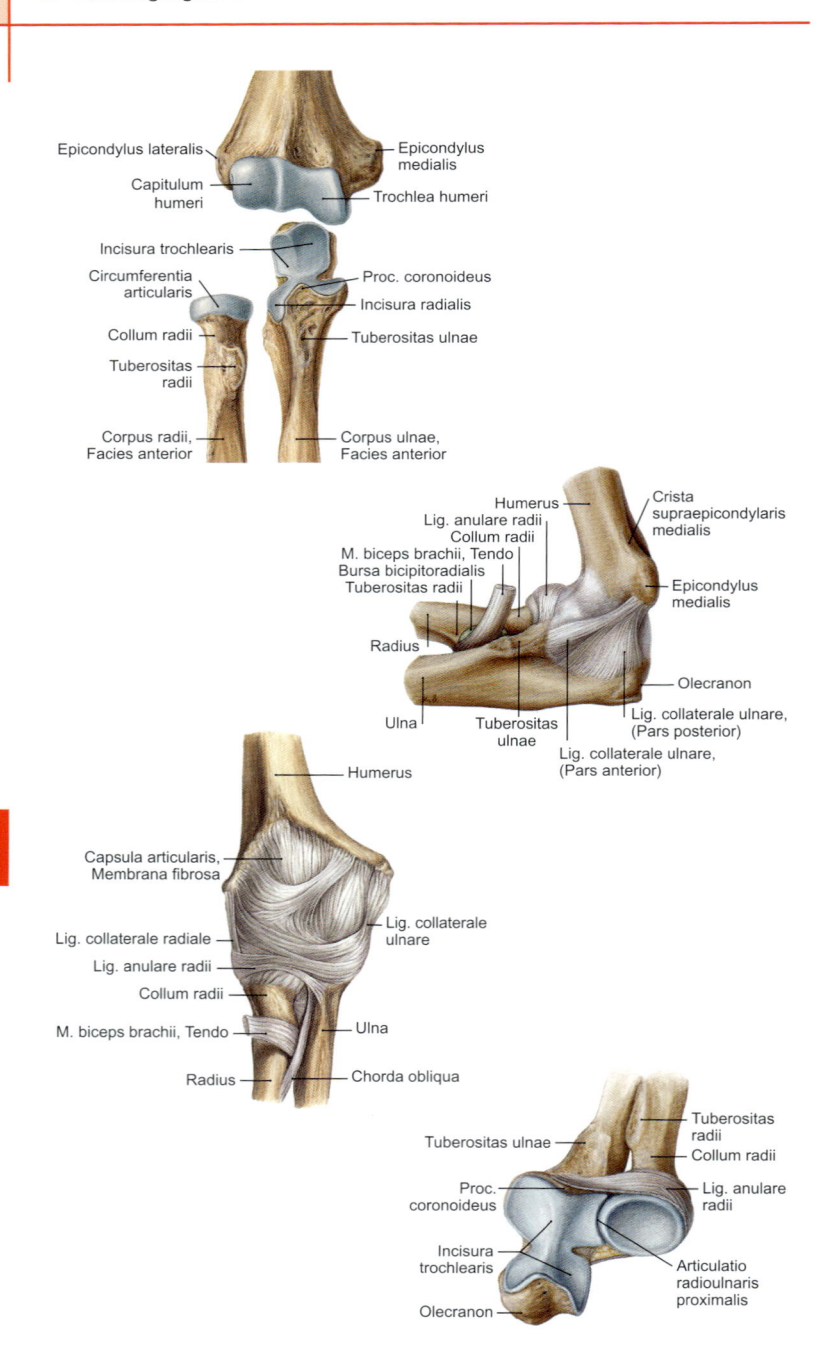

11 Ellenbogengelenk

M. biceps brachii — M. triceps brachii, Caput mediale

Septum intermusculare brachii mediale

M. brachialis

Aponeurosis musculi bicipitis brachii

Epicondylus medialis

M. biceps brachii, Tendo

M. brachioradialis — M. palmaris longus

M. flexor carpi radialis

M. flexor carpi ulnaris

M. extensor carpi radialis brevis — M. flexor digitorum superficialis

M. extensor carpi radialis longus

M. flexor digitorum superficialis

M. abductor pollicis longus

M. brachioradialis, Tendo — M. flexor carpi ulnaris, Tendo

M. flexor pollicis longus

M. abductor pollicis longus, Tendo — M. palmaris longus, Tendo

M. pronator quadratus — M. flexor carpi radialis, Tendo

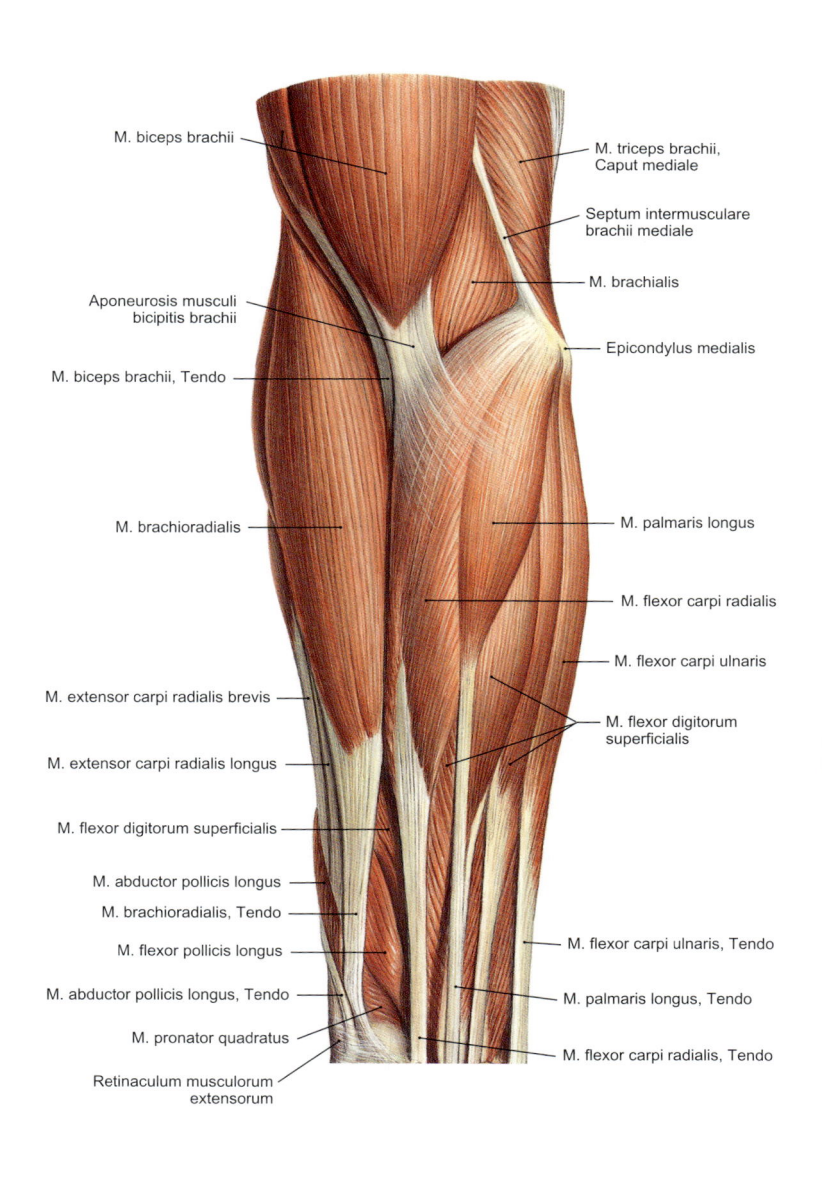

Retinaculum musculorum extensorum

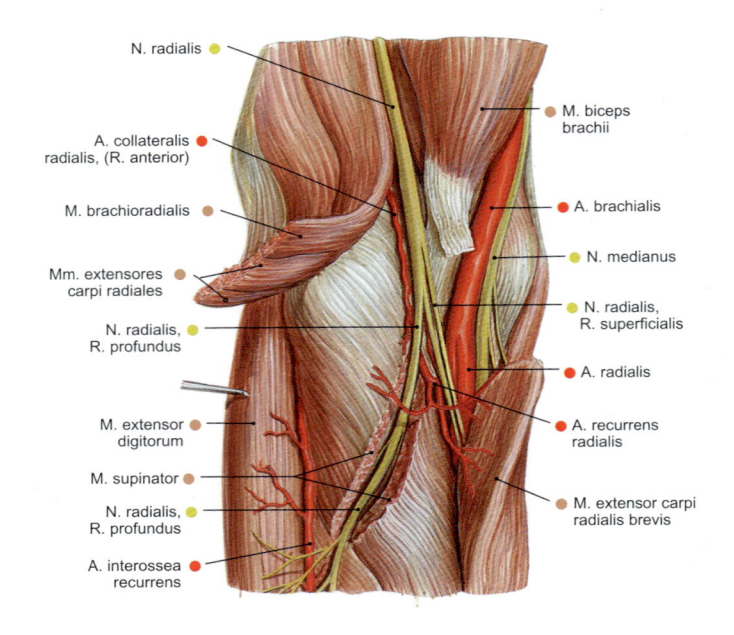

11 Ellenbogengelenk

Figure (top):
- N. radialis
- A. collateralis radialis, (R. anterior)
- M. brachioradialis
- Mm. extensores carpi radiales
- N. radialis, R. profundus
- M. extensor digitorum
- M. supinator
- N. radialis, R. profundus
- A. interossea recurrens
- M. biceps brachii
- A. brachialis
- N. medianus
- N. radialis, R. superficialis
- A. radialis
- A. recurrens radialis
- M. extensor carpi radialis brevis

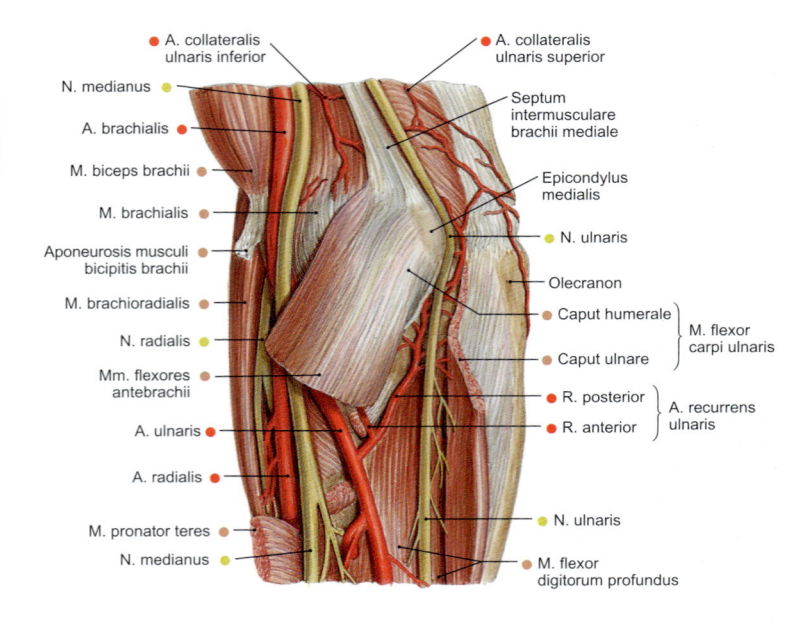

Figure (bottom):
- A. collateralis ulnaris inferior
- N. medianus
- A. brachialis
- M. biceps brachii
- M. brachialis
- Aponeurosis musculi bicipitis brachii
- M. brachioradialis
- N. radialis
- Mm. flexores antebrachii
- A. ulnaris
- A. radialis
- M. pronator teres
- N. medianus
- A. collateralis ulnaris superior
- Septum intermusculare brachii mediale
- Epicondylus medialis
- N. ulnaris
- Olecranon
- Caput humerale ⎫ M. flexor carpi ulnaris
- Caput ulnare ⎭
- R. posterior ⎫ A. recurrens ulnaris
- R. anterior ⎭
- N. ulnaris
- M. flexor digitorum profundus

11.1 Diagnostik
11.1.1 Anamnese

Tobias K. Dobler

Schmerzen, Bewegungseinschränkung
- Schmerzlokalisation, Druckempfindlichkeit
- Abhängigkeit von Bewegung, Belastung, Lage
- welche Bewegungsrichtungen sind am meisten eingeschränkt
- Grund der Einschränkung befragen, z. B. Schmerz, Schwäche, mechanische Blockade
- eingeschränkte alltägliche oder berufliche Bewegungen, z. B. Arbeit am PC, Kind tragen, Aufstützen

Andere Symptome
- Schwellungen
- Hautverfärbungen
- Parästhesien: genaue Lokalisation

Vor-, Begleiterkrankungen
- Rheumatische Erkrankungen (z. B. Primär chronische Polyarthritis, Polymyalgia rheumatica)
- Traumen, Frakturen, Wunden, Narben
- Operationen (z. B. Synovektomie)

11.1.2 Inspektion

Tobias K. Dobler

- Schwellungen: lokal (z. B. Bursa olecrani) oder diffus (z. B. gesamtes Gelenk betroffen)
- Ausbildung der Muskulatur: Atrophie, Hypertrophie (Seitenvergleich!)
- Hautveränderungen, Narben, Rötungen, Hämatome
- Außenarmwinkel (Winkel zwischen Humerus und Ulna): ca. 170° bei Männern und ca. 168° bei Frauen

11.1.3 Palpation

Tobias K. Dobler

Knochenpalpation
- Epicondylus lateralis
- Epicondylus medialis
- Sulcus nervi ulnaris
- Fossa olecrani
- Olecranon
- Caput radii

Weichteilpalpation
- Lig. collaterale radiale
- Lig. anulare radii
- Lig. collaterale ulnare
- Sehne des M. biceps brachii

- Sehne des M. triceps brachii
- radiale Muskeln des Unterarms: M. brachioradialis, M. extensor carpi radialis longus, M. extensor carpi radialis brevis
- ventrale oberflächliche Muskeln des Unterarms: M. pronator teres, M. flexor carpi radialis, M. palmaris longus, M. flexor carpi ulnaris
- Nll. cubitales (zu palpieren, falls geschwollen)
- Bursa subcutanea olecrani
- A. brachialis
- N. ulnaris im Sulcus nervi ulnaris
- N. medianus medial des distalen M. biceps brachii

11.1.4 Tests und Bewegungsprüfung

Tobias K. Dobler

Biomechanik

Art. humeroulnaris
- **Gelenkpartner:** Trochlea humeri (konvex), Incisura trochlearis ulnae (konkav)
- **Gelenktyp:** Scharniergelenk
- **Bewegungsmöglichkeiten:** Flexion, Extension

Art. humeroradialis
- **Gelenkpartner:** Capitulum humeri (konvex), Fovea articularis capitis radii (konkav)
- **Gelenktyp:** Kugelgelenk
- **Bewegungsmöglichkeiten:** Flexion, Extension, Rotation

Art. radioulnaris proximalis
- **Gelenkpartner:** Incisura radialis ulnae (konkav), Circumferentia articularis radii (konvex-rund)
- **Gelenktyp:** Radgelenk
- **Bewegungsmöglichkeiten:** Supination, Pronation

Aktive Bewegungsprüfung

Den Patienten auffordern, den Ellenbogen in
- Flexion bei voller Supination und Pronation
- Extension bei voller Supination und Pronation
- Supination bei voller Extension und 90° Flexion
- Pronation bei voller Extension und 90° Flexion

zu bringen. Dabei die Qualität und Quantität der Bewegungen im Seitenvergleich beurteilen, die ungehindert und in vollem Umfang möglich sein sollten.

Passive Bewegungsprüfung

Das Ellenbogengelenk des Patienten in
- Flexion bei voller Supination und Pronation
- Extension bei voller Supination und Pronation
- Supination in unvollkommener Extension
- Pronation in unvollkommener Extension

führen. Dabei die Qualität und Quantität der Bewegungen im Seitenvergleich beurteilen, die ungehindert und in vollem Umfang möglich sein sollten. Den Radiuskopf insbesondere während Supination und Pronation palpieren.

Gelenkspiel (Abduktion und Adduktion) (▶ Abb. 11.1)

Patient: sitzend

Therapeut: stehend, vor dem Patienten

Handposition:
- die Hand der zu testenden Seite mit dem Ellenbogen an der Seite des Therapeuten fixieren, der Arm bleibt dabei gestreckt
- mit beiden Händen den Ellenbogen von lateral und medial umfassen

Ausführung: den Ellenbogen in Abduktion und Adduktion führen

Bewertung: Auf die Qualität und Quantität der Bewegung im Seitenvergleich achten.
- Normalbefund: Schmerzlose Beweglichkeit in Abduktion und Adduktion.
- Ein deutlich erhöhtes Bewegungsausmaß in Adduktion oder Abduktion kann auf eine Instabilität der Bänder, eine Bewegungseinschränkung auf eine Dysfunktion hinweisen.

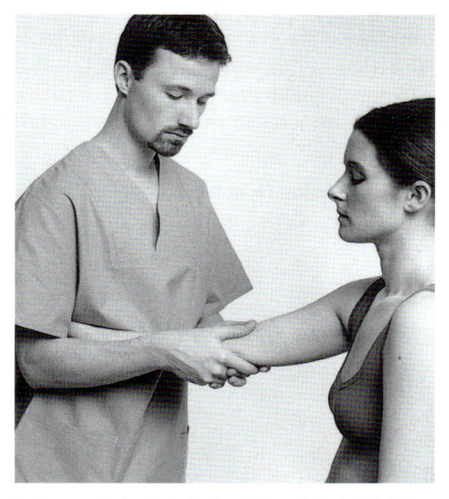

Abb. 11.1 Gelenkspiel der Art. cubiti (Abduktion, Adduktion)

Gleiten des Radiuskopfes nach dorsal und ventral (▶ Abb. 11.2)

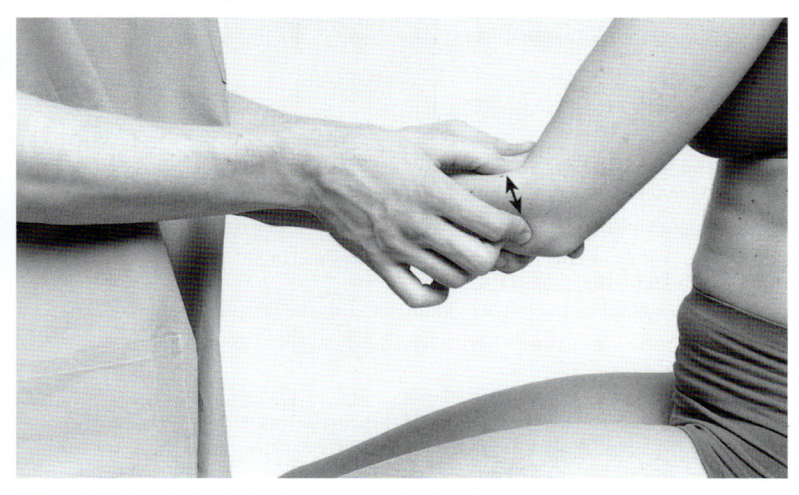

Abb. 11.2 Gleiten des Radiuskopfes nach dorsal und ventral

Patient: sitzend

Therapeut: stehend, neben dem Patienten

Handposition:
- mit der einen Hand die Ulna fixieren
- mit Daumen und Zeigefinger der anderen Hand das Radiusköpfchen umgreifen

Ausführung: das Radiusköpfchen nach dorsal und ventral schieben

Bewertung: Auf die Qualität und Quantität der Bewegung achten.
- Normalbefund: Freie Beweglichkeit nach dorsal und ventral.
- Eine Bewegungseinschränkung nach dorsal oder ventral deutet auf eine Dysfunktion hin.

Hyperextension (▶ Abb. 11.3)

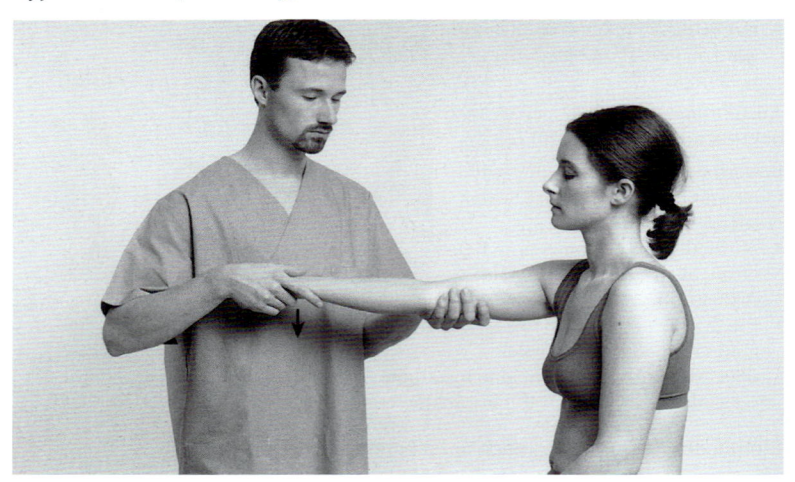

Abb. 11.3 Hyperextension der Art. cubiti

Patient: sitzend

Therapeut: stehend, neben dem Patienten

Handposition:
- mit der einen Hand den Arm oberhalb des Ellenbogens halten
- mit der anderen Hand den Unterarm umgreifen

Ausführung: den Unterarm durch leichtes Auf- und Abbewegen zum Federn bringen

Bewertung: Auf das Endgefühl der Hyperextension achten.
- Normalbefund: Elastisches Endgefühl.
- Ist das Endgefühl nicht elastisch, kann dies auf eine Dysplasie oder Dysfunktion hinweisen.

Muskeltests

- **Flexion:** M. biceps brachii (bis 90°), M. brachialis (bis 90°), M. brachioradialis (ab 90°), M. extensor carpi radialis longus, M. pronator teres, M. flexor carpi radialis

- **Extension:** M. triceps brachii, M. anconeus
- **Pronation:** M. pronator teres, M. pronator quadratus, M. flexor carpi radialis
- **Supination:** M. biceps brachii (bei gleichzeitiger Flexion des Ellenbogens von 90°), M. supinator, M. brachioradialis

Provokationstests
Test für Epicondylitis radialis (Tennisellenbogen) (▶ Abb. 11.4)

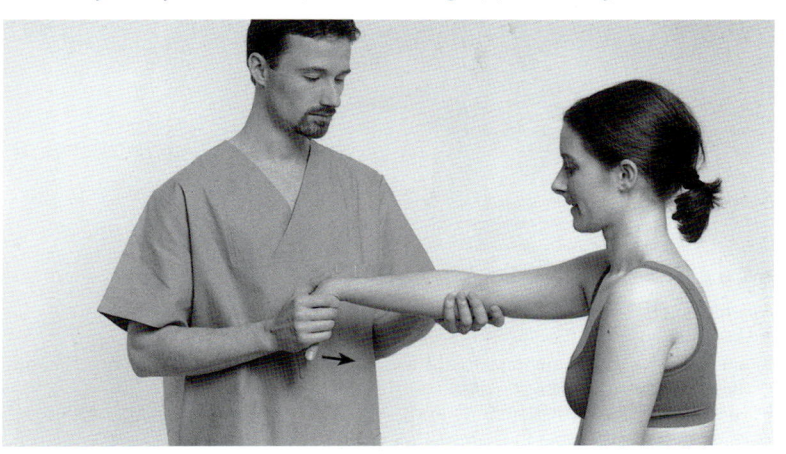

Abb. 11.4 Test für Epicondylitis radialis

Patient: stehend oder sitzend

Therapeut: stehend, an der Seite des zu testenden Arms

Handposition:
- mit der einen Hand den distalen Oberarm von posterior umgreifen
- mit der anderen Hand das pronierte Handgelenk umfassen

Ausführung:
- den Ellenbogen in Extension führen
- am Ende der Extension das pronierte Handgelenk in Flexion bringen, um die Extensoren zu dehnen
- zusätzlich kann der Patient aufgefordert werden, den Handrücken gegen den Widerstand des Therapeuten in Richtung Extension zu drücken

Bewertung: Auf Schmerzäußerungen des Patienten achten.
- Normalbefund: Keine Schmerzen.
- Eine schmerzhafte Dehnung und Anspannung unter Widerstand deutet auf eine Reizung der Extensoren des Handgelenks hin.

Test für Epicondylitis ulnaris (Golferellenbogen) (▶ Abb. 11.5)
Patient: stehend oder sitzend

Therapeut: stehend, an der Seite des zu testenden Arms

Handposition:
- mit der einen Hand den distalen Oberarm von posterior umgreifen
- mit der anderen Hand das Handgelenk in Supination umfassen

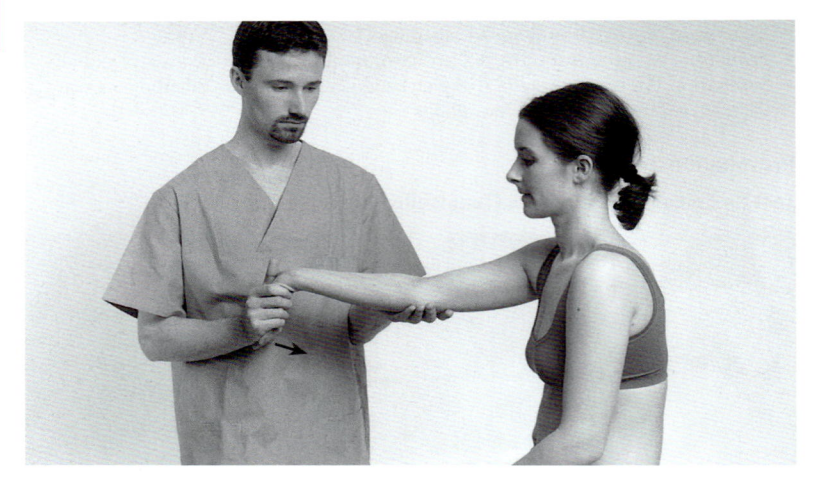

Abb. 11.5 Test für Epicondylitis ulnaris

Ausführung:
- den Ellenbogen in Extension führen
- am Ende der Extension das Handgelenk in Supination in Extension bringen, um die Flexoren zu dehnen
- zusätzlich kann der Patient aufgefordert werden, die Hand gegen den Widerstand des Therapeuten in Richtung Flexion zu drücken

Bewertung: Auf Schmerzäußerungen des Patienten achten.
- Normalbefund: Keine Schmerzen.
- Eine schmerzhafte Dehnung und Anspannung unter Widerstand deutet auf eine Reizung der Flexoren des Handgelenks hin.

Hoffmann-Tinel-Zeichen (▶ Abb. 11.6)

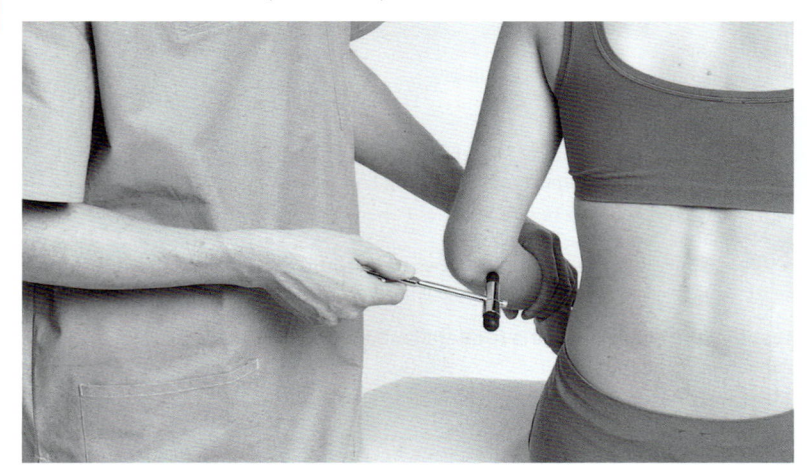

Abb. 11.6 Hoffmann-Tinel-Zeichen

Patient: stehend oder sitzend

Therapeut: stehend, hinter dem Patienten

Handposition:
- mit der einen Hand den Ellenbogen umfassen
- mit der anderen Hand den Reflexhammer halten

Ausführung: mit dem Reflexhammer vorsichtig den N. ulnaris im Sulcus nervi ulnaris beklopfen

Bewertung: Auf Schmerzäußerungen des Patienten achten.
- Normalbefund: Keine Schmerzen oder Parästhesien.
- Schmerzen und Parästhesien im Unterarm deuten auf eine Reizung des N. ulnaris (z. B. durch ein Neurom) hin.

11.1.5 Differenzialdiagnosen

Tobias K. Dobler

- **mechanisch/degenerativ:** Luxation, Fraktur, freie Gelenkkörper (abgebrochene Osteophyten, Osteochondrosis dissecans, Chondromatose, Z.n. Fraktur)
- **neural/radikulär:** Läsion oder Kompression des Plexus brachialis oder peripherer Nerven, Nervenwurzelreizung der HWS
- **ausstrahlend:** Erkrankungen von Schulter, Handgelenk
- **entzündlich/rheumatisch:** primär chronische Polyarthritis, infektiöse und reaktive Arthritiden
- **dysplastisch:** Chondromatose

11.1.6 Osteopathische Beziehungen (▶ Abb. 11.7)

Peter Sommerfeld

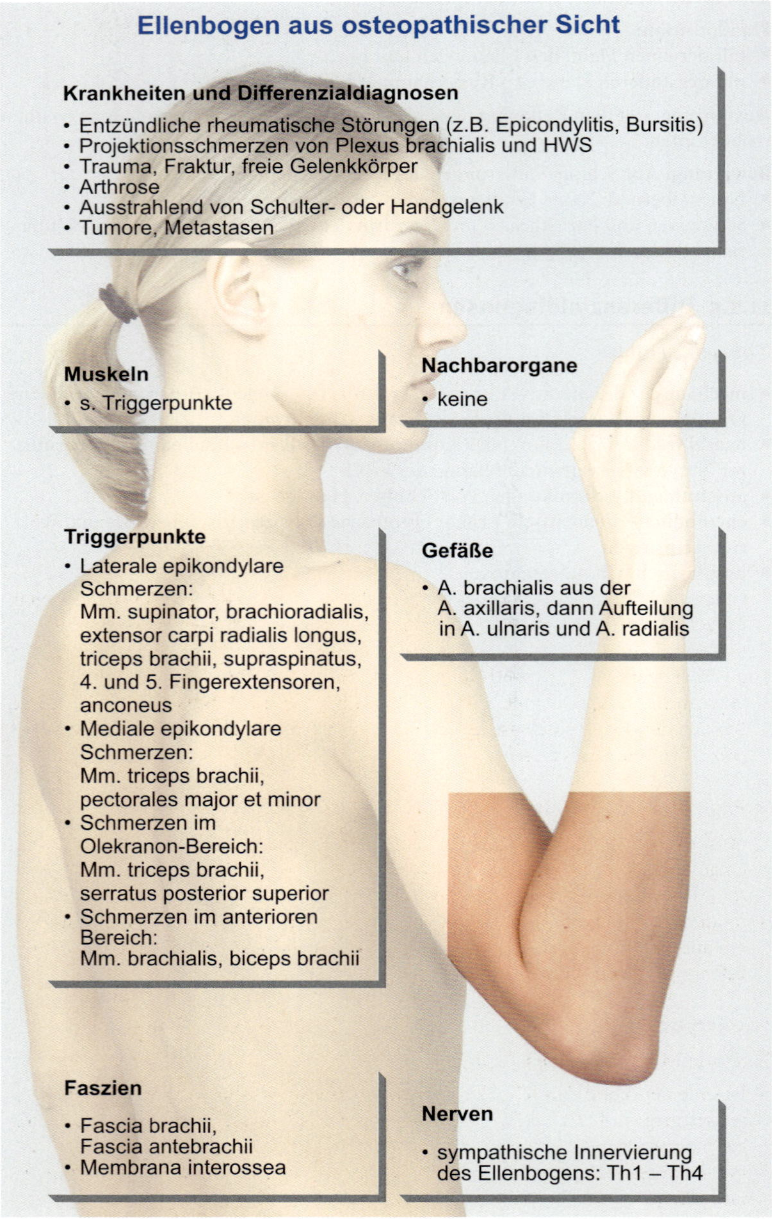

Ellenbogen aus osteopathischer Sicht

Krankheiten und Differenzialdiagnosen
- Entzündliche rheumatische Störungen (z.B. Epicondylitis, Bursitis)
- Projektionsschmerzen von Plexus brachialis und HWS
- Trauma, Fraktur, freie Gelenkkörper
- Arthrose
- Ausstrahlend von Schulter- oder Handgelenk
- Tumore, Metastasen

Muskeln
- s. Triggerpunkte

Nachbarorgane
- keine

Triggerpunkte
- Laterale epikondylare Schmerzen:
  Mm. supinator, brachioradialis, extensor carpi radialis longus, triceps brachii, supraspinatus, 4. und 5. Fingerextensoren, anconeus
- Mediale epikondylare Schmerzen:
  Mm. triceps brachii, pectorales major et minor
- Schmerzen im Olekranon-Bereich:
  Mm. triceps brachii, serratus posterior superior
- Schmerzen im anterioren Bereich:
  Mm. brachialis, biceps brachii

Gefäße
- A. brachialis aus der A. axillaris, dann Aufteilung in A. ulnaris und A. radialis

Faszien
- Fascia brachii, Fascia antebrachii
- Membrana interossea

Nerven
- sympathische Innervierung des Ellenbogens: Th1 – Th4

Abb. 11.7 Ellenbogen aus osteopathischer Sicht

Neurologische Beziehungen

- sympathische Innervation des Ellenbogens: Th1–Th4
- laterale epikondylare Schmerzen: oft Folge einer Dysfunktion im Wirbelsegment C5/C6 oder C6/C7
- mediale epikondylare Schmerzen: oft Folge einer Dysfunktion im Wirbelsegment C7/Th1
- laterale Ellenbogenschmerzen: oft Folge einer Dysfunktion der 1. Rippe, Th1–Tenderpoints nach Jones schmerzhaft
- Muskelinnervation:
  - M. biceps brachii: N. musculocutaneus (C6/C7)
  - M. coracobrachialis: N. musculocutaneus (C6/C7)
  - M. brachialis: N. musculocutaneus (C6/C7)
  - M. brachioradialis: N. radialis (C5/C6)
  - M. triceps brachii: N. radialis (C6–C8)
  - M. anconeus: N. radialis (C7/C8)
  - M. pronator teres: N. medianus (C6/C7)
  - M. flexor carpi radialis: N. medianus (C6–C8)
  - M. palmaris longus: N. medianus (C7–Th1)
  - M. flexor carpi ulnaris: N. ulnaris (C7–Th1)
  - M. extensor carpi radialis: N. radialis (C5–C7)
  - M. extensor carpi ulnaris: N. radialis (C6–C8)
  - M. supinator: N. radialis (C5/C6/(C7))

Vaskuläre Beziehungen

- venolymphatisch: Lymphabflussstörungen im Bereich der Schulter bei Verquellungen/Ödemen/Druckempfindlichkeit der Achselhöhle, insbesondere an der hinteren Achselfalte
- arteriell: Versorgungsbeeinträchtigungen im Bereich der Scalenuslücke und unter dem M. pectoralis minor können besonders bei chronischen Beschwerden im Bereich der distalen oberen Extremität (wie Epikondylitiden, Karpaltunnelsyndrom etc.) die Ursache sein

Mechanische Beziehungen

- muskuläre Beziehung zur Scapula, zum Thorax und zur HWS
- eingeschränkte Funktion der Handwurzelknochen überfordert oft die Extensoren, die Folge kann ein „Tennisellenbogen" sein
- Traumen und Operationen können Spannungszustände der Membrana interossea antebrachii hervorrufen, die wiederum zu rezidivierenden Dysfunktionen im Ellenbogengelenk führen können

Triggerpunkte

Folgende Muskeln können Ursache sein von

- lateralen epikondylaren Schmerzen: M. supinator, M. brachioradialis, M. extensor carpi radialis longus, M. triceps brachii, M. supraspinatus, 4. und 5. Fingerextensoren, M. anconeus
- medialen epikondylaren Schmerzen: M. triceps brachii, Mm. pectorales major und minor

- Schmerzen im Olekranon-Bereich: M. triceps brachii, M. serratus posterior superior
- Schmerzen im anterioren Unterarmbereich: M. brachialis, M. biceps brachii

11.2 Behandlung der Art. humeroulnaris (HVLA und Inhibition)

Tobias K. Dobler

11.2.1 Dysfunktion in Abduktion (HVLA) (▶ Abb. 11.8)

Indikation: Bewegungseinschränkung in Adduktion

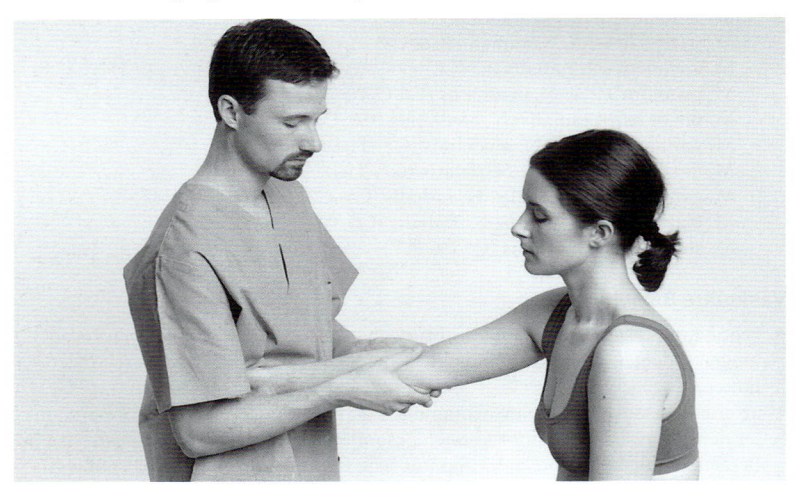

Abb. 11.8 Behandlung der Art. cubiti in Abduktion

Patient: sitzend

Therapeut: stehend, vor dem Patienten

Handposition:
- die Hand der Dysfunktionsseite in Supination mit dem Ellenbogen an der Seite des Therapeuten fixieren
- mit beiden Händen den Ellenbogen von lateral und medial umfassen

Ausführung:
- den Ellenbogen in unvollkommene Extension bringen
- durch Druck auf die mediale Seite des Ellenbogengelenks nach lateral die Bewegungsgrenze in Adduktion aufsuchen
- einen leichten Impuls von medial nach lateral ausführen

11.2.2 Dysfunktion in Adduktion (HVLA) (▶ Abb. 11.9)

Indikation: Bewegungseinschränkung in Abduktion

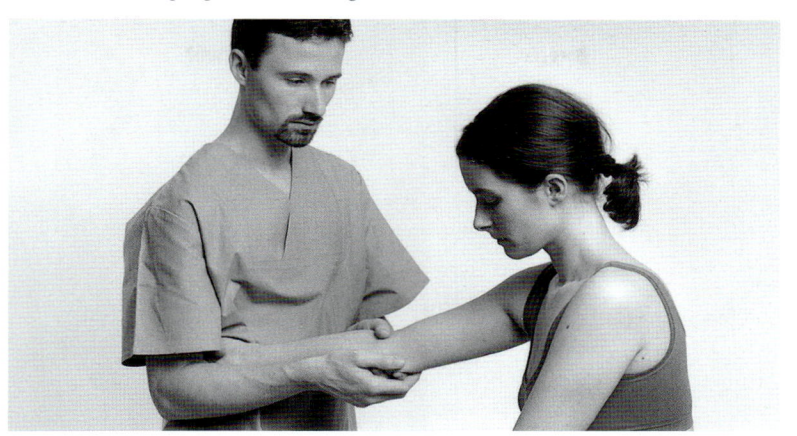

Abb. 11.9 Behandlung der Art. cubiti in Adduktion

Patient: sitzend

Therapeut: stehend, vor dem Patienten

Handposition:
- die Hand der Dysfunktionsseite in Supination mit dem Ellenbogen an der Seite des Therapeuten fixieren
- mit beiden Händen den Ellenbogen von lateral und medial umfassen

Ausführung:
- den Ellenbogen in unvollkommene Extension bringen
- durch Druck auf die laterale Seite des Ellenbogens nach medial die Bewegungsgrenze in Abduktion aufsuchen
- einen leichten Impuls von lateral nach medial ausführen

11.2.3 Dysfunktion in Außenrotation (Inhibition) (▶ Abb. 11.10)

Indikation: Bewegungseinschränkung in Innenrotation

Patient: sitzend, der Ellenbogen der Dysfunktionsseite in 90° Flexion und maximaler Supination

Therapeut: stehend, vor dem Patienten

Handposition:
- mit einer Hand den proximalen Teil der Ulna umfassen
- mit der anderen Hand das Handgelenk fixieren

Ausführung:
- mit der Hand auf der Ulna eine Innenrotation (nicht Pronation) der Ulna induzieren, um die Vorspannung zu finden
- an diesem Punkt auf eine Entspannung der Gewebe warten
- die nächste Spannung durch weitere Innenrotation finden
- diesen Vorgang wiederholen, bis die Gewebespannung überwunden ist

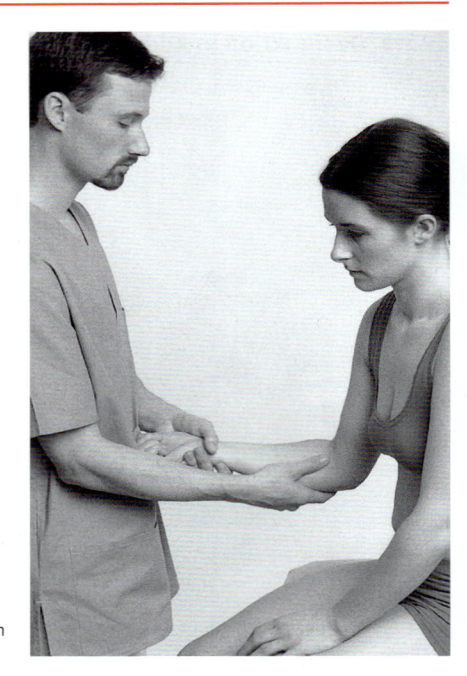

Abb. 11.10 Behandlung der Art. cubiti in Außenrotation

11.2.4 Dysfunktion in Innenrotation (Inhibition) (▶ Abb. 11.11)

Indikation: Bewegungseinschränkung in Außenrotation

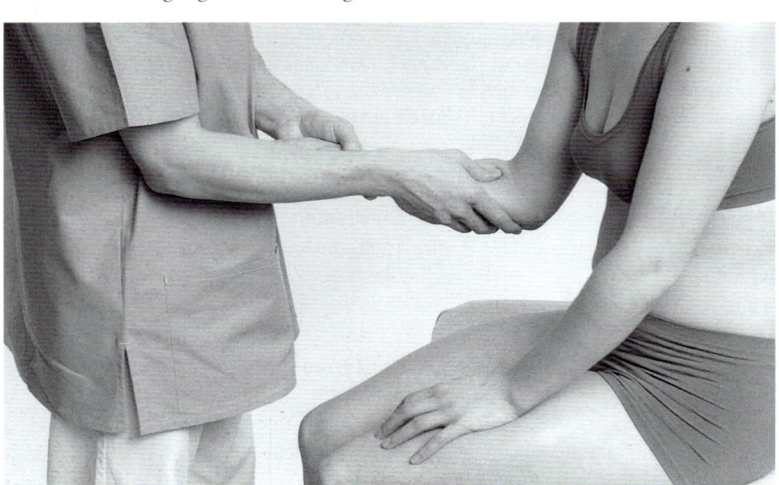

Abb. 11.11 Behandlung der Art. cubiti in Innenrotation

Patient: sitzend, der Ellenbogen der Dysfunktionsseite in 90° Flexion und maximaler Supination

Therapeut: stehend, vor dem Patienten

Handposition:
- mit einer Hand den proximalen Teil der Ulna umfassen
- mit der anderen Hand das Handgelenk fixieren

Ausführung:
- mit der Hand auf der Ulna eine Außenrotation (nicht Supination) der Ulna induzieren, um die Vorspannung zu finden
- an diesem Punkt auf eine Entspannung der Gewebe warten
- die nächste Spannung durch weitere Außenrotation finden
- diesen Vorgang wiederholen, bis die Gewebespannung überwunden ist

11.3 Behandlung der Art. humeroradialis (HVLA und MET)

Tobias K. Dobler

11.3.1 Dysfunktion in Anteriorität (HVLA) (▶ Abb. 11.12)

Indikation: Gleiten des Radiuskopfes nach posterior eingeschränkt

Patient: sitzend

Therapeut: stehend, seitlich des Patienten, auf Seite der Dysfunktion

Handposition:
- mit einer Hand das Handgelenk der Dysfunktionsseite umgreifen
- die andere Hand zwischen distalen Oberarm und proximalen Unterarm positionieren, so dass der laterale Teil des zweiten Fingergrundgelenks Kontakt mit dem Radiusköpfchen aufnimmt

Ausführung:
- den Ellenbogen bei voller Pronation des Unterarms in Flexion bringen, bis die Hand des Therapeuten zwischen Ober- und Unterarm des Patienten fixiert ist
- der Kontakt mit dem Radiusköpfchen darf dabei nicht verloren gehen bzw. muss erneut gesucht werden
- eine weitere Flexion des Ellenbogens mit der einen Hand bei einem gleichzeitigen Impuls der anderen Hand am Radiusköpfchen nach inferior ausführen

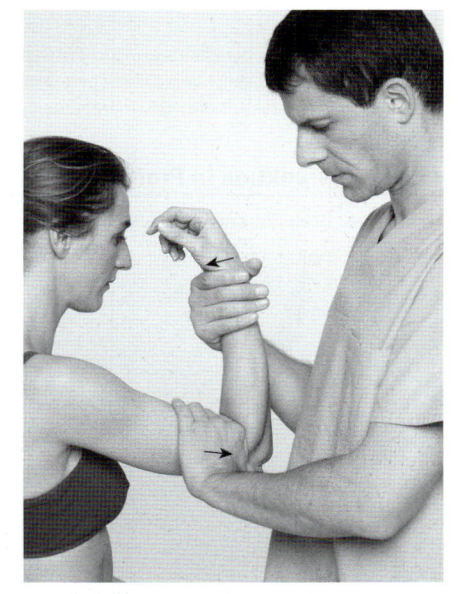

Abb. 11.12 Dysfunktion der Art. humeroradialis in Anteriorität (HVLA)

11.3.2 Dysfunktion in Posteriorität (HVLA) (▶ Abb. 11.13)

Indikation: Gleiten des Radiuskopfes nach anterior eingeschränkt

Patient: sitzend

Therapeut: stehend, seitlich des Patienten, auf Seite der Dysfunktion

Handposition:
- mit einer Hand das Handgelenk der Dysfunktionsseite umgreifen
- mit der anderen den Ellenbogen von inferior und lateral umfassen, der Daumen nimmt dabei Kontakt mit dem posterolateralen Teil des Radiusköpfchens auf

Ausführung:
- den Ellenbogen bei voller Supination des Unterarms in unvollkommene Extension bringen
- den Ellenbogen mit der einen Hand in volle Extension bringen und gleichzeitig einen Impuls mit dem Daumen am Radiusköpfchen nach anterior ausführen

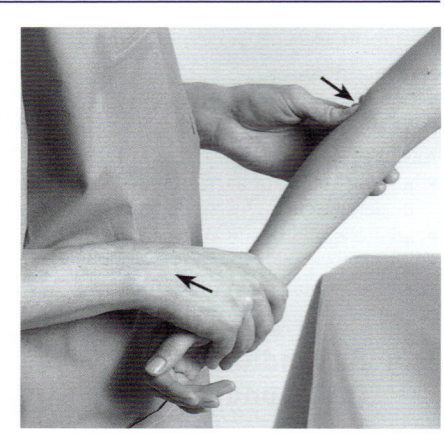

Abb. 11.13 Behandlung der Art. cubiti in Posteriorität

> Darauf achten, dass der Ellenbogen nicht in Hyperextension gelangt, da dies für den Patienten schmerzhaft sein kann. Eine Hyperextension kann vermieden werden, indem die Extension in Richtung Thorax des Therapeuten gerichtet und von diesem gestoppt wird.

11.3.3 Dysfunktion in Pronation (MET) (▶ Abb. 11.14)

Indikation: Bewegungseinschränkung in Supination

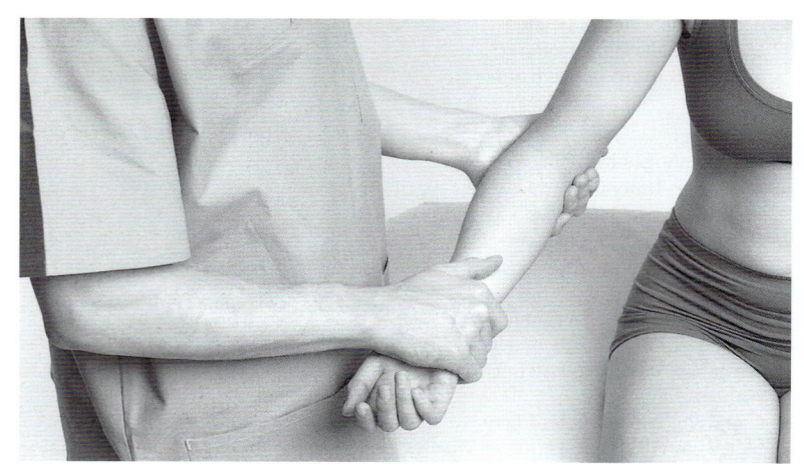

Abb. 11.14 Behandlung der Art. cubiti in Pronation

Patient: sitzend

Therapeut: stehend, seitlich des Patienten, auf Seite der Dysfunktion

Handposition:
- mit einer Hand das Handgelenk der Dysfunktionsseite umgreifen
- mit der anderen Hand den Ellenbogen umfassen

Ausführung:
- den Unterarm in Supination bringen, bis die Bewegungsgrenze erreicht ist
- den Patienten auffordern, den Arm gegen den Widerstand des Therapeuten in Pronation zu bringen
- die Spannung für 3–6 Sek. halten
- in der Entspannungsphase wird die neue Bewegungsgrenze durch weitere Supination erreicht
- diesen Vorgang 3–5 × wiederholen

11.3.4 Dysfunktion in Supination (MET) (▶ Abb. 11.15)

Indikation: Bewegungseinschränkung in Pronation

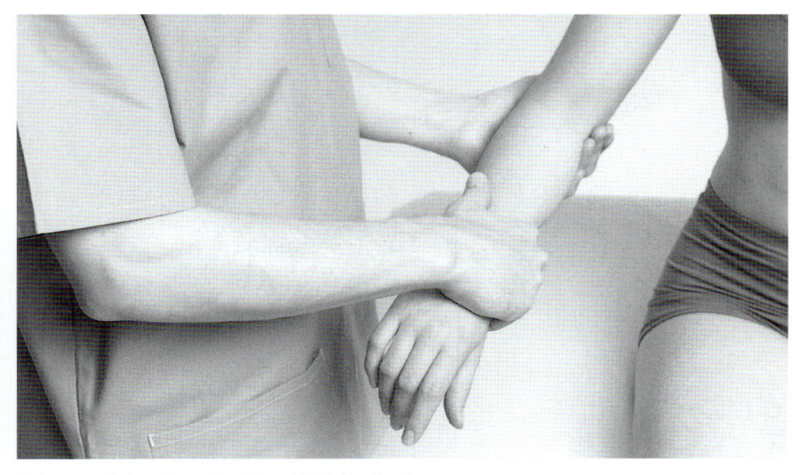

Abb. 11.15 Behandlung der Art. cubiti in Supination

Patient: sitzend

Therapeut: stehend, seitlich des Patienten, auf Seite der Dysfunktion

Handposition:
- mit einer Hand das Handgelenk der Dysfunktionsseite umgreifen
- mit der anderen Hand den Ellenbogen umfassen

Ausführung:
- den Unterarm in Pronation bringen, bis die Bewegungsgrenze erreicht ist
- den Patienten auffordern, den Arm gegen den Widerstand des Therapeuten in Supination zu bringen
- die Spannung für 3–6 Sek. halten
- in der Entspannungsphase wird die neue Bewegungsgrenze durch weitere Pronation erreicht
- diesen Vorgang 3–5 × wiederholen

12 Hand- und Fingergelenke

Tobias K. Dobler, Christian Fossum, Peter Sommerfeld
Therapeut auf den Fotos: Tobias K. Dobler

12.1	**Diagnostik** *Tobias K. Dobler, Christian Fossum, Peter Sommerfeld*	**366**
12.1.1	Anamnese	366
12.1.2	Inspektion	366
12.1.3	Palpation	366
12.1.4	Tests und Bewegungsprüfung	367
12.1.5	Differenzialdiagnosen	374
12.1.6	Osteopathische Beziehungen	375
12.2	**Behandlung der Art. radioulnaris distalis (HVLA)** *Tobias K. Dobler*	**377**
12.2.1	Globale Gelenkdysfunktion	377
12.3	**Behandlung der Hand (Mobilisation und HVLA)** *Tobias K. Dobler*	**378**
12.3.1	Globale Gelenkdysfunktion des proximalen Handgelenks (Mobilisation)	378
12.3.2	Globale Gelenkdysfunktion des distalen Handgelenks (Mobilisation)	379
12.3.3	Dysfunktion des Os scaphoideum in Anteriorität (HVLA)	380
12.3.4	Dysfunktion des Os lunatum oder Os capitatum in Anteriorität (HVLA)	381
12.3.5	Dysfunktion des Os lunatum oder Os capitatum in Posteriorität (HVLA)	382
12.3.6	Dysfunktion der Basis ossis metacarpalis I in Posteriorität (HVLA)	382
12.3.7	Globale Dysfunktion der Fingergrundgelenke (HVLA)	383

12 Hand- und Fingergelenke

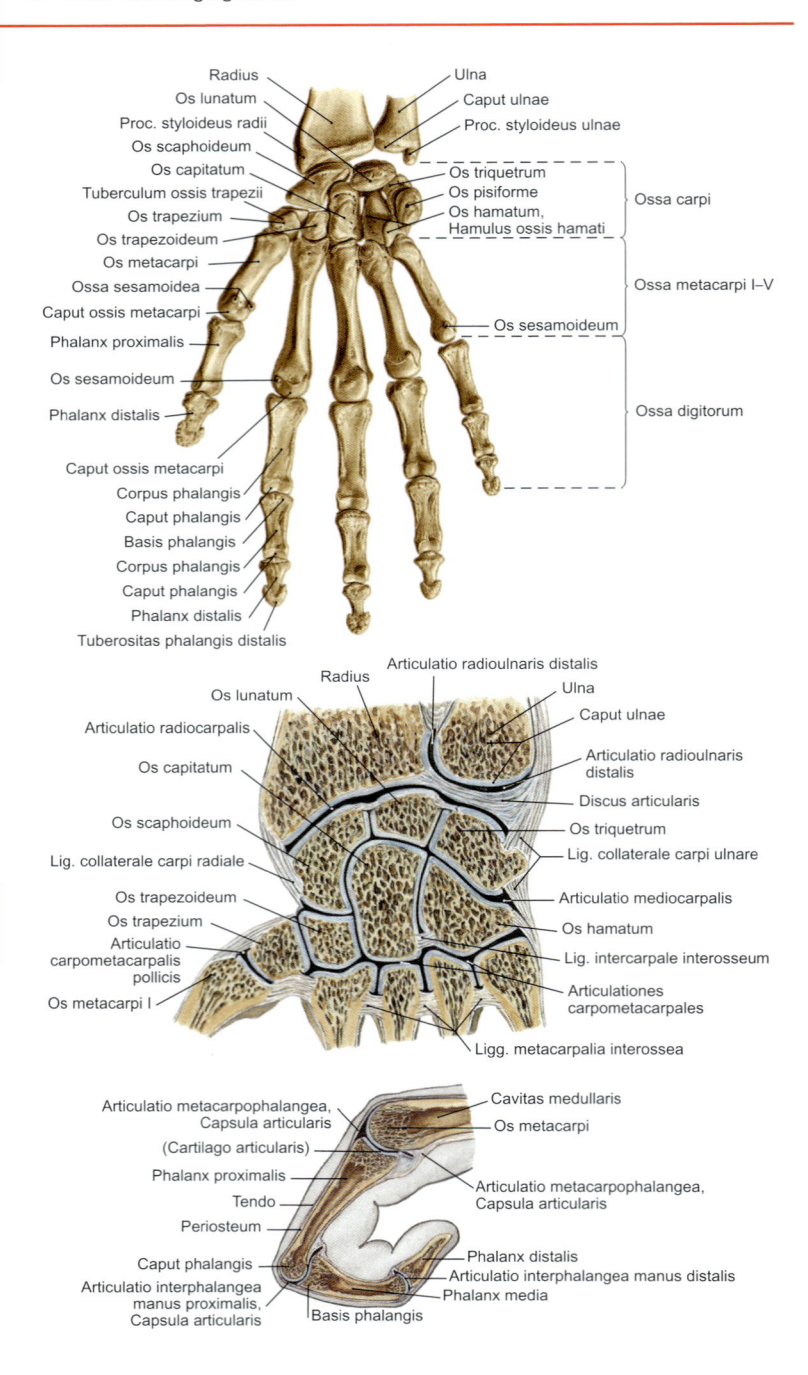

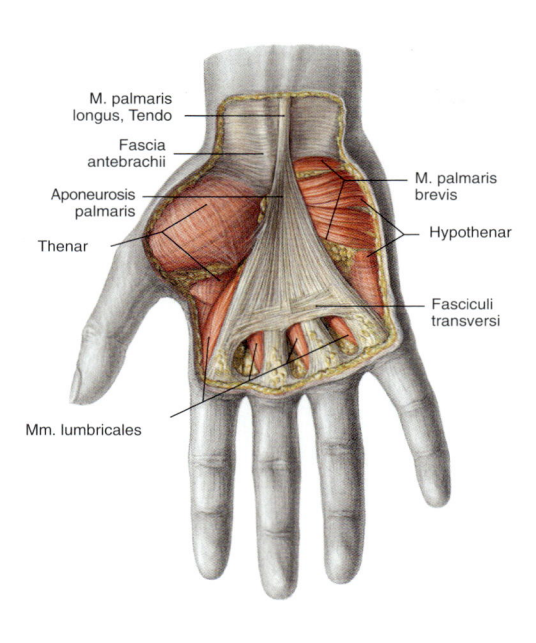

12 Hand- und Fingergelenke

Beschriftungen obere Abbildung:
- M. palmaris longus, Tendo
- Fascia antebrachii
- Aponeurosis palmaris
- Thenar
- M. palmaris brevis
- Hypothenar
- Fasciculi transversi
- Mm. lumbricales

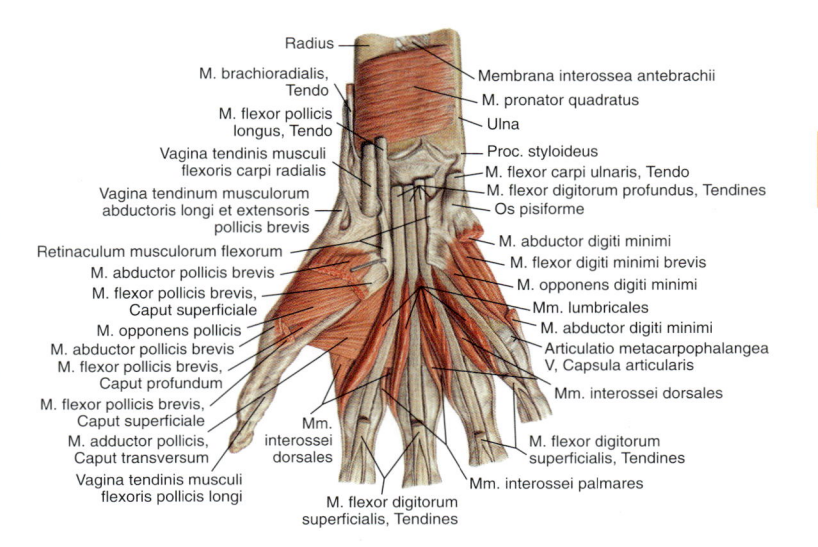

Beschriftungen untere Abbildung:
- Radius
- M. brachioradialis, Tendo
- M. flexor pollicis longus, Tendo
- Vagina tendinis musculi flexoris carpi radialis
- Vagina tendinum musculorum abductoris longi et extensoris pollicis brevis
- Retinaculum musculorum flexorum
- M. abductor pollicis brevis
- M. flexor pollicis brevis, Caput superficiale
- M. opponens pollicis
- M. abductor pollicis brevis
- M. flexor pollicis brevis, Caput profundum
- M. flexor pollicis brevis, Caput superficiale
- M. adductor pollicis, Caput transversum
- Vagina tendinis musculi flexoris pollicis longi
- Mm. interossei dorsales
- M. flexor digitorum superficialis, Tendines
- Membrana interossea antebrachii
- M. pronator quadratus
- Ulna
- Proc. styloideus
- M. flexor carpi ulnaris, Tendo
- M. flexor digitorum profundus, Tendines
- Os pisiforme
- M. abductor digiti minimi
- M. flexor digiti minimi brevis
- M. opponens digiti minimi
- Mm. lumbricales
- M. abductor digiti minimi
- Articulatio metacarpophalangea V, Capsula articularis
- Mm. interossei dorsales
- M. flexor digitorum superficialis, Tendines
- Mm. interossei palmares

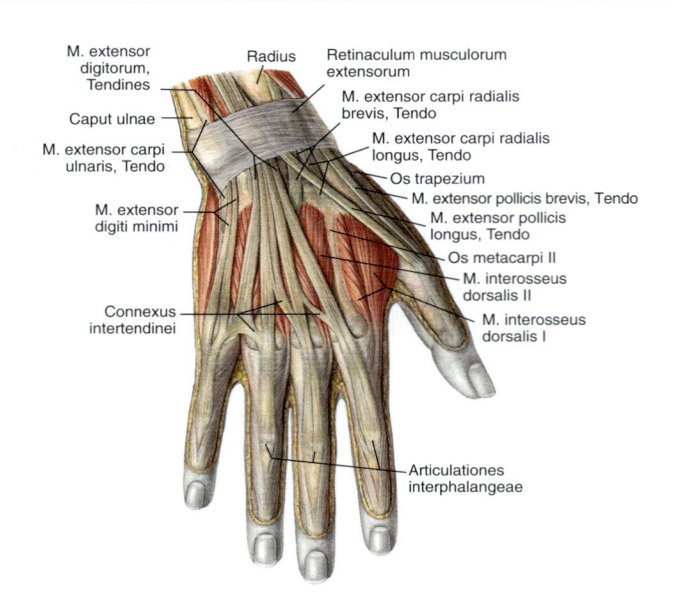

12 Hand- und Fingergelenke

Obere Abbildung (Handrücken):
- M. extensor digitorum, Tendines
- Radius
- Retinaculum musculorum extensorum
- M. extensor carpi radialis brevis, Tendo
- Caput ulnae
- M. extensor carpi radialis longus, Tendo
- M. extensor carpi ulnaris, Tendo
- Os trapezium
- M. extensor pollicis brevis, Tendo
- M. extensor digiti minimi
- M. extensor pollicis longus, Tendo
- Os metacarpi II
- M. interosseus dorsalis II
- Connexus intertendinei
- M. interosseus dorsalis I
- Articulationes interphalangeae

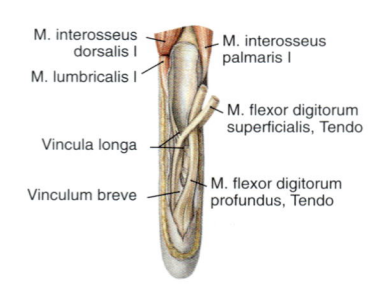

Mittlere Abbildung (Finger):
- M. interosseus dorsalis I
- M. interosseus palmaris I
- M. lumbricalis I
- M. flexor digitorum superficialis, Tendo
- Vincula longa
- Vinculum breve
- M. flexor digitorum profundus, Tendo

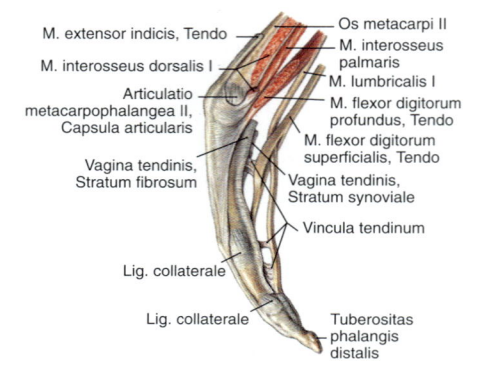

Untere Abbildung (Finger, lateral):
- M. extensor indicis, Tendo
- Os metacarpi II
- M. interosseus dorsalis I
- M. interosseus palmaris
- M. lumbricalis I
- Articulatio metacarpophalangea II, Capsula articularis
- M. flexor digitorum profundus, Tendo
- M. flexor digitorum superficialis, Tendo
- Vagina tendinis, Stratum fibrosum
- Vagina tendinis, Stratum synoviale
- Vincula tendinum
- Lig. collaterale
- Lig. collaterale
- Tuberositas phalangis distalis

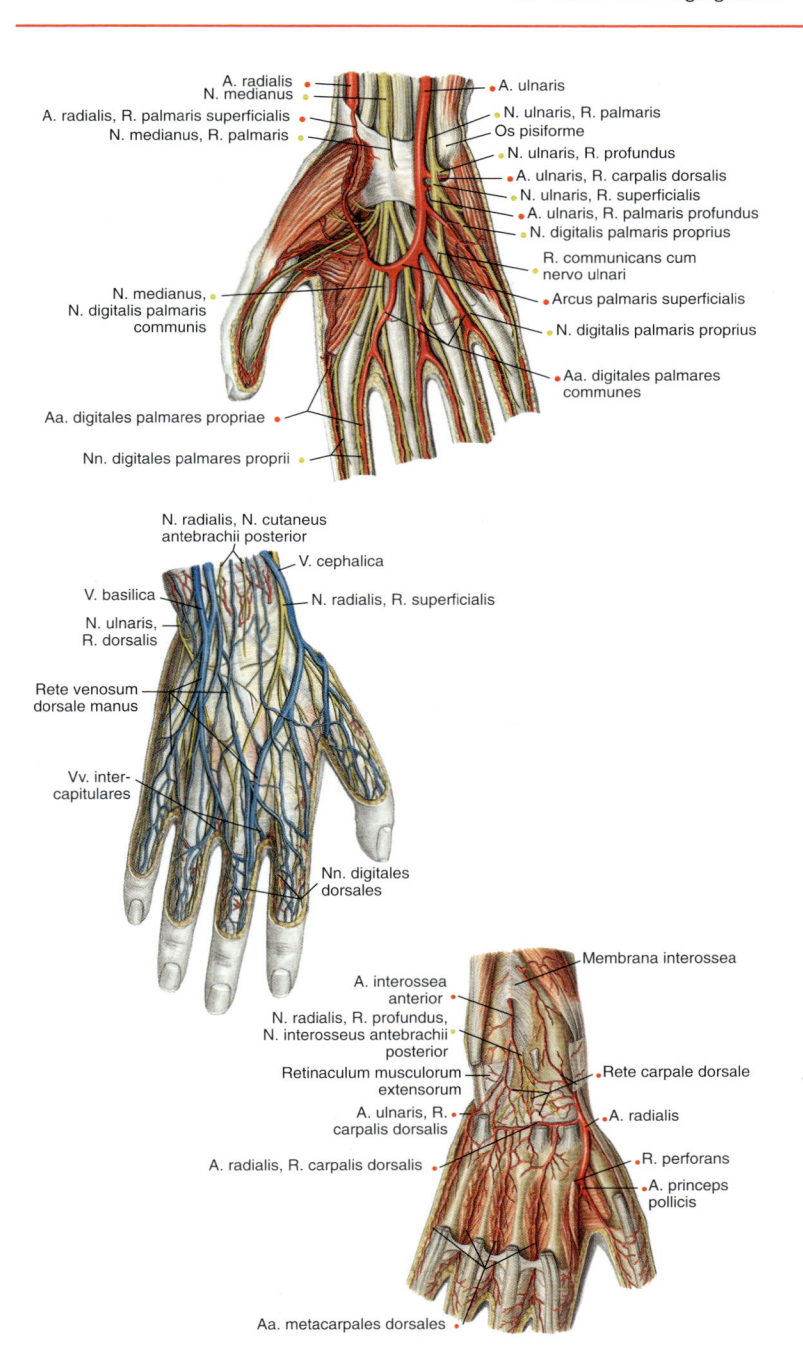

12 Hand- und Fingergelenke

A. radialis
N. medianus
A. ulnaris
A. radialis, R. palmaris superficialis
N. medianus, R. palmaris
N. ulnaris, R. palmaris
Os pisiforme
N. ulnaris, R. profundus
A. ulnaris, R. carpalis dorsalis
N. ulnaris, R. superficialis
A. ulnaris, R. palmaris profundus
N. digitalis palmaris proprius
R. communicans cum nervo ulnari
N. medianus, N. digitalis palmaris communis
Arcus palmaris superficialis
N. digitalis palmaris proprius
Aa. digitales palmares communes
Aa. digitales palmares propriae
Nn. digitales palmares proprii

N. radialis, N. cutaneus antebrachii posterior
V. cephalica
V. basilica
N. radialis, R. superficialis
N. ulnaris, R. dorsalis
Rete venosum dorsale manus
Vv. intercapitulares
Nn. digitales dorsales

Membrana interossea
A. interossea anterior
N. radialis, R. profundus, N. interosseus antebrachii posterior
Retinaculum musculorum extensorum
Rete carpale dorsale
A. ulnaris, R. carpalis dorsalis
A. radialis
A. radialis, R. carpalis dorsalis
R. perforans
A. princeps pollicis
Aa. metacarpales dorsales

12 Hand- und Fingergelenke

12.1 Diagnostik

12.1.1 Anamnese

Tobias K. Dobler

Schmerzen, Bewegungseinschränkung
- Schmerzlokalisation, Druckempfindlichkeit
- welche Bewegungsrichtungen sind betroffen
- wann treten die Beschwerden auf, z. B. Morgensteifigkeit, Wetterabhängigkeit, in Ruhe oder bei Bewegung
- eingeschränkte Bewegungen, z. B. Flaschen öffnen, Schlüssel drehen, Abstützen, Keyboardspielen

Andere Symptome
- Schwellungen
- Parästhesien
- Hautverfärbungen
- Kraftlosigkeit
- Verformungen

Vor-, Begleiterkrankungen, Sozialanamnese
- Rheumatische Erkrankungen (z. B. Primär chronische Polyarthritis)
- Stoffwechselerkrankungen (z. B. Gicht, Diabetes mellitus)
- Psoriasis
- Belastung im Alltag, am Arbeitsplatz

12.1.2 Inspektion

Tobias K. Dobler

- Schwellungen: lokal (z. B. Ganglion, Knochen-, Weichteiltumoren) oder diffus (z. B. gesamter Handrücken bei Rechtsherzinsuffizienz)
- Ausbildung der Muskulatur: Atrophie (z. B. gesamte Hand bei Sudeck-Syndrom, Thenar bei chronischem Karpaltunnelsyndrom)
- Knotenbildung: Heberden- und Bouchard-Knoten, Verdickung über Metakarpalköpfchen (bei schnellendem Finger oder Daumen)
- Luxation, Ulnardeviation (bei aktiver oder chronischer Polyarthritis)
- Fallhand (bei proximaler Radialislähmung), Krallenhand (bei Ulnarislähmung), Schwurhand (bei Medianuslähmung)
- Dupuytren-Kontraktur
- Schwanenhalsdeformität (bei palmarer Subluxation im Fingergrundgelenk), Knopflochdeformität (bei Ruptur der Streckaponeurose)
- Uhrglasfingernägel, mykotische Veränderungen der Nägel
- Hautveränderungen, Narben, Rötungen, Hämatome, Palmarerythem

12.1.3 Palpation

Tobias K. Dobler

Knochenpalpation
- Proc. styloideus radii, Proc. styloideus ulnae
- Tuberculum dorsale

- Ossa carpi: Os scaphoideum, Os lunatum, Os triquetrum, Os pisiforme, Os trapezium, Os trapezoideum, Os capitatum, Os hamatum
- Ossa metacarpi I–V
- Ossa digitorum

Weichteilpalpation
- Thenar, Hypothenar
- Sehnen der oberflächlichen Flexoren, dabei auf Knötchenbildung achten: M. flexor carpi radialis, M. palmaris longus, M. flexor carpi ulnaris
- Sehnen der radialen Muskeln des Unterarms, dabei auf Knötchenbildung achten: M. extensor carpi radialis longus, M. extensor carpi radialis brevis
- Sehnen der oberflächlichen Extensoren, dabei auf Knötchenbildung achten: M. extensor digitorum (communis), M. extensor digiti minimi, M. extensor carpi ulnaris
- Sehnen der tiefen Extensoren, dabei auf Knötchenbildung achten: M. extensor pollicis longus, M. extensor indicis, M. abductor pollicis longus, M. extensor pollicis brevis
- Bänder und Kapseln der Fingergelenke
- Karpaltunnel, gebildet von Os scaphoideum, Os trapezium, Os pisiforme, Os hamatum und Retinaculum musculorum flexorum
- Puls der A. radialis
- Puls der A. ulnaris

12.1.4 Tests und Bewegungsprüfung

Tobias K. Dobler

Biomechanik

Art. radioulnaris distalis
- **Gelenkpartner:** Incisura ulnaris radii (konkav) und Circumferentia articularis ulnae (konvex)
- **Gelenktyp:** Radgelenk
- **Bewegungsmöglichkeiten:** dorsoventrales Gleiten

Art. radiocarpalis
- **Gelenkpartner:** Facies articularis carpalis radii und Discus articularis (konkav) und proximale Gelenkflächen von Os scaphoideum, Os lunatum und Os triquetrum (konvex)
- **Gelenktyp:** Eigelenk
- **Bewegungsmöglichkeiten:** Palmarflexion, (Dorsalextension), Ulnarabduktion, Radialabduktion

Art. mediocarpalis
- **Gelenkpartner:** proximale Handwurzelknochen (Os scaphoideum, Os lunatum und Os triquetrum) und distale Handwurzelknochen (Os trapezium, Os trapezoideum, Os capitatum, Os hamatum)
- **Gelenktyp:** Scharniergelenk
- **Bewegungsmöglichkeiten:** Dorsalextension, (Palmarflexion, Ulnarabduktion, Radialabduktion)

Art. carpometacarpalis pollicis
- **Gelenkpartner:** Os trapezium (in radioulnarer Richtung konkav und nach dorsopalmar konvex) und Basis ossis metacarpi I (in radioulnarer Richtung konvex und nach dorsopalmar konkav)
- **Gelenktyp:** Sattelgelenk
- **Bewegungsmöglichkeiten:** Opposition, Reposition, Abduktion, Adduktion

Artt. carpometacarpales II–V
- **Gelenkpartner:** distale Handwurzelknochen (Os trapezium, Os trapezoideum, Os capitatum, Os hamatum) und Basis ossis metacarpi II–V
- **Gelenktyp:** Amphiarthrosen
- **Bewegungsmöglichkeiten:** Palmarflexion, Dorsalextension

Artt. metacarpophalangeae
- **Gelenkpartner:** Caput ossis metacarpi I–V (konvex) und Basis phalangis proximalis I–V (konkav)
- **Gelenktyp:** Kugelgelenke
- **Bewegungsmöglichkeiten:** Flexion, Extension, Abduktion, Adduktion

Artt. interphalangeae proximales (PIP, proximales Interphalangealgelenk)
- **Gelenkpartner:** Caput phalangis proximalis I–V (konvex) und Basis phalangis distalis I bzw. mediae II–V (konkav)
- **Gelenktyp:** Scharniergelenke
- **Bewegungsmöglichkeiten:** Flexion, Extension

Artt. interphalangeae distales (DIP, distales Interphalangealgelenk)
- **Gelenkpartner:** Caput phalangis mediae II–V (konvex) und Basis phalangis distalis II–V (konkav)
- **Gelenktyp:** Scharniergelenke
- **Bewegungsmöglichkeiten:** Flexion, Extension

Aktive Bewegungsprüfung

Handgelenk
Den Patienten auffordern, das Handgelenk in Flexion, Extension, Abduktion und Adduktion zu führen.

Finger
- Den Patienten auffordern, die Hand zu einer Faust zu schließen und ganz zu öffnen.
- Dann die Finger einzeln in Flexion, Extension, Adduktion und Abduktion bewegen lassen.
- Um einzelne Gelenke isoliert zu beurteilen, muss das dazu proximale Gelenk fixiert werden (z. B. Fixieren des proximalen Interphalangealgelenks zur isolierten Bewegung des distalen Interphalangealgelenks).

Passive Bewegungsprüfung

Für alle Prüfungen des Gelenkspiels gilt:

Patient: sitzend oder liegend

Therapeut: stehend oder sitzend

Bewertung: Auf die Qualität und die Quantität der Bewegung achten.

- Normalbefund: Freie, schmerzlose Beweglichkeit der Gelenke.
- Eine eingeschränkte Beweglichkeit, Schmerzen, Krepitationen und Schnappen bei der Ausführung der Bewegung können auf eine Dysfunktionen der Gelenke hinweisen.

Gelenkspiel der Art. radioulnaris distalis (▶ Abb. 12.1)

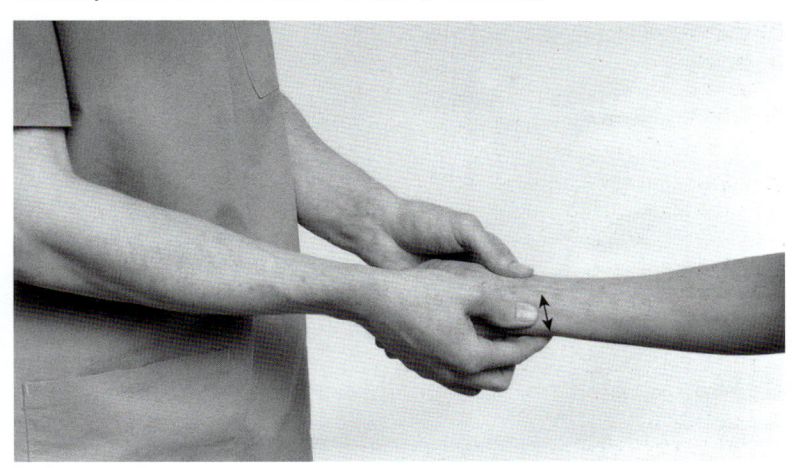

Abb. 12.1 Gelenkspiel der Art. radioulnaris distalis

Handposition: mit der einen Hand den Proc. styloideus radii fixieren
Ausführung: mit der anderen Hand die Ulna nach anterior und posterior verschieben

Gelenkspiel der Art. radiocarpalis (▶ Abb. 12.2)

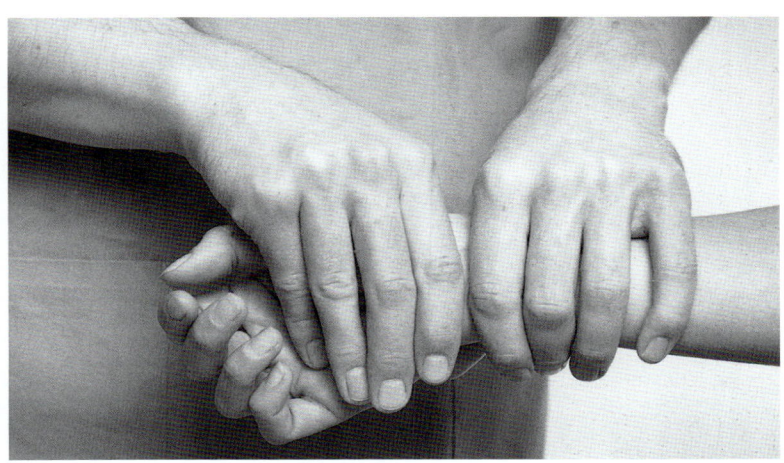

Abb. 12.2 Gelenkspiel der Art. radiocarpalis

Handposition: mit der einen Hand Radius und Ulna an ihren distalen Enden fixieren

Ausführung: mit Daumen und Zeigefinger der anderen Hand die proximalen Handwurzelknochen auf Palmar- und Dorsalseite umfassen und diese in Richtung anterior, posterior, medial und lateral bewegen

Gelenkspiel der Art. mediocarpalis (▶ Abb. 12.3)

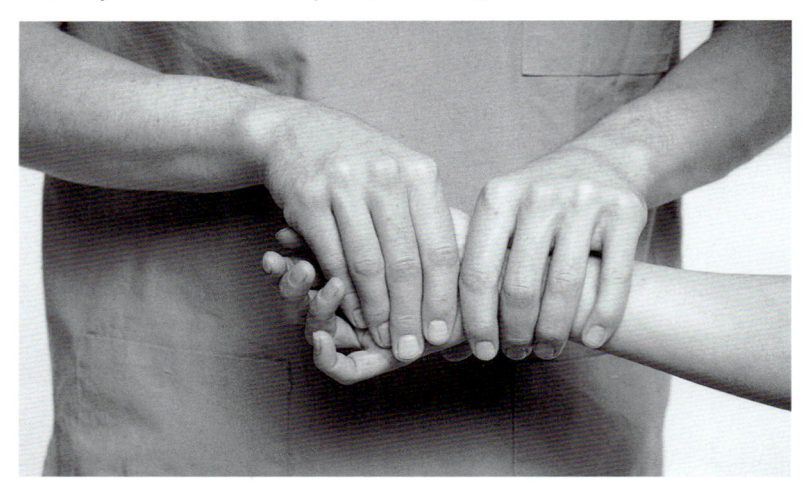

Abb. 12.3 Gelenkspiel der Art. mediocarpalis

Handposition: mit Daumen und Zeigefinger der einen Hand die proximalen Handwurzelknochen fixieren

Ausführung: mit Daumen und Zeigefinger der anderen Hand die distalen Handwurzelknochen umfassen und diese nach anterior und posterior bewegen

Gelenkspiel der Art. carpometacarpalis pollicis (▶ Abb. 12.4)

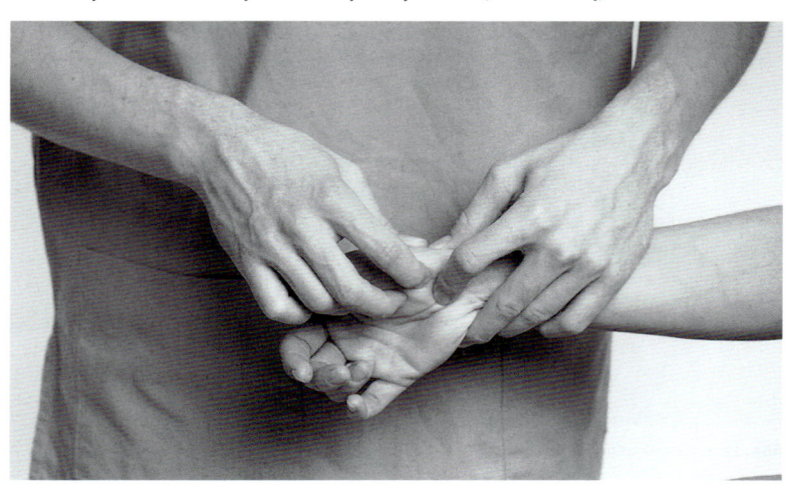

Abb. 12.4 Gelenkspiel der Art. carpometacarpalis pollicis

Handposition: mit Daumen und Zeigefinger der einen Hand das Os trapezium fixieren

Ausführung:
- Daumen und Zeigefinger der anderen Hand auf Palmar- und Dorsalseite des ersten Mittelhandknochens legen und diesen nach anterior und posterior bewegen (Prüfung von anteriorem und posteriorem Gleiten)
- Daumen und Zeigefinger der anderen Hand auf die mediale und laterale Seite des Mittelhandknochens legen und diesen nach medial und lateral bewegen (Prüfung von medialem und lateralem Gleiten)

Gelenkspiel der Artt. carpometacarpales II–V (▶ Abb. 12.5)

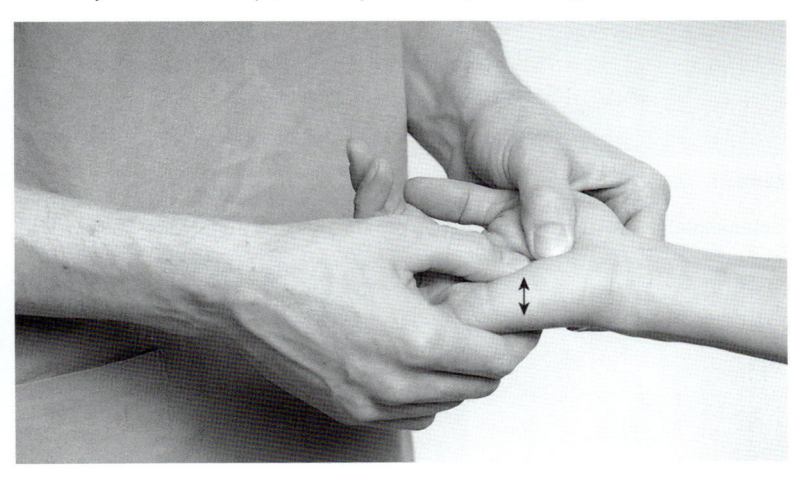

Abb. 12.5 Gelenkspiel der Artt. carpometacarpales II–V

Handposition: mit Daumen und Zeigefinger der einen Hand die distalen Handwurzelknochen fixieren

Ausführung: mit Daumen und Zeigefinger der anderen Hand eine Bewegung nach anterior und posterior mit der Basis der Mittelhandknochen ausführen

Gelenkspiel der Artt. metacarpophalangeae (▶ Abb. 12.6)

Handposition: mit Daumen und Zeigefinger der einen Hand die Mittelhandknochen fixieren

Ausführung: mit Daumen und Zeigefinger der anderen Hand die proximalen Phalangen nach anterior und posterior, lateral und medial sowie in Rotation bewegen

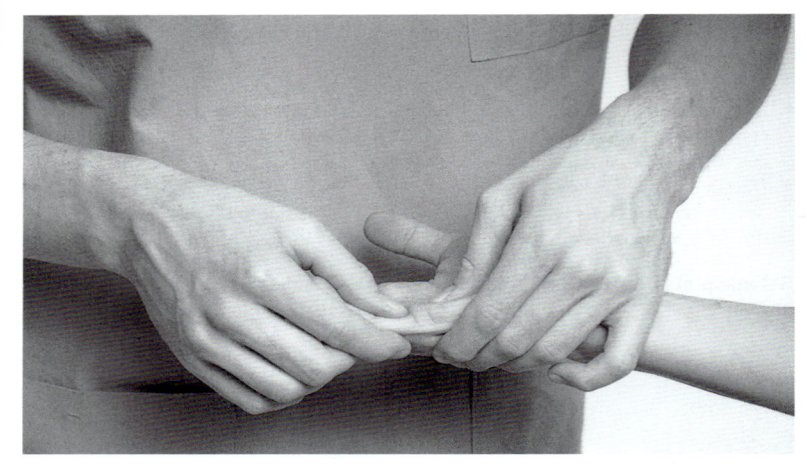

Abb. 12.6 Gelenkspiel der Artt. metacarpophalangeae

Gelenkspiel der Artt. interphalangeae proximales und distales (▶ Abb. 12.7)

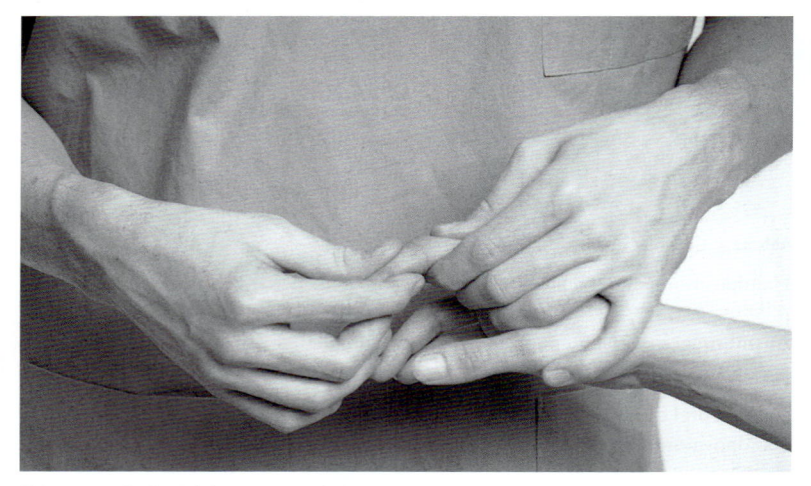

Abb. 12.7 Gelenkspiel der Artt. interphalangeae proximales und distales

Handposition: mit Daumen und Zeigefinger der einen Hand die proximale bzw. mediale Phalanx fixieren

Ausführung: mit Daumen und Zeigefinger der anderen Hand die mediale bzw. distale Phalanx nach anterior und posterior, medial und lateral sowie in Rotation bewegen

Muskeltests

Art. radioulnaris distalis
- **Pronation:** M. pronator teres, M. pronator quadratus, M. flexor carpi radialis

- **Supination:** M. biceps brachii (bei Flexion des Ellenbogens von 90°), M. supinator, M. brachioradialis (aus Pronation)

Artt. radiocarpalis und mediocarpalis
- **Palmarflexion:** M. flexor carpi radialis, M. palmaris longus, M. flexor carpi ulnaris
- **Dorsalextension:** M. extensor carpi radialis longus, M. extensor carpi radialis brevis, M. extensor digitorum
- **Ulnarabduktion:** M. extensor carpi ulnaris, M. flexor carpi ulnaris
- **Radialabduktion:** M. extensor carpi radialis longus, M. extensor carpi radialis brevis, M. abductor pollicis longus, M. extensor pollicis brevis, M. flexor carpi radialis

Art. carpometacarpalis pollicis
- **Opposition:** M. abductor pollicis brevis, M. flexor pollicis brevis, M. opponens pollicis, M. adductor pollicis
- **Reposition:** M. extensor pollicis longus, M. extensor pollicis brevis, M. abductor pollicis longus
- **Adduktion:** M. adductor pollicis, M. interosseus dorsalis I
- **Abduktion:** M. abductor pollicis longus, M. abductor pollicis brevis

Artt. carpometacarpales II–V
- **Palmarflexion:** Mm. interossei, Mm. lumbricales, M. flexor digiti minimi brevis, Mm. flexor digitorum superficialis und profundus (bei dorsalextendierten Handgelenken)
- **Dorsalextension:** M. extensor digitorum, M. extensor digiti minimi, M. extensor indicis
- **Abduktion:** Mm. interossei dorsales, M. abductor digiti minimi
- **Adduktion:** Mm. interossei palmares, Mm. flexor digitorum superficialis und profundus (schwach)

Art. metacarpophalangea I
- **Flexion:** M. abductor pollicis brevis, M. flexor pollicis brevis, M. adductor pollicis, M. flexor pollicis longus
- **Extension:** M. extensor pollicis longus, M. extensor pollicis brevis

Art. interphalangea I
- **Flexion:** M. flexor pollicis longus
- **Extension:** M. extensor pollicis longus

Artt. metacarpophalangeae II–V und interphalangeae proximales und distales II–V
- **Flexion:** M. flexor digitorum superficialis (nur Mittelgelenk), M. flexor digitorum profundus
- **Extension:** Mm. interossei, Mm. lumbricales, M. extensor digitorum (schwach)

Provokationstests

Hoffmann-Tinel-Zeichen
▶ Abb. 11.6

Patient: stehend oder sitzend

Therapeut: stehend, hinter dem Patienten

Handposition:
- mit der einen Hand den Ellenbogen umfassen
- mit der anderen Hand den Reflexhammer halten

Ausführung: mit dem Reflexhammer vorsichtig den N. ulnaris im Sulcus nervi ulnaris beklopfen

Bewertung: Auf Schmerzäußerungen des Patienten achten.
- Normalbefund: Keine Schmerzen oder Parästhesien.
- Schmerzen und Parästhesien im Unterarm deuten auf eine Reizung des N. ulnaris (z. B. durch ein Neurom) hin.

Phalen-Zeichen
Durch maximale Palmarflexion des Handgelenks werden bei Reizung des N. medianus für 30–40 Sek. Parästhesien im Versorgungsgebiet des Nervs ausgelöst.

Karpal-Kompressionstest
Durch Kompression des Karpaltunnels mit beiden Daumen des Untersuchenden werden bei Reizung des N. medianus für mindestens 30 Sek. Parästhesien im Versorgungsgebiet des Nervs ausgelöst.

Finkelstein-Zeichen
Den Patienten auffordern, den maximal gebeugte Daumen in der Faust der gleichen Hand „einzuschließen" und das Handgelenk nach ulnar zu abduziert. Starke Schmerzen im 1. Strecksehnenfach des M. abductor pollicis longus und M. extensor pollicis brevis weisen auf eine Tendovaginitis stenosans de Quervain hin.

Faustschlussprobe
Um die arterielle Durchblutung der Hand und des Unterarms zu testen, mit den Daumen die A. radialis und A. ulnaris komprimieren. Dann den Patienten auffordern, die erhobene Hand im Sekundentakt bis zu 50 × zu öffnen und schließen. Eine verzögerte Rötung der Handinnenflächen nach Aufhebung der Kompression deutet auf eine Durchblutungsstörung hin.

12.1.5 Differenzialdiagnosen

Tobias K. Dobler

- **mechanisch/degenerativ:** Fraktur, Luxation, Diskusläsion in der Art. radiocarpalis, Fehlstellungen nach Sehnenverletzungen (z. B. Skidaumen, Knopflochdeformität, Schwanenhalsdeformität), Schnellender Finger, Rhizarthrose, Skaphoidpseudarthrose
- **neural/radikulär:** Nervenwurzelreizung C5–Th1, Läsion des Plexus brachialis, periphere Nervenläsionen (z. B. Ulnariskompression im Ellenbogen, Karpaltunnelsyndrom)
- **ausstrahlend:** Erkrankungen von Ellenbogen, Schulter
- **entzündlich/rheumatisch:** reaktive Arthritiden, primär chronische Polyarthritis, Infektionen (z. B. der Fingernägel, durch Wunden)
- **dysplastisch:** Ganglion, Enchondrom
- **vaskulär/lymphatisch:** Lunatummalazie, Sudeck-Syndrom, Morbus Raynaud

12.1.6 Osteopathische Beziehungen (▶ Abb. 12.8)

Christian Fossum, Peter Sommerfeld

Hand aus osteopathischer Sicht

Krankheiten und Differenzialdiagnosen
- Entzündliche rheumatische Störungen (z.B. Arthritiden, Polyarthritis, Infektionen)
- Projektionsschmerzen von Plexus brachialis und HWS, periphäre Nervenstörungen, Karpaltunnelsyndrom
- Trauma, Luxation, Fraktur, freie Gelenkkörper, Diskusläsion
- Arthrose, Ganglion, schnellender Finger, Dupuytren-Kontraktur, Raynaud-Syndrom, Sudeck-Syndrom
- Ausstrahlend von Ellenbogen und Schulter

Muskeln
- s. Triggerpunkte

Nachbarorgane
- keine

Triggerpunkte
- Laterale epikondylare Schmerzen:
  Mm. supinator, brachioradialis, extensor carpi radialis longus, triceps brachii, supraspinatus, 4. und 5. Fingerextensoren, anconeus
- Schmerzen an der Dorsalseite der Hand:
  Mm. extensores carpi radialis brevis et longus, subscapularis, coracobrachialis, scalenus minimus
- Schmerzen im Daumenbereich:
  Mm. supinator, scaleni, brachialis, brachioradialis, adductor pollicis, opponens pollicis
- Schmerzen im Ulnarbereich:
  Mm. flexores carpi radialis und ulnaris, palmaris longus, pronator teres

Gefäße
- A. ulnaris und A. radialis

Nerven
- sympathische Innervierung des Handgelenks: Th1 – Th4
- N. medianus, N. ulnaris, N. radialis

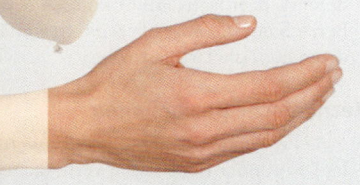

Faszien
- Membrana interossea, Aponeurosis palmaris

Abb. 12.8 Hand aus osteopathischer Sicht

Neurologische Beziehungen

- sympathische Innervation des Handgelenks: Th1–Th4
- Muskelinnervation:
  - M. flexor carpi radialis: N. medianus (C6–Th1)
  - M. palmaris longus: N. medianus (C7–Th1)
  - M. flexor digitorum superficialis: N. medianus (C7–Th1)
  - M. flexor carpi ulnaris: N. ulnaris (C7–Th1)
  - M. flexor digitorum profundus: N. medianus für radialen Teil, N. ulnaris für ulnaren Teil (C7–Th1)
  - M. flexor pollicis longus: N. medianus (C7–Th1)
  - Mm. extensores carpi radialis longus und brevis: N. radialis (C5–C8)
  - M. extensor digitorum: N. radialis (C6–C8)
  - M. extensor carpi ulnaris: N. radialis (C6–C8)
  - M. extensor pollicis longus: N. radialis (C6–C8)
  - M. abductor pollicis longus: N. radialis (C6–C8)
  - M. extensor pollicis brevis: N. radialis (C6–C8)
  - M. palmaris brevis: N. ulnaris, Ramus superficialis (C8/Th1)
  - M. abductor digiti minimi: N. ulnaris, Ramus profundus (C8/Th1)
  - M. flexor digiti minimi brevis: N. ulnaris, Ramus profundus (C8/Th1)
  - M. opponens digiti minimi: N. ulnaris, Ramus profundus (C8)
  - M. abductor pollicis brevis: N. medianus (C6)
  - M. flexor pollicis brevis: Caput superficiale: N. medianus, Caput profundum: N. ulnaris, Ramus profundus (C6/C7)
  - M. opponens pollicis: N. medianus, N. ulnaris (C6/C7)
  - M. adductor pollicis: N. ulnaris, Ramus profundus (C8/Th1)
  - Mm. lumbricales I–IV: N. medianus (I, II), N. ulnaris (III, IV) (C8/Th1)
  - Mm. interossei palmares I–III: N. ulnaris (C8/Th1)
  - Mm. interossei dorsales I–IV: N. ulnaris (C8/Th1)

Vaskuläre Beziehungen

- venolymphatisch: Lymphabflussstörungen im Bereich der Schulter bei Verquellungen/Ödemen/Druckempfindlichkeit der Achselhöhle, insbesondere im inferioren Teil der hinteren Achselfalte, sind oft für Symptome des Handgelenks, z. B. das Karpaltunnelsyndrom, verantwortlich
- arteriell: Versorgungsbeeinträchtigung im Bereich der Scalenuslücke und unter dem M. pectoralis minor können besonders bei chronischen Beschwerden im Bereich der distalen oberen Extremität (wie Epikondylitiden, Karpaltunnelsyndrom etc.) die Ursache sein

Mechanische Beziehungen

- viele Probleme des Handgelenks werden durch Dysfunktionen im Schultergelenk und/oder Ellenbogen verursacht, v. a. der Art. radioulnaris proximalis und Art. humeroulnaris; dies betrifft häufig die Komponenten der Transversalebene
- Spannungszustände der Membrana interossea antebrachii können Probleme im Bereich des Handgelenks hervorrufen

Triggerpunkte

Folgende Muskeln können Ursache sein von

- lateralen epikondylaren Schmerzen: M. supinator, M. brachioradialis, M. extensor carpi radialis longus, M. triceps brachii, M. supraspinatus, 4. und 5. Fingerextensoren, M. anconeus
- Schmerzen an der Dorsalseite der Hand: Mm. extensores carpi radialis brevis und longus, M. subscapularis, M. coracobrachialis, M. scalenus minimus
- Schmerzen im Daumenbereich: M. supinator, Mm. scaleni, M. brachialis, M. brachioradialis, M. adductor pollicis, M. opponens pollicis
- Schmerzen im Ulnarbereich: Mm. flexores carpi radialis und ulnaris, M. palmaris longus, M. pronator teres

12.2 Behandlung der Art. radioulnaris distalis (HVLA)
Tobias K. Dobler

12.2.1 Globale Gelenkdysfunktion (▶ Abb. 12.9)

Indikation: Gleiten des Gelenks nach anterior oder posterior eingeschränkt

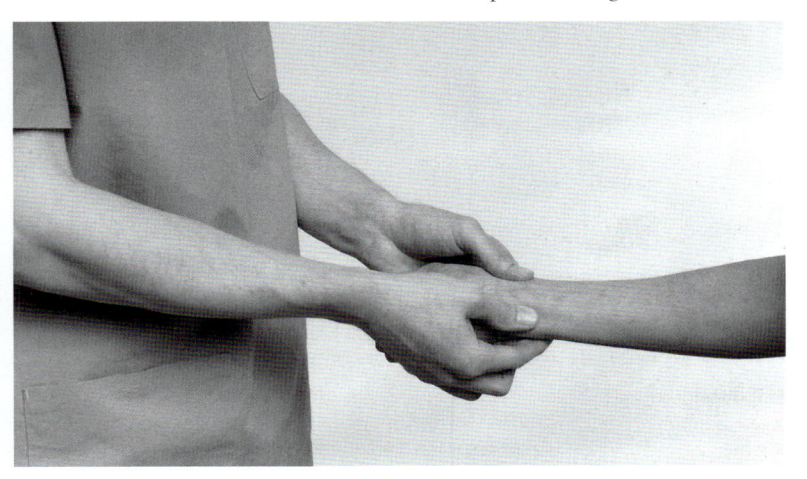

Abb. 12.9 Behandlung der Art. radioulnaris distalis bei globaler Dysfunktion

Patient: sitzend, Hand in Supination

Therapeut: stehend, vor dem Patienten

Handposition:
- mit Daumen und Zeigefinger beider Hände Proc. styloideus radialis und Proc. styloideus ulnaris umfassen

Ausführung:
- mit der einen Hand den Radius fixieren
- mit der anderen Hand die Ulna am Proc. styloideus nach dorsal und ventral verschieben
- Bewegungseinschränkungen durch einen leichten Impuls nach anterior bzw. posterior lösen

12.3 Behandlung der Hand (Mobilisation und HVLA)
Tobias K. Dobler

12.3.1 Globale Gelenkdysfunktion des proximalen Handgelenks (Mobilisation)

Indikation: Bewegungseinschränkung des proximalen Handgelenks
Patient: sitzend, Hand in Supination
Therapeut: stehend, vor dem Patienten, medial des zu behandelnden Gelenks

Variation 1 (▶ Abb. 12.10)

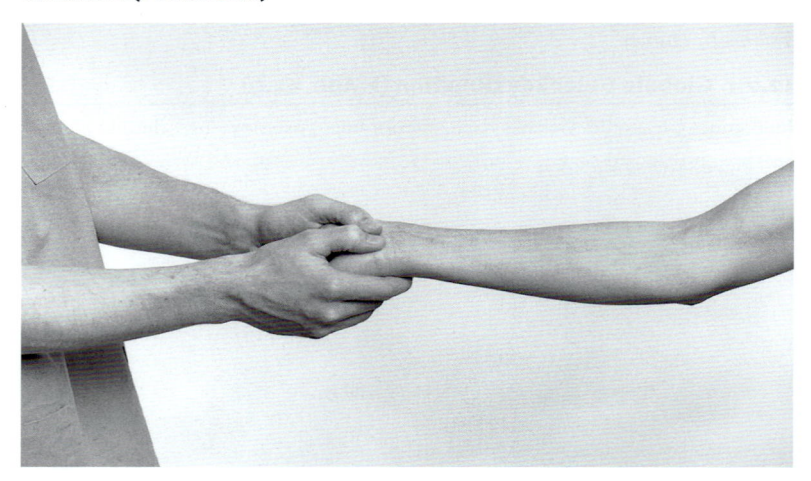

Abb. 12.10 Behandlung des proximalen Handgelenks bei globaler Dysfunktion (Variation 1)

Handposition:
- die Hand mit beiden Händen von dorsal umgreifen
- einen Zeigefinger auf den posterioren Teil von Os scaphoideum, Os lunatum und Os triquetrum legen, den anderen Zeigefinger darüber legen, um den Kontakt zu verstärken
- mit den Daumen Kontakt mit dem anterioren Teil derselben Knochen aufnehmen

Ausführung:
- auf eine freie Beweglichkeit von Ellenbogen und Schulter achten
- den Ellenbogen durch Zug am Handgelenk in unvollständige Extension bringen
- den Patienten auffordern, sich leicht nach hinten zu lehnen, um die Traktion aufrechtzuerhalten
- mit den Armen eine kreisende Bewegung ausführen und das Gelenk in Zirkumduktion bewegen
- Dysfunktionen in Ulnarabduktion, Radialabduktion, Extension oder Flexion durch Verstärkung der Bewegung zur jeweiligen Gegenseite lösen

Variation 2 (▶ Abb. 12.11)

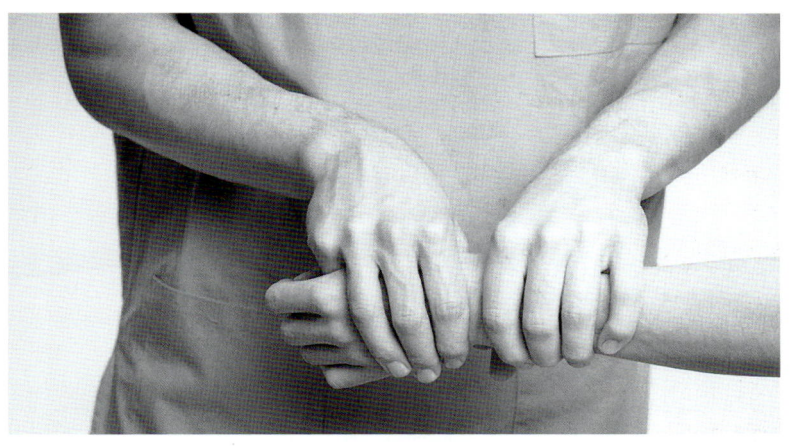

Abb. 12.11 Behandlung des proximalen Handgelenks bei globaler Dysfunktion (Variation 2)

Handposition:
- mit Daumen und Zeigefinger der einen Hand den distalen Radius und die distale Ulna von lateral umgreifen, der Zeigefinger liegt dabei auf der posterioren Seite von Radius und Ulna
- mit Daumen und Zeigefinger der anderen Hand die Hand von lateral umgreifen, der Zeigefinger liegt dabei auf der posterioren Seite von Os scaphoideum, Os lunatum und Os triquetrum
- den kleinen Finger zwischen Daumen und Zeigefinger des Patienten legen

Ausführung:
- mit der Hand an Radius und Ulna den Unterarm fixieren
- das Handgelenk unter Traktion bringen, ohne die Haut zu spannen
- bei der Kontaktaufnahme darauf achten, dass eine Hautfalte zwischen den Händen entsteht
- mit der Hand an den Handwurzelknochen Bewegungen nach anterior, posterior, lateral, medial, in Ulnar- und Radialabduktion ausführen
- Dysfunktionen durch Verstärkung der Bewegung zur jeweiligen Gegenseite lösen

12.3.2 Globale Gelenkdysfunktion des distalen Handgelenks (Mobilisation) (▶ Abb. 12.12)

Indikation: Bewegungseinschränkung des distalen Handgelenks

Patient: sitzend, Ellenbogen ca. 100° gebeugt, Hand in Mittelstellung zwischen Supination und Pronation

Therapeut: stehend, vor dem Patienten, medial des zu behandelnden Gelenks

Handposition:
- mit Daumen und Zeigefinger der einen Hand die Hand von lateral umgreifen, der Zeigefinger liegt dabei auf der posterioren Seite von Os scaphoideum, Os lunatum und Os triquetrum

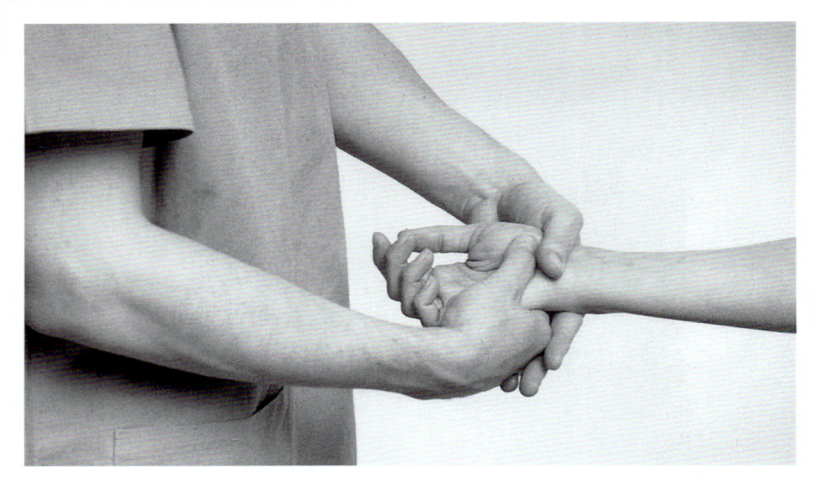

Abb. 12.12 Behandlung des distalen Handgelenks bei globaler Dysfunktion

- mit Daumen und Zeigefinger der anderen Hand die Hand von medial umgreifen, der Zeigefinger liegt dabei auf der posterioren Seite von Os trapezium, Os trapezoideum und Os capitatum

Ausführung:
- mit der Hand an den proximalen Handwurzelknochen diese fixieren
- mit der Hand an den distalen Handwurzelknochen Bewegungen nach anterior und posterior ausführen
- Dysfunktionen durch Verstärkung der Bewegung zur jeweiligen Gegenseite lösen

12.3.3 Dysfunktion des Os scaphoideum in Anteriorität (HVLA) (▶ Abb. 12.13)

Indikation: Bewegungseinschränkung des Os scaphoideum nach posterior, dadurch eingeschränkte Flexion des Handgelenks

Patient: sitzend, Ellenbogen ca. 100° gebeugt, Hand in Supination

Therapeut: stehend, vor dem Patienten

Handposition:
- die Hand mit beiden Händen von dorsal umgreifen
- den Daumen der medialen Hand auf den anterioren Teil des Os scaphoideum legen, den anderen Daumen darüber legen, um den Kontakt zu verstärken

Ausführung:
- auf eine freie Beweglichkeit von Ellenbogen und Schulter achten
- die Hand in Ulnarabduktion führen
- mit den Daumen einen Impuls in Richtung eines Halbkreises nach lateral, posterior und dann medial ausführen

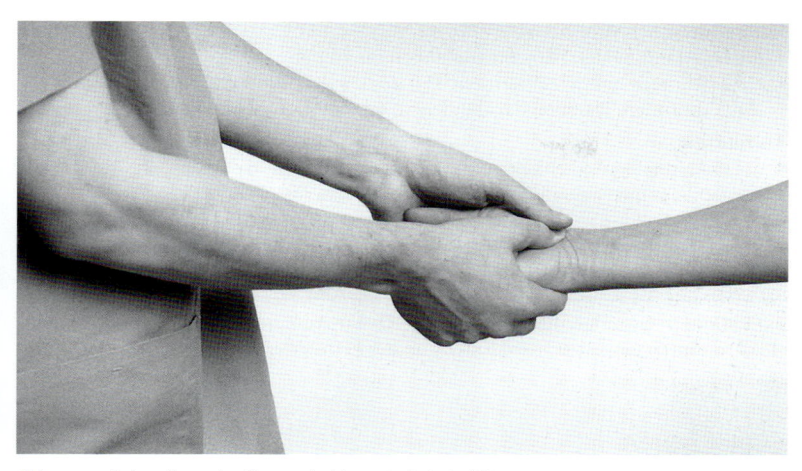

Abb. 12.13 Behandlung des Os scaphoideum in Anteriorität

12.3.4 Dysfunktion des Os lunatum oder Os capitatum in Anteriorität (HVLA) (▶ Abb. 12.14)

Indikation: Bewegungseinschränkung des Os lunatum oder Os capitatum nach posterior, dadurch eingeschränkte Flexion des Handgelenks

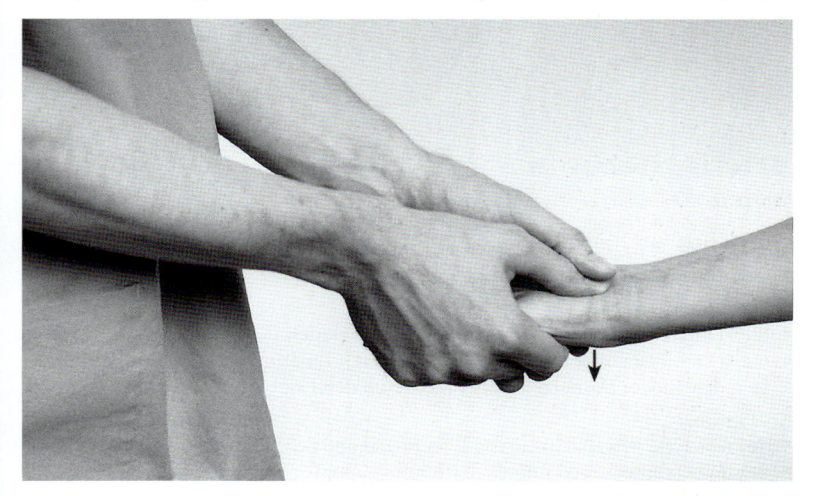

Abb. 12.14 Behandlung des Os lunatum oder Os capitatum in Anteriorität

Patient: sitzend, Ellenbogen ca. 100° gebeugt, Hand in Supination
Therapeut: stehend, vor dem Patienten

Handposition:
- die Hand mit beiden Händen von dorsal umgreifen
- einen Daumen auf den anterioren Teil des Os lunatum bzw. Os capitatum legen, den andere Daumen darüber legen, um den Kontakt zu verstärken

Ausführung:
- auf eine freie Beweglichkeit von Ellenbogen und Schulter achten
- mit den Daumen einen Impuls in Richtung posterior ausführen

12.3.5 Dysfunktion des Os lunatum oder Os capitatum in Posteriorität (HVLA) (▶ Abb. 12.15)

Indikation: Bewegungseinschränkung des Os lunatum oder Os capitatum nach anterior, dadurch eingeschränkte Extension des Handgelenks

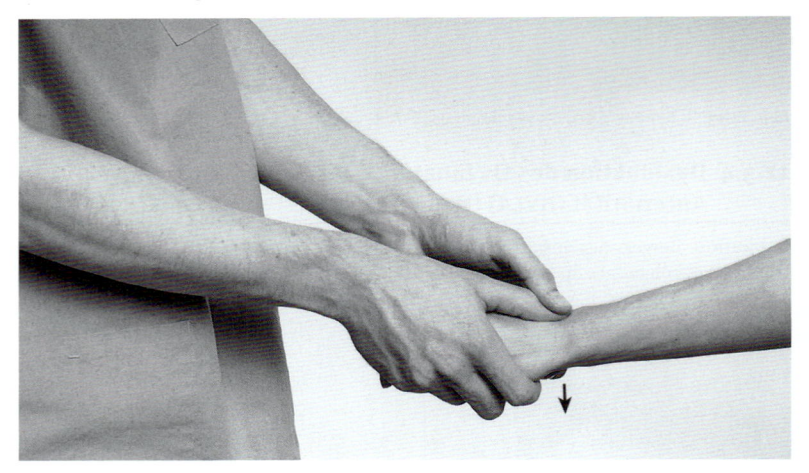

Abb. 12.15 Behandlung des Os lunatum oder Os capitatum in Posteriorität

Patient: sitzend, Ellenbogen ca. 100° gebeugt, Hand in Pronation

Therapeut: stehend, vor dem Patienten

Handposition:
- die Hand mit beiden Händen von ventral umgreifen
- einen Daumen auf den posterioren Teil des Os lunatum bzw. Os capitatum legen, den andere Daumen darüber legen, um den Kontakt zu verstärken

Ausführung:
- auf eine freie Beweglichkeit von Ellenbogen und Schulter achten
- mit den Daumen einen Impuls in Richtung anterior ausführen

12.3.6 Dysfunktion der Basis ossis metacarpalis I in Posteriorität (HVLA) (▶ Abb. 12.16)

Indikation: Bewegungseinschränkung der Basis des Os metacarpale I nach anterior

Patient: sitzend, Ellenbogen ca. 100° gebeugt, Hand in Mittelstellung zwischen Pronation und Supination

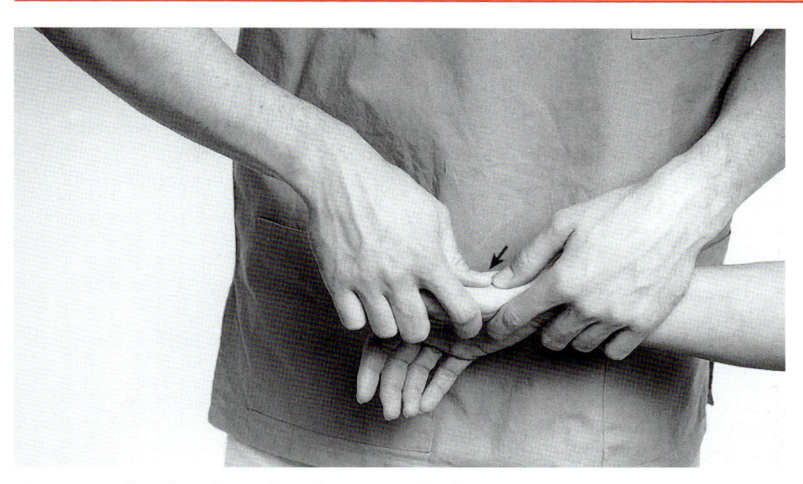

Abb. 12.16 Behandlung der Basis ossis metacarpalis I in Posteriorität

Therapeut: stehend, vor dem Patienten, medial des zu behandelnden Gelenks

Handposition:
- mit der distalen Hand den Daumen umgreifen und mit dem Daumen Kontakt mit dem posterioren Teil der Basis des Os metacarpale I aufnehmen
- mit der anderen Hand den Unterarm umgreifen

Ausführung:
- die Vorspannung durch Druck des Daumens auf die Basis nach anterior und lateral (Richtung Boden und Therapeut) aufsuchen
- gleichzeitig eine leichte Traktion induzieren, mit dem Daumen einen Impuls in Richtung anterior und lateral unter Verstärkung der Traktion ausführen

12.3.7 Globale Dysfunktion der Fingergrundgelenke (HVLA) (▶ Abb. 12.17)

Indikation: Bewegungseinschränkung der Fingergrundgelenke

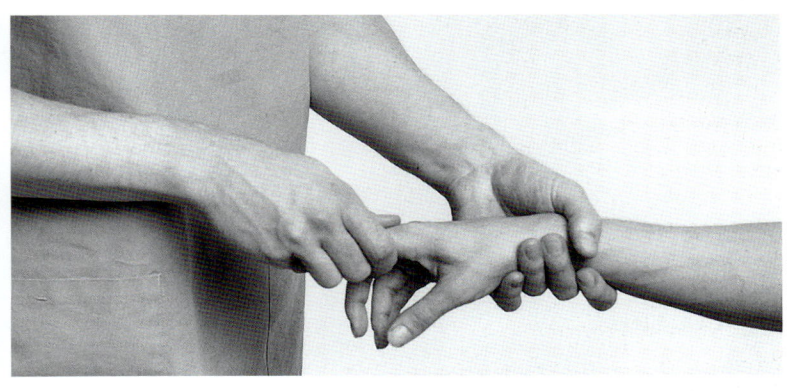

Abb. 12.17 Behandlung der Fingergrundgelenke in globaler Dysfunktion

Patient: sitzend, Ellenbogen ca. 100° gebeugt, Hand in Pronation

Therapeut: stehend, vor dem Patienten

Handposition:
- mit den Fingern 2–4 der einen Hand den zu behandelnden Finger umgreifen, dessen Endglied zwischen den 4. und 5. Finger legen und fixieren
- mit dem Daumen Kontakt mit dem posterioren Teil des Fingergrundgelenks aufnehmen
- mit der anderen Hand den Unterarm umgreifen

Ausführung:
- eine Traktion des Gelenks durch Zug am Finger induzieren
- das Gelenk in Flexion und Extension bewegen
- einen Impuls in Richtung Boden ausführen, um Bewegungseinschränkungen zu behandeln

13 Kreuzbein-/Steißbeingelenk

Luc Vincent
Therapeut auf den Fotos: Luc Vincent

13.1	**Diagnostik**	**387**
	Luc Vincent	387
13.1.1	Anamnese	387
13.1.2	Inspektion	387
13.1.3	Palpation	387
13.1.4	Tests und Bewegungsprüfung	387
13.1.5	Differenzialdiagnosen	389
13.1.6	Osteopathische Beziehungen	389

13.2	**Behandlung der Art. sacrococcygea (MET und HVLA)**	**389**
	Luc Vincent	
13.2.1	Extrarektale Behandlung der Art. sacrococcygea	389
13.2.2	Intrarektale Behandlung der Art. sacrococcygea	390

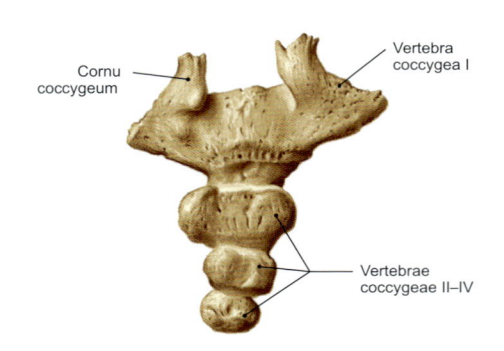

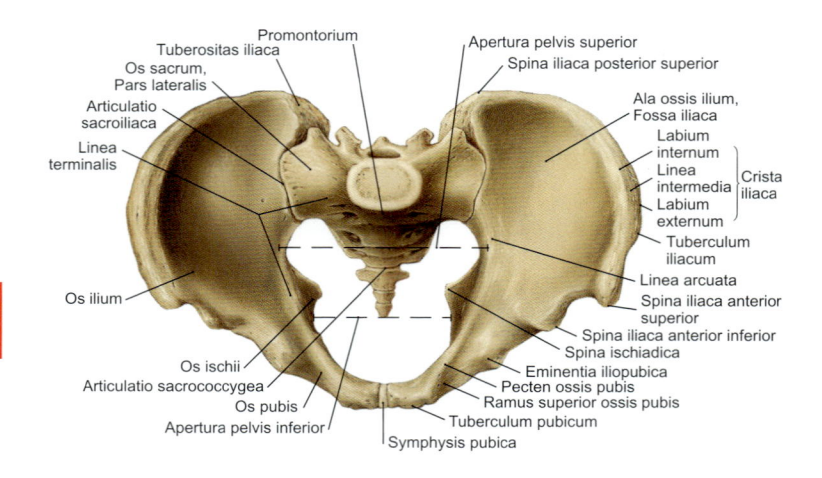

13 Kreuzbein-/Steißbeingelenk

13.1 Diagnostik
Luc Vincent

13.1.1 Anamnese

Schmerzen, Bewegungseinschränkung
- Schmerzlokalisation: im Steißbein, Kreuzbein, Analbereich, mit oder ohne Ausstrahlung in den Perinealbereich
- Beginn der Beschwerden: plötzlich, langsam, nach Trauma (z. B. Schleudertrauma oder Sturz auf das Gesäß), Belastung, Krankheit
- Beschwerden konstant, intermittierend, akut oder chronisch
- eingeschränkte Bewegungen, z. B. Sitzen, Stuhlgang

Andere Symptome
- Miktions-, Defäkationsstörungen
- Tenesmen
- Beschwerden beim Koitus

Vor-, Begleiterkrankungen
- Hämorrhoiden
- schwierige Entbindungen, Dammrisse
- Operationen im Beckenbereich

13.1.2 Inspektion

- Höhenunterschied der Cristae iliacae, Sulci gluteales, Taillenwinkel
- Skoliosen
- Hyper- oder Hypotrophie der paravertebralen Muskulatur
- Hinweis auf Trauma (z. B. Hämatom)

13.1.3 Palpation

Knochenpalpation
- Crista sacralis mediana
- Hiatus sacralis
- Procc. transversi des Os coccygis
- Steißbeinspitze

Weichteilpalpation
- Lig. sacrococcygeum anterius (durch Analpalpation) und posterius
- Lig. sacrotuberale
- Perineum
- Insertionsstelle des M. gluteus maximus an der dorsalen Fläche des Steißbeins und Kreuzbeins

13.1.4 Tests und Bewegungsprüfung

Biomechanik

- **Gelenkpartner:** Apex ossis sacri (konvex) und superior Teil des ersten Vertebra coccygea (konkav)

13 Kreuzbein-/Steißbeingelenk

- **Gelenktyp:** planes echtes Gelenk, Variationen möglich: Synchondrose mit kleiner Bandscheibe, gelegentlich Synostose
- **Bewegungsmöglichkeiten:** Flexion, Extension, Seitneigung

Aktive Bewegungsprüfung

Ist beim Steißbein nicht möglich.

Passive Bewegungsprüfung

Extrarektale Bewegungsprüfung (▶ Abb. 13.1)

Patient: sitzend

Therapeut: stehend, hinter dem Patienten

Handposition:
- einen Unterarm quer über die Schulter des Patienten legen
- mit den distalen Interphalangealgelenken des Mittel- und Ringfingers des anderen Arms Kontakt mit der Steißbeinspitze aufnehmen

Ausführung: mit beiden Fingern nacheinander einen Druck auf die Steißbeinspitze nach posterior (Bewegungsprüfung nach Extension), nach anterior (Bewegungsprüfung nach Flexion) und nach lateral (Bewegungsprüfung der Seitneigung) ausüben

Bewertung: Die Qualität und Quantität der Bewegungen vergleichen.
- Normalbefund: Freie Beweglichkeit in Flexion, Extension und Seitneigung des Os sacrum.
- Tritt ein Widerstand in eine Bewegungsrichtung auf, kann dies auf eine Dysfunktion hinweisen.

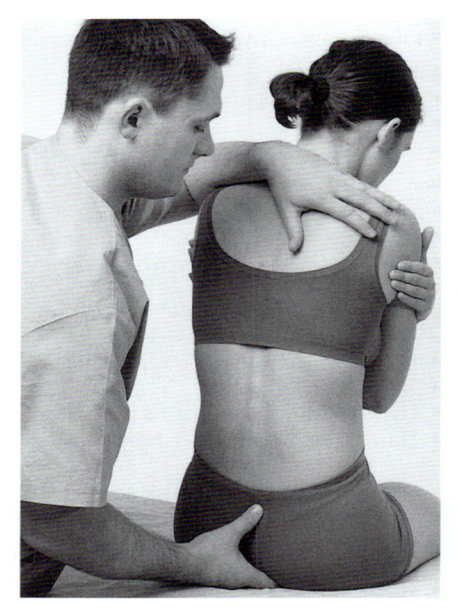

Abb. 13.1 Extrarektale Bewegungsprüfung der Art. sacrococcygea

> Das Gelenk zwischen Kreuzbein und Steißbein kann auch knöchern verbunden sein. In diesem Fall ist eine Bewegungseinschränkung in alle getesteten Richtungen palpierbar. Zudem ist eine Verbesserung der Beweglichkeit durch osteopathische Techniken nicht möglich, und Impulstechniken sind kontraindiziert.

Intrarektale Bewegungsprüfung
Patient: in Seitenlage, Hüften und Knie flektiert
Therapeut: sitzend, hinter dem Patienten
Handposition:
- die kopfnahe Hand auf das Os sacrum legen, die Finger sind nach kranial gerichtet
- den Zeigefinger der anderen Hand in den After in Richtung Bauchnabel einführen, die palmare Seite des Fingers dabei nach posterior richten
- mit dem Zeigefinger Kontakt mit der anterioren Seite des Os coccygis aufnehmen, der Daumen liegt dabei über der extern posterioren Seite

Ausführung: mit Zeigefinger und Daumen nacheinander einen Druck auf das Steißbein nach posterior (Bewegungsprüfung nach Extension), nach anterior (Bewegungsprüfung nach Flexion) und nach lateral (Bewegungsprüfung der Seitneigung) ausüben
Bewertung: Die Qualität und Quantität der Bewegungen vergleichen.
- Normalbefund: Freie Beweglichkeit in Flexion, Extension und Seitneigung des Os coccygis.
- Tritt ein Widerstand in eine Bewegungsrichtung auf, kann dies auf eine Dysfunktion hinweisen.

13.1.5 Differenzialdiagnosen

- **mechanisch/degenerativ:** Fraktur von Os sacrum oder Os coccygis
- **neural/radikulär:** Diskusprotrusion oder Diskusprolaps im Bereich der LWS, Irritation des Plexus lumbosacralis
- **ausstrahlend:** Anus, Perineum, gynäkologische Erkrankungen
- **entzündlich/rheumatisch:** Hämorrhoiden, Colitis ulcerosa, Darmfisteln
- **dysplastisch:** Tumoren von Rektum, Anus, Wirbelsäule

13.1.6 Osteopathische Beziehungen

▶ 14.1.6

13.2 Behandlung der Art. sacrococcygea (MET und HVLA)

Luc Vincent

13.2.1 Extrarektale Behandlung der Art. sacrococcygea (▶ Abb. 13.2)

Indikation: Bewegungseinschränkung des Os coccygis in eine oder mehrere Richtungen
Patient: sitzend
Therapeut: stehend oder sitzend hinter dem Patienten

Handposition:
- einen Unterarm quer über die Schulter des Patienten legen
- mit den distalen Interphalangealgelenken des Mittel- und Ringfingers des anderen Arms Kontakt mit der Steißbeinspitze aufnehmen

Ausführung:
- den Rumpf des Patienten etwas flektieren
- durch Druck auf das Steißbein nach anterior, posterior oder lateral die Bewegungsgrenze aufsuchen
- in dieser Position auf eine Entspannung des myofaszialen Systems des Steißbeins und eine palpatorische Besserung der Dysfunktion warten (je nach Ausprägung der Dysfunktion Dauer zwischen 10–60 Sek.)
- es ist auch möglich, vorsichtig einen Impuls entgegen der Dysfunktionsrichtung auszuführen, wenn eine Entspannung des myofaszialen Systems nicht möglich ist

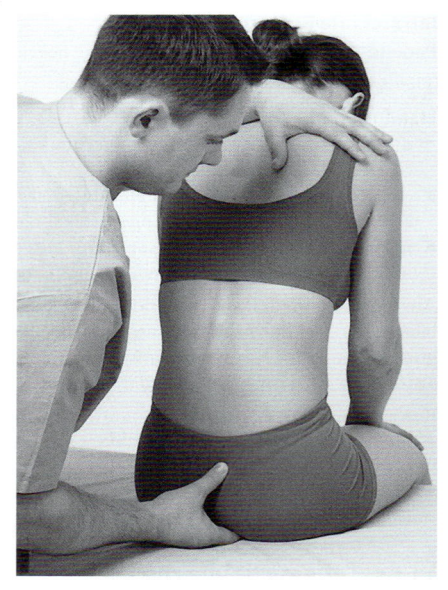

Abb. 13.2 Extrarektale Behandlung der Art. sacrococcygea

13.2.2 Intrarektale Behandlung der Art. sacrococcygea (▶ Abb. 13.3)

Indikation: Bewegungseinschränkungen des Os coccygis in eine oder mehrere Richtungen

Patient: in Seitenlage, Hüften und Knie flektiert

Therapeut: sitzend, hinter dem Patienten

Handposition:
- die kopfnahe Hand auf das Os sacrum legen, die Finger sind nach kranial gerichtet
- den Zeigefinger der anderen Hand in den After in Richtung Bauchnabel einführen, die palmare Seite des Fingers dabei nach posterior richten

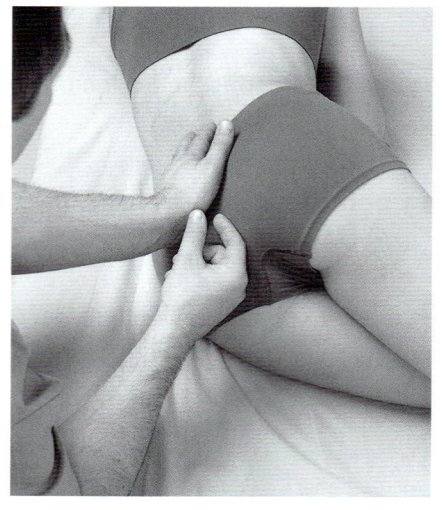

Abb. 13.3 Intrarektale Behandlung der Art. sacrococcygea

- mit dem Zeigefinger Kontakt mit der anterioren Seite des Os coccygis aufnehmen, der Daumen liegt dabei über der posterioren Seite

Ausführung:
- einen Druck auf das Steißbein nach anterior, posterior oder lateral bis zur Bewegungsgrenze induzieren
- in dieser Position auf eine Entspannung des myofaszialen Systems des Steißbeins und eine palpatorische Besserung der Dysfunktion warten (je nach Ausprägung der Dysfunktion Dauer zwischen 10–90 Sek.)

14 Kreuzbein-/Darmbeingelenk (Sakroiliakalgelenk)

Christian Fossum, Peter Sommerfeld, Luc Vincent
Therapeut auf den Fotos: Luc Vincent

14.1	**Diagnostik** *Christian Fossum, Peter Sommerfeld, Luc Vincent*	**396**
14.1.1	Anamnese	396
14.1.2	Inspektion	396
14.1.3	Palpation	396
14.1.4	Tests und Bewegungsprüfung	397
14.1.5	Differenzialdiagnosen	407
14.1.6	Osteopathische Beziehungen	410
14.2	**Behandlung des Os sacrum (HVLA)** *Luc Vincent*	**412**
14.2.1	Dysfunktion des Os sacrum in unilateraler Flexion links	412
14.2.2	Dysfunktion des Os sacrum in unilateraler Extension links	413
14.2.3	Dysfunktion des Os sacrum in R/L-Torsion posterior	414
14.2.4	Dysfunktion des Os sacrum in L/L-Torsion anterior	415
14.3	**Behandlung des Os sacrum (MET)** *Luc Vincent*	**416**
14.3.1	Dysfunktion des Os sacrum in bilateraler Flexion	416
14.3.2	Dysfunktion des Os sacrum in bilateraler Extension	416
14.3.3	Dysfunktion des Os sacrum in L/L-Torsion anterior	417
14.3.4	Dysfunktion des Os sacrum in L/R-Torsion posterior	418
14.3.5	Dysfunktion des Os sacrum in unilateraler Extension links	419
14.3.6	Dysfunktion des Os sacrum in unilateraler Flexion links	420
14.4	**Behandlung des Os ilium (HVLA)** *Luc Vincent*	**421**
14.4.1	Dysfunktion des linken Os ilium in Superiorität	421
14.4.2	Dysfunktion des linken Os ilium in Anteriorität	422
14.4.3	Dysfunktion des linken Os ilium in Posteriorität	423
14.5	**Behandlung des Os ilium (MET)** *Luc Vincent*	**425**
14.5.1	Dysfunktion des linken Os ilium in Anteriorität	425
14.5.2	Dysfunktion des linken Os ilium in Posteriorität	425
14.5.3	Dysfunktion des linken Os ilium in inflare	426
14.5.4	Dysfunktion des linken Os ilium in outflare	427

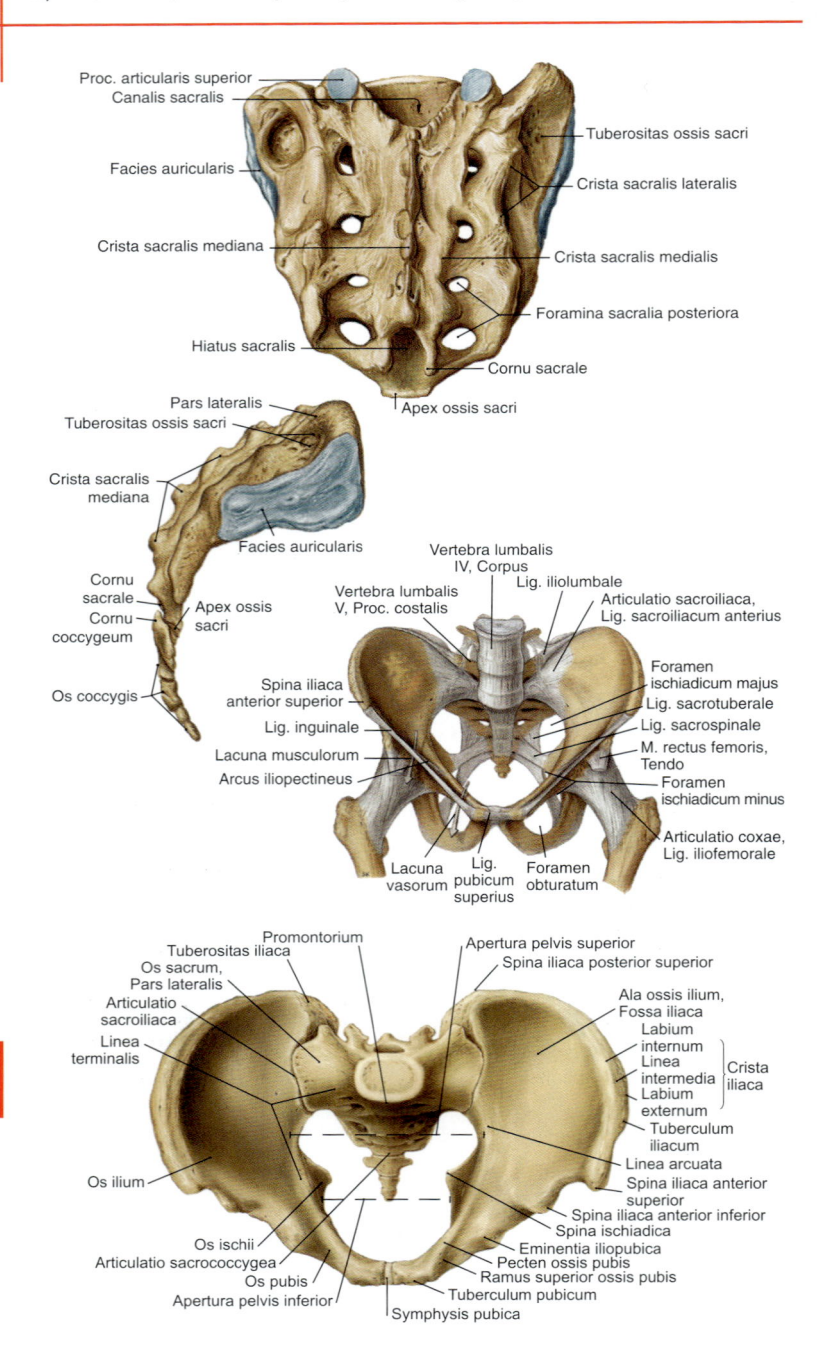

14 Kreuzbein-/Darmbeingelenk (Sakroiliakalgelenk)

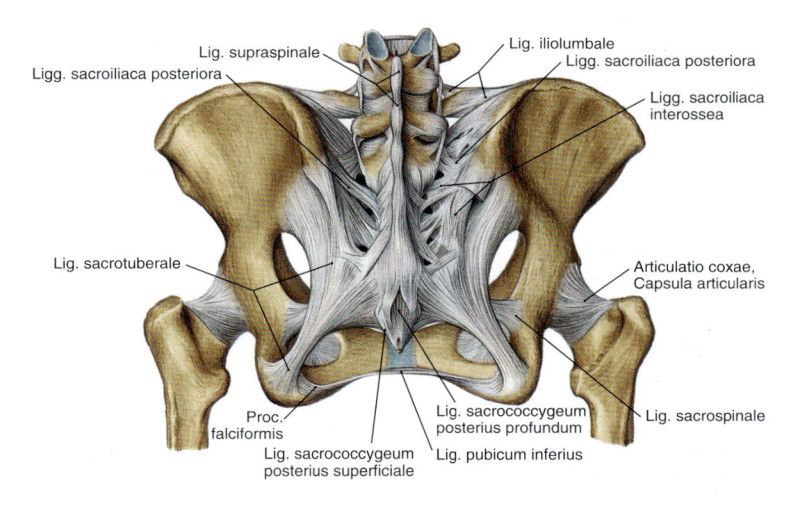

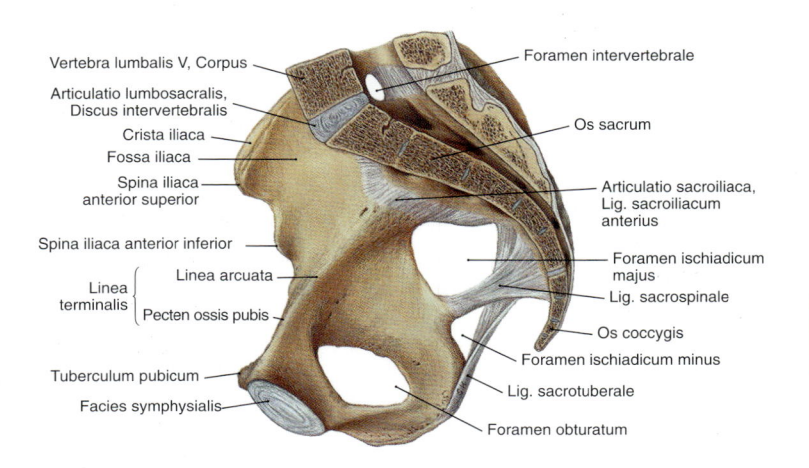

14 Kreuzbein-/Darmbeingelenk (Sakroiliakalgelenk)

14.1 Diagnostik

14.1.1 Anamnese

Luc Vincent

Schmerzen, Bewegungseinschränkung
- Schmerzlokalisation, Druckempfindlichkeit
- Abhängigkeit von Bewegung, Belastung, Lage
- Schmerzcharakter: bohrend, dumpf, ziehend, brennend
- Beginn der Beschwerden: plötzlich, langsam, nach Trauma, Belastung, Krankheit
- Schmerzen beim Husten, Niesen
- eingeschränkte Bewegungen, z. B. Drehen im Bett, Einsteigen ins Auto

Andere Symptome
- Sensibilitätsstörungen in den Beinen, im Gesäß
- Kraftausfall, Hinken, Koordinationsstörungen der Beine
- Defäkations-, Blasenfunktionsstörung
- Spannung im Urogenitalbereich
- Schmerzen beim Koitus

Vor-, Begleiterkrankungen
- Rheumatische Erkrankungen (z. B. Spondylitis ankylosans)
- frühere Rückenbeschwerden (Therapien, Untersuchungen, bildgebende Diagnostik)
- Belastung bei Arbeit oder Sport

14.1.2 Inspektion

Luc Vincent

- Aus- und Anziehen
- Sitzhaltung
- Gangbild: Abrollen der Füße, Lateralflexion der LWS, Bewegungseinschränkung der Hüfte
- Bein- und Fußdeformitäten
- Ptose des Abdomens, Hyperlordose oder Abflachung der LWS
- Höhenunterschied der Cristae iliacae, Sulci gluteales, Taillenwinkel
- Skoliose
- Hyper- oder Hypotrophie der paravertebralen Muskulatur
- abnormale Behaarung im lumbalen Bereich (möglicher Hinweis auf Spina bifida occulta)
- Hautveränderungen, Narben, Rötungen, Hämatome
- Vorwölbung oder Schwellung im Leistenbereich (möglicher Hinweis auf Leistenhernie)

14.1.3 Palpation

Luc Vincent

Knochenpalpation
- Procc. spinosi L1–5, L5–S1
- Crista iliaca

- Spina iliaca anterior superior (SIAS) und Spina iliaca posterior superior (SIPS)
- Symphysis pubica
- Os sacrum: Basis (sulcus sacralis), Angulus inferior lateralis (AIL)
- Os coccygis
- Tuber ischiadicum
- Trochanter major

Weichteilpalpation
- Lig. inguinale
- Bauchmuskelansätze M. rectus abdominis, M. obliquus externus abdominis, M. obliquus internus abdominis, M. transversus abdominis
- Lig. iliolumbale
- Lig. sacrotuberale
- M. iliopsoas, M. erector spinae, M. piriformis, M. quadratus lumborum, Mm. gluteus maximus und medius
- Ansätze der Adduktoren des Oberschenkels: Mm. adductor magnus, minimus, longus, und brevis, M. pectineus, M. gracilis

14.1.4 Tests und Bewegungsprüfung

Luc Vincent

Biomechanik

- **Gelenkpartner:** Facies auricularis des Os sacrum (oberer Teil konvex, unterer Teil konkav) und Facies auricularis des Os ilium (oberer Teil konkav, unterer Teil konvex)
- **Gelenktyp:** Amphiarthrose (straffes Gelenk)
- **Bewegungsmöglichkeiten des Os sacrum:** Flexion (Nutation), Extension (Gegennutation)
- **Bewegungsmöglichkeiten des Os ilium:** Rotation nach anterior und posterior

Aktive Bewegungsprüfung

Ist beim Iliosakralgelenk nicht möglich.

Passive Bewegungsprüfung

> Stets mehrere Tests anwenden, um den Befund einer iliosakralen Dysfunktion zu stellen.

Flexionstest stehend (Vorlauftest) (▶ Abb. 14.1)

Patient: stehend

Therapeut: hinter dem Patienten, Augen auf Höhe der SIPS

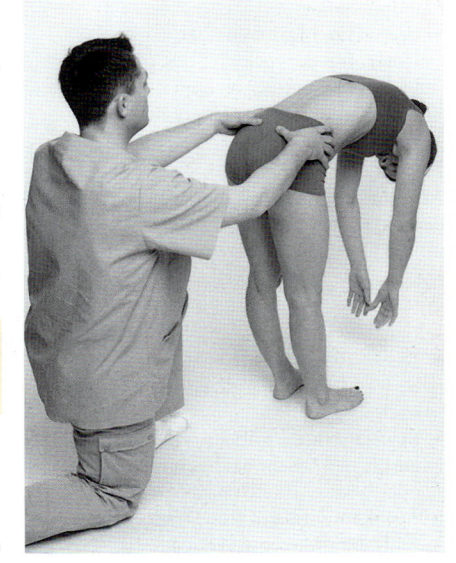

Abb. 14.1 Flexionstest stehend

Handposition: mit den Daumen auf beiden Seiten die SIPS palpieren

Ausführung: den Patienten den Oberkörper langsam nach vorne beugen lassen („Hände in Richtung der Füße bewegen")

Bewertung: Auf die Bewegung der SIPS achten.
- Normalbefund: Beide SIPS sollten gleichzeitig während der Flexionsbewegung beginnen und aufhören, sich nach superior zu bewegen.
- Wird eine Seite deutlich weiter nach superior mitbewegt, kann dies auf eine Dysfunktion dieser Seite sowie funktionelle Asymmetrien artikulärer, myofaszialer oder anatomischer Genese hindeuten.

> Eine ungleiche Spannung der Hüftextensoren, des M. quadratus lumborum oder M. piriformis kann diesen Test beeinflussen. Z. B. kann auf der Seite der höheren Muskelspannung der Hüftextensoren die SIPS inferior gehalten werden, wodurch ein falsch positiver Vorlauf entsteht. Die genannten Muskeln deshalb während der Flexion auf Spannung palpieren. Ein Einfluss der unteren Extremität ist beim Flexionstest im Sitzen (S. 395) ausgeschlossen.
> Stehender und sitzender Flexionstest müssen das gleiche Ergebnis aufweisen, um eindeutig zu sein.
> Weitere Beeinträchtigungen der Testergebnisse sind z. B. durch eine asymmetrische Anatomie der sakroiliakalen Gelenkflächen und der Beinlänge möglich. Einen Beinlängenunterschied daher vor dem Test durch Unterlegen eines Brettchens ausgleichen.

Spine-Test (Rücklaufphänomen; am Beispiel des rechten ISG) (▶ Abb. 14.2)

Patient: stehend

Therapeut: stehend oder sitzend, hinter dem Patienten

Handposition:
- den rechten Daumen über den Unterrand der rechten SIPS, die übrigen Finger der rechten Hand auf die rechte Crista iliaca legen
- den linken Daumen auf S2 legen

Ausführung: den Patienten auffordern, das rechte Knie anzuheben, bis die Hüfte 90° flektiert ist

Bewertung: Auf die Bewegung der SIPS im Vergleich zum Os sacrum achten.
- Normalbefund: Die rechte SIPS bewegt sich im Vergleich zu S2 nach inferior.
- Bewegt sich die SIPS im Vergleich zu S2 nicht nach inferior oder bewegt sie sich nach superior, kann dies auf eine Dysfunktion des rechten ISG hinweisen (Ilium anterior).

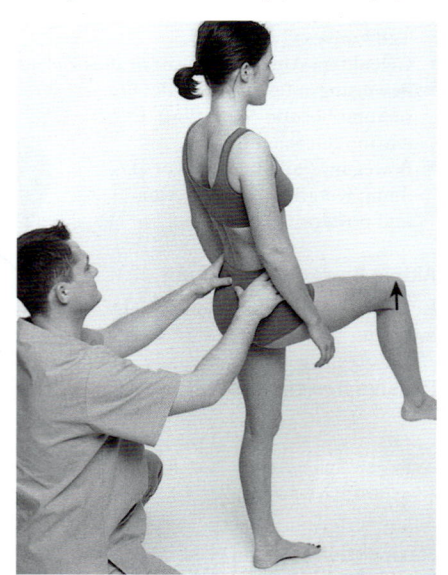

Abb. 14.2 Spine-Test

Vorlaufphänomen (am Beispiel des rechten ISG) (▶ Abb. 14.3)

Patient: stehend

Therapeut: stehend oder sitzend, hinter dem Patienten

Handposition:
- den rechten Daumen über den Unterrand der rechten SIPS, die übrigen Finger der rechten Hand auf die Crista ilaca legen
- den linken Daumen auf S2 legen

Ausführung: der Patient streckt das rechte gestreckte Bein nach hinten (Hüftextension)

Bewertung: Auf die Bewegung der SIPS im Vergleich zum Os sacrum achten.
- Normalbefund: Die rechte SIPS bewegt sich im Vergleich zu S2 nach superior.
- Bewegt sich die SIPS im Vergleich zu S2 nicht nach superior oder bewegt sie sich nach inferior, kann dies auf eine Dysfunktion des rechten ISG hinweisen (Ilium posterior).

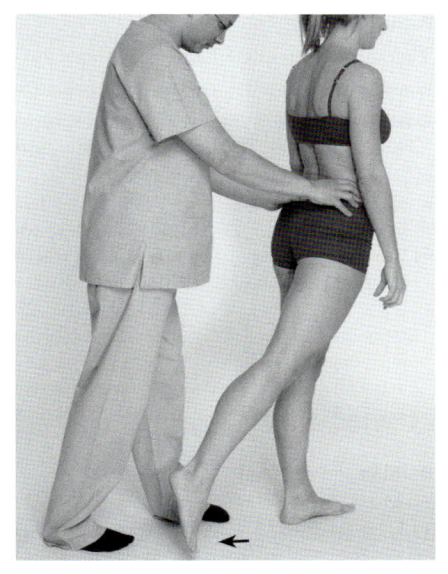

Abb. 14.3 Vorlaufphänomen

Flexionstest sitzend (Vorlauftest sitzend) (▶ Abb. 14.4)

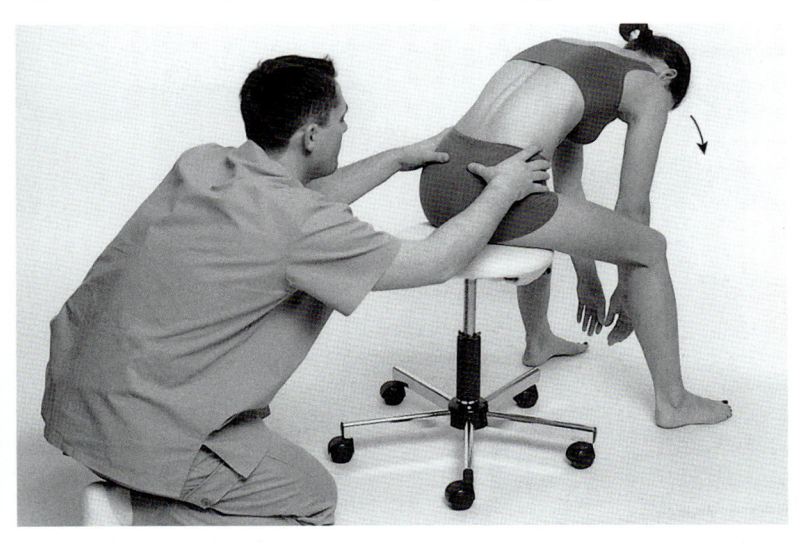

Abb. 14.4 Flexionstest sitzend

Patient: sitzend, Knie auseinander

Therapeut: hinter dem Patienten, Augen auf Höhe der SIPS

Handposition: mit den Daumen auf beiden Seiten die SIPS palpieren

Ausführung: den Patienten den Oberkörper langsam nach vorne beugen lassen („Hände zwischen den Knien in Richtung der Füße bewegen")

Bewertung: Auf die Bewegung der SIPS achten.
- Normalbefund: Beide SIPS sollten gleichzeitig während der Flexionsbewegung beginnen und aufhören, sich nach superior zu bewegen.
- Wird eine Seite deutlich weiter nach superior mitbewegt, kann dies auf eine Dysfunktion dieser Seite hindeuten (bzw. sakroiliakale Dysfunktion).

> Stehender (S. 393) und sitzender Flexionstest müssen das gleiche Ergebnis aufweisen, um eindeutig zu sein.
> Ein positiver Flexionstest stehend mit einem negativen Flexionstest sitzend ist ein Hinweis auf Asymmetrien in der unteren Extremität.

Beinlängenmessung

Patient: in Rückenlage

Therapeut: stehend, am Fußende des Patienten

Ausführung:
- den Patienten auffordern, beide Beine anzuwinkeln und das Becken dann 2–3 × anzuheben
- anschließend beide Beine wieder ausstrecken

Bewertung: Den Unterrand des rechten und linken Malleolus medialis palpieren und prüfen, welches Bein länger bzw. kürzer ist.
- Normalbefund: Beide Beine sind gleich lang.

Kompressionstest (▶ Abb. 14.5)

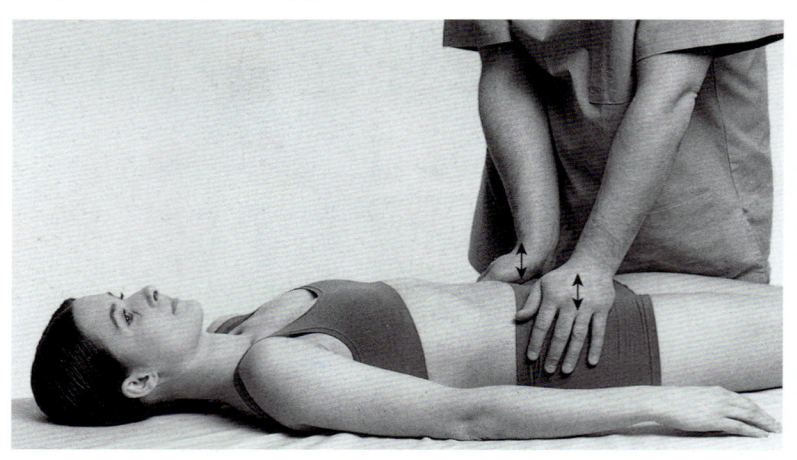

Abb. 14.5 Kompressionstest

Patient: in Rückenlage

Therapeut: stehend, seitlich des Patienten

Handposition: die Handinnenflächen beiderseits über die SIAS legen

Ausführung: einen links und rechts alternierenden Druck nach posterior induzieren

Bewertung: Die Qualität und Quantität der Bewegung der beiden SIAS vergleichen.
- Normalbefund: Beide Seiten lassen sich ohne Widerstand gleich weit nach posterior bewegen.
- Tritt ein Widerstand auf einer Seite auf, kann dies auf eine Dysfunktion dieser Seite hinweisen und/oder auf eine Dysfunktion der Symphysis pubica.

Patrick-Fabere-Test (am Beispiel des linken ISG) (▶ Abb. 14.6)

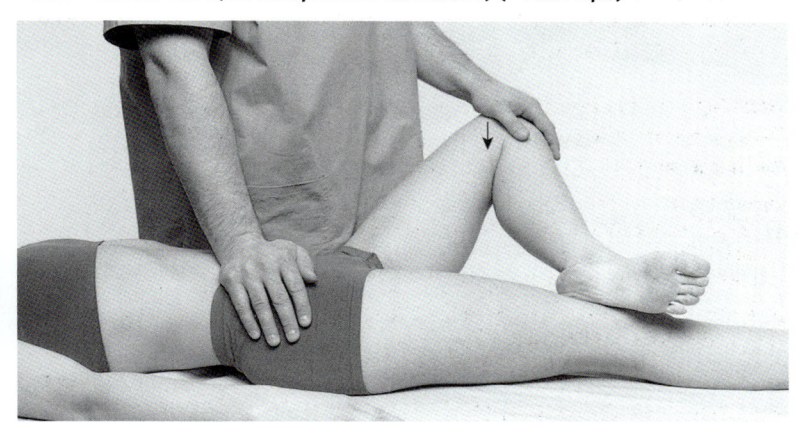

Abb. 14.6 Patrick-Fabere-Test

Patient: in Rückenlage

Therapeut: stehend, an der linken Seite des Patienten

Handposition: die Handfläche der rechten Hand über die rechte SIAS legen, um das Becken zu stabilisieren

Ausführung:
- Den Patienten auffordern, den linken Malleolus lateralis auf das rechte Knie oberhalb der Patella zu legen. Die Hüfte wird dadurch in Flexion, Abduktion und Außenrotation (Exorotation) gebracht.
- Die linke Hand auf das linke Knie des Patienten legen und einen Druck nach posterior ausüben.

Bewertung:
- Normalbefund: Die Bewegung findet ohne Schmerzen statt, das Knie erreicht fast die Waagrechte.
- Schmerzen im Lumbosakralbereich: Dysfunktion des ISG
- Schmerzen in der Leiste und Einschränkung der Bewegung: Dysfunktion der Hüfte

Mennell-Test (am Beispiel des linken ISG) (▶ Abb. 14.7)

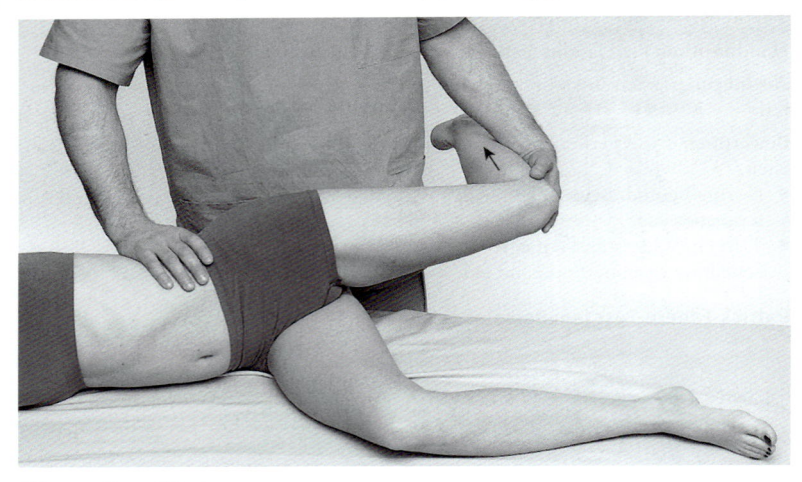

Abb. 14.7 Mennell-Test

Patient: in rechter Seitenlage, linkes Knie 90° gebeugt

Therapeut: stehend, hinter dem Patienten

Handposition:
- die rechte Hand auf das linke Os ilium legen, um das Becken zu stabilisieren
- das linke Bein mit dem linken Arm untergreifen und mit der Hand das linke Knie halten

Ausführung: eine Hyperextension der linken Hüfte durch Zug am Knie nach posterior durchführen

Bewertung:
- Normalbefund: Keine Schmerzen oder Bewegungseinschränkungen.
- Schmerzen im Lumbosakralbereich: Dysfunktion des ISG und/oder der LWS (häufig L5/S1)
- Einschränkung der Hüftextension kann auf degenerative Prozesse, einen hypertonen M. iliopsoas oder eine Dysfunktion des ISG hinweisen

Arthrokinematische Testung (am Beispiel des rechten ISG) (▶ Abb. 14.8 – ▶ 14.11)

Patient: in Bauchlage

Therapeut: stehend, an der linken Seite des Patienten

Prüfung der Gleitbewegung des Os sacrum auf den kurzen Arm nach anterior
Handposition:
- den linken Daumen auf die Sakrumbasis legen
- mit der rechten Hand die rechte SIAS umgreifen

Ausführung: einen Druck auf die Sakrumbasis nach anterior ausüben

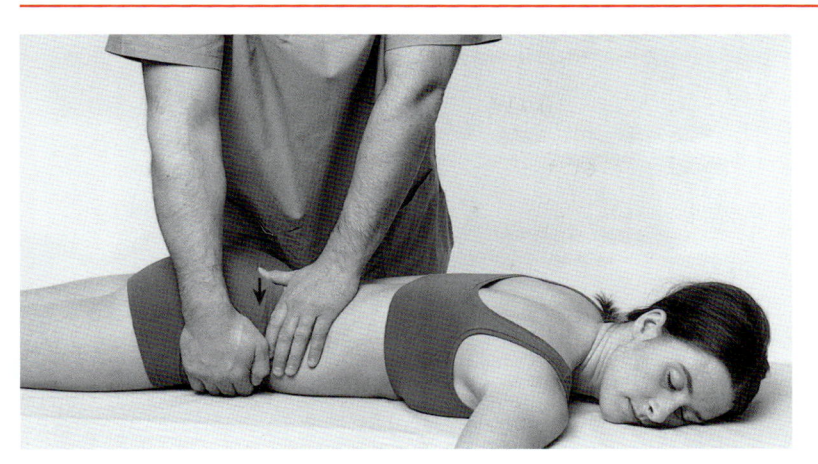

Abb. 14.8 Arthrokinematische Testung: Gleitbewegung des Os sacrum auf den kurzen Arm nach anterior

Prüfung der Gleitbewegung des Os sacrum auf den kurzen Arm nach posterior
Handposition:
- mit dem linken Thenar die rechte SIPS fixieren, die Finger sind nach anterior entlang der Crista iliaca gerichtet
- den rechten Daumen oder rechten Hypothenar auf den rechten AIL legen

Ausführung: einen Druck auf den AIL nach ventral ausüben

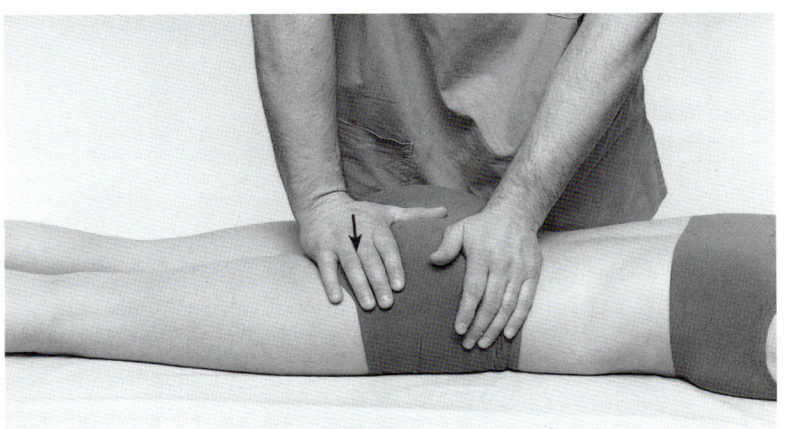

Abb. 14.9 Arthrokinematische Testung: Gleitbewegung des Os sacrum auf den kurzen Arm nach posterior

Prüfung der Gleitbewegung des Os sacrum auf den langen Arm nach kranial

Handposition:
- das rechte Hypothenar auf den rechten AIL legen
- mit der linken Hand die rechte SIAS umgreifen

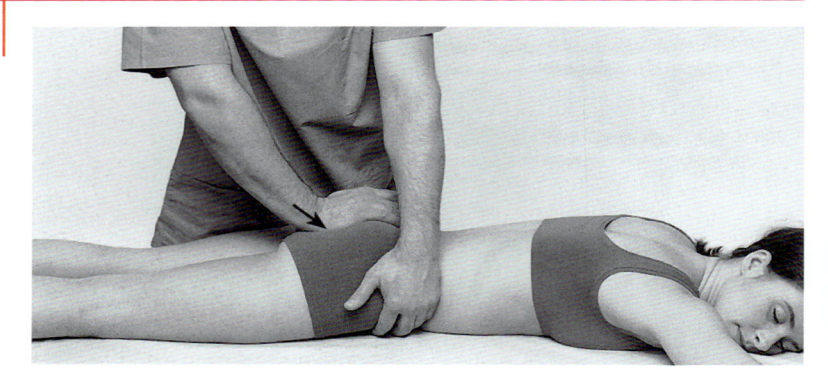

Abb. 14.10 Arthrokinematische Testung: Gleitbewegung des Os sacrum auf den langen Arm nach kranial

Ausführung: einen Druck auf den AIL nach kranial und anterior ausüben

Prüfung der Gleitbewegung des Os sacrum auf den langen Arm nach kaudal

Handposition:
- das linke Os pisiforme auf die rechte Sakrumbasis legen, die Finger sind nach kaudal gerichtet
- mit der rechten Hand die rechte SIAS umgreifen

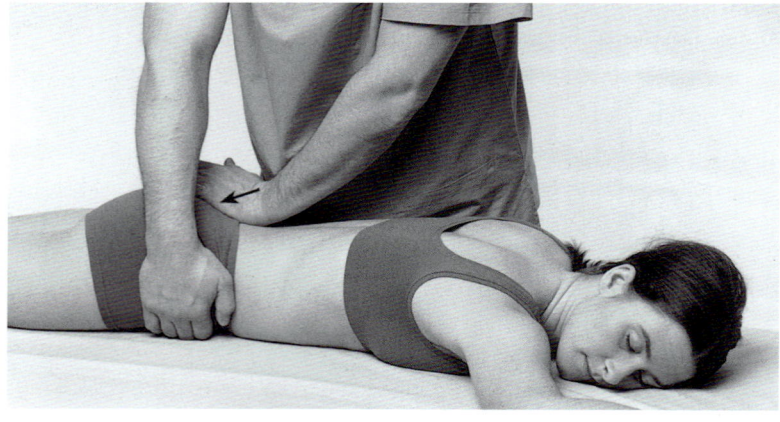

Abb. 14.11 Arthrokinematische Testung: Gleitbewegung des Os sacrum auf den langen Arm nach kaudal

Ausführung: einen Druck auf die Sakrumbasis nach kaudal ausüben

Gesamtbewertung: Auf Beweglichkeit des Os sacrum achten.
- Normalbefund: Freie Beweglichkeit des Os sacrum in alle Richtungen.
- Eine Bewegungseinschränkung in eine der getesteten Richtungen kann auf eine Dysfunktion hinweisen.

- Der Befund muss im Seitenvergleich erstellt werden und durch die Befunde im Seitenvergleich, der Flexionstests und der Palpation des Os sacrum ergänzt werden.

Öffnungstest (▶ Abb. 14.12) (am Beispiel des rechten ISG)

Patient: in Bauchlage, rechtes Knie 90° gebeugt

Therapeut: stehend, an der rechten Seite des Patienten

Handposition:
- mit rechtem Zeige- und Mittelfinger die rechte SIPS und die angrenzende Sakrumbasis palpieren
- mit der linken Hand den rechten distalen Unterschenkel umgreifen

Ausführung: eine Innenrotation der Hüfte induzieren, bis die Bewegung am ISG palpiert werden kann (die SIPS bewegt sich im Vergleich zu Sakrumbasis nach lateral)

Bewertung: Die Qualität und Quantität der Bewegung der beiden Seiten vergleichen.
- Normalbefund: Beide Seiten weisen eine gleich große Beweglichkeit auf.
- Tritt ein Widerstand oder eine Bewegungseinschränkung auf, kann dies auf eine Dysfunktion hinweisen (bzw. iliosakrale Dysfunktion).

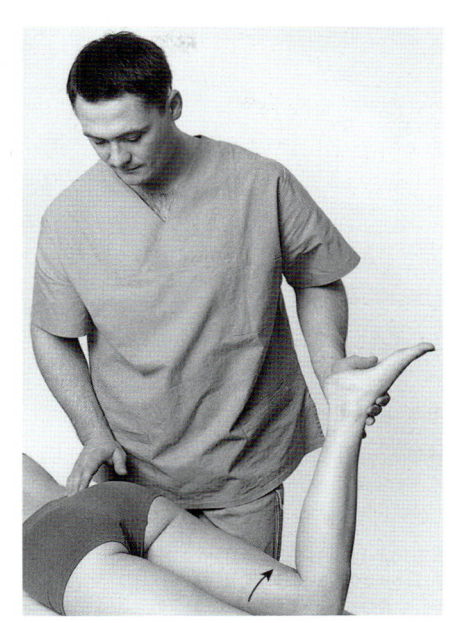

Abb. 14.12 Öffnungstest

Rocking-Test (▶ Abb. 14.13)

Patient: in Bauchlage

Therapeut: stehend, an der linken Seite des Patienten

Handposition:
- für den ersten Teil des Tests den rechten Daumen auf den rechten AIL und den linken Daumen auf die rechte Sakrumbasis legen
- für den zweiten Teil des Tests den rechten Daumen auf den linken AIL und den linken Daumen auf die rechte Sakrumbasis legen
- diese beiden Tests auch spiegelverkehrt ausführen: den linken Daumen auf den linken AIL und den rechten Daumen auf die linke Sakrumbasis bzw. den linken Daumen auf den rechten AIL und den rechten Daumen auf die linke Sakrumbasis legen

Ausführung: mit den Daumen einen alternierenden Druck nach ventral ausüben

Bewertung: Im ersten Teil wird die Fähigkeit des Os sacrum geprüft, sich in Flexion und Extension über die transversale Achse zu bewegen, im zweiten Teil die Fähigkeit, sich um die linke bzw. rechte schräge Achse zu bewegen.

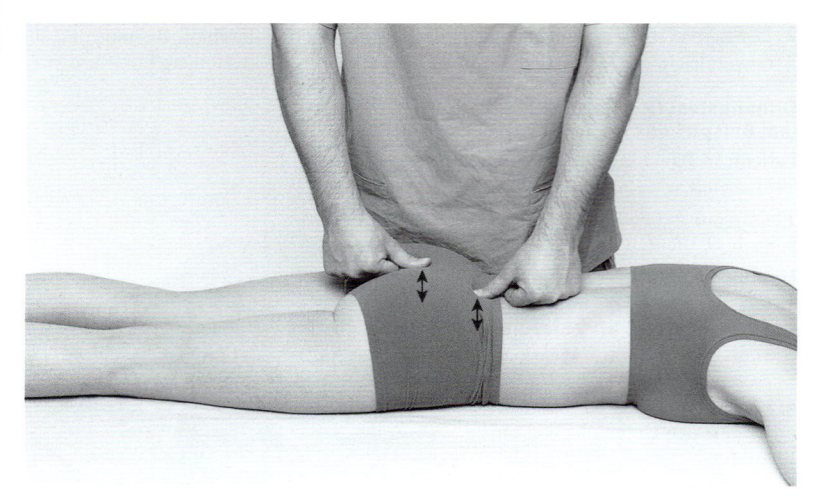

Abb. 14.13 Rocking-Test

- Normalbefund: Freie Beweglichkeit des Os sacrum um alle Achsen.
- Bewegungseinschränkungen deuten auf eine Dysfunktion der Bewegungsfähigkeit um diese Achsen hin.

Spring-Test (Federtest) für die Art. sacroiliaca (▶ Abb. 14.14)

Patient: in Bauchlage

Therapeut: stehend, seitlich des Patienten

Handposition: eine Hand auf die LWS legen, so dass sich das Hypothenar über dem lumbosakralen Übergang befindet

Ausführung: einen kurzen Druck nach ventral ausüben

Bewertung: Auf Widerstand achten.
- Normalbefund: Federelastischer Widerstand ist spürbar.
- Tritt ein starker Widerstand bei geringer Bewegungsamplitude auf, kann dies auf eine sakroiliakale oder lumbosakrale Dysfunktion hinweisen (▶ Tab. 14.1).

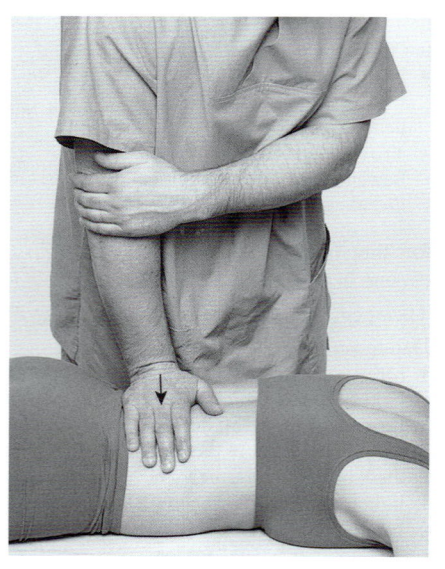

Abb. 14.14 Spring-Test (Federtest)

14.1.5 Differenzialdiagnosen

Luc Vincent

- **mechanisch/degenerativ:** Spondylose, Spondylarthrose, Spina bifida occulta, Spondylolisthesis, Spondylolyse, Sakralisation, Lumbalisation, Osteochondrose, Osteomalazie, Morbus Paget, Koxarthrose, Fraktur von Wirbelsäule oder Becken
- **neural/radikulär:** Diskusprotrusion, Diskusprolaps, Irritation des Plexus lumbosacralis
- **ausstrahlend:** Erkrankungen von Nieren, Harnleiter, Harnblase, Prostata, Uterus, Adnexen, Magen-Darm-Trakt
- **entzündlich/rheumatisch:** Spondylitis ankylosans, Morbus Reiter, Arthritis psoriatica
- **dysplastisch:** primäre Wirbelsäulentumoren (z. B. Plasmozytom, Osteosarkom, Osteoblastom), Metastasen (z. B. bei Prostata-, Mamma-, Lungen-, Nierenkarzinom), Lymphome
- **infektiös:** Spondylitis, Tuberkulose, Brucellose
- **vaskulär/lymphatisch:** arterielle Verschlusskrankheit, Thrombose

Tab. 14.1 Sakroiliakale Dysfunktionen

	Flexionstest sitzend	Sakrumbasis	SIPS	AIL
Unilaterale Flexion	Li +++	Anterior li (linker Sulcus tief)		Inferior li
	Re +++	Anterior re (rechter Sulcus tief)		Inferior re
Unilaterale Extension	Li +++	Posterior li (rechter Sulcus tief)		Superior li
	Re +++	Posterior re (linker Sulcus tief)		Superior li
L/L-Torsion anterior	Re +++	Anterior re (rechter Sulcus tief)		Posterior li
R/R-Torsion anterior	Li +++	Anterior li (linker Sulcus tief)		Posterior re
L/R-Torsion posterior	Li +++	Posterior li (rechter sulcus tief)		Anterior re
R/L-Torsion posterior	Re +++	Posterior re (linker Sulcus tief)		Anterior li
Bilaterale Flexion		Anterior (beide Sulci tief)	Beide auf gleicher Höhe	Posterior bilateral
Bilaterale Extension		Posterior (beide Sulci flach)	Beide auf gleiche Höhe	Anterior bilateral

Tab. 14.2 Iliosakrale Dysfunktionen

	Flexionstest stehend	SIAS	SIPS	Malleolus medialis
Superiorität	Li +++	Superior li	Superior li	Superior li
	Re +++	Superior re	Superior re	Superior re
Anteriorität	Li +++	Inferior li	Superior li	Inferior li
	Re +++	Inferior re	Superior re	Inferior re
Posteriorität	Li +++	Superior li	Inferior li	Superior li
	Re +++	Superior re	Inferior re	Superior re
Inflare	Li +++	Medial li	Lateral li	
	Re +++	Medial re	Lateral re	
Outflare	Li +++	Lateral li	Medial li	
	Re +++	Lateral re	Medial re	

L5	LWS	Malleolus medialis	Lig. sacro-tuberale	
	Konkav re	Inferior li	Li locker	Unilaterale Flexion
	Konkav li	Inferior re	Re locker	
	Konkav li	Superior li		Unilaterale Extension
	Konkav re	Superior re		
Lateralflexion li Rotation re (neutral)	Konkav li	Superior li	Li verspannt	L/L-Torsion anterior
Lateralflexion re Rotation li (neutral)	Konkav re	Superior re	Re verspannt	R/R-Torsion anterior
	Konkav li	Superior li	Locker re	L/R-Torsion posterior
		Superior re	Locker li	R/L-Torsion posterior
	Lordose verstärkt	Gleich hoch	Bilateral verspannt	Bilaterale Flexion
	Lordose vermindert	Gleich hoch		Bilaterale Extension

Sulcus sacralis	Tuber ischiaticum	Lig. Sacro-tuberale	Ramus pubis	
	Superior li		Superior li	Superiorität
	Superior re		Superior re	
Flach li		Li locker		Anteriorität
Flach re		Re locker		
Tief li		Li verspannt		Posteriorität
Tief re		Re verspannt		
Weit li				Inflare
Weit re				
Small li				Outflare
Small re				

14.1.6 Osteopathische Beziehungen (▶ Abb. 14.15)

Christian Fossum, Peter Sommerfeld

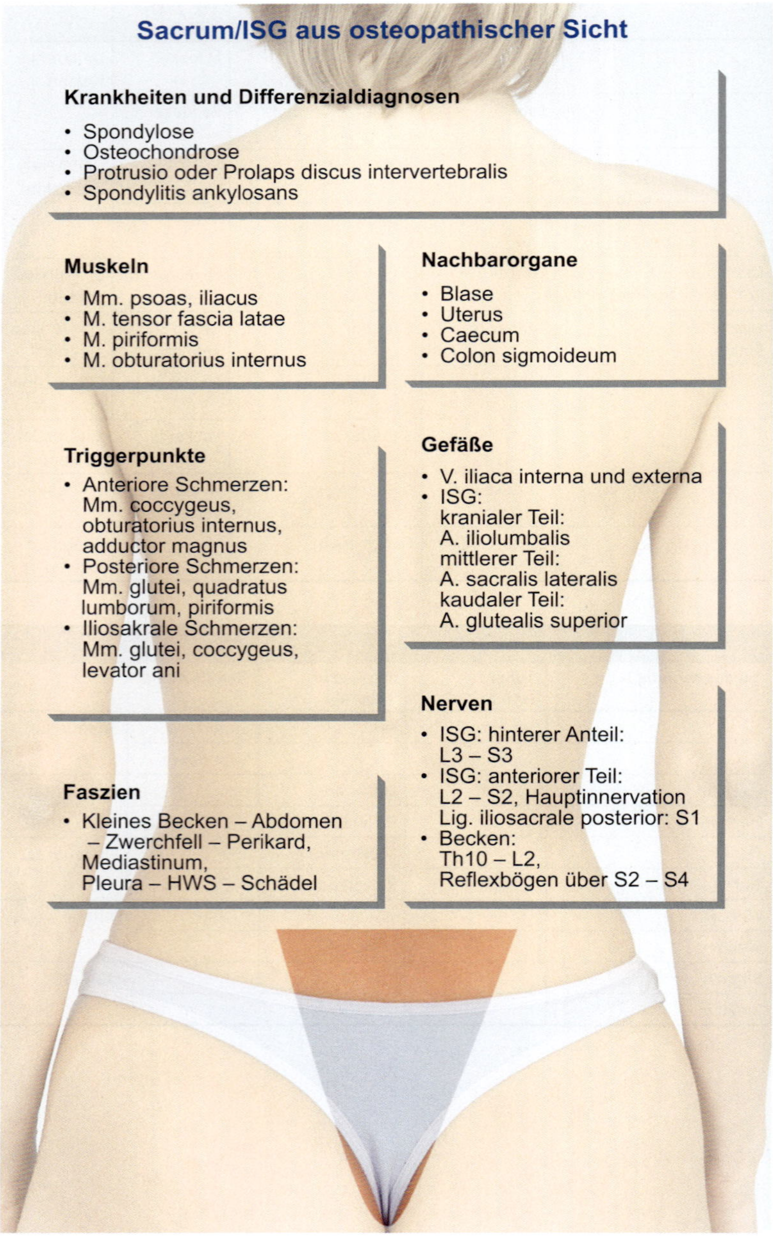

Sacrum/ISG aus osteopathischer Sicht

Krankheiten und Differenzialdiagnosen
- Spondylose
- Osteochondrose
- Protrusio oder Prolaps discus intervertebralis
- Spondylitis ankylosans

Muskeln
- Mm. psoas, iliacus
- M. tensor fascia latae
- M. piriformis
- M. obturatorius internus

Nachbarorgane
- Blase
- Uterus
- Caecum
- Colon sigmoideum

Triggerpunkte
- Anteriore Schmerzen: Mm. coccygeus, obturatorius internus, adductor magnus
- Posteriore Schmerzen: Mm. glutei, quadratus lumborum, piriformis
- Iliosakrale Schmerzen: Mm. glutei, coccygeus, levator ani

Gefäße
- V. iliaca interna und externa
- ISG:
  kranialer Teil:
  A. iliolumbalis
  mittlerer Teil:
  A. sacralis lateralis
  kaudaler Teil:
  A. glutealis superior

Nerven
- ISG: hinterer Anteil: L3 – S3
- ISG: anteriorer Teil: L2 – S2, Hauptinnervation Lig. iliosacrale posterior: S1
- Becken: Th10 – L2, Reflexbögen über S2 – S4

Faszien
- Kleines Becken – Abdomen – Zwerchfell – Perikard, Mediastinum, Pleura – HWS – Schädel

Abb. 14.15 Sacrum/ISG aus osteopathischer Sicht

Neurologische Beziehungen

- viszerosomatische und somatoviszerale Reflexe (sympathische Innervation): S2–S4 (sakraler Parasympathikus), über die die Organe im kleinen Becken und das Colon descendens versorgt werden
- segmentale Integration des Beckens und der unteren Extremitäten: Th10–L2, Umschaltung in den Ganglia lumbalia und sacralia, Weg in die Peripherie über Nn. spinales L1–S5, N. femoralis, N. obturatorius

Vaskuläre Beziehungen

- venolymphatisch: V. iliaca interna und externa sowie deren Äste und dazugehörigen Lymphbahnen
- arteriell:
  - in Höhe von L4 teilt sich die Aorta in die beiden symmetrischen Aa. iliacae communes
  - Gabelung der A. iliaca communis in A. iliaca interna und externa auf Höhe des Iliosakralgelenks
  - parietale Äste der A. iliaca interna: A. iliolumbalis, A. sacralis lateralis, A. obturatoria, A. glutea superior, A. glutea inferior
  - viszerale Äste der A. iliaca interna: A. umbilicalis, A. vesicalis inferior, A. ductus deferentis bzw. A. uterina, A. rectalis media, A. pudenda interna
  - A. sacralis mediana aus der Aorta abdominalis zum Os coccygis

Mechanische Beziehungen

- zentrale Faszienkette des Körpers: Faszien vom kleinen Becken und Abdomen zum Zwerchfell (Schaltstelle Th11–L2), vom Zwerchfell zum Perikard, Mediastinum und zur Pleura (Schaltstelle C6–Th2), von der tiefen zervikalen Aponeurose zur HWS und zum Schädel (Schaltstelle C0–C2)
- Verbindung zum Kopf über Dura mater spinalis, Ligg. longitudinalia anterius und posterius, myofasziale Ketten der Rückenmuskulatur
- die Organe des kleinen Beckens können über fasziale und ligamentäre Verbindungen Dysfunktionen im Os sacrum und Os ilium verursachen:
  - Blase und Uterus über Lig. sacrouterinum, Plica uterovesicalis, Lig. pubovesicale
  - Caecum über die Mesoappendix
  - Colon sigmoideum über das Mesosigmoideum
- Organptosen können die Beckenmechanik beeinträchtigen
- Organe des Unterbauches können aus dem Becken entspringende Muskeln und deren Faszien sowie die Mechanik der Lenden-Becken-Schere und des Hüftgelenks beeinflussen:
  - Caecum und Colon sigmoideum den M. iliacus
  - Uterus und Rectum den M. piriformis
  - Blase und Prostata den M. obturatorius internus und die Muskulatur des Diaphragma urogenitale
  - Blase über die umbilikoprävesikale Aponeurose und das Lig. umbilicale mediale und den Urachus weitere Abdominalorgane
- die Biomechanik des Beckens kann durch folgende Muskeln beeinflusst werden: M. psoas major, M. iliacus, M. quadratus lumborum, primäre Außenro-

tatoren des Hüftgelenks (M. piriformis, M. obturatorius internus, Mm. gemelli, M. obturatorius externus, M. quadratus femoris), biartikuläre Muskeln des Oberschenkels (ischiokrurale Muskulatur, M. biceps femoris, M. tensor fasciae latae), die die sagittale Stabilität des Beckens regulieren, M. levator ani
- die Kraftverteilung führt vom Hüftgelenk über trabekuläre Strukturen des Beckens zum Iliosakralgelenk, so dass Hüftbeschwerden zu Dysfunktionen der Beckengelenke führen können
- thorakolumbales Diaphragma: bei Beeinträchtigung der statischen Funktion des Zwerchfells können verstärkt Kräfte auf den Beckenboden einwirken
- hormonelle Faktoren können die ligamentär gewährleistete Stabilität des Beckens beeinflussen
- eine Dysfunktion im thorakolumbalen Bereich kann Schmerzen im lumbosakralen Bereich, in der Leiste oder Hüfte durch Reizung des Ramus cutaneus posterior, lateralis oder anterior verursachen (Syndrom nach Maigne)

Muskuläre Beziehungen

Ein Hypertonus der folgenden Muskeln kann Ursache sein von Dysfunktionen
- von L5 durch einen Hebelarmeffekt, Th12/L1, L1/L2: M. psoas
- von L5/S1: M. iliacus
- des Iliosakralgelenks, der Art. femoropatellaris: M. tensor fascia latae
- des Hüftgelenks, Iliosakralgelenks, von L5/S1 über sakrale Torsionen, L4/L5: M. piriformis
- des Hüftgelenks: M. obturatorius internus und seine Faszie

Triggerpunkte

Folgende Muskeln können Ursache sein von
- anterioren Beckenschmerzen: M. coccygeus, M. levator ani, M. obturatorius internus, M. adductor magnus, M. piriformis
- posterioren Beckenschmerzen: M. gluteus medius, M. quadratus lumborum, M. gluteus maximus, M. ilicostalis lumborum, M. piriformis, M. semitendinosus, M. semimembranosus, M. gluteus minimus, M. rectus abdominis, M. longissimus thoracis
- Schmerzen im iliosakralen Bereich: M. levator ani, M. coccygeus, M. gluteus medius, M. quadratus lumborum, M. gluteus maximus, M. multifidus, M. rectus abdominis

14.2 Behandlung des Os sacrum (HVLA)

Luc Vincent

14.2.1 Dysfunktion des Os sacrum in unilateraler Flexion links (▶ Abb. 14.16)

Indikation: Bewegung der linken Sakrumbasis nach anterior verstärkt
Palpation: ▶ Tab. 14.1
Tests: Flexionstest im Sitzen positiv links (S. 395), Spring-Test negativ (S. 394)

Patient: in Bauchlage, linkes Bein in der Hüfte ca. 15° abduziert und leicht innenrotiert (Position bei gleichzeitiger Palpation des linken ISG suchen, Ziel ist die max. Entspannung der Gelenkgewebe)

Therapeut: stehend, an der linken Seite des Patienten

Handposition: das rechte Hypothenar auf den linken AIL legen, die Finger sind dabei nach kranial gerichtet

Ausführung:
- mit dem Hypothenar einen Druck nach kranial und ventral bis an die Bewegungsgrenze in Extension induzieren
- während der Patient tief einatmet, einen Impuls nach kranial und ventral ausüben

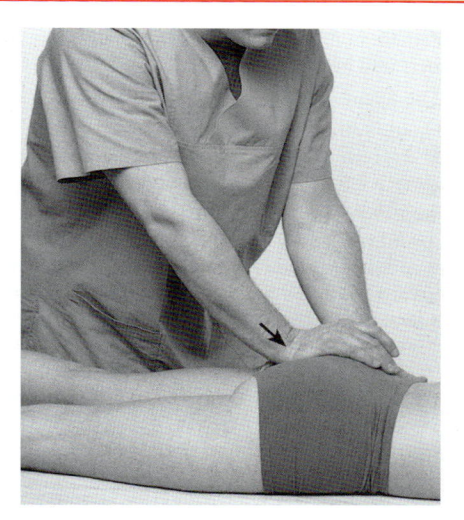

Abb. 14.16 Behandlung des Os sacrum in unilateraler Flexion

14.2.2 Dysfunktion des Os sacrum in unilateraler Extension links (▶ Abb. 14.17)

Indikation: Bewegung der linken Sakrumbasis nach anterior vermindert, nach posterior verstärkt

Palpation: ▶ Tab. 14.1

Tests: Flexionstest im Sitzen positiv links (▶ S. 395), Spring-Test positiv (▶ S. 394)

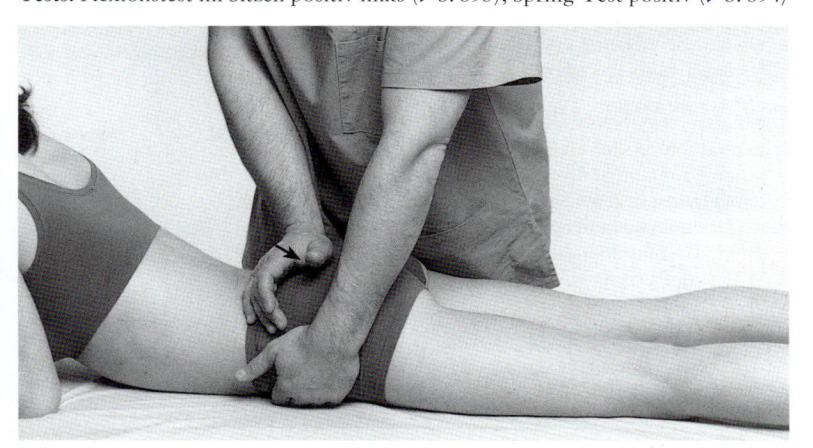

Abb. 14.17 Behandlung des Os sacrum in unilateraler Extension

Patient: in Bauchlage, in der Sphinxposition, linkes Bein in der Hüfte ca. 15° abduziert und leicht außenrotiert

Therapeut: stehend, an der rechten Seite des Patienten

Handposition:
- das rechte Hypothenar auf die linke Sakrumbasis legen, die Finger sind dabei nach kaudal oder nach lateral gerichtet
- die linke Hand auf die linke SIAS legen

Ausführung:
- mit dem rechten Hypothenar einen Druck auf die linke Sakrumbasis nach ventral und kaudal bis zur Bewegungsgrenze in Flexion ausüben
- den Patienten auffordern, tief ein- und auszuatmen
- am Ende einer Ausatmungsphase erfolgt ein Impuls nach ventral und kaudal

14.2.3 Dysfunktion des Os sacrum in R/L-Torsion posterior (▶ Abb. 14.18)

Indikation: Bewegung der rechten Sakrumbasis nach anterior vermindert, Bewegung des linken AIL nach anterior verstärkt

Palpation: ▶ Tab. 14.1

Tests: Flexionstest im Sitzen rechts positiv (▶ S. 395), Spring-Test positiv (▶ S. 394)

Patient: in Rückenlage, Hände hinter dem Nacken verschränkt

Therapeut: stehend, an der linken Seite des Patienten

Handposition:
- zur Positionierung das Becken an den Rand der Untersuchungsliege nach links schieben, um eine Seitneigung des Rumpfes nach rechts zu induzieren
- den rechten Arm durch den gebeugten rechten Arm des Patienten führen, der Handrücken kommt auf dem Sternum des Patienten zu liegen
- mit der linken Hand das Becken durch Kontakt über der rechten SIAS stabilisieren

Ausführung:
- den Rumpf mit dem rechten Arm bis zur Bewegungsgrenze nach links rotieren, ohne die Seitneigung zu verlieren
- während einer Exspirationsphase mit dem rechten Arm einen Impuls in Richtung der linken Rotation ausführen

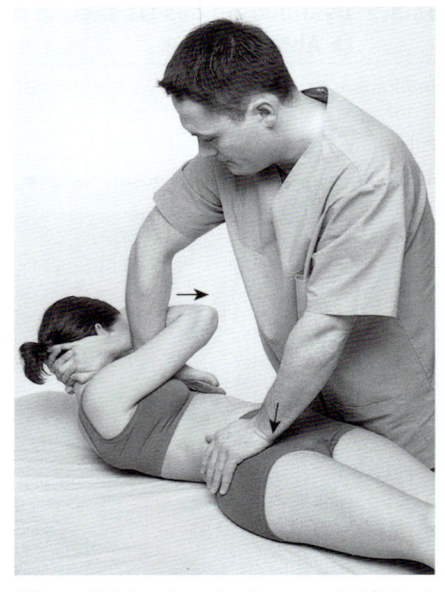

Abb. 14.18 Behandlung des Os sacrum in R/L-Torsion posterior

14.2.4 Dysfunktion des Os sacrum in L/L-Torsion anterior (▶ Abb. 14.19)

Indikation: Bewegung der rechten Sakrumbasis nach anterior verstärkt, Bewegung des linken AIL nach anterior vermindert

Palpation: ▶ Tab. 14.1

Tests: Flexionstest im Sitzen rechts positiv (▶ S. 395)

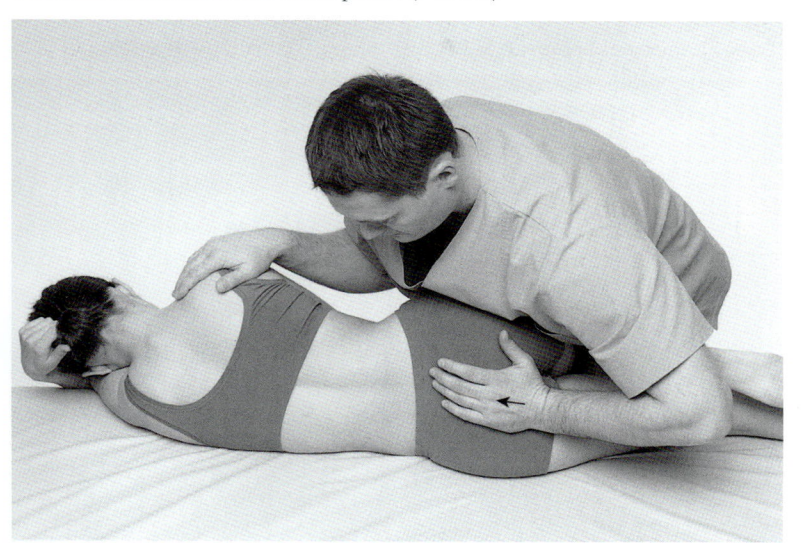

Ab. 14.19 Behandlung des Os sacrum in L/L-Torsion anterior

Patient: in linker Seitenlage, Knie und Füße übereinander, Schultern senkrecht zum Tisch

Therapeut: stehend, vor dem Patienten

Handposition:
- zur Positionierung die Hüften in Flexion bringen, bis eine Bewegung der Sakrumbasis nach posterior palpiert werden kann
- die rechte Hand auf die rechte Schulter des Patienten legen und eine Seitneigung rechts und Rotation links der LWS induzieren, bis die Bewegung an L5 zu palpieren ist
- den Patienten auffordern, sein linkes Bein auszustrecken
- den rechten Vorfuß in die linke Kniekehle legen
- mit der linken Hand Kontakt mit dem Os sacrum aufnehmen, wobei das Os pisiforme über dem linken AIL liegt

Ausführung:
- einen Druck nach anterior und superior mit der linken Hand auf den linken AIL bis zur Bewegungsgrenze ausüben
- in einer tiefen Inspirationsphase mit dem linken Arm einen Impuls in Richtung anterior und superior ausüben

14.3 Behandlung des Os sacrum (MET)

Luc Vincent

14.3.1 Dysfunktion des Os sacrum in bilateraler Flexion (▶ Abb. 14.20)

Indikation: Bewegung der Sakrumbasis nach posterior beidseitig vermindert
Palpation: ▶ Tab. 14.1
Tests: Flexionstests negativ (▶ S. 393, 395), Spring-Test negativ (▶ S. 394)

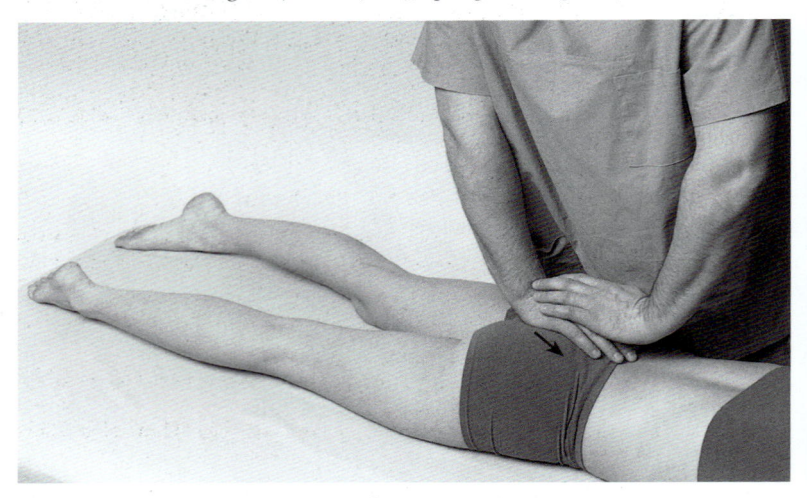

Abb. 14.20 Behandlung des Os sacrum in L/L-Torsion anterior

Patient: in Bauchlage, beide Beine ca. 15° abduziert und leicht innenrotiert (Position bei gleichzeitiger Palpation der ISG suchen, Ziel ist eine max. Entspannung der Gelenke)

Therapeut: stehend, seitlich des Patienten

Handposition:
- die Handwurzel einer Hand auf beide AIL legen, die Finger sind nach kranial gerichtet
- die andere Hand ruht auf der ersten Hand, die Finger sind nach kaudal gerichtet

Ausführung:
- mit beiden Händen einen Druck auf beide AIL nach anterior und superior induzieren; während der Patient tief einatmet, den Druck verstärken
- in der folgenden Exspirationsphase den Druck halten
- diesen Vorgang 3–5 × wiederholen

14.3.2 Dysfunktion des Os sacrum in bilateraler Extension (▶ Abb. 14.21)

Indikation: Bewegung der Sakrumbasis nach anterior beidseitig vermindert
Palpation: ▶ Tab. 14.1
Tests: Flexionstests negativ (▶ S. 393, ▶ 395), Spring-Test positiv (▶ S. 394)

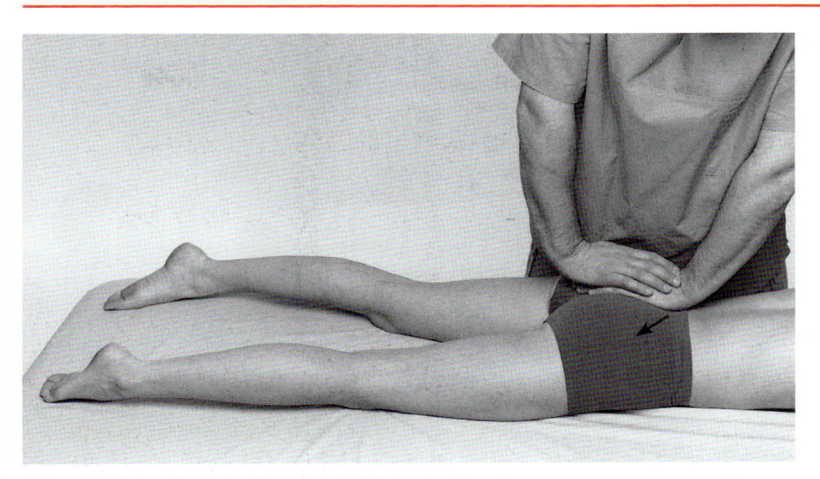

Abb. 14.21 Behandlung des Os sacrum in bilateraler Extension

Patient: in Bauchlage, beide Beine ca. 15° abduziert und leicht innenrotiert (Position bei gleichzeitiger Palpation der ISG suchen, Ziel ist eine max. Entspannung der Gelenke)

Therapeut: stehend, seitlich des Patienten

Handposition:
- die Handwurzel einer Hand auf die Sakrumbasis legen, die Finger sind nach kaudal gerichtet
- die andere Hand ruht auf der ersten Hand, die Finger sind nach kranial gerichtet

Ausführung:
- mit beiden Händen einen Druck auf die Sakrumbasis nach anterior und inferior induzieren; während der Patient tief ausatmet, den Druck verstärken
- in der folgenden Inspirationsphase den Druck halten
- diesen Vorgang 3–5 × wiederholen

14.3.3 Dysfunktion des Os sacrum in L/L-Torsion anterior (▶ Abb. 14.22)

Indikation: Bewegung der rechten Sakrumbasis nach anterior verstärkt, Bewegung des linken AIL nach anterior vermindert, L5 in Seitneigung links und Rotation rechts

Palpation: ▶ Tab. 14.1

Tests: Flexionstest im Sitzen rechts positiv (▶ S. 395)

Patient: Becken und Beine in linker Seitenlage, Hüften und Knie 90° gebeugt, die Schultern in Bauchlage, Kopf nach rechts gedreht

Therapeut: stehend, vor dem Patienten, im Ausfallschritt (linkes Bein vorne)

Handposition:
- die Oberschenkel des Patienten ruhen auf dem linken Oberschenkel des Therapeuten
- mit der rechten Hand die herabhängenden Füße des Patienten halten
- mit der linken Hand den lumbosakralen Übergang palpieren

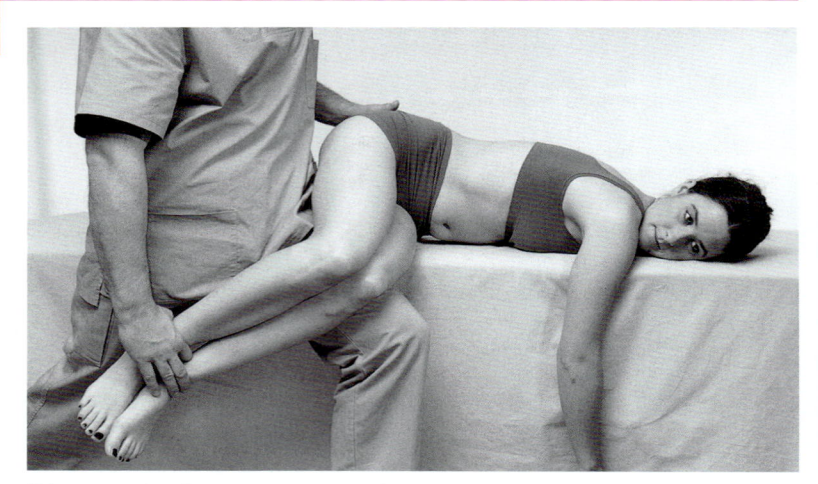

Abb. 14.22 Behandlung des Os sacrum in L/L-Torsion anterior

Ausführung:
- eine Flexion der Hüfte induzieren, bis die Bewegung im lumbosakralen Übergang palpiert werden kann
- dann einen Druck auf die Füße Richtung Boden ausüben, bis sich die rechte Sakrumbasis nach posterior bewegt
- den Patienten nun auffordern, seine Füße gegen den Widerstand des Therapeuten in Richtung Decke zu heben
- die Spannung 3–6 Sek. halten
- in der Entspannungsphase wird die neue Bewegungsgrenze durch Druck auf die Füße des Patienten in Richtung Boden erreicht
- diesen Vorgang 3–5 × wiederholen

14.3.4 Dysfunktion des Os sacrum in L/R-Torsion posterior (▶ Abb. 14.23)

Indikation: Bewegung der linken Sakrumbasis nach anterior vermindert, Bewegung des rechten AIL nach anterior verstärkt, L5 in Seitneigung und Rotation rechts

Palpation: ▶ Tab. 14.1

Tests: Flexionstest im Sitzen links positiv (▶ S. 395), Spring-Test positiv (▶ S. 394)

Patient: in rechter Seitenlage, Hüften und Knie 90° gebeugt

Therapeut: stehend, vor dem Patienten, auf Höhe des Beckens

Handposition:
- für die Positionierung mit der rechten Hand den lumbosakralen Übergang palpieren, mit der linken Hand das rechte Handgelenk umgreifen
- durch Zug am rechten Arm des Patienten eine Rotation der Wirbelsäule induzieren, bis diese im lumbosakralen Übergang palpiert werden kann
- dann die Lage des Thorax mit dem linken Ellenbogen auf der linken Schulter des Patienten fixieren und den lumbosakralen Übergang mit der linken Hand palpieren

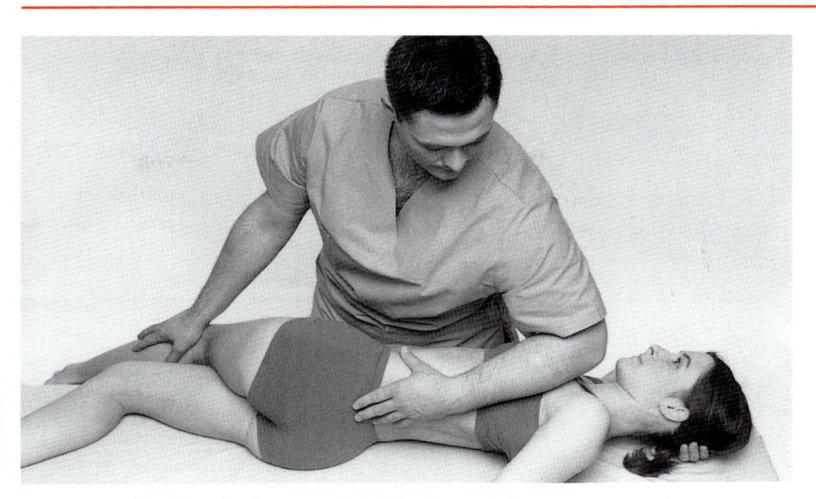

Abb. 14.23 Behandlung des Os sacrum in L/R-Torsion posterior

- mit der rechten Hand die rechte Hüfte in Extension bringen, bis sich die Sakrumbasis nach anterior bewegt
- das linke Bein des Patienten über die Kante der Behandlungsliege heben und nach unten senken
- mit dem linken Arm den Thorax durch Kontakt mit der Schulter des Patienten fixieren
- die rechte Hand ruht auf dem linken Knie des Patienten

Ausführung:
- einen Druck auf das herabhängende Knie in Richtung Boden bis zur Bewegungsgrenze ausüben
- den Patienten auffordern, sein linkes Bein gegen den Widerstand des Therapeuten zu heben
- die Spannung 3–6 Sek. halten
- in der Entspannungsphase wird die neue Bewegungsgrenze durch Druck auf das Knie in Richtung Boden erreicht
- diesen Vorgang 3–5 × wiederholen

14.3.5 Dysfunktion des Os sacrum in unilateraler Extension links (▶ Abb. 14.24)

Indikation: Bewegung der linken Sakrumbasis nach anterior vermindert, nach posterior verstärkt

Palpation: ▶ Tab. 14.1

Tests: Flexionstest im Sitzen links positiv (▶ S. 395), Spring-Test positiv (▶ S. 394)

Patient: in Bauchlage, in der Sphinxposition, das linke Bein ca. 15° abduziert und leicht außenrotiert

Therapeut: stehend, an der rechten Seite des Patienten

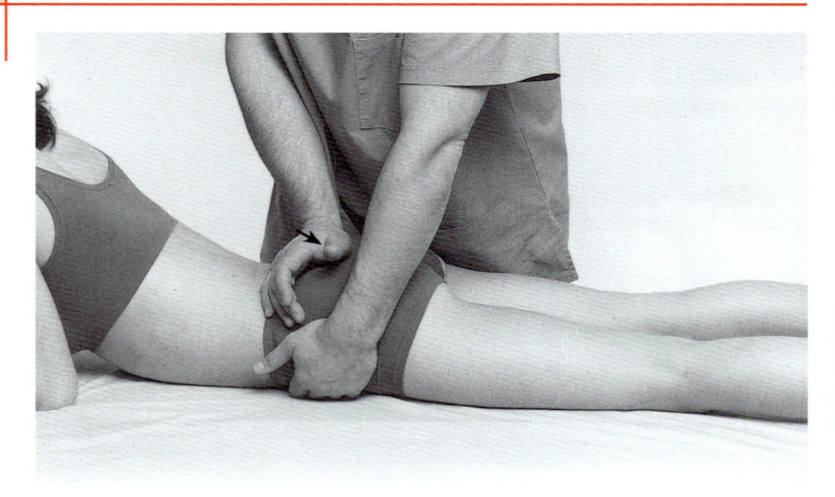

Abb. 14.24 Behandlung des Os sacrum in unilateraler Extension

Handposition:
- das rechte Hypothenar auf die linke Sakrumbasis legen, die Finger sind nach kaudal oder nach lateral gerichtet
- die linke Hand auf die linke SIAS legen

Ausführung:
- einen Druck auf die linke Sakrumbasis nach ventral und nach kaudal bis zur Bewegungsgrenze ausüben
- den Patienten auffordern, tief ein- und auszuatmen
- am Ende der Ausatmungsphase den Patienten bitten, die linke SIAS in Richtung Behandlungsliege zu drücken
- diesen Vorgang 3–5 × wiederholen
- in der neuen Inspirationsphase den Druck auf das Os sacrum beibehalten

14.3.6 Dysfunktion des Os sacrum in unilateraler Flexion links (▶ Abb. 14.25)

Indikation: Bewegung der linken Sakrumbasis nach anterior verstärkt

Palpation: ▶ Tab. 14.1

Tests: Flexionstest im Sitzen links positiv (▶ S. 395), Spring-Test negativ (▶ S. 394)

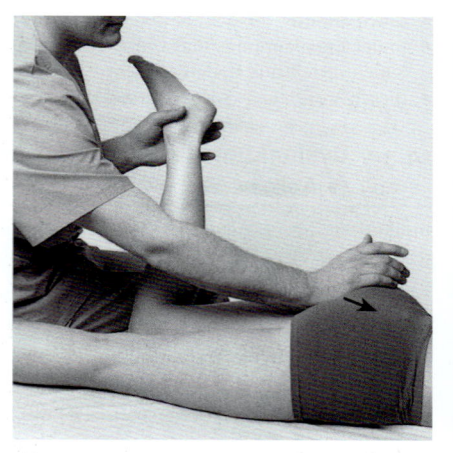

Abb. 14.25 Behandlung des Os sacrum in unilateraler Flexion

Patient: in Bauchlage, linkes Knie 90° flektiert

Therapeut: an der linken Seite des Patienten auf der Behandlungsliege sitzend, auf Höhe des rechten Unterschenkels, Blick nach kranial

Handposition:
- mit der linken Hand den distalen linken Unterschenkel umgreifen
- das rechte Hypothenar auf den linken AIL legen

Ausführung:
- einen Druck auf den linken AIL nach superior ausüben bei gleichzeitiger Innenrotation der linken Hüfte, bis die Bewegungsgrenze erreicht ist
- den Patienten auffordern, den linken Fuß gegen den Widerstand des Therapeuten nach medial zu drücken
- die Spannung 3–6 Sek. halten
- in der Entspannungsphase wird die neue Bewegungsgrenze durch Druck auf den AIL nach kranial erreicht
- diesen Vorgang 3–5 × wiederholen

14.4 Behandlung des Os ilium (HVLA)
Luc Vincent

14.4.1 Dysfunktion des linken Os ilium in Superiorität (▶ Abb. 14.26)

Indikation: Bewegung des Os ilium nach kranial verstärkt, nach kaudal eingeschränkt

Palpation: ▶ Tab. 14.2

Tests: Flexionstest im Stehen links positiv (▶ S. 393)

Patient: in Rückenlage

Therapeut: stehend, am Fußende des Patienten

Handposition: den linken distalen Unterschenkel mit beiden Händen umfassen, dabei die rechte Hand an den Malleolus lateralis, die linke an den Malleolus medialis legen

Ausführung:
- eine leichte Flexion (ca. 15°), Abduktion (ca. 5°) und Innenrotation (ca. 3°) der Hüfte beim im Kniegelenk gestreckten Bein durchführen
- eine Traktion entlang der Längsachse des Beines bis zur Bewegungsgrenze durchführen
- während einer Inspirationsphase einen Impuls nach kaudal in Richtung der Traktion geben

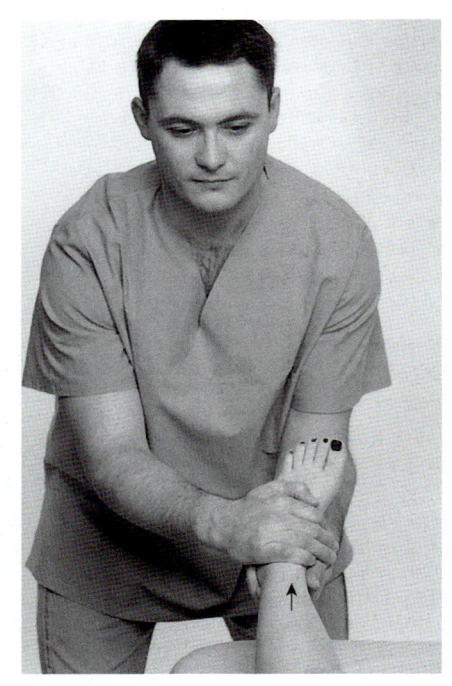

Abb. 14.26 Behandlung des Os ilium in Superiorität

14.4.2 Dysfunktion des linken Os ilium in Anteriorität (▶ Abb. 14.27)

Indikation: Bewegung des linken Os ilium nach posterior vermindert

Palpation: ▶ Tab. 14.2

Tests: Flexionstest im Stehen links positiv (▶ S. 393), Öffnungstest links positiv (S. 401)

Variation 1

Patient: in rechter Seitenlage

Therapeut: stehend, vor dem Patienten

Handposition:
- zur Positionierung mit der linken Hand eine Flexion der Hüften durchführen, bis diese mit der rechten Hand am lumbosakralen Übergang palpiert werden kann
- eine Rotation des Thorax durch Zug am rechten Arm des Patienten induzieren, bis diese mit der rechten Hand am lumbosakralen Übergang palpiert werden kann
- diese Lage mit dem linken Ellenbogen auf der linken Schulter des Patienten stabilisieren
- den Patienten auffordern, sein rechtes Bein auszustrecken
- das linke Bein über die Kante der Liege heben und nach unten senken
- den rechten Unterarm auf dem lateralen Anteil des linken Os ilium positionieren

Ausführung:
- den Patienten mit dem rechten Arm in Richtung des Therapeuten rollen, um das ISG in eine waagerechte Lage zu bringen
- mit dem rechten Arm eine Rotation des Os ilium nach posterior bis zur Bewegungsgrenze induzieren
- mit dem rechten Arm einen Impuls in Richtung anterior und inferior (in Richtung des herabhängenden Knies) ausüben

Variation 2

Patient: in Rückenlage, linkes Bein angestellt

Therapeut: stehend, an der linken Seite des Patienten, auf Höhe des Beckens

Handposition:
- die linke Hand unter den posterioren und inferioren Teil des linken Tuber ischiadicum schieben, die Finger sind nach kranial gerichtet

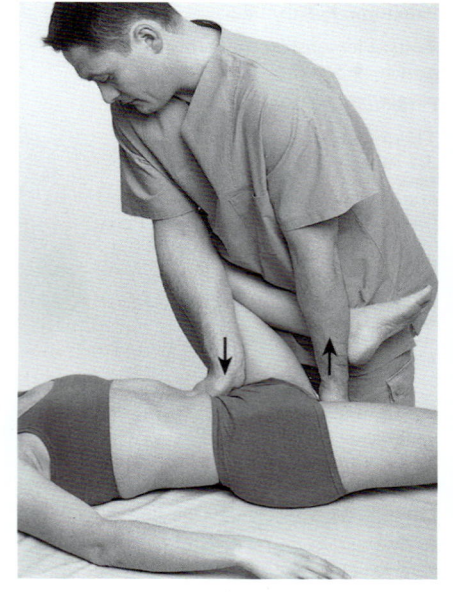

Abb. 14.27 Behandlung des Os ilium in Anteriorität (Variation 2)

- die rechte Hand über die linke SIAS legen
- die Bewegung der linken Hüfte durch Kontakt des Thorax mit dem linken Knie des Patienten kontrollieren

Ausführung:
- durch weitere Flexion der Hüfte mit dem Thorax und Druck auf die SIAS nach posterior eine Rotation des linken Os ilium nach posterior bis zur Bewegungsgrenze ausführen
- mit beiden Händen einen Impuls in Richtung posterior auf der linken SIAS ausführen

14.4.3 Dysfunktion des linken Os ilium in Posteriorität

Indikation: Rotation des Os ilium nach anterior vermindert

Palpation: ▶ Tab. 14.2

Tests: Flexionstest im Stehen links positiv (▶ S. 393), Öffnungstest links positiv (▶ S. 401)

Variation 1 (▶ Abb. 14.28)

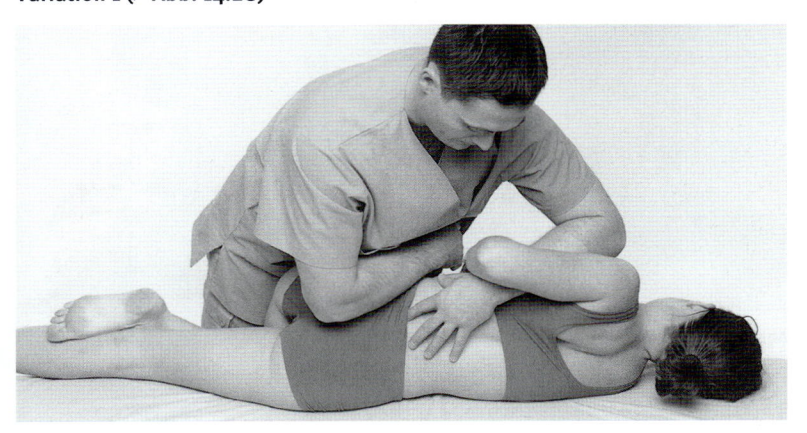

Abb. 14.28 Behandlung des Os ilium in Posteriorität (Variation 1)

Patient: in rechter Seitenlage

Therapeut: stehend, vor dem Patienten

Handposition:
- zur Positionierung mit der linken Hand eine Flexion der Hüften durchführen, bis diese mit der rechten Hand am lumbosakralen Übergang palpiert werden kann
- eine Rotation des Thorax durch Zug am rechten Arm des Patienten induzieren, bis diese mit der rechten Hand am lumbosakralen Übergang palpiert werden kann
- diese Lage mit dem linken Ellenbogen auf der linken Schulter des Patienten stabilisieren
- den Patienten auffordern, sein rechtes Bein auszustrecken
- den linken Vorfuß in die rechte Kniekehle legen

- den rechten Ellenbogen beugen und den Unterarm auf dem lateralen Anteil des linken Os ilium positionieren, wobei die Finger nach anterior und superior gerichtet sind

Ausführung:
- den Patienten mit dem rechten Arm in Richtung des Therapeuten rollen, um das ISG in eine waagerechte Lage zu bringen
- mit dem rechten Arm eine Rotation des Os ilium nach anterior bis zur Bewegungsgrenze induzieren
- mit dem rechten Arm einen Impuls in Richtung anterior und superior (in Richtung des Bauchnabels) ausüben

Variation 2 (▶ Abb. 14.29)

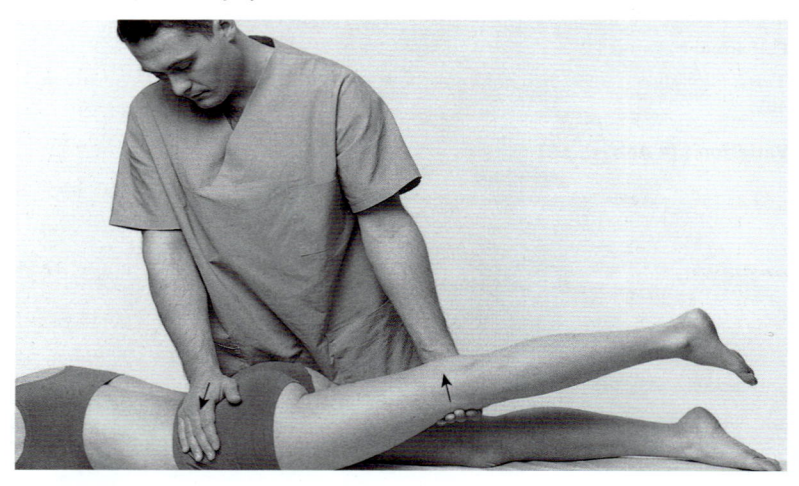

Abb. 14.29 Behandlung des Os ilium in Posteriorität (Variation 2)

Patient: in Bauchlage

Therapeut: stehend, an der rechten Seite des Patienten

Handposition:
- den distalen linken Oberschenkel mit der linken Hand umgreifen
- die rechte Hand über die linke SIPS legen, die Finger sind nach anterior gerichtet

Ausführung:
- mit der linken Hand eine Extension, Adduktion und Innenrotation der Hüfte induzieren, bis das linke Os ilium nach anterior zu rotieren beginnt
- mit der rechten Hand einen Druck auf die SIPS nach anterior bis zur Bewegungsgrenze ausüben
- während einer Exspirationsphase einen Impuls in Richtung anterior ausüben, dabei die Extension, Adduktion und Innenrotation der Hüfte verstärken

14.5 Behandlung des Os ilium (MET)
Luc Vincent

14.5.1 Dysfunktion des linken Os ilium in Anteriorität (▶ Abb. 14.30)

Indikation: Bewegung des Os ilium nach posterior vermindert

Palpation: ▶ Tab. 14.2

Tests: Flexionstest im Stehen links positiv (▶ S. 393), Öffnungstest links positiv (▶ S. 401)

Patient: in Rückenlage, linkes Bein angestellt

Therapeut: stehend, an der linken Seite des Patienten

Handposition:
- die linke Hand unter den posterioren und inferioren Teil des linken Tuber ischiadicum schieben, die Finger sind nach kranial gerichtet
- die rechte Hand über die linke SIAS legen oder mit der rechten Hand das linke Knie umgreifen
- die Bewegung der linken Hüfte durch Kontakt des Thorax mit dem linken Knie des Patienten kontrollieren

Ausführung:
- mit dem Oberkörper das linke Os ilium durch Flexion, Abduktion und Außenrotation der linken Hüfte nach posterior bis zur Bewegungsgrenze rotieren

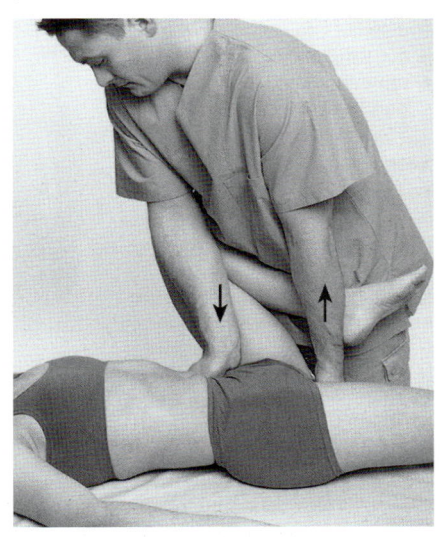

Abb. 14.30 Behandlung des Os ilium in Anteriorität

- den Patienten auffordern, eine Extension der linken Hüfte durchzuführen und dabei mit dem linken Knie gegen den Thorax des Therapeuten zu drücken
- die Spannung 3–6 Sek. halten
- in der Entspannungsphase wird die neue Bewegungsgrenze durch Verstärkung der Rotation des Os ilium nach posterior erreicht
- diesen Vorgang 3–5 × wiederholen

14.5.2 Dysfunktion des linken Os ilium in Posteriorität (▶ Abb. 14.31)

Indikation: Rotation des Os ilium nach anterior vermindert

Palpation: ▶ Tab. 14.2

Tests: Flexionstest im Stehen links positiv (▶ S. 393), Öffnungstest links positiv (▶ S. 401)

Patient: in Rückenlage, das linke Bein bzw. linke Os ilium über die Seite der Bank herabhängend, mit dem Os sacrum am Rand der Behandlungsliege

Therapeut: stehend, an der linken Seite des Patienten, Blick nach kranial gerichtet

Handposition:
- den herabhängenden linken Unterschenkel des Patienten zwischen den Beinen unterstützen
- die rechte Hand auf den linken distalen Oberschenkel oberhalb der Kniescheibe legen
- mit der linken Hand das Becken durch Kontakt auf der rechten SIAS fixieren

Ausführung:
- durch Extension der linken Hüfte das linke Os ilium nach anterior bis zur Bewegungsgrenze rotieren
- den Patienten auffordern, eine Flexion der linken Hüfte durchzuführen und dabei mit dem Knie gegen die rechte Hand des Therapeuten nach oben zu drücken
- die Spannung 3–6 Sek. halten
- in der Entspannungsphase wird die neue Bewegungsgrenze durch Verstärkung der Rotation des Os ilium nach anterior bei weiterer Extension der Hüfte erreicht
- diesen Vorgang 3–5 × wiederholen

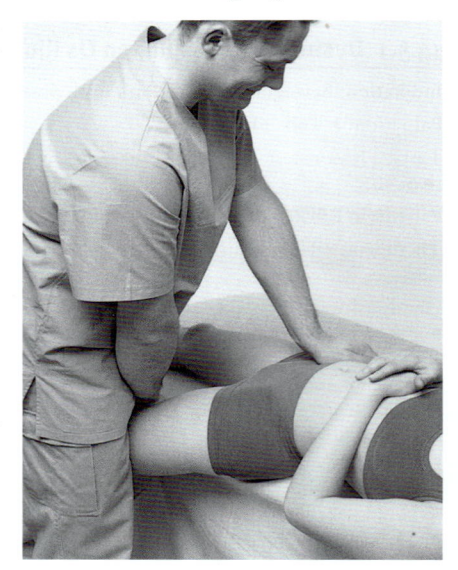

Abb. 14.31 Behandlung des Os ilium in Posteriorität

14.5.3 Dysfunktion des linken Os ilium in inflare (▶ Abb. 14.32)

Indikation: Bewegung des linken Os ilium in outflare eingeschränkt

Palpation: ▶ Tab. 14.2

Tests: Kompressionstest links positiv (▶ S. 396)

Patient: in Rückenlage, der linke Malleolus lateralis liegt auf dem

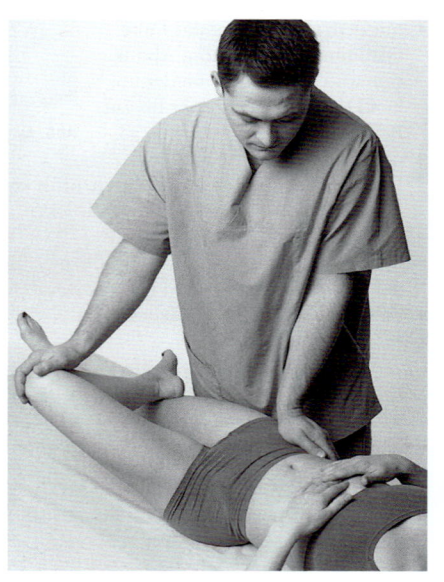

Abb. 14.32 Behandlung des Os ilium in inflare

rechten Knie oberhalb der Patella, die linke Hüfte ist dadurch abduziert, außenrotiert und flektiert

Therapeut: stehend, an der rechten Seite des Patienten, Blick nach kranial gerichtet

Handposition:
- mit der linken Hand das Becken durch Kontakt auf der rechten SIAS fixieren
- die rechte Hand auf das linke Knie legen

Ausführung:
- mit der rechten Hand einen Druck auf das rechte Knie nach posterior bis zur Bewegungsgrenze ausüben
- den Patienten auffordern, das linke Knie gegen den Widerstand des Therapeuten nach oben zu drücken
- die Spannung 3–6 Sek. halten
- in der Entspannungsphase wird die neue Bewegungsgrenze durch Verstärkung des Drucks auf das linke Knie nach posterior erreicht
- diesen Vorgang 3–5 × wiederholen

14.5.4 Dysfunktion des linken Os ilium in outflare (▶ Abb. 14.33)

Indikation: Bewegung des linken Os ilium in inflare eingeschränkt

Palpation: ▶ Tab. 14.2

Tests: Kompressionstest links positiv (▶ S. 396)

Patient: in Rückenlage, linkes Bein angestellt

Therapeut: stehend, an der linken Seite des Patienten

Handposition:
- mit der rechten Hand die linke SIPS umgreifen
- die linke Hand auf das linke Knie legen

Ausführung:
- mit der rechten Hand eine Traktion auf die SIPS nach lateral ausüben
- mit der linken Hand die linke Hüfte bis zur Bewegungsgrenze adduzieren
- den Patienten auffordern, das linke Knie nach lateral gegen den Widerstand des Therapeuten zu drücken
- die Spannung 3–6 Sek. halten
- in der Entspannungsphase wird die neue Bewegungsgrenze durch Verstärkung der Adduktion der Hüfte erreicht
- diesen Vorgang 3–5 × wiederholen

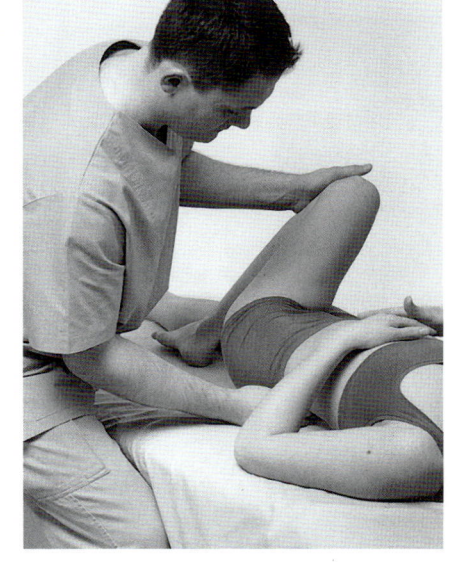

Abb. 14.33 Behandlung des Os ilium in outflare

15 Schambeinfuge

Luc Vincent
Therapeut auf den Fotos: Luc Vincent

15.1	**Diagnostik** *Luc Vincent*	**431**	**15.2**	**Behandlung der Symphysis pubica (MET)** **433** *Luc Vincent*
15.1.1	Anamnese	**431**		
15.1.2	Inspektion	**431**	15.2.1	Dysfunktion des Ramus ossis pubis links in Superiorität **433**
15.1.3	Palpation	**431**	15.2.2	Dysfunktion des Ramus ossis pubis links in Inferiorität **434**
15.1.4	Tests und Bewegungsprüfung	**431**		
15.1.5	Differenzialdiagnosen	**433**		
15.1.6	Osteopathische Beziehungen	**433**		

15 Schambeinfuge

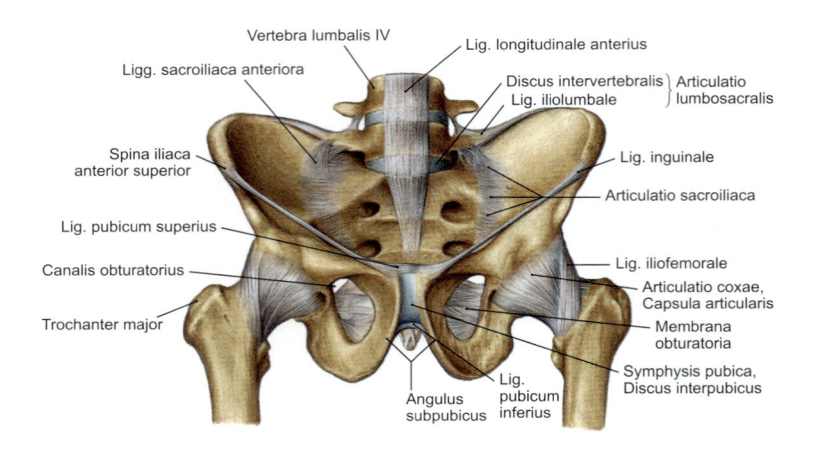

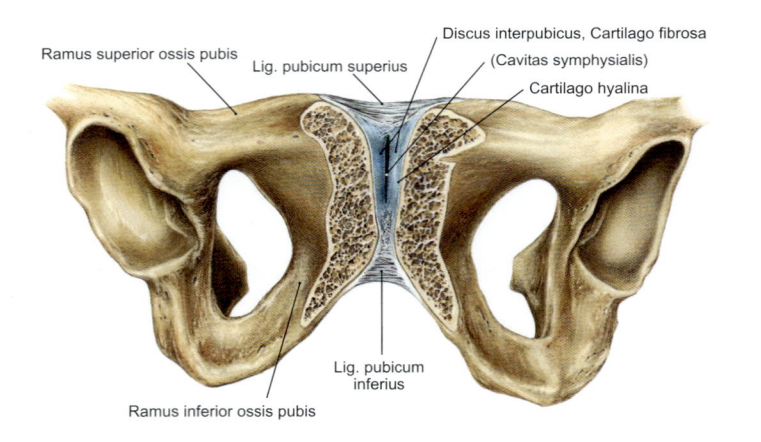

15.1 Diagnostik
Luc Vincent

15.1.1 Anamnese

Schmerzen, Bewegungseinschränkung
- Schmerzlokalisation: oberhalb, unterhalb, direkt am Schambein
- Ausstrahlung: Innenseite des Oberschenkels, Perineum, Scrotum, Labia majora
- Schmerzen während des Gehens, nach längerem Sitzen
- Schmerzen bei der Miktion

Andere Symptome
- Unregelmäßigkeiten der Menstruation
- Prostata-, Harnblasendysfunktion (Pseudoprostatitis, -zystitis)

Vor-, Begleiterkrankungen
- Unfälle, Frakturen in diesem Bereich
- schwierige Entbindungen
- Operationen im Unterbauch

15.1.2 Inspektion

- Ptose des Abdomens
- Höhenunterschied der Cristae iliacae, Sulci gluteales, Taillenwinkel
- Vorwölbung oder Schwellung im Leistenbereich (möglicher Hinweis auf Leistenhernie)

15.1.3 Palpation

Knochenpalpation
- Ramus superior ossis pubis, Ramus inferior ossis pubis
- Tuberculum pubicum
- Crista iliaca
- Spina iliaca anterior superior (SIAS) und Spina iliaca posterior superior (SIPS)

Weichteilpalpation
- Lig. inguinale
- Bauchmuskelansätze des M. rectus abdominis, M. obliquus externus abdominis, M. obliquus internus abdominis, M. transversus abdominis
- Adduktorenansätze des Oberschenkels: Mm. adductor magnus, minimus, longus, und brevis, M. pectineus, M. gracilis
- Anulus inguinalis superficialis

15.1.4 Tests und Bewegungsprüfung

Biomechanik
- **Gelenkpartner:** linkes und rechtes Schambein (Ossa pubica)
- **Gelenktyp:** Synchondrose mit Discus interpubicus
- **Bewegungsmöglichkeiten:** Scherbewegung nach kranial und kaudal

Aktive Bewegungsprüfung

Ist bei der Symphysis pubica nicht möglich.

Passive Bewegungsprüfung

Liegender Gehtest (▶ Abb. 15.1)

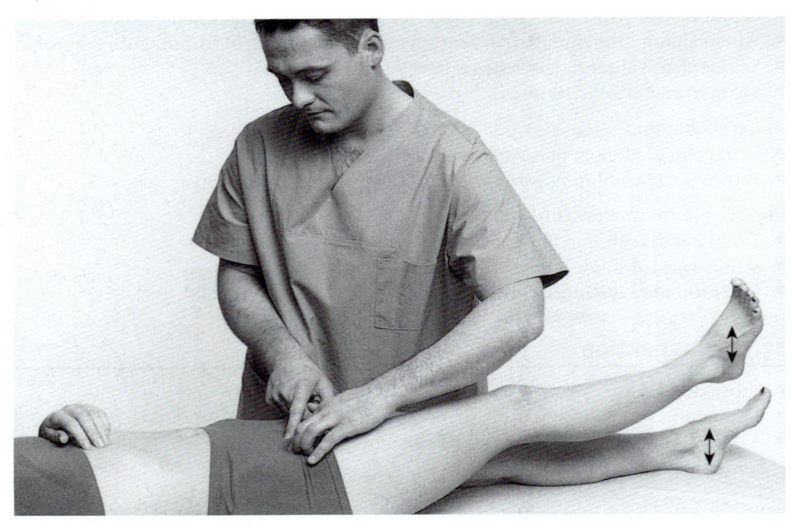

Abb. 15.1 Liegender Gehtest

Patient: in Rückenlage

Therapeut: stehend, seitlich des Patienten

Handposition: mit den Zeigefingern die superioren Anteile des rechten und linken Ramus ossis pubis palpieren

Ausführung: den Patienten auffordern, abwechselnd die gestreckten Beine anzuheben (Füße ca. 10 cm über die Bank) und wieder hinzulegen

Bewertung: Die Position der Rami ossis pubis vergleichen und die Qualität und Quantität der Bewegung der beiden Seiten beurteilen.
- Normalbefund: Anheben des einen Beins führt zu gleichseitiger Verschiebung des Ramus ossis pubis nach superior im Vergleich zur anderen Seite.
- Inferiorität: die Seite der Dysfunktion bewegt sich beim Anheben des Beins derselben Seite nicht nach superior
- Superiorität: die Seite der Dysfunktion bewegt sich beim Anheben des kontralateralen Beins mit nach superior

Kompressionstest
S. 396

Flexionstest stehend (Vorlauftest)
S. 393

15.1.5 Differenzialdiagnosen

- **mechanisch/degenerativ:** Fraktur im Beckenringbereich, Hypermobilität, Muskelzerrungen
- **neural/radikulär:** Nervenwurzelreizung L1–L3
- **ausstrahlend:** Leistenhernie, Hüfte, Erkrankungen von Harnleiter, Harnblase, Prostata, Uterus, Adnexen
- **entzündlich/rheumatisch:** Spondylitis ankylosans, Morbus Reiter

15.1.6 Osteopathische Beziehungen

▶ 14.1.6

15.2 Behandlung der Symphysis pubica (MET)
Luc Vincent

15.2.1 Dysfunktion des Ramus ossis pubis links in Superiorität (▶ Abb. 15.2)

Indikation: Bewegung des Ramus ossis pubis nach inferior vermindert

Palpation: Ramus ossis pubis links superior

Tests: Flexionstest im Stehen links positiv (▶ S. 393), Kompressionstest links positiv (▶ S. 396), liegender Gehtest positiv für Superiorität (▶ S. 428)

Patient: in Rückenlage, das linke Bein über die Seite der Bank herabhängend, linkes Os ilium am Rand der Behandlungsliege aufliegend

Therapeut: stehend, an der linken Seite des Patienten, Blick nach kranial gerichtet

Handposition:
- den herabhängenden Unterschenkel des Patienten zwischen den Beinen unterstützen
- die rechte Hand auf den distalen Oberschenkel oberhalb der Kniescheibe legen
- mit der linken Hand das Becken durch Druck auf die rechte SIAS in Richtung Bank fixieren

Ausführung:
- durch Extension der linken Hüfte die Bewegungsgrenze aufsuchen
- den Patienten auffordern, die linke Hüfte zu flektieren, wobei er mit dem Knie gegen die rechte Hand des Therapeuten nach oben drückt

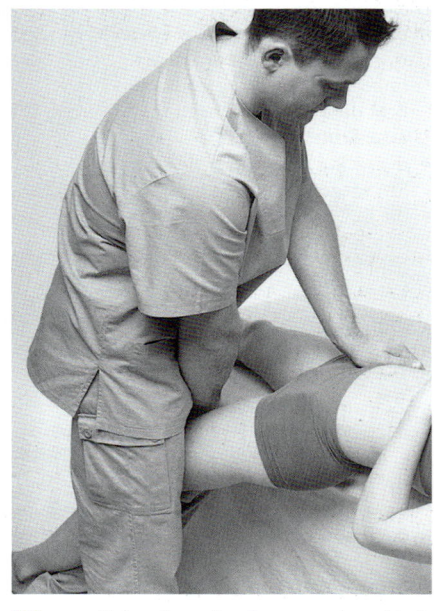

Abb. 15.2 Behandlung des Ramus ossis pubis in Superiorität

- die Spannung 3–6 Sek. halten
- in der Entspannungsphase wird die neue Bewegungsgrenze durch Verstärkung der Hüftextension erreicht
- diesen Vorgang 3–5 × wiederholen

> Ähnliche Technik wie bei einer Dysfunktion des Os ilium in Posteriorität (▶ 14.5.2), die Lage des Beckens ist jeweils unterschiedlich: Bei jener wird das Os sacrum auf der Bank fixiert, das Os ilium kann sich frei bewegen. Bei der Behandlung des Os pubis wird das Os ilium auf der Bank fixiert, die Hauptbewegung wird auf die Symphyse konzentriert.

15.2.2 Dysfunktion des Ramus ossis pubis links in Inferiorität (▶ Abb. 15.3)

Indikation: Bewegung des Ramus ossis pubis nach superior vermindert

Palpation: Ramus ossis pubis links inferior

Tests: Flexionstest im Stehen links positiv (▶ S. 393), Kompressionstest links positiv (▶ S. 396), liegender Gehtest positiv für Inferiorität (▶ S. 428)

Patient: in Rückenlage, linkes Bein angestellt

Therapeut: stehend, an der linken Seite des Patienten

Handposition:
- die linke Hand unter den posterioren und inferioren Teil des linken Tuber ischiadicum schieben, die Finger sind nach kranial gerichtet
- die rechte Hand über die linke SIAS legen
- die Bewegung der linken Hüfte durch Kontakt des Thorax mit dem linken Knie des Patienten kontrollieren

Ausführung:
- das linke Os ilium nach posterior rotieren, gleichzeitig einen Zug am Tuber ischiadicum nach anterior und superior bis zur Bewegungsgrenze ausüben
- den Patienten auffordern, die linke Hüfte zu extendieren und dabei mit dem linken Knie gegen den Thorax des Therapeuten zu drücken
- die Spannung 3–6 Sek. halten
- in der Entspannungsphase wird die neue Bewegungsgrenze durch Verstärkung der Rotation des Os ilium nach posterior bei gleichzeitigem Zug am Tuber ischiadicum nach anterior und superior erreicht
- diesen Vorgang 3–5 × wiederholen

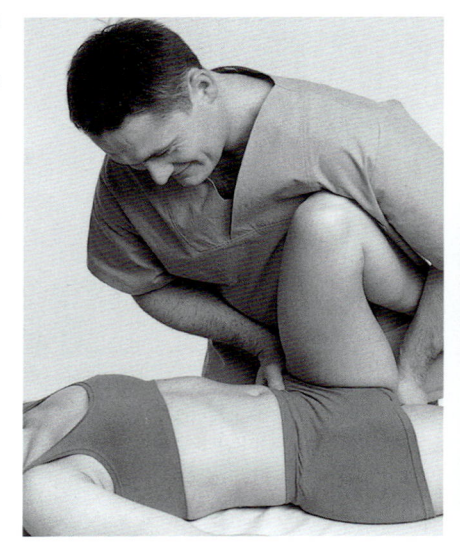

Abb. 15.3 Behandlung des Ramus ossis pubis in Inferiorität

16 Hüftgelenk

Cristian Ciranna-Raab, Tobias K. Dobler, Christian Fossum,
Peter Sommerfeld, Siegbert Tempelhof
Therapeut auf den Fotos: Christian Fossum

16.1	**Diagnostik** *Tobias K. Dobler, Christian Fossum, Peter Sommerfeld, Siegbert Tempelhof*	**439**
16.1.1	Anamnese	439
16.1.2	Inspektion	439
16.1.3	Palpation	439
16.1.4	Tests und Bewegungsprüfung	440
16.1.5	Differenzialdiagnosen	449
16.1.6	Osteopathische Beziehungen	450
16.2	**Behandlung der Art. coxae (HVLA)** *Cristian Ciranna-Raab, Siegbert Tempelhof*	**452**
16.2.1	Dysfunktion in Außenrotation	452
16.2.2	Dysfunktion in Innenrotation	452
16.2.3	Dysfunktion in Adduktion	453
16.2.4	Dysfunktion in Abduktion	454
16.2.5	Dysfunktion in Flexion	455
16.2.6	Dysfunktion in Extension	455
16.2.7	Dekompressionstechnik für die Art. coxae	456
16.3	**Behandlung der Art. coxae (MET)** *Siegbert Tempelhof*	**457**
16.3.1	Dysfunktion in Außenrotation	457
16.3.2	Dysfunktion in Innenrotation	457
16.3.3	Dysfunktion in Adduktion	458
16.3.4	Dysfunktion in Abduktion	458
16.3.5	Dysfunktion in Flexion	459
16.3.6	Dysfunktion in Extension	460

16 Hüftgelenk

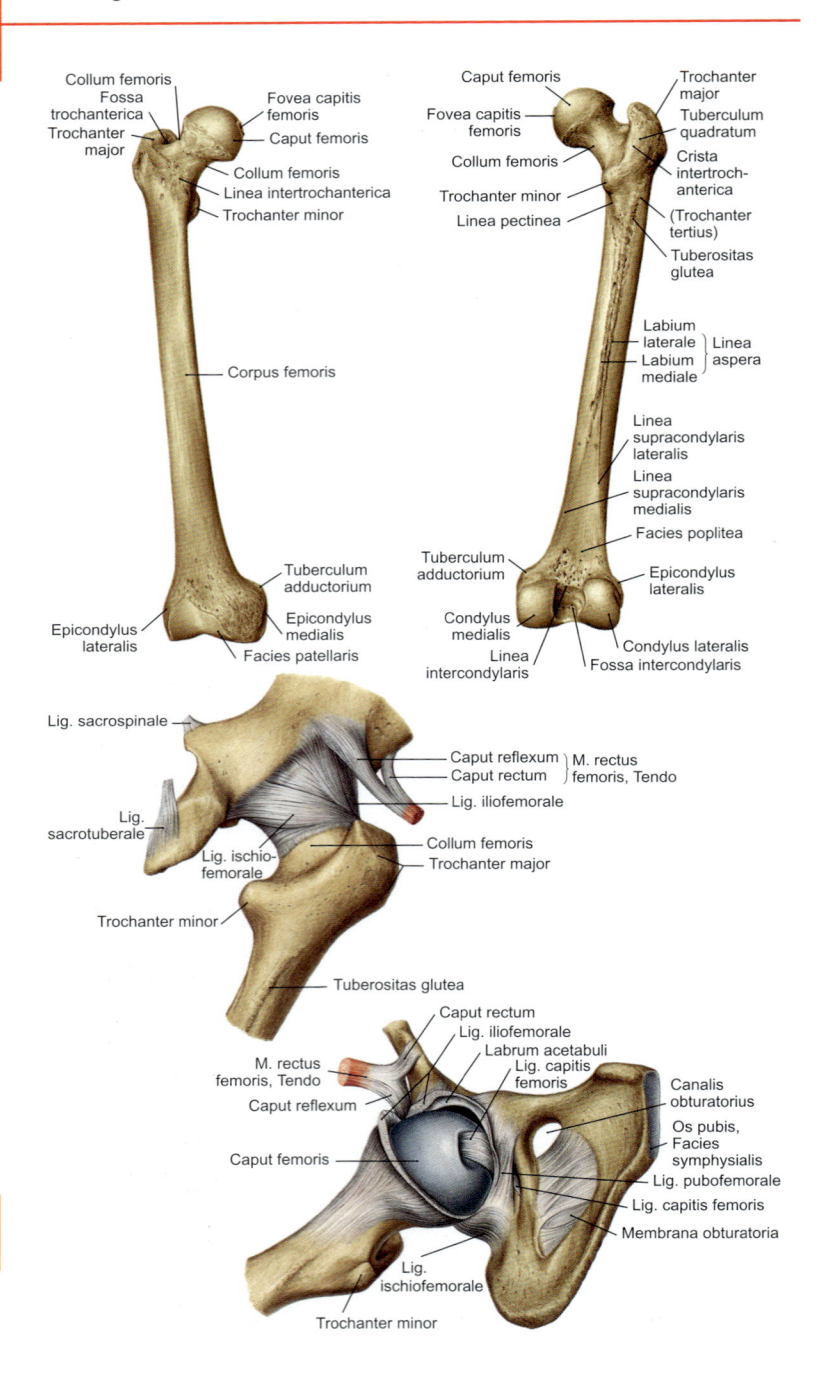

16 Hüftgelenk

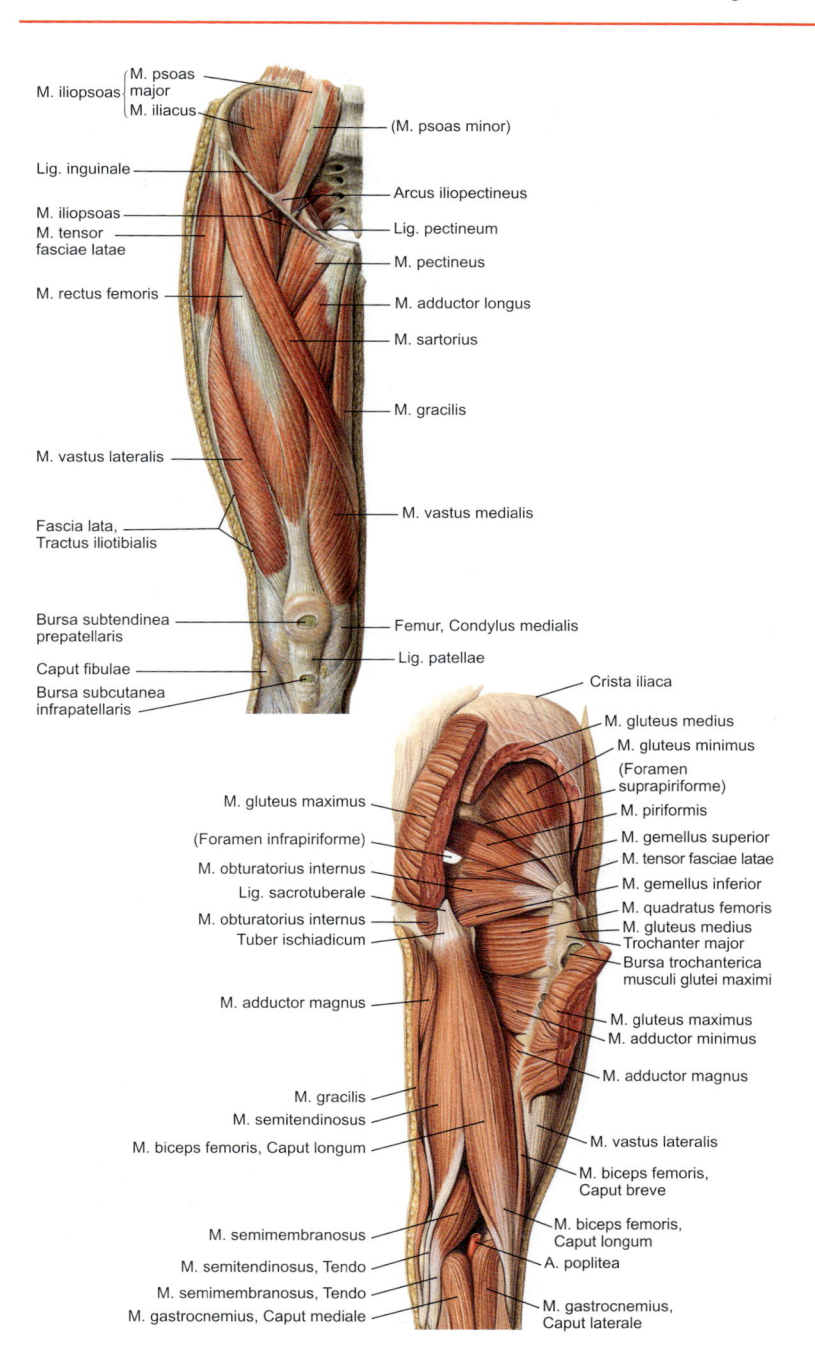

16 Hüftgelenk

- N. cutaneus femoris lateralis
- N. femoralis
- M. iliacus
- A. circumflexa femoris lateralis
- A. profunda femoris
- R. descendens (A. circumflexa femoris lateralis)
- R. muscularis (N. femoralis)
- R. articularis (A. descendens genus)
- N. obturatorius
- A. femoralis
- R. acetabularis (A. obturatoria)
- R. anterior (A. obturatoria)
- N. obturatorius
- A. circumflexa femoris medialis
- R. superficialis (A. circumflexa femoris medialis)
- V. femoralis
- A. femoralis
- R. cutaneus (N. obturatorius)
- N. saphenus
- Septum intermusculare vastoadductorium
- N. saphenus

- Nn. clunium superiores (L1–L3)
- Nn. clunium medii (S1–S3)
- (Fascia glutea)
- Nn. clunium inferiores (N. cutaneus femoris posterior)
- N. cutaneus femoris posterior
- N. tibialis
- Hiatus adductorius
- A. poplitea
- V. poplitea
- A. superior medialis genus
- Rr. musculares (N. tibialis)
- N. ischiadicus
- A. perforans
- Aa. perforantes
- N. fibularis communis
- N. cutaneus surae lateralis
- N. cutaneus surae medialis
- N. suralis

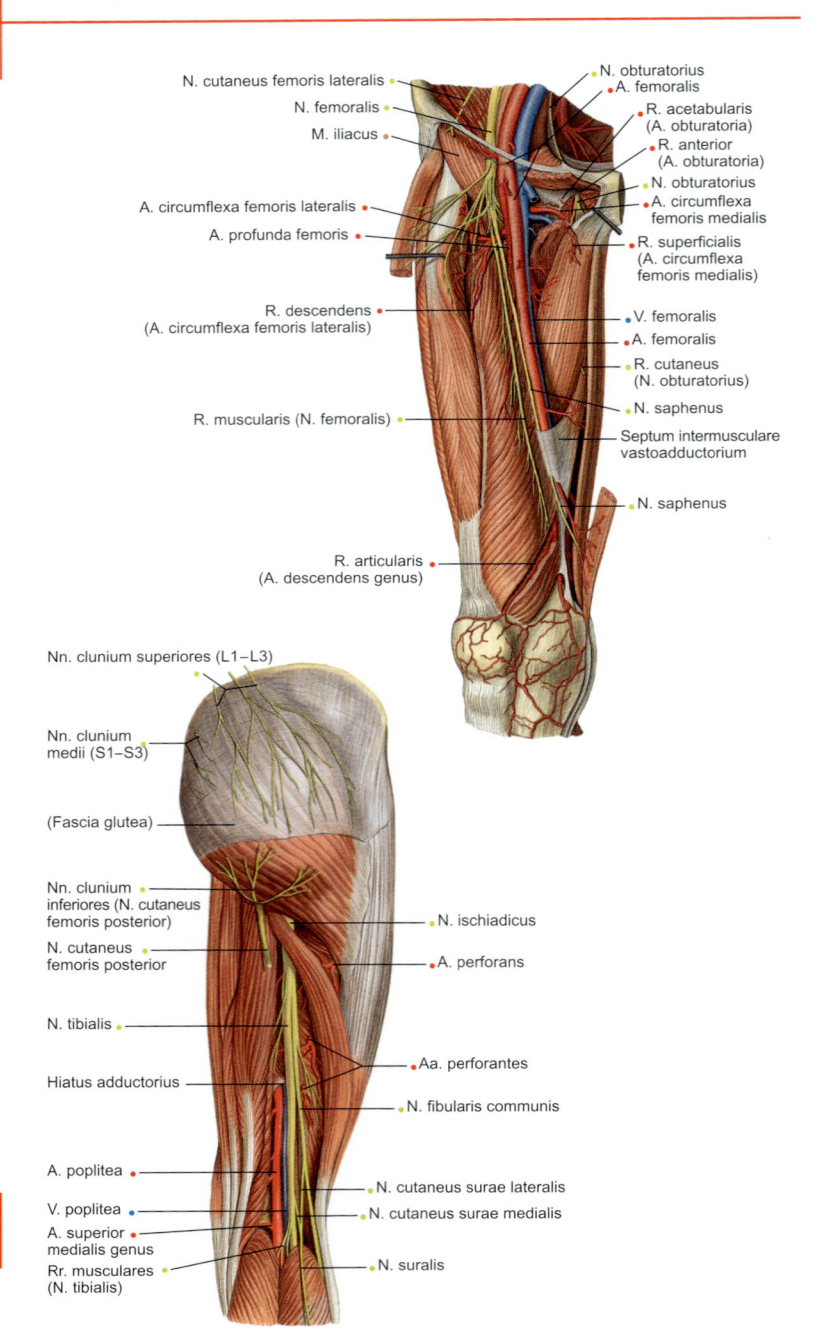

16.1 Diagnostik

16.1.1 Anamnese

Siegbert Tempelhof

Schmerzen, Bewegungseinschränkung
- Schmerzlokalisation, Druckempfindlichkeit
- Abhängigkeit von Bewegung, Belastung, Lage
- Schmerzdauer
- welche Bewegungsrichtungen sind am meisten betroffen
- Grund der Bewegungseinschränkung erfragen (Schmerz, Schwäche, mechanische Blockade)
- eingeschränkte Bewegungen, z. B. Treppen steigen, Kupplung treten

Andere Symptome
- Sensibilitätsstörungen in den Beinen: genaue Lokalisation (z. B. Dermatome betroffen)
- Schwellungen des Beines
- Schweregefühl
- Kraftlosigkeit
- Verfärbungen der Extremitäten (insbesondere der Akren), Hinweise auf Durchblutungsstörungen
- Narben, Hämatome

Vor-, Begleiterkrankungen, Sozialanamnese
- Rheumatische Erkrankungen (z. B. primär chronische Polyarthritis, Rheumatisches Fieber)
- Traumen, Frakturen, Operationen und deren Therapie
- frühere und aktuelle berufliche und sportliche Tätigkeiten

16.1.2 Inspektion

Siegbert Tempelhof

- Gangbild, Ausweichbewegungen
- Beinachse
- Form und Kontur von Becken und Hüften
- Wirbelsäulenaufbau
- Hautveränderungen, Prellmarken
- Schwellungen
- Gelenkerguss
- Muskelatrophien

16.1.3 Palpation

Siegbert Tempelhof

Knochenpalpation
- Crista iliaca
- Spina iliaca anterior superior
- Spina iliaca posterior superior
- Tuber ischiadicum
- Trochanter major

16 Hüftgelenk

Weichteilpalpation
- Trigonum femorale: Lig. inguinale, M. sartorius, M. adductor longus, A. femoralis, Lnn. inguinales
- M. psoas (abdominale Palpation und unter Leistenband)
- M. tensor fasciae latae, Fascia lata
- Ansätze und Muskelbäuche der Hüftadduktoren: M. pectineus, M. adductor minimus, M. adductor brevis, M. adductor longus, M. adductor magnus, M. gracilis
- Ansätze und Verlauf der ischiokruralen Muskulatur: M. biceps femoris, M. semitendinosus, M. semimembranosus
- Glutealmuskulatur
- ventrale Hüftgelenkskapsel

16.1.4 Tests und Bewegungsprüfung

Siegbert Tempelhof

Biomechanik
- **Gelenkpartner:** Acetabulum des Os coxae (konkav) und Caput femoris (konvex)
- **Gelenktyp:** Nussgelenk (Kugelgelenk)
- **Bewegungsmöglichkeiten:** Flexion, Extension, Adduktion, Abduktion, Innenrotation, Außenrotation

Aktive Bewegungsprüfung
- Den Patienten auffordern, die Hüfte in Flexion, Extension, Abduktion, Adduktion (in Flexion und Extension), Außenrotation und Innenrotation zu bringen.
- Auf Qualität und Quantität der Bewegungen achten, die ungehindert und in vollem Umfang möglich sein sollten.

Passive Bewegungsprüfung

Flexion, Innenrotation, Außenrotation, Adduktion, Abduktion (▶ Abb. 16.1)

Patient: in Rückenlage

Therapeut: stehend, seitlich des Patienten

Handposition:
- mit der kopfnahen Hand Kontakt mit dem Knie aufnehmen
- mit der fußnahen Hand den distalen Unterschenkel umgreifen

Ausführung: die Hüfte in Flexion, Adduktion in Flexion, Abduktion, Innenrotation in Flexion und Außenrotation in Flexion führen

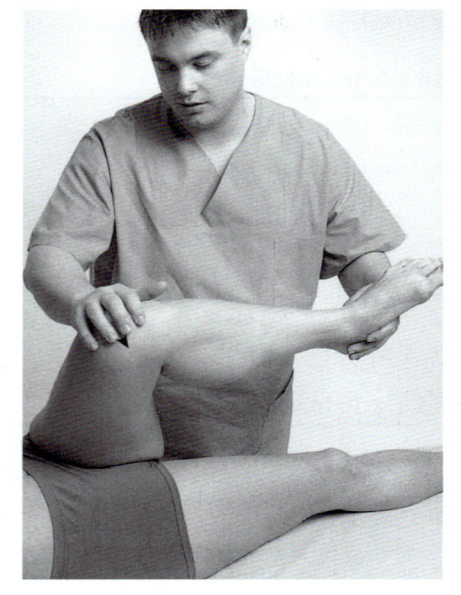

Abb. 16.1 Adduktion der Art. coxae

Bewertung: Auf die Qualität und Quantität der Bewegung im Seitenvergleich achten.
- Normalbefund: Freie Beweglichkeit in alle Richtungen.
- Bewegungseinschränkungen und Schmerzen deuten auf Dysfunktionen oder pathologische Veränderungen der Hüfte hin. Bei arthrotischen Veränderungen sind zunächst die Innenrotation und Extension betroffen, dann die Abduktion, zuletzt zeigt sich eine Einschränkung der Außenrotation und Flexion.

Extension und Zirkumduktion (▶ Abb. 16.2)

Patient: in Seitenlage

Therapeut: stehend, hinter dem Patienten

Handposition:
- mit der kopfnahen Hand das Becken über Glutealmuskulatur und Beckenkamm fixieren
- mit der fußnahen Hand das oben liegende Knie untergreifen

Ausführung: die Hüfte in Extension und Zirkumduktion führen

Bewertung: Auf die Qualität und Quantität der Bewegung achten.
- Normalbefund: Freie Beweglichkeit in Extension und Zirkumduktion.
- Bewegungseinschränkungen und Schmerzen deuten auf Dysfunktionen oder pathologische Veränderungen der Hüfte hin.

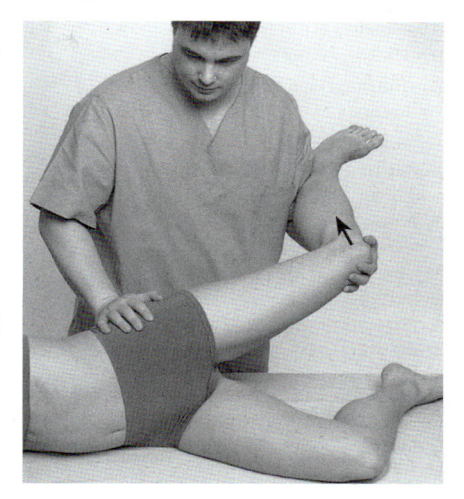

Abb. 16.2 Extension und Zirkumduktion der Art. coxae

Bei arthrotischen Veränderungen sind zunächst die Innenrotation und Extension betroffen, dann die Abduktion, zuletzt zeigt sich eine Einschränkung der Außenrotation und Flexion.

Muskeltests

- **Flexion:** M. iliopsoas, M. rectus femoris, M. tensor fasciae latae, M. sartorius
- **Extension:** M. gluteus maximus, M. semitendinosus, M. semimembranosus, M. biceps femoris (die letzten drei Muskeln werden als ischiokrurale Muskulatur bezeichnet)
- **Adduktion:** M. pectineus, M. adductor longus, M. adductor brevis, M. adductor magnus, M. gracilis
- **Abduktion:** M. gluteus medius, M. gluteus minimus
- **Innenrotation:** M. gluteus medius, M. gluteus minimus, M. adductor magnus
- **Außenrotation:** M. gluteus medius, M. gluteus minimus, M. gluteus maximus, M. piriformis, M. obturatorius internus, M. obturatorius externus, M. quadratus femoris, M. gemellus superior, M. gemellus inferior

Restriktion der Hüftflexoren
(▶ Abb. 16.3)

Patient: in Rückenlage, das zu untersuchende Bein ab dem Kniegelenk am Ende der Liege herabhängend, das kontralaterale Bein in Hüfte und Knie maximal gebeugt und mit verschränkten Händen gehalten

Therapeut: seitlich des Patienten, neben dem zu untersuchenden Bein

Ausführung: der Patient bringt das zu untersuchende Bein bis an die Bewegungsgrenze in Hüftextension

Bewertung: Auf den Bewegungsausschlag im Seitenvergleich achten.
- Normalbefund: Seitengleiche Extension, keine Schmerzen.
- Eingeschränkte oder schmerzhafte Extension: Hinweis auf Dysfunktion (z. B. Restriktion des Iliopsoas) oder pathologische Veränderung der Hüfte.

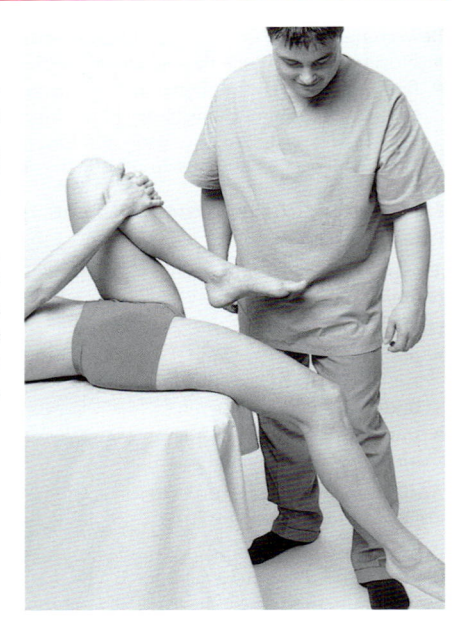

Abb. 16.3 Restriktion der Hüftflexoren

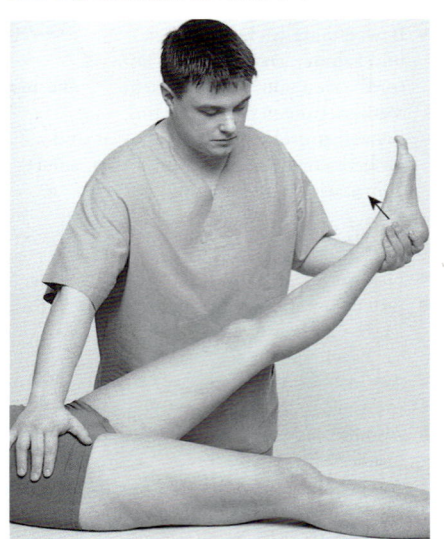

Restriktion der Hüftextensoren (ischiokrurale Muskulatur)
(▶ Abb. 16.4)

Patient: in Rückenlage

Therapeut: seitlich des Patienten, neben dem zu untersuchenden Bein

Handposition:
- mit der fußnahen Hand das Sprunggelenk umfassen
- die kopfnahe Hand auf die kontralaterale SIAS legen

Ausführung: das im Kniegelenk gestreckte Bein anheben (zunehmende Flexion der Hüfte)

Bewertung: Auf den Bewegungsausschlag im Seitenvergleich achten und die Kraft testen.
- Normalbefund: Gleich großer Bewegungsausschlag und gleiche Kraft, keine Schmerzen.
- Eine Restriktion der Beinelevation kann auf eine Dysfunktion (z. B. Restriktion der ischiokruralen Muskulatur, Dysfunktion in Hüftextension) oder pathologische Veränderungen der Hüfte hinweisen.

Abb. 16.4 Restriktion der Hüftextensoren (ischiokrurale Muskulatur)

Ist die Flexion der Hüfte bei gestrecktem Knie schmerzhaft bzw. bei ausstrahlenden Schmerzen in Unterschenkel und Fuß, kann die Ursache in einer Nervenwurzelreizung der LWS liegen.

Restriktion der Außenrotatoren (▶ Abb. 16.5)

Patient: in Rückenlage

Therapeut: seitlich des Patienten, auf Höhe der zu untersuchenden Hüfte

Handposition:
- mit der kopfnahen Hand das Knie umfassen
- mit der fußnahen Hand den distalen Unterschenkel umgreifen

Ausführung:
- das Bein in Hüft- und Kniegelenk jeweils 90° beugen
- das Hüftgelenk bis zum Erreichen der Barriere innenrotieren

Bewertung: Auf den Bewegungsausschlag im Seitenvergleich achten und die Kraft testen.
- Normalbefund: Gleich großer Bewegungsausschlag und gleiche Kraft, keine Schmerzen.
- Eine Restriktion der Außenrotation kann auf eine Dysfunktion (z. B. Restriktion der Außenrotatoren, Dysfunktion in Innenrotation) oder pathologische Veränderungen der Hüfte hinweisen.

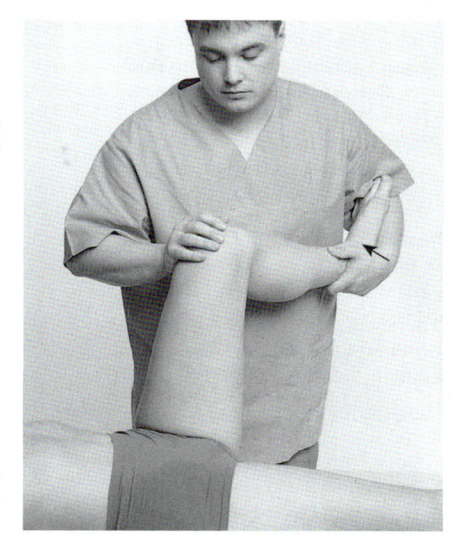

Abb. 16.5 Restriktion der Außenrotatoren

Restriktion der Innenrotatoren (▶ Abb. 16.6)

Patient: in Rückenlage

Therapeut: seitlich des Patienten, auf Höhe der Hüfte

Handposition:
- mit der kopfnahen Hand das Knie umfassen
- mit der fußnahen Hand den distalen Unterschenkel umgreifen

Ausführung:
- das Bein in Hüft- und Kniegelenk jeweils 90° beugen
- das Hüftgelenk bis zum Erreichen der Barriere außenrotieren

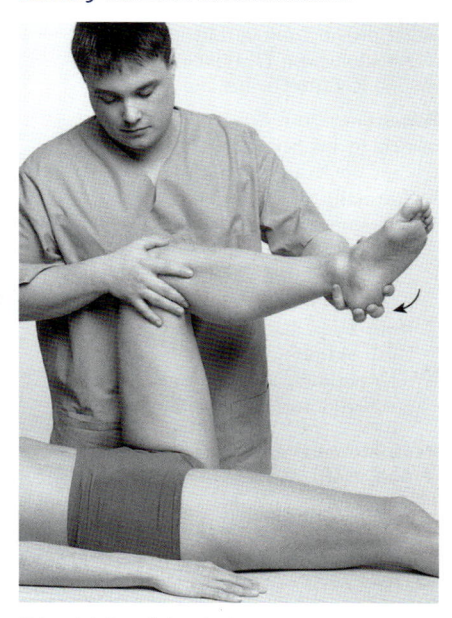

Abb. 16.6 Restriktion der Innenrotatoren

Bewertung: Auf den Bewegungsausschlag im Seitenvergleich achten und die Kraft testen.
- Normalbefund: Gleich großer Bewegungsausschlag und gleiche Kraft, keine Schmerzen.
- Eine Restriktion der Innenrotation kann auf eine Dysfunktion (z. B. Restriktion der Innenrotatoren, Dysfunktion in Außenrotation) oder auf pathologische Veränderungen der Hüfte hinweisen.

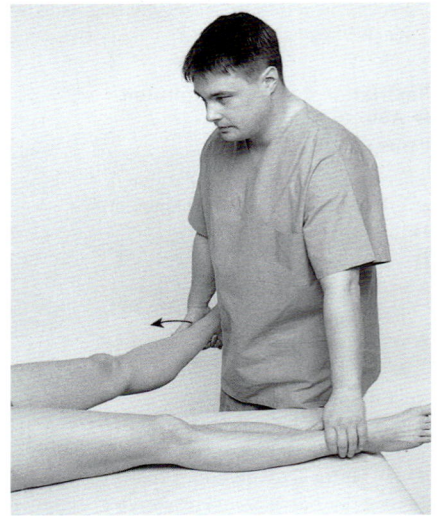

Restriktion der Adduktoren (▶ Abb. 16.7)

Patient: in Rückenlage

Therapeut: zwischen abduziertem Bein und Liege stehend, Blick nach kranial

Handposition:
- mit der lateralen Hand den distalen Unterschenkel halten
- mit der medialen Hand das andere Bein am Unterschenkel fixieren

Ausführung: das Bein bis zum Erreichen der Barriere abduzieren, dabei die horizontale Ebene unter Vermeidung von Flexion, Extension und Rotation beibehalten

Bewertung: Auf den Bewegungsausschlag im Seitenvergleich achten und die Kraft testen.
- Normalbefund: Gleich großer Bewegungsausschlag und gleiche Kraft, keine Schmerzen.
- Eine Restriktion der Adduktion kann auf eine Dysfunktion (z. B. Restriktion der Adduktoren, Dysfunktion in Abduktion) oder pathologische Veränderungen der Hüfte hinweisen.

Restriktion der Abduktoren (▶ Abb. 16.8)

Patient: in Rückenlage

Therapeut: am Fußende der Liege stehend

Abb. 16.7 Restriktion der Adduktoren

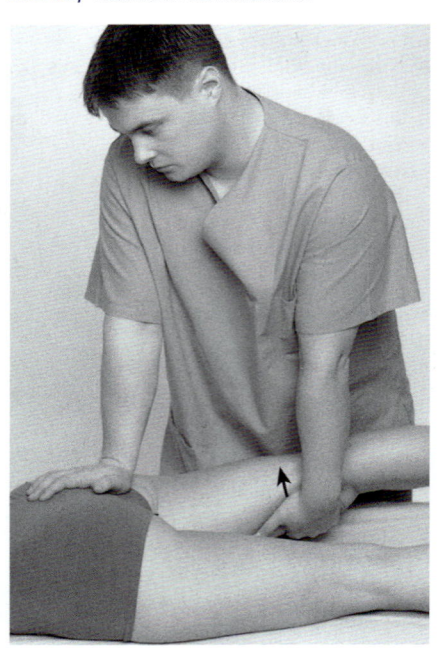

Abb. 16.8 Restriktion der Abduktoren

Handposition:
- mit einer Hand den distalen Unterschenkel umgreifen

Ausführung: das Bein in ca. 10° Hüftflexion führen und bis zum Erreichen der Barriere adduzieren

Bewertung: Auf den Bewegungsausschlag im Seitenvergleich achten und die Kraft testen.
- Normalbefund: Gleich großer Bewegungsausschlag und gleiche Kraft, keine Schmerzen.
- Eine Restriktion der Abduktion kann auf eine Dysfunktion (z. B. Restriktion der Abduktoren, Dysfunktion in Adduktion) oder pathologische Veränderungen der Hüfte hinweisen.

Provokationstests

Patrick-Kubis-Test (Hyperabduktionstest) (▶ Abb. 16.9)

Patient: in Rückenlage, das zu untersuchende Bein im Knie- und Hüftgelenk ca. 90° gebeugt

Therapeut: stehend, seitlich des Patienten

Handposition:
- mit der fußnahen Hand durch Kontakt am Knie die Bewegung der Hüfte kontrollieren
- mit der kopfnahen Hand das kontralaterale Becken fixieren

Ausführung:
- den distalen Unterschenkel auf den kontralateralen distalen Oberschenkel legen
- das gebeugte Bein mit der Hand am Knie in Richtung Liege führen

Bewertung: Die Distanz zwischen Knie und Liege im Seitenvergleich beurteilen.
- Normalbefund: Seitengleiche Distanz zwischen Knie und Liege, Bein liegt fast in der Horizontalen.
- Der Test ist positiv, wenn die Abduktion der Hüfte eingeschränkt ist. Dies deutet auf eine Hüftgelenks- oder Iliosakralgelenksaffektion hin.

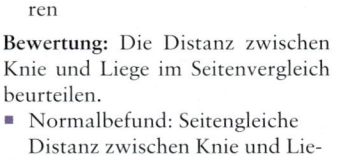

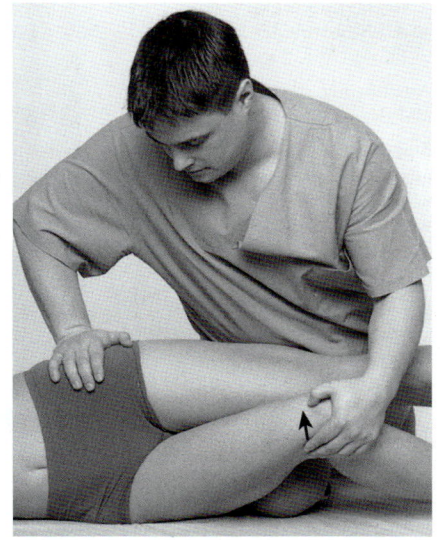

Abb. 16.9 Patrick-Kubis-Test (Hyperabduktionstest)

3-Phasen-Hyperextensionstest
(▶ Abb. 16.10 – ▶ 16.12)

Patient: in Bauchlage

Therapeut: stehend, seitlich des Patienten

Handposition:
- mit der fußnahen Hand den distalen Oberschenkel untergreifen
- 1. Phase: mit der kopfnahen Hand das Os ilium der getesteten Seite über SIPS und Tuber fixieren
- 2. Phase: mit der kopfnahen Hand das Os sacrum medial des Iliosakralgelenks fixieren
- 3. Phase: mit der kopfnahen Hand LWK 5 fixieren

Ausführung: das Bein in Hüftgelenkshyperextension führen

Bewertung: Auf den Bewegungsausschlag im Seitenvergleich und Schmerzhaftigkeit achten.
- Normalbefund: Seitengleicher Bewegungsausschlag, keine Schmerzen.
- Durch Fixierung unterschiedlicher Gelenke kann unterschieden werden zwischen Dysfunktionen von:
  – Hüftgelenk: Schmerzen und/oder Bewegungseinschränkung in der 1. Phase
  – Iliosakralgelenk: Schmerzen und/oder Bewegungseinschränkung in der 2. Phase
  – LWS: Schmerzen und/oder Bewegungseinschränkung in der 3. Phase

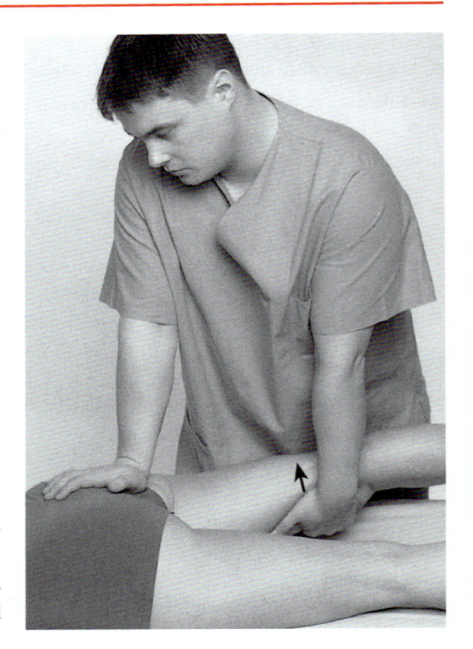

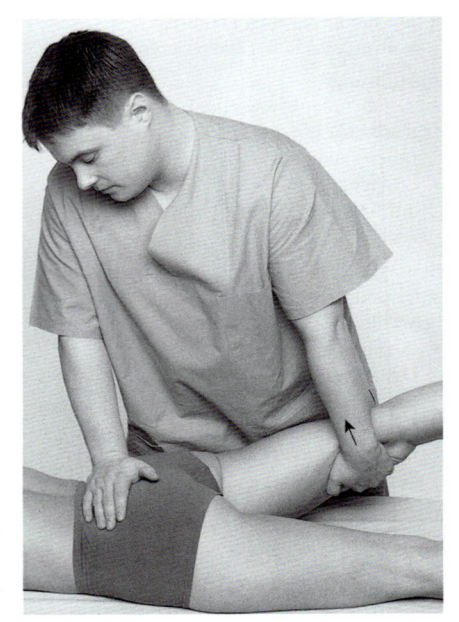

Abb. 16.10 3-Phasen-Hyperextensionstest: 1. Phase

Abb. 16.11 3-Phasen-Hyperextensionstest: 2. Phase

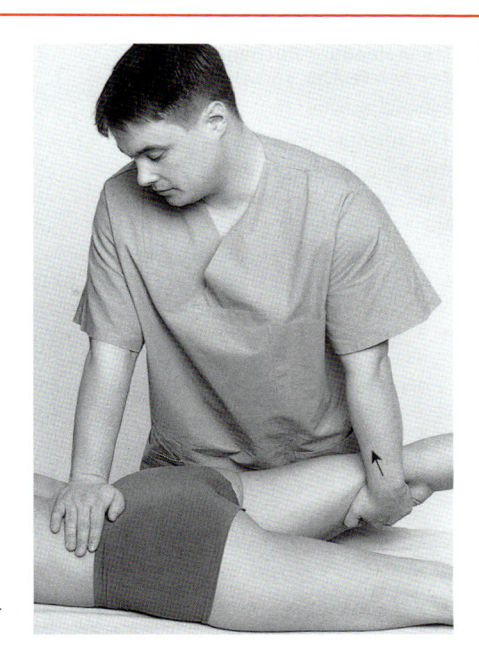

Abb. 16.12 3-Phasen-Hyperextensionstest: 3. Phase

Drehmann-Zeichen (▶ Abb. 16.13)

Patient: in Rückenlage

Therapeut: stehend, seitlich des Patienten

Handposition:
- mit der kopfnahen Hand Kontakt mit dem Knie aufnehmen
- mit der fußnahen Hand den distalen Unterschenkel umgreifen

Ausführung: das Bein in Hüftflexion führen

Bewertung: Auf Ausweichbewegungen im Seitenvergleich achten.
- Normalbefund: Flexion der Hüfte frei und schmerzlos.
- Der Test ist positiv, wenn es zu einer zunehmenden Hüftgelenksaußenrotation während der Flexion kommt. Dies deutet auf Hüftgelenkserkrankungen (z. B. Arthrose, Entzündung) und bei Jugendlichen auf eine Epiphyseolysis capitis femoris hin.

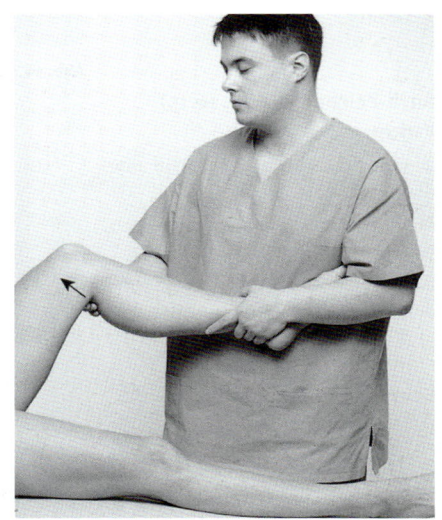

Abb. 16.13 Drehmann-Zeichen

Trendelenburg-Duchenne-Zeichen (▶ Abb. 16.14)

Patient: stehend

Therapeut: hinter dem Patienten

Ausführung: den Patienten auffordern, ein Bein mit gebeugtem Knie anzuheben

Bewertung: Die pelvitrochantäre Muskulatur (M. gluteus medius, M. gluteus minimus) beurteilen.
- Normalbefund: Das Becken bleibt in der Horizontalen, der Oberkörper wird nicht zur Standbeinseite verlagert.
- Können die Muskeln das Becken nicht stabilisieren und kippt das Becken auf Seite des gebeugten Beines nach inferior ab, ist das Trendelenburg-Zeichen positiv.
- Wird der Oberkörper zur Kompensierung der Muskelinsuffizienz zur Standbeinseite hin verlagert, ist das Duchenne-Zeichen positiv.

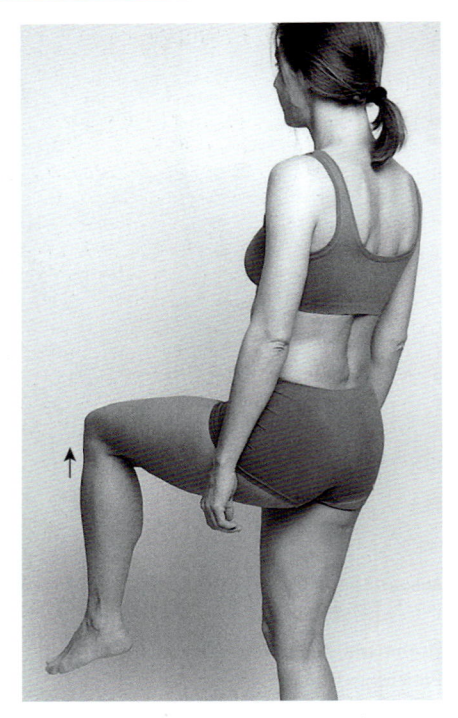

Abb. 16.14 Trendelenburg-Duchenne-Zeichen

Anvil-Zeichen (▶ Abb. 16.15)

Patient: in Rückenlage

Therapeut: stehend, am Fußende des Patienten

Handposition: mit einer Hand den distalen Unterschenkel umfassen

Ausführung: mit der Faust der anderen Hand kurze Kompressionen durch leichte Schläge auf die Ferse ausüben

Bewertung: Auf Schmerzäußerungen des Patienten achten.
- Normalbefund: Keine Schmerzen.
- Positiv bei Schmerzen in Hüft-, Kniegelenk oder LWS durch die kurzzeitige Kompression.

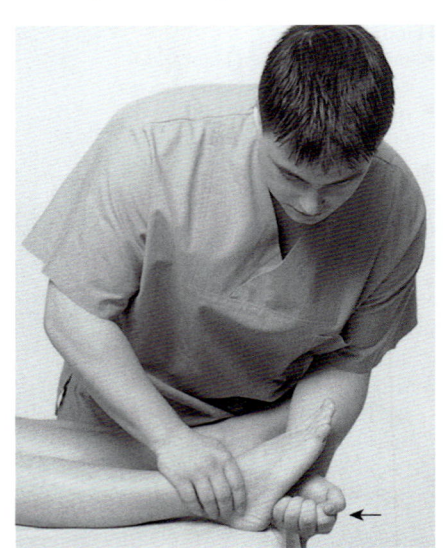

Abb. 16.15 Anvil-Zeichen

16.1.5 Differenzialdiagnosen

Siegbert Tempelhof

- **mechanisch/degenerativ (Erwachsene):** Coxarthrose, Hüftdysplasie, Fraktur von Becken, Acetabulum, Schenkelhals, Coxa saltans, Osteochondrosis dissecans, Periarthrosis coxae (hüftgelenksnahe Tendinosen und Myotendinosen), Coxa valga, vara oder antetorta, Protrusio acetabuli
- **mechanisch/degenerativ (Kinder):** Säuglingscoxitis, Coxitis fugax, Hüftdysplasie, Hüftluxation, Femurdysplasie, Epiphyseolysis capitis femoris
- **neural/radikulär:** Bandscheibenvorfall im LWS-Bereich
- **ausstrahlend:** LWS-Prozesse (Spondylolyse, Spondylolisthesis, Spondylodiszitis), ISG-Symptomatik
- **entzündlich/rheumatisch:** Rheumatoide Arthritis
- **dysplastisch:** Knochen- und Weichteiltumore
- **infektiös:** bakterielle, postinfektiös-reaktive oder Begleitarthritis
- **vaskulär/lymphatisch:** Hüftkopfnekrose, Morbus Perthes

16.1.6 Osteopathische Beziehungen (▶ Abb. 16.16)

Christian Fossum, Peter Sommerfeld

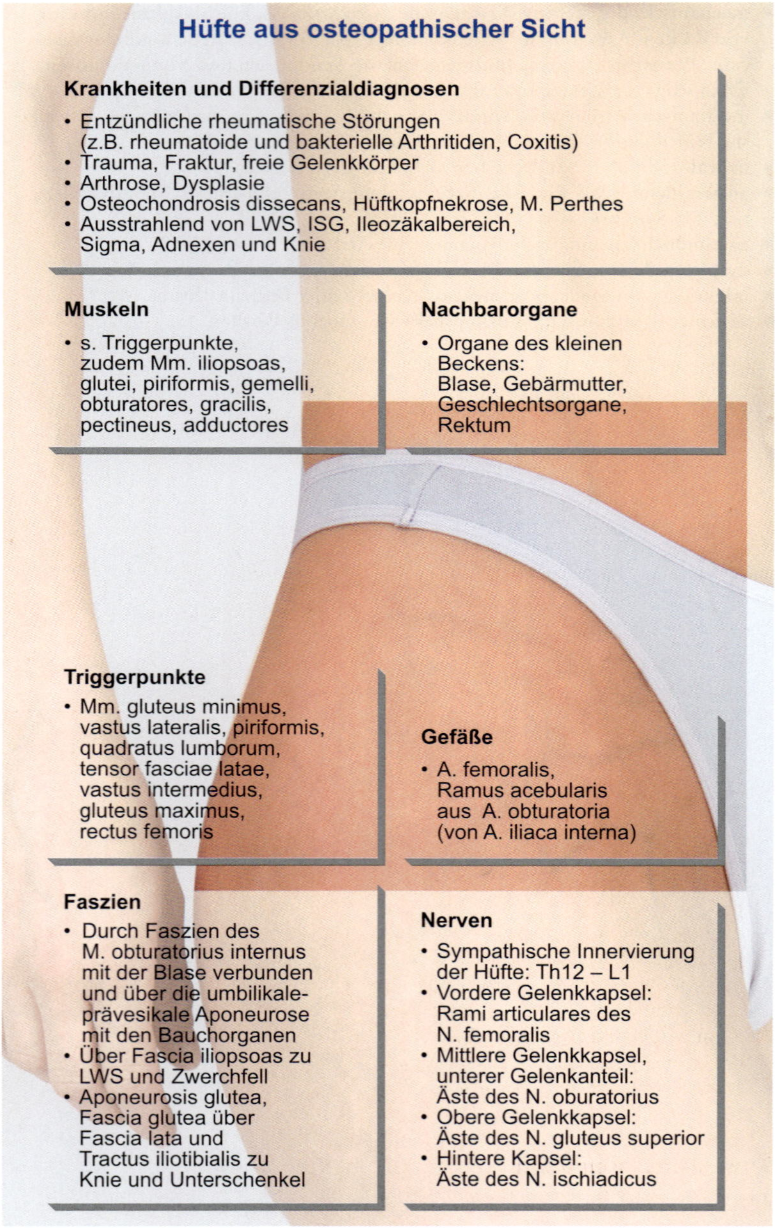

Hüfte aus osteopathischer Sicht

Krankheiten und Differenzialdiagnosen
- Entzündliche rheumatische Störungen (z.B. rheumatoide und bakterielle Arthritiden, Coxitis)
- Trauma, Fraktur, freie Gelenkkörper
- Arthrose, Dysplasie
- Osteochondrosis dissecans, Hüftkopfnekrose, M. Perthes
- Ausstrahlend von LWS, ISG, Ileozäkalbereich, Sigma, Adnexen und Knie

Muskeln
- s. Triggerpunkte, zudem Mm. iliopsoas, glutei, piriformis, gemelli, obturatores, gracilis, pectineus, adductores

Nachbarorgane
- Organe des kleinen Beckens: Blase, Gebärmutter, Geschlechtsorgane, Rektum

Triggerpunkte
- Mm. gluteus minimus, vastus lateralis, piriformis, quadratus lumborum, tensor fasciae latae, vastus intermedius, gluteus maximus, rectus femoris

Gefäße
- A. femoralis, Ramus acebularis aus A. obturatoria (von A. iliaca interna)

Faszien
- Durch Faszien des M. obturatorius internus mit der Blase verbunden und über die umbilikale-prävesikale Aponeurose mit den Bauchorganen
- Über Fascia iliopsoas zu LWS und Zwerchfell
- Aponeurosis glutea, Fascia glutea über Fascia lata und Tractus iliotibialis zu Knie und Unterschenkel

Nerven
- Sympathische Innervierung der Hüfte: Th12 – L1
- Vordere Gelenkkapsel: Rami articulares des N. femoralis
- Mittlere Gelenkkapsel, unterer Gelenkanteil: Äste des N. oburatorius
- Obere Gelenkkapsel: Äste des N. gluteus superior
- Hintere Kapsel: Äste des N. ischiadicus

Abb. 16.16 Hüfte aus osteopathischer Sicht

Neurologische Beziehungen

- sympathische Innervation der Hüfte: Th12–L1
- somatosomatische Reflexe:
  - Th12–L1: M. iliopsoas
  - L5–S1: M. piriformis
  - L2–L4: Adduktoren des Oberschenkels
- Muskelinnervation:
  - M. iliopsoas: Plexus lumbalis (L1–L3 [L4])
  - M. quadriceps femoris: N. femoralis (L2–L4)
  - M. sartorius: N. femoralis (L2/L3/(L4))
  - M. tensor fasciae latae: N. gluteus superior (L4–S1)
  - M. gracilis: N. obturatorius (L2–L4)
  - M. pectineus: N. femoralis, N. obturatorius (L2/L3/(L4))
  - M. obturatorius externus: N. obturatorius (L3/L4)
  - Mm. adductores brevis et longus: N. obturatorius (L2–L4)
  - M. adductor magnus: N. obturatorius, N. ischiadicus (tibialer Anteil) (L2 – S1)
  - M. gluteus maximus: N. gluteus inferior (L5–S2)
  - Mm. glutei medius et minimus: N. gluteus superior (L4–S1)
  - M. piriformis: N. ischiadicus und/oder N. musculi piriformis (L5–S1[S2])
  - M. obturatorius internus: N. musculi obturatorii interni und Rami musculares (L5–S2)
  - M. biceps femoris: Caput longum: N. ischiadicus (tibialer Anteil), Caput breve: N. ischiadicus (fibularer Anteil) (L5–S3)
  - M. semitendinosus: N. ischiadicus (tibialer Anteil) (L5–S3)
  - M. semimembranosus: N. ischiadicus (tibialer Anteil) (L4–S2)

Vaskuläre Beziehungen

- venolymphatisch: Lymphabflussstörungen der untere Extremität bei Verquellungen/Ödemen/Druckempfindlichkeit in der Regio inguinalis
- arteriell: Äste der A. profunda femoris, A. acetabularis im Lig. transversum acetabuli

Mechanische Beziehungen

- ▶ 14.1.6
- durch den M. obturatorius internus und seine Faszien ist die Hüfte mit der Blase verbunden und über die umbilikalepräversikale Aponeurose mit den Bauchorganen
- die Position des Os coxae und damit auch die Stellung des gesamten Beckens und der LWS bestimmen die Überdeckung des Femurkopfes
- die Stoßdämpfung des Hüftgelenks wird vor allem durch die Stoßdämpfermechanismen des Beines (z. B. gebremste Knieflexion, unteres Sprunggelenk, Fußarchitektur) und die Lenden-Becken-Schere gewährleistet
- die Hüften bilden den Boden des unteren Dreiecks des Polygons nach Littlejohn (▶ 2.1.6, ▶ 20.1): es bestehen Wechselwirkungen zwischen den Störungen im Hüftbereich und den Schwerkraftlinien der Wirbelsäule

Muskuläre Beziehungen

Ein Hypertonus der folgenden Muskeln kann Ursache sein von Dysfunktionen

- von L5–S1, der Art. tibeofibularis proximalis: ischiokrurale Muskeln
- der Symphysis pubica, des Hüftgelenks: Adduktoren des Oberschenkels

Triggerpunkte

Folgende Muskeln können Ursache sein von Hüftschmerzen: M. gluteus minimus, M. vastus lateralis, M. piriformis, M. quadratus lumborum, M. tensor fasciae latae, M. vastus intermedius, M. gluteus maximus, M. rectus femoris

16.2 Behandlung der Art. coxae (HVLA)

Cristian Ciranna-Raab, Siegbert Tempelhof

16.2.1 Dysfunktion in Außenrotation (▶ Abb. 16.17)

Siegbert Tempelhof

Indikation: Bewegungseinschränkung der Hüftinnenrotation

Patient: in Bauchlage, Kniegelenk des Beines der Dysfunktionsseite 90° gebeugt

Therapeut: stehend, auf der kontralateralen Seite des Dysfunktion

Handposition:
- die kopfnahe Hand mit nach kranial gerichteten Fingern auf den posterioren Aspekt des Trochanter major legen, den Weichteilmantel nach dorsal zurückschieben, um einen guten Knochenkontakt zu erreichen
- mit der fußnahen Hand den medialen Teil des Fußes umfassen

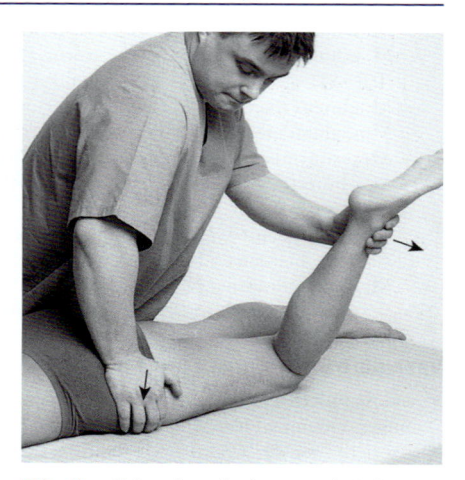

Abb. 16.17 Behandlung der Art. coxae in Außenrotation

Ausführung:
- das Hüftgelenk durch zunehmende Lateralisierung des Fußes in eine Innenrotation führen, bis die Barriere gefunden wird
- mit der den Trochanter stabilisierenden Hand gleichzeitig den nach anterior gerichteten Druck auf den Trochanter major erhöhen, bis die Bewegungsgrenze erreicht ist
- einen kurzen Impuls durch Verstärkung der Innenrotation des Hüftgelenks durch beide Hände ausführen

16.2.2 Dysfunktion in Innenrotation (▶ Abb. 16.18)

Siegbert Tempelhof

Indikation: Bewegungseinschränkung der Hüftaußenrotation

Patient: in Rückenlage, der Fußknöchel des Beins der Dysfunktionsseite oberhalb der Patella auf den kontralateralen Oberschenkel gelegt

Therapeut: stehend, auf der kontralateralen Seite des Dysfunktion

Handposition:
- die ulnare Handkante der kopfnahen Hand möglichst proximal in die Leistenregion des betroffenen Hüftgelenkes legen
- die andere Hand auf die Innenseite des Kniegelenks legen

Ausführung:
- den Patienten auffordern, sich bis zum Erreichen der maximalen Barriere in Richtung Therapeut zu drehen, was eine Gelenköffnung bewirkt
- zur Lokalisation der Bewegungsgrenze den nach dorsal gerichteten Druck auf die Leiste und die Außenrotation des Beines durch vermehrten Druck auf das Kniegelenk erhöhen
- einen Impuls durch Verstärkung der Außenrotation der Hüfte im Bereich des Kniegelenkes und gleichzeitigen Druck in der Leistenregion nach posterolateral ausführen

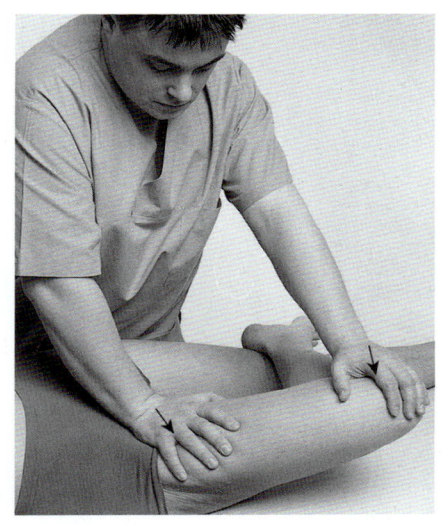

Abb. 16.18 Behandlung der Art. coxae in Innenrotation

Bei mangelnder Knieflexion des zu therapierenden Beines kann diese Technik auch im Sitzen ausgeführt werden. Hierbei stützt sich der Patient mit seinen außenrotierten Schultergelenken dorsal an der Behandlungsliege ab.

16.2.3 Dysfunktion in Adduktion (▶ Abb. 16.19)

Siegbert Tempelhof

Indikation: Bewegungseinschränkung der Hüftabduktion

Patient: in Seitenlage, die Seite der Dysfunktion oben, das unten liegende Bein im Hüftgelenk ca. 45° und im Kniegelenk ca. 90° gebeugt

Therapeut: stehend, hinter dem Patienten

Handposition:
- den kopfnahen Ellenbogen dorsolateral des Trochanter major in Höhe der Fossa intertrochanterica auflegen, mit der Handfläche dabei das Kniegelenk von lateral fixieren
- mit dem fußnahen Unterarm den Unterschenkel des Patienten von medial stützen, mit der Handfläche dabei das Kniegelenk von medial fixieren

Ausführung:
- das Bein unter leichter Traktion bis zum Erreichen der maximalen Barriere in eine Abduktionsstellung bringen
- am Bewegungsende einen gezielten Impuls über den Ellenbogen nach medial bei gleichzeitiger Abduktion des gesamten Patientenbeines setzen (Schaukelbewegung), den Impuls dabei aus dem gesamten Körper einleiten, nicht aus dem Ellenbogen oder der Hand

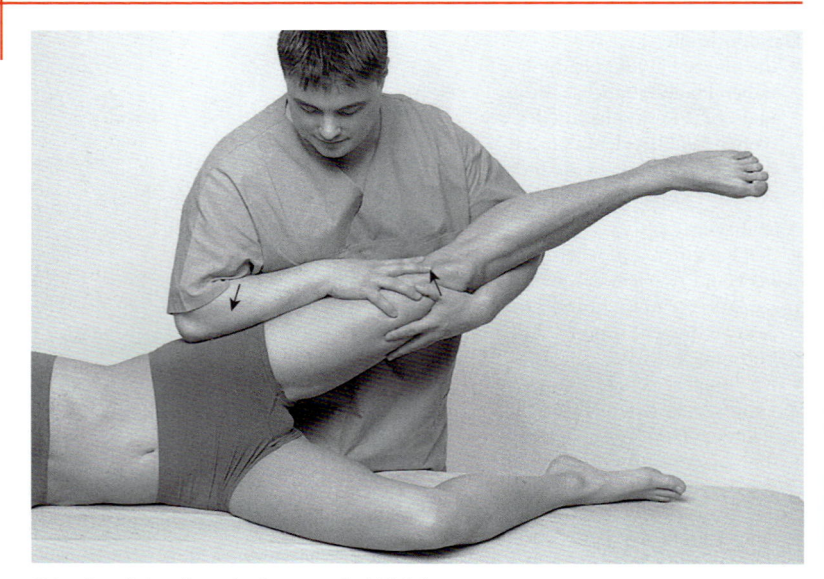

Abb. 16.19 Behandlung der Art. coxae in Adduktion

16.2.4 Dysfunktion in Abduktion (▶ Abb. 16.20)

Siegbert Tempelhof

Indikation: Bewegungseinschränkung der Hüftadduktion

Patient: in Seitenlage, die Seite der Dysfunktion unten, im Hüftgelenk ca. 45° gebeugt, das obere Bein in Extension und am Oberschenkel auf dem Knie des Therapeuten liegend

Therapeut: stehend, hinter dem Patienten, das kopfnahe Knie auf der Bank liegend

Handposition:
- mit der kopfnahen Hand das Os ilium fixieren
- mit der fußnahen Hand das Knie der Dysfunktionsseite untergreifen

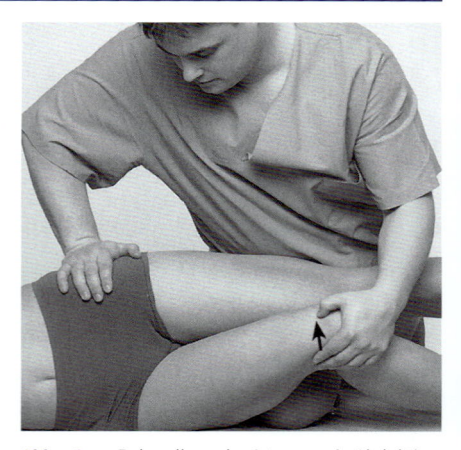

Abb. 16.20 Behandlung der Art. coxae in Abduktion

Ausführung:
- das Hüftgelenk bis zum Erreichen der Bewegungseinschränkung adduzieren, während am Os ilium gegenfixiert wird
- mit der fußnahen Hand einen Impuls am Knie durch Zug in Richtung der Adduktion ausführen

16.2.5 Dysfunktion in Flexion (▶ Abb. 16.21)

Siegbert Tempelhof

Indikation: Bewegungseinschränkung der Hüftextension

Patient: in Bauchlage, das Knie der Dysfunktionsseite 90° gebeugt

Therapeut: stehend, auf der Seite der Dysfunktion

Handposition:
- die kopfnahe Hand posterolateral über den Trochanter major legen, die Finger sind nach medial gerichtet
- mit der fußnahen Hand das Bein proximal des Knies untergreifen, den Fuß dabei mit der Axilla stabilisieren

Ausführung:
- das Hüftgelenk bis zum Erreichen der Bewegungseinschränkung extendieren
- gleichzeitig mit der über dem Trochanter liegenden Hand eine nach anterior gerichtete Gegenkraft ausüben
- einen Impuls durch sachte Verstärkung der Extension ausführen, dabei gleichzeitig den Druck auf dem Trochanter nach anterior verstärken

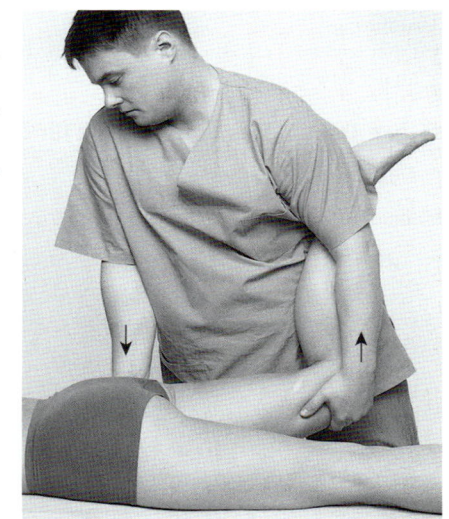

Abb. 16.21 Behandlung der Art. coxae in Flexion

16.2.6 Dysfunktion in Extension (▶ Abb. 16.22)

Siegbert Tempelhof

Indikation: Bewegungseinschränkung der Hüftflexion

Patient: in Rückenlage

Therapeut: sitzend auf der Behandlungsliege auf der Seite der Dysfunktion, Blick nach kranial gerichtet

Handposition:
- den Unterschenkel bei flektiertem Kniegelenk auf die Schulter legen
- mit ineinander verschränkten Fingern mit den Handflächen die Vorderseite des Oberschenkels von medial und so proxi-

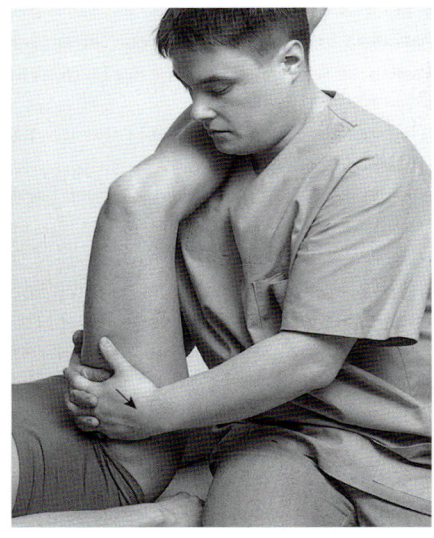

Abb. 16.22 Behandlung der Art. coxae in Extension

mal wie möglich umgreifen (also über das Caput femoris legen, weil nachher dort ein Impuls ausgeübt werden soll)

Ausführung:
- unter leichter Traktion der Hände am proximalen Oberschenkel einen Impuls an der Bewegungsgrenze in Flexion nach posterior ausführen

16.2.7 Dekompressionstechnik für die Art. coxae (▶ Abb. 16.23)

Cristian Ciranna-Raab

Indikation: generelle Mobilitätsverluste, Coxarthrose

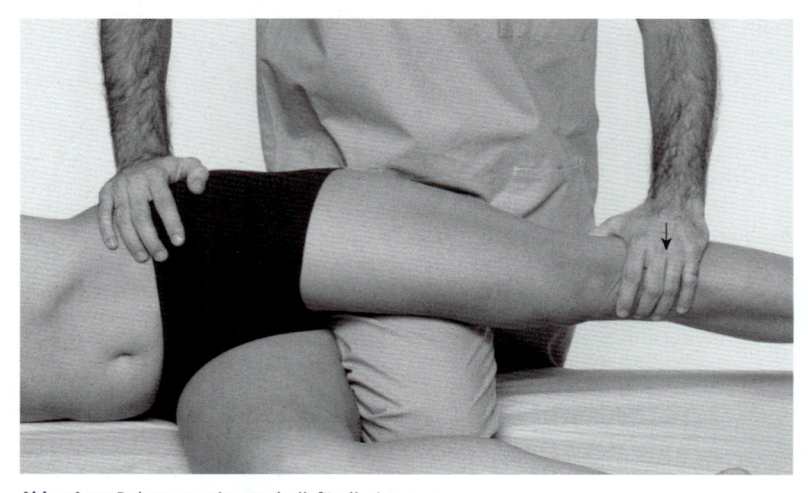

Abb. 16.23 Dekompressionstechnik für die Art. coxae

Patient: in Seitenlage, die Seite der Dysfunktion oben, das untere Bein angewinkelt, das obere gestreckt

Therapeut: stehend, hinter dem Patienten, das kopfnahe Knie auf der Bank liegend

Handposition:
- den Oberschenkel des obenliegenden Beins auf das Knie des Therapeuten legen
- ggf. zur bequemeren Lagerung ein dünnes Kissen zwischen Knie und Oberschenkel legen
- mit der fußnahen Hand Kontakt auf der lateralen Seite des Knies aufnehmen
- mit der kopfnahen Hand über dem Hüftgelenk palpieren
- darauf achten, dass Wirbelsäule und Becken parallel zur Liege sind

Ausführung:
- einen leichten Druck mit der kaudalen Hand in Richtung Bank ausüben
- dadurch entsteht eine Dekompression am Hüftgelenk, da das Knie des Therapeuten als Fulkrum wirkt
- die Technik kann rhythmisch mit alternierendem Druck oder durch einen leichten Impuls in Richtung Bank ausgeführt werden

16.3 Behandlung der Art. coxae (MET)

Siegbert Tempelhof

16.3.1 Dysfunktion in Außenrotation (▶ Abb. 16.24)

Indikation: Bewegungseinschränkung der Innenrotation durch Restriktion der Hüftaußenrotatoren

Patient: in Rückenlage, die Dysfunktionsseite im Hüftgelenk 70°–90° und im Kniegelenk 90° gebeugt

Therapeut: stehend, auf Seite der Dysfunktion

Handposition:
- mit der kopfnahen Hand den lateralen Kniegelenksbereich fixieren
- mit der fußnahen Hand das Sprunggelenk greifen

Ausführung:
- unter Halten der Flexion in Hüft- und Kniegelenk bis zum Erreichen der Barriere die Hüftgelenksinnenrotation einstellen
- den Patienten auffordern, die Hüfte gegen den Widerstand des Therapeuten nach außen zu rotieren
- die Spannung 3–6 Sek. halten
- in der Entspannungsphase wird die neue Bewegungsgrenze durch weitere Innenrotation erreicht
- diesen Vorgang 3–5 × wiederholen

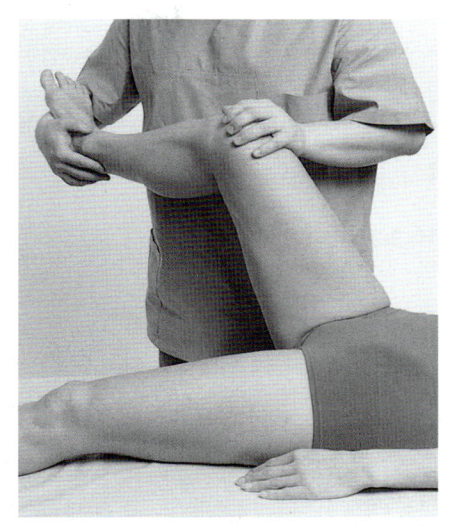

Abb. 16.24 Behandlung der Art. coxae in Außenrotation

16.3.2 Dysfunktion in Innenrotation (▶ Abb. 16.25)

Indikation: Bewegungseinschränkung der Außenrotation durch Restriktion der Hüftinnenrotatoren

Patient: in Rückenlage, die Dysfunktionsseite in Hüft- und Kniegelenk 90° gebeugt

Therapeut: stehend, auf Seite der Dysfunktion

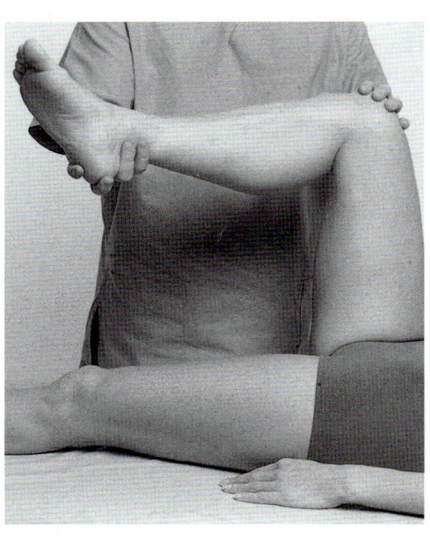

Abb. 16.25 Behandlung der Art. coxae in Innenrotation

Handposition:
- mit der kopfnahen Hand den lateralen Kniegelenksbereich fixieren
- mit der fußnahen Hand das Sprunggelenk umgreifen

Ausführung:
- unter Halten der Flexion in Hüft- und Kniegelenk bis zum Erreichen der Barriere die Hüftgelenksaußenrotation einstellen
- den Patienten auffordern, die Hüfte gegen den Widerstand des Therapeuten nach innen zu rotieren
- die Spannung 3–6 Sek. halten
- in der Entspannungsphase wird die neue Bewegungsgrenze durch weitere Innenrotation erreicht
- diesen Vorgang 3–5 × wiederholen

16.3.3 Dysfunktion in Adduktion (▶ Abb. 16.26)

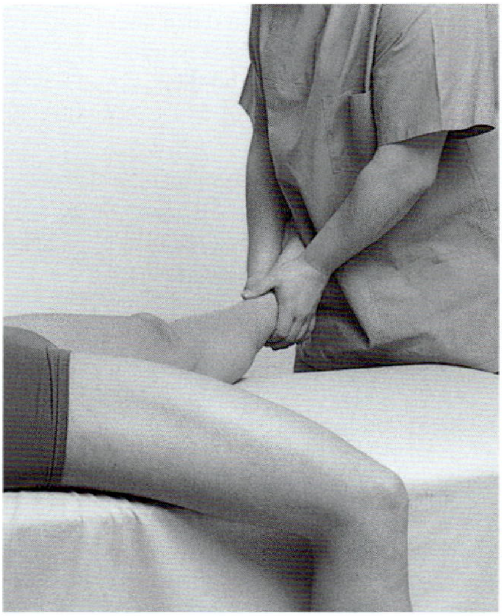

Indikation: Bewegungseinschränkung der Abduktion durch Restriktion der Hüftadduktoren

Patient: in Rückenlage, das nicht zu behandelnde Bein im Kniegelenk 90° gebeugt von der Bank herabhängend

Therapeut: zwischen abduziertem Bein der Dysfunktionsseite und Liege stehend, Blick nach kranial gerichtet

Handposition:
- mit den Händen das Sprunggelenk umgreifen

Ausführung:
- das Bein unter Vermeidung von Flexion, Extension und Rotation bis zum Erreichen der Barriere abduzieren

Abb. 16.26 Behandlung der Art. coxae in Adduktion

- den Patienten auffordern, die Hüfte gegen den Widerstand des Therapeuten zu adduzieren
- die Spannung 3–6 Sek. halten
- in der Entspannungsphase wird die neue Bewegungsgrenze durch weitere Abduktion erreicht; diesen Vorgang 3–5 × wiederholen

16.3.4 Dysfunktion in Abduktion (▶ Abb. 16.27)

Indikation: Bewegungseinschränkung der Adduktion durch Restriktion der Hüftabduktoren

Patient: in Rückenlage, das nicht zu behandelnde Bein angestellt, der Fuß liegt lateral des zu behandelnden Beins

Therapeut: stehend, auf der kontralateralen Seite der Dysfunktion

Handposition:
- mit der fußnahen Hand das Sprunggelenk umgreifen
- mit der kopfnahen Hand das Becken über der SIAS fixieren

Ausführung:
- das Bein bis zum Erreichen der Barriere adduzieren
- den Patienten auffordern, die Hüfte gegen den Widerstand des Therapeuten zu abduzieren
- die Spannung 3–6 Sek. halten
- in der Entspannungsphase wird die neue Bewegungsgrenze durch weitere Adduktion erreicht
- diesen Vorgang 3–5 × wiederholen

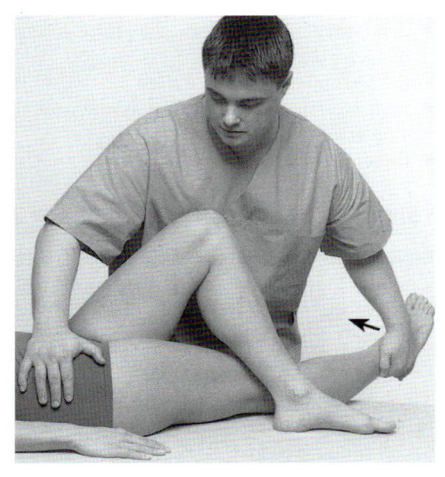

Abb. 16.27 Behandlung der Art. coxae in Abduktion

16.3.5 Dysfunktion in Flexion (▶ Abb. 16.28)

Indikation: Bewegungseinschränkung der Hüftgelenksextension durch Restriktion der Flexoren

Patient: in Rückenlage, die Dysfunktionsseite ab Oberschenkelmitte am Ende der Liege herabhängend, das nicht zu behandelnde Bein in Knie- und Hüftgelenk maximal gebeugt und mit der Fußsohle am Therapeutenbecken abgestützt

Therapeut: stehend, zwischen den Beinen des Patienten, Blick zur Dysfunktionsseite gerichtet

Handposition:
- ein Bein an die Innenseite der Dysfunktionsseite proximal des Knies stellen
- eine Hand auf die ventrale Seite des Knies legen
- mit der anderen Hand das Knie der Gegenseite fixieren

Ausführung:
- das Bein mit der Hand am Knie bis zum Erreichen der Barriere in Extension führen

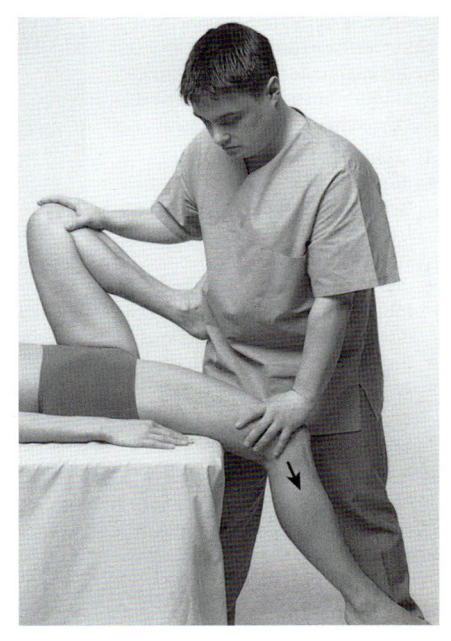

Abb. 16.28 Behandlung der Art. coxae in Flexion

- den Patienten auffordern, die Hüfte gegen den Widerstand des Therapeuten zu beugen
- die Spannung 3–6 Sek. halten
- in der Entspannungsphase wird die neue Bewegungsgrenze durch weitere Extension erreicht
- diesen Vorgang 3–5 × wiederholen

16.3.6 Dysfunktion in Extension (▶ Abb. 16.29)

Indikation: Bewegungseinschränkung der Hüftgelenksflexion durch Restriktion der ischiokruralen Muskulatur

Patient: in Rückenlage

Therapeut: sitzend, auf der Liege neben der Dysfunktionsseite, Blick nach kranial gerichtet

Handposition:
- das zu behandelnde Bein am Unterschenkel auf die Schulter legen, Hüfte zwischen 40° und 60° in Flexion (je nach Beweglichkeit des Patienten und Stärke der Restriktion)
- die ineinander verschränkten Hände ventral über den distalen Oberschenkelbereich legen

Ausführung:
- durch Extension des Knies die Bewegungseinschränkung der ischiokruralen Muskulatur aufsuchen

Abb. 16.29 Behandlung der Art. coxae in Extension

- den Patienten auffordern, die Hüfte durch Druck mit dem Unterschenkel gegen die Schulter nach unten gegen den Widerstand des Therapeuten zu strecken
- die Spannung 3–6 Sek. halten
- in der Entspannungsphase wird die neue Bewegungsgrenze durch weitere Flexion der Hüfte erreicht
- diesen Vorgang 3–5 × wiederholen

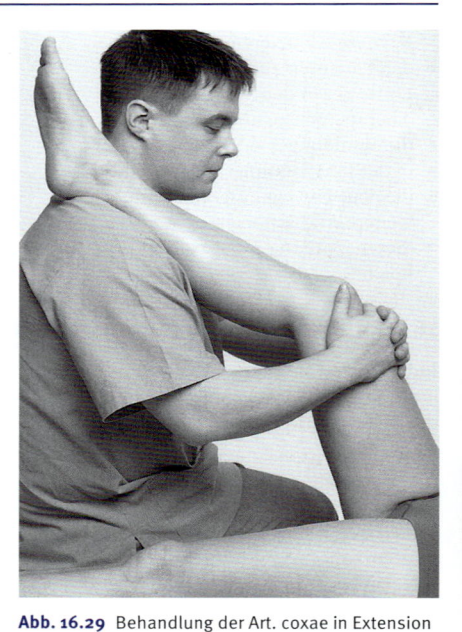

17 Kniegelenk

Christian Fossum, Peter Sommerfeld, Siegbert Tempelhof
Therapeut auf den Fotos: Peter Sommerfeld

17.1	**Diagnostik** *Christian Fossum, Peter Sommerfeld, Siegbert Tempelhof*	**464**
17.1.1	Anamnese	464
17.1.2	Inspektion	464
17.1.3	Palpation	464
17.1.4	Tests und Bewegungsprüfung	465
17.1.5	Differenzialdiagnosen	476
17.1.6	Osteopathische Beziehungen	477
17.2	**Behandlung der Art. genus (HVLA)** *Peter Sommerfeld, Siegbert Tempelhof*	**479**
17.2.1	Dysfunktion in Adduktion	479
17.2.2	Dysfunktion in Abduktion	480
17.2.3	Dysfunktion in Außenrotation	481
17.2.4	Dysfunktion in Innenrotation	482
17.2.5	Dysfunktion in lateraler Translation	484
17.2.6	Dysfunktion in medialer Translation	485
17.2.7	Dysfunktion der Tibia in Anteriorität und Posteriorität	486
17.2.8	Dysfunktion der Tibia in extensionsnaher Posteriorität	487
17.3	**Behandlung der Menisci (HVLA)** *Peter Sommerfeld*	**488**
17.3.1	Dysfunktion des medialen Meniskus	488
17.3.2	Dysfunktion des lateralen Meniskus	489

17 Kniegelenk

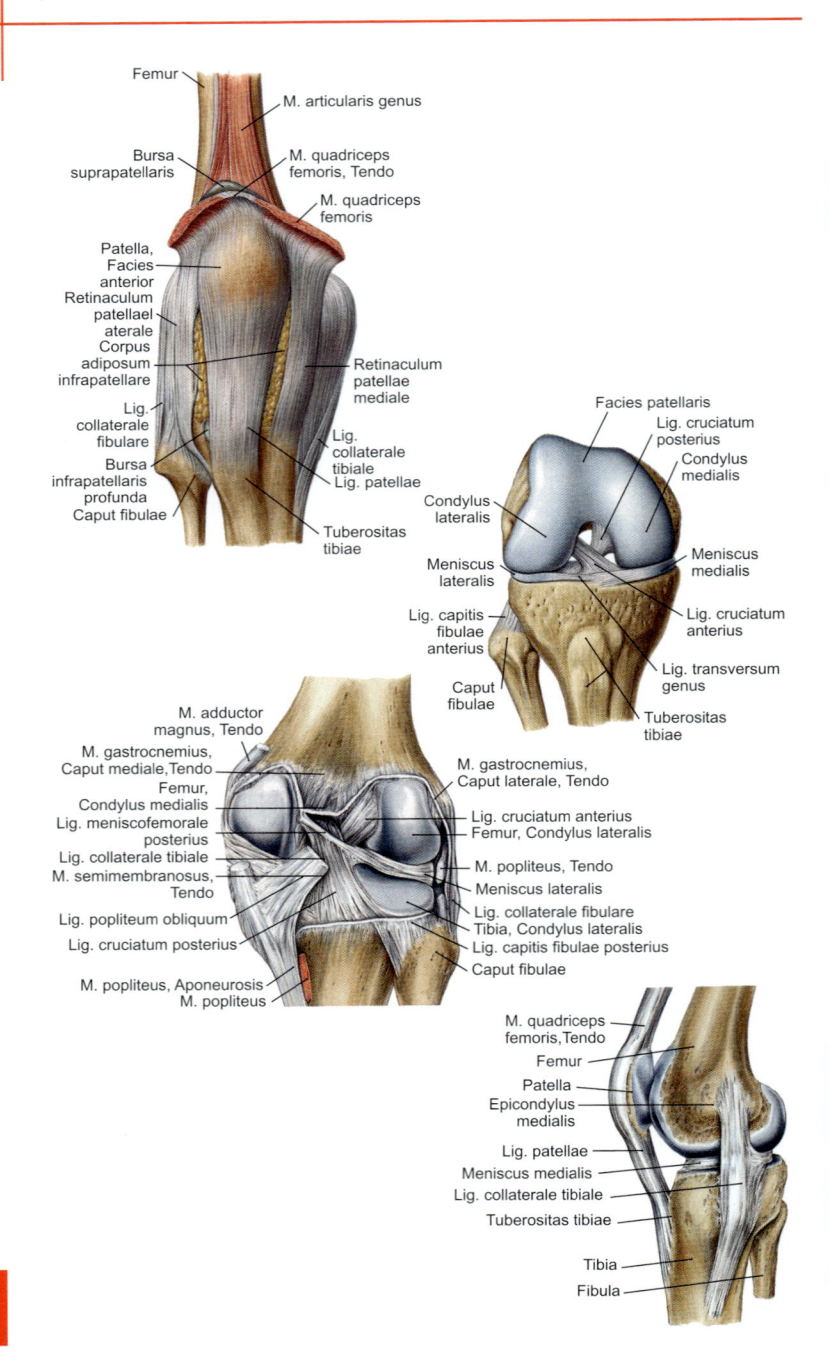

17 Kniegelenk

M. vastus medialis — **M. semitendinosus**
M. semimembranosus
M. sartorius — **M. gracilis, Tendo**
M. semimembranosus, Tendo
Patella
Retinaculum patellae mediale — **M. semitendinosus, Tendo**
Corpus adiposum infrapatellare
Lig. patellae
M. gastrocnemius, Caput mediale

M. adductor magnus — **M. vastus lateralis**
M. biceps femoris, Caput breve
M. gracilis — **Femur, Linea aspera**
Hiatus adductorius
M. vastus medialis — **M. biceps femoris, Caput longum**
M. adductor magnus, Tendo
Femur, Facies poplitea
M. semimembranosus — **M. plantaris**
Articulatio genus, Capsula articularis
M. sartorius — **M. biceps femoris, Tendo**
M. semimembranosus, Tendo
M. gracilis, Tendo
M. semitendinosus, Tendo — **M. gastrocnemius, Caput mediale**
M. gastrocnemius, Caput laterale

M. gracilis • — • **M. biceps femoris**
M. semitendinosus •
M. semimembranosus •
• **N. tibialis**
V. poplitea • — • **N. fibularis communis**
A. poplitea •
A. superior medialis genus • — • **A. superior lateralis genus**
V. saphena parva • — • **N. cutaneus surae lateralis**
• **Aa. surales**
Rr. musculares (N. tibialis) •
• **N. cutaneus surae medialis**
M. gastrocnemius, Caput mediale •
• **N. fibularis communis**
M. gastrocnemius, Caput laterale • — • **M. biceps femoris, Tendo**

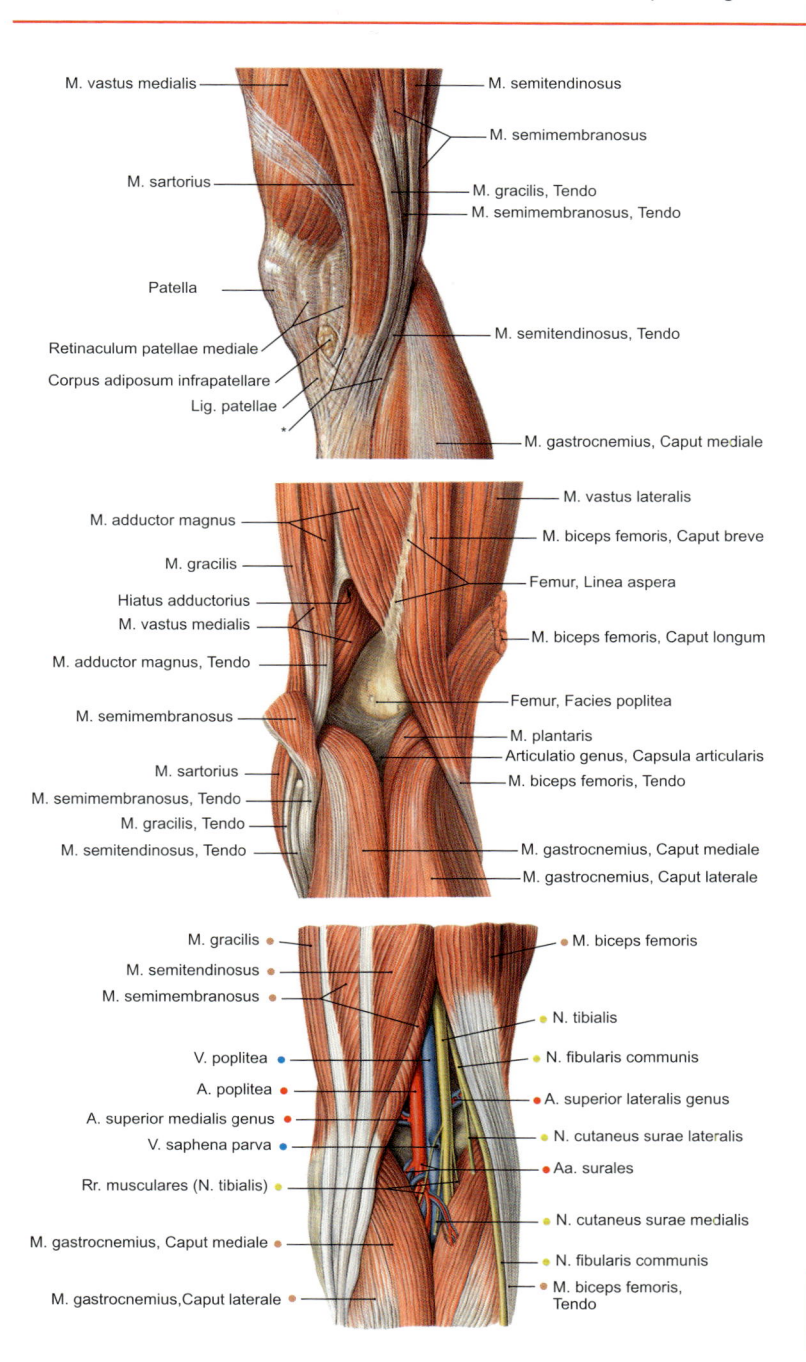

17 Kniegelenk

17.1 Diagnostik

17.1.1 Anamnese

Siegbert Tempelhof

Schmerzen, Bewegungseinschränkung
- Schmerzlokalisation, Druckempfindlichkeit
- Abhängigkeit von Bewegung, Belastung, Lage, Tageszeit
- Anlauf-, Ruheschmerz
- eingeschränkte Bewegungen, z. B. Treppen steigen, Hockbewegungen, Gehen von Steigungen

Andere Symptome
- Schwellungen
- Gelenkerguss
- Steifigkeits-, Instabilitätsgefühl
- Blockierungserscheinungen
- Bewegungsgeräusche

Vor-, Begleiterkrankungen, Sozialanamnese
- frühere und aktuelle berufliche und sportliche Tätigkeit
- Traumata, Operationen, Punktionen, Vorbehandlungen

17.1.2 Inspektion

Siegbert Tempelhof

- Gangbild, Ausweichbewegungen
- Beinachse
- Patellafehlstellungen
- Form und Kontur des Kniegelenks
- Hautveränderungen, Prellmarken, Narben
- Schwellungen
- Gelenkerguss
- Muskelatrophien

17.1.3 Palpation

Siegbert Tempelhof

Knochenpalpation
- Patella
- Epicondylus lateralis und medialis des Femur
- Tuberculum adductorium des Femur
- Condylus medialis und lateralis der Tibia
- Tuberositas tibiae

Weichteilpalpation
- Lig. collaterale tibiale
- Lig. collaterale fibulare
- Sehne des M. quadriceps femoris
- Sehnen der ischiokruralen Muskulatur
- innerer und äußerer Gelenkspalt

17.1.4 Tests und Bewegungsprüfung

Siegbert Tempelhof, Peter Sommerfeld

Biomechanik

Art. femorotibialis
- **Gelenkpartner:** Femurkondylen (konvex) und Facies articularis superior der Tibia (leicht konkav)
- **Gelenktyp:** Drehwinkelgelenk (Radscharniergelenk)
- **Bewegungsmöglichkeiten:** Flexion, Extension, Innenrotation und Außenrotation in Flexion (ab 20–30°)

Art. femoropatellaris
- **Gelenkpartner:** Facies patellaris femoris (konkav) mit Facies articularis der Patella (leicht konvex)
- **Gelenktyp:** Gleitgelenk
- **Bewegungsmöglichkeiten:** Gleiten nach superior, inferior, medial und lateral

Aktive Bewegungsprüfung
- Den Patienten auffordern, das Knie in Flexion, Extension, Außenrotation und Innenrotation (in Flexion) zu bringen. Diese Bewegungen unter Belastung (im Stand) und ohne Belastung prüfen.
- Auf Qualität und Quantität der Bewegungen achten, die ungehindert und in vollem Umfang möglich sein sollten sowie Geräuschphänomene wie Krepitation, Knacken und Schnappen.

Passive Bewegungsprüfung

Flexion, Extension, Hyperextension, Innenrotation, Außenrotation (▶ Abb. 17.1)

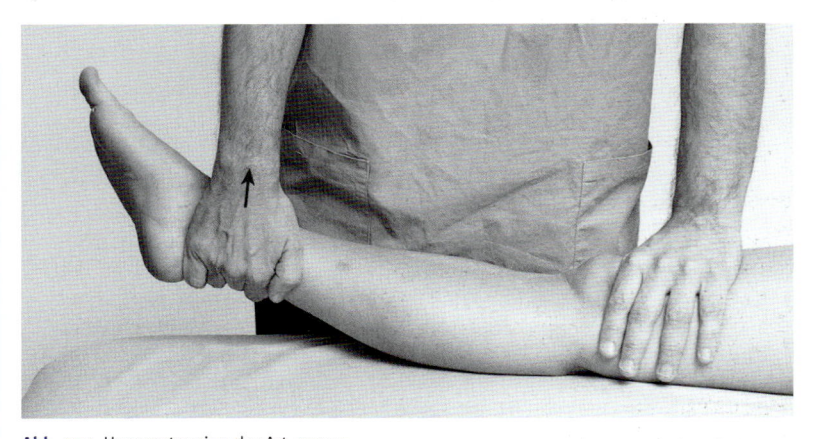

Abb. 17.1 Hyperextension der Art. genus

Patient: in Rückenlage
Therapeut: stehend, seitlich des Patienten

Handposition:
- mit der kopfnahen Hand Kontakt mit dem Knie aufnehmen
- mit der fußnahen Hand den distalen Unterschenkel umgreifen

Ausführung: das Kniegelenk in Flexion, Extension, Hyperextension, Innenrotation in Flexion und Außenrotation in Flexion führen

Bewertung: Auf den Bewegungsausschlag im Seitenvergleich, Schmerzhaftigkeit sowie Geräuschphänomene wie Krepitation, Knacken und Schnappen achten.
- Normalbefund: Freie Beweglichkeit ohne Schmerzen, keine Geräuschphänomene.
- Bewegungseinschränkungen und Schmerzen deuten auf Dysfunktionen oder pathologische Veränderungen des Knies hin. Bei arthrotischen Veränderungen sind zunächst Innenrotation und Extension betroffen, dann Abduktion, zuletzt zeigt sich eine Einschränkung der Außenrotation und Flexion.

Adduktion, Abduktion (▶ Abb. 17.2)

Patient: in Rückenlage

Therapeut: stehend, auf der zu testenden Seite des Patienten

Handposition:
- den distalen Unterschenkel der zu testenden Seite zwischen Thorax und Oberarm halten
- mit den Händen das Knie von medial und lateral umgreifen

Ausführung:
- Phase 1: das Kniegelenk maximal strecken und durch Druck nach lateral und medial am Knie in Adduktion bzw. Abduktion führen
- Phase 2: das Kniegelenk 20° beugen und durch Druck nach lateral und medial am Knie in Adduktion bzw. Abduktion führen

Bewertung: Die mediale und laterale Kniestabilität im Seitenvergleich beurteilen und auf Schmerzhaftigkeit achten.

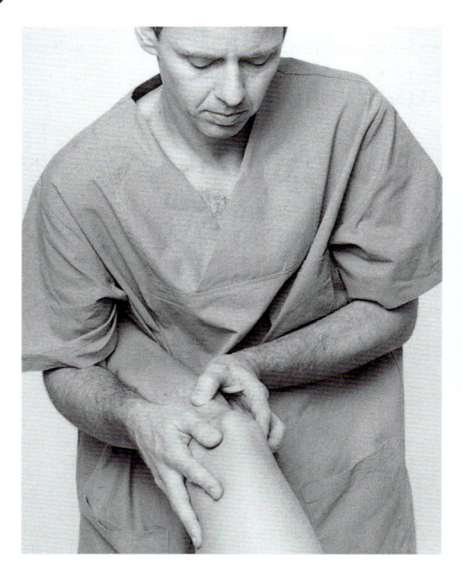

Abb. 17.2 Adduktion der Art. genus

- In der Phase 1 wird die Kapselstabilität getestet. Normalbefund: keine Aufklappbarkeit in Adduktion oder Abduktion des Knies. Eine Aufklappbarkeit deutet auf eine Kapselverletzung hin. Bei rupturiertem medialen Kollateralband aber intakter hinterer Kapsel und intaktem hinterem Kreuzband besteht keine Aufklappbarkeit in Richtung der Abduktion.
- In der Phase 2 werden die medialen und lateralen Kollateralbänder getestet, unter Entlastung der hinteren Kapsel. Normalbefund: keine Aufklappbarkeit in Adduktion oder Abduktion des Knies. Eine Aufklappbarkeit in Richtung der Adduktion deutet auf eine Verletzung der lateralen Kollateralbänder, in Richtung der Abduktion auf eine der medialen Kollateralbänder hin.

Patella-Verschiebetest (▶ Abb. 17.3)

Patient: in Rückenlage

Therapeut: stehend, seitlich des Patienten

Handposition:
- mit Daumen und Zeigefingern die Patella umgreifen

Ausführung: die Patella nach medial, lateral, kranial und kaudal verschieben

Bewertung: Auf den Bewegungsausschlag und die Qualität der Bewegung im Seitenvergleich achten.
- Normalbefund: Freie Beweglichkeit in alle Richtungen ohne Schmerzen.
- Bewegungseinschränkungen und Krepitationen können auf Dysfunktionen des M. quadriceps und des Knies oder auf pathologische Veränderungen der retropatellaren Gelenkfläche

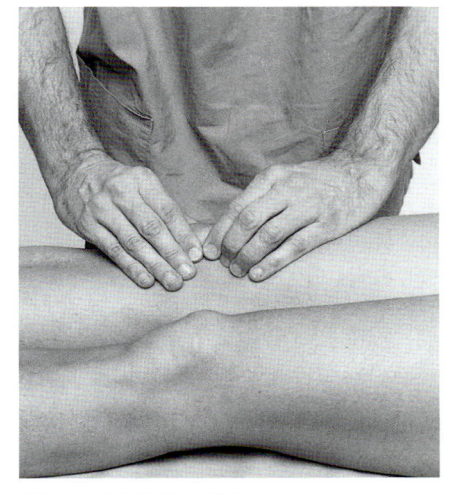

Abb. 17.3 Patella-Verschiebetest

hinweisen. Eine verstärkte Bewegungsfreiheit nach lateral und medial deutet auf einen lockeren Bandapparat hin.

Medialer und lateraler shift (Translation) (▶ Abb. 17.4)

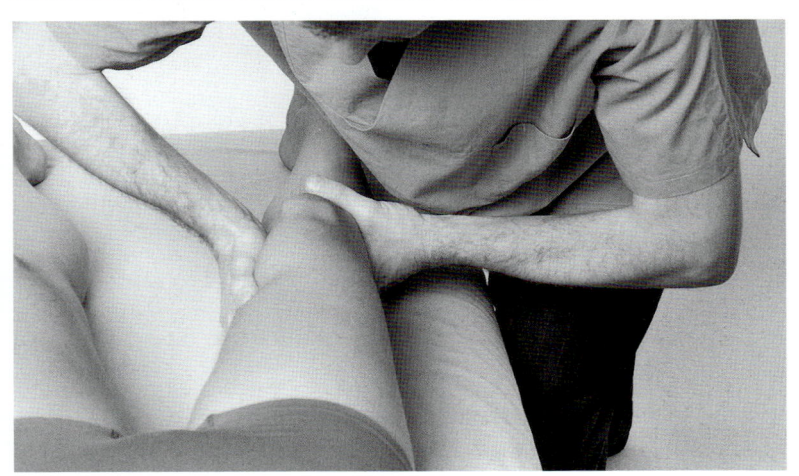

Abb. 17.4 Medialer Shift (Translation) der Art. genus

Patient: in Rückenlage

Therapeut: stehend auf der zu testenden Seite, Blick Richtung Kopfende

Handposition:
- mit dem Thenar der einen Hand Kontakt mit dem medialen bzw. lateralen Femurkondylus aufnehmen
- mit dem ersten Interdigitalraum der anderen Hand Kontakt mit dem lateralen bzw. medialen Tibiakondylus aufnehmen
- beide Unterarme sind dabei senkrecht zur Beinlängsachse

Ausführung:
- Phase 1: das Kniegelenk in eine leichte Beugestellung bringen (entriegeln)
- Phase 2: den Femurkondylus von medial bzw. lateral fixieren, das Tibiaplateau von lateral bzw. medial nach medial bzw. lateral schieben

Bewertung: Die laterale bzw. mediale Beweglichkeit der Tibia gegenüber dem Femur in der Art. femorotibialis beurteilen. Darüber hinaus wird das vordere bzw. hintere Kreuzband aufgrund seines Verlaufes in der Frontalebene angespannt.
- Normalbefund: Kleines translatorisches Gelenkspiel, Schmerzfreiheit.
- Ist kein translatorisches Gelenkspiel nach medial bzw. lateral vorhanden, so handelt es sich um eine Dysfunktion des Tibiaplateaus gegenüber dem distalen Femur.
- Bei Schmerzen bzw. übermäßigem Gelenkspiel kann eine Verletzung des vorderen bzw. hinteren Kreuzbandes oder/und eine vordere bzw. hintere Instabilität vorliegen, die jedoch zusätzlich mit spezifischen Tests (vordere bzw. hintere Schublade ▶ S. 465) abzuklären sind.

Gravity-sign-Test (▶ Abb. 17.5 – ▶ 17.6)

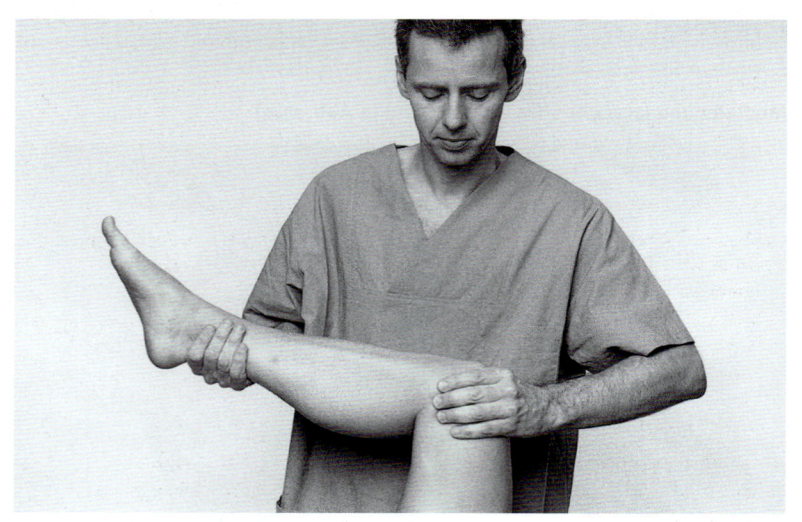

Abb. 17.5 Gravity-sign-Test: Ausgangsstellung

Patient: in Rückenlage, Hüfte und Knie jeweils 90° gebeugt

Therapeut: stehend auf der zu prüfenden Seite

Handposition:
- mit der distalen Hand den distalen Unterschenkel untergreifen
- mit der proximalen Hand die proximale Tibia fixieren

Ausführung: die proximale Hand schnell lösen

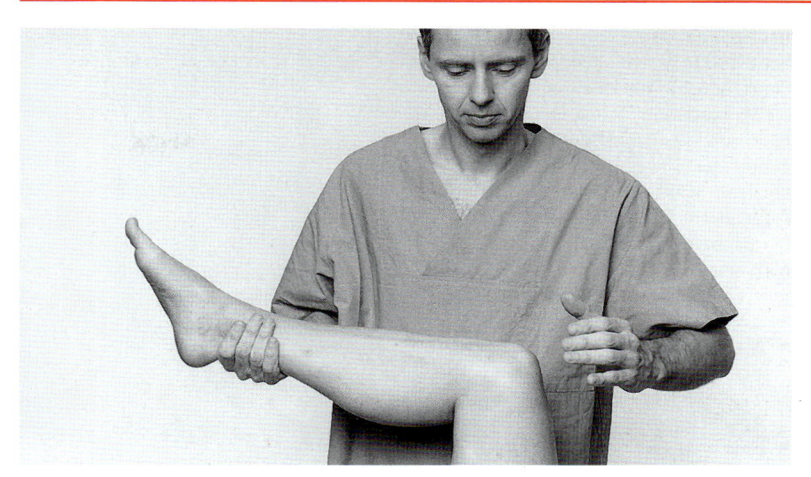

Abb. 17.6 Gravity-sign-Test: Endposition

Bewertung: Die Position der Tibia bei Fixierung und nach Loslassen vergleichen.
- Normalbefund: Keine Veränderung der Position.
- Sinkt das Tibiaplateau infolge der fehlenden Fixierung durch die proximale Hand unter dem Einfluss der Schwerkraft (= gravity-sign) ab, so liegt eine hintere Instabilität vor.

> Vor der Beurteilung einer möglichen vorderen Instabilität stets eine hintere Instabilität ausschließen, da die Beurteilung einer vorderen Schublade sonst zu falschpositiven Testergebnissen führt. Dafür bietet sich dieser einfach durchzuführende Test an.

Muskeltests
- **Flexion:** M. biceps femoris, M. semitendinosus, M. semimembranosus, M. sartorius, M. popliteus, M. gracilis, M. gastrocnemius, M. plantaris
- **Extension:** M. quadriceps femoris
- **Innenrotation:** M. semitendinosus, M. semimembranosus, M. sartorius, M. popliteus, M. gracilis
- **Außenrotation:** M. biceps femoris

Provokationstests Kreuzbänder

Lachmanntest (extensionsnahe vordere Schublade) (▶ Abb. 17.7)
Patient: in Rückenlage, Hüftgelenk und Kniegelenk jeweils 20° gebeugt

Therapeut: stehend auf der zu prüfenden Seite; angewinkeltes kopfseitiges Bein kann als Unterlagerung für das Kniegelenk des Patienten dienen

Handposition:
- mit einer Hand den Oberschenkel oberhalb des Knies umgreifen und fixieren
- mit der anderen Hand die proximale Tibia umgreifen

Ausführung: durch Zug an der Tibia nach anterior die Tibia gegenüber dem Femur nach ventral verschieben

Bewertung: Die vordere Kreuzbandstabilität im Seitenvergleich beurteilen, auf die Distanz, die zwischen vorderem Tibiaplateau und Femurende entsteht, und das Endgefühl der Bewegung achten. Eine vordere Schublade stellt sich als vergrößerte Beweglichkeit der Tibia nach ventral dar, das Tibiaplateau wird deutlich unter dem Femur sichtbar, als ob eine Schublade aufgezogen würde.
- Normalbefund: nur geringe Verschieblichkeit der Tibia nach anterior möglich, harter Anschlag.
- Eine mögliche vordere Kreuzbandverletzung liegt bei einer vermehrten Schublade, eine sichere bei zusätzlich fehlendem harten Anschlag vor.

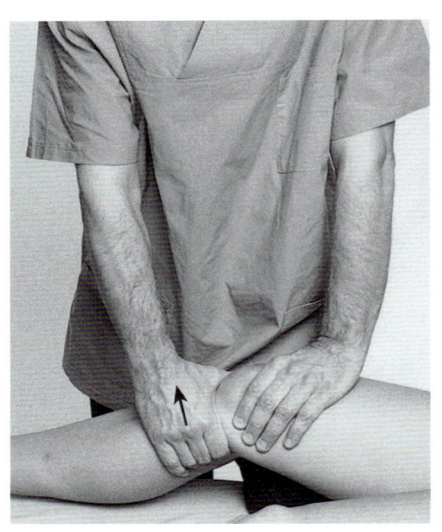

Abb. 17.7 Lachmanntest (extensionsnahe vordere Schublade)

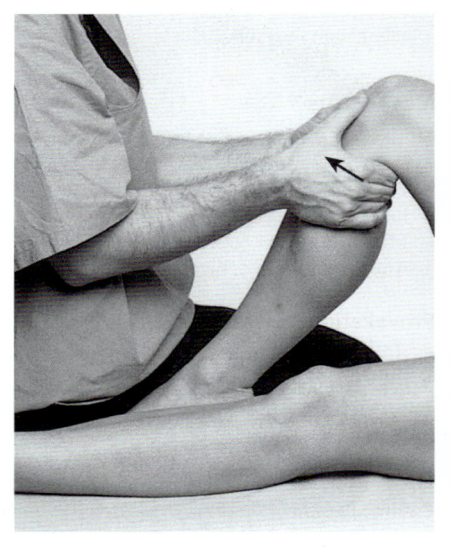

Flexionsnahe vordere Schublade (▶ Abb. 17.8)

Patient: in Rückenlage, Hüftgelenk 45° und Kniegelenk 90° gebeugt

Therapeut: sitzend, auf dem Patientenfuß zur Unterschenkelstabilisierung

Handposition:
- mit beiden Händen die proximale Tibia umgreifen
- mit den Daumen den Gelenkspalt palpieren

Ausführung: durch Zug an der proximalen Tibia wird die Tibia gegenüber dem Femur nach ventral verschoben. Dies findet unter Fixieren des Fußes in Neutralstellung, in 15° Außen-, und 30° Innenrotation statt.

Bewertung: Die vordere Kreuzbandstabilität anterolateral und anteromedial beurteilen und auf den Anschlag achten. Eine vordere Schublade stellt sich als vergrößerte Beweglichkeit der Tibia nach ventral dar, das Tibiaplateau wird deutlich unter dem Femur sichtbar, als ob eine Schublade aufgezogen würde.

Abb. 17.8 Flexionsnahe vordere Schublade

- Normalbefund: nur geringe Verschieblichkeit der Tibia nach anterior möglich, harter Anschlag.
- Eine mögliche vordere Kreuzbandverletzung liegt bei einer vermehrten Schublade, eine sichere bei zusätzlich fehlendem harten Anschlag vor. Dieser Test ist bei akuten Verletzungen oft falsch negativ, da eine reflexive Anspannung durch andere Bandstrukturen entstehen kann. In diesem Fall ist der Lachmann-Test (▶ S. 465) zu bevorzugen.
- Ist der Test in Außenrotation positiv, so handelt es sich um eine anteromediale Instabilität, die häufig infolge einer Kombinationsverletzung des vorderen Kreuzbandes, medialen Seitenbandes und der medialen Kapsel (klinisch als „unhappy triade" bezeichnet) auftritt.
- Ist der Test in Innenrotation positiv, so handelt es sich um eine anterolaterale Instabilität.

Provokationstest Kapsel-Band-Apparat
Apley-Distraktions-Test (▶ Abb. 17.9)
Patient: in Bauchlage, Kniegelenk 90° gebeugt und angestellt

Therapeut: stehend, auf der zu prüfenden Seite

Handposition:
- mit beiden Händen den distalen Unterschenkel umgreifen
- mit dem kranialen Knie den Patientenoberschenkel von posterior auf der Liege fixieren

Ausführung: unter axialem Zug eine Innen- und Außenrotation der Tibia durchführen

Bewertung: Auf Schmerzhaftigkeit achten.
- Normalbefund: Keine Schmerzen.
- Schmerzen bei Innenrotation deuten auf einen Schaden des lateralen Kapsel-Band-Apparats, bei Außenrotation auf einen des medialen Kapsel-Band-Apparats hin.

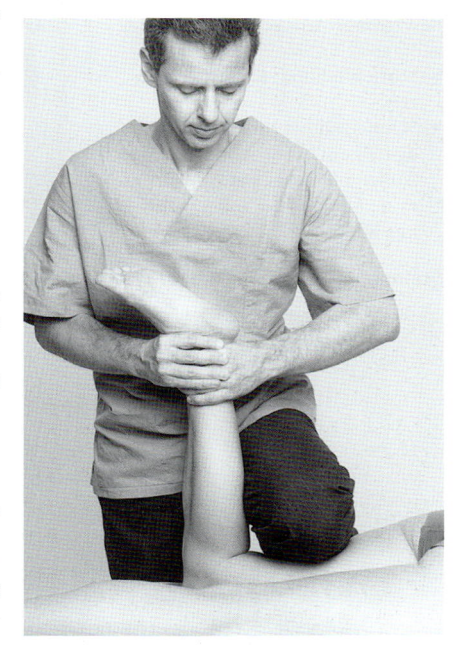

Abb. 17.9 Apley-Distraktions-Test

Provokationstests Menisci

In der Orthopädie wird heutzutage auf die spezifischen Meniskustests meist verzichtet. Nach neueren Untersuchungen erreicht kaum ein Test eine Spezifität von 50 %.

Zur Prüfung wird der jeweilige Außen- bzw. Innenmeniskus durch Kniegelenksflexion unter eine Kompression mit zusätzlicher Druckausübung durch Innen- bzw. Außenrotation (Varus- bzw. Valgusstress) und Kniegelenkskreiselung gesetzt. Aus didaktischen Gründen werden einzelne Tests gesondert herausgestellt.

Grinding-Test (▶ Abb. 17.10)

Patient: in Bauchlage, Kniegelenk 90° gebeugt und angestellt

Therapeut: stehend, auf der zu prüfenden Seite

Handposition:
- mit beiden Händen den distalen Unterschenkel umgreifen
- die patientenseitigen Axilla hat dabei Kontakt mit dem Calcaneus

Ausführung:
- mit der patientenseitigen Axilla axialen Druck auf die Tibia ausüben
- unter Kompression eine Innen- und Außenrotation des Knies durchführen

Bewertung: Auf Schmerzhaftigkeit achten.
- Normalbefund: Keine Schmerzen.
- Schmerzen bei Innenrotation deuten auf einen Schaden des Außenmeniskus, bei Außenrotation auf einen des Innenmeniskus hin.

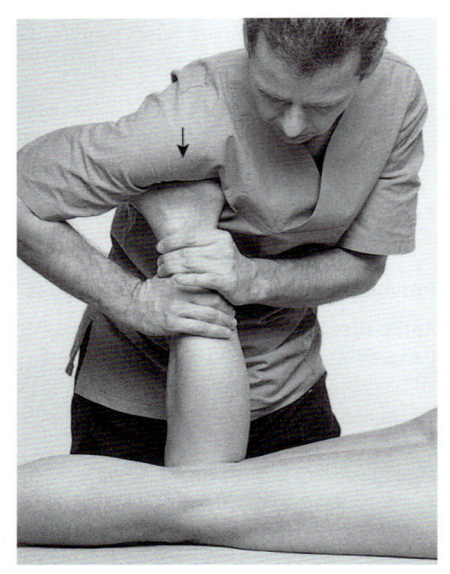

Abb. 17.10 Grinding-Test

Steinmann-I-Zeichen (▶ Abb. 17.11)

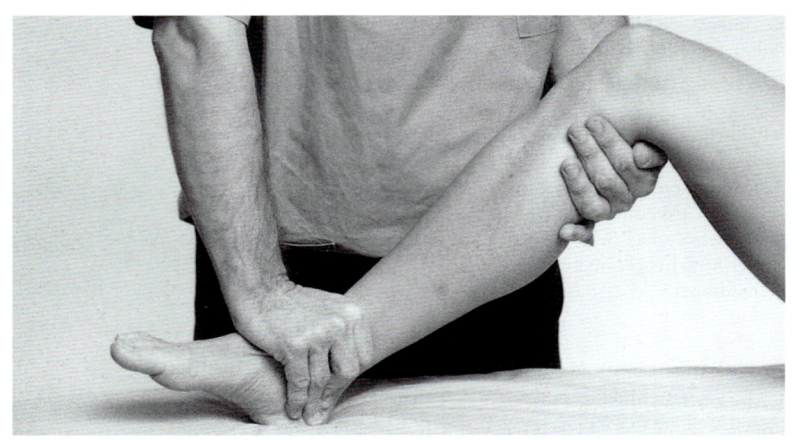

Abb. 17.11 Steinmann-I-Zeichen

Patient: in Rückenlage, Kniegelenk ca. 90° gebeugt und angestellt

Therapeut: stehend, auf der zu testenden Seite

Handposition:
- mit der kopfnahen Hand das Knie von posterior untergreifen
- mit der fußnahen Hand den distalen Unterschenkel umgreifen

Ausführung: den Unterschenkel in eine schnell ausgeführte forcierte Außen-, dann Innenrotation bringen

Bewertung: Auf die Schmerzhaftigkeit der Bewegung achten.
- Normalbefund: Keine Schmerzen.
- Schmerzen bei forcierter Außenrotation deutet auf einen Schaden des Innenmeniskus, bei Innenrotation auf einen des Außenmeniskus hin.

McMurray-Test (▶ Abb. 17.12)

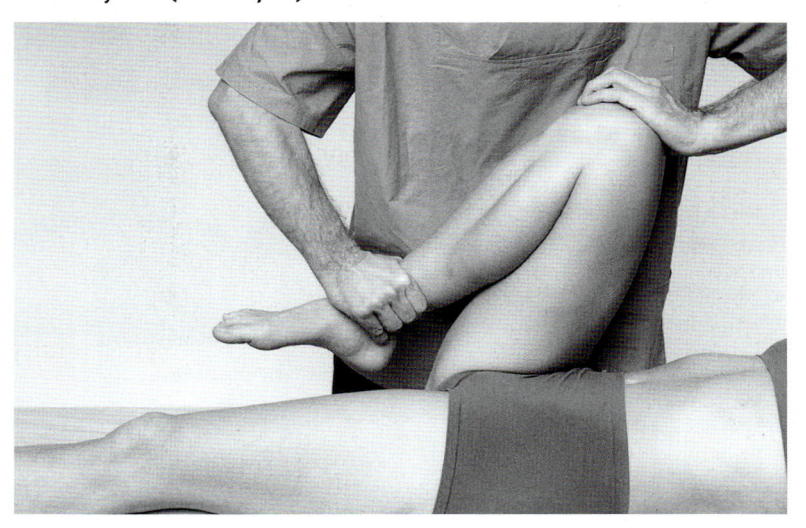

Abb. 17.12 McMurray-Test

Patient: in Rückenlage, Knie- und Hüftgelenk der zu testenden Seite maximal gebeugt

Therapeut: stehend, auf der zu testenden Seite

Handposition:
- mit der kopfnahen Hand das Knie umgreifen
- mit der fußnahen Hand den Fuß umgreifen

Ausführung:
- das Kniegelenk maximal nach innen oder außen rotieren
- das Kniegelenk bis zu einer Flexion von 90° strecken
- dabei mit den Fingern der kopfnahen Hand den medialen bzw. lateralen Gelenkspalt palpieren

Bewertung: Auf Schmerzhaftigkeit und Schnappen im Knie achten.
- Normalbefund: Keine Schmerzen, kein Schnappen.
- Bei der Außenrotation auftretende Schmerzen können Hinweis auf eine Läsion des Innenmeniskus, bei Innenrotation auf eine des Außenmeniskus sein. Schnappen während des Tests deutet auf Einklemmung eines gerissenen Stückes des Meniskus hin.

Payr-Test (▶ Abb. 17.13 und ▶ 17.14)

Patient: in Rückenlage, Knie- und Hüftgelenk der zu testenden Seite maximal gebeugt

Therapeut: stehend, auf der zu testenden Seite

Handposition:
- mit der kopfnahen Hand das Knie umgreifen
- mit der fußnahen Hand den Fuß umgreifen

Ausführung:
- das Kniegelenk maximal flektieren, nach innen rotieren und abduzieren (Valgusstress) bzw. nach außen rotieren und adduzieren (Varusstress)
- mit den Fingern der kopfnahen Hand den medialen bzw. lateralen Gelenkspalt palpieren

Bewertung: Auf Schmerzhaftigkeit und Schnappen im Knie achten.
- Normalbefund: Keine Schmerzen, kein Schnappen.
- Bei der Innenrotation und Abduktion auftretende Schmerzen können ein Hinweis auf eine Läsion des Hinterhorns des Außenmeniskus sein.
- Treten Schmerzen bei Außenrotation und Adduktion der Tibia auf, so kann eine Läsion des Hinterhorns des Innenmeniskus vermutet werden.
- Schnappen während des Tests deutet auf Einklemmung eines gerissenen Stücks des Meniskus hin.

> Da der Test in maximaler Beugestellung und mit zusätzlicher Ab- bzw. Adduktion der Tibia durchgeführt wird, ist er als Provokationstest für die Hinterhörner des Außen- bzw. Innenmeniskus zu betrachten. Dies gilt insbesondere dann, wenn der McMurray-Test (▶ S. 469) ein falsch negatives Ergebnis bringt.

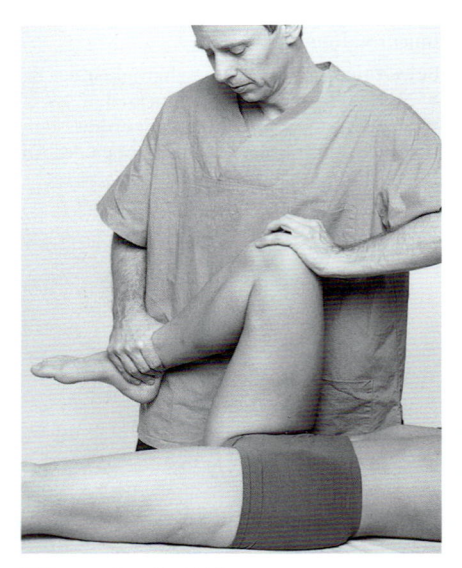

Abb. 17.13 Payr-Test: Valgusstress

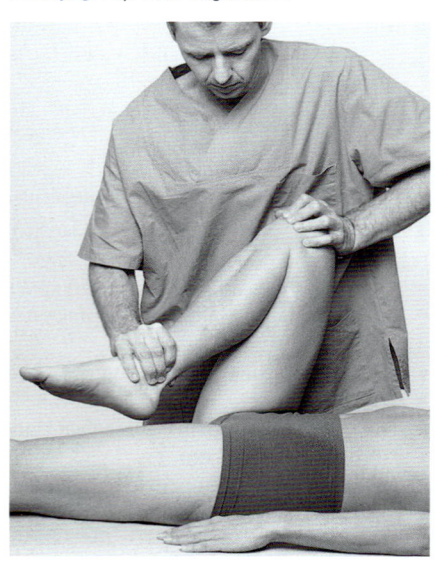

Abb. 17.14 Payr-Test: Varusstress

Provokationstests Patella

Zohlen-Zeichen (▶ Abb. 17.15)

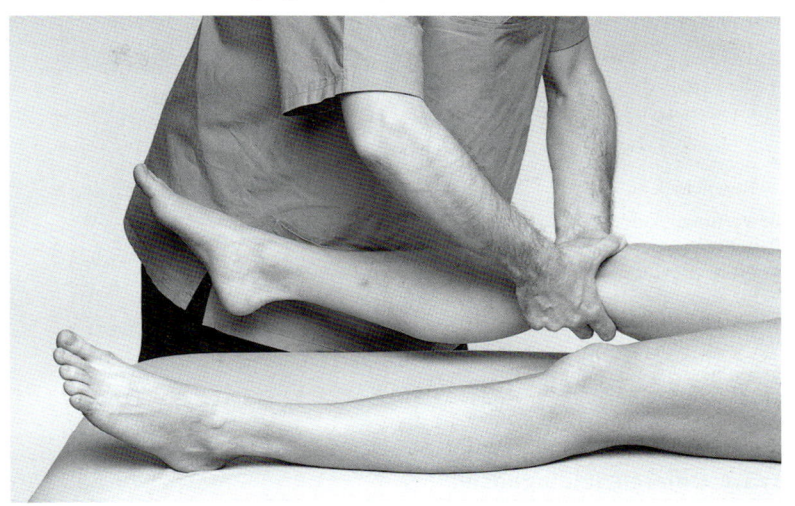

Abb. 17.15 Zohlen-Zeichen

Patient: in Rückenlage

Therapeut: stehend, auf der zu testenden Seite

Handposition:
- mit beiden Händen das Knie umfassen, die Daumen liegen auf dem oberen Teil der Patella

Ausführung:
- mit dem Daumen die Patella kaudalisieren und einen Druck in Richtung Knie ausüben
- den Patienten auffordern, den Fuß von der Liege anzuheben; dadurch wird der M. quadriceps angespannt, die Patella kranialisiert und auf das femoropatellare Gleitlager gepresst

Bewertung: Auf Schmerzhaftigkeit achten.
- Normalbefund: Keine Schmerzen.
- Schmerzen während der passiven und aktiven Kaudalisierung der Patella weisen auf eine Chondropathia retropatellaris hin.

> Eine Schmerzprovokation ist auch bei gesunden Patienten möglich. Der Test muss daher von den anderen Untersuchungsergebnissen unterstützt werden.

Fairbank-Apprehensiontest (▶ Abb. 17.16)

Patient: in Rückenlage

Therapeut: stehend, auf der zu testenden Seite

Handposition:
- mit Daumen und Zeigefingern beider Hände die Patella umgreifen

Ausführung:
- die Patella durch Zug mit den Fingern nach lateral lateralisieren
- den Patienten auffordern, das Kniegelenk zu beugen

Bewertung: Auf die Reaktion des Patienten achten.
- Normalbefund: Flexion ohne Schmerzen möglich.
- Schmerzen und Stoppen der Flexion durch den Patienten deuten auf eine vorangegangene Patellaluxation hin, die der Patient vermeiden will.

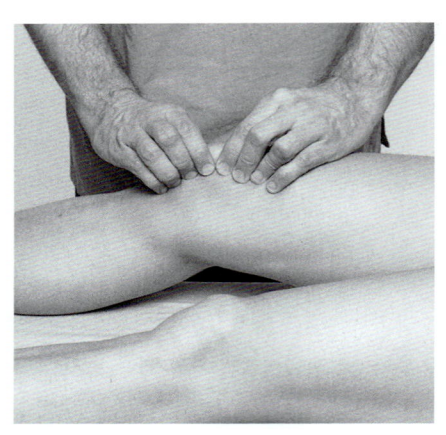

Abb. 17.16 Fairbank-Apprehensiontest

17.1.5 Differenzialdiagnosen

Siegbert Tempelhof

- **mechanisch/degenerativ:** Fraktur, Luxation, Bandruptur, Meniskusläsion, Genu recurvatum, Genu varum oder valgum, kongenitale Kontrakturen, Luxatio genus congenita, Gonarthrose, Osteochondrosis dissecans, Poplitealzyste, Meniskusganglion
- **neural/radikulär:** Nervenwurzelreizung L2/3
- **ausstrahlend:** Erkrankungen von Hüfte, Sprunggelenk
- **entzündlich/rheumatisch:** reaktive Arthritiden, Gicht, Bursitis, Morbus Osgood-Schlatter, Rheumatisches Fieber, Osteomyelitis
- **dysplastisch:** Osteosarkom, Riesenzelltumor, synoviales Sarkom

17.1.6 Osteopathische Beziehungen (▶ Abb. 17.17)

Christian Fossum, Peter Sommerfeld

Knie aus osteopathischer Sicht

Krankheiten und Differenzialdiagnosen
- Entzündliche rheumatische Störungen (z.B. rheumatisches Fieber, bakterielle Arthritiden, Gicht, Bursitis, M. Osgood-Schlatter, Osteomyelitis)
- Trauma, Luxation, Rupturen, Meniskusläsionen, Fraktur, freie Gelenkkörper
- Arthrose, Zysten, Ganglien
- Osteosarkom, Riesenzelltumor
- Ausstrahlend von LWS, ISG, Hüfte, Sprunggelenk

Muskeln
- s. Triggerpunkte

Nachbarorgane
- keine

Triggerpunkte
- Anteriore Knieschmerzen: Mm. rectus femoris, vastus medialis, adductores longus und brevis
- Anterior-mediale Knieschmerzen: Mm. vastus medialis, gracilis, sartorius, rectus femoris, adduktores longus et brevis
- Posteriore Knieschmerzen: Mm. gastrocnemius, biceps femoris, popliteus, semitendinosus, semimembranosus

Gefäße
- A. femoralis, A. poplitea, Ramus acebularis aus A. obturatoria (von A. iliaca interna)

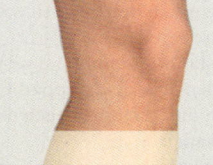

Nerven
- Sympathische Innervierung des Kniegelenks: Th12 – L2
- Hintere Kapsel: N. obturatorius
- Anterolaterale Kapsel: Ast des N. peroneus communis
- Mediale Kapsel: N. tibialis

Faszien
- Über Fascia lata und Tractus iliotibialis zu Hüfte und Becken
- Membrana interossea cruris, osteofibröses Röhrensystem des Unterschenkels

Abb. 17.17 Knie aus osteopathischer Sicht

Neurologische Beziehungen

- sympathische Innervation des Kniegelenks: Th12–L2
- Schmerzen im medialen oder ventralen Bereich des Kniegelenks sind oft Folge von Dysfunktionen auf Höhe von L2–L3 und/oder L3–L4
- Muskelinnervation:
  - M. quadriceps femoris: N. femoralis (L2–L4)
  - M. sartorius: N. femoralis (L2/L3/(L4))
  - M. gracilis: N. obturatorius (L2–L4)
  - M. biceps femoris: Caput longum: N. ischiadicus (tibialer Anteil), Caput breve: N. ischiadicus (fibularer Anteil) (L5–S3)
  - M. semitendinosus: N. ischiadicus (tibialer Anteil) (L4–S2)
  - M. semimembranosus: N. tibialis (L4–S2)
  - M. popliteus: N. tibialis (L4–S1)

Vaskuläre Beziehungen

- venolymphatisch: Lymphabflussstörungen im Bereich des Unterschenkel bei Verquellungen/Ödemen/Druckempfindlichkeit der Kniekehle

Mechanische Beziehungen

- vor allem die biartikulären Muskeln des Oberschenkels (ischiokrurale Muskeln, M. biceps femoris, M. tensor fasciae latae) arbeiten im Kniegelenk (wie auch im Hüftgelenk) gegen die Schwerkraft und unterstützen dabei die Stabilisation und Funktion des Knies, so dass sich Dysfunktionen des Knies oder der Hüfte wechselseitig beeinflussen können
- die Kinematik des oberen und unteren Sprunggelenks und Hüftgelenks haben vor allem über rotatorische Komponenten einen Einfluss auf die Art. genus, wobei oft die Menisken betroffen sind, sowie auf Stabilität und Kraftverarbeitung der Art. femoropatellaris
- Einfluss über das Stoßdämpfersystem der unteren Extremität auf die Art. femoropatellaris, den Seitenbandapparat und die Menisken, wobei besonders Dysfunktionen im unteren Sprunggelenk zu einer Irritation im Bereich der Menisken führen können
- eine normale Funktion im Kniegelenk (artikulär, muskular und faszial) ist abhängig von einer normalen Funktion der gesamten unteren Extremität (v. a. der Sprunggelenke) und des Beckens

Muskuläre Beziehungen

- Spannungen im M. biceps femoris und M. tensor fasciae latae können oft zu einer Rotationsstellung im Kniegelenk führen und einen lateralen Shift der Tibia hervorrufen
- ein Hypertonus der ischiokruralen Muskeln kann Ursache sein von Dysfunktionen von L5–S1 und der Art. tibiofibularis proximalis
- die folgenden Muskeln haben ihren Ursprung im Becken und können bei Dysfunktionen im Beckenbereich beeinträchtigt werden und in der Folge die Funktion des Kniegelenks stören: Einfluss des
  - M. biceps femoris auf die Fibula
  - M. semimembranosus auf die Strukturen im Bereich des Ansatzes im Kniegelenk wie Meniscus medialis, Lig. collaterale tibiale, Lig. popliteum obliquum, Faszie des M. popliteus

- M. rectus femoris auf die Art. femoropatellaris
- lateral stabilisierenden Systems von den Hüftabduktoren auf den Tractus iliotibialis
* die Rotationsstellung des Unterschenkels wird oft vom M. tibialis posterior und von den Mm. peronei longus und brevis beeinflusst, über die Dysfunktionen des Fußes und Sprunggelenks Probleme im Kniegelenk verursachen können

Triggerpunkte

Folgende Muskeln können Ursache sein von
* anterioren Knieschmerzen: M. rectus femoris, M. vastus medialis, Mm. adductores longus und brevis
* anteriormedialen Knieschmerzen: M. vastus medialis, M. gracilis, M. sartorius, M. rectus femoris, Mm. adductores longus and brevis
* posterioren Knieschmerzen: M. gastrocnemius, M. biceps femoris, M. popliteus, M. semitendinosus, M. semimembranosus

17.2 Behandlung der Art. genus (HVLA)

Peter Sommerfeld, Siegbert Tempelhof

17.2.1 Dysfunktion in Adduktion (▶ Abb. 17.18)

Siegbert Tempelhof

Indikation: Bewegungseinschränkung der Tibiaabduktion

Patient: in Rückenlage, das zu behandelnde Bein über den Behandlungstisch hängend

Therapeut: am Fußende des Patienten, auf der Seite der Dysfunktion, Blick nach kranial gerichtet

Handposition:
* die Füße so überkreuzen, dass das laterale Bein vorne zu liegen kommt
* dabei eine leichte Kniegelenksflexion ausüben
* mit dem Thenar der medialen (patientenseitigen) Hand Kontakt mit dem medialen Femurkondylus aufnehmen
* mit dem Thenar der lateralen Hand Kontakt mit dem lateralen Tibiakondylus aufnehmen
* beide Unterarme stehen in der Frontalebene etwa vertikal zur Beinlängsachse

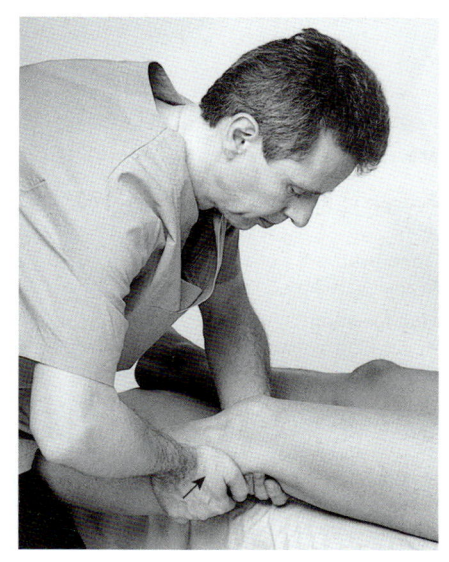

Abb. 17.18 Behandlung der Art. genus in Adduktion

Ausführung:
* mit der lateral am Tibiakopf angelegten Ausführungshand eine medial gerichtete Vorspannung bei Fixierung des Femur mit der Haltehand aufnehmen

- mit den Beinen eine leichte Traktion des Patientenbeines aufnehmen und gleichzeitig mit der Ausführungshand einen kurzen medialen Impuls ausführen; dabei den Oberkörper nach vorne beugen, damit der Unterarm soweit wie möglich horizontal zur Impulsrichtung zu liegen kommt

17.2.2 Dysfunktion in Abduktion (▶ Abb. 17.19)

Peter Sommerfeld

Indikation: Bewegungseinschränkung der Tibiaadduktion

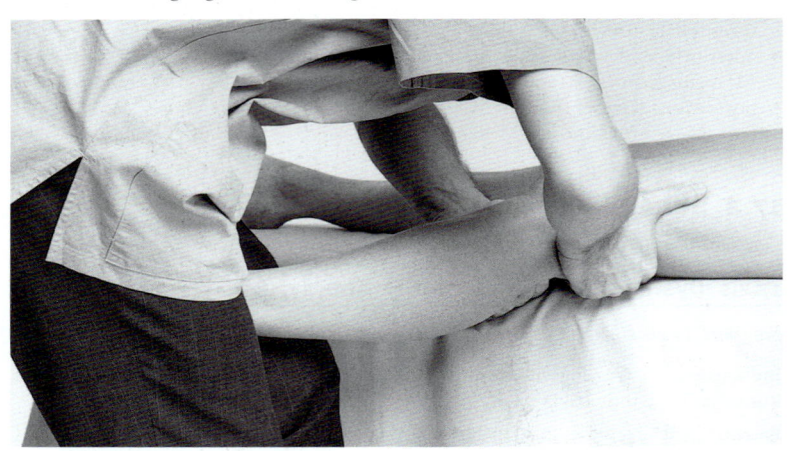

Abb. 17.19 Behandlung der Art. genus in Abduktion

Patient: in Rückenlage, das zu behandelnde Bein über den Behandlungstisch hängend

Therapeut: am Fußende des Patienten, auf der Seite der Dysfunktion, Blick nach kranial gerichtet

Handposition:
- das Bein zwischen die Beine klemmen
- die Füße so überkreuzen, dass das patientenseitige Bein vorne zu stehen kommt
- dabei eine leichte Kniegelenksflexion ausüben
- mit dem Thenar der lateralen Hand Kontakt mit dem lateralen Femurkondylus aufnehmen
- mit dem Thenar der medialen (patientenseitigen) Hand Kontakt mit dem medialen Tibiakondylus aufnehmen
- beide Unterarme stehen in der Frontalebene etwa vertikal zur Beinlängsachse

Ausführung:
- mit der medial am Tibiakopf angelegten Ausführungshand eine lateral gerichtete Vorspannung bei Fixierung des Femur mit der Haltehand aufnehmen
- mit den Beinen eine leichte Traktion des Patientenbeines aufnehmen und gleichzeitig mit der Ausführungshand einen kurzen lateralen Impuls ausführen; dabei den Oberkörper nach vorne beugen, damit der Unterarm soweit wie möglich horizontal zur Impulsrichtung zu liegen kommt

17.2.3 Dysfunktion in Außenrotation

Peter Sommerfeld

Indikation: Bewegungseinschränkung der Tibiainnenrotation

Variation 1: Mit Extensionsbewegung (▶ Abb. 17.20)

Patient: in Rückenlage

Therapeut: am Fußende des Patienten, auf der Seite der Dysfunktion, Blick nach kranial gerichtet

Handposition:
- das Bein am Sprunggelenk zwischen Oberarm und Körper halten
- mit beiden Händen den Tibiakopf von medial und lateral umfassen

Ausführung:
- den Oberschenkel in eine mittlere Abduktionsstellung bringen
- das Kniegelenk ca. 30° beugen
- die Tibia innenrotieren; dies kann durch Neigung des Oberkörpers in Richtung des Patienten erleichtert werden
- nach Aufnahme der Gewebespannung einen die Innenrotation verstärkenden Impuls bei gleichzeitiger leichter Extension ausführen

Variation 2: In Flexionsstellung (▶ Abb. 17.21)

Patient: in Rückenlage, Hüfte ca. 90° gebeugt, Knie maximal gebeugt

Therapeut: auf Kniehöhe, auf der Seite der Dysfunktion, Blick nach kranial gerichtet

Handposition:
- die laterale Hand in die Kniekehle legen
- mit der medialen Hand den distalen Unterschenkel umgreifen

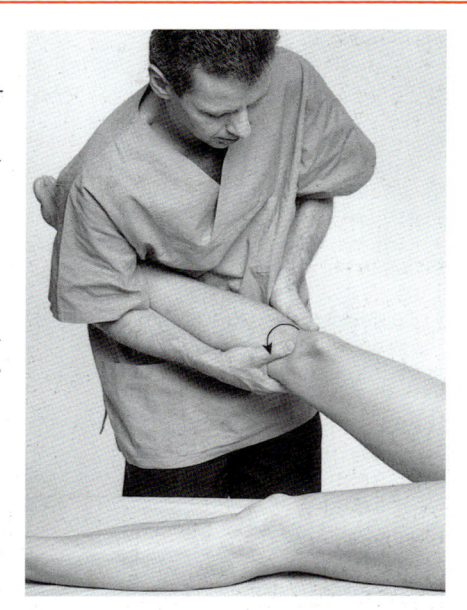

Abb. 17.20 Behandlung mit Extensionsbewegung der Art. genus in Außenrotation

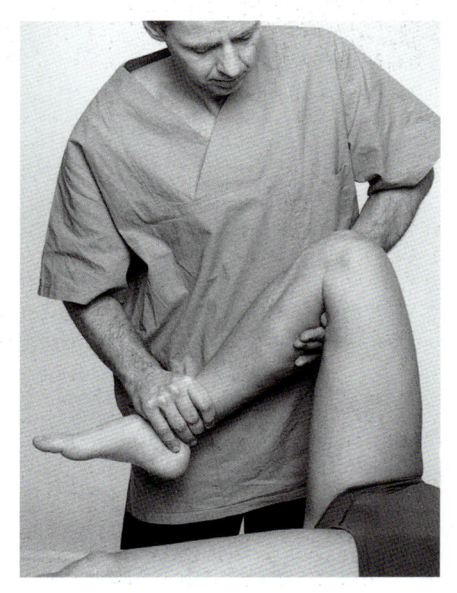

Abb. 17.21 Behandlung in Flexionsstellung der Art. genus in Außenrotation

Ausführung:
- radiale Handkante in den lateralen Teil der Kniekehle legen
- über den Thenar Kontakt mit der dorsalen Fläche des lateralen Tibiakondylus aufnehmen
- mit der medialen Hand den Unterschenkel in guter Flexion halten und nach außen drehen, wodurch der dorsale Aspekt des lateralen Tibiaplateaus noch mehr in Kontakt mit dem Thenar der lateralen Hand kommt, was auch den Aufbau der Vorspannung unterstützt
- nach Aufnahme der Gewebespannung einen die Innenrotation verstärkenden Impuls mit der lateralen Hand ausführen; dabei zeigt der Unterarm diagonal zur Decke
- die Korrekturbewegung sieht also insgesamt so aus, als würde man die Hand aus der Kniekehle ziehen

Variation 3: Recoil (▶ Abb. 17.22)

Patient: in Rückenlage, Knie unterlagert und dadurch leicht gebeugt

Therapeut: am Fußende, auf der Seite der Dysfunktion, Blick nach kranial gerichtet

Handposition:
- mit dem Os pisiforme der lateralen Hand Kontakt mit dem anterioren Aspekt des medialen Tibiakondylus im Bereich des Pes anserinus superficialis aufnehmen
- die mediale Hand als Führungshand mit dem ersten Interdigitalraum auf das Handgelenk der anderen Hand legen

Ausführung:
- mit dem lateralen Unterarm eine leichte Supination durchführen, um die Hautverschieblichkeit in der Kontaktzone zu minimieren
- den medialen Tibiakondylus nach posterior drücken und dadurch eine Innenrotation induzieren, um die Vorspannung aufzunehmen
- einen kurzen Impuls geben, wobei das Wegziehen der Arme betont wird

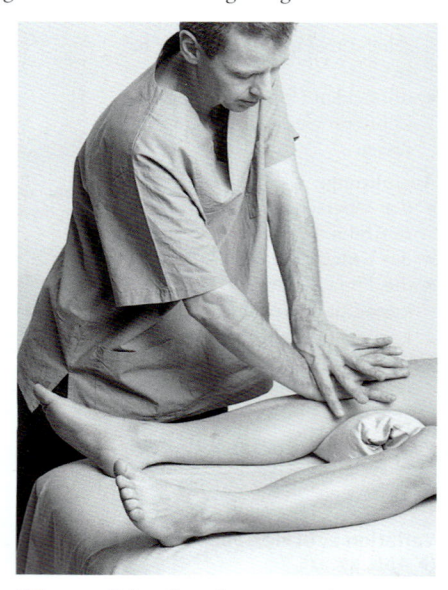

Abb. 17.22 Behandlung der Art. genus in Außenrotation (Recoil)

17.2.4 Dysfunktion in Innenrotation

Peter Sommerfeld

Indikation: Bewegungseinschränkung der Tibiaaußenrotation

Variation 1: Mit Extensionsbewegung (▶ Abb. 17.23)
Patient: in Rückenlage

17.2 Behandlung der Art. genus (HVLA)

Therapeut: am Fußende des Patienten, auf der Seite der Dysfunktion, Blick nach kranial gerichtet

Handposition:
- das Bein am Sprunggelenk zwischen Oberarm und Körper halten
- mit beiden Händen den Tibiakopf von medial und lateral umfassen

Ausführung:
- den Oberschenkel in eine mittlere Abduktionsstellung bringen
- das Kniegelenk ca. 30° beugen
- die Tibia außenrotieren; dies kann durch Neigung des Oberkörpers vom Patienten weg erleichtert werden
- nach Aufnahme der Gewebespannung einen die Außenrotation verstärkenden Impuls bei gleichzeitiger leichter Extension ausführen

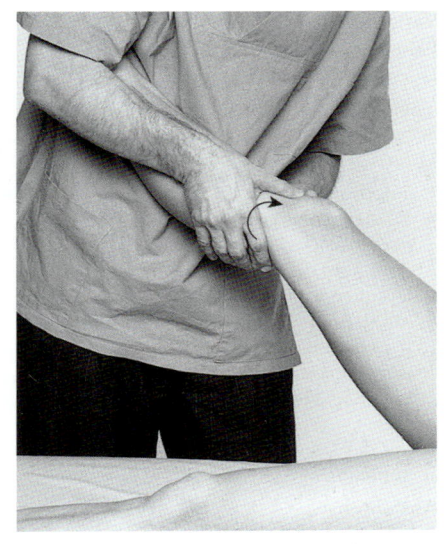

Abb. 17.23 Behandlung mit Extensionsbewegung der Art. genus in Innenrotation

Variation 2: In Flexionsstellung (▶ Abb. 17.24)

Patient: in Rückenlage, Hüfte ca. 90° gebeugt, Knie maximal gebeugt

Therapeut: auf Kniehöhe, auf der Seite der Dysfunktion, Blick nach kranial gerichtet

Handposition:
- die laterale Hand in der Kniekehle legen
- mit der medialen Hand den distalen Unterschenkel umgreifen

Ausführung:
- die radiale Handkante in den medialen Teil der Kniekehle legen
- über den Thenar Kontakt mit der dorsalen Fläche des medialen Tibiakondylus aufnehmen

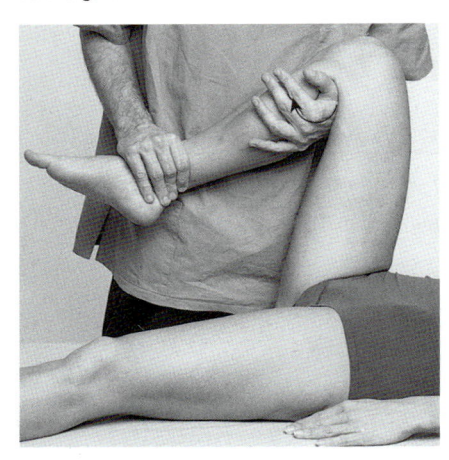

Abb. 17.24 Behandlung in Flexionsstellung der Art. genus in Innenrotation

- mit der medialen Hand den Unterschenkel in guter Flexion halten und nach innen drehen, wodurch der dorsale Aspekt des medialen Tibiaplateaus noch mehr in Kontakt mit dem Thenar der lateralen Hand kommt, was auch den Aufbau der Vorspannung unterstützt
- nach Aufnahme der Gewebespannung einen die Außenrotation verstärkenden Impuls mit der lateralen Hand ausführen; die Richtung ist diagonal nach medial und anterior

Variation 3: Recoil (▶ Abb. 17.25)

Patient: in Rückenlage, Knie unterlagert und dadurch leicht gebeugt

Therapeut: am Fußende, auf der Seite der Dysfunktion, Blick nach kranial gerichtet

Handposition:
- die Arme überkreuzen, wobei der patientenseitige, mediale Arm über dem außenseitigen, lateralen liegt
- mit der ulnaren Handkante der patientenseitigen Hand Kontakt mit dem anterioren Aspekt des lateralen Tibiakondylus aufnehmen
- mit der lateralen Hand knöchelnah Kontakt mit dem lateralen Aspekt des Fußes aufnehmen

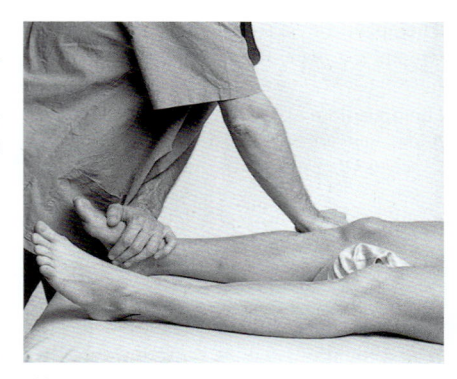

Abb. 17.25 Behandlung der Art. genus in Innenrotation (Recoil)

Ausführung:
- mit der lateralen Hand das Bein etwas in Innenrotation drehen, was den Kontakt für die mediale Hand intensiviert und den Aufbau der Vorspannung unterstützt
- den lateralen Tibiakondylus nach posterior drücken und dadurch eine Außenrotation induzieren, um die Vorspannung aufzunehmen
- einen kurzen Impuls mit dem patientenseitigen Arm durchführen

17.2.5 Dysfunktion in lateraler Translation

Peter Sommerfeld

Indikation: Bewegungseinschränkung der medialen Translation der Tibia

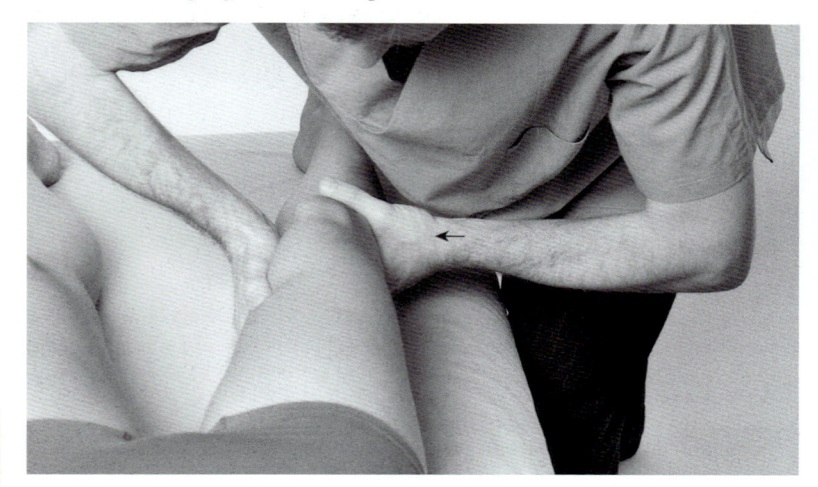

Abb. 17.26 Behandlung der Art. genus in lateraler Translation

Patient: in Rückenlage

Therapeut: stehend, auf der zu testenden Seite des Patienten, Blick Richtung Kopfende

Handposition:
- mit dem Thenar der patientenseitigen Hand Kontakt mit dem medialen Femurkondylus aufnehmen
- mit dem ersten Interdigitalraum der äußeren Hand Kontakt mit dem lateralen Tibiakondylus aufnehmen
- der Kontakt ist möglichst nahe am Gelenkspalt und beide Unterarme sind senkrecht zur Beinlängsachse, um eine reine Translationsbewegung in der Frontalebene induzieren zu können

Ausführung:
- mit dem Oberkörper über das Bein beugen
- das Kniegelenk in eine leichte Beugestellung bringen (entriegeln)
- den Femurkondylus von medial fixieren
- mit der lateralen Hand Vorspannung aufnehmen und mit einem kurzen Impuls das Tibiaplateau von lateral nach medial bringen

17.2.6 Dysfunktion in medialer Translation (▶ Abb. 17.27)

Peter Sommerfeld

Indikation: Bewegungseinschränkung der lateralen Translation der Tibia

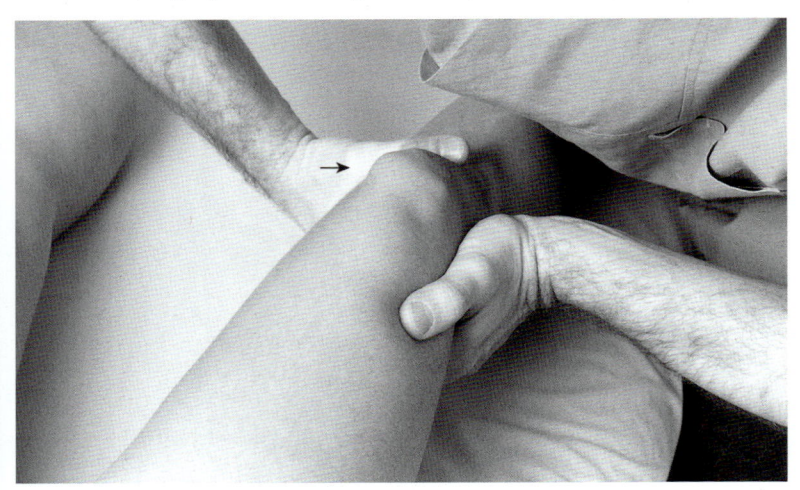

Abb. 17.27 Behandlung der Art. genus in medialer Translation

Patient: in Rückenlage

Therapeut: stehend, auf der zu testenden Seite des Patienten, Blick Richtung Kopfende

Handposition:
- mit dem Thenar der patientenseitigen Hand Kontakt mit dem lateralen Femurkondylus aufnehmen

- mit dem ersten Interdigitalraum der äußeren Hand Kontakt mit dem medialen Tibiakondylus aufnehmen
- der Kontakt ist möglichst nahe am Gelenkspalt und beide Unterarme sind senkrecht zur Beinlängsachse, um eine reine Translationsbewegung in der Frontalebene induzieren zu können

Ausführung:
- mit dem Oberkörper über das Bein beugen
- das Kniegelenk in eine leichte Beugestellung bringen (entriegeln)
- den Femurkondylus von lateral fixieren
- mit der medialen Hand Vorspannung aufnehmen und mit einem kurzen Impuls das Tibiaplateau von medial nach lateral bringen

17.2.7 Dysfunktion der Tibia in Anteriorität und Posteriorität (▶ Abb. 17.28 und ▶ 17.29)

Peter Sommerfeld

Indikation: Bewegungsverlust der Tibia nach anterior oder posterior im Verhältnis zum Femur, z.B. als Folge einer Kreuzbandinstabilität bzw. bei Veränderungen des Roll-Gleit-Mechanismus

Patient: in Rückenlage, Kniegelenk in 90° Flexion, Fußsohle angestellt

Therapeut: sitzend, am Tischende auf Seite des zu behandelnden Beines

Handposition:
- unter dem Oberschenkel den Vorfuß fixieren
- bei einer Dysfunktion in Anteriorität die Daumenballen von

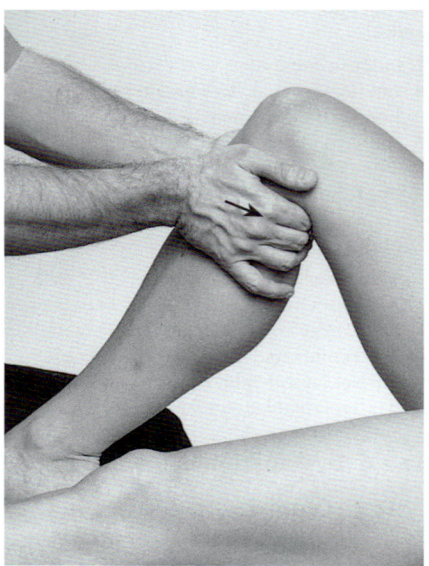

Abb. 17.28 Behandlung der Tibia in Anteriorität

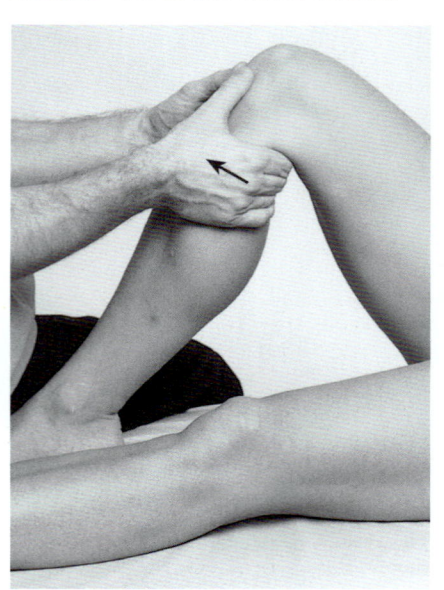

Abb. 17.29 Behandlung der Tibia in Posteriorität

medial und lateral an der Tuberositas tibiae platzieren, bei einer Dysfunktion in Posteriorität die Finger beider Hände in der Kniekehle verschränken

Ausführung:
- bei einer Dysfunktion in Anteriorität mit den Daumenballen eine schonende Reponierung der Tibia mit einer gezielten nach posterior gerichteten Bewegung ausführen
- bei einer Dysfunktion in Posteriorität mit den Zeigefingern eine schonende Reponierung der Tibia mit einer gezielten nach anterior gerichteten Bewegung ausführen

17.2.8 Dysfunktion der Tibia in extensionsnaher Posteriorität (▶ Abb. 17.30)

Peter Sommerfeld

Indikation: Bewegungsverlust der Tibia nach anterior in Extensionsnähe im Verhältnis zum Femur, Extensionsdefizit

Patient: in Bauchlage, Knie durch das Bein des Therapeuten unterlagert und daher leicht gebeugt

Therapeut: am Ende der Behandlungsliege auf der Seite des zu behandelnden Beins, patientenseitiges Bein mit maximaler Knieflexion auf der Liege unter dem Unterschenkel des Patienten, Blick nach kranial gerichtet

Handposition:
- den distalen Unterschenkel des Patienten zwischen patientenseitigen Oberarm und Oberkörper klemmen
- mit Daumen und Zeigefinger der patientenseitigen Hand Kontakt mit dem Gelenkspalt von ventral aufnehmen
- mit der ulnaren Handkante der Außenhand Kontakt mit der proximalen dorsalen Tibia aufnehmen

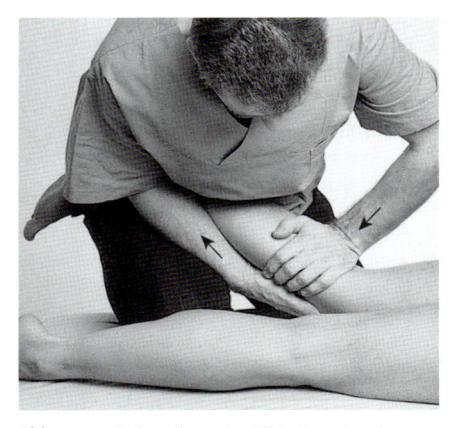

Abb. 17.30 Behandlung der Tibia in extensionsnaher Posteriorität

Ausführung:
- über den mit dem patientenseitigen Arm eingeklemmten Unterschenkel eine Traktion im femorotibialen Gelenk induzieren
- dies kann durch leichte Rotation des Oberkörpers zum Patienten hin unterstützt werden
- mit der ulnaren Handkante der Außenhand Vorspannung nach anterior aufbauen
- einen kurzen Impuls mit dem außenseitigen Arm durchführen

17.3 Behandlung der Menisci (HVLA)

Peter Sommerfeld

17.3.1 Dysfunktion des medialen Meniskus (▶ Abb. 17.31 und ▶ 17.32)

Indikation: Schmerzen und Bewegungseinschränkung durch geändertes Bewegungsverhalten des medialen Meniskus

Patient: in Rückenlage, Knie und Hüfte ca. 90° gebeugt

Therapeut: auf Kniehöhe, auf der Seite der Dysfunktion, Blick diagonal zum Fußende des kontralateralen Beines

Handposition:
- das Bein des Patienten an den Thorax legen
- mit der kranialen Hand das Knie von ventral nach medial hin umgreifen
- mit der kaudalen Hand knöchelnah Kontakt mit dem distalen Unterschenkel aufnehmen

Ausführung:
- mit den Fingern der kranialen Hand den Gelenkspalt kontrollieren
- mit der kaudalen Hand eine Innenrotation und Abduktion (Valgusstress) der Tibia durchführen, die Innenrotation mobilisiert den Meniskus nach anterior, die Abduktion erhöht seine Bewegungsfreiheit
- Rotation und Abduktion halten und eine schnelle Extensionsbewegung des Kniegelenks durchführen, indem man den Ober-

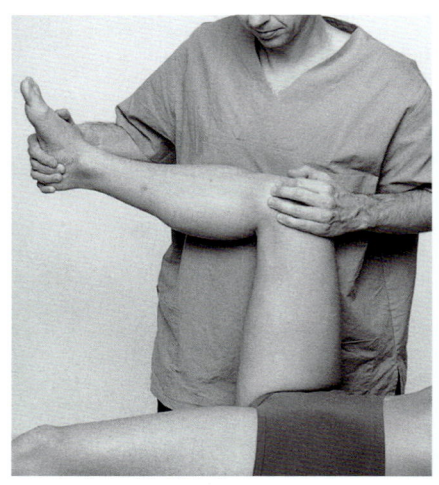

Abb. 17.31 Behandlung des medialen Meniskus: Ausgangsstellung

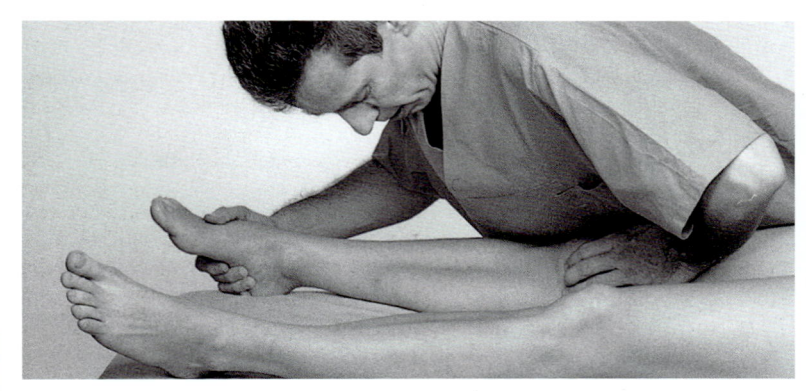

Abb. 17.32 Behandlung des medialen Meniskus: Endposition

körper über das Bein beugt, während man das Gewicht auf das Bein am Fußende verlagert
- in der Endstellung befindet sich das Bein des Patienten in einer leichten Hüftgelenksabduktion und Innenrotation, der Oberkörper liegt knapp über dem Unterschenkel
- die gesamte Bewegung kann von kleinen, schnellen rotatorischen Oszillationen um die Unterschenkellängsachse begleitet werden

17.3.2 Dysfunktion des lateralen Meniskus (▶ Abb. 17.33 und ▶ 17.34)

Indikation: Schmerzen und Bewegungseinschränkung durch geändertes Bewegungsverhalten des medialen Meniskus

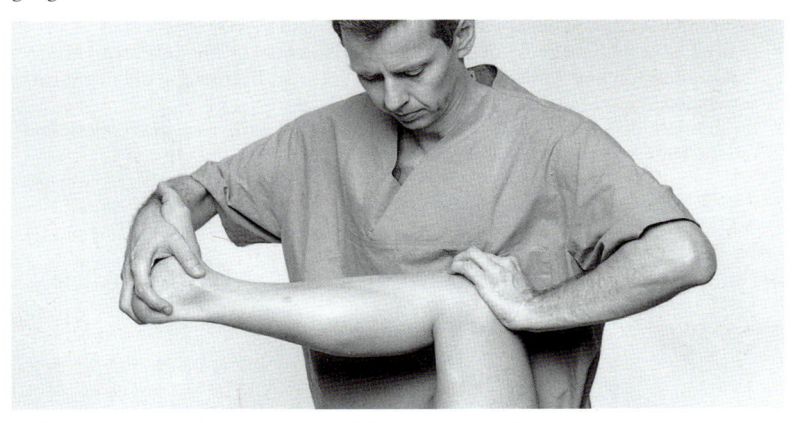

Abb. 17.33 Behandlung des lateralen Meniskus: Ausgangsstellung

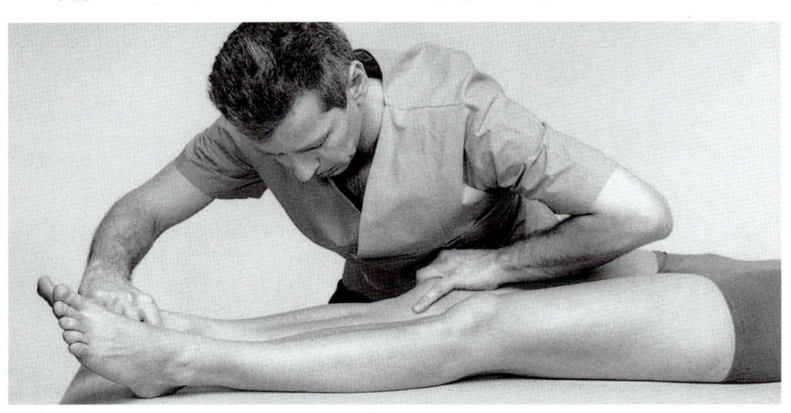

Abb. 17.34 Behandlung des lateralen Meniskus: Endposition

Patient: in Rückenlage, Knie und Hüfte ca. 90° gebeugt

Therapeut: auf Kniehöhe, auf der Seite der Dysfunktion, Blick diagonal zum Fußende des kontralateralen Beines

Handposition:
- das Bein des Patienten an den Thorax legen
- mit der kranialen Hand das Knie von ventral nach lateral hin umgreifen
- mit der kaudalen Hand knöchelnah Kontakt mit dem distalen Unterschenkel aufnehmen

Ausführung:
- mit den Fingern der kranialen Hand den Gelenkspalt kontrollieren
- mit der kaudalen Hand eine Außenrotation und Adduktion (Varusstress) der Tibia durchführen, die Außenrotation mobilisiert den Meniskus nach anterior, die Adduktion erhöht seine Bewegungsfreiheit
- Rotation und Adduktion halten und eine schnelle Extensionsbewegung des Kniegelenks durchführen, indem man den Oberkörper über das Bein beugt, während man das Gewicht auf das Bein am Fußende verlagert
- in der Endstellung befindet sich das Bein des Patienten in einer leichten Hüftgelenksadduktion und Außenrotation; der Oberkörper liegt knapp über dem Unterschenkel
- die gesamte Bewegung kann von kleinen, schnellen rotatorischen Oszillationen um die Unterschenkellängsachse begleitet werden

18 Oberes Schienbein-/Wadenbeingelenk, untere Schienbein-/Wadenbein-Verbindung

Tobias K. Dobler

Therapeut auf den Fotos: Tobias K. Dobler

18.1	**Diagnostik**	**492**	
18.1.1	Anamnese	**492**	
18.1.2	Inspektion	**492**	
18.1.3	Palpation	**493**	
18.1.4	Tests und Bewegungsprüfung	**493**	
18.1.5	Differenzialdiagnosen	**495**	
18.1.6	Osteopathische Beziehungen	**495**	
18.2	**Behandlung der Art. tibiofibularis und Syndesmosis tibiofibularis (HVLA)**	**495**	
18.2.1	Dysfunktion der Fibula in Superiorität	**495**	
18.2.2	Dysfunktion der Fibula in Inferiorität	**496**	
18.3	**Behandlung der Art. tibiofibularis (HVLA und MET)**	**497**	
18.3.1	Dysfunktion des Caput fibulae in Anteriorität (HVLA)	**497**	
18.3.2	Dysfunktion des Caput fibulae in Anteriorität (MET)	**498**	
18.3.3	Dysfunktion des Caput fibulae in Posteriorität (HVLA)	**498**	
18.3.4	Dysfunktion des Caput fibulae in Posteriorität (MET)	**499**	
18.4	**Behandlung der Syndesmosis tibiofibularis (HVLA)**	**500**	
18.4.1	Dysfunktion des Malleolus lateralis in Anteriorität	**500**	
18.4.2	Dysfunktion des Malleolus lateralis in Posteriorität	**500**	

18 Oberes Schienbein-/Wadenbeingelenk

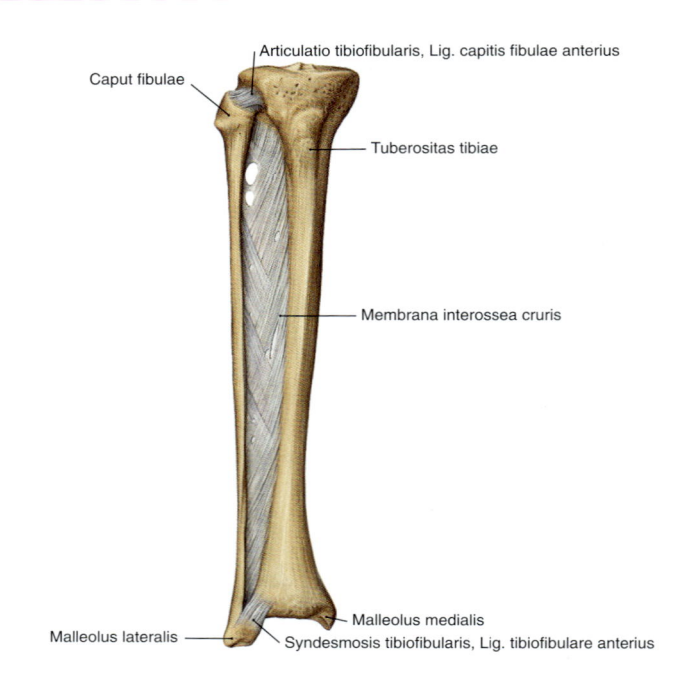

18.1 Diagnostik

18.1.1 Anamnese

Schmerzen, Bewegungseinschränkung
- Schmerzlokalisation, Druckempfindlichkeit
- Abhängigkeit von Bewegung, Belastung, Lage
- eingeschränkte Bewegungen, z. B. Treppensteigen, Hockbewegungen, Gehen von Steigungen

Andere Symptome
- Sensibilitätsstörungen in den Bereich des Unterschenkels
- Schwellungen
- Schwächegefühl z. B. bei Stand auf Zehenspitzen

Vor-, Begleiterkrankungen
- Traumata, Operationen, Vorbehandlungen, Medikamente
- frühere und aktuelle berufliche und sportliche Tätigkeit

18.1.2 Inspektion

- Gangbild
- Genu varum, valgum, recurvatum
- Muskelatrophien

- Schwellungen
- Hautveränderungen, Narben, Rötungen, Hämatome

18.1.3 Palpation

Knochenpalpation
- Caput fibulae
- Tuberositas tibiae
- Condylus medialis
- Condylus lateralis
- Margo anterior tibiae
- Malleolus medialis
- Malleolus lateralis

Weichteilpalpation
- M. tibialis anterior
- M. gastrocnemius
- Mm. fibularis longus und brevis

18.1.4 Tests und Bewegungsprüfung

Biomechanik

Art. tibiofibularis
- **Gelenkpartner:** Facies articularis fibularis tibiae (eher plan) und Facies articularis capitis fibulae (eher plan)
- **Gelenktyp:** Amphiarthrose
- **Bewegungsmöglichkeiten:** geringe Verschiebung in transversaler und vertikaler Richtung, geringe Rotation

Syndesmosis tibiofibularis
- **Gelenkpartner:** Incisura fibularis der Tibia (leicht konkav) und Facies articularis tibialis fibulae (leicht konvex)
- **Gelenktyp:** Syndesmose
- **Bewegungsmöglichkeiten:** geringe Verschiebung in transversaler und vertikaler Richtung

Aktive Bewegungsprüfung

Ist bei den Schienbein-Wadenbein-Gelenken nicht möglich.

Passive Bewegungsprüfung

Gelenkspiel Art. tibiofibularis (▶ Abb. 18.1)
Patient: in Rückenlage, zu prüfendes Bein angestellt

Therapeut: sitzend, auf der Bank auf der zu prüfenden Seite, Blick nach kranial

Handposition:
- unter dem Oberschenkel den Fuß fixieren
- mit der patientennahen Hand die proximale Tibia von medial umfassen und fixieren

- mit Zeige- und Mittelfinger der anderen Hand Kontakt mit dem posterioren Teil des Caput fibulae aufnehmen, den Daumen auf den anterioren Teil legen

Ausführung: das Caput fibulae nach anterolateral und posteromedial gegen die Tibia verschieben

Bewertung: Auf die Qualität und Quantität der Bewegung achten.
- Normalbefund: Verschieblichkeit nach anterolateral und posteromedial frei möglich.
- Eine Bewegungseinschränkung in eine Richtung deutet auf eine Dysfunktion hin.

Gelenkspiel Syndesmosis tibiofibularis (▶ Abb. 18.2)

Patient: in Rückenlage, zu prüfendes Bein angestellt

Therapeut: sitzend, auf der Bank auf der zu prüfenden Seite, Blick nach kranial

Handposition:
- unter dem Oberschenkel den Fuß fixieren
- mit Daumen und Zeigefinger der patientennahen Hand den Malleolus medialis umfassen und fixieren
- mit Daumen und Zeigefinger der anderen Hand den Malleolus lateralis umfassen

Ausführung: durch Zug nach anterior und Schub nach posterior die Beweglichkeit zwischen Tibia und Fibula testen

Bewertung: Auf die Qualität und Quantität der Bewegung achten.

Abb. 18.1 Gelenkspiel Art. tibiofibularis

Abb. 18.2 Gelenkspiel Syndesmosis tibiofibularis

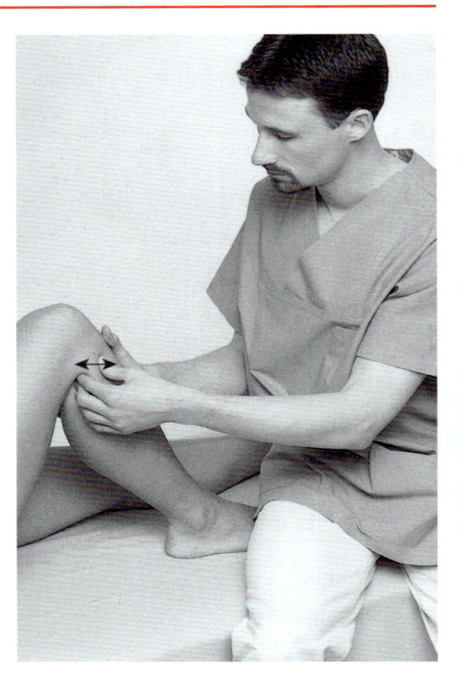

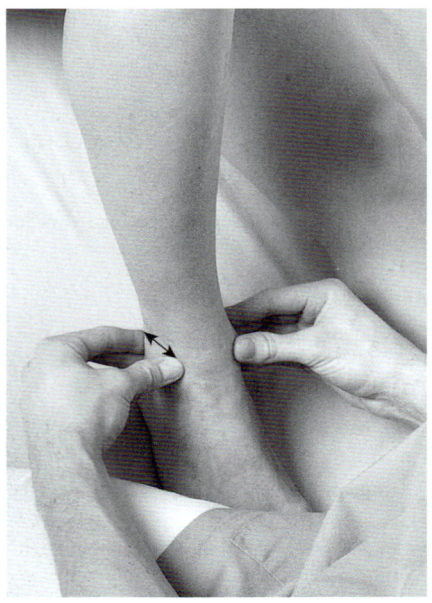

- Normalbefund: Verschieblichkeit der Malleolen nach anterior und posterior frei möglich.
- Eine Bewegungseinschränkung in eine Richtung deutet auf eine Dysfunktion hin.

18.1.5 Differenzialdiagnosen

- **mechanisch/degenerativ:** Fraktur, Muskelzerrung, Muskelriss, Osteomalazie, Morbus Paget
- **neural/radikulär:** Läsionen des N. fibularis, N. saphenus, N. tibialis, N. ischiadicus
- **ausstrahlend:** Erkrankungen von Knie, Sprunggelenk
- **entzündlich/rheumatisch:** Kompartment-Syndrom, Bursitis
- **dysplastisch:** Osteosarkom, Osteoblastom
- **infektiös:** Osteomyelitis
- **vaskulär/lymphatisch:** chronisch venöse Insuffizienz, Thrombophlebitis

18.1.6 Osteopathische Beziehungen

▶ 19.1.6

18.2 Behandlung der Art. tibiofibularis und Syndesmosis tibiofibularis (HVLA)

18.2.1 Dysfunktion der Fibula in Superiorität (▶ Abb. 18.3)

Indikation: Bewegungseinschränkung der Art. tibiofibularis und Syndesmosis tibiofibularis in alle Bewegungsrichtungen, schmerzhafte und eingeschränkte Supination des Fußes, Z.n. Pronationstrauma

Patient: in Rückenlage, Bein angestellt

Therapeut: stehend, auf Seite der Dysfunktion, auf Höhe des Knies, Blick nach kaudal

Handposition:
- das Hypothenar der patientennahen Hand inferior des Condylus medialis der Tibia legen, die Finger sind dabei nach lateral gerichtet
- mit der anderen Hand das Caput fibulae von superior zwischen Thenar und Hypothenar mit den Handwurzelknochen fixieren, die Finger sind dabei nach kaudal gerichtet
- den Oberschenkel gegen den Körper des Therapeuten lehnen

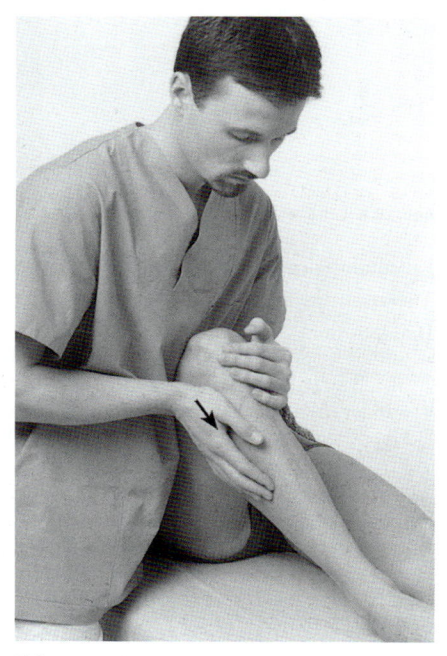

Abb. 18.3 Behandlung der Fibula in Superiorität

Ausführung:
- mit der Hand am Condylus medialis die Tibia nach superior fixieren
- mit der Hand am Caput fibulae die Bewegungseinschränkung nach inferior durch Schub nach inferior aufsuchen
- an der Bewegungsgrenze einen Impuls am Caput fibulae nach inferior bei gleichzeitigem leichten Zug am Condylus medialis der Tibia nach superior ausführen

18.2.2 Dysfunktion der Fibula in Inferiorität (▶ Abb. 18.4)

Indikation: Bewegungseinschränkung der Art. tibiofibularis und Syndesmosis tibiofibularis in alle Bewegungsrichtungen, schmerzhafte und eingeschränkte Supination des Fußes, Z.n. Pronationstrauma

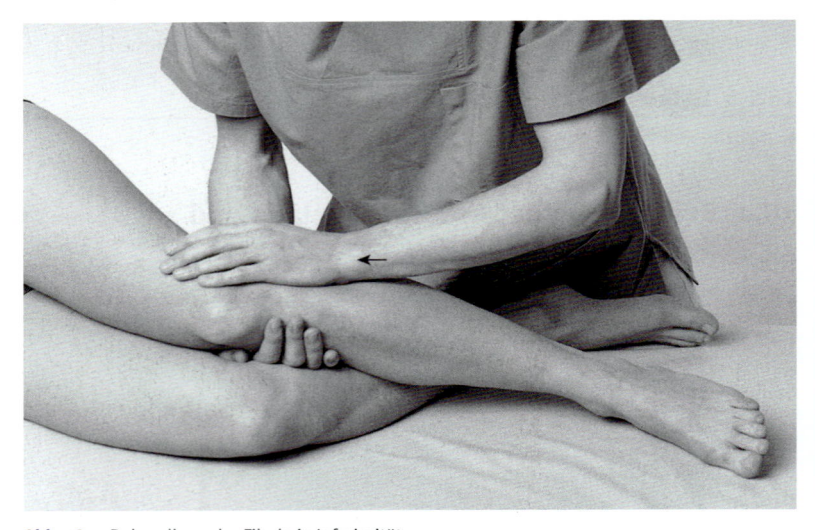

Abb. 18.4 Behandlung der Fibula in Inferiorität

Patient: in Seitenlage, Seite der Dysfunktion oben, Knie ca. 45° gebeugt

Therapeut: stehend, hinter dem Patienten

Handposition:
- mit der kopfnahen Hand die proximale Tibia von unten umgreifen, der Daumen liegt dabei superior des Condylus medialis am medialen Gelenkspalt
- mit der fußnahen Hand das Caput fibulae von inferior zwischen Thenar und Hypothenar mit den Handwurzelknochen fixieren, die Finger sind dabei nach kranial gerichtet

Ausführung:
- mit dem Daumen am Gelenkspalt die Tibia nach inferior fixieren
- mit der Hand am Caput fibulae die Bewegungseinschränkung nach superior durch Schub nach superior aufsuchen

- an der Bewegungsgrenze einen Impuls am Caput fibulae nach superior bei gleichzeitigem leichten Zug des Daumens am Condylus medialis der Tibia nach inferior ausführen

18.3 Behandlung der Art. tibiofibularis (HVLA und MET)

18.3.1 Dysfunktion des Caput fibulae in Anteriorität (HVLA) (▶ Abb. 18.5)

Indikation: eingeschränkte Verschieblichkeit des Caput fibulae nach posterior

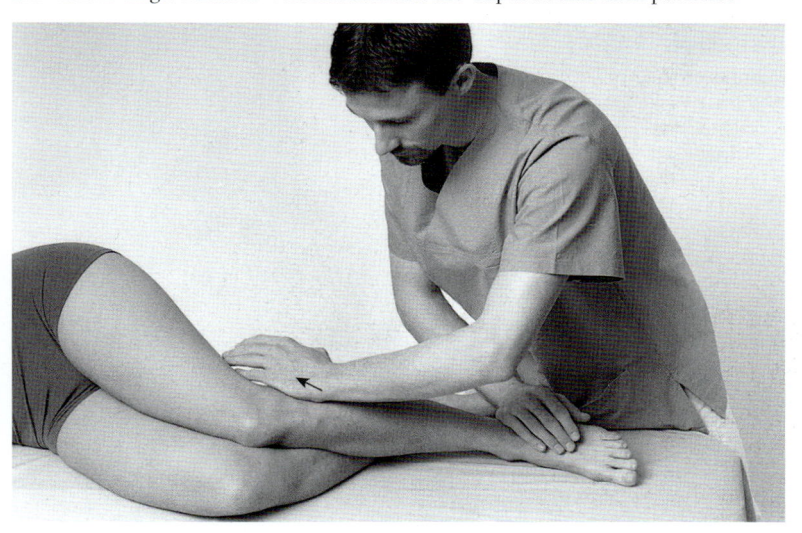

Abb. 18.5 Behandlung des Caput fibulae in Anteriorität

Patient: in Seitenlage, Seite der Dysfunktion oben, Knie ca. 45° gebeugt

Therapeut: stehend, hinter dem Patienten

Handposition:
- die Arme überkreuzen und mit dem Os pisiforme der fußnahen Hand Kontakt mit dem anterioren Teil des Caput fibulae aufnehmen, die Finger sind dabei nach posterior gerichtet
- mit dem Os pisiforme der kopfnahen Hand den Malleolus lateralis der Fibula von posterior fixieren, die Finger sind dabei nach anterior gerichtet

Ausführung:
- die Bewegungseinschränkung nach posterior durch Schub am Caput fibulae nach posterior aufsuchen
- an der Bewegungsgrenze einen Impuls nach posterior mit der Hand am Caput fibulae bei gleichzeitigem Schub am Malleolus lateralis nach anterior ausführen

18.3.2 Dysfunktion des Caput fibulae in Anteriorität (MET) (▶ Abb. 18.6)

Indikation: eingeschränkte Verschieblichkeit des Caput fibulae nach posterior

Patient: in Rückenlage, Beine angestellt

Therapeut: stehend, auf Seite der Dysfunktion

Handposition:
- die kopfnahe Hand auf das Knie legen, Finger nach medial gerichtet
- mit dem Daumen Kontakt mit dem anterioren Teil des Caput fibulae aufnehmen
- mit der fußnahen Hand den Fuß von medial umgreifen

Ausführung:
- den Fuß in Pronation bringen
- den Fuß nach außen rotieren, Bewegungsgrenze des Caput fibulae nach post. aufsuchen
- den Patienten auffordern, den Fuß in Supination und Dorsalflexion gegen den Widerstand des Therapeuten zu strecken
- die Spannung für 3–6 Sek. halten
- in der Entspannungsphase wird die neue Bewegungsgrenze durch weitere Außenrotation der Fußes erreicht
- diesen Vorgang 3–5 × wiederholen

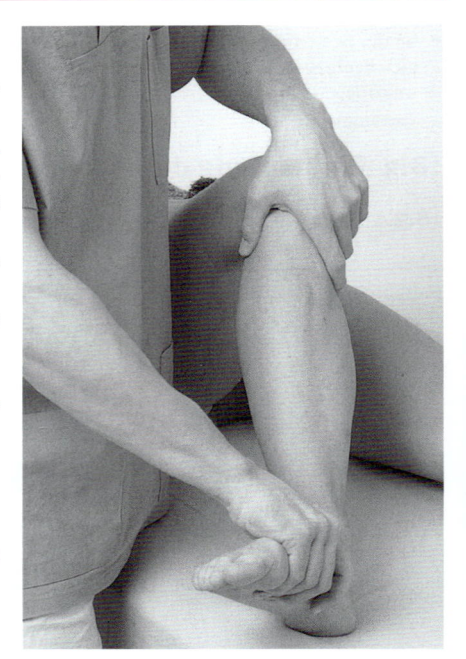

Abb. 18.6 Behandlung des Caput fibulae in Anteriorität

18.3.3 Dysfunktion des Caput fibulae in Posteriorität (HVLA) (▶ Abb. 18.7)

Indikation: eingeschränkte Verschieblichkeit des Caput fibulae nach anterior

Patient: in Seitenlage, Seite der Dysfunktion oben, Knie ca. 45° gebeugt

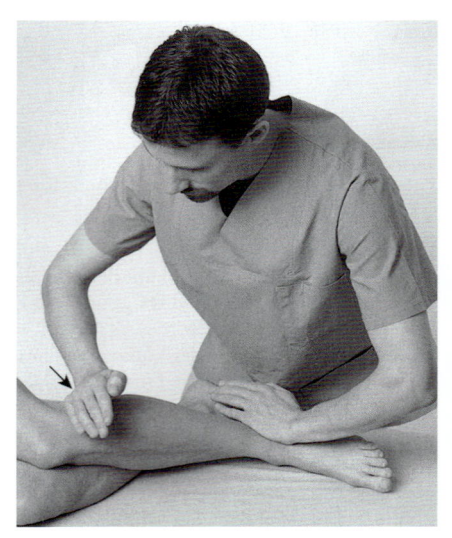

Abb. 18.7 Behandlung des Caput fibulae in Posteriorität

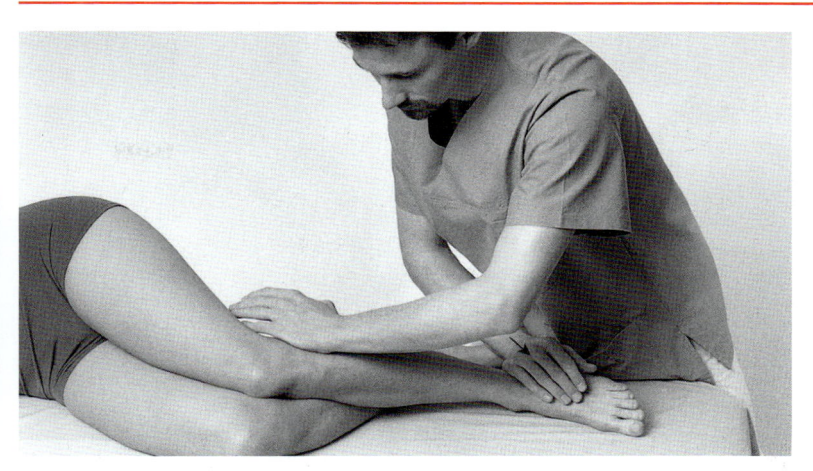

Abb. 18.10 Behandlung des Malleolus lateralis in Posteriorität

Handposition:
- die Arme überkreuzen
- mit dem Os pisiforme der kopfnahen Hand Kontakt mit dem posterioren Teil des Malleolus lateralis aufnehmen, die Finger sind dabei nach anterior gerichtet
- mit dem Os pisiforme der fußnahen Hand das Caput fibulae von anterior fixieren, die Finger sind dabei nach posterior gerichtet

Ausführung:
- die Bewegungseinschränkung nach anterior durch Schub am Caput fibulae nach anterior aufsuchen
- an der Bewegungsgrenze einen Impuls nach anterior am Malleolus lateralis bei gleichzeitigem Schub am Caput fibulae nach posterior ausführen

19 Fuß- und Zehengelenke

Tobias K. Dobler, Christian Fossum, Peter Sommerfeld
Therapeut auf den Fotos: Tobias K. Dobler

19.1	**Diagnostik** *Tobias K. Dobler, Christian Fossum, Peter Sommerfeld*	**508**
19.1.1	Anamnese	508
19.1.2	Inspektion	508
19.1.3	Palpation	508
19.1.4	Tests und Bewegungsprüfung	509
19.1.5	Differenzialdiagnosen	516
19.1.6	Osteopathische Beziehungen	517
19.2	**Behandlung der Fußgelenke (HVLA)** *Tobias K. Dobler*	**519**
19.2.1	Globale Dysfunktion des oberen Sprunggelenks	519
19.2.2	Dysfunktion des Talus in Posteriorität (indirekte Technik)	519
19.2.3	Dysfunktion des Talus in Posteriorität (direkte Technik)	520
19.2.4	Dysfunktion des Talus in Anteriorität	521
19.2.5	Dysfunktion des Calcaneus in Supination	522
19.2.6	Calcaneus in Supination und Pronation	523
19.2.7	Dysfunktion des Os naviculare in Supination oder Pronation	523
19.2.8	Dysfunktion des Os cuboideum in Supination oder Pronation	524
19.2.9	Dysfunktion der Ossa cuneiformia in Inferiorität	525
19.2.10	Dysfunktion der Basis ossis metatarsalis II in Superiorität	526
19.2.11	Dysfunktion der Artt. metatarsophalangeae und Artt. interphalangeae pedis	527

19 Fuß- und Zehengelenke

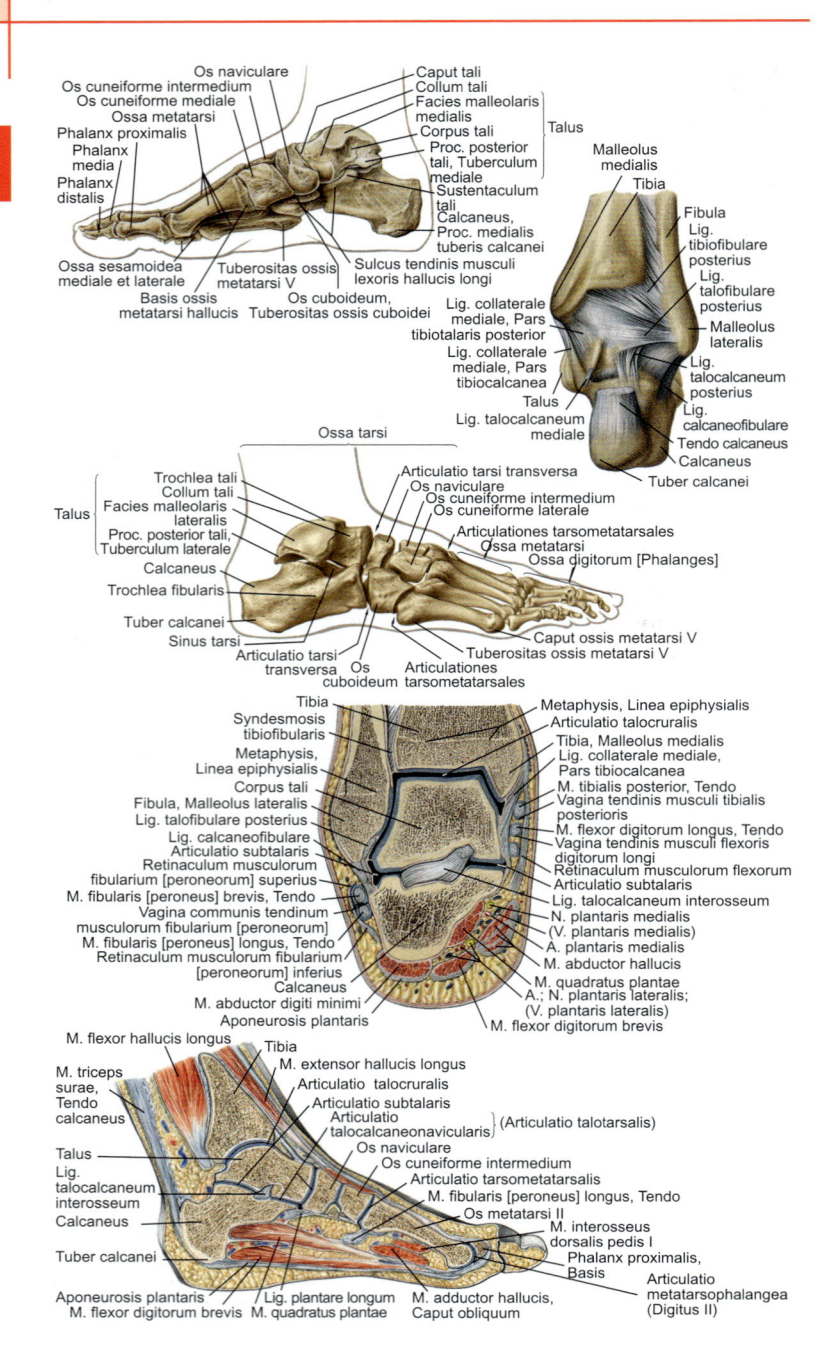

19 Fuß- und Zehengelenke

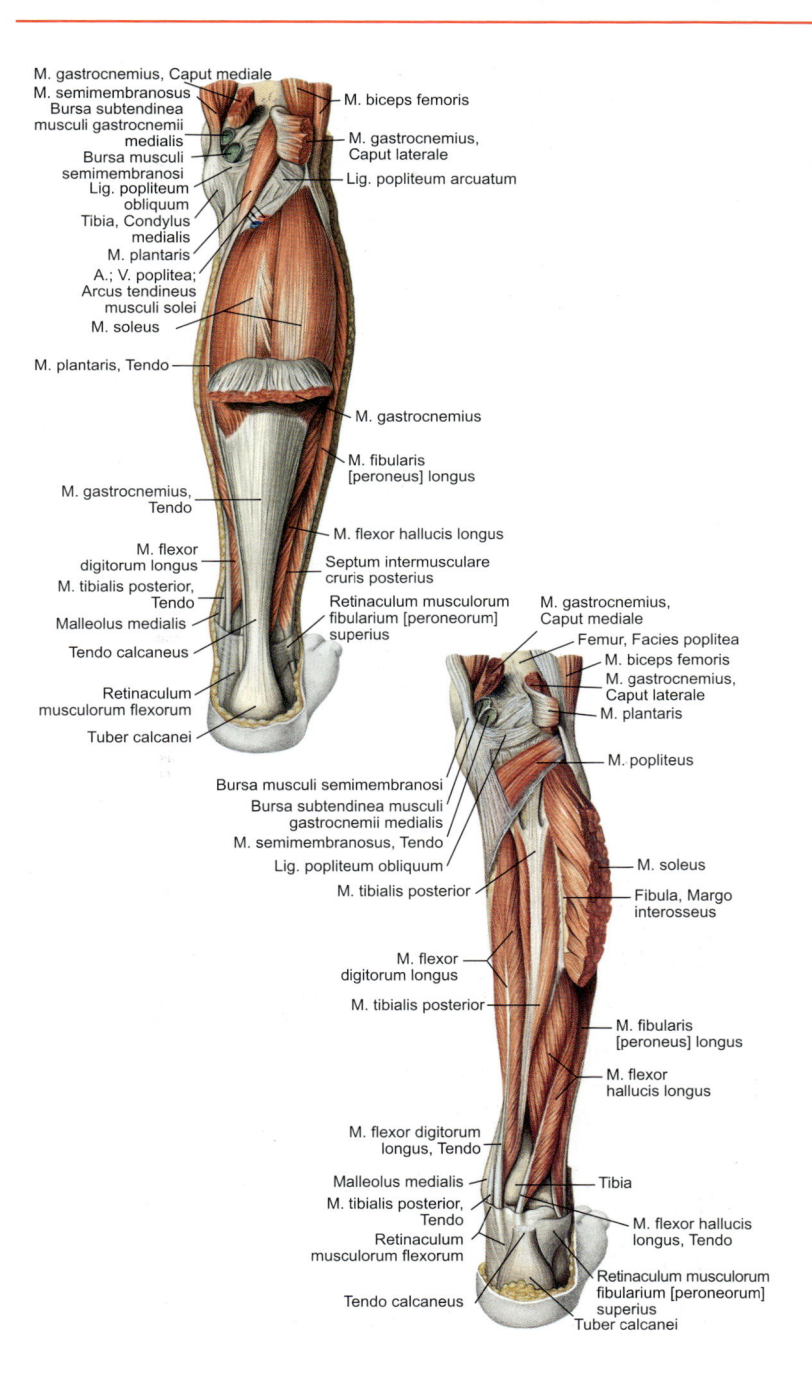

19 Fuß- und Zehengelenke

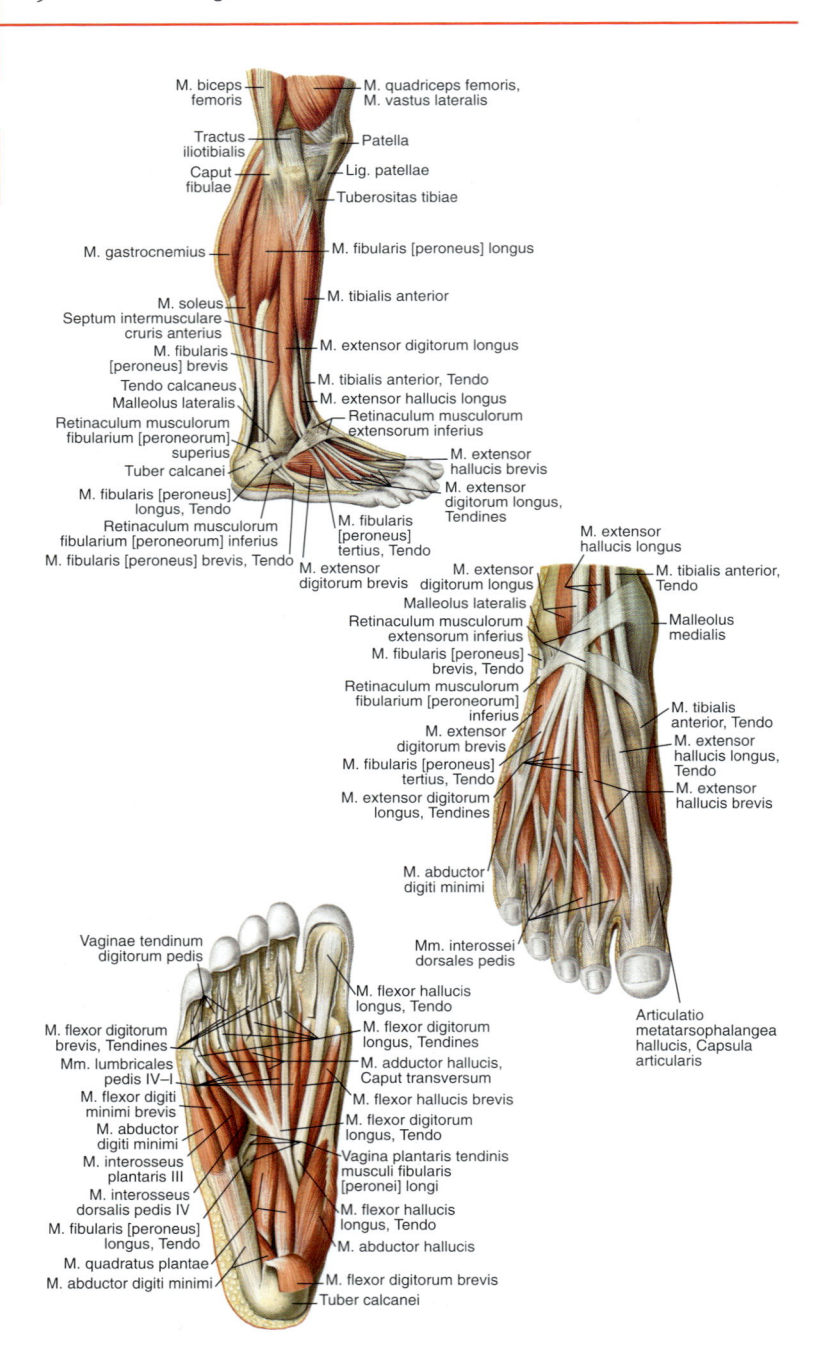

19 Fuß- und Zehengelenke

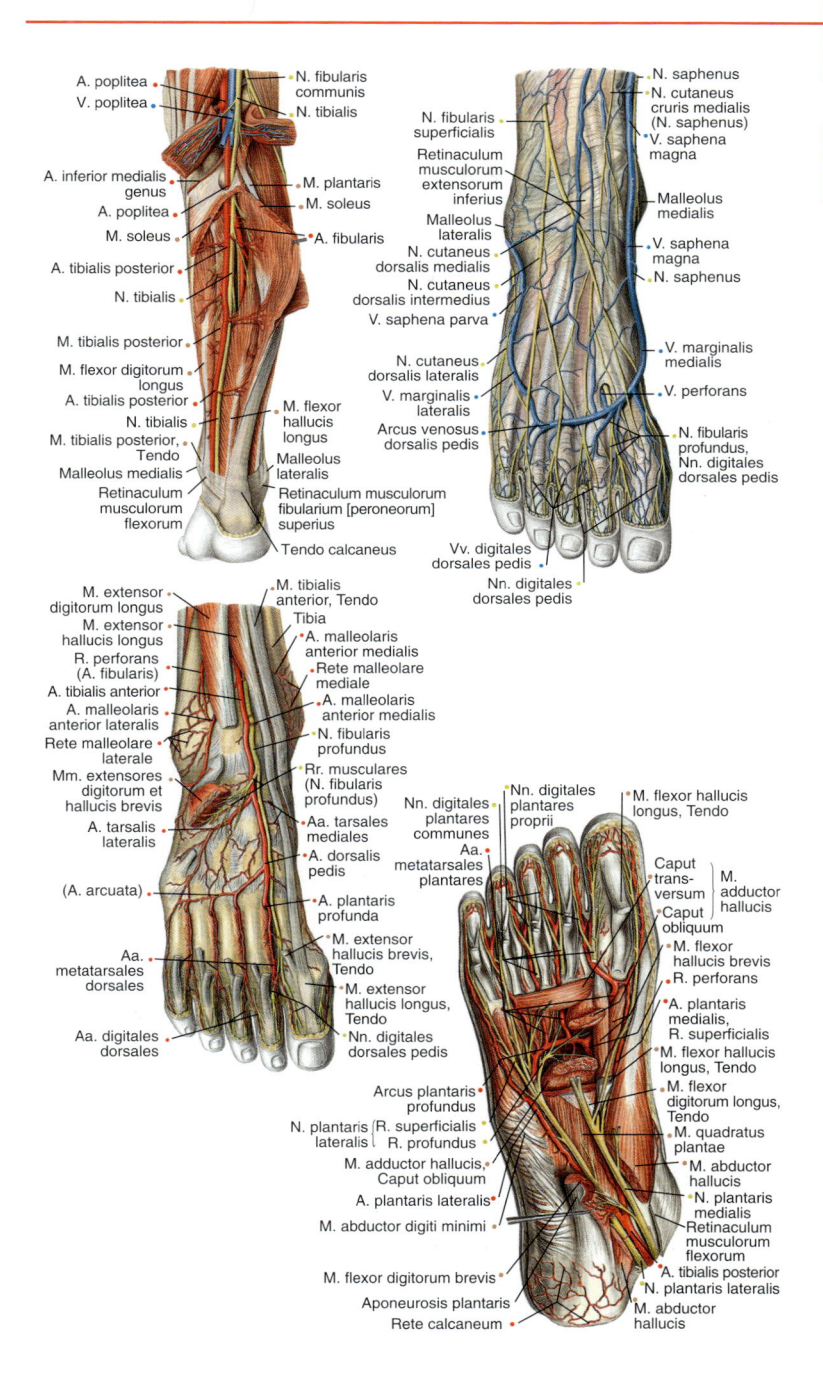

19 Fuß- und Zehengelenke

19.1 Diagnostik

19.1.1 Anamnese

Tobias K. Dobler

Schmerzen, Bewegungseinschränkung
- Schmerzlokalisation, Druckempfindlichkeit
- welche Bewegungsrichtungen sind betroffen
- wann treten die Beschwerden auf, z. B. Morgensteifigkeit, Wetterabhängigkeit, in Ruhe oder bei Bewegung
- welche Gehstrecke kann schmerzfrei zurückgelegt werden
- eingeschränkte Bewegungen, z. B. Autofahren, längeres Stehen, Sportarten

Andere Symptome
- Instabilitätsgefühl
- Schwellungen: seit wann, wo begonnen
- Parästhesien: genaue Lokalisation (z. B. Dermatom betroffen)
- Hautverfärbungen, insbesondere der Akren
- Narben, Hämatome, Hinweise auf Durchblutungsstörungen

Vor-, Begleiterkrankungen
- Rheumatische Erkrankungen (z. B. Primär chronische Polyarthritis)
- Stoffwechselerkrankungen (z. B. Gicht, Diabetes mellitus)
- Bänderrisse, Traumata, Frakturen, Operationen
- Verwendung von Schuheinlagen

19.1.2 Inspektion

Tobias K. Dobler

- Schwellungen: lokal (z. B. nach Außenbandriss) oder diffus (z. B. gesamter Fußrücken bei Rechtsherzinsuffizienz)
- Fußsohlenschwielen: Zeichen für Belastungszonen
- Fuß- und Zehenform: Senkfuß, Hohlfuß, Spreizfuß, Klumpfuß, Spitzfuß, Hackenfuß, Hammer-, Krallenzehen, Hallux valgus, Hallux rigidus
- Gangbild: Hinken, Spastik, Zehenspitzen- oder Hackengang, Gehhilfen
- Ulkusbildung
- mykotische Veränderungen
- Verwachsungen von Gelenken
- Beinlängenunterschied
- Beckenstand
- Hautveränderungen, Narben, Rötungen, Hämatome, Plantarerythem
- Schuhinspektion: abgeflachte Innen- oder Außensohle, Fußbett

19.1.3 Palpation

Tobias K. Dobler

Knochenpalpation
- Talus: Trochlea (vorderer Teil), Caput, Collum, Sustentaculum, Proc. posterior, Tuberculum mediale, Tuberculum laterale
- Calcaneus: Tuber, Proc. medialis tuberis, Proc. lateralis tuberis, Sustentaculum, Trochlea fibularis

- Os naviculare: Tuberositas ossis navicularis
- Ossa cuneiforme mediale, intermedium und laterale
- Os cuboideum: Tuberositas ossis cuboidei
- Ossa metatarsi I–V: Basis, Corpus, Caput, Tuberositas ossis metatarsi primi und quinti
- Ossa digitorum (Phalanges): Phalanx proximalis, media, distalis

Weichteilpalpation
- Tendo calcaneus (Achillessehne, Fersensporn)
- Lig. tibiofibulare anterius, Lig. talofibulare anterius, Lig. talocalcaneum interosseum (lateraler Anteil), Lig. calcaneofibulare, Lig. tibiofibulare posterius, Lig. talofibulare posterius, Lig. collaterale mediale (Pars tibiotalaris posterior, Pars tibiocalcanea, Pars tibiotalaris anterior, Pars tibionavicularis)
- Mm. fibularis brevis und longus, M. flexor hallucis longus, M. flexor digitorum longus, M. tibialis posterior, M. tibialis anterior, M. extensor hallucis longus, M. extensor digitorum longus, M. fibularis tertius
- Bänder und Kapseln der Metatarsal- und Zehengelenke
- A. tibialis posterior, A. dorsalis pedis
- N. tibialis und Tarsaltunnel
- Bursa subcutanea calcanea (falls vergrößert)
- Sinus tarsi mit M. extensor digitorum brevis
- Aponeurosis plantaris, Schwielen und Neurome an der Fußsohle

19.1.4 Tests und Bewegungsprüfung

Tobias K. Dobler

Biomechanik

Art. talocruralis (oberes Sprunggelenk)
- **Gelenkpartner:** Trochlea tali (konvex) und Malleolengabel (bestehend aus Facies articularis malleoli von Fibula und Tibia sowie Facies articularis inferior der Tibia; konkav)
- **Gelenktyp:** Scharniergelenk
- **Bewegungsmöglichkeiten:** Dorsalflexion, Plantarflexion

Art. talocalcaneonavicularis und Art. subtalaris (unteres Sprunggelenk)
- **Gelenkpartner Art. talocalcaneonavicularis (vordere Abteilung):** Facies articularis calcanea anterior und media sowie Facies articularis navicularis des Talus (konvex) und Facies articularis talaris anterior und media des Calcaneus sowie Os naviculare (konkav)
- **Gelenkpartner Art. subtalaris (hintere Abteilung):** Calcaneus (konvex) und Corpus tali (konkav)
- **Gelenktyp:** kombiniertes Zapfen-Kugel-Gelenk
- **Bewegungsmöglichkeiten:** Supination, Pronation

Art. tarsi transversa
- **Gelenkpartner Art. talonavicularis:** Talus (konvex) und Os naviculare (konkav)
- **Gelenkpartner Art. calcaneocuboidea:** Calcaneus (leicht konvex) und Os cuboideum (leicht konkav)
- **Gelenktyp:** Amphiarthrosen
- **Bewegungsmöglichkeiten:** geringe Plantarflexion, Dorsalflexion

Art. cuneonavicularis, Artt. intercuneiformes, Art. cuneocuboidea
- Gelenkpartner Art. cuneonavicularis: Os naviculare (leicht konkav) und Ossa cuneiformia (leicht konvex)
- Gelenkpartner Artt. intercuneiformes: Os cuneiforme mediale und Os cuneiforme intermedium, Os cuneiforme intermedium und Os cuneiforme laterale
- Gelenkpartner Art. cuneocuboidea: Os cuneiforme laterale und Os cuboideum
- Gelenktyp: Amphiarthrosen
- Bewegungsmöglichkeiten: geringe Bewegungen bei der Verformung des Fußes bei der Anpassung an den Boden

Artt. tarsometatarsales
- Gelenkpartner: Ossa cuneiformia sowie Os cuboideum (leicht konvex) und Basis ossis metatarsi I–V (leicht konkav)
- Gelenktyp: Amphiarthrosen
- Bewegungsmöglichkeiten: geringe Plantarflexion, Dorsalflexion, Verdrehung des Vorderfußes

Artt. intermetatarsales
- Gelenkpartner: Basis ossis metatarsi I–V mit jeweils benachbarten Basis
- Gelenktyp: Amphiarthrosen
- Bewegungsmöglichkeiten: Mitbewegung bei Verdrehung des Vorderfußes

Artt. metatarsophalangeae
- Gelenkpartner: Caput ossis metatarsi I–V (konvex) und Basis phalangis proximalis I–V (konkav)
- Gelenktyp: Kugelgelenke
- Bewegungsmöglichkeiten: Flexion, Extension

Artt. interphalangeae pedis
- Gelenkpartner: Caput phalangis proximalis I–V (konvex) und Basis phalangis distalis I bzw. mediae II–V (konkav), Caput phalangis mediae II–V (konvex) und Basis phalangis distalis II–V (konkav)
- Gelenktyp: Scharniergelenke
- Bewegungsmöglichkeiten: Flexion, Extension

Aktive Bewegungsprüfung
- Den Patienten auffordern, den Fuß in Plantarflexion, Dorsalflexion, Supination und Pronation zu bringen.
- Auf Qualität und Quantität der Bewegungen achten, die ungehindert und in vollem Umfang möglich sein sollten.

Passive Bewegungsprüfung

Dorsal- und Plantarflexion der Art. talocruralis (oberes Sprunggelenk) (▶ Abb. 19.1)
Patient: in Rückenlage

Therapeut: stehend, am Fußende der Liege

Handposition:
- mit beiden Händen den Talus beidseitig inferior der Malleolen umgreifen

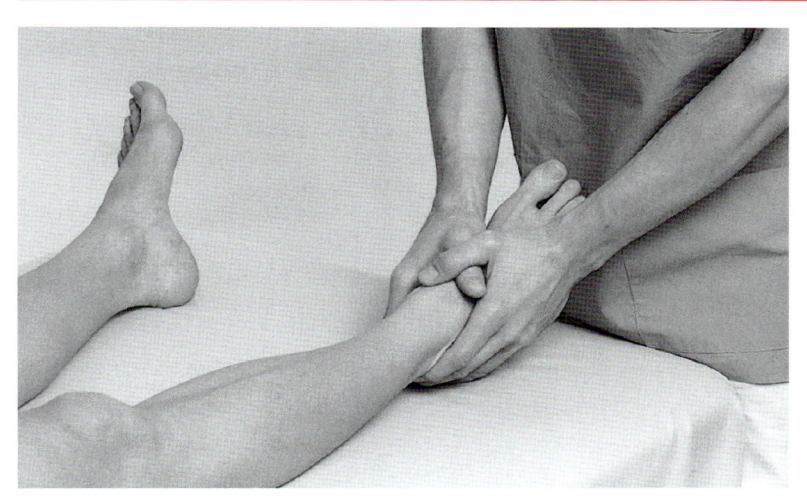

Abb. 19.1 Dorsal- und Plantarflexion der Art. talocruralis (oberes Sprunggelenk)

Ausführung:
- das obere Sprunggelenk in Dorsal- und Plantarflexion bis an die Bewegungsgrenze bewegen

Bewertung: Auf die Qualität und Quantität der Bewegung achten.
- Normalbefund: Bewegung in Dorsal- und Plantarflexion frei möglich.
- Bewegungseinschränkungen in eine Richtung deuten auf eine Dysfunktion hin.

Pronation und Supination der Art. talocalcaneonavicularis und Art. subtalaris (unteres Sprunggelenk) (▶ Abb. 19.2)

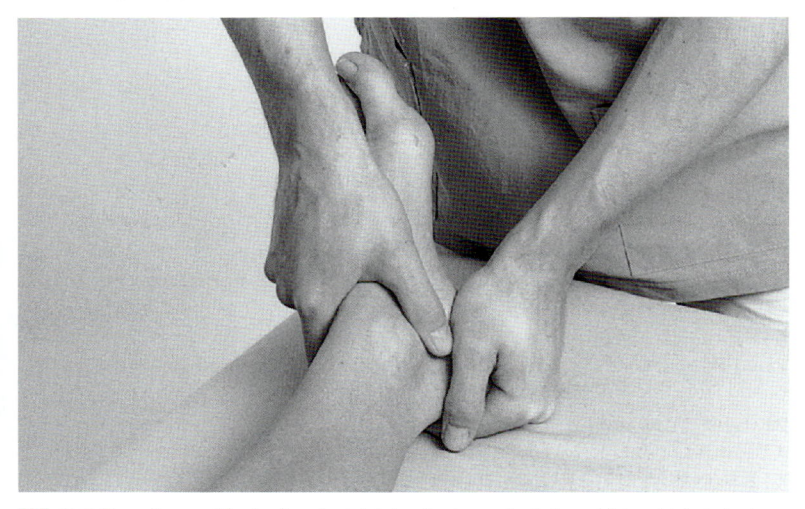

Abb. 19.2 Pronation und Supination der Art. talocalcaneonavicularis und Art. subtalaris (unteres Sprunggelenk)

Patient: in Rückenlage

Therapeut: stehend, am Fußende der Liege

Handposition:
- mit einer Hand den Talus von anterior unterhalb der Malleolen umgreifen
- mit der anderen Hand den Calcaneus von inferior umgreifen

Ausführung:
- unter Fixieren des Talus mit der einen Hand den Calcaneus in Supination und Pronation bewegen

Bewertung: Auf die Qualität und Quantität der Bewegung achten.
- Normalbefund: Bewegung in Supination und Pronation frei möglich.
- Bewegungseinschränkungen in eine Richtung deuten auf eine Dysfunktion hin.

Plantar- und Dorsalflexion der Art. tarsi transversa (▶ Abb. 19.3)

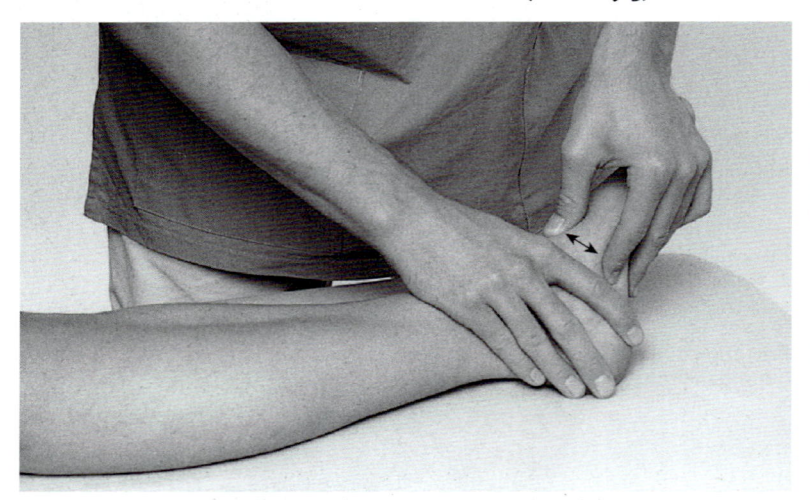

Abb. 19.3 Plantar- und Dorsalflexion der Art. tarsi transversa

Patient: in Rückenlage

Therapeut: stehend, am Fußende der Liege

Handposition:
- mit einer Hand den Talus bzw. Calcaneus fixieren
- mit Daumen und Zeigefinger der anderen Hand das Os naviculare von medial bzw. das Os cuboideum von lateral umgreifen

Ausführung:
- mit Daumen und Zeigefinger das Os naviculare bzw. Os cuboideum in Plantar- und Dorsalflexion bewegen

Bewertung: Auf die Qualität und Quantität der Bewegung achten.
- Normalbefund: Bewegung in Plantarflexion und Dorsalflexion frei möglich.
- Bewegungseinschränkungen in eine Richtung deuten auf eine Dysfunktion hin.

Plantar- und Dorsalflexion der Art. cuneonavicularis, Artt. intercuneiformes, Art. cuneocuboidea (▶ Abb. 19.4)

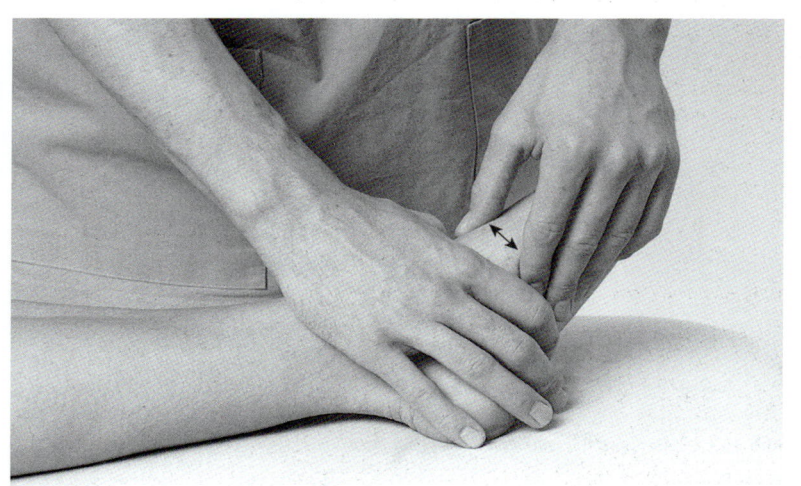

Abb. 19.4 Plantar- und Dorsalflexion der Art. cuneonavicularis

Patient: in Rückenlage

Therapeut: stehend, am Fußende der Liege

Handposition:
- mit Daumen und Zeigefinger der einen Hand das Os naviculare bzw. Os cuboideum bzw. ein Os cuneiforme fixieren
- mit Daumen und Zeigefinger der anderen Hand die zu testenden Ossa cuneiformia I–III umgreifen

Ausführung:
- unter Fixierung des einen Gelenkpartners (z. B. Os naviculare) den anderen (z. B. Os cuneiforme I) nach plantar und dorsal verschieben

Bewertung: Auf die Qualität und Quantität der Bewegung achten.
- Normalbefund: Bewegung nach plantar und dorsal frei möglich.
- Bewegungseinschränkungen in eine Richtung deuten auf eine Dysfunktion hin.

Plantar- und Dorsalflexion der Artt. tarsometatarsales (▶ Abb. 19.5)

Patient: in Rückenlage

Therapeut: stehend, am Fußende der Liege

Handposition:
- mit Daumen und Zeigefinger der einen Hand den proximalen Gelenkpartner fixieren
- mit Daumen und Zeigefinger der anderen Hand das zu testende Os metatarsale am Caput greifen

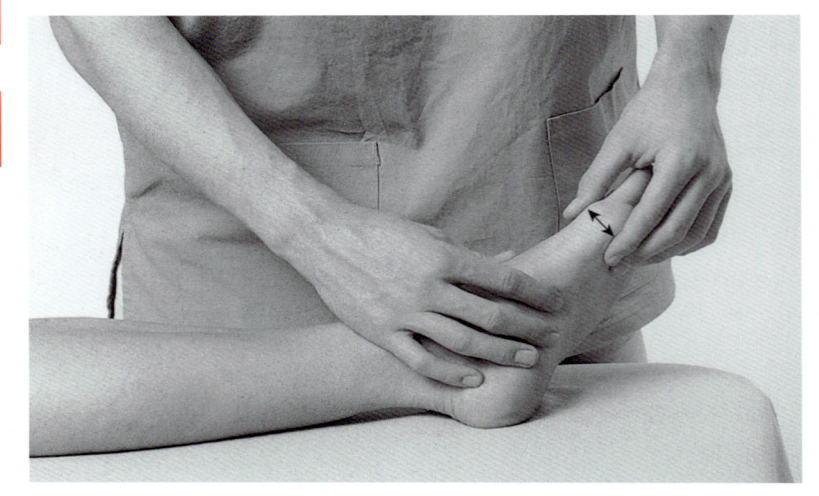

Abb. 19.5 Plantar- und Dorsalflexion der Artt. tarsometatarsales

Ausführung:
- unter Fixierung des einen Gelenkpartners (z. B. Os cuboideum) den anderen (z. B. Os metatarsale IV) am Caput nach dorsal und plantar bewegen

Bewertung: Auf die Qualität und Quantität der Bewegung achten.
- Normalbefund: Bewegung nach plantar und dorsal frei möglich.
- Bewegungseinschränkungen in eine Richtung deuten auf eine Dysfunktion hin.

Plantar- und Dorsalflexion der Artt. metatarsophalangeae, Artt. interphalangeae pedis (▶ Abb. 19.6)

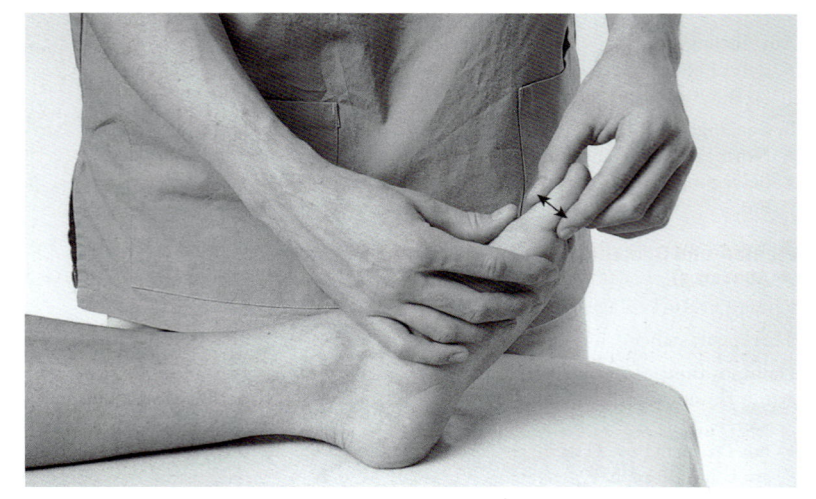

Abb. 19.6 Plantar- und Dorsalflexion der Artt. metatarsophalangeae

Patient: in Rückenlage
Therapeut: stehend, am Fußende der Liege
Handposition:
- mit Daumen und Zeigefinger der einen Hand den proximalen Gelenkpartner fixieren
- mit Daumen und Zeigefinger der anderen Hand den zu testenden distalen Gelenkpartner greifen

Ausführung:
- unter Fixierung des einen Gelenkpartners (z. B. Os metatarsale II) den anderen (z. B. Os phalangis proximalis II) nach dorsal und plantar bewegen

Bewertung: Auf die Qualität und Quantität der Bewegung achten.
- Normalbefund: Bewegung in Plantarflexion und Dorsalextension frei möglich.
- Bewegungseinschränkungen in eine Richtung deuten auf eine Dysfunktion hin.

Muskeltests

Sprunggelenke
- **Dorsalflexion:** M. tibialis anterior, M. extensor hallucis longus, M. extensor digitorum longus, M. fibularis tertius
- **Plantarflexion:** M. fibularis longus, M. fibularis brevis, M. gastrocnemius, M. soleus, M. plantaris, M. tibialis posterior, M. flexor digitorum longus, M. flexor hallucis longus
- **Supination:** M. tibialis anterior, M. extensor hallucis longus, M. gastrocnemius, M. soleus, M. plantaris, M. tibialis posterior, M. flexor digitorum longus, M. flexor hallucis longus
- **Pronation:** M. extensor digitorum longus, M. fibularis tertius, M. fibularis longus, M. fibularis brevis

Zehengrundgelenke
- **Flexion:** M. flexor digitorum brevis, Mm. lumbricales pedis I–IV, Mm. interossei plantares I–III, Mm. interossei dorsales pedis I–IV, M. abductor digiti minimi, M. flexor digiti minimi brevis, M. opponens digiti minimi
- **Abduktion:** Mm. interossei dorsales pedis I–IV, M. abductor digiti minimi, M. flexor digiti minimi brevis, M. opponens digiti minimi
- **Adduktion:** Mm. interossei plantares I–III
- **Opposition:** M. abductor digiti minimi, M. flexor digiti minimi brevis, M. opponens digiti minimi

Zehengelenke
- **Flexion:** M. flexor digitorum longus, M. flexor digitorum brevis, M. quadratus plantae
- **Extension:** M. extensor digitorum longus, M. fibularis tertius, M. extensor digitorum brevis, Mm. interossei dorsales pedis I–IV

Großzehengrundgelenk
- **Flexion:** M. abductor hallucis, M. flexor hallucis brevis, M. adductor hallucis
- **Extension:** M. extensor hallucis brevis
- **Abduktion:** M. abductor hallucis
- **Adduktion:** M. adductor hallucis

Großzehengelenke
- **Flexion:** M. flexor hallucis longus
- **Extension:** M. extensor hallucis longus

19.1.5 Differenzialdiagnosen

Tobias K. Dobler

- **mechanisch/degenerativ:** Fraktur, Luxation, Fersensporn, Bandrupturen, Fußdeformitäten (Hallux valgus, Hackenfuß, Hammer-, Krallenzehen), akzessorische Fußknochen, Arthrose des oberen Sprunggelenks (meist posttraumatisch), Hallux rigidus, Morbus Köhler I und II, Osteochondrosis dissecans
- **neural/radikulär:** Morton Neuralgie, Tarsaltunnelsyndrom, Polyneuropathien, Nervenwurzelreizung L5, S1, S2
- **ausstrahlend:** Erkrankungen von Knien, Hüfte
- **entzündlich/rheumatisch:** reaktive Arthritiden, primär chronische Polyarthritis, Gicht
- **dysplastisch:** Osteochondrom, Osteoidosteom, Kalkaneuszyste
- **vaskulär/lymphatisch:** diabetischer Fuß

19.1.6 Osteopathische Beziehungen (▶ Abb. 19.7)

Christian Fossum, Peter Sommerfeld

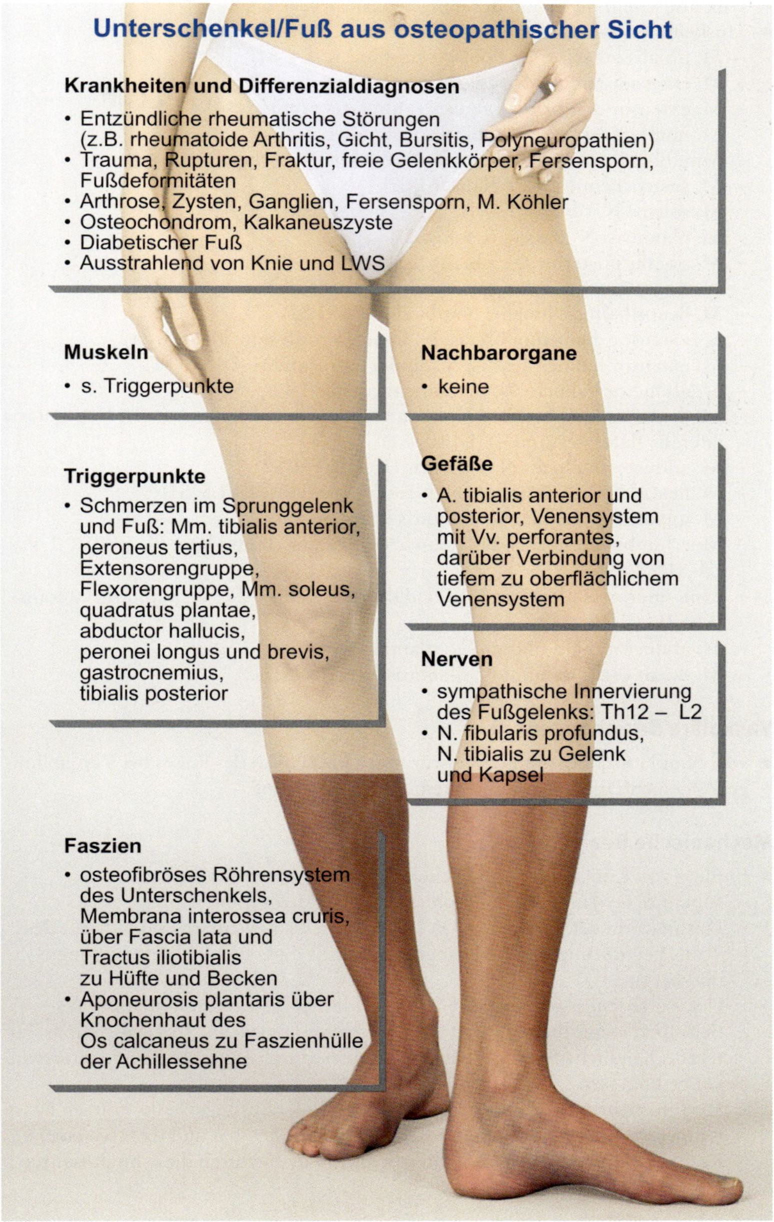

Unterschenkel/Fuß aus osteopathischer Sicht

Krankheiten und Differenzialdiagnosen
- Entzündliche rheumatische Störungen (z.B. rheumatoide Arthritis, Gicht, Bursitis, Polyneuropathien)
- Trauma, Rupturen, Fraktur, freie Gelenkkörper, Fersensporn, Fußdeformitäten
- Arthrose, Zysten, Ganglien, Fersensporn, M. Köhler
- Osteochondrom, Kalkaneuszyste
- Diabetischer Fuß
- Ausstrahlend von Knie und LWS

Muskeln
- s. Triggerpunkte

Nachbarorgane
- keine

Triggerpunkte
- Schmerzen im Sprunggelenk und Fuß: Mm. tibialis anterior, peroneus tertius, Extensorengruppe, Flexorengruppe, Mm. soleus, quadratus plantae, abductor hallucis, peronei longus und brevis, gastrocnemius, tibialis posterior

Gefäße
- A. tibialis anterior und posterior, Venensystem mit Vv. perforantes, darüber Verbindung von tiefem zu oberflächlichem Venensystem

Nerven
- sympathische Innervierung des Fußgelenks: Th12 – L2
- N. fibularis profundus, N. tibialis zu Gelenk und Kapsel

Faszien
- osteofibröses Röhrensystem des Unterschenkels, Membrana interossea cruris, über Fascia lata und Tractus iliotibialis zu Hüfte und Becken
- Aponeurosis plantaris über Knochenhaut des Os calcaneus zu Faszienhülle der Achillessehne

Abb. 19.7 Unterschenkel/Fuß aus osteopathischer Sicht

Neurologische Beziehungen

- sympathische Innervation des Fußgelenks: Th12–L2
- Muskelinnervation:
  - M. tibialis anterior: N. fibularis profundus (L4–S1)
  - M. extensor hallucis longus: N. fibularis profundus (L4/L5–S1)
  - M. extensor digitorum longus: N. fibularis profundus (L4/L5–S1)
  - M. fibularis tertius: N. fibularis profundus
  - Mm. fibulares logus und brevis: N. fibularis superficialis (L4–S1)
  - M. gastrocnemius: N. tibialis (S1/S2)
  - M. soleus: N. tibialis (L4–S1)
  - M. plantaris: N. tibialis (L4–S1(S2))
  - M. tibialis posterior: N. tibialis (L5–S1)
  - M. flexor digitorum longus: N. tibialis (L5–S1/S2)
  - M. flexor hallucis longus: N. tibialis (L5–S1/S2)
  - M. extensor digitorum brevis: N. fibularis profundus (L4/L5–S1)
  - M. extensor hallucis brevis: N. fibularis profundus (L4/L5–S1)
  - M. abductor hallucis: N. plantaris medialis (L4/L5–S1)
  - M. flexor hallucis brevis: N. plantaris medialis (medialer Anteil), N. plantaris lateralis (lateraler Anteil) (L4/L5–S1)
  - M. adductor hallucis: N. plantaris lateralis (S1/S2)
  - M. flexor digitorum brevis: N. plantaris medialis (L4/L5–S1)
  - M. quadratus plantae: N. plantaris lateralis (S2/S3)
  - Mm. lumbricales pedis: Nn. plantares medialis (I) und lateralis (II–IV) (L4/L5–S1/2)
  - Mm. interossei plantares I–III und dorsales pedis I–IV: N. plantaris lateralis (S1/S2)
  - M. abductor digiti minimi: N. plantaris lateralis (S1/S2)
  - M. flexor digiti minimi: N. plantaris lateralis (S1/S2)

Vaskuläre Beziehungen

- venolymphatisch: Lymphabflussstörungen im Bereich des Fußes bei Verquellungen/Ödemen/Druckempfindlichkeit der Achillessehne

Mechanische Beziehungen

- Einfluss von Knie, Hüfte und Becken auf die Funktion des Fußes:
  - subtalare Dysfunktion bei Problemen der Hüftrotation
  - Dysfunktion der Fibula, des Os cuboideum, Os naviculare und indirekt des Talus bei Störungen des M. tibialis posterior und der Mm. peronei longus und brevis
  - Der Antetorsionswinkel des Femur beeinflusst die Rotationsstellung des Beins und somit die Funktion des unteren Sprunggelenks sowie die Fußarchitektur. Kindliche Fußfehlstellungen können durch abnorme Antetorsionswinkel bedingt sein.
  - Dysfunktionen der Fibula, des Kniegelenks oder Sprunggelenks können Spannungen in der Membrana interossea cruris hervorrufen und dadurch eine Kompression der neurovaskulären Strukturen, die durch diese hindurchtreten

Triggerpunkte

Folgende Muskeln können Ursache sein von Schmerzen im Sprunggelenk und Fuß: M. tibialis anterior, M. peroneus tertius, Extensorengruppe, Flexorengruppe, M. soleus, M. quadratus plantae, M. abductor hallucis, Mm. peronei longus und brevis, M. gastrocnemius, M. tibialis posterior

19.2 Behandlung der Fußgelenke (HVLA)

Tobias K. Dobler

19.2.1 Globale Dysfunktion des oberen Sprunggelenks
(▶ Abb. 19.8)

Indikation: eingeschränkte Bewegung des oberen Sprunggelenks

Patient: in Bauchlage, das zu behandelnde Knie 90° gebeugt

Therapeut: stehend, auf Seite der Dysfunktion

Handposition:
- mit Daumen und Zeigefinger beider Hände das Sprunggelenk distal der Malleolen umgreifen
- mit einem Knie den Oberschenkel auf der Bank fixieren

Ausführung:
- durch Zug mit beiden Hände nach oben das Sprunggelenk in Dekoaptation bringen
- mit den Händen durch kreisende Bewegungen eine Zirkumduktion des oberen Sprunggelenks durchführen

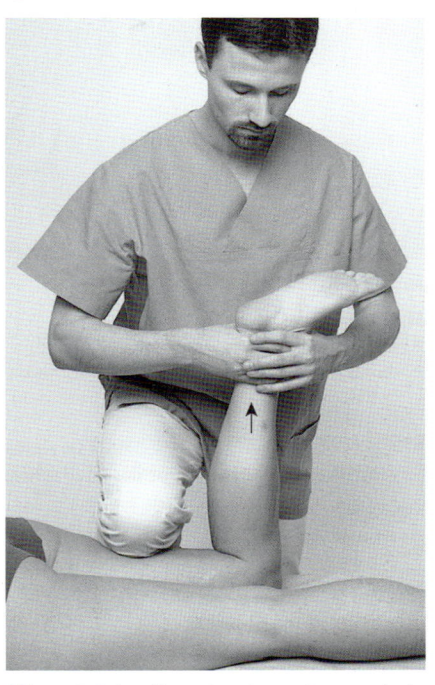

Abb. 19.8 Behandlung des oberen Sprunggelenks bei globaler Dysfunktion

19.2.2 Dysfunktion des Talus in Posteriorität (indirekte Technik)

Indikation: eingeschränkte Bewegung des Talus zwischen Malleolengabel nach anterior

Patient: in Rückenlage, das zu behandelnde Bein durch ein Kissen unter der Wade leicht angehoben

Therapeut: stehend, auf Seite der Dysfunktion

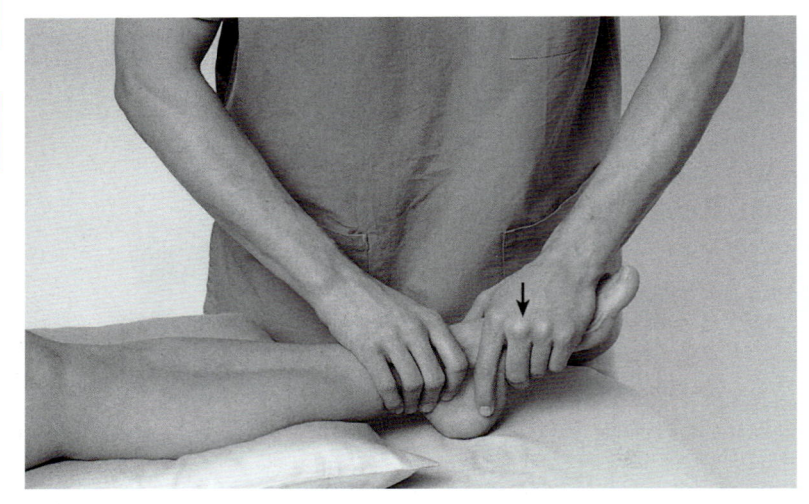

Abb. 19.9 Behandlung des Talus in Posteriorität

Handposition:
- mit der kopfnahen Hand die distale Tibia und Fibula umfassen
- dabei mit dem Zeigefinger Kontakt mit dem posterioren Teil des Malleolus medialis, mit dem Daumen Kontakt mit dem posterioren Teil des Malleolus lateralis aufnehmen
- mit der fußnahen Hand die Fußwurzelknochen von medial umgreifen, der Zeigefinger liegt dabei inferior des Malleolus medialis, der Daumen inferior des Malleolus lateralis auf dem Talus

Ausführung:
- den Fuß in Plantarflexion bringen
- der Calcaneus ist in leichtem Kontakt mit der Bank
- mit beiden Händen eine Distraktion des oberen Sprunggelenks bei weiterer Plantarflexion und gleichzeitig einen Impuls mit beiden Händen in Richtung Behandlungsbank ausführen
- über den Kontakt des Calcaneus auf der Bank wird der Talus nach anterior bewegt

19.2.3 Dysfunktion des Talus in Posteriorität (direkte Technik) (▶ Abb. 19.10)

Indikation: eingeschränkte Bewegung des Talus zwischen Malleolengabel nach anterior

Patient: in Rückenlage

Therapeut: stehend, am Fußende des Patienten

Handposition:
- den Fuß mit beiden Händen von medial und lateral umfassen
- mit den Mittelfingern Kontakt mit dem Collum tali aufnehmen, die Daumen auf der Fußsohle überkreuzen

Ausführung:
- das Bein anheben, damit der Therapeut aufrecht stehen kann, Knie gestreckt

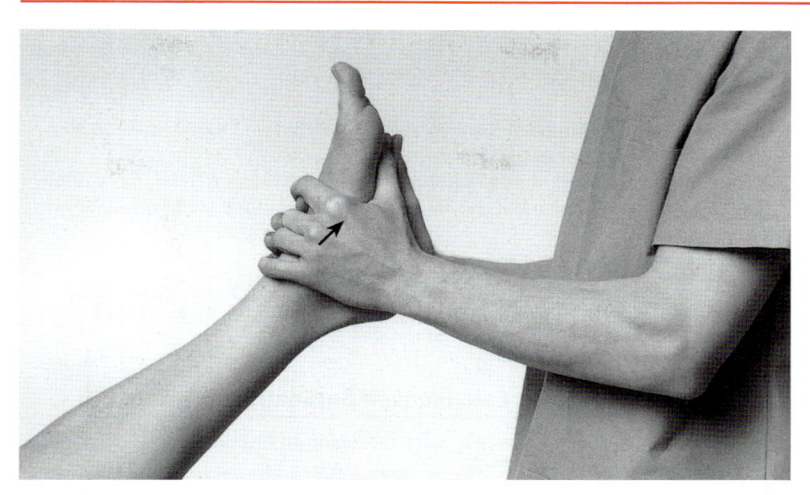

Abb. 19.10 Behandlung des Talus in Posteriorität

- eine leichte Plantarflexion des Fußes induzieren
- durch Zug mit beiden Händen in Richtung der Verlängerung der Beinachse einen Impuls mit den Mittelfingern auf den Talus ausführen, gleichzeitig eine weitere Anteriorisierung durch leichte Plantarflexion des Fußes mit den Händen induzieren

19.2.4 Dysfunktion des Talus in Anteriorität (▶ Abb. 19.11)

Indikation: eingeschränkte Bewegung des Talus zwischen Malleolengabel nach posterior

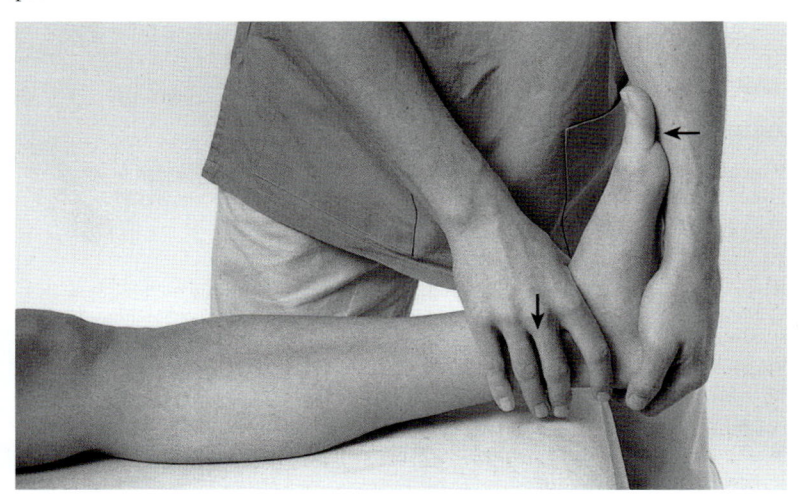

Abb. 19.11 Behandlung des Talus in Anteriorität

Patient: in Rückenlage, der zu behandelnde Fuß liegt über dem Ende der Bank

Therapeut: stehend, auf Seite der Dysfunktion

Handposition:
- mit der fußnahen Hand den distalen Fuß am Calcaneus umgreifen, der Unterarm liegt entlang der Fußsohle
- die kopfnahe Hand mit der Handinnenfläche nach kranial richten, das Collum tali dabei mit Daumen und Zeigefinger flächig inferior der Malleolen umgreifen

Ausführung:
- den Fuß in unvollständige Dorsalflexion bringen
- einen Impuls mit der kopfnahen Hand auf dem Talus in Richtung posterior bei gleichzeitiger Verstärkung der Dorsalflexion mit der fußnahen Hand ausführen

19.2.5 Dysfunktion des Calcaneus in Supination (▶ Abb. 19.12)

Indikation: eingeschränkte Bewegung des Calcaneus in Pronation

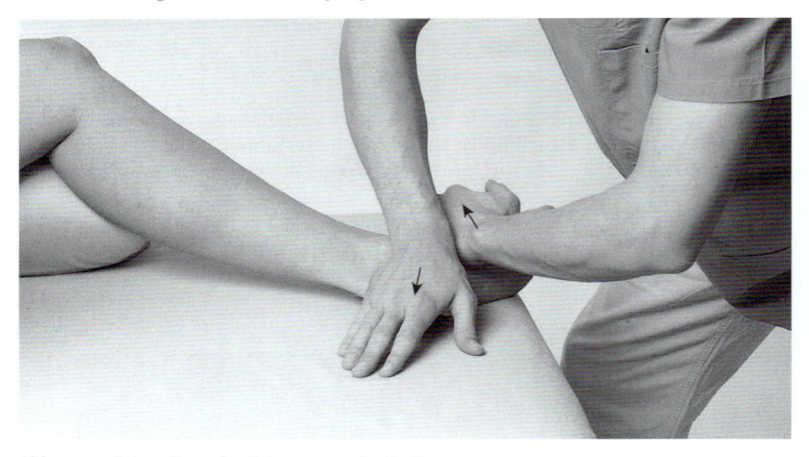

Abb. 19.12 Behandlung des Calcaneus in Supination

Patient: in Rückenlage, Knie 90° gebeugt, Hüfte der zu behandelnden Seite ca. 30° abduziert und so außenrotiert, dass die Fußaußenseite auf der Liege liegt

Therapeut: stehend, am Fußende des Patienten

Handposition:
- die mediale Hand mit nach lateral gerichteten Fingern auf die mediale Seite des Fußes legen, mit dem Hypothenar dabei Kontakt mit dem Os naviculare und Caput tali aufnehmen
- den lateralen Arm über den anderen legen, das Hypothenar mit nach medial gerichteten Fingern auf den medialen Calcaneus legen

Ausführung:
- mit der Hand auf dem Os naviculare und Caput tali den Fuß durch Druck in Richtung der Bank fixieren
- mit der Hand auf dem Calcaneus durch Druck nach posterior und lateral die Bewegungsgrenze aufsuchen

- einen Impuls nach posterior und lateral ausführen, gleichzeitig den Druck auf den Mittelfuß verstärken

19.2.6 Calcaneus in Supination und Pronation (▶ Abb. 19.13)

Indikation: eingeschränkte Bewegung des Calcaneus in Supination oder Pronation

Patient: in Bauchlage, das Knie der zu behandelnden Seite 90° gebeugt

Therapeut: stehend, auf Kniehöhe, zum Kopfende der Bank ausgerichtet

Handposition:
- mit den Handwurzelbereichen beider Hände den Calcaneus von medial und lateral greifen
- die Finger greifen über der Fußsohle ineinander

Ausführung:
- zur Behandlung einer Dysfunktion in Pronation mit der medialen Hand ein Fulcrum zwischen Calcaneus und Talus bilden, dabei mit der lateralen Hand einen Schub nach medial in Richtung Supination ausüben

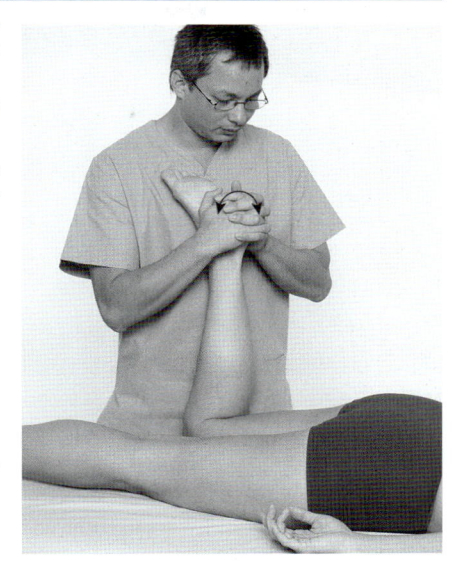

Abb. 19.13 Calcaneus in Supination und Pronation

- zur Behandlung einer Dysfunktion in Supination mit der lateralen Hand ein Fulcrum zwischen Calcaneus und Talus bilden, dabei mit der medialen Hand einen Schub nach lateral in Richtung Pronation ausüben
- die Bewegungsgrenze aufsuchen
- einen Impuls an der Bewegungsgrenze durch kurzzeitige Verstärkung der Bewegungsrichtung ausüben

19.2.7 Dysfunktion des Os naviculare in Supination oder Pronation (▶ Abb. 19.14)

Indikation: eingeschränkte Bewegung des Os naviculare in Pronation oder Supination

Patient: in Bauchlage, das zu behandelnde Bein liegt über die Seite der Bank

Therapeut: stehend oder kniend, auf Seite der Dysfunktion, Blick nach kranial

Handposition:
- den Vorfuß mit beiden Händen von dorsal umgreifen, die Daumen auf die Fußsohle legen
- bei einer Dysfunktion in Pronation mit dem Daumen der lateralen Hand Kontakt mit dem inferioren und medialen Teil der Tuberositas ossis navicularis aufnehmen, den anderen Daumen auf den ersten legen

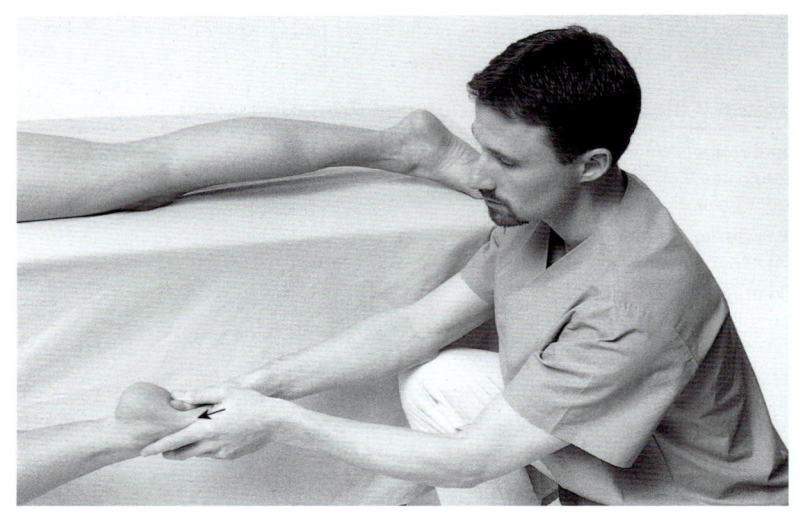

Abb. 19.14 Behandlung des Os naviculare in Supination oder Pronation

- bei einer Dysfunktion in Supination beide Daumen im Doppelkontakt auf den lateralen Anteil des inferioren Os naviculare legen

Ausführung:
- auf eine freie Beweglichkeit von Hüfte und Knie achten, der Fuß darf nicht zu weit in Plantarflexion gelangen
- bei einer Pronationsdysfunktion den Fuß in Supination bringen und nach Aufnahme der Vorspannung einen Impuls in Richtung medial und superior ausführen
- bei einer Supinationsdysfunktion den Fuß in Pronation bringen und nach Aufnahme der Vorspannung einen Impuls in Richtung superior ausführen

> Es handelt sich um eine sogenannte Peitschenschlagtechnik, bei der sich das Bein beim Impuls mitbewegt. Daher diese Technik mit hoher Geschwindigkeit ausführen, um die Trägheit des Beines als Gegenkraft auszunutzen.

19.2.8 Dysfunktion des Os cuboideum in Supination oder Pronation (▶ Abb. 19.15)

Indikation: eingeschränkte Bewegung des Os cuboideum in Pronation oder Supination

Patient: in Bauchlage, das zu behandelnde Bein liegt über die Seite der Bank

Therapeut: stehend oder kniend, auf Seite der Dysfunktion, Blick nach kranial

Handposition:
- den Vorfuß mit beiden Händen von dorsal umgreifen, die Daumen auf die Fußsohle legen
- bei einer Dysfunktion in Supination mit dem Daumen der medialen Hand Kontakt mit der Tuberositas ossis cuboidei aufnehmen, den anderen Daumen auf den ersten legen

19.2 Behandlung der Fußgelenke (HVLA)

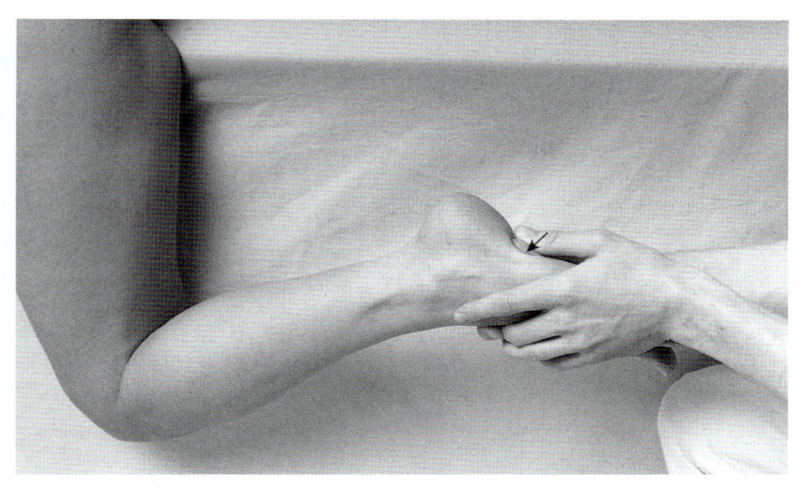

Abb. 19.15 Behandlung des Os cuboideum in Supination oder Pronation

- bei einer Dysfunktion in Pronation beide Daumen im Doppelkontakt auf den medialen Anteil des inferioren Os cuboideum legen

Ausführung:
- auf eine freie Beweglichkeit von Hüfte und Knie achten, der Fuß darf nicht in Plantarflexion gelangen
- bei einer Dysfunktion in Supination den Fuß in Pronation bringen und nach Aufnahme der Vorspannung einen Impuls in Richtung superior und lateral ausführen
- bei einer Dysfunktion in Pronation den Fuß in Supination bringen und nach Aufnahme der Vorspannung einen Impuls in Richtung superior ausführen

> Es handelt sich um eine sogenannte Peitschenschlagtechnik, bei der sich das Bein beim Impuls mitbewegt. Daher diese Technik mit hoher Geschwindigkeit ausführen, um die Trägheit des Beines als Gegenkraft auszunutzen.

19.2.9 Dysfunktion der Ossa cuneiformia in Inferiorität (▶ Abb. 19.16)

Indikation: eingeschränkte Bewegung eines Os cuneiforme nach superior

Patient: in Bauchlage, Knie der zu behandelnden Seite 90° gebeugt

Therapeut: stehend, auf der kontralateralen Seite der Dysfunktion

Handposition:
- mit der fußnahen Hand den distalen Fuß von dorsal umgreifen
- mit dem Daumen der kopfnahen Hand Kontakt auf der Fußsohle mit dem inferioren Anteil des Os cuneiforme aufnehmen, den Daumen dabei strecken, so dass er eine Linie mit dem Handgelenk bildet

Ausführung:
- die Vorspannung durch Pronation des Fußes aufsuchen, bis die Bewegung am Os cuneiforme palpiert werden kann

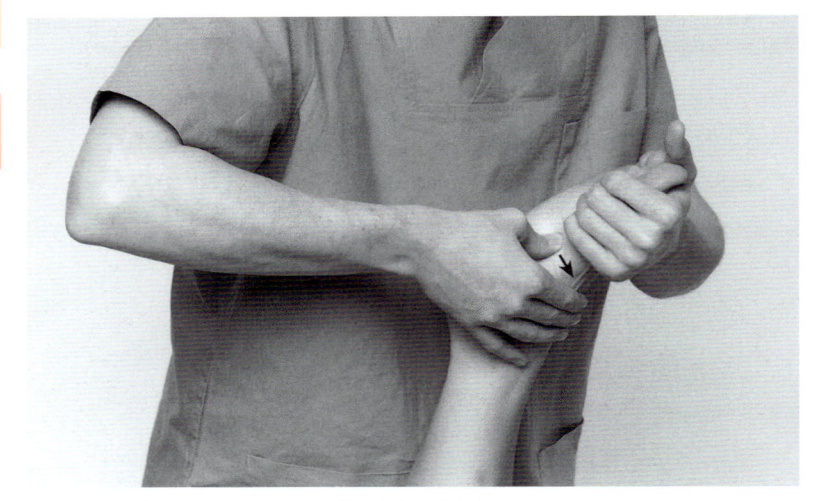

Abb. 19.16 Behandlung der Ossa cuneiformia in Inferiorität

- einen Impuls durch Druck des Daumens nach superior (Richtung Bank) bei gleichzeitiger Verstärkung der Pronation des Fußes mit der anderen Hand ausführen

19.2.10 Dysfunktion der Basis ossis metatarsalis II in Superiorität (▶ Abb. 19.17)

Indikation: eingeschränkte Bewegung der Basis ossis metatarsalis II nach inferior, dadurch eingeschränkte Dorsalflexion des Os metatarsale II

Patient: in Rückenlage

Therapeut: stehend, am Fußende des Patienten

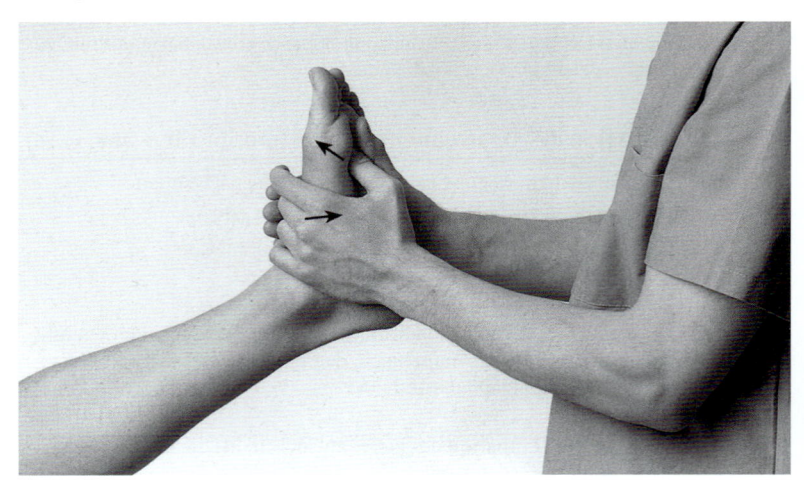

Abb. 19.17 Behandlung der Basis ossis metatarsalis II in Superiorität

Handposition:
- den Fuß mit beiden Händen von medial und lateral umfassen, die Mittelfinger dabei auf dem dorsalen Teil der Basis ossis metatarsalis II überkreuzen
- die Daumen auf dem plantaren Teil des Caput ossis metatarsalis II überkreuzen

Ausführung:
- das Bein anheben, damit der Therapeut aufrecht stehen kann, Knie bleibt dabei gestreckt
- durch Dorsalflexion des Fußes die Bewegungsgrenze aufsuchen
- einen Impuls durch Zug mit beiden Mittelfingern an der Basis ossis metatarsalis II nach inferior in Richtung der Verlängerung der Beinachse bei gleichzeitiger Verstärkung des Drucks auf das Caput ossis metatarsalis II nach superior mit den Daumen ausführen
- mit den Händen während dieser Kombinationsbewegung eine leichte Drehung ausführen

19.2.11 Dysfunktion der Artt. metatarsophalangeae und Artt. interphalangeae pedis (▶ Abb. 19.18)

Indikation: eingeschränkte Bewegung der Artt. metatarsophalangeae und Artt. interphalangeae pedis in Dorsalflexion und Plantarflexion
Patient: in Rückenlage

Therapeut: stehend, am Fußende der Liege

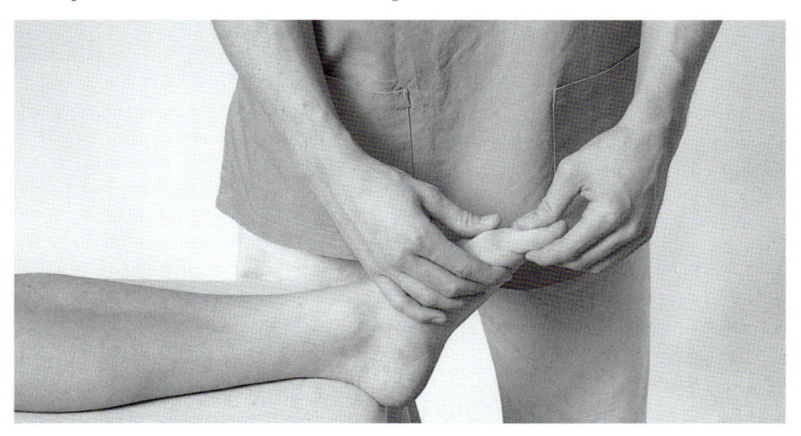

Abb. 19.18 Behandlung der Artt. metatarsophalangeae und Artt. interphalangeae pedis

Handposition:
- mit der einen Hand den distalen Gelenkpartner greifen
- mit der anderen Hand den Fuß flächig umgreifen

Ausführung:
- durch Dorsalflexion oder Plantarflexion die Bewegungsgrenze aufsuchen
- an der Bewegungsgrenze einen Impuls in Traktion am distalen Gelenkpartner unter leichter Verstärkung der eingeschränkten Bewegungsmöglichkeit ausführen

Teil 3

20	**Die Allgemeine Osteopathische Behandlung** 531
21	**Sutherland-Techniken** 563
22	**Specific Adjustment Technique (SAT)** 601
23	**Blagrave-Techniken** 617
24	**Counterstrain-Techniken** 643
25	**Faszien** 725
26	**Fasziendistorsionsmodell** 773
27	**Lymphatische Techniken** 801
28	**Der Osteopathische Mechanical Link** 821

20 Die Allgemeine Osteopathische Behandlung

Tobias K. Dobler, Noori Mitha, Anna Reeve
Therapeut auf den Fotos: Tobias K. Dobler

20.1	**Grundlagen** *Tobias K. Dobler, Anna Reeve*	**533**	20.2.14	Lymphatische Pumpe der oberen Extremitäten **544**
20.1.1	Definition	**533**	20.2.15	Befreiung des Schulterblatts **545**
20.1.2	Pathogenetisches Modell	**534**	20.2.16	Traktion der Halswirbelsäule, Dehnung der lateralen Muskulatur **546**
20.1.3	Durchführung	**534**		
20.2	**Behandlung in Rückenlage** *Tobias K. Dobler, Noori Mitha*	**535**	20.2.17	Subokzipitale Traktion **547**
			20.2.18	Behandlung der lateralen Muskulatur der Halswirbelsäule **547**
20.2.1	Traktion der Wirbelsäule, Dehnung der dorsalen Muskelketten	**535**	20.2.19	Beidseitige lymphatische Pumpe des Thorax **548**
20.2.2	Lymphatische Pumpe der Beine	**536**	20.2.20	Befreiung des Zwerchfells **549**
20.2.3	Zirkumduktion der Hüfte	**537**	20.3	**Behandlung in Bauchlage** *Tobias K. Dobler, Noori Mitha* **550**
20.2.4	Zirkumduktion der Hüfte zur Beeinflussung von Iliosakralgelenken und Lendenwirbelsäule	**537**	20.3.1	Lymphatische Pumpe der Beine **550**
			20.3.2	Mobilisation der Hüfte und Iliosakralgelenke **550**
20.2.5	Befreiung der Fascia lata	**538**	20.3.3	Mobilisation des Os sacrum und der Wirbelsäule **551**
20.2.6	Mobilisation der Seitenbänder des Knies	**539**		
20.2.7	Mobilisation der Kreuzbänder des Knies	**539**	20.3.4	Entspannung der paravertebralen Muskulatur **552**
20.2.8	Traktion und Mobilisation des oberen und unteren Sprunggelenks	**540**	20.3.5	Gekreuzte Traktion der Lendenwirbelsäule **552**
20.2.9	Mobilisation der Mittelfußgelenke und Zehen	**541**	20.3.6	Mobilisation der 11. und 12. Rippe **553**
20.2.10	Zirkumduktion des Schultergelenks	**541**	20.3.7	Mobilisation des Schultergelenks und der Brustwirbelsäule **554**
20.2.11	Traktion des Schultergelenks	**542**	20.3.8	Mobilisation der Rippen **555**
20.2.12	Mobilisation der Rippen	**543**		
20.2.13	Mobilisation des Schultergelenks	**543**		

20 Die Allgemeine Osteopathische Behandlung

20.4	**Behandlung in Seitenlage**	**555**
	Tobias K. Dobler,	
	Noori Mitha	
20.4.1	Befreiung des Schulterblatts	555
20.4.2	Mobilisation der Hüfte	556
20.4.3	Mobilisation des Iliosakralgelenks	557
20.4.4	Mobilisation der Lendenwirbelsäule in Flexion und Extension	558
20.4.5	Mobilisation der Lendenwirbelsäule in Seitneigung	559
20.4.6	Mobilisation der Lendenwirbelsäule in Rotation	559
20.4.7	Mobilisation des zervikothorakalen Übergangs	560

20.1 Grundlagen

Tobias K. Dobler, Anna Reeve

20.1.1 Definition

Anna Reeve

Die Allgemeine Osteopathische Behandlung (AOB) oder das General Osteopathic Treatment (GOT) stellt eine Synthese der Prinzipien und der Philosophie der osteopathischen Praxis dar, die hauptsächlich von Andrew Taylor Still, John Martin Littlejohn und John Wernham überliefert wurden. Wernham hat daraus ein **System zur Untersuchung, Diagnose und Behandlung** entwickelt, das zum ganzheitlichen Arbeiten dient, da der Teil des Körpers, in dem sich eine Dysfunktion ausdrückt, durch die Behandlung des gesamten Körpers beeinflusst wird.

Die Behandlung des Körpers bei der AOB fußt auf dem mechanischen Modell von Littlejohn, dem sogenannten **Polygon der Kräfte** (▶ Abb. 20.1). Dieses zeigt auf, wie scheinbar nicht in Verbindung stehende Segmente der Wirbelsäule zusammenarbeiten, um ein harmonisches, bewegliches Ganzes zu bilden, das die Wirbelsäule und das Becken in einer strukturellen und funktionellen Einheit verbindet. Bei richtiger Anwendung ist die AOB somit eine Methode, die über den bloßen Einsatz osteopathischer Techniken zur Verbesserung der Beweglichkeit eingeschränkter Gelenke hinausgeht, und kommt der Forderung nach einer osteopathischen Medizin nach. Ziel ist es, Zentralnervensystem und autonomes Nervensystem zu integrieren und dadurch die regenerative und heilende physische Kooperation zwischen den einzelnen Körpersystemen und dem Körper als Ganzem wiederherzustellen. Z. B. können durch eine Veränderung des Drucks zwischen den Körperhohlräumen des Thorax und Abdomens die Atmung oder Verdauung beeinflusst werden.

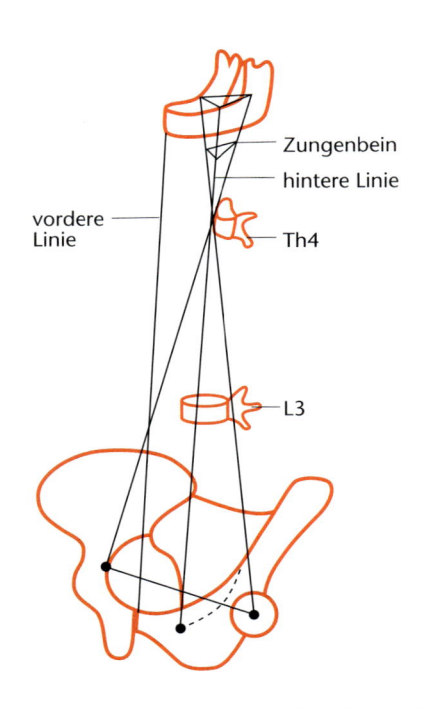

Abb. 20.1 Das Polygon der Kräfte, die an der Wirbelsäule wirken, nach Littlejohn. Die Linie vom Vorderrand des Foramen magnum zum Steißbein steht im Gleichgewicht mit den zwei Linien vom Hinterrand des Foramen magnum zu den Acetabula. Sie kreuzen sich auf Höhe von Th4, so dass sich ein oberes und ein unteres Dreieck bilden. Funktionelle Verbindungslinie zwischen Symphyse des Unterkiefers und Symphysis pubica. Die Dreiecke unterstützen die Wirbelsäule und die Organe.

Die AOB wird immer nach demselben **Schema** durchgeführt und ist dadurch eine vollständige **Routine**. Je nach Therapeut und Patient wird eine Auswahl getroffen und die Reihenfolge bestimmt. Sie besteht aus Techniken für Gelenke und Weichteile, die in Bezug auf das Polygon der Kräfte angewendet werden und den **ganzen Körper in jeder Behandlung** einbeziehen. Die Routine kann zum vergleichenden Mittel der Diagnose von Behandlung zu Behandlung dienen und entspannt gleichzeitig den Patienten, indem er mit ihr vertraut wird.

20.1.2 Pathogenetisches Modell

Anna Reeve

Da skelettale muskuläre Bewegungen willentlich oder reflexhaft ausgeführt werden, beachtet der Therapeut jede willentliche oder unterbewusste Gelenkbewegung. Der Patient wird aufgefordert, sich zu entspannen, da das Ziel der Behandlung die **Entspannung** und **Wiedererziehung des gestörten Reflexkreises** ist. Dies wird durch Einsatz einer rhythmisch kreisenden Gelenkbewegung über den afferenten Eingang der Wirbelsäule erreicht, wodurch die efferente Reaktion beeinflusst wird. Aus diesem Grund muss der Patient möglichst passiv sein. Dies wird während der Behandlung vermittelt, um die besten Erfolge zu erreichen.

Jeder Körper und jedes Gewebe hat einen ihm eigenen **Vibrationsrhythmus**. Dieser kann als diagnostisches Werkzeug verwendet werden, da er Ausdruck des vitalen Status des Patienten ist. Denn jede Beeinträchtigung der Vitalität beeinflusst auch diesen Rhythmus. Die AOB wird eingesetzt, um diesen Rhythmus auf die für den Patienten normale Grundvibration zurückzubringen.

Das **Ziel** der AOB ist, eine Stabilität des Körpers zu erreichen, die in einer neu gefundenen Position unter **normaler Gewebespannung und Gelenkmobilität** liegt. Dieser Ausdruck von Gesundheit und Vitalität stammt aus dem zellulären Bereich. Die Korrelation der chemischen Balance, die für das zelluläre Leben notwendig ist, hängt von der Motilität der Organe und der Mobilität der einzelnen Gelenkstrukturen ab. Eine Bewegungsfreiheit von miteinander verbundenen Strukturen ermöglicht eine koordinierte Funktion zwischen Gelenken und hat dadurch Einfluss auf Veränderungen der Teildrücke, die in den Körperhohlteilen bestehen und beeinflusst hierdurch den lymphatischen, venösen und Gasaustausch.

Befindet sich ein Patient in einem **stabilen Equilibrium**, besteht
- eine Balance innerhalb des Polygons der Kräfte, die sich darin ausdrückt, dass Schmerzfreiheit und eine funktionelle Interaktion zwischen weichen und knöchernen Geweben gegeben sind.
- eine balancierte koordinierte Funktion zwischen dem zentralen und autonomen Nervensystem.
- eine vitale Kraft, die alle Gewebe durchdringt, und ihren Ausdruck in Körper, Geist und Seele findet.

20.1.3 Durchführung

Tobias K. Dobler

Die AOB dient zur systematischen **Untersuchung des gesamten Körpers** und kann bei allen Patienten ohne Kontraindikation durchgeführt werden. Die Bewegungen werden auf den Rhythmus und die Beschaffenheit der Gewebe des Patienten abgestimmt, und abhängig von Untersuchungsergebnis und Behandlungsziel konzentriert, variiert oder ergänzt.

So wird z. B. die LWS während der rhythmischen Zirkumduktion der Hüfte in Rückenlage (▶ 20.2.3) auf Beweglichkeit palpiert. Zur **Behandlung** einer Bewegungseinschränkung kann die Zirkumduktion so konzentriert werden, dass der betroffene Wirbel verstärkt rhythmisch an die Bewegungsgrenze herangebewegt wird. Alternativ kann an der Bewegungsgrenze mit der Zirkumduktion halt gemacht werden, bis eine Lösung der Blockade eintritt. Die Wahl des Vorgehens richtet sich dabei auch nach der Beschaffenheit der Dysfunktion, so z. B. ob es sich um eine Reizung handelt oder eine chronische Dysfunktion. Ergänzend können spezielle Techniken für die LWS in Seitenlage (▶ 20.4.4–▶ 20.4.6) zur Behandlung spezifischer Vektoren der Blockade eingesetzt werden.

Die folgenden Techniken werden somit nicht alle komplett durchgeführt. Die **Auswahl der Techniken** ist dem Therapeuten freigestellt und richtet sich nach dessen Fähigkeiten, dem Ziel der Behandlung und dem Patienten.

Klassisch führt der Therapeut die AOB erst in Rückenlage, dann in Bauchlage aus. Die Häufigkeit der **Wiederholung** einer rhythmisch durchgeführten Bewegung richtet sich dabei nach der Beschaffenheit der Gewebe. Bei einer Reizung wird das Ziel darin bestehen, das Gewebe durch langsame Bewegungen und wenig Stimulation zu beruhigen, bei chronischen Bewegungseinschränkungen durch schnellere Bewegungen und verstärkte Stimulation mehr Beweglichkeit zu erreichen. Um die Effizienz der Technik bewerten zu können, wird das zu untersuchende oder behandelnde Gewebe immer palpiert, und die Technik auf dessen Reaktion abgestimmt.

Behandlungsdauer und -frequenz richten sich nach dem Beschwerdebild und den Untersuchungsergebnissen. Eine AOB wird zwischen 15 und 45 Minuten dauern und je nach Patient und Therapeut nach 1–3 Wochen wiederholt. Dabei kann sowohl lindernd als auch vorbeugend behandelt werden.

Die AOB ist eine auf den Patienten abstimmbare Routine einer rhythmischen Behandlung, die gleichzeitig zur Diagnostik und Behandlung eingesetzt wird. Spezifische Eingriffe können eingeflochten werden oder dieser folgen. Somit ist das Spektrum der behandlungsfähigen Probleme kongruent mit dem anderer osteopathischer Methoden, und die AOB kann ergänzend oder komplett angewandt werden.

20.2 Behandlung in Rückenlage

Tobias K. Dobler, Noori Mitha

20.2.1 Traktion der Wirbelsäule, Dehnung der dorsalen Muskelketten (▶ Abb. 20.2)

Indikation: Schmerzzustände der Wirbelsäule, Muskelhartspann des M. iliopsoas und des M. erector spinae

Patient: in Rückenlage

Therapeut: stehend, am Fußende des Patienten

Handposition: die Sprunggelenke von posterior umfassen

Ausführung:
- die Beine leicht anheben
- durch leichtes Zurücklehnen eine Traktion entlang der Beine und Wirbelsäule ausüben
- Spannungsunterschiede und Restriktionen dabei seitenvergleichend bewerten
- durch leichtes Vor- und Zurücklehnen eine rhythmische Bewegung induzieren
- um die dorsale Rückenmuskulatur und den M. iliopsoas zu entspannen, kann die Dehnung solange aufrechterhalten werden, bis sich diese entspannt

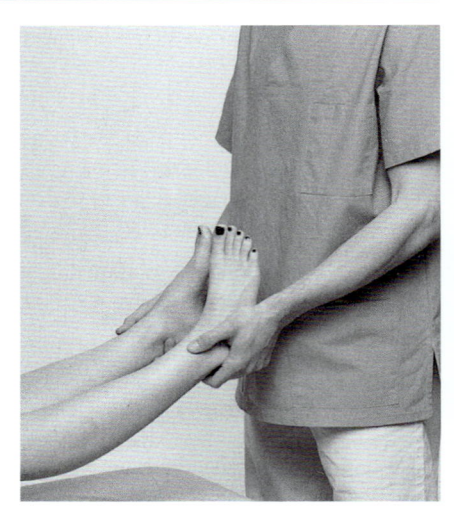

Abb. 20.2 Traktion der Wirbelsäule, Dehnung der dorsalen Muskelketten

20.2.2 Lymphatische Pumpe der Beine (▶ Abb. 20.3)

Indikation: Lymphstauung der Beine

Patient: in Rückenlage

Therapeut: stehend, am Fußende des Patienten

Handposition:
- mit beiden Händen ein Sprunggelenk umfassen
- die Fußsohle gegen das Abdomen des Therapeuten stützen

Ausführung:
- gegen den Fuß lehnen und diesen in Dorsalflexion bringen
- dann nach hinten lehnen und die Spannung vom Fuß nehmen
- diese beiden Bewegungen in rhythmischer Folge abwechselnd durchführen

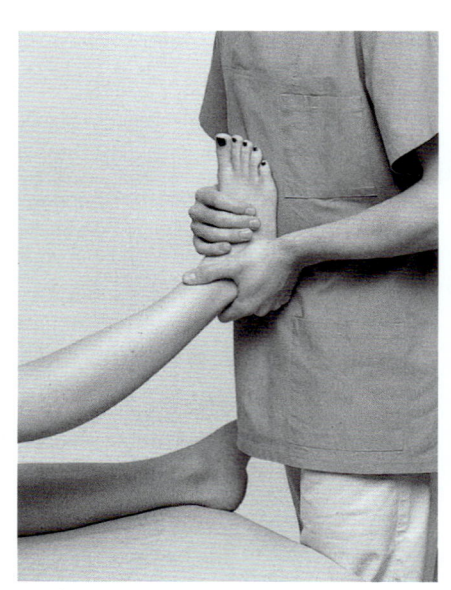

Abb. 20.3 Lymphatische Pumpe der Beine

20.2.3 Zirkumduktion der Hüfte (▶ Abb. 20.4)

Indikation: Bewegungseinschränkungen des Hüftgelenks, Muskelhartspann des M. erector spinae

Patient: in Rückenlage, Knie komplett gebeugt

Therapeut: stehend oder auf der Bank sitzend, auf der Dysfunktionsseite

Handposition:
- mit dem fußnahen Arm das gebeugte Knie umgreifen
- mit der kopfnahen Hand die Lumbalregion zwischen 12. Rippe und Crista iliaca palpieren

Ausführung:
- eine rhythmische Zirkumduktion des Hüftgelenks in Richtung Flexion, Adduktion, Extension, Abduktion und zurück in Flexion durchführen
- bei einem erhöhten Muskeltonus der lumbalen Muskulatur kann ein sanfter inhibitorischer Druck im rechten Winkel zum Muskelfaserverlauf ausgeübt werden

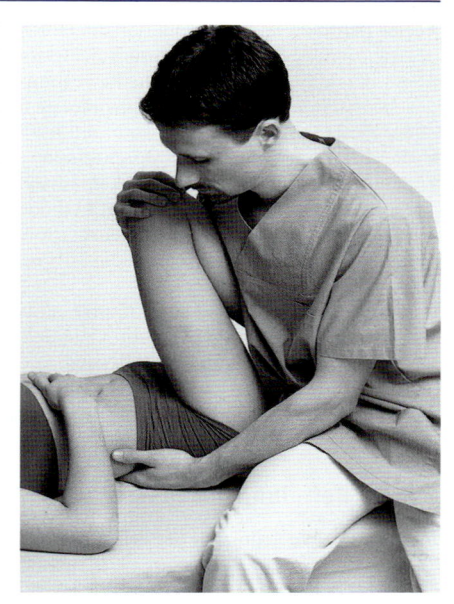

Abb. 20.4 Zirkumduktion der Hüfte

20.2.4 Zirkumduktion der Hüfte zur Beeinflussung von Iliosakralgelenken und Lendenwirbelsäule (▶ Abb. 20.5)

Indikation: Bewegungseinschränkungen der Iliosakralgelenke und LWS

Patient: in Rückenlage, Knie komplett gebeugt

Therapeut: stehend, auf der Dysfunktionsseite

Handposition:
- mit dem fußnahen Arm das gebeugte Knie umgreifen
- die kopfnahe Hand unter die LWS legen

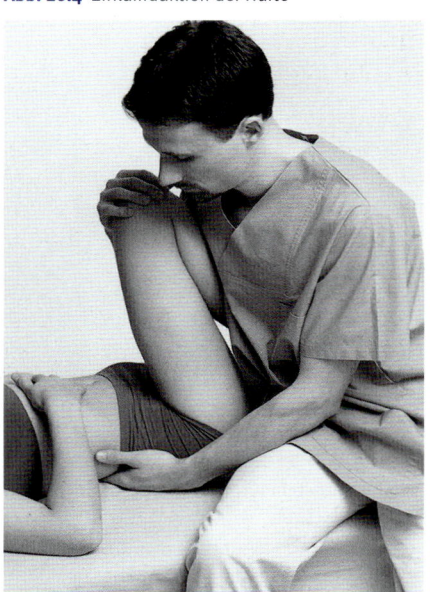

Abb. 20.5 Zirkumduktion der Hüfte zur Beeinflussung von ISG und LWS

Ausführung:
- auf der Seite beginnen, auf der sich das Ilium in Anteriorität befindet
- eine rhythmische Zirkumduktion des Hüftgelenks in Richtung Flexion, Adduktion, Extension, Abduktion und zurück in Flexion induzieren (sog. Innenrotation)
- mit der palpierenden Hand die Bewegung der Dornfortsätze der LWS und zwischen SIPS und Os sacrum kontrollieren; durch stärkere Flexion oder Extension der Hüfte wird die Bewegung auf die gewünschten Gewebe fokussiert
- die Zirkumduktion ca. 4 × durchführen
- dann die Rotationsrichtung umkehren: eine rhythmische Zirkumduktion des Hüftgelenks in Richtung Flexion, Abduktion, Extension, Adduktion und zurück in Flexion induzieren (sog. Außenrotation)
- dabei eine leichte Traktion auf die SIPS nach lateral ausüben, um das Iliosakralgelenk zu dekoaptieren
- auf der Seite, auf der sich das Ilium in Posteriorität befindet, wird umgekehrt verfahren: mit der Außenrotation beginnen und die Innenrotation anschließen
- um die Lumbalregion zu mobilisieren, mit der palpierenden Hand Kontakt mit den Dornfortsätzen der LWS aufnehmen
- Restriktionen durch sanften Zug oder Druck am Dornfortsatz während der rhythmischen Bewegung lösen

20.2.5 Befreiung der Fascia lata (▶ Abb. 20.6)

Indikation: Hypertonizität der Fascia lata und des M. tensor fasciae latae

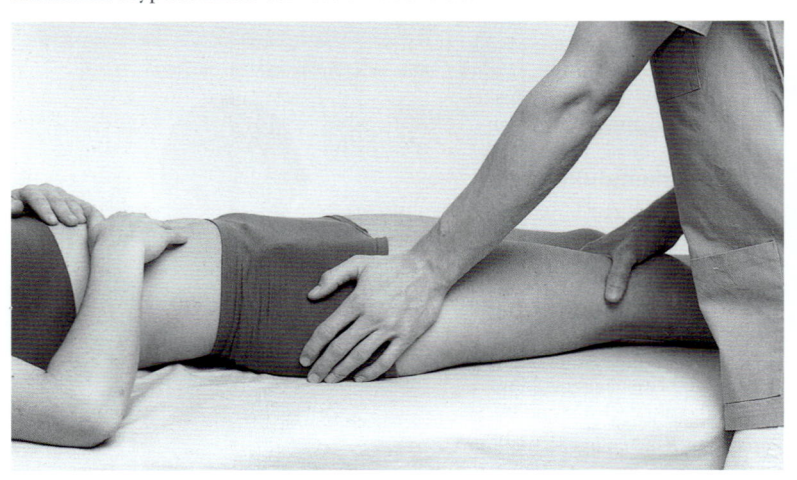

Abb. 20.6 Befreiung der Fascia lata

Patient: in Rückenlage

Therapeut: stehend, an der Dysfunktionsseite

Handposition:
- mit der fußnahen Hand den distalen Oberschenkel umgreifen
- die kopfnahe Hand auf den lateralen Anteil des Oberschenkels über der Fascia lata legen, die Finger sind dabei nach posterior gerichtet
- die Gewebespannung der Haut aufnehmen

20.2 Behandlung in Rückenlage

Ausführung:
- mit der fußnahen Hand durch Schub nach medial und leichten Zug nach lateral abwechselnd eine mediale und laterale Rotation der Hüfte induzieren
- die Bewegung nicht forcieren, eine rhythmische Bewegung des Beines sollte erreicht werden
- mit der kopfnahen Hand unter Körpereinsatz des Therapeuten einen Druck nach posterior auf die Fascia lata ausüben, um diese leicht zu dehnen
- die Hand von superior nach inferior entlang der Faszie verschieben, um alle Anteile zu behandeln

Bei Patienten mit stark außenrotierter Hüfte in Rückenlage wird diese erst in Neutralposition gebracht, um eine rhythmische Innen- und Außenrotation zu erleichtern.

20.2.6 Mobilisation der Seitenbänder des Knies (▶ Abb. 20.7)

Indikation: Bewegungseinschränkungen des Knies

Patient: in Rückenlage, Hüfte und Knie der Dysfunktionsseite 90° gebeugt

Therapeut: stehend, auf Seite der Dysfunktion

Handposition:
- mit dem fußnahen Arm den Unterschenkel von medial untergreifen und gegen den Körper des Therapeuten halten
- mit der fußnahen Hand den proximalen Unterschenkel von medial umgreifen, mit der kopfnahen von lateral
- die Hände liegen direkt unterhalb des Gelenkspalts

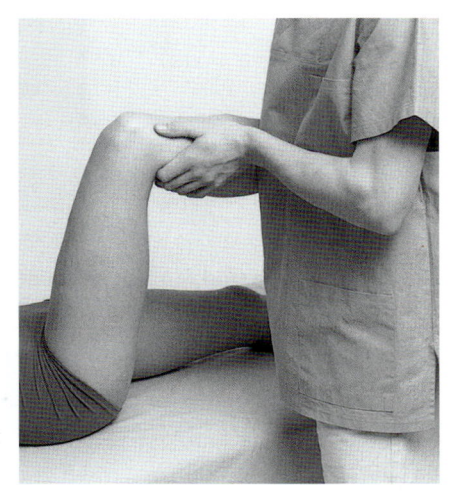

Abb. 20.7 Mobilisation der Seitenbänder des Knies

Ausführung:
- unter Einsatz des ganzen Körpers eine kreisende Bewegung der Hüfte ausführen, dabei das Knie gebeugt lassen
- Bewegungseinschränkungen des Knies durch Verstärkung der Abduktion- bzw. Adduktion oder Innen- bzw. Außenrotation des Unterschenkels während der rhythmisch-kreisenden Bewegung lösen

20.2.7 Mobilisation der Kreuzbänder des Knies (▶ Abb. 20.8)

Indikation: Bewegungseinschränkung des Knies

Patient: in Rückenlage, das zu behandelnde Bein angestellt

Therapeut: sitzend auf der Bank, auf Seite der Dysfunktion

Handposition:
- unter dem Oberschenkel den Fuß des Patienten fixieren
- mit der medialen Hand den proximalen Unterschenkel von medial umgreifen, mit der lateralen von lateral
- die Hände liegen direkt unterhalb des Gelenkspalts

Ausführung:
- durch sanften, rhythmisch abwechselnden Zug und Schub nach anterior und posterior Bewegungseinschränkungen des Knies lösen

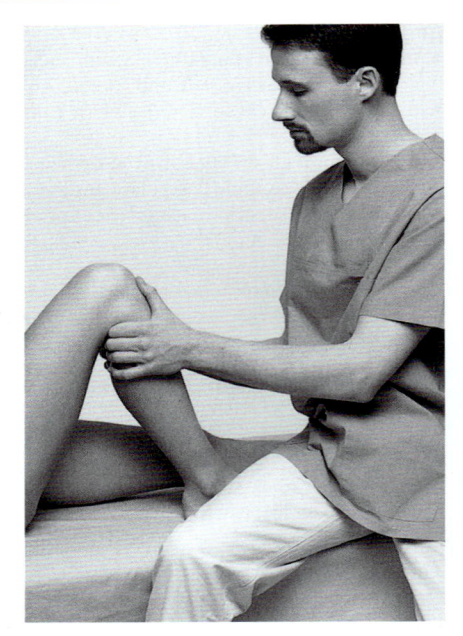

Abb. 20.8 Mobilisation der Kreuzbänder des Knies

20.2.8 Traktion und Mobilisation des oberen und unteren Sprunggelenks (▶ Abb. 20.9)

Indikation: Bewegungseinschränkungen des Sprunggelenks

Patient: in Rückenlage

Therapeut: stehend, am Fußende des Patienten

Handposition: mit beiden Hände das Sprunggelenk von posterior unterhalb der Malleolen von Tibia und Fibula umgreifen

Ausführung:
- das Bein etwas anheben
- einen Zug auf das Sprunggelenk induzieren
- eine kreisförmige, rhythmische Bewegung mit dem Sprunggelenk durch Bewegung des Beins im Hüftgelenk und nicht durch Kreisen der Handgelenke des Therapeuten ausführen

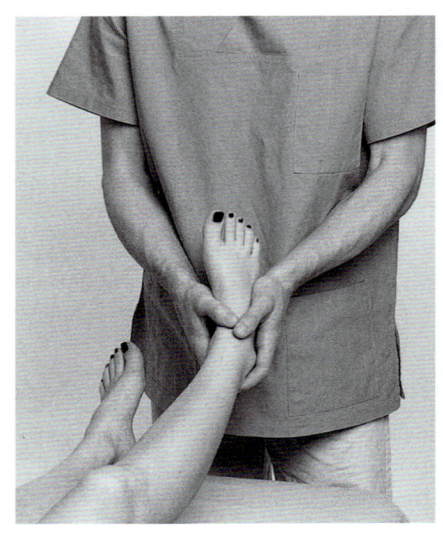

Abb. 20.9 Traktion und Mobilisation des oberen und unteren Sprunggelenks

20.2.9 Mobilisation der Mittelfußgelenke und Zehen (▶ Abb. 20.10)

Indikation: Bewegungseinschränkungen der Mittelfußgelenke und Zehen

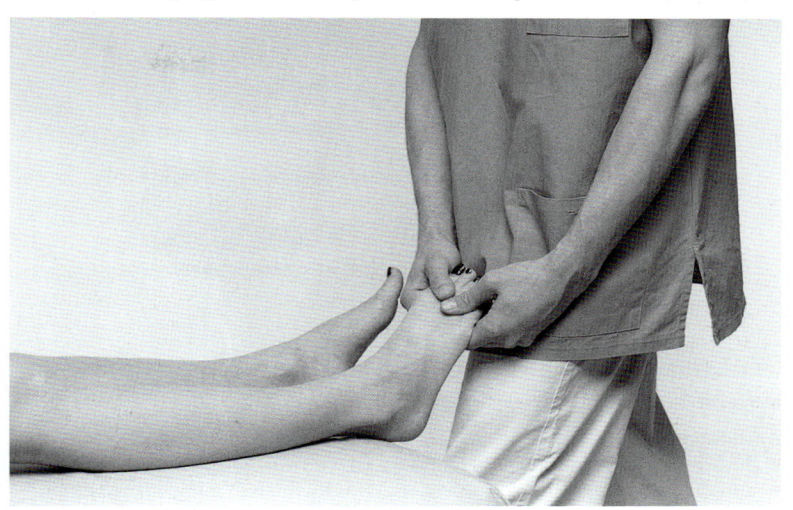

Abb. 20.10 Mobilisation der Mittelfußgelenke und Zehen

Patient: in Rückenlage

Therapeut: stehend, am Fußende des Patienten

Handposition:
- mit beiden Händen den Fuß von medial und lateral umgreifen, die Zeigefinger sind dabei in Kontakt mit der plantaren Seite der Mittelfuß- oder Zehengelenke, die Daumen mit der dorsalen Seite
- die Hypothenar beider Hände auf den Oberschenkel des Therapeuten legen, dazu ein Bein etwas vor das andere stellen

Ausführung:
- durch Verlagern des Gewichtes auf das vorne stehende Bein einen Druck auf die Hände und dadurch auf die kontaktierten Gelenke ausüben
- gleichzeitig die Daumen nach inferior bewegen, wodurch die Bewegung auf die Gelenke fokussiert wird
- eine rhythmische Bewegung durch Verlagen des Gewichtes nach vorne und hinten ausüben

20.2.10 Zirkumduktion des Schultergelenks (▶ Abb. 20.11)

Indikation: Bewegungseinschränkungen des Schultergelenks

Patient: in Rückenlage, Ellenbogen 90° gebeugt

Therapeut: stehend, auf Seite der Dysfunktion, Blick nach kaudal

Handposition:
- mit der patientennahen Hand das Schultergelenk umgreifen, der Daumen liegt dabei auf dem anterioren Teil
- mit der anderen Hand das Handgelenk umgreifen

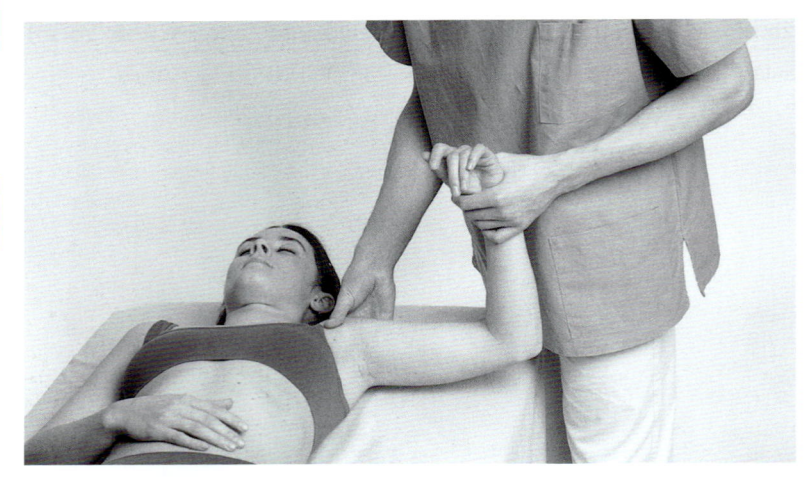

Abb. 20.11 Zirkumduktion des Schultergelenks

Ausführung:
- die Schulter 90° abduzieren
- unter Einsatz des gesamten Körpers den Arm rhythmisch mit kleinen Zirkumduktionen bewegen
- die Zirkumduktion vorsichtig vergrößern, dabei Restriktionen wahrnehmen und vorsichtig durch die kreisende Bewegung lösen
- mit der palpierenden Hand die Beweglichkeit des Schultergelenks, des Akromioklavikulargelenks und die Ansätze der Muskulatur entlang der Clavicula prüfen

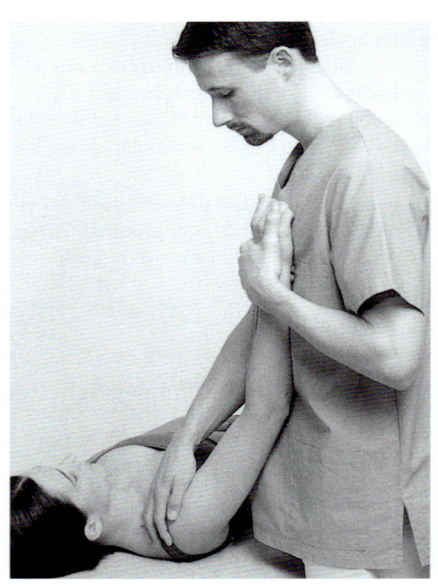

20.2.11 Traktion des Schultergelenks (▶ Abb. 20.12)

Indikation: Bewegungseinschränkungen des Schultergelenks

Patient: in Rückenlage

Therapeut: stehend, auf Seite der Dysfunktion

Handposition:
- mit der einen Hand das Handgelenk umfassen
- mit der anderen Hand das Schultergelenk umfassen
- den gestreckten Arm entlang des Oberkörpers des Therapeuten halten

Abb. 20.12 Traktion des Schultergelenks

20.2 Behandlung in Rückenlage

Ausführung:
- eine rhythmische Traktion durch den Kontakt am Handgelenk auf den Arm ausüben
- die Traktion kann mit einer Zirkumduktion abgewechselt werden
- die palpierende Hand vom Schultergelenk bis zum Sternoklavikulargelenk bewegen und die Beweglichkeit des Akromioklavikular- und Sternoklavikulargelenks prüfen

20.2.12 Mobilisation der Rippen (▶ Abb. 20.13)

Indikation: Bewegungseinschränkungen der Rippen

Patient: in Rückenlage

Therapeut: stehend, auf Seite der Dysfunktion

Handposition:
- mit der kopfnahen Hand das Handgelenk umfassen
- mit der fußnahen Hand mit Daumen und Zeigefinger Kontakt entlang des Oberrands einer Rippe aufnehmen

Ausführung:
- bei gestrecktem Ellenbogen den Arm in Anteversion bringen, bis die Spannung der Gewebe an den Rippen palpiert werden kann
- durch Fixieren der inferioren Rippe mit der fußnahen Hand die superior davon liegende Rippe über Traktion des Arms in Anteversion elevieren
- unter Einsatz des gesamten Körpers den Arm in der Anteversion in einer Zirkumduktion unter wiederholter Aufnahme der Spannung an der zu behandelnden Rippe rhythmisch bewegen
- die Mobilisation mit den unteren Rippen beginnen und nach superior fortsetzen
- der Kontakt der fußnahen Hand kann auf einer bewegungseingeschränkten Rippe belassen werden, bis die Spannung gelöst wurde

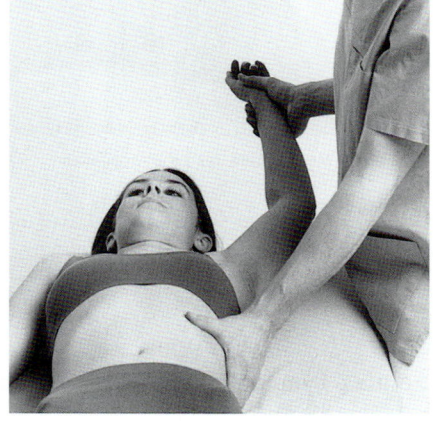

Abb. 20.13 Mobilisation der Rippen

20.2.13 Mobilisation des Schultergelenks (▶ Abb. 20.14)

Indikation: Bewegungseinschränkungen des Schultergelenks, besonders bei Schmerzzuständen, die keine große Bewegungsamplitude zulassen

Patient: in Rückenlage

Therapeut: stehend, auf Seite der Dysfunktion, zwischen dem leicht abduzierten Arm und dem Rumpf des Patienten

Handposition:
- mit der kopfnahen Hand den distalen Humerus umfassen
- mit der fußnahen Hand das Schultergelenk umfassen und palpieren

20 Die Allgemeine Osteopathische Behandlung

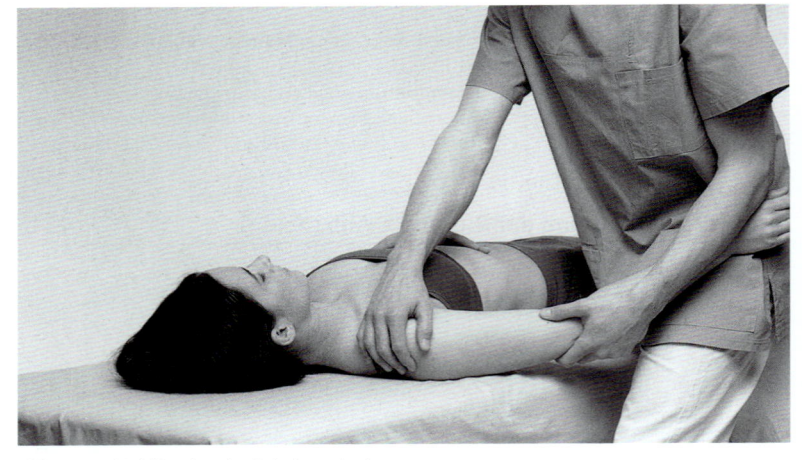

Abb. 20.14 Mobilisation des Schultergelenks

Ausführung:
- den Arm in ca. 30° Abduktion belassen und eine Rotation nach innen und außen mit der kopfnahen Hand ausführen
- um die Bewegung flüssig zu machen, durch Druck am Arm während der Außenrotation die Schulter elevieren und durch Zug während der Innenrotation wieder in Neutralposition bringen

20.2.14 Lymphatische Pumpe der oberen Extremitäten (▶ Abb. 20.15)

Indikation: Stauung des Lymphflusses in den oberen Extremitäten und im oberen Thoraxbereich

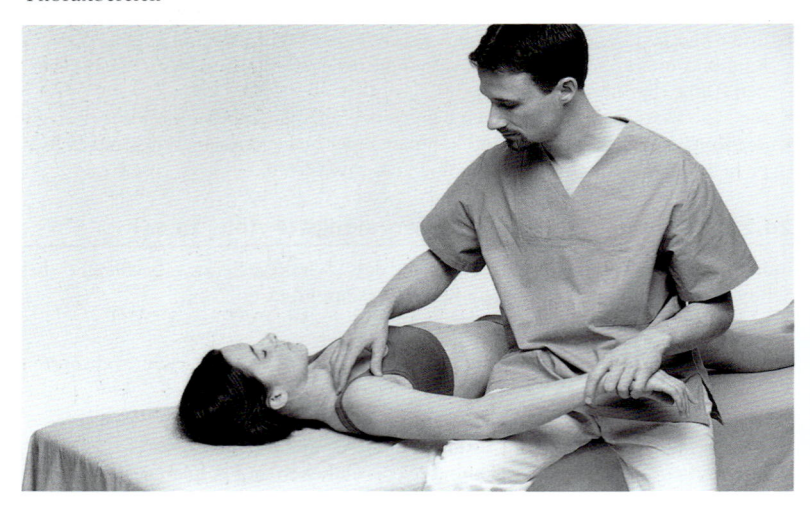

Abb. 20.15 Lymphatische Pumpe der oberen Extremitäten

Patient: in Rückenlage

Therapeut: sitzend, auf der Behandlungsbank, auf Seite der Dysfunktion, Blick nach kranial

Handposition:
- den proximalen Oberarm über das Knie des Therapeuten legen
- mit der körpernahen Hand das Schultergelenk umgreifen
- mit der anderen Hand das Handgelenk des supinierten und gestreckten Arms umgreifen

Ausführung:
- den Arm wie bei einer Handpumpe über den Drehpunkt am Knie rhythmisch nach oben und unten bewegen
- mit der Hand an der Schulter superior der Clavicula die Gewebe palpieren und durch zusätzlichen leichten Druck den Lymphfluss stimulieren

20.2.15 Befreiung des Schulterblatts (▶ Abb. 20.16)

Indikation: erhöhter Tonus der Muskeln, die vom Thorax zum Schulterblatt verlaufen

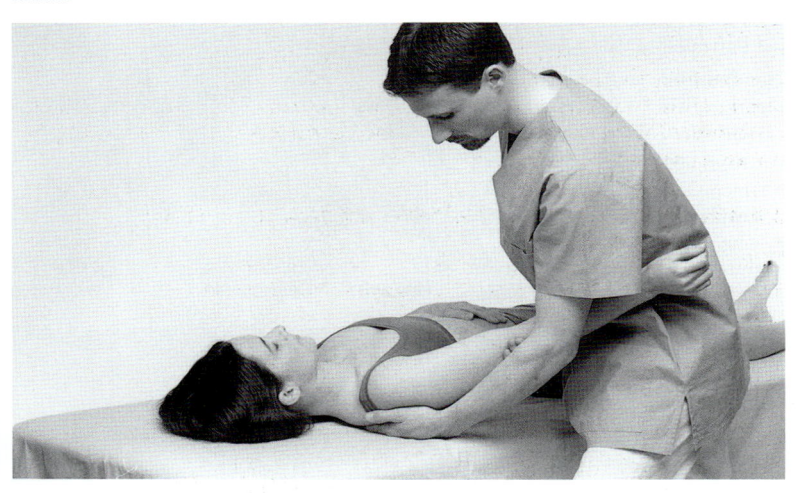

Abb. 20.16 Befreiung des Schulterblatts

Patient: in Rückenlage

Therapeut: stehend, seitlich des Patienten, auf Seite der Dysfunktion

Handposition:
- den Arm zwischen kopfnahen Arm und Rumpf des Therapeuten legen
- mit der fußnahen Hand den distalen Humerus von unten halten
- die kopfnahe Hand unter das Schulterblatt legen, mit den Fingern dabei Kontakt mit der Muskulatur zwischen Margo medialis scapulae und BWS aufnehmen

Ausführung:
- unter Einsatz des gesamten Körpers den Schultergürtel rhythmisch unter leichter Traktion nach lateral in Zirkumduktion führen

- mit den Fingern an der Margo medialis die Spannung der Gewebe palpieren
- durch leichten Druck nach anterior und Traktion an der Margo medialis nach lateral kann auf Verspannungen eingewirkt und die Muskulatur gedehnt werden

20.2.16 Traktion der Halswirbelsäule, Dehnung der lateralen Muskulatur (▶ Abb. 20.17 und ▶ 20.18)

Indikation: Schmerzzustände, muskuläre Verspannungen der HWS

Patient: in Rückenlage

Therapeut: stehend, am Kopfende des Patienten

Handposition: mit beiden Händen die dorsale HWS umgreifen, die Hypothenare liegen am Okziput

Ausführung:
- einen sanften Zug auf die HWS ausüben
- eine rhythmische Bewegung durch alternierenden Zug kann induziert werden

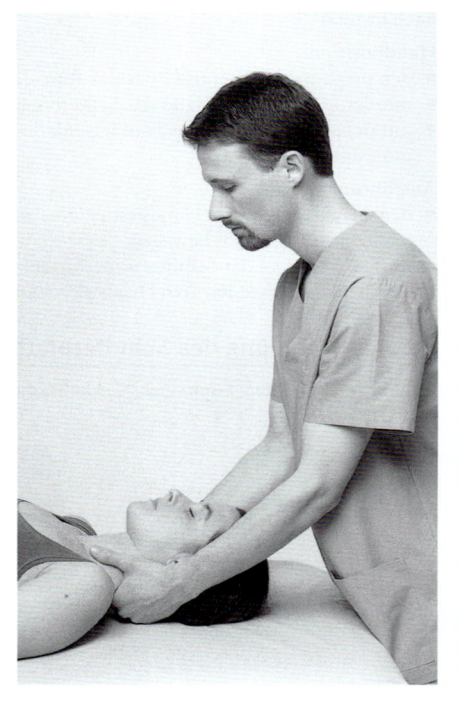

Abb. 20.17 Traktion der HWS

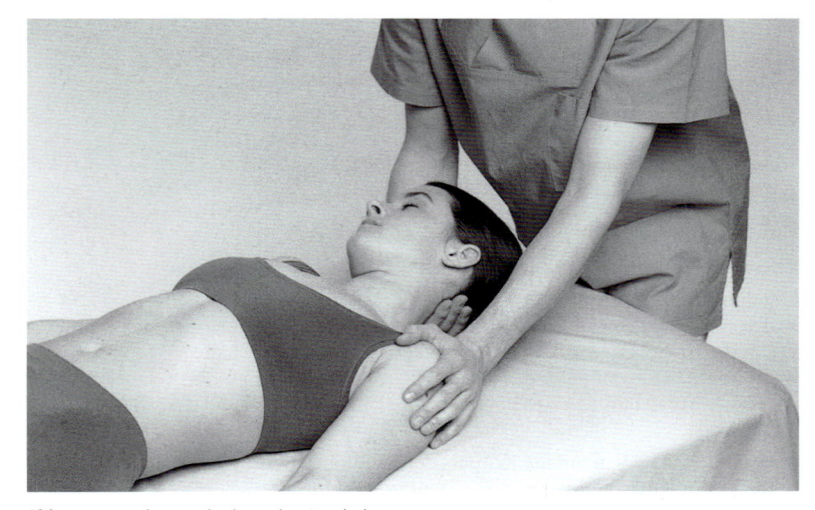

Abb. 20.18 Dehnung der lateralen Muskulatur

- um die Muskulatur einer Seite zusätzlich zu dehnen, mit der einen Hand die gleichseitige Schulter stabilisieren und mit der anderen Hand den am Okziput gehaltenen Kopf in die Richtung der kontralateralen Schulter bewegen

20.2.17 Subokzipitale Traktion (▶ Abb. 20.19)

Indikation: Schmerzzustände, muskuläre Verspannungen der oberen HWS, Spannungskopfschmerzen

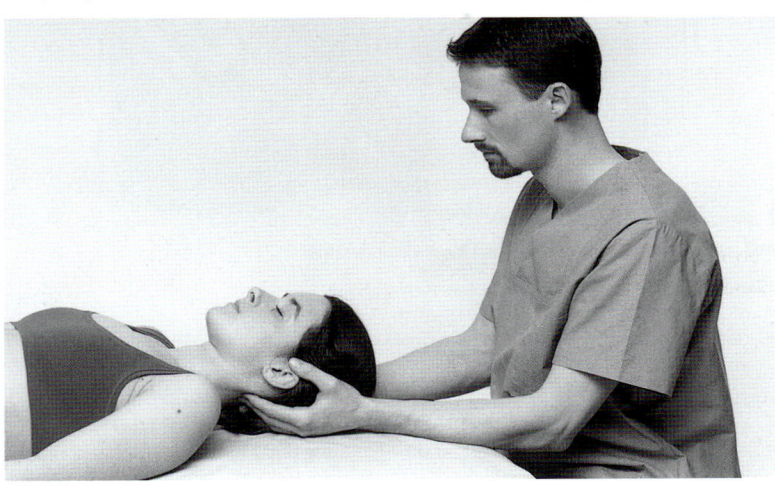

Abb. 20.19 Subokzipitale Traktion

Patient: in Rückenlage

Therapeut: sitzend, am Kopfende des Patienten

Handposition:
- beide Hände unter das Okziput legen
- mit den Fingerspitzen von Zeige-, Mittel-, Ringfinger Kontakt mit der subokzipitalen Muskulatur aufnehmen

Ausführung:
- einen sanften Zug auf die HWS ausüben
- eine rhythmische Bewegung durch alternierenden Zug der Finger auf die subokzipitale Muskulatur induzieren
- durch weiteren leichten Druck mit den Fingern nach anterior kann auf Verspannungen eingewirkt werden

20.2.18 Behandlung der lateralen Muskulatur der Halswirbelsäule (▶ Abb. 20.20)

Indikation: muskuläre Verspannungen der Mm. scaleni und des M. sternocleidomastoideus

Patient: in Rückenlage

Therapeut: stehend, seitlich des Patienten

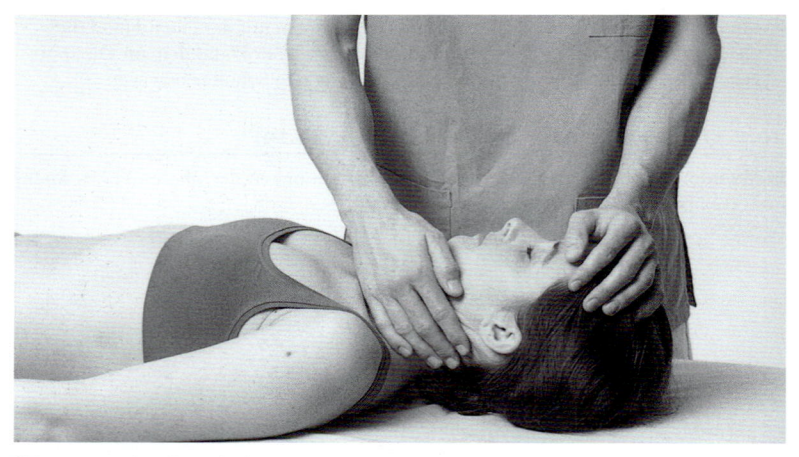

Abb. 20.20 Behandlung der lateralen Muskulatur der HWS

Handposition:
- die kopfnahe Hand auf die Stirn legen
- mit der anderen Hand flächigen Kontakt mit den lateralen Muskeln der HWS aufnehmen

Ausführung:
- mit der Hand an der Stirn den Kopf zur Seite vom Therapeuten wegrollen
- gleichzeitig mit der anderen Hand die Spannung der Muskeln aufnehmen und in Richtung des Therapeuten ziehen
- den Kopf nur so weit rollen, wie es ohne Kraftaufwand möglich und angenehm für den Patienten ist
- um alle Anteile der Muskulatur zu behandeln, am kaudalen Ende beginnen und nach kranial weiterarbeiten
- den Kopf rhythmisch zur Seite und zurück in die Neutralposition bei gleichzeitigem rhythmischen Kontakt auf der Muskulatur rollen

> Die Hand am Hals nicht über den Kehlkopf bewegen, da dies für den Patienten unangenehm ist.
> Ferner darauf achten, dass nicht zu viel Druck auf die das Gehirn versorgenden Gefäße ausgeübt wird, um keine Unterversorgung mit Sauerstoff zu verursachen.

20.2.19 Beidseitige lymphatische Pumpe des Thorax (▶ Abb. 20.21)

Indikation: Stauung des Lymphflusses im Thoraxbereich

Patient: in Rückenlage

Therapeut: stehend, am Kopfende des Patienten

Handposition: beide Hände flächig auf den Thorax unterhalb der Schlüsselbeine platzieren, Finger sind dabei nach kaudal gerichtet

Ausführung:
- den Patienten auffordern, tief ein- und auszuatmen
- während der Ausatmung eine sanfte Vibration auf den Brustkorb ausüben

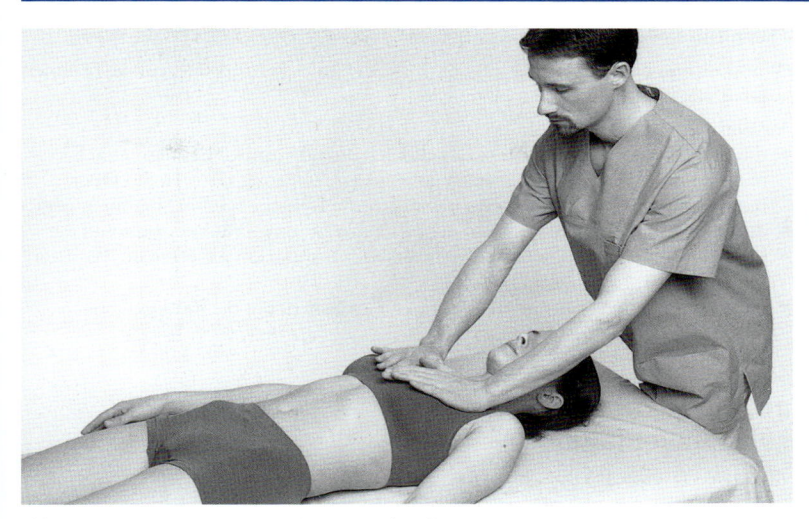

Abb. 20.21 Beidseitige lymphatische Pumpe des Thorax

- den Vorgang 5–10 × wiederholen
- danach die Hände weiter kaudal und lateral auf den unteren Brustkorb legen und eine Vibration wie zuvor ausüben

20.2.20 Befreiung des Zwerchfells (▶ Abb. 20.22)

Indikation: erhöhter Tonus des Zwerchfells
Patient: in Rückenlage

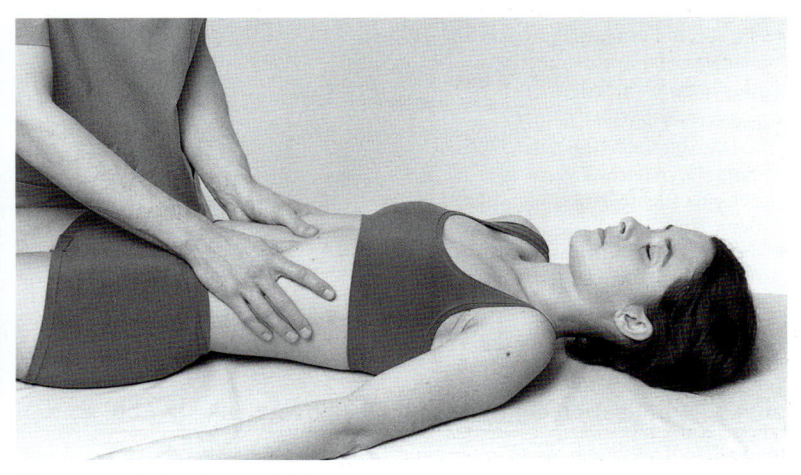

Abb. 20.22 Befreiung des Zwerchfells

Therapeut: stehend, seitlich des Patienten

Handposition: die Hände beidseitig flach auf die unteren Rippen legen, die Daumen liegen dabei unterhalb der Rippenbögen

Ausführung:
- mit den Daumen einen leichten Druck nach dorsal ausüben und dann nach kranial, um unter die Rippenbögen zu gelangen; dazu genug Gewebe des Oberbauchs mitnehmen, damit dieses nicht über die Rippenbögen in Spannung gerät
- den Druck nach kranial langsam mit Hilfe der Atmung erhöhen: während der Exspiration den Druck erhöhen, während der Inspiration die erreichte Position halten
- ggf. den Patienten auffordern, etwas tiefer zu atmen, um die Bewegung nach kranial zu erleichtern

20.3 Behandlung in Bauchlage
Tobias K. Dobler, Noori Mitha

20.3.1 Lymphatische Pumpe der Beine (▶ Abb. 20.23)

Indikation: Lymphstauung der Beine

Patient: in Bauchlage

Therapeut: stehend, am Fußende

Handposition:
- beide Außenknöchel umfassen
- die Fußsohlen gegen das Abdomen des Therapeuten legen

Ausführung:
- gegen die Füße lehnen und diese in Dorsalflexion bringen
- dann durch leichtes Zurücklehnen eine leichte Traktion auf die Beine ausüben
- diese Bewegung rhythmisch ausführen, wobei die Füße abwechselnd nach innen und außen rotiert werden, um gleichzeitig die Hüftgelenke zu mobilisieren

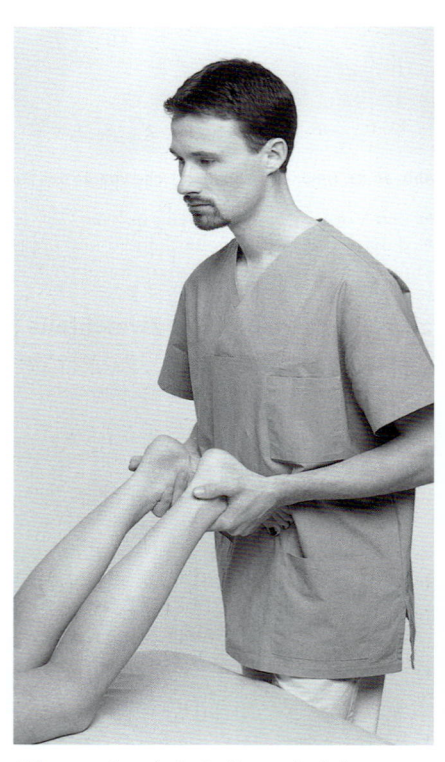

Abb. 20.23 Lymphatische Pumpe der Beine

20.3.2 Mobilisation der Hüfte und Iliosakralgelenke (▶ Abb. 20.24)

Indikation: Bewegungseinschränkungen des Hüftgelenks und der Iliosakralgelenke

Patient: in Bauchlage, Knie 90° gebeugt

Therapeut: stehend, auf Seite der Dysfunktion

20.3 Behandlung in Bauchlage

Handposition:
- mit der fußnahen Hand das Sprunggelenk von lateral umfassen
- die kopfnahe Hand mit Handwurzel oder Thenar auf das Os sacrum medial der SIPS legen, die Finger sind dabei nach lateral gerichtet

Ausführung:
- mit der Hand am Sprunggelenk eine kreisende Bewegung ausführen, die eine Innen- und Außenrotation der Hüfte bei gleichzeitiger Flexion und Extension des Knies bewirkt
- Bewegungseinschränkungen der Hüfte durch sanfte Annäherung an die Bewegungsgrenze und vorsichtiges Erweitern des Bewegungsradius behandeln
- in den Endzonen der Innen- und Außenrotation kann die Bewegung des Iliosakralgelenks derselben Seite palpiert werden
- durch Fixieren des Os sacrum mit der kopfnahen Hand kann die Bewegung auf das Iliosakralgelenk konzentriert werden

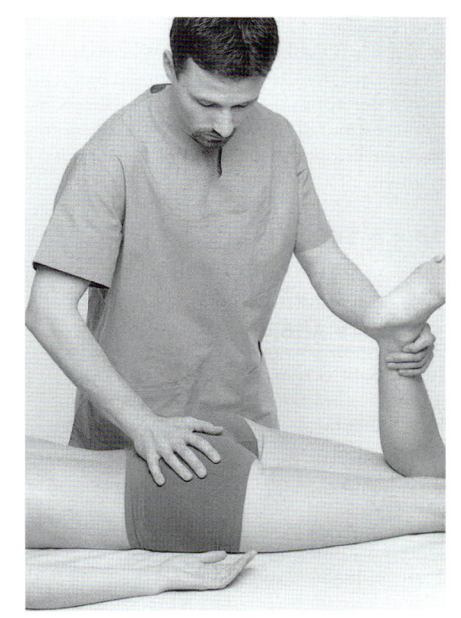

Abb. 20.24 Mobilisation der Hüfte und Iliosakralgelenke

20.3.3 Mobilisation des Os sacrum und der Wirbelsäule (▶ Abb. 20.25)

Indikation: Bewegungseinschränkungen des Os sacrum und der Wirbelsäule

Patient: in Bauchlage

Therapeut: stehend, seitlich des Patienten

Handposition:
- die fußnahe Hand (bei Rechtshändern am besten die rechte Hand) flächig auf das Os sacrum legen
- mit der kopfnahen Hand den lumbosakralen Übergang palpieren

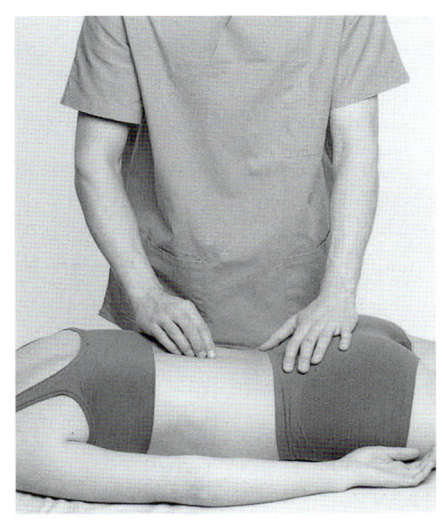

Abb. 20.25 Mobilisation des Os sacrum und der Wirbelsäule

Ausführung:
- mit der fußnahen Hand die Wirbelsäule durch weiches laterales Hin- und Herschieben des Os sacrum in eine schaukelnde Bewegung versetzen
- mit der kopfnahen Hand die Dornfortsätze bis zum Übergang HWS/BWS palpieren und die Bewegung der Wirbelsegmente bewerten
- Restriktionen durch leichten Druck oder Zug an den jeweiligen Dornfortsätzen lösen

20.3.4 Entspannung der paravertebralen Muskulatur (▶ Abb. 20.26)

Indikation: Schmerzen und Bewegungseinschränkungen in der lumbalen Region

Patient: in Bauchlage

Therapeut: stehend, seitlich des Patienten

Handposition:
- die fußnahe Hand (bei Rechtshändern am besten die rechte Hand) flächig auf das Os sacrum legen
- mit der kopfnahen Hand den lumbosakralen Übergang palpieren

Ausführung:
- mit der fußnahen Hand die Wirbelsäule durch weiches laterales Hin- und Herschieben des Os sacrum in eine schaukelnde Bewegung versetzen
- mit der kopfnahen Hand die paravertebrale Muskulatur palpieren
- Verspannungen durch vorsichtige Dehnung in Querrichtung zum Muskelfaserverlauf behandeln

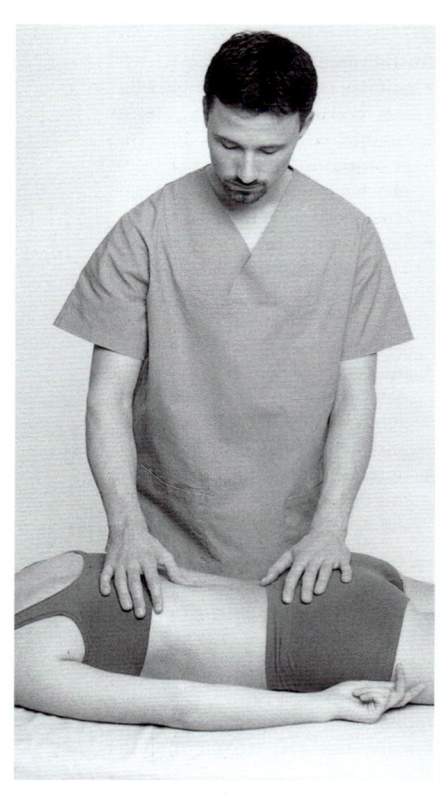

Abb. 20.26 Entspannung der paraspinalen Muskulatur

20.3.5 Gekreuzte Traktion der Lendenwirbelsäule (▶ Abb. 20.27)

Indikation: Schmerzen und Bewegungseinschränkungen der LWS
Patient: in Bauchlage
Therapeut: stehend, seitlich des Patienten

Handposition:
- die Arme überkreuzen
- mit der fußnahen Hand Kontakt mit dem thorakolumbalen Übergang aufnehmen, die Finger sind dabei nach kranial gerichtet
- die kopfnahe Hand auf den lumbosakralen Übergang legen, die Finger sind dabei nach kaudal gerichtet

Ausführung:
- das Sternum über die LWS bringen, ohne sich darauf abzustützen
- durch Druck nach kranial mit der Hand auf dem thorakolumbalen Übergang bei gleichzeitigem Druck nach kaudal mit der Hand am lumbosakralen Übergang eine Traktion der LWS ausüben
- ein leichter Körpereinsatz des Körpergewichts des Therapeuten erleichtert die Technik, sollte aber mit Vorsicht und kontrolliert verwendet werden
- der Kontakt am thorakolumbalen Übergang kann nach kranial und kaudal variiert werden, um vermehrt an BWS oder LWS zu dehnen

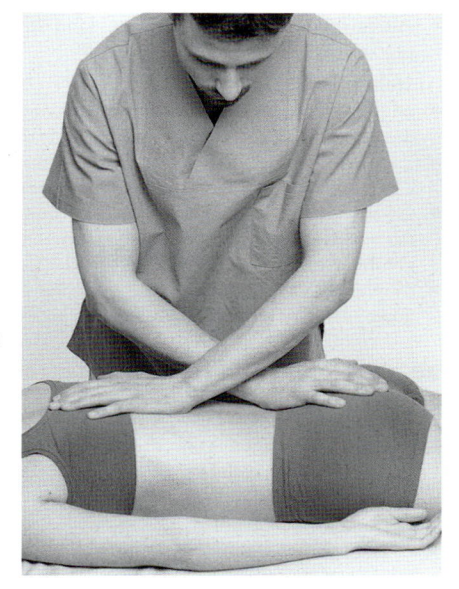

Abb. 20.27 Gekreuzte Traktion der LWS

> Eine niedrige Behandlungsbank erleichtert die Technik, weil der Therapeut das eigene Körpergewicht einsetzen kann, indem der Oberkörper über der Wirbelsäule des Patienten positioniert wird.

20.3.6 Mobilisation der 11. und 12. Rippe (▶ Abb. 20.28)

Indikation: Bewegungseinschränkungen der 11. und 12. Rippe

Patient: in Bauchlage, den Kopf zum Therapeuten gedreht

Therapeut: stehend, seitlich des Patienten, auf der kontralateralen Seite der Dysfunktion

Handposition:
- mit der fußnahen Hand die Crista iliaca und SIAS der kontralateralen Seite umfassen

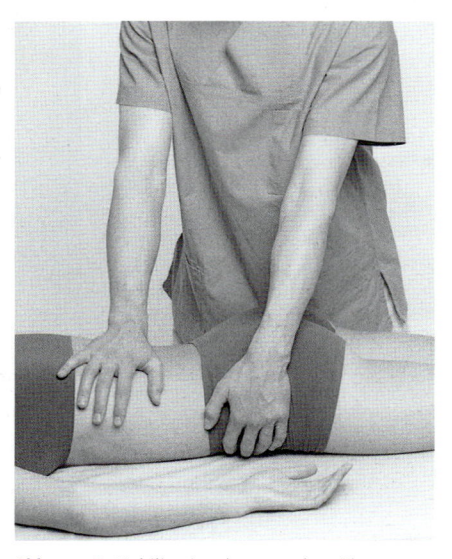

Abb. 20.28 Mobilisation der 11. und 12. Rippe

- mit dem Daumen der kopfnahen Hand die zu behandelnde Rippe bzw. die superior davon liegende fixieren

Ausführung:
- mit der Hand am Becken einen Zug nach posterior ausüben, bis die Spannung der Gewebe die zu behandelnde Rippe erreicht
- um die 11. und 12. Rippe in Exspirdysfunktion zu behandeln, den inferioren Teil der Rippe fixieren, während die Rotation der LWS ausgeführt wird
- um die 11. und 12. Rippe in Inspirdysfunktion zu behandeln, den inferioren Teil der superior dazu liegenden Rippe fixieren, während die Rotation der LWS ausgeführt wird
- durch eine alternierende Verdrehung des Oberkörpers eine rhythmische Bewegung ausführen, der Arm am Becken bleibt dabei gestreckt

20.3.7 Mobilisation des Schultergelenks und der Brustwirbelsäule (▶ Abb. 20.29)

Indikation: Bewegungseinschränkungen des Schultergelenks

Patient: in Bauchlage, den Kopf zum Therapeuten gedreht, der Arm der Dysfunktionsseite über die Bank herabhängend

Therapeut: stehend, auf Seite der Dysfunktion, Blick nach kranial

Handposition:
- mit der patientennahen Hand die Dornfortsätze der BWS palpieren
- mit dem anderen Arm den Oberarm von inferior umgreifen, mit der Hand das Schultergelenk von anterior umfassen

Ausführung:
- den Arm rhythmisch in Zirkumduktion in Richtung Anteversion, Abduktion, Retroversion, Adduktion und zurück in Anteversion bewegen
- mit der palpierenden Hand diese Mitbewegung der BWS entlang der Dornfortsätze von BWK 1–12 verfolgen
- den Kontakt der Hand ggf. auf beide Querfortsätze und den Dornfortsatz eines Segments ausdehnen
- Restriktionen durch leichten Zug oder Druck am Dornfortsatz lösen

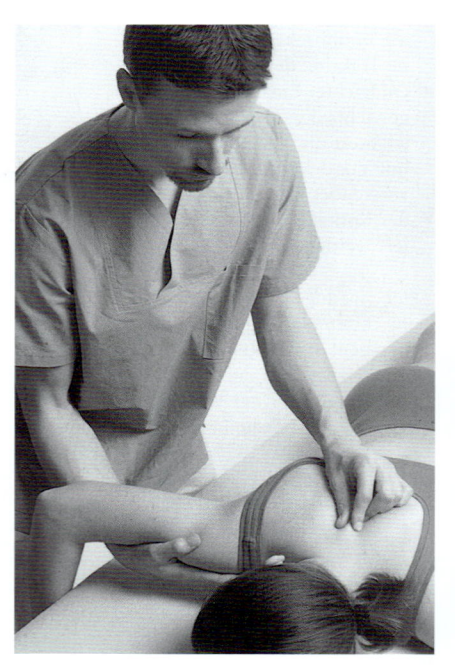

Abb. 20.29 Mobilisation des Schultergelenks und der BWS

20.3.8 Mobilisation der Rippen (▶ Abb. 20.30)

Indikation: Rippen in Inspir bzw. Exspirdysfunktion

Patient: in Bauchlage, den Kopf zum Therapeuten gedreht, der Arm der Dysfunktionsseite über die Bank herabhängend

Therapeut: stehend, auf Seite der Dysfunktion, Blick nach kranial

Handposition:
- mit der patientennahen Hand die Rippenwirbelgelenke palpieren
- mit dem anderen Arm den Oberarm von inferior umgreifen, mit der Hand das Schultergelenk von anterior umfassen

Ausführung:
- bei einer Exspirdysfunktion der Rippen den Arm rhythmisch in Zirkumduktion in Richtung Anteversion, Abduktion, Retroversion, Adduktion und zurück in Anteversion bewegen (sog. Außenrotation)
- dabei die untere Kante der Rippe nach kranial halten
- mit der palpierenden Hand diese Mitbewegung der Rippen an den Rippenwirbelgelenken und in den Interkostalräumen verfolgen
- bei einer Inspirdysfunktion der Rippen den Arm rhythmisch in Zirkumduktion in Richtung Anteversion, Adduktion, Retroversion, Abduktion und zurück in Anteversion bewegen (sog. Innenrotation)
- dabei die Rippe an der oberen Kante nach kaudal halten

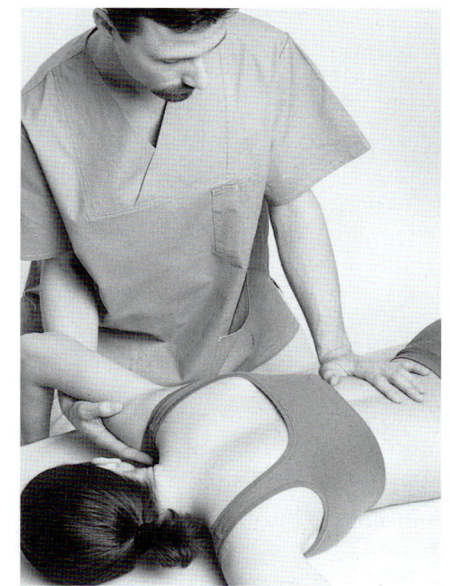

Abb. 20.30 Mobilisation der Rippen

20.4 Behandlung in Seitenlage
Tobias K. Dobler, Noori Mitha

20.4.1 Befreiung des Schulterblatts (▶ Abb. 20.31)

Indikation: Verklebungen der Schulterblattmuskulatur

Patient: in Seitenlage, Dysfunktionsseite oben, möglichst weit am Rand der Bank, Ellenbogen ca. 90° gebeugt

Therapeut: stehend, vor dem Patienten

Handposition:
- die kopfnahe Hand auf den superioren Anteil des Schulterblatts legen und den superioren Anteil der Margo medialis umfassen
- mit der fußnahen Hand den inferioren Teil der Margo medialis umfassen

20 Die Allgemeine Osteopathische Behandlung

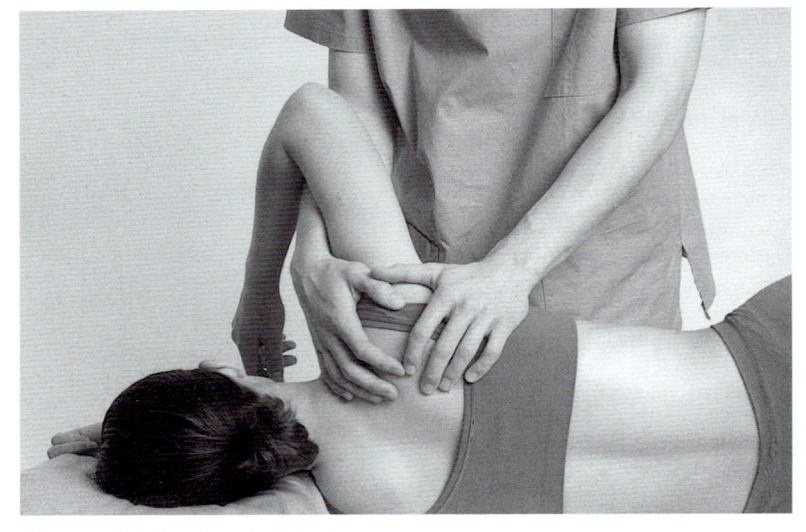

Abb. 20.31 Befreiung des Schulterblatts

Ausführung:
- durch sanfte rhythmische Traktion nach lateral das Schulterblatt vom Thorax lösen
- dabei den Arm des Patienten als Hebel nutzen
- bei Bedarf kann auch eine Bewegung des Schulterblatts in Zirkumduktion oder nach kranial und kaudal eingesetzt werden

20.4.2 Mobilisation der Hüfte (▶ Abb. 20.32)

Indikation: Bewegungseinschränkungen der Hüfte

Patient: in Seitenlage, Dysfunktionsseite oben

Therapeut: stehend, hinter dem Patienten

Handposition:
- mit dem fußnahen Arm Unterschenkel, Knie und Oberschenkel des oberen Beines umgreifen, die Hand liegt auf dem medialen Oberschenkel

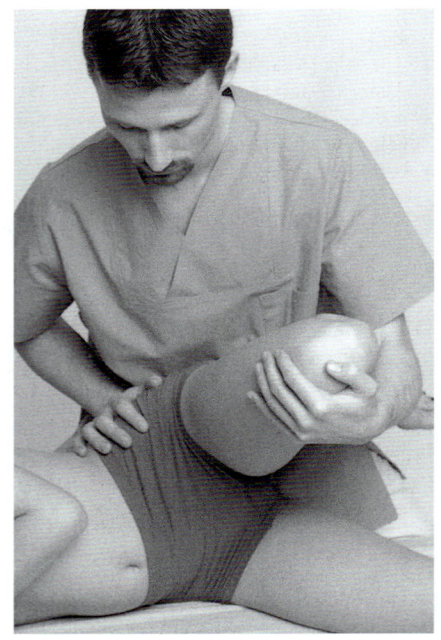

Abb. 20.32 Mobilisation der Hüfte

- mit der kopfnahen Hand das Becken durch Kontakt an der Crista iliaca fixieren, die Finger sind dabei nach anterior gerichtet

Ausführung:
- das Bein anheben und eine Zirkumduktion (Flexion, Abduktion, Extension, Adduktion und zurück in Flexion) der Hüfte ausführen
- während der rhythmischen Zirkumduktion werden Bewegungseinschränkungen gelöst

> Bei dieser Technik ist es besonders wichtig, auf die eigene Körperhaltung zu achten, da das Gewicht des Beins komplett vom Therapeuten gehalten wird. Dazu mit den Oberschenkeln Kontakt mit der Liege aufnehmen und die Bankhöhe so einstellen, dass der Rücken relativ gerade gehalten werden kann. Durch leichtes Abstützen auf der Crista iliaca wird zusätzlich die Belastung der LWS gering gehalten.

20.4.3 Mobilisation des Iliosakralgelenks (▶ Abb. 20.33)

Indikation: Bewegungseinschränkungen des Iliosakralgelenks

Patient: in Seitenlage, Dysfunktionsseite oben, untere Hüfte und Knie in ca. 45°, obere in 90° Flexion

Therapeut: stehend, vor dem Patienten

Handposition:
- mit dem kopfnahen Arm Oberschenkel, Knie und Unterschenkel des oberen Beines umgreifen, die Hand liegt auf dem medialen Unterschenkel
- die fußnahe Hand auf SIPS und Os sacrum legen, die Finger sind dabei nach kranial gerichtet

Ausführung:
- das Bein anheben und eine rhythmische Bewegung der Hüfte in Flexion und Extension, in Abduktion und Adduktion sowie Zirkumduktion ausführen
- mit der anderen Hand einen leichten Druck auf das Os sacrum nach anterior ausüben und die Bewegung über dem Iliosakralgelenk palpieren
- während der rhythmischen Zirkumduktion werden Bewegungseinschränkungen gelöst

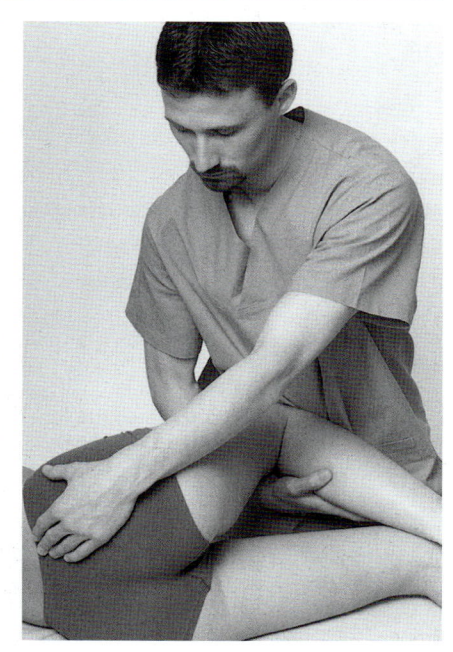

Abb. 20.33 Mobilisation des Iliosakralgelenks

20.4.4 Mobilisation der Lendenwirbelsäule in Flexion und Extension (▶ Abb. 20.34)

Indikation: Bewegungseinschränkungen der LWS in Flexion und Extension, Nervenwurzelreizung der lumbalen Nerven

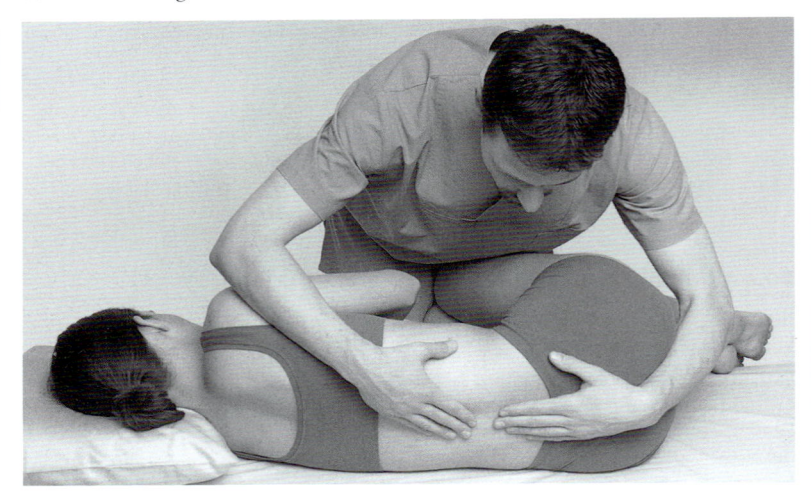

Abb. 20.34 Mobilisation der LWS in Flexion und Extension

Patient: in Seitenlage, Knie angezogen

Therapeut: stehend, vor dem Patienten

Handposition:
- die Knie auf die leicht gebeugten Knie und Oberschenkel des Therapeuten legen und fixieren
- die fußnahe Hand auf den lumbosakralen Übergang legen, die Finger sind dabei nach kranial gerichtet, der Unterarm liegt entlang des Os sacrum
- die kopfnahe Hand auf den thorakolumbalen Übergang legen, die Finger sind dabei nach kaudal gerichtet, der Unterarm liegt entlang der Wirbelsäule und superior auf der Scapula

Ausführung:
- eine Flexion der LWS induzieren: dazu die Knie durch eine Verschiebung des Körpers des Therapeuten Richtung Kopf nach kranial bewegen, bis die Bewegung in der LWS palpiert werden kann
- eine Extension der LWS induzieren: dazu die Knie entlang der Achse der Oberschenkel nach posterior schieben und mit der kopfnahe Hand die obere Wirbelsäule durch gegenläufigen Zug nach anterior fixieren
- die Flexions- und Extensionsbewegung rhythmisch durch Verlagerung des Körpers ausführen
- bewegungseingeschränkte Segmente können durch eine Verlagerung der Kontakte der Finger spezifisch behandelt werden: dazu mit der kopfnahen Hand den oberen, mit der fußnahen Hand den unteren Wirbel palpieren und die Bewegungsamplitude auf das Segment konzentrieren und durch die Bewegung des Körpers kontrollieren

20.4.5 Mobilisation der Lendenwirbelsäule in Seitneigung (▶ Abb. 20.35)

Indikation: Bewegungseinschränkungen der LWS in Seitneigung

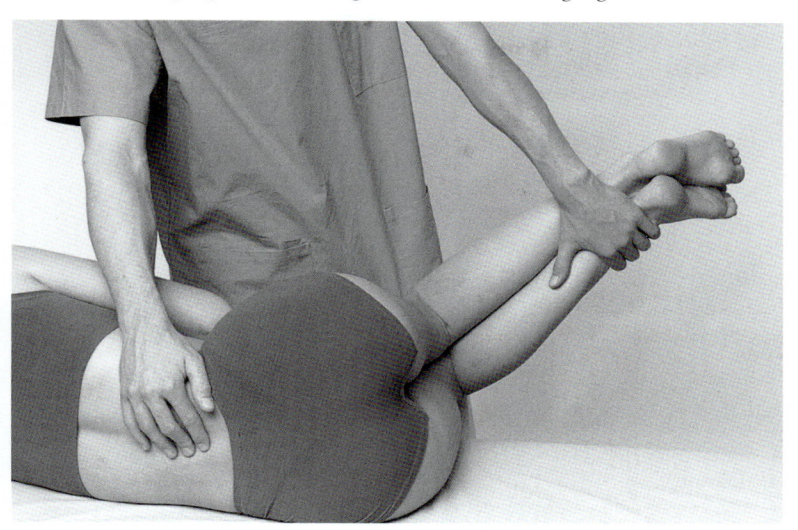

Abb. 20.35 Mobilisation der LWS in Seitneigung

Patient: in Seitenlage, Knie und Hüften 90° gebeugt

Therapeut: stehend, vor dem Patienten

Handposition:
- mit der fußnahen Hand das Sprunggelenk des unten liegenden Beins von posterior umfassen
- mit der kopfnahen Hand die Dornfortsätze der LWS palpieren

Ausführung:
- eine Seitneigung der Wirbelsäule induzieren: die Beine nach oben anheben, der führende Arm bleibt dabei gestreckt
- die Bewegung kann auf ein Segment konzentriert und durch Fixieren des superior dazu liegenden Segments verstärkt werden

20.4.6 Mobilisation der Lendenwirbelsäule in Rotation (▶ Abb. 20.36)

Indikation: Bewegungseinschränkungen der LWS in Rotation

Patient: in Seitenlage, Knie angezogen, oben liegender Ellenbogen ca. 90° gebeugt

Therapeut: stehend, vor dem Patienten

Handposition:
- den kopfnahen Arm zwischen Oberarm und Thorax durchführen, mit dem Ellenbogen Kontakt mit dem lateralen Anteil des M. pectoralis major aufnehmen, mit der Hand die Dornfortsätze der oberen LWS palpieren

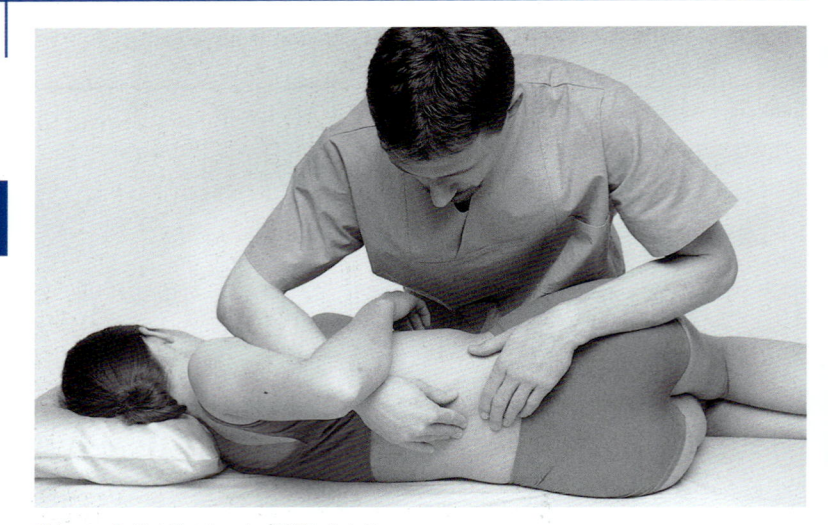

Abb. 20.36 Mobilisation der LWS in Rotation

- mit der fußnahen Hand die Dornfortsätze der unteren LWS palpieren

Ausführung:
- eine Rotation der Wirbelsäule induzieren: mit dem kopfnahen Arm den Oberkörper nach posterior bewegen
- eine rhythmische Bewegung von anterior nach posterior einsetzen
- um die Bewegung auf weiter kaudal gelegene Segmente zu erweitern, die Bewegung der Schulter nach posterior vergrößern, dazu kann eine Gegenrotation durch Zug der fußnahen Hand nach anterior hilfreich sein

20.4.7 Mobilisation des zervikothorakalen Übergangs (▶ Abb. 20.37)

Indikation: Bewegungseinschränkungen des zervikothorakalen Übergangs

Patient: in Seitenlage, Schultergürteln senkrecht auf der Bank

Therapeut: stehend, vor dem Patienten

Handposition:
- mit der kopfnahen Hand den Kopf untergreifen, der Kopf des Patienten liegt auf dem Unterarm
- den Kopf zwischen Hand (am Okziput) und Oberarm (an der Stirn) fixieren
- mit der anderen Hand die Dornfortsätze des zervikothorakalen Übergangs palpieren

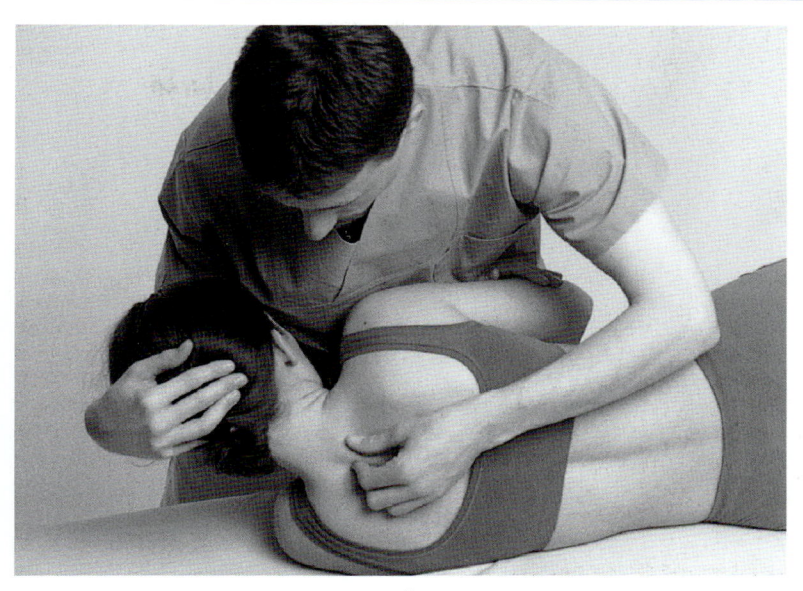

Abb. 20.37 Mobilisation des zervikothorakalen Übergangs

Ausführung:
- mit einer rhythmisch kreisenden Bewegung des Kopfes eine Bewegung im zervikothorakalen Übergang induzieren
- durch Druck oder Zug auf die Dornfortsätze nach lateral kann die Bewegung auf ein Segment konzentriert werden

21 Sutherland-Techniken

Cristian Ciranna-Raab, Christian Fossum, Noori Mitha
Therapeut auf den Fotos: Noori Mitha

21.1	**Balanced ligamentous tension (BLT)** *Christian Fossum*	**565**	
21.1.1	Das palpatorische Feingefühl	565	
21.1.2	Die Therapie der ligamentären Gelenkspannung	565	
21.1.3	Fulcrum und Stillpunkt	567	
21.1.4	Der unwillkürliche Mechanismus (Involuntary Mechanism)	568	
21.2	**Grundlagen** *Noori Mitha*	**568**	
21.2.1	Pathogenetisches Modell	568	
21.2.2	Therapieprinzip	569	
21.2.3	Behandlungsmethode	569	
21.3	**Techniken für das Becken** *Cristian Ciranna-Raab, Noori Mitha*	**570**	
21.3.1	Behandlung des Ilium im Stehen (direkte Technik)	570	
21.3.2	Pelvic Lift	571	
21.3.3	Globale Behandlung von Becken und Beckenboden	572	
21.4	**Techniken für die Wirbelsäule** *Noori Mitha*	**573**	
21.4.1	Behandlung des Os sacrum im Sitzen	573	
21.4.2	Sacrum Lift von anterior	574	
21.4.3	Behandlung der Lendenwirbelsäule im Sitzen	575	
21.4.4	Behandlung der Lendenwirbelsäule im Liegen	576	
21.4.5	Behandlung der Brustwirbelsäule im Sitzen	577	
21.4.6	Behandlung der Brustwirbelsäule im Liegen	578	
21.4.7	Behandlung von C0/C1	579	
21.4.8	Behandlung von C2–C7	580	
21.5	**Techniken für den Brustkorb** *Noori Mitha*	**581**	
21.5.1	Behandlung der 1. Rippe	581	
21.5.2	Behandlung der 2. und 3. Rippe	582	
21.5.3	Behandlung der 4.–10. Rippe	583	
21.5.4	Behandlung der 11. und 12. Rippe	584	
21.5.5	Diaphragma Lift	585	
21.5.6	Manubrium Lift	586	
21.6	**Techniken für den Schultergürtel** *Cristian Ciranna-Raab, Noori Mitha*	**587**	
21.6.1	Behandlung der Clavicula	587	
21.6.2	Behandlung der Scapula	587	
21.6.3	Schmetterlingstechnik	588	
21.7	**Techniken für die obere Extremität** *Noori Mitha*	**589**	
21.7.1	Behandlung des Schultergelenks	589	
21.7.2	Behandlung der Art. humeroulnaris	590	
21.7.3	Radius Lift	591	
21.7.4	Behandlung des Handgelenks (nach Still)	592	
21.8	**Techniken für die untere Extremität** *Cristian Ciranna-Raab, Noori Mitha*	**592**	
21.8.1	Behandlung des Hüftgelenks	592	
21.8.2	Behandlung des Knies	594	
21.8.3	Patella Lift	594	

21.8.4	Behandlung der Fibula	**595**	21.8.7	Behandlung der Art. subtalaris (Bootjack-Technik) **597**
21.8.5	Behandlung der Membrana interossea	**596**	21.8.8	Behandlung des Quergewölbes des Fußes **598**
21.8.6	Behandlung der Knöchelgabel	**597**		

21.1 Balanced ligamentous tension (BLT)

Christian Fossum

„Ich glaube fest daran, dass der Vater der Osteopathie keine plötzlichen Manipulationstechniken unterrichtet hat … dass er keine plötzlichen Einrenkungen benutzt hat. Er hat eine Technik eingesetzt, die primär das Gewebe von strukturellen Verwringungen befreit, so dass die Natur selbst das Gewebe zurück zum normalen Zustand bringen kann." [Schooley 1958].

21.1.1 Das palpatorische Feingefühl

Als Dr. **Sutherland** am Ende des 19. Jahrhunderts in Kirksville studierte, hatte Dr. A. T. Still die Verantwortung und den Unterricht in eigener Hand. Stills Behandlungsweise war sehr fein und **sanft**; diese Eigenschaften spiegeln sich in der Behandlungsmethode von Sutherland wieder. Die Techniken von Still verstärken die Läsion, um den Vorteil zu nutzen, dass die natürlichen Kräfte der Struktur die Bewegung zurück in Richtung der normalen Position einleiten (Recoil). [Hazzard 1905, Hulett 1922] Die Techniken benutzen **Kräfte**, die dem **Körper** des Patienten innewohnen, und keine Kraft von außen, um die Läsion zu beseitigen.

Für Still stand die **Palpation** absolut im Vordergrund und er schloss andere Methoden fast aus. Seine Fähigkeit, strukturelle Veränderungen problemlos mit seinen sensiblen Händen zu entdecken, wurde allgemein bewundert. [Hulett 1922] Sutherland führte die Gedanken von Still weiter und konnte nie deutlich genug klar machen, wie wichtig eine geschickte Palpation bei der Diagnostik und Ausführung von Techniken ist.

Folgende Zitate zeigen, was er gemeint hat: „Die **Finger** sind **denkende – fühlende – sehende** Instrumente unter unserer Leitung. Das Fühlen und Sehen von Gewebe bei der Bewegung ist die Kunst, die man osteopathische Technik nennt." „Von Bedeutung ist mehr die anatomisch-physiologische Berührung bei der Diagnostik und Behandlung und weniger die voreilige Manipulation."

Sutherland kam zu dem Schluss: „Osteopathische Techniken benötigen einen gut entwickelten **Tastsinn** und sollten sowohl bei der Diagnostik als auch bei der Behandlung mit Intelligenz eingesetzt werden." Denkende – sehende – fühlende – wissende Finger. Der „gut entwickelte Tastsinn" ist ein essenzielles Merkmal bei der Anwendung von BLT, die ein korrigierendes Vorgehen ist. Ebenso muss man neben dem taktilen Sinn den Verstand einsetzen. Die sensible Reaktion des Gewebes verlangt einen hoch entwickelten, palpatorischen Sinn, da BLT eine konstante Interaktion zwischen Diagnostik und Behandlung ist. Diese kann man als eine kybernetische Schleife von kontinuierlichen Inputs und Outputs mit Feedback während des gesamten Prozesses betrachten.

„Ein Grund, warum Osteopathie auch nach vielen Jahren der Arbeit so fasziniert, ist, weil jede Behandlung ein neues Abenteuer, ein unterschiedliches Gefühl von Gewebe, einen bestimmten Komplex, ein neues Problem darstellt …" [McConnell, 1930]

21.1.2 Die Therapie der ligamentären Gelenkspannung

Sutherland interpretierte die osteopathische **Läsion als Spannung der Körpergewebe**. Wenn sich Gelenke in Dysfunktion befinden, sind meistens die **Bänder** betroffen oder die Ursache. Deswegen entstand von Sutherland die Bezeichnung „ligamentous articular tension" (ligamentäre Gelenkspannung), die kranialen Läsionen wurden „membranous articular tension" (membranöse Gelenkspannung) genannt, da diese durch Einschränkungen der reziproken Spannung der Membrane entstehen. [Lippincott 1949, Kimberly 1950]

Sutherland war der Meinung, dass eine Läsion durch ein **Ungleichgewicht der reziproken Spannung der Ligamente** (bei Gelenken) oder Membranen (im Kranium) aufrechterhalten wird. Wenn man die Prinzipien der BLT in der Behandlung umsetzt, wird klar, dass nicht nur die Ligamente, sondern auch die Faszien, Muskeln und Flüssigkeiten betroffen sind: Das Gelenk wird in Richtung der Läsion positioniert, die Läsion wird dann so weit wie notwendig verstärkt, um die Spannung der schwachen Elemente der ligamentären Struktur gegenüber den nicht betroffenen Elementen auszugleichen oder sogar leicht in Vorteil zu bringen. Damit erreicht man den **Punkt der ausgeglichenen ligamentären Spannung** (point of balanced ligamentous tension = **PBLT**).

Die betroffenen Komponenten werden aktiv und passiv von der Barriere weg durch das noch vorhandene Bewegungsausmaß bewegt. Damit akkumuliert die Spannung, der Punkt der balancierten Spannung ist erreicht. In diesem Zustand der Balance des Gelenks kommen die **korrigierenden Kräfte** ins Spiel, die für das Gleichgewicht der Flüssigkeiten und Gewebe im betroffenen Gebiet sorgen. Die innewohnenden physiologischen Mittel und Potenz des Körpers können die Korrektur sichern. Dies wird durch den „Stillpunkt" und das „Fulcrum" erreicht (auf dem neurologischen, Flüssigkeitslevel und mit dem passiven Mechanismus). Wir reden von den stärksten selbstkorrigierenden Kräften des Körpers.

Das korrigierende Vorgehen besteht darin, das Gelenk in die freie Richtung zu dem Punkt zu bewegen, an dem das **Gewebe stressfrei** ist. Diese Position wird gehalten, um den hydrostatischen Druck der Flüssigkeiten zwischen den Zellen zu erlauben, die normale Verbindung und Form des Gewebes zurückzugewinnen. [Schooley 1958] „Erlaube es der physiologischen Funktion des Körpers, ihre eigene, unfehlbare Potenz zu zeigen anstatt blinde Kraft von außen einzusetzen." [Sutherland 1990]

Wenn man diese sanfte Technik benutzt, wird der Körper des Patienten unterstützt, seine **eigene Energie aufzubauen.** Sie ist die einzige Energie, die eine dauerhafte Wirkung für den Patienten hat. Wir können diese Energie nicht mit Gewalt durch unsere Technik in den Körper hineinzwingen; eine Behandlung dieser Art wird über kurz oder lang nur weiteres Ungleichgewicht entwickeln. [O. M. Stretch 1981]

Die innewohnenden Kräfte haben die natürliche Tendenz des Körpers, nach **Homöostase** zu suchen. Diese macht sich als rhythmische Aktivität in allen lebenden Geweben bemerkbar, und scheint die Hydrodynamik und bioelektrischen Kräfte im betroffenen Gelenk zu beeinflussen, wenn die Gewebsspannung komplett aufgehoben wird. Dadurch wird die Bewegungseinschränkung reduziert oder entfernt. [Kimberly 1980]

PBLT ist der Punkt, an dem alle Komponenten einer Gelenksläsion versammelt und unterstützt sind, so dass **sämtliche Kräfte in jede Richtung gleich ausgeglichen** sind. An diesem Punkt erreicht man eine neurologisch neutrale Situation, so dass das ZNS alle hyperreaktiven, die Gelenksläsion entwickelnden und aufrechterhaltenden Informationen ausschalten kann. Die neuen, nicht alarmierenden Informationen erlauben dem Gelenk, sich neu zu organisieren, so dass es den Stress und die Spannung selbst bewältigen kann. [Nusselein 1999] Der Zustand des Gewebes verbessert sich, wenn es zu dem Punkt dieser Entspannung zurückgebracht wird. Dies stellt die Elastizität des Gewebes, eine normale Verbindung der Kapillaren und Zellen und daher den Fluss und Austausch der Flüssigkeiten wieder her.

Nach diesen Überlegungen ist die osteopathische Behandlung eines Patienten im Rahmen der Manipulation nicht nur die Durchführung einer einzigen manuellen Prozedur. Die **Dauer** des Behandlungsprogramms und ebenso die **individuelle Behandlung** erfordern ein jeweils unterschiedliches technisches Herangehen. Das Visualisieren und die Synthese von den mit den Fingern palpierten Informationen bilden die Basis für ein scharfsinniges, klinisches Verhalten. Die begriffliche Erfassung der anatomisch-physiologischen Dysfunktionen, die für einen bestimmten Patienten typisch sind, ist der Schlüssel zur Maximierung der manipulativen Reaktionen. Die anhaltende Wirkung dieser Reaktionen ist von der selektiven, kontrollierten unterschiedlichen Kraft und dem geeigneten Hebel abhängig. Wenn diese Bedingungen erfüllt sind, werden die innewohnenden neuroregulatorischen Mechanismen bei der Überwindung der Dysfunktion zu Tage treten. [Chila, 1985] Es gibt einige **Richtlinien** nach Chila [1985]:

1. Die angewandte Kraft ist variabel.
2. Die verwendete Zeit ist variabel.
3. Visualisierung und Synthese sind zwingend.
4. Die begriffliche Erfassung ist von großer Wichtigkeit.
5. Toleranz und Reaktion sind individuell verschieden.
6. Die innewohnende Kapazität ist der Standard für Gesundheit und Krankheit.
7. Energie folgt dem Gedanken.

21.1.3 Fulcrum und Stillpunkt

Wenn man mit dem Patienten arbeitet, ist es wichtig, dass die eigenen Erwartungen nicht in das Gewebe des Patienten hineininterpretiert werden. Man soll neutral spüren, was der Körper einem zu vermitteln hat.

Es ist wichtig, dass der Osteopath bei der Palpation aufmerksam ist, da diese zeigt, ob die Bewegung möglich und/oder eingeschränkt ist. Sobald man den Spielraum für Toleranz oder Widerstand hinsichtlich der Bewegung beurteilt hat, versucht der Osteopath, ein angemessenes Fulcrum zu nutzen, durch das eine Entspannung erzielt wird. [Becker 1963, Chila 1985]

Durch das Fulcrum fällt der Punkt der ausgeglichenen Spannung der Bänder mit dem „**Stillpunkt**" zusammen. Ein **Fulcrum** ist ein stiller Punkt, über den sich ein Hebel bewegt und von dem er seine Kraft erhält. Es kann zu verschiedenen Bereichen unterhalb des Hebels wechseln, bleibt aber ein stiller, balancierter Punkt, über den der Hebel arbeitet und seine Potenz sicherstellt. [Sutherland 1967]

Man kann diesen Punkt als „**neutralen Punkt**" verstehen: „Die Flüssigkeit beruhigt sich beim Stillpunkt oder Fulcrum, stellt den Punkt ein, bei dem die Membranen balanciert sind, und leitet damit die Korrektur ein. In diesem „Augenblick der Stille" manifestiert sich die Potenz der zerebrospinalen Flüssigkeit." [Magoun 1951]

Es ist ein rhythmischer balancierter Austausch; „der Zeitraum, in dem alle **Flüssigkeiten im Körper ausgetauscht** werden." [Sutherland 1967] „Der Punkt, an dem eine direkte Antwort auf die Gezeitenbewegung möglich ist; ein Balancepunkt in den reziproken Spannungen der Hirnhäute, der sich mit der primären Respiration verschieben kann." [Jealous 1997]

„Ich möchte, dass du die ganze Strömung fühlst, die diesen Balancepunkt erreicht, eine Balance zwischen zwei Skalen. Das ist der Punkt, an dem der Mechanismus stillsteht, er geht weder zurück noch strömt er, er ist ganz einfach genau bei diesem neutralen Punkt angekommen." [Sutherland 1967]

21.1.4 Der unwillkürliche Mechanismus (Involuntary Mechanism)

Wenn man mit dem Gewebe arbeitet, versucht man, alle Elemente davon zum Neutralpunkt oder Balancepunkt zusammenzubringen. Bei diesem kommt der unwillkürliche Mechanismus (Involuntary Mechanism = IVM) ins Spiel. Dieser ist einer der **stärksten selbstkorrigierenden Kräfte** des Körpers (Homöostase).

„Eine spontane Bewegung im Körper arbeitet durch das Aufrechterhalten von koordinierten, physiologischen Prozessen für die Homöostase und bezieht alle Gewebe des Körpers in nächster Umgebung mit ein. An der Aufrechterhaltung der Homöostase sind mechanische, flüssige, chemische, elektrische und magnetische Veränderungen beteiligt. Die dem ZNS innewohnende, rhythmische Bewegung, der fluktuierende Rhythmus der zerebrospinalen, lymphatischen, intrazellulären und interzellulären Flüssigkeiten und die rhythmische Bewegung des primären respiratorischen Mechanismus sind **ständig da**, bis zum Lebensende. Sie können hinsichtlich Tempo, Rhythmus, Amplitude, Form oder Kraft unterschiedlich sein, aber müssen ständig weitergehen. Die homöostatischen Kräfte streben konstant nach der Wiederherstellung der normalen Funktion, und wenn ein Hindernis, das diese blockiert, entfernt werden kann, werden sie dies erreichen." [Cooper 1977]

Still sagte: „Finde Gesundheit und bringe sie in Bewegung, Krankheit kann jeder finden." Sutherland gab dieser Aussage eine neue Bedeutung. Die Anwendung von BLT entspricht ganz den fundamentalen Prinzipien der Osteopathie: der Körper ist eine Einheit, Struktur und Funktion hängen reziprok voneinander ab, der Körper kann sich selbst regulieren und hat selbstheilende Kapazitäten.

Wir erzwingen nicht, sondern **unterstützen** vielmehr die **angeborene Energie** des Körpers beim Lindern eines Zustands. Der Zustand des Gewebes wird verbessert, indem es zurück in die Position gebracht wird, an der es ursprünglich verspannt wurde. Die Position wird verstärkt eingenommen, um den Punkt der Entspannung zu erreichen. Dies stellt die geeigneten, propriozeptiven Reflexe, die Elastizität des Gewebes und die normalen kapillären und zellulären Beziehungen wieder her, was eine Homöostase im betroffenen Gebiet und im Mechanismus selbst zulässt.

21.2 Grundlagen
Noori Mitha

21.2.1 Pathogenetisches Modell

Die in diesem Kapitel beschriebenen Techniken gehen in ihren Prinzipien auf **Dr. William Garner Sutherland** zurück, der ein Schüler von Dr. Andrew Taylor Still war. Hauptsächlich bekannt wurde Sutherland durch die Entwicklung der Techniken für das Kranium. Bevor er sich allerdings damit beschäftigte, hatte er bereits eine spezielle Methode zur Behandlung der Gelenke erarbeitet.

Sutherland beschrieb dazu folgendes Modell: Die wichtigsten Strukturen, die ein Gelenk halten und schützen, sind die **Bänder**. Diese sind nie vollkommen entspannt, sondern befinden sich in einem physiologischen **Spannungsgleichgewicht**. Das Gelenk bewegt sich um ein neutrales, physiologisches **Fulcrum** (Drehpunkt), das innerhalb des Gelenkes liegt.

Bei äußerer Krafteinwirkung, z. B. durch einen seitlichen Schlag gegen ein Gelenk, kann sich dieses Fulcrum räumlich verschieben, so dass die Bänder des Gelenks in ein Spannungsungleichgewicht geraten. Dies kann zu Bewegungseinschränkungen, Schmerzen und Instabilität führen. Wird dieser Zustand chronisch, verlieren die kontraktilen Elemente der Bänder an Elastizität. Dies kann bei der Untersuchung als Mobilitätsverlust des Gelenkes, Qualitätsveränderung des umliegenden Gewebes oder starres Gefühl der Bänder palpiert werden.

21.2.2 Therapieprinzip

Um das Spannungsgleichgewicht der betroffenen Bänder wieder herzustellen, wird das Gelenk in eine Position geführt, in der die **Spannung aller Bänder gleich groß**, d h. in Balance, ist. Durch das Unterstützen des Gelenks in dieser Position wird die Haltefunktion der Bänder vorübergehend vom Therapeuten übernommen. Diese Positionierung ermöglicht den Bändern, ihr eigentliches physiologisches Spannungsgleichgewicht wieder einzunehmen. Die Position, in der dieser unwillkürliche Prozess stattfinden kann, nennt man **point of balanced ligamentous tension** (**PBLT**; Punkt der ausgeglichenen ligamentären Spannung).

21.2.3 Behandlungsmethode

Die Behandlung nach den Prinzipien von Dr. Sutherland erfordert ein konzentriertes, ruhiges und einfühlsames Arbeiten. Bei der Durchführung der Sutherland-Techniken ist es besonders wichtig, dass der Therapeut seine Aufmerksamkeit auf die zu behandelnden Bänder und die dreidimensionale Struktur des Gelenks richtet und wahrnimmt, welche Veränderungen während der Behandlung stattfinden. Er palpiert dazu die Aktivität der Bänder in jedem Moment, bis die Korrektur vollendet ist. Ein gutes Verständnis des Körpers, der Prinzipien der Osteopathie und ein **geschultes Palpationsvermögen** sind unbedingte Voraussetzungen für die erfolgreiche Durchführung dieser Techniken. Daher können die nachfolgenden Beschreibungen eine hilfreiche Ergänzung, nicht jedoch Ersatz für einen praktischen Unterricht sein.

Die im Text angegebenen **Handpositionen** haben sich in der Praxis bewährt. Es ist jedoch sinnvoll, die Handpositionen zu benutzen, mit denen der Therapeut individuell am besten arbeiten kann. Wenn das Prinzip der Sutherland-Techniken verstanden ist, kann jeder mit ein wenig Übung mit diesen Techniken kreativ und innovativ am ganzen Körper experimentieren und arbeiten.

- Zuerst wird der **Bewegungsradius** des Gelenkes getestet, um festzustellen, wo Einschränkungen bestehen und in welche Richtungen es sich gut bewegt.

Nachdem die Komponenten der Dysfunktion bestimmt wurden, nimmt der Therapeut **Kontakt mit dem Gelenk** auf und passt die Kraft seines Griffes den Kräften im Gelenk an. Dies ist von großer Bedeutung, da die Bewegung der Bänder nur dann palpiert werden kann und die Bänder auf die Positionierung reagieren, wenn ihnen mit gleicher Kraft begegnet wird. Der Therapeut übernimmt damit die **Haltefunktion** für die jeweils zu behandelnden Bänder. Um dies optimal zu gewährleisten, muss der Therapeut durch seinen Kontakt dem Patienten eine gute Unterstützung bieten, damit dieser die willkürliche Kontrolle über das Gelenk abgeben kann. Der unwillkürliche Mechanismus kann nun die Korrektur durchführen.

Die Aufmerksamkeit wird dann auf die zu behandelnden Bänder gerichtet. Die meisten **Techniken** sind **indirekt**, d. h. dass das Gelenk in die Richtung(en) bewegt wird, in die es sich ohne Einschränkung bewegen lässt. Dr. Sutherland nannte dieses „to go into **ease**" (in die bewegungsfreie Richtung gehen). In dieser Position

wird palpiert, ob ein PBLT einsetzt. Um diesen Prozess zu unterstützen, können zusätzlich folgende Parameter benutzt werden:
- **Disengagement:** Die Gelenkflächen des betroffenen Gelenkes werden in entgegengesetzter Richtung bewegt oder durch leichte Traktion sanft voneinander getrennt. Dies kann einerseits zur Verstärkung einer Dysfunktion notwendig sein, wird aber auch oft benutzt, um eine Grundspannung auf die beteiligten Bänder zu bringen.
- **Kompression:** Um eine Dysfunktion zu verstärken, kann es nötig sein, die Gelenkflächen durch gegenläufigen Druck anzunähern.
- **Körperhaltung:** Der Patient wird so positioniert, dass die Dysfunktionsstellung des betroffenen Gelenkes betont wird.
- **Atmung:** Die Einatmung wird zur Verstärkung einer Dysfunktion in Flexion und/oder Außenrotation eingesetzt, die Ausatmung zur Verstärkung einer Dysfunktion in Extension und/oder Innenrotation. Zudem kann das Anhalten der Atmung (Apnoe) bei voller Einatmung oder Ausatmung eingesetzt werden. Oft geschieht die Lösung einer Dysfunktion am Ende der inspiratorischen oder exspiratorischen Apnoe.

Wenn der **PBLT** erreicht ist, spürt der Therapeut, wie die **Bänder** beginnen, ein **neues Gleichgewicht** zu suchen. Es entsteht der Eindruck, als würden im Gelenk kleinste Bewegungen stattfinden. Nach einer Weile kommen die Bänder zur Ruhe. In dieser letzten Phase der Korrektur, die in der Regel mit einem Stillpunkt zusammenfällt, **verschiebt** sich das **Fulcrum** des Gelenks wieder in seine physiologische Neutralposition.

Wenn die rhythmische Bewegung des Gelenks während der Primäratmung wieder deutlich gefühlt werden kann, begleitet der Therapeut den Patienten in seine **Ausgangsstellung** zurück, der dann wieder die willkürliche Kontrolle seiner Haltung übernimmt.

Die Beweglichkeit des Gelenkes wird zur Kontrolle erneut getestet. Ggf. kann die Technik wiederholt werden.

21.3 Techniken für das Becken
Cristian Ciranna-Raab, Noori Mitha

21.3.1 Behandlung des Ilium im Stehen (direkte Technik) (▶ Abb. 21.1)

Noori Mitha

Indikation: Ilium in Anteriorität oder Posteriorität

Patient: stehend, mit den Händen an der Bank aufgestützt

Therapeut: kniend, seitlich des Patienten auf Seite der Dysfunktion

Handposition:
- mit einer Hand die Crista iliaca umfassen, mit dem Handballen der anderen Hand inferior des Tuber ischiadicum Kontakt aufnehmen

Ausführung:
- den Patienten bitten, das Bein der Dysfunktionsseite gekreuzt vor das andere zu stellen und nur die laterale Fußkante aufzusetzen, das Knie sollte leicht gebeugt sein
- dann den Patienten bitten, sein Gewicht auf das nicht betroffene Bein zu verlagern, um eine Dekoaptation des Iliosakralgelenks der Dysfunktionsseite zu erreichen
- das Gelenk mit beiden Händen entgegengesetzt der Dysfunktion positionieren: bei einer Dysfunktion des Ilium in Posteriorität das Ilium nach anterior, bei einer

Dysfunktion in Anteriorität das Ilium nach posterior führen
- in dieser Position entsteht ein PBLT; es sollte spürbar sein, wie sich die Bänder des betroffenen Iliosakralgelenks entspannen
- den Patienten nun bitten, beide Knie zu beugen und sich dabei in die Hand des Therapeuten hineinzusetzen, sich danach langsam wieder aufzurichten und die Füße nebeneinander zu stellen
- währenddessen den Kontakt beibehalten und das Ilium in die Korrekturrichtung bewegen
- nach vollendeter Korrektur den Kontakt lösen

21.3.2 Pelvic Lift (▶ Abb. 21.2)

Noori Mitha

Indikation: Tonusveränderung der Beckenbodenmuskulatur, Beckenbodenschwäche, Verdauungsstörungen

Patient: in Seitenlage

Therapeut: stehend, hinter dem Patienten, Blick nach kranial

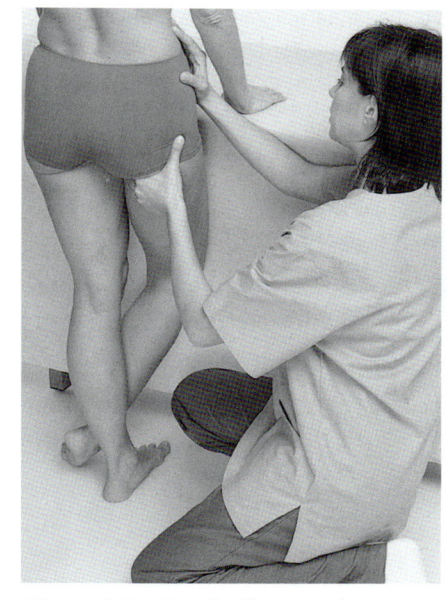

Abb. 21.1 Behandlung des Ilium

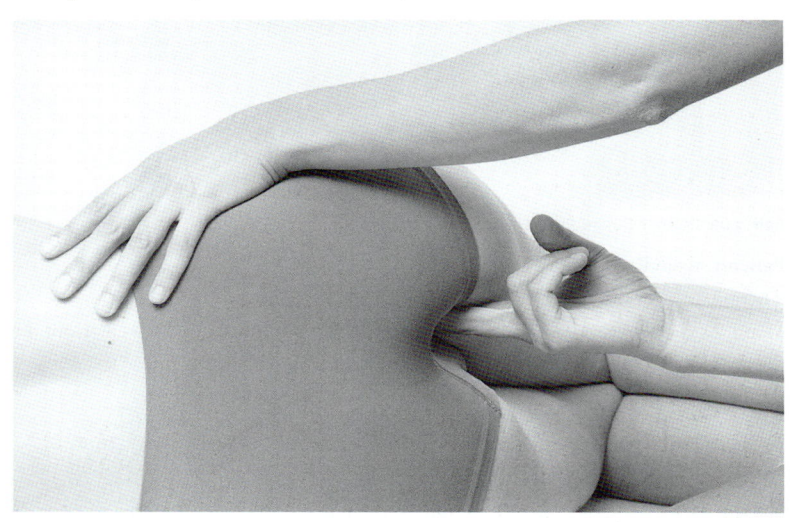

Abb. 21.2 Pelvic Lift

Handposition: mit Zeige- und Mittelfinger der patientennahen Hand medial des oben liegenden Tuber ischiadicum Kontakt aufnehmen, Finger nach kranial gerichtet

Ausführung:
- einen leichten, stetigen Druck nach kranial aufbauen, wobei sich Unterarm und Handgelenk in einer Linie befinden
- den Druck nach kranial nur in dem Maße erhöhen, wie eine Entspannung der Gewebe palpiert werden kann
- sobald sich der Beckenboden weich, aber dennoch elastisch anfühlt, den Kontakt langsam lösen

21.3.3 Globale Behandlung von Becken und Beckenboden (▶ Abb. 21.3)

Cristian Ciranna-Raab

Indikation: Diagnostik und Behandlung von Dysfunktionen des Beckens und Beckenbodens

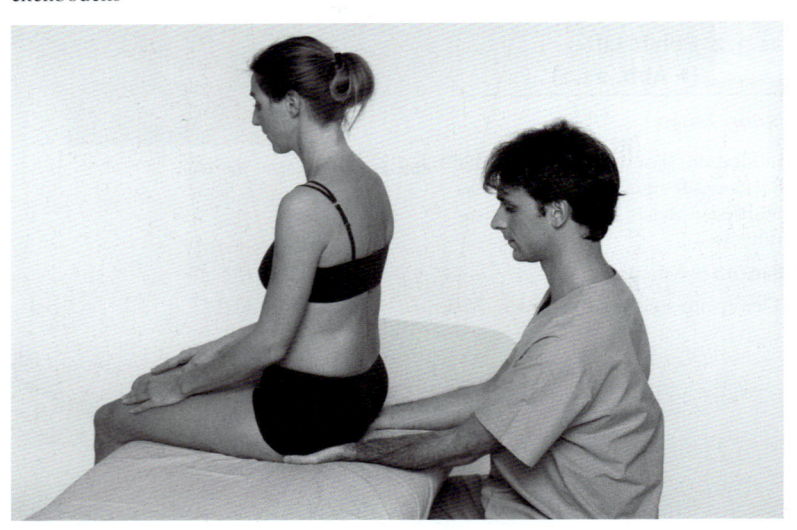

Abb. 21.3 Globale Behandlung von Becken und Beckenboden

Patient: sitzend

Therapeut: sitzend, hinter dem Patienten

Handposition: die supinierten Hände unter das Becken führen und jeweils Kontakt mit der Tuberositas ischii aufnehmen

Ausführung:
- den Patienten auffordern, entspannt sitzen zu bleiben
- durch leichte Bewegung der Hände die Bewegungen des Beckens prüfen: z. B. durch Schub der einen Hand nach anterior Rotation posterior des Os ilium derselben Seite prüfen, Zug nach lateral für Inflare usw.
- je nach Dysfunktionsmuster den PBLT durch Schub oder Zug an einem oder beiden Tuberositas ischii auffinden

- ggf. den Patienten tief einatmen lassen
- bei gelungener Ausführung sind die Mobilitätsverluste nicht mehr spürbar und eine Entspannung des Beckenboden ist zu palpieren

> Patienten genau erklären, wie die Technik ausgeführt wird, um Missverständnisse betreffs der Kontaktaufnahme zu vermeiden.

21.4 Techniken für die Wirbelsäule
Noori Mitha

21.4.1 Behandlung des Os sacrum im Sitzen (▶ Abb. 21.4)

Indikation: Dysfunktion in Flexion oder Extension des Os sacrum

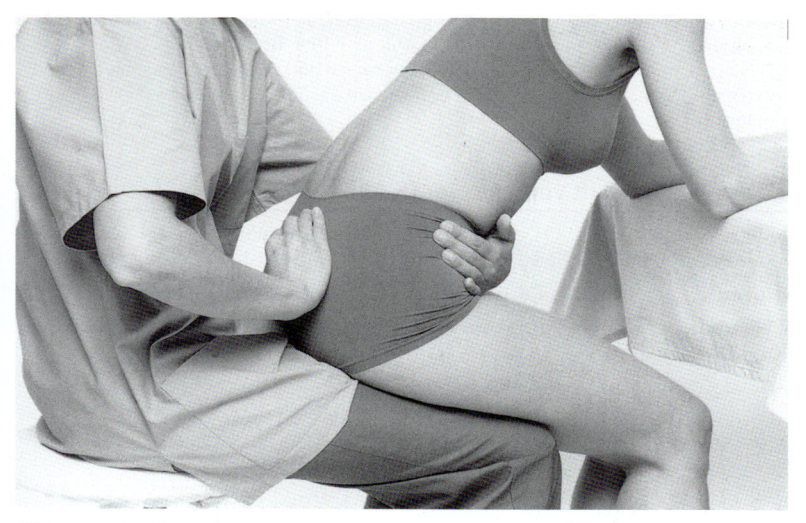

Abb. 21.4 Behandlung des Os sacrum

Patient: sitzend, auf den Knien des Therapeuten, Ellenbogen auf der Bank aufgestützt

Therapeut: sitzend, auf einem Hocker vor der Bank, eventuell mit einem Sitzkissen auf den Knien

Handposition:
- mit einem Arm beide SIAS von vorne umgreifen
- die andere Hand auf das Os sacrum legen

Ausführung:
- den Patienten tief ein- und ausatmen lassen und dabei die Bewegung des Os sacrum palpieren
- bei Einschränkung der Mobilität des Os sacrum die Dysfunktion mit Hilfe von Positionierung und Atmung verstärken
- das Os sacrum dazu so positionieren, dass es sich freier von den Ilia bewegen kann: den Patienten bitten, sich auf den Ellenbogen soweit auf der Bank nach

vorne zu bewegen, bis zu spüren ist, wie das Os sacrum nach anterior/superior aus der Umklammerung der Ilia bewegt wird (Disengagement)
- in dieser Position die Dysfunktion durch einen Druck nach ventral gegen die Apex ossis sacri bei einer Flexionsdysfunktion oder gegen die Basis ossis sacri bei einer Extensionsdysfunktion verstärken
- durch Bewegung der Knie die Position der Ilia verändern, um einen PBLT zu erreichen: ein oder beide Knie anheben, Knie nach vorne, hinten, zusammen oder auseinander bewegen
- die Atmung unterstützend einsetzen: bei einer Flexionsdysfunktion den Patienten bitten, tief einzuatmen und den Atem anzuhalten, bis er ausatmen muss, bei einer Extensionsdysfunktion auszuatmen und den Atem anzuhalten, bis er einatmen muss
- nach vollendeter Korrektur den Patienten in die Neutralposition zurück begleiten und den Kontakt lösen

> Sutherland benutzt die Terminologie der kraniosakralen Osteopathie, um die Bewegung des Os sacrum zu beschreiben. Es soll eine freie Bewegung des Os sacrum in Flexion, d. h. die Basis ossis sacri bewegt sich nach dorsal (Einatmungsstellung), und Extension, d. h. die Basis ossis sacri bewegt sich nach ventral (Ausatmungsstellung), möglich sein.

21.4.2 Sacrum Lift von anterior (▶ Abb. 21.5)

Indikation: Fixation des Os sacrum, Basis nach anterior und inferior fixiert, oft Folge einer Entbindung, Schleudertrauma

Patient: sitzend, Hände auf den Schultern des Therapeuten liegend

Therapeut: sitzend, auf einem Hocker vor dem Patienten, Knie jeweils lateral der Knie des Patienten

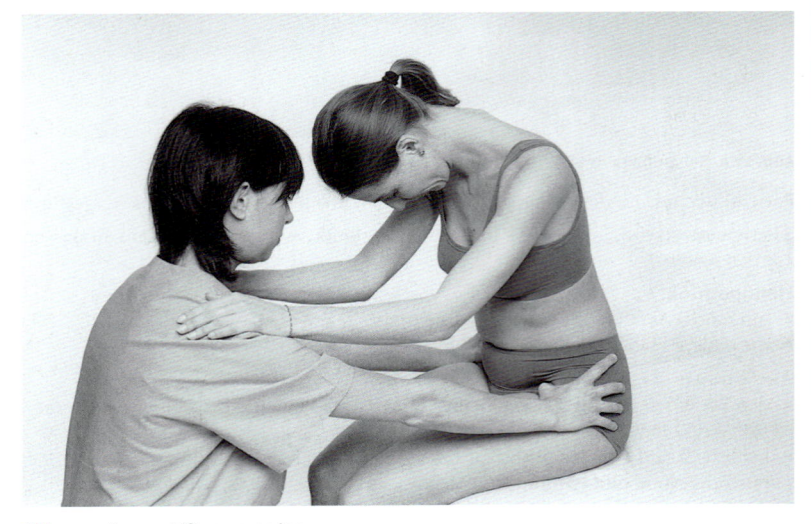

Abb. 21.5 Sacrum Lift von anterior

Handposition:
- mit den Händen die Ilia mit festem Griff umfassen
- mit den Daumen medial der SIAS vorsichtig in die Tiefe Richtung der Alae ossis sacri palpieren

Ausführung:
- den Patienten bitten, den Kopf hängen zu lassen und sich mit aufrechter LWS etwas in Richtung des Therapeuten zu lehnen, um die Dysfunktion des Os sacrum zu betonen
- die Daumen bei jeder Ausatmung tiefer in Richtung Os sacrum bewegen
- sobald sich ein PBLT eingestellt hat und das Os sacrum eine Bewegung nach kranial beginnt, mit den Knien die Knie des Patienten zusammendrücken und einen Druck auf den anterioren Teil der Ilia nach medial ausüben, um dem Os sacrum eine größere Bewegungsfreiheit zu geben, was den Bändern die Korrektur ermöglicht
- den Patienten bitten, tief einzuatmen und die Luft anzuhalten, während er sich aufrichtet, nach oben streckt und die Knie auseinander drückt
- die Bewegung des Os sacrum nach kranial und dorsal begleiten
- den Patient bequem hinsetzen lassen und langsam den Griff lösen

> Sutherland benutzt die Terminologie der kraniosakralen Osteopathie, um die Bewegung des Os sacrum zu beschreiben. Es soll eine freie Bewegung des Os sacrum in Flexion, d. h. die Basis ossis sacri bewegt sich nach dorsal (Einatmungsstellung), und Extension, d. h. die Basis ossis sacri bewegt sich nach ventral (Ausatmungsstellung), möglich sein.

21.4.3 Behandlung der Lendenwirbelsäule im Sitzen (▶ Abb. 21.6)

Indikation: Dysfunktionen von Lendenwirbelsegmenten in Flexion, Extension, Rotation, Seitneigung

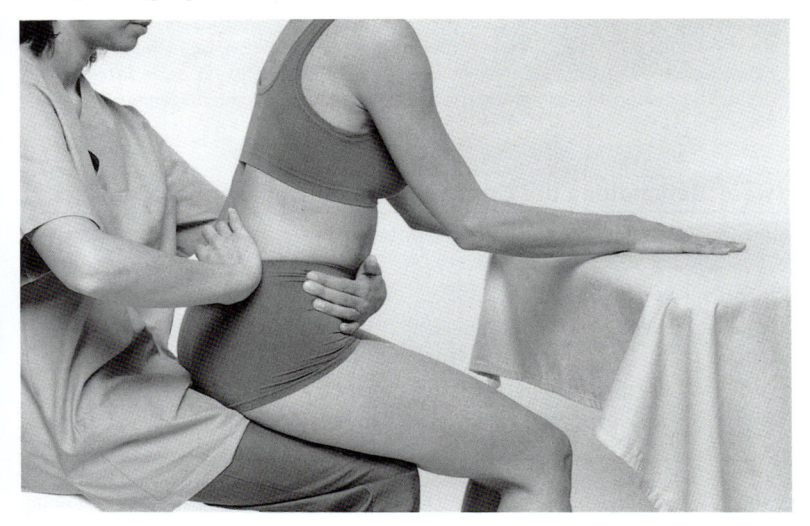

Abb. 21.6 Behandlung der LWS im Sitzen

Patient: sitzend, auf den Knien des Therapeuten, Hände auf der Bank liegend

Therapeut: sitzend, auf einem Hocker vor der Bank, eventuell mit einem Kissen auf den Knien

Handposition:
- mit einem Arm die SIAS von vorne umfassen
- mit den Fingern der anderen Hand die Dornfortsätze der betroffenen Lendenwirbel palpieren

Ausführung:
- um eine Dysfunktionsposition des Wirbels in Flexion zu verstärken, den Patienten bitten, die Händen auf der Bank etwas nach vorne zu bewegen, bis sich die Bänder des betroffenen Wirbels anspannen, dann den Wirbel am Dornfortsatz nach kranial halten und für die Korrektur den Patienten tief einatmen und die Luft anhalten lassen
- um eine Dysfunktionsposition des Wirbels in Extension zu verstärken, den Patienten bitten, die Hände auf der Bank nach hinten zu bewegen, um den Oberkörper etwas aufzurichten, dann den Wirbel am Dornfortsatz nach kaudal halten und für die Korrektur den Patienten tief ausatmen und die Luft anhalten lassen
- um eine Dysfunktionsposition des Wirbels in Seitneigung zu betonen, auf der betroffenen Seite das Knie etwas anheben und für die Korrektur den Patienten tief einatmen und die Luft anhalten lassen
- um eine Dysfunktionsposition des Wirbels in Rotation zu betonen, ein Knie vor- oder zurückbewegen und für die Korrektur den Patienten tief einatmen und die Luft anhalten lassen
- den Patienten, wenn er weiteratmen muss, in die Neutralposition zurück begleiten

> Flexions- und Extensionsdysfunktionen vor Seitneigungs- und Rotationsdysfunktionen korrigieren.
> Nach Sutherland befindet sich ein Wirbel in Flexionsdysfunktion, wenn dessen Beweglichkeit gegenüber dem darüberliegenden Segment eingeschränkt ist, in Extensionsdysfunktion, wenn dessen Beweglichkeit gegenüber dem darunterliegenden Segment eingeschränkt ist.

21.4.4 Behandlung der Lendenwirbelsäule im Liegen (▶ Abb. 21.7)

Indikation: Dysfunktionen von Lendenwirbelsegmenten in Flexion, Extension, Rotation, Seitneigung

Patient: in Rückenlage

Therapeut: sitzend, seitlich des Patienten

Handposition:
- beide Hände von lateral unter die LWS legen
- mit den Fingern die Dornfortsätze des betroffenen Segmentes und der benachbarten Wirbel palpieren

Ausführung:
- um eine Flexion zu verstärken, die Hände tiefer in die Bank drücken und somit eine Delordosierung der Wirbelsäule zulassen
- um eine Extension zu verstärken, die Hände etwas nach ventral anheben

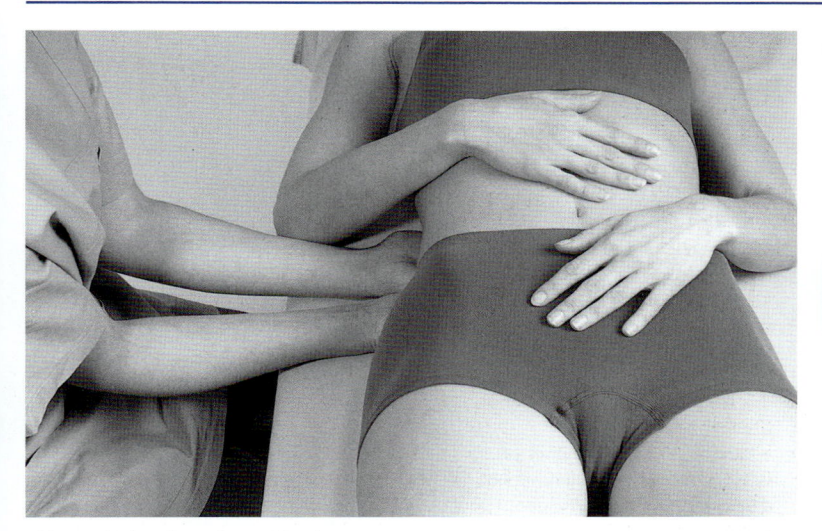

Abb. 21.7 Behandlung der LWS im Liegen

- um eine Seitneigung zu verstärken, den Patienten die Hüfte der Dysfunktionsseite etwas nach kranial bewegen lassen
- um eine Rotation zu verstärken, einen Druck auf die Querfortsätze induzieren
- mit obigen Komponenten den PBLT aufsuchen, dann warten, bis sich ein neues Gleichgewicht der Bänder des betroffenen Segmentes eingestellt hat
- nach vollendeter Korrektur den Patienten in die Neutralposition zurück begleiten und den Kontakt lösen

> Flexions- und Extensionsdysfunktionen vor Seitneigungs- und Rotationsdysfunktionen korrigieren.

21.4.5 Behandlung der Brustwirbelsäule im Sitzen (▶ Abb. 21.8)

Indikation: Dysfunktionen von Brustwirbelsegmenten in Flexion, Extension, Rotation, Seitneigung

Patient: sitzend, beide Beine an dergleichen Seite der Bank herabhängend

Therapeut: stehend, hinter dem Patienten

Handposition:
- mit einem Arm den Thorax umfassen und stabilisieren
- mit den Fingern der anderen Hand den Dornfortsatz des betroffenen Wirbels auf Seite der Posteriorität palpieren

Ausführung:
- um eine Flexion zu verstärken, den Patienten bitten, die Schultern leicht nach kranial zu heben, tief einzuatmen und die Luft anzuhalten
- dabei den Dornfortsatz des betroffenen Wirbels nach anterior und superior halten

- um eine Extension zu verstärken, den Patienten bitten, die Schultern nach kaudal zu bewegen und tief auszuatmen
- dabei den Dornfortsatz des betroffenen Wirbels nach inferior halten
- um eine Seitneigung nach rechts zu verstärken, den Patienten bitten, die rechte Schulter zu senken und die linke anzuheben
- um eine Rotationsdysfunktion zu verstärken, den Patienten bitten, den Kopf in Richtung der Rotationsdysfunktion zu drehen
- wenn die Bänder ein neues Gleichgewicht gefunden haben, den Patienten in die Ausgangsposition zurück begleiten

Flexions- und Extensionsdysfunktionen vor Seitneigungs- und Rotationsdysfunktionen korrigieren.

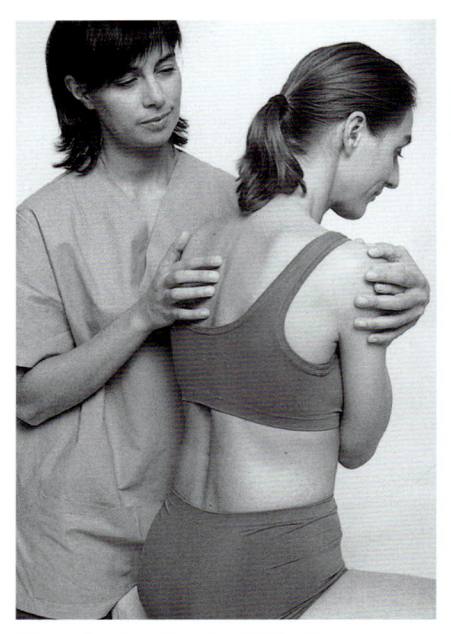

Abb. 21.8 Behandlung der BWS im Sitzen

21.4.6 Behandlung der Brustwirbelsäule im Liegen (▶ Abb. 21.9)

Indikation: Dysfunktionen von Brustwirbelsegmenten in Flexion, Extension, Rotation, Seitneigung

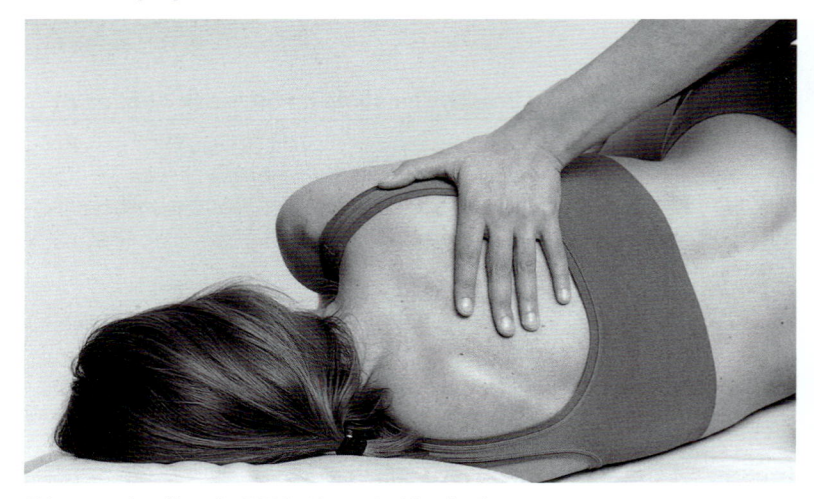

Abb. 21.9 Behandlung der BWS im Liegen: Position der Finger

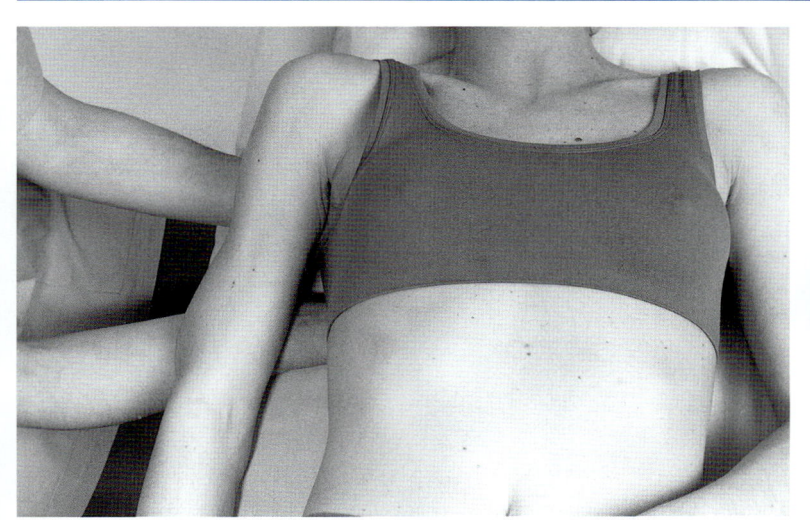

Abb. 21.10 Behandlung der BWS im Liegen: Ausführung

Patient: in Rückenlage

Therapeut: sitzend, seitlich des Patienten

Handposition:
- beide Hände von lateral unter die BWS legen
- mit den Fingern die Dornfortsätze des betroffenen Segmentes und der benachbarten Wirbel palpieren

Ausführung:
- um eine Flexion zu verstärken, die Hände tiefer in die Bank drücken und somit eine Delordosierung der Wirbelsäule zulassen
- um eine Extension zu verstärken, die Hände etwas anheben
- um eine Seitneigung zu verstärken, den Patienten die Schulterposition verändern lassen: ein Senken der rechten Schulter bewirkt eine verstärkte Seitneigung nach rechts, ein Senken der linken Schulter nach links
- um eine Rotation zu verstärken, den Patienten den Kopf zur Dysfunktionsseite drehen lassen
- mit obigen Komponenten den PBLT aufsuchen, dann warten, bis sich ein neues Gleichgewicht der Bänder des betroffenen Segmentes eingestellt hat
- nach vollendeter Korrektur den Patienten in die Neutralposition zurück begleiten und den Kontakt lösen

> Flexions- und Extensionsdysfunktionen vor Seitneigungs- und Rotationsdysfunktionen korrigieren.

21.4.7 Behandlung von C0/C1 (▶ Abb. 21.11)

Indikation: Dysfunktion des Okziput auf dem Atlas

Patient: in Rückenlage

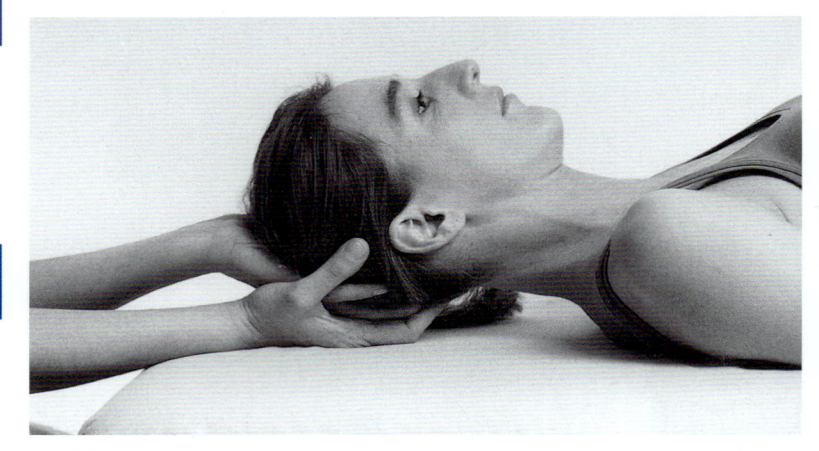

Abb. 21.11 Behandlung von C0/C1

Therapeut: sitzend, am Kopfende des Patienten

Handposition:
- die eine Hand befindet sich an der Squama occipitalis, mit dem Mittelfinger den Opisthion am posterioren Rand des Foramen magnum palpieren
- die zweite Hand über die erste legen, mit dem Mittelfinger das Tuberculum posterius des Atlas palpieren

Ausführung:
- den Patienten bitten, das Kinn nach kaudal zu bewegen (Nickbewegung), bis ein Anspannen der Bänder zwischen C0/C1 palpiert werden kann
- dabei kann unterstützend ein leichter Zug nach kranial mit der Hand am Okziput ausgeführt werden
- fühlen, wie sich das Tuberculum posterius des Atlas dem Finger annähert, und einen PBLT suchen
- zusätzlich kann der Patient beide Füße in Dorsalflexion bringen, was eine Anspannung der posterioren Bänder der Wirbelsäule bewirkt und dadurch C2 in die Technik miteinbezieht, und einatmen
- bei gelungener Technik lösen sich die Facetten von Atlas und Okziput spürbar
- nach vollendeter Korrektur den Patienten in die Neutralposition zurück begleiten und den Kontakt lösen

21.4.8 Behandlung von C2–C7 (▶ Abb. 21.12)

Indikation: Dysfunktionen von C2–C7 in Flexion, Extension, Seitneigung, Rotation

Patient: in Rückenlage

Therapeut: sitzend, am Kopfende des Patienten

Handposition:
- Zeige- und Mittelfinger beider Hände an die Procc. articulares des betroffenen Wirbels legen, bei einer Flexionsdysfunktion zusätzlich an die des darüber liegenden, bei einer Extensionsdysfunktion des darunter liegenden Wirbels

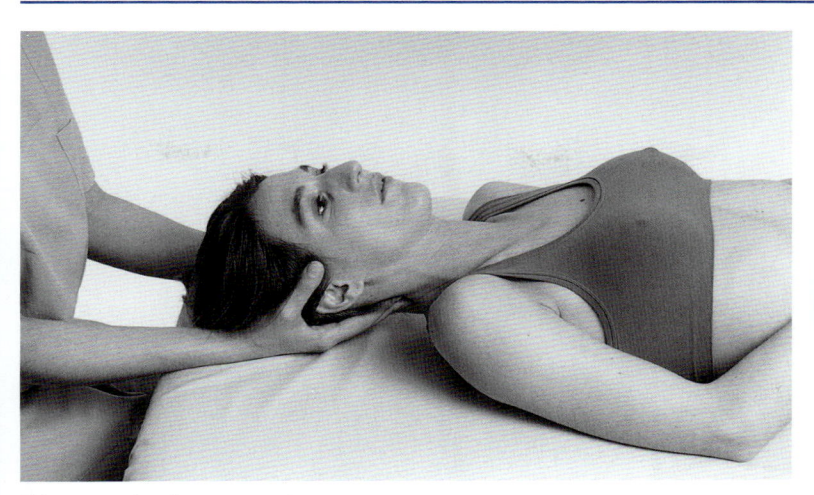

Abb. 21.12 Behandlung von C2–C7

Ausführung:
- um eine Flexion zu betonen, den Patienten bitten, die Schultern nach kaudal zu bewegen, wobei eine Abduktion der Arme vermieden werden sollte, einzuatmen und den Atem anzuhalten
- dabei den betroffenen Wirbel nach anterior und superior halten
- um eine Extension zu betonen, den Patienten bitten, die Schultern nach kranial zu bewegen, auszuatmen und den Atem anzuhalten
- dabei den Wirbel unter dem in Dysfunktion nach anterior und superior halten
- um eine Seitneigung nach rechts zu betonen, den Patienten bitten, die rechte Schulter nach kranial zu bewegen, was eine kompensatorische Seitneigung der HWS nach rechts bewirkt
- um eine Rotation nach links zu betonen, die rechten Procc. articulares des Wirbels in Dysfunktion und des darunter liegenden nach anterior und superior halten
- nach vollendeter Korrektur den Patienten in die Neutralposition zurück begleiten und den Kontakt lösen

> Flexions- und Extensionsdysfunktionen vor Seitneigungs- und Rotationsdysfunktionen korrigieren.

21.5 Techniken für den Brustkorb

Noori Mitha

21.5.1 Behandlung der 1. Rippe (▶ Abb. 21.13)

Indikation: Dysfunktionen der 1. Rippe in Exspiration, Inspiration
Patient: sitzend, am Ende der Bank
Therapeut: stehend, auf Seite der Dysfunktion

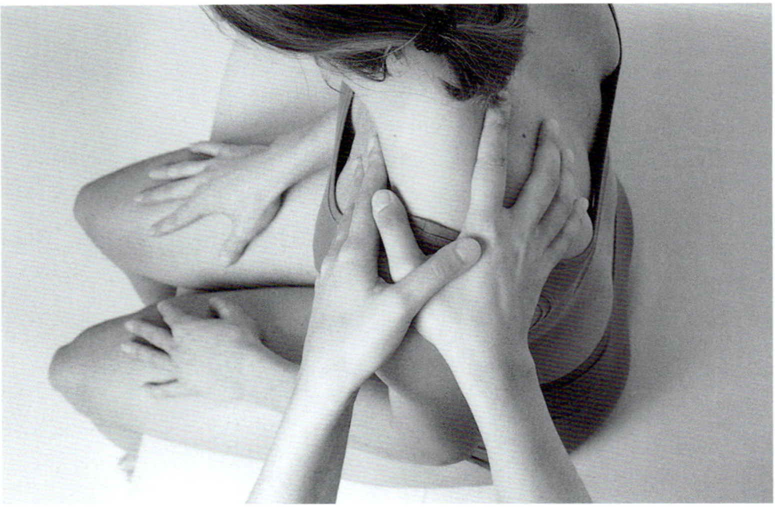

Abb. 21.13 Behandlung der 1. Rippe

Handposition:
- die eine Hand auf die Margo medialis der Scapula legen, mit dem Mittelfinger dabei Kontakt mit dem Querfortsatz des 1. Brustwirbels aufnehmen
- die andere Hand ventral auf den Thorax legen, dabei mit dem Zeigefinger superior und posterior der Clavicula, mit dem Mittelfinger inferior der Clavicula Kontakt aufnehmen

Ausführung:
- den Patienten bitten, sich zur Seite gegen die Hände des Therapeuten zu lehnen und den Kopf zur Gegenseite der Dysfunktion zu drehen; dadurch entsteht ein Disengagement, das gehalten wird, bis ein PBLT eintritt
- zusätzlich kann der Patient aufgefordert werden, tief ein- oder auszuatmen und die Luft anzuhalten, bis er weiteratmen muss; ob ein- oder ausgeatmet wird, entscheidet der Therapeut durch Palpation der Rippe, deren ligamentäre Strukturen dann stärker reagieren sollten
- nach Vollendung der Technik den Patienten in die Neutralposition zurück begleiten

21.5.2 Behandlung der 2. und 3. Rippe (▶ Abb. 21.14)

Indikation: Dysfunktionen der 2. und 3. Rippe in Exspiration, Inspiration

Patient: sitzend, am Ende der Bank

Therapeut: stehend, auf Seite der Dysfunktion

Handposition:
- die eine Hand auf die Margo medialis der Scapula legen, dabei mit Zeige- und Mittelfinger Kontakt mit der Rippe in Dysfunktion aufnehmen
- die andere Hand von vorne in die Achselhöhle legen, dazu den Patienten den Arm etwas anheben lassen, um den Daumen in Richtung Angulus costae platzieren zu können

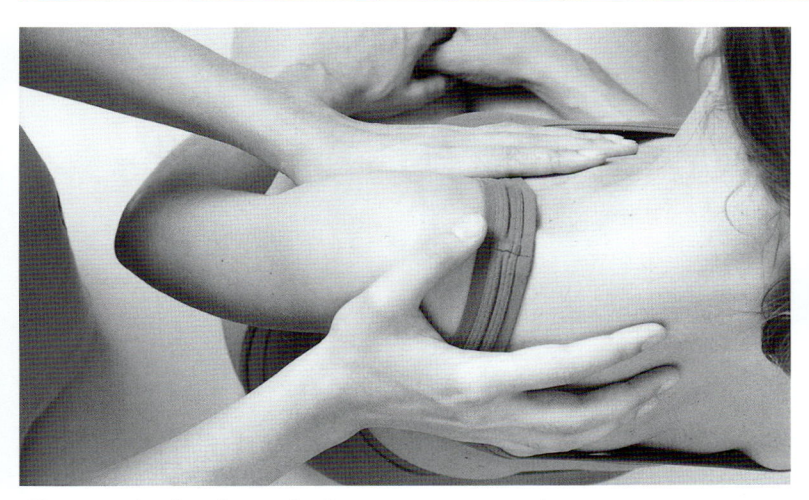

Abb. 21.14 Behandlung der 2. und 3. Rippe

- Zeige- und Mittelfinger ventral auf die Rippe in Dysfunktion legen
- den Patienten bitten, den Arm hängen zu lassen; da die Strukturen in der Achselhöhle sehr empfindlich sind, sollte der Kontakt darin sanft sein

Ausführung:
- den Patienten bitten, sich gegen die Hände des Therapeuten zu lehnen, um den PBLT aufzusuchen
- die Position kann unterstützt werden, indem der Patient die gegenüberliegende Schulter nach posterior bewegt und einatmet
- den Patienten bitten, ein- oder auszuatmen und den Atem anzuhalten, bis er weiteratmen muss; ob ein- oder ausgeatmet wird, entscheidet der Therapeut durch Palpation der Rippe, deren ligamentäre Strukturen deutlicher reagieren sollten
- den Patienten nach dem PBLT in die Ausgangsposition zurück begleiten

21.5.3 Behandlung der 4.–10. Rippe (▶ Abb. 21.15)

Indikation: Dysfunktionen der 4.–10. Rippe in Exspiration, Inspiration

Patient: sitzend, am Ende der Bank

Therapeut: stehend, auf Seite der Dysfunktion

Handposition:
- die Mittelfinger der einen Hand dorsal, der anderen Hand ventral auf die Rippe in Dysfunktion legen
- die Daumen berühren sich dabei in der Axillarlinie und bilden ein Fulcrum

Ausführung:
- den Patienten bitten, sich gegen die Hände des Therapeuten zu lehnen, wodurch ein Disengagement entsteht
- die Einstellung kann optimiert werden, indem der Patient die gegenüberliegende Schulter nach posterior bewegt

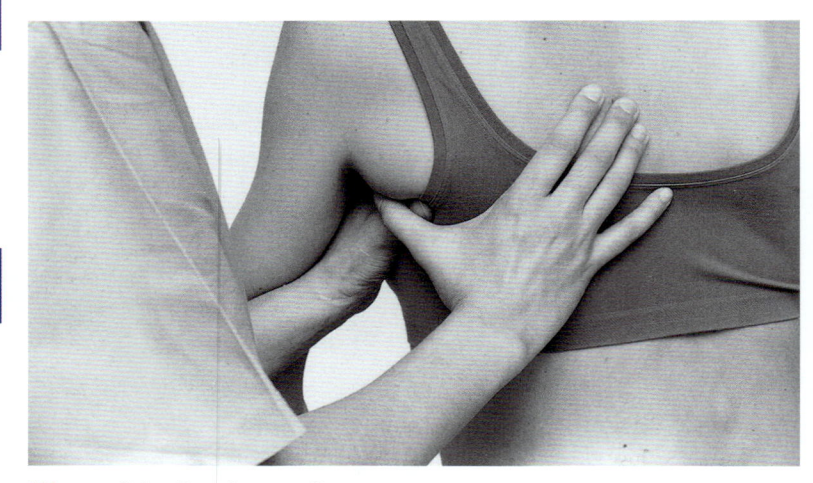

Abb. 21.15 Behandlung der 4.–10. Rippe

- die Aufmerksamkeit auf das kostovertebrale und das kostotransversale Gelenk richten
- den Patienten bitten, tief ein- oder auszuatmen und den Atem anzuhalten, bis er weiteratmen muss; ob ein- oder ausgeatmet wird, entscheidet der Therapeut durch Palpation der Rippe, deren ligamentäre Strukturen deutlicher reagieren sollten
- den Patienten nach dem PBLT und Vollendung der Technik in die Ausgangsposition zurück begleiten

21.5.4 Behandlung der 11. und 12. Rippe (▶ Abb. 21.16)

Indikation: Dysfunktionen der 11. und 12. Rippe in Exspiration, Inspiration

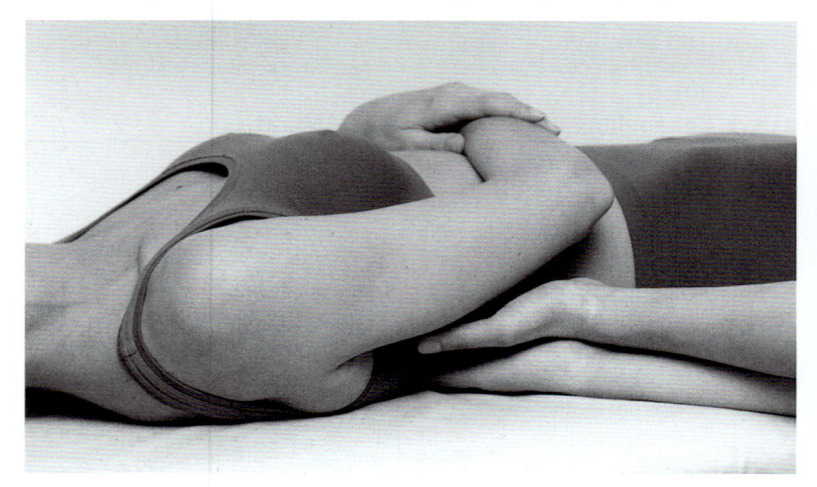

Abb. 21.16 Behandlung der 11. und 12. Rippe

Patient: in Rückenlage

Therapeut: sitzend, seitlich des Patienten

Handposition:
- beide Mittelfinger übereinander im Doppelkontakt auf die Rippe in Dysfunktion legen
- beim Doppelkontakt ist der Finger mit direktem Patientenkontakt der palpierende, der darüberliegende der motorische Finger, der die Bewegung ausführt

Ausführung:
- das Rippenköpfchen leicht nach ventral und lateral bewegen, wodurch ein Disengagement erreicht wird
- den PBLT einstellen und solange halten, bis sich die Rippe nach lateral bewegt und neu positioniert
- dann den Kontakt langsam lösen

21.5.5 Diaphragma Lift (▶ Abb. 21.17)

Indikation: Tonusveränderung des Zwerchfells, Zwerchfelltiefstand

Patient: in Rückenlage, Beine angestellt

Therapeut: stehend, am Kopfende des Patienten

Handposition:
- den Patienten bitten, die Hände auf die Rippenbögen zu legen, die Finger sind dabei nach medial gerichtet
- die Hände auf die des Patienten legen, was ein sanftes Arbeiten am empfindlichen Zwerchfell ermöglicht

Ausführung:
- den Patienten tief ein- und ausatmen lassen
- bei der Einatmung die Bewegung der Rippen nach lateral unterstützen
- bei der Ausatmung der Bewegung des Centrum tendineum des Zwerchfells durch leichten Zug mit den Händen nach kranial folgen

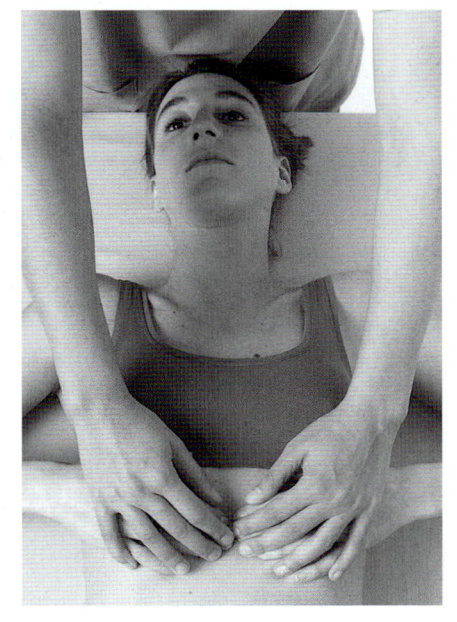

Abb. 21.17 Diaphragma Lift

- die mit den Händen am Thorax aufgebaute Spannung halten und bei der nächsten Atmung verstärken
- wenn keine weitere Spannung aufgebaut werden kann, den Patienten bitten, tief auszuatmen und dann den Atem anzuhalten
- dann den Patienten bitten, den Thorax zu weiten, als würde er tief einatmen, jedoch ohne Luft zu holen

- diese Position so lange halten, bis der Patient wieder tief Atem holen muss
- dann den Kontakt lösen

21.5.6 Manubrium Lift (▶ Abb. 21.18)

Indikation: Dysfunktionen des Manubrium sterni

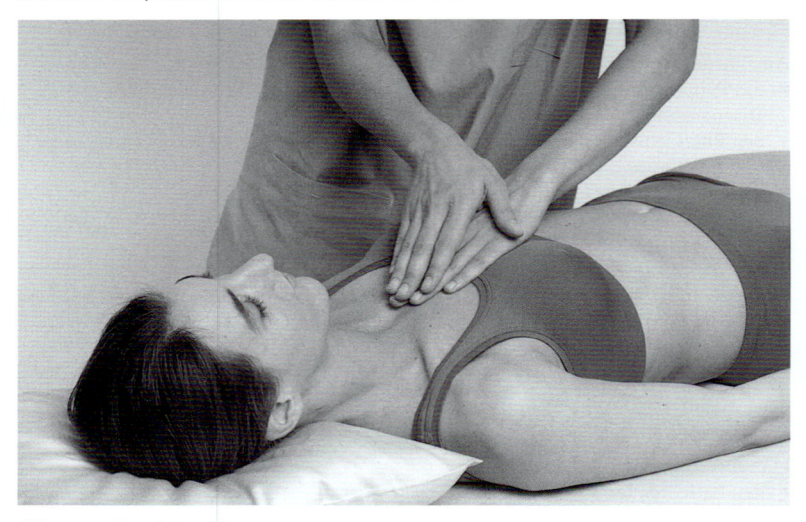

Abb. 21.18 Manubrium Lift

Patient: in Rückenlage

Therapeut: stehend, seitlich des Patienten

Handposition:
- die Hände übereinander im Doppelkontakt auf das Manubrium legen, die Finger sind dabei nach kranial gerichtet
- mit der unteren Hand palpieren, mit der oberen die Bewegung durchführen

Ausführung:
- durch Induktion einer leichten Kompression nach dorsal und superior die Ligg. pericardiaca superior und inferior (Faserverlauf von festem Bindegewebe von Herz zu Sternum und zu Th3–5) unter Spannung bringen
- den PBLT einstellen lassen
- wenn das Manubrium seine neue Position eingenommen hat, langsam den Kontakt lösen

> Diese Technik vorsichtig ausführen, da sich viele Patienten durch den Druck in der Halsnähe beengt fühlen.

21.6 Techniken für den Schultergürtel

Cristian Ciranna-Raab, Noori Mitha

21.6.1 Behandlung der Clavicula (▶ Abb. 21.19)

Noori Mitha

Indikation: Dysfunktionen der Clavicula in Innen-, Außenrotation

Patient: sitzend, die Hand der Dysfunktionsseite auf der Schulter des Therapeuten, der Ellenbogen ruht auf dem des Therapeuten

Therapeut: stehend, vor dem Patienten

Handposition:
- jeweils mit Daumen und Zeigefinger das distale und proximale Ende der Clavicula halten
- mit den Daumen die Clavicula nach kranial und lateral unterstützen

Ausführung:
- den Patienten bitten, sich gegen die Daumen des Therapeuten zu lehnen
- den PBLT aufsuchen
- um diesen zu verstärken, den Patienten die gegenüberliegende Schulter nach posterior bewegen lassen
- durch Heben oder Senken des Arms die Position am Akromioklavikulargelenk variieren, um eine Rotation der Clavicula über das Gelenk einzuleiten
- wenn nötig, den Patienten nun tief ein- oder ausatmen lassen
- bei gelungener Ausführung entsteht der Eindruck, als würde die Clavicula länger werden
- anschließend den Patienten in die Ausgangsposition zurück begleiten

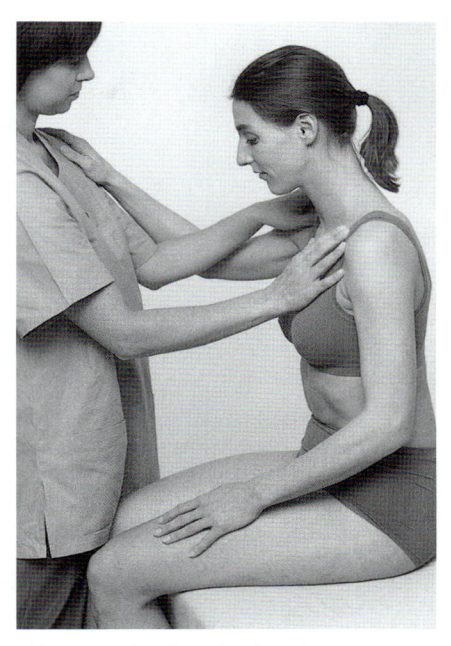

Abb. 21.19 Behandlung der Clavicula

21.6.2 Behandlung der Scapula (▶ Abb. 21.20)

Noori Mitha

Indikation: Dysfunktionen der Scapula

Patient: sitzend, am Ende der Bank, der Unterarm der Dysfunktionsseite auf dem Oberschenkel ruhend

Therapeut: stehend, auf Seite der Dysfunktion

Handposition:
- die eine Hand dorsal auf den Thorax legen, die Finger liegen dabei entlang der Margo medialis der Scapula

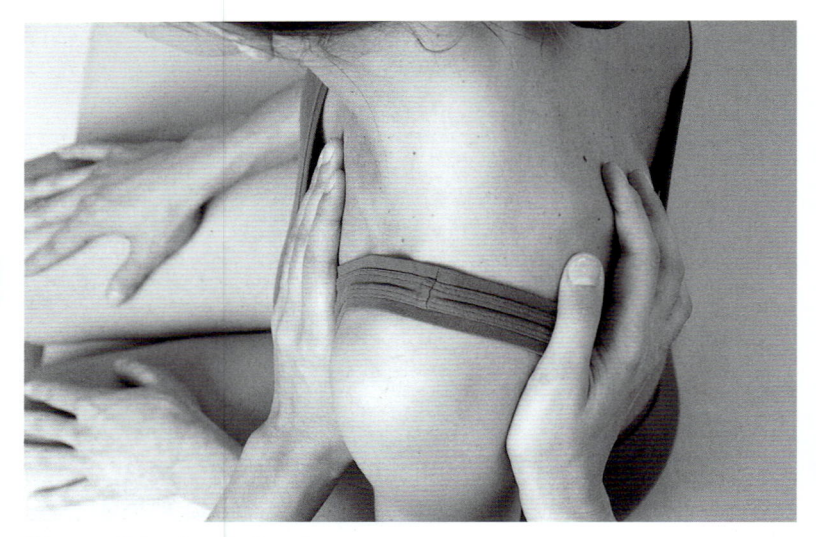

Abb. 21.20 Behandlung der Scapula

- die andere Hand ventral auf den Thorax legen, den Daumen vorsichtig in die Achselhöhle schieben, bis ein Kontakt mit der dorsalen Wand des Thorax zwischen den oberen Rippen und der Vorderseite der Scapula entsteht

Ausführung:
- den Patienten bitten, sich gegen die Hände des Therapeuten zu lehnen
- die Scapula an der Margo medialis leicht zu sich hinziehen und einen tiefen Kontakt mit dem Daumen entlang der Vorderseite der Scapula suchen
- den Patienten auffordern, die kontralaterale Schulter nach posterior zu bewegen
- wenn der PBLT erreicht ist, entsteht das Gefühl einer Bewegung der Scapula nach lateral und kaudal
- diese Position solange beibehalten, bis die Scapula ihre neue Position einnimmt
- dann langsam den Kontakt lösen und den Patienten in die Ausgangsposition zurück begleiten

21.6.3 Schmetterlingstechnik (▶ Abb. 21.21)

Cristian Ciranna-Raab

> Kontakt vorsichtig ausführen, um den Plexus brachialis nicht zu komprimieren.

Indikation: generelle Kompression des Schultergürtels und des thorakalen Outlets
Patient: sitzend
Therapeut: stehend, vor dem Patienten

Handposition:
- beide Daumen überkreuzen und die Art. sternoclavicularis beidseitig (kontralateral) palpieren

- die Finger (hauptsächlich Zeigefinger) entlang der Claviculae legen
- die Ellenbogen am Thorax abstützen

Ausführung:
- den Patienten bitten, sich leicht gegen die Hände des Therapeuten nach vorne zu lehnen
- den PBLT durch Bewegungen des eigenen Körpers aufsuchen
- ggf. den Patienten tief einatmen lassen
- bei gelungener Ausführung entsteht der Eindruck, als würden die Claviculae nach lateral und posterior länger werden
- anschließend den Patienten in die Ausgangsposition zurück begleiten

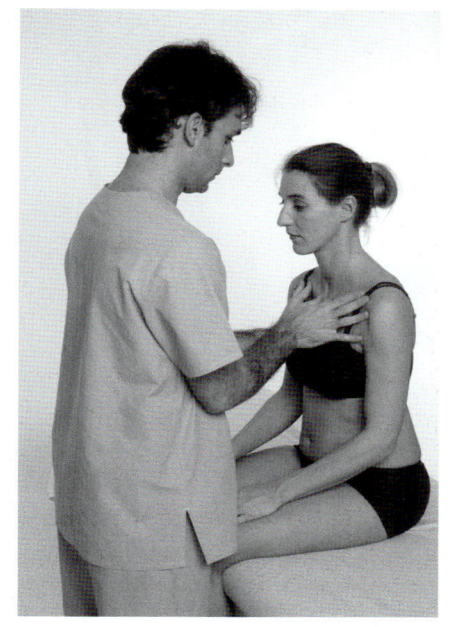

Abb. 21.21 Schmetterlingstechnik

21.7 Techniken für die obere Extremität
Noori Mitha

21.7.1 Behandlung des Schultergelenks (▶ Abb. 21.22)

Indikation: Dysfunktionen der Schulter

Patient: sitzend, am Ende der Bank

Therapeut: stehend, auf Seite der Dysfunktion

Handposition:
- mit beiden Händen das Schultergelenk von ventral und dorsal umfassen, die Daumen überkreuzen sich dabei in der Achselhöhle
- darauf achten, nicht mit den Daumen in die Achselhöhle zu drücken

Ausführung:
- den Patienten bitten, sich gegen die Hände des Therapeuten zu lehnen und die Hand der Dysfunktionsseite auf die kontralaterale Seite direkt unterhalb der Clavicula legen, der Ellenbogen ruht dabei auf dem Arm des Therapeuten
- in dieser Position den PBLT suchen
- zur feineren Einstellung kann der Patient gebeten werden, die kontralaterale Schulter nach posterior zu bewegen
- durch Heben und Senken des Arms des Therapeuten kann die Rotationskomponente im Schultergelenk verändert werden: ein Anheben bewirkt eine Innenrotation, ein Senken eine Außenrotation

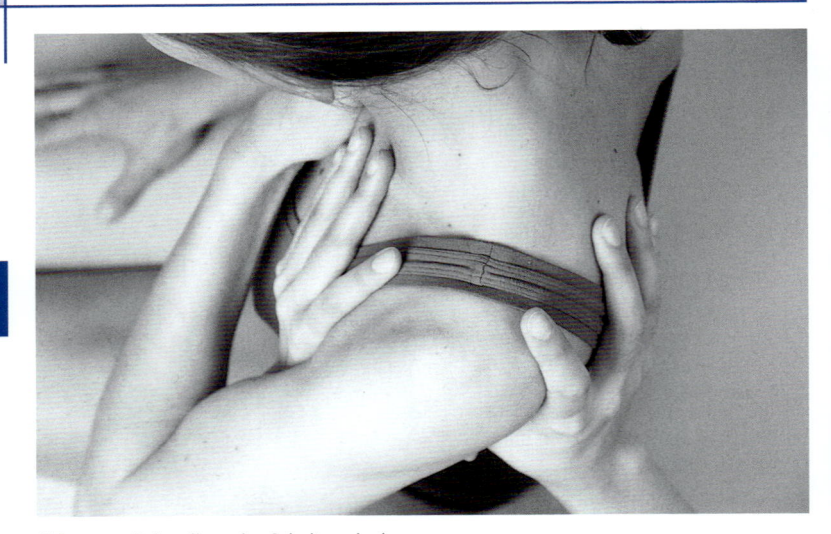

Abb. 21.22 Behandlung des Schultergelenks

- bei Bedarf den Patienten bitten, tief einzuatmen
- nach Beendigung der Technik den Patienten in die Ausgangsposition zurück begleiten

21.7.2 Behandlung der Art. humeroulnaris (▶ Abb. 21.23)

Indikation: Dysfunktionen des Ellenbogens, Epicondylitis

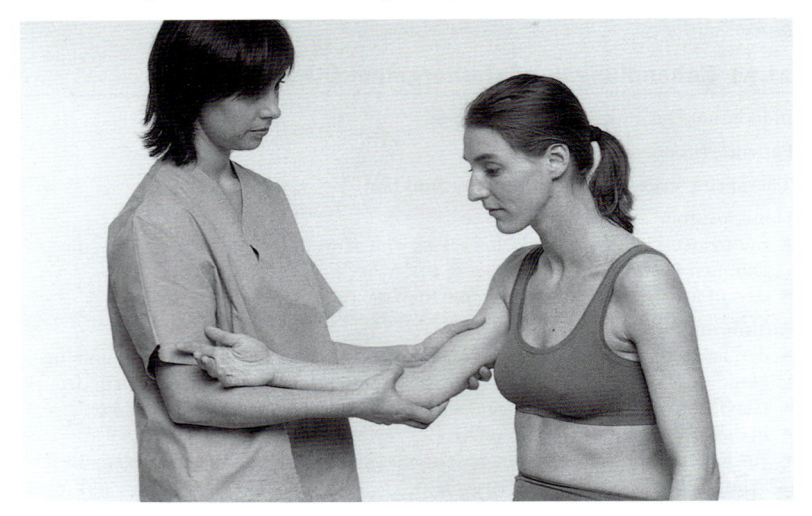

Abb. 21.23 Behandlung der Art. humeroulnaris

Patient: sitzend, am Ende der Bank, Ellenbogen 90° gebeugt, Unterarm auf dem Becken des Therapeuten ruhend

Therapeut: stehend, vor dem Patienten

Handposition:
- mit der einen Hand das Olecranon umfassen, dabei mit dem Arm den Patientenarm unterstützen
- mit der anderen Hand den distalen Humerus umfassen

Ausführung:
- mit leichter Traktion die Ulna fixieren
- mit der Hand am Humerus durch Kompression oder Traktion einen PBLT suchen
- dazu kann sich der Patient zum Therapeuten hin- oder etwas zurücklehnen
- den PBLT halten, bis sich ein neues Gleichgewicht der Bänder eingestellt hat
- den Patienten in die Ausgangsposition zurück begleiten

21.7.3 Radius Lift (▶ Abb. 21.24)

Indikation: Durchblutungsstörungen, Lymphabflußstörungen, nervale Störungen der Hand

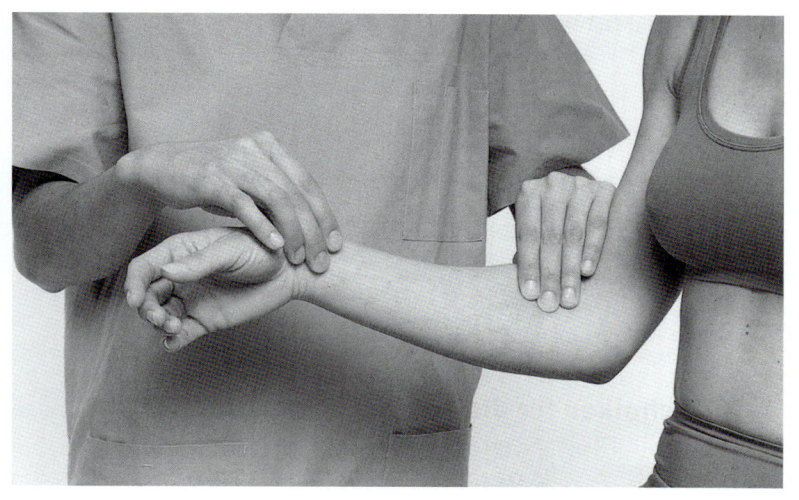

Abb. 21.24 Radius Lift

Patient: sitzend, am Ende der Bank, Ellenbogen 90° gebeugt

Therapeut: stehend, auf Seite der Dysfunktion

Handposition:
- jeweils mit Daumen und Zeigefinger proximal das Radiusköpfchen und distal den Proc. styloideus des Radius umgreifen

Ausführung:
- den Patienten bitten, den Arm zu entspannen, so dass der Unterarm von den beiden Kontaktpunkten herabhängt, durch das Gewicht des Unterarms die Membrana interossea unter Spannung gesetzt wird und den point of balanced membranous tension aufsucht

- diese Position halten, bis sich ein neues Gleichgewicht der Membran eingestellt hat
- den Patienten in die Ausgangsposition zurück begleiten

21.7.4 Behandlung des Handgelenks (nach Still) (▶ Abb. 21.25)

Indikation: globale und punktuelle Dysfunktionen des Handgelenks

Patient: sitzend

Therapeut: stehend, vor dem Patienten

Handposition:
- mit beiden Händen das Handgelenk von dorsal und ventral umfassen, die Finger greifen dabei ineinander

Ausführung:
- beide Hände mit relativ kräftigem Druck zusammendrücken, um eine Spannung auf die Bänder der Handwurzelknochen zu bringen
- den Patienten bitten, mit der Hand eine Dorsalextension auszuführen
- den Druck der Spannung im Handgelenk anpassen, die Handwurzelknochen bewegen sich dabei in ihre normale Position zurück
- dieser Vorgang kann wiederholt werden, wobei der Patient abwechselnd die Hand zur Faust ballt und sie wieder in Dorsalextension bringt

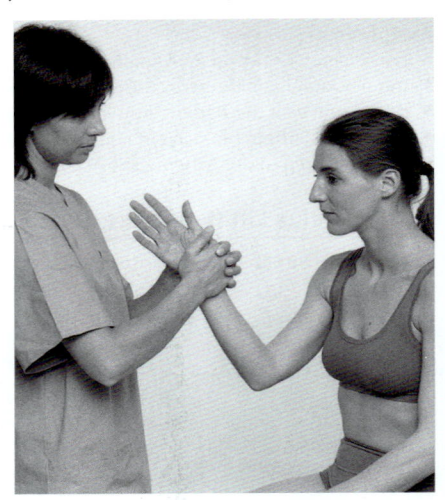

Abb. 21.25 Behandlung des Handgelenks

21.8 Techniken für die untere Extremität

Cristian Ciranna-Raab, Noori Mitha

21.8.1 Behandlung des Hüftgelenks (▶ Abb. 21.26 und ▶ 21.27)

Noori Mitha

Indikation: Dysfunktionen der Hüfte

Patient: sitzend, beide Beine über die gleiche Seite der Bank herabhängend

Therapeut: sitzend, vor dem Patienten

Handposition:
- die eine Handinnenfläche auf den Trochanter major der Dysfunktionsseite legen
- die andere Handinnenfläche auf die Innenseite des Oberschenkels legen und so nah wie möglich in Richtung des Femurkopfes schieben
- das Metakarpalgelenk des Zeigefingers befindet sich dabei dem Femurkopf am nächsten und stellt ein Fulcrum für die Korrektur dar

Ausführung:

- den Patienten bitten, den Außenknöchel der Dysfunktionsseite auf das kontralaterale Knie zu legen
- um eine Dysfunktion in Innenrotation verstärken, den Patienten bitten, das Knie nach oben anzuziehen, den Oberkörper nach vorne zu beugen und diesen zur Dysfunktionsseite zu drehen
- diese Position kann durch eine tiefe Ausatmung verstärkt werden
- um eine Dysfunktion in Außenrotation zu verstärken, den Patienten bitten, das Knie nach inferior und lateral zu drücken, sich zur Gegenseite zu neigen und den Oberkörper zur Gegenseite zu drehen
- diese Position kann durch eine tiefe Einatmung verstärkt werden
- am Trochanter major die Veränderung der Bänderspannung palpieren
- ist ein PBLT erreicht, diesen so lange halten, bis das Spiel der Bänder beendet ist und sich das Fulcrum im Hüftgelenk in Richtung Normalität verschiebt
- den Patienten in die Ausgangsposition zurück begleiten

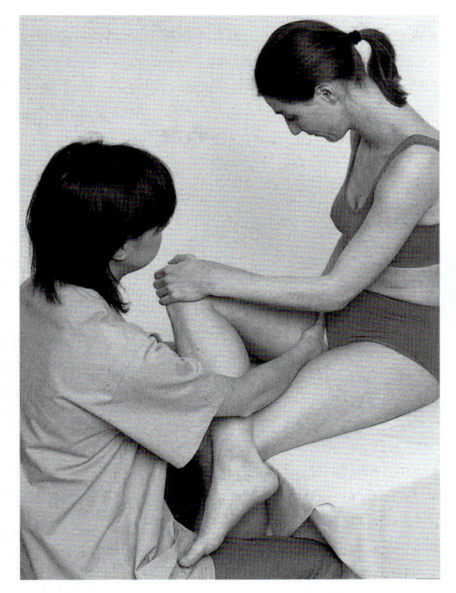

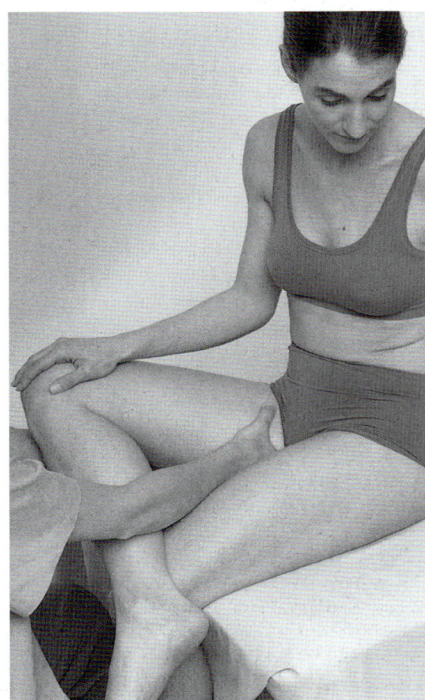

Abb. 21.26 Behandlung des Hüftgelenks: Innenrotation

Abb. 21.27 Behandlung des Hüftgelenks: Außenrotation

Nach Sutherland erfolgt die Ermittlung der Dysfunktionsrichtung, indem der stehende Patient bei gestreckter Hüfte eine Innen- und Außenrotation der Hüfte durchführt, während das Gewicht auf die nicht getestete Seite verlagert wird. Der Fuß dient dabei als Gradmesser. Die Richtung, in der eine größere Bewegung möglich ist, ist die Dysfunktionsrichtung.

21.8.2 Behandlung des Knies (▶ Abb. 21.28)

Noori Mitha

Indikation: Dysfunktionen der Innen- und Außenbänder des Knies

Patient: sitzend, die Mitte der Fibula der Dysfunktionsseite auf dem kontralateralen Knie ruhend

Therapeut: sitzend, vor dem Patienten

Handposition:
- mit der einen Hand den Fuß umfassen
- mit der anderen Hand das Knie umfassen

Ausführung:
- bei einer Dysfunktion der Innenbänder mit dem Daumen auf dem lateralen Gelenkspalt ein Fulcrum bilden, das Knie etwas anheben, den Fuß nach unten bewegen und mit den Fingern am medialen Gelenkspalt diesen Vorgang palpieren
- bei einer Dysfunktion der Außenbänder mit dem Daumen am medialen Gelenkspalt ein Fulcrum bilden, das Knie nach unten und den Fuß nach oben bewegen und mit den Fingern am lateralen Gelenkspalt diesen Vorgang palpieren
- den PBLT durch Innen- oder Außenrotation über den Kontakt am Fuß suchen
- den Patienten bitten, Widerstand gegen die am Fuß drehenden Hand aufzubauen
- die Spannung so lange halten, bis das Spiel der Bänder spürbar aufhört und sich das Fulcrum im Knie verschiebt
- den Patienten in die Ausgangsposition zurück begleiten

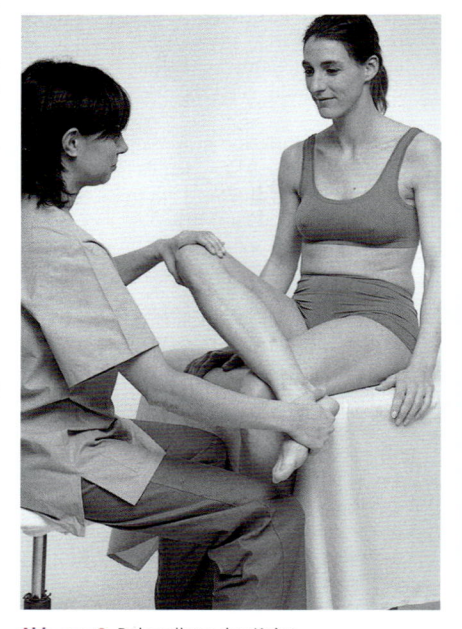

Abb. 21.28 Behandlung des Knies

21.8.3 Patella Lift (▶ Abb. 21.29)

Noori Mitha

Indikation: Dysfunktionen der Art. femoropatellaris

Patient: in Rückenlage, Knie leicht unterlagert

Therapeut: stehend, auf Seite der Dysfunktion

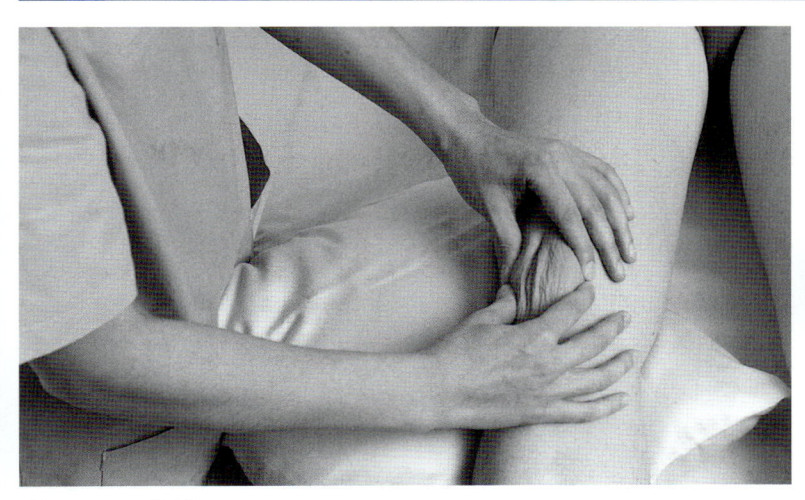

Abb. 21.29 Patella Lift

Handposition: mit Daumen und Zeigefinger beider Hände die Patella umfassen

Ausführung:
- die Patella nach anterior vom Kniegelenk abheben
- ein PBLT stellt sich ein
- wenn das Lig. patellae spürbar im Gleichgewicht ist, langsam den Kontakt lösen

21.8.4 Behandlung der Fibula (▶ Abb. 21.30)

Noori Mitha

Indikation: Dysfunktionen der Fibula in Superiorität, Inferiorität

Patient: sitzend, die Fibula der Dysfunktionsseite oberhalb des Außenknöchels auf dem kontralateralen Oberschenkel ruhend

Therapeut: sitzend, vor dem Patienten

Handposition: jeweils mit Daumen und Zeigefinger Außenknöchel und Fibulakopf umfassen

Ausführung:
- durch leichten Zug nach anterior eine Spannung der Membrana interossea zwischen Tibia und Fibula aufbauen

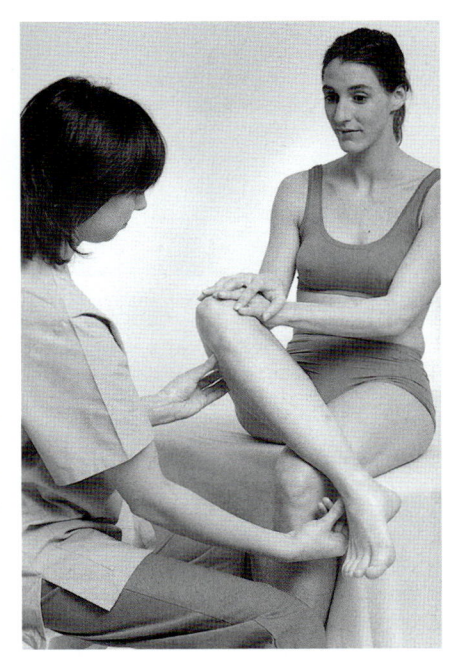

Abb. 21.30 Behandlung der Fibula

- den Patienten bitten, mit dem Fuß eine Pronation durchzuführen
- bei einer Dysfunktion in Superiorität das Knie mit beiden Händen Richtung Boden drücken
- bei einer Dysfunktion in Inferiorität das Knie mit beiden Händen leicht nach oben anheben
- der Patient kann die Korrektur noch unterstützen, indem er das Knie entlang der Längsachse des Unterschenkels nach oben zieht
- den Point of balanced Tension einstellen lassen
- anschließend den Patienten in die Neutralposition zurück begleiten

21.8.5 Behandlung der Membrana interossea (▶ Abb. 21.31)

Cristian Ciranna-Raab

Indikation: Mobilitätsverlust des Unterschenkels

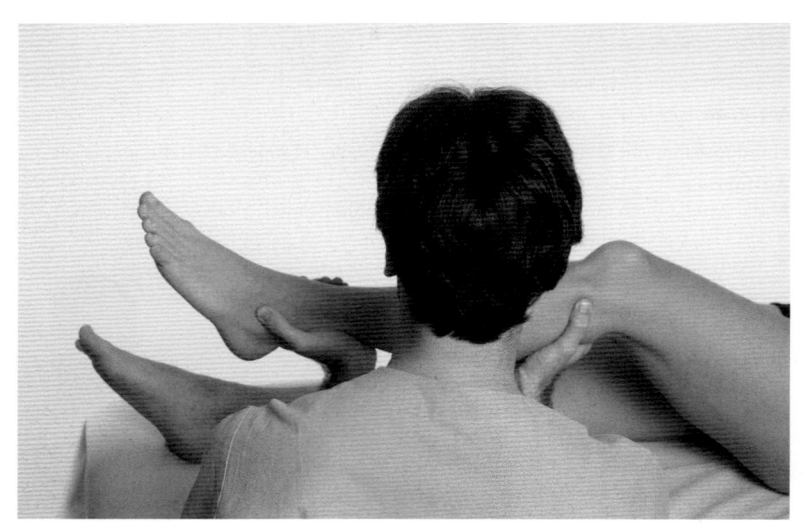

Abb. 21.31 Behandlung der Membrana interossea

Patient: in Rückenlage

Therapeut: sitzend, auf der Seite der Dysfunktion

Handposition:
- mit der kopfnahen Hand das Fibulaköpfchen umfassen
- mit der fußnahen Hand beide Malleolen umfassen
- den Unterschenkel anheben und beide Ellenbogen auf der Liege ablegen

Ausführung:
- beide Hände leicht in entgegengesetzter Richtung drehen und den PBLT aufsuchen
- ggf. den Patienten tief einatmen lassen
- bei gelungener Ausführung entsteht der Eindruck, als würde die Rotation des Unterschenkels leichter und die Fibula etwas länger
- anschließend den Patienten in die Ausgangsposition zurück begleiten

21.8.6 Behandlung der Knöchelgabel (▶ Abb. 21.32)

Noori Mitha

Indikation: Dysfunktionen der Knöchelgabel

Patient: sitzend

Therapeut: sitzend, vor dem Patienten

Handposition:
- mit den gefalteten Händen den Calcaneus von inferior umfassen
- mit den Thenaren Kontakt mit den Malleoli aufnehmen

Ausführung:
- Talus und Calcaneus unter der Knöchelgabel leicht nach anterior bewegen, um die Bänder zwischen Tibia und Fibulaknöchel unter Spannung zu bringen
- durch kleinste Bewegungen der Malleolen zwischen den Thenaren, Kompression und gegenläufige Verschiebung nach anteroposterior und superioinferior, einen PBLT aufsuchen
- den PBLT halten, während die Bänder der Knöchelgabel ein neues Gleichgewicht aufsuchen
- anschließend den Patienten in die Neutralposition zurück begleiten

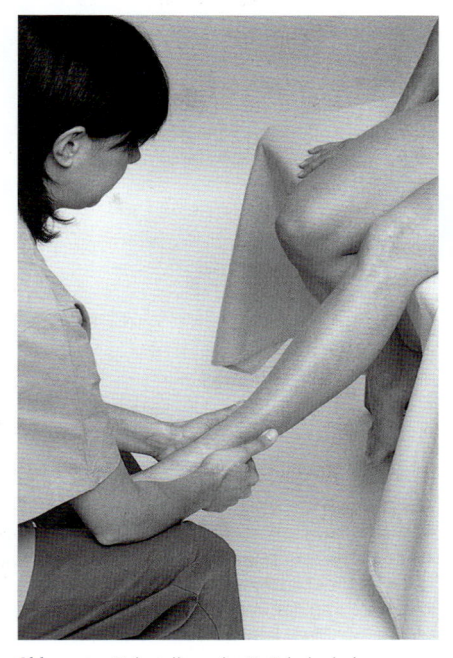

Abb. 21.32 Behandlung der Knöchelgabel

21.8.7 Behandlung der Art. subtalaris (Bootjack-Technik) (▶ Abb. 21.33)

Noori Mitha

Indikation: Dysfunktionen der Art. subtalaris

Patient: in Rückenlage

Therapeut: stehend, am Fußende des Patienten

Handposition:
- mit der einen Hand den Calcaneus von inferior umfassen
- mit den Grundgelenken des Zeigefingers und Daumens der anderen Hand (Daumengabel) Kontakt mit dem Collum tali aufnehmen

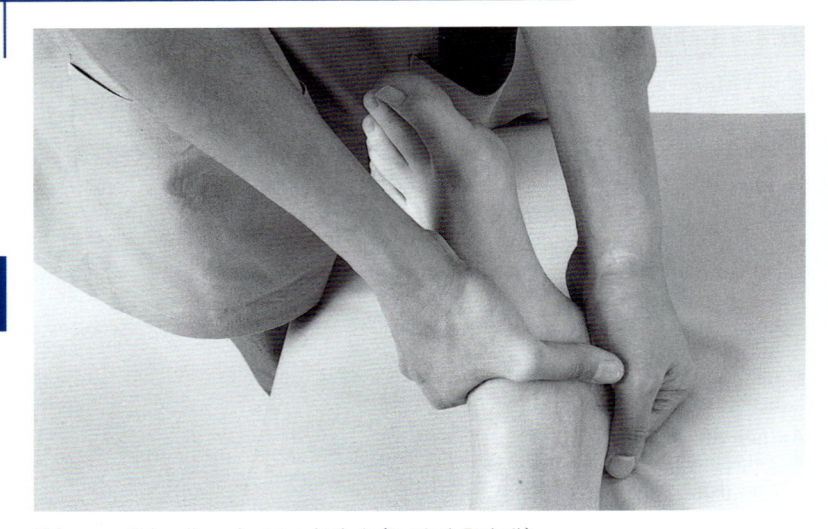

Abb. 21.33 Behandlung der Art. subtalaris (Bootjack-Technik)

Ausführung:
- das Collum tali nach inferior, den Calcaneus gleichzeitig nach superior halten
- diese Bewegung findet im Subtalargelenk statt und spannt die Bänder zwischen Talus und Calcaneus an
- einen PBLT einstellen lassen
- anschließend den Patienten in die Neutralposition zurück begleiten

21.8.8 Behandlung des Quergewölbes des Fußes (▶ Abb. 21.34)

Noori Mitha

Indikation: abgesunkenes Quergewölbe des Fußes

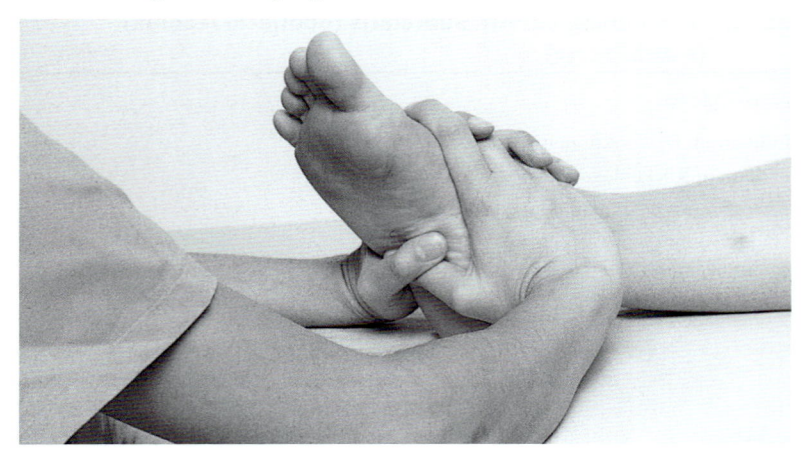

Abb. 21.34 Behandlung des Quergewölbe des Fußes

Patient: in Rückenlage

Therapeut: sitzend, am Fußende des Patienten

Handposition:
- mit den überkreuzten Daumen Kontakt mit der plantaren Seite des Os cuboideum und Os cuneiforme mediale aufnehmen
- die Finger über dem Fußrücken ineinander verschränken

Ausführung:
- den Fuß in Supination bringen
- das Os cuboideum und Os cuneiforme mediale nach lateral auseinanderdrücken, um die Bänder der Fußwurzelknochen unter Anspannung zu bringen
- einen PBLT in dieser Position einstellen
- den Patienten bitten, eine Dorsalflexion des Fußes gegen den Widerstand der Finger durchzuführen
- der Bewegung des Os cuboideum und Os cuneiforme mediale mit den Daumen folgen
- diese Position halten, während der Patient den Fuß wieder entspannt
- den Patienten bitten, eine Plantarflexion gegen den Widerstand der Daumen durchzuführen
- die Position der Daumen halten und eventuell den Druck gegen Os cuboideum und Os cuneiforme mediale verstärken
- diesen Vorgang 2 × wiederholen

22 Specific Adjustment Technique (SAT)

Gerald Lamb

Therapeut auf den Fotos: Tobias K. Dobler

22.1	**Geschichte**	602	22.5	**Die Positionale Läsion**	608
22.2	**Definition**	603	22.6	**Die Manipulation**	609
22.3	**Minimale Behandlung**	604	22.7	**Der Involuntary Mechanism**	611
22.4	**Die Wahl des Segments**	605			
22.4.1	Das Modell von Littlejohn	605	22.8	**Typische Behandlungsfolge**	612
22.4.2	Diagnostik anhand der Einheiten	607	22.9	**Positionale Manipulation von C1–C3**	613
22.4.3	Therapeutisches Vorgehen	607	22.10	**Sacral Toggle**	614

22.1 Geschichte

Das Konzept der Specific Adjustment Technique (SAT) entstand durch einen Zufall. Es wird erzählt, dass während einer Grippe-Epidemie in England in den 50ern des 20. Jahrhunderts der Osteopath **Parnall Bradbury** der einzige Therapeut im Dienst war. Die Klinik, in der er arbeitete, war nur für Leute mit begrenztem Einkommen, und es gab noch insgesamt 40 Patienten zu behandeln. Es war also nur die Zeit, **eine Schlüsselläsion** zu finden und **eine einzige Manipulation** vorzunehmen. Die klinischen Ergebnisse waren erstaunlich, besonders bei denen, die in den atypischen Bereichen der Wirbelsäule, nämlich der **oberen Halswirbelsäule** und im **Becken**, manipuliert worden waren.

Dieses Zufallsexperiment ermöglichte es Bradbury, die osteopathischen Prinzipien einzusetzen, die dem Satz von A. T. Still „Find it, fix it, leave it alone" am meisten gerecht werden. Innerhalb des Modells der Minimalen Behandlung (▶ 22.3) wurde die SAT geboren.

Bradbury hatte am Ende der Littlejohn-Ära an der British School of Osteopathy gelernt und nahm an Chiropraktikkursen teil, in denen ihn die Palmer-Methode „hole in one – Manipulationen der oberen Halswirbel" faszinierte. Er entwickelte ein System zur Diagnostik, die er „Spinology" nannte und von dem er dachte, dass sie Still's Prinzipien verkörperte und durch das es möglich wäre, eine Auswahl von **segmentalen Schlüsselläsionen** zu treffen (▶ 22.4). Er entwickelte das Konzept der **Positionalen Läsion** (▶ 22.5), einer Bewegungseinschränkung traumatischer Genese, die vor allem die atypischen Bereiche der Wirbelsäule betrifft. Wenn diese Läsionen durch präzisen Einsatz einer genauen Umkehr der Kraftvektoren, die in der Läsion vorhanden sind, behandelt werden, ermöglicht dies eine Resolution, die durch gewöhnliche Facettengelenk-Trenntechniken nicht erreicht werden kann.

Detailgenauigkeit und Präzision der Manipulationen ermöglichten es **Parnall Bradbury**, bemerkenswerte Veränderungen der Körpermechanik seiner Patienten und die Resolution ihrer Schmerzmuster zu erreichen. Er begann ein Forschungsprojekt mit **Dr. Dudley Tee**, um herauszufinden, welche Indikatoren es im Blutbild gibt, die beim Einsatz von **spezifischen Manipulationen bei Positionalen Läsionen** im Vergleich zur Verwendung gewöhnlicher Manipulationstechniken messbar sind. Es zeigte sich, dass der **Blutzuckerspiegel stieg**, wenn die oberen Halswirbel unter Einsatz einer spezifischen positionalen Intention manipuliert wurden. Daraus wurde der Schluss gezogen, dass der Adrenalinspiegel in diesen Fällen gestiegen war und ein längere Zeit **erhöhter Adrenalinspiegel** im Blut einen größeren Heilungseffekt bewirkt. Bradbury veröffentlichte diese Ergebnisse und diskutierte die Heilungsreaktion 1967 in seinem Buch „Mechanics of Healing". Er hätte auch noch Experimente an der Lendenwirbelsäule und dem Becken vorgenommen, aber Krankheit und vorzeitiger Tod verhinderten den Fortschritt der Forschung.

Während dieser Zeit arbeitete **Tom Dummer** mit Bradbury. Er verbreitete die SAT, entwickelte sie weiter und verfeinerte sie über die Jahre bis zu seinem Tod im Mai 1998, während er an der European School of Osteopathy (ESO) in Maidstone unterrichtete. Er erreichte letztlich eine unterschwellige **Vereinigung von struktureller und funktioneller Technik**, bei der das Element des **High Velocity Thrust** (Impuls mit hoher Geschwindigkeit) mit solchem Können angewandt wird, dass sich die Bewegungseinschränkung des Wirbels und die Hände des Therapeuten innerhalb des Ruhepunkts der Kraftvektoren treffen können und durch den Widerstand gleiten, als ob sie nur den Raum dazwischen träfen. Die Ergebnisse dieser Behandlungsmethode waren unglaublich, und obwohl diese Technik nur von wenigen Therapeuten angewendet wird, verdient sie im neuen Jahrhundert ihren Rang unter den osteopathischen Techniken.

Tom Dummer konnte gegen Ende seines Lebens ein Buch über SAT veröffentlichen und vollendete ein Textbuch der Osteopathie, das nach seinem Tod erschien. Diese zwei Schriften beinhalten den Reichtum seiner über 40 Jahre Erfahrung in der Osteopathie und verkörpern die Weisheit, die er so könnerhaft durch die Anwendung von Spezifität bei Manipulationstechniken demonstrierte. Dieses Kapitel ist ihm gewidmet und ein Tribut an seine Freigiebigkeit und Demut, in denen er sein Wissen allen weitergab, die ihn fragten und das Privileg hatten, ihn bei der Arbeit zu sehen.

22.2 Definition

Der Ausdruck „specific" bedeutet „klar definiert, definitiv" und sollte ein Bild von **Präzision** und **Akkuratesse** hervorrufen, die die für die generelle osteopathische Praxis benötigten Qualitäten übersteigen.

Der Begriff „**Adjustment**" bedeutet „in die **richtige Position** bringen, arrangieren", in einer Art, die **Ordnung** und **Effizienz** impliziert. Im osteopathischen Sprachgebrauch ist der Begriff Adjustment zur Interpretation offen und kann alles bedeuten von einer einfachen Mobilisation bis zu einer spektakulären Auflösung paravertebraler Muskelspannung oder ligamentärer Spannung, die meistens von einem lauten und oft auch klickenden oder krachendem Geräusch begleitet wird. Im Falle von SAT bedeutet Adjustment eine solche **Veränderung einer segmentalen Beziehung**, dass eine physiologische Normalisierung zwischen zwei aneinandergrenzenden Wirbelsegmenten stattfindet. Dieses Konzept ist bei der Normalisierung von traumatisch induzierten Läsionen der atypischen Segmente der Wirbelsäule überaus wichtig, besonders bei den oberen Halswirbeln, und wird im Kapitel über Positionale Läsionen (▶ 22.5) detailliert behandelt.

Der Begriff „**Technique**" wird im Oxford Dictionary beschrieben als „**mechanisches Können** in einer Kunst, eine Methode, ein Ziel zu erreichen, im Besonderen auf könnerhafte Art". Bei der SAT steht die Manipulation der Wirbelsäule bzw. das Auflösen einer somatischen Dysfunktion eines einzelnen Segmentes pro Behandlung im Vordergrund. Da nur dies während eines Behandlungstermins gemacht wird, ist es wichtig, ein effizientes System zur **Bestimmung des einzelnen zu behandelnden Segments** und eine Methode zu haben, die **Bewegungseinschränkung aufzulösen**, so dass dieses Segment nicht wieder blockiert, zumindest nicht, bis der Behandlungsplan effektiv umgesetzt wurde. Es wird nicht behauptet, SAT sei das Allheilmittel für immer, aber es ist eine effektive Art, ein unstabiles Muster zu stabilisieren und gibt dem Patienten die Chance, wieder „normal" zu werden.

Um die SAT genauer zu ergründen, müssen folgende Punkte betrachtet werden:
- die Wahl des zu manipulierenden Segments (▶ 22.4)
- das Konzept der Positionalen Läsion (▶ 22.5)
- die Ausführung der Manipulationen (▶ 22.6)
- typische Behandlungsfolge (▶ 22.8).

22.3 Minimale Behandlung

Das Prinzip der Minimalen Behandlung ist so alt wie die ersten Konzepte von A. T. Still, der bei seinen Patienten grundsätzlich erst die exakte Ausrichtung der somatischen Dysfunktion identifizierte und dann die Propriozeptoren durch Einsatz eines spezifischen Handgriffs zur normalen Funktion zurückführte. Von derselben Art ist auch das Ziel der SAT, die **Schlüsselläsion** zu identifizieren, die meistens eine somatische Dysfunktion der Wirbel ist, und durch **eine einzige sehr präzise Manipulation** die Propriozeptoren zu normalisieren. Das Prinzip der **Minimalen Behandlung** wird dadurch mit Sicherheit eingehalten, doch der Grad der Spezifizität ist von anderen Faktoren abhängig, was im Folgenden klarer wird.

Das Ideal in der Minimalen Behandlung besteht darin, den Körper zurück in eine erträgliche **Homöostase** zu führen. Bei einem Trauma, das eine zuvor gute Disposition des Patienten überlagert, reicht es oft aus, die Komponenten der induzierten somatischen Dysfunktion zu identifizieren und nur dieses Problem anzugehen. Wenn jedoch dem Körper Zeit bleibt, auf ein Trauma, die alltäglichen Kräfte der Körperhaltung oder Gewohnheiten zu reagieren, erfordert die Beseitigung der Adaptationen eine präzise Bewertung von primären und sekundären Läsionen und die Wiederherstellung der segmentalen Funktion durch eine Serie spezieller Manipulationen, die nacheinander und jeweils nur eine pro Behandlung eingesetzt werden, bis die Homöostase wiederhergestellt ist.

Der Anreiz einer präzisen und minimalen Behandlungsweise liegt nicht so sehr darin, dass nur das getan wird, was der Körper benötigt, um normalisiert zu werden. Er liegt vielmehr in der Tatsache, dass bei Einsatz einer solchen Präzision der Körper nicht nur die Komponenten des Haltungsapparates neu balanciert, sondern dass die Körperintelligenz unter Einsatz aller zur Verfügung stehenden Energie auf die Behandlung reagiert. Kürzer ausgedrückt findet bei einem **minimalen Eingriff** von Seiten des Therapeuten eine **maximale Reaktion** auf Seiten des Patienten statt.

Das Prinzip ist leicht zu erklären. Die Minimalität in der Anwendung einer Behandlung erfordert einen Einblick in das, was der **Körper benötigt**, um eine bessere Balance zu erreichen. Zudem ist es notwendig, dass das, was der Osteopath macht, den Körper mit dem vollen Potential zur Veränderung belässt, so wie es mit der inneren Intelligenz übereinstimmt. Daraus ergibt sich, dass jede Technik oder Behandlungsweise mit dem Fokus darauf angewendet wird, **wann genug getan** wurde, um dem Körper die maximale Reaktion zu ermöglichen. Bei der SAT wird der minimale Input an einem einzigen Wirbelsegment vollzogen, bei der funktionellen Technik an einem Gelenk, einer Extremität oder einer Faszie, in der viszeralen Technik an einem einzigen Organ und im kranialen Bereich an einem Schlüsselmuster oder einer einzigen Bewegung. Die Behandlungsmethode ist dabei nicht von so großer Bedeutung wie die Beurteilung, wann genug getan wurde. Die Anwendung einer **gerade ausreichenden Behandlung maximiert die Reaktion des Körpers** und gibt den kompensatorischen Mechanismen die Freiheit, sich auszudrücken. Man benötigt Erfahrung und Willen, diese Behandlungsweise effektiv anzuwenden, aber die Belohnung in bezug auf Gesundheit und Stabilität ist groß.

22.4 Die Wahl des Segments

Im Gegensatz zur segmentalen Mobilisation, die eine qualitativ andere Reaktion der Physiologie und eine Resolution segmentaler Kräfte bewirkt, impliziert die SAT die Manipulation eines einzigen Segmentes. Daher ist es essentiell, dass das gewählte Segment das **Schlüsselsegment** für die Anforderungen des Körpers zu diesem Zeitpunkt ist und die **diagnostische Routine**, die zur Bestimmung des Segments benutzt wird, konsistent zur richtigen Wahl führt. Die Routine, die Dummer unterrichtete, basierte auf Bradburys System der Spinologie, aber über die Jahre fügte er seine eigenen sehr speziellen Verfeinerungen hinzu, die die wirkliche funktionelle Signifikanz des Läsionsmusters zeigen.

Es ist hier nicht möglich, die diagnostische Routine im Detail zu beschreiben, die normale Standardprüfungen der Bewegung mit einigen speziellen Veränderungen verwendet, um die Schlüsselläsionen der Wirbelsäule zu bestimmen.

Im Folgenden sollen das Modell der Wirbelsäulenmechanik Littlejohns und die drei Einheiten beschrieben werden, auf denen die Segmentwahl zur Behandlung mit SAT beruhen.

22.4.1 Das Modell von Littlejohn

Die SAT verdankt ihr Verständnis der **Wirbelsäulenmechanik** John Martin **Littlejohn**, der ein Modell vorlegte, das die Effekte der Schwerkraft auf die Wirbelsäule erklärt. Obwohl diese Ideen von der heutigen Biomechanik vielfach kritisiert werden, gibt es bestimmte Prinzipien, die sich in der Praxis bestätigt haben. Littlejohn prägte die Begriffe Drehpunkt, Kurven, atypische Wirbel, Zentrum der Schwerkraft, antero-posteriore Balance, Schlüsselpunkte (von Kurven) sowie die oberen und unteren Kräftedreiecke.

Aus der Betrachtung der Wirbelsäulenmechanik geht hervor, warum den sog. Drehpunkt-Segmenten der Wirbelsäule in der SAT besondere Aufmerksamkeit zugeordnet wird. Die Aufgabe eines **Drehpunkts** in der Wirbelsäule besteht darin, den Übergang einer konvexen in eine konkave Kurve zu ermöglichen. Es ist das Segment, das in funktioneller Hinsicht die Kräfte beinhaltet, die durch den **Wechsel einer Lordose in eine Kyphose** (und umgekehrt) entstehen.

Das Diagramm stellt die **Drehpunkte** zwischen den **Kurven** und andere wichtige Segmente für die Funktion der Wirbelsäule dar (▶ Abb. 22.1). Es ist die Essenz des Modells von Littlejohn und zeigt die für die SAT nützlichen praktischen Elemente auf. Die Aufgabe des Osteopathen in Bezug auf die Wirbelsäule besteht darin, diese Kurven so auszubalancieren, dass

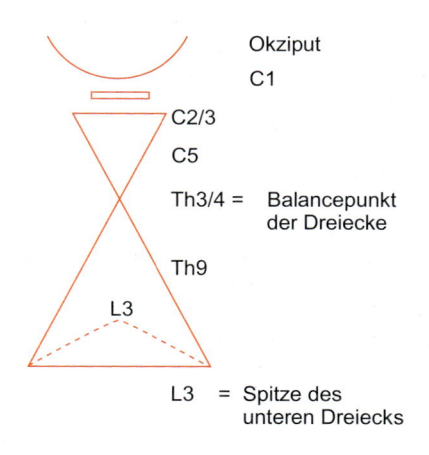

Okziput
C1
C2/3
C5
Th3/4 = Balancepunkt der Dreiecke
Th9
L3
L3 = Spitze des unteren Dreiecks

Abb. 22.1 Das Modell von Littlejohn. Zwischenkurven-Drehpunkte sind C5, Th9 und L5, atypische Wirbel C1, C2, C3 und L5/S1.

sie harmonisch und ohne Überlastung funktionieren. Durch eine exakte Interpretation des Diagramms kann eine Methode zur Balance der Kurven gefunden werden.

Kurven und Drehpunkte

Klassisch werden z. B. in **Gray's** Anatomy die Kurven der Wirbelsäule im **strukturellen Sinn** definiert, in Bezug auf den Wechsel von Lordose zu Kyphose. Diese Kurven bestehen vom Atlas bis Th2, von Th2–Th12, von Th12–L5 (oder zum Übergang L5/S1) und von L5 bis zur Spitze des Os coccygis.

Das von **Littlejohn** entwickelte Modell der Drehpunkte und wichtigen Segmente ist eines aus **funktioneller Sicht**. Die Kurven sind definiert als Bereiche der Wirbelsäule zwischen den Drehpunkten. Während die Funktion der Drehpunkte individuell beschrieben werden kann, bewegen sich die Kurven als ganzes, es sei denn, sie sind durch signifikante funktionelle Veränderungen aufgeteilt worden. Das Verständnis dieses Modells von Littlejohn und Erkennen der funktionellen Signifikanz dieser Segmente hängen davon ab, ob das Prinzip der Linien der Schwerkraft und die Interpretation der Funktion von Wirbeln akzeptiert werden, die auf der Form der Segmente und dem Wirken der Muskeln auf kleine Gruppen von Wirbeln basiert. Es ist jedoch auch möglich, dieselben Segmente praxisnah in ihrer Rolle und Funktion in der Wirbelsäule zu beurteilen und immer noch im Großen und Ganzen mit Littlejohns Modell übereinzustimmen.

Eine **Kurve** besteht von C2–C4. Bei dem Wechsel von der relativ frei und uneingeschränkt beweglichen Halskurve zur durch den Brustkorb relativ bewegungseingeschränkten Thoraxkurve stellt **C5/C6** den **Drehpunkt** dar.

Eine weitere **Kurve** gibt es von C6–Th8. Die Rotation des Kopfes (ohne Mitbewegung der Schultern) findet bis zu den Wirbeln Th3/Th4 statt, was nahelegt, Th3/Th4 als Drehpunktgegend anzusehen. Man kann dieses Segment auch als den untersten Punkt der Kompression des Halses in die BWS betrachten. Die Funktion von **Th9** als **Drehpunkt** zwischen BWS-Kyphose und LWS-Lordose rechtfertigte Littlejohn auf funktionelle Weise, indem er den Übergang der Anatomie der Brustwirbel in die Form, die den Lendenwirbeln ähnlich ist, bei Th10 beschrieb. Deshalb beginnt die LWS mit Th10, wodurch Th9 zum Drehpunkt zwischen den Kurven wird. In der Praxis stellt sich jedoch oft Th10 – und nicht Th9 – als ein wichtiger Drehpunkt für die Balance der Kurven heraus. An welcher Stelle der thorakolumbale Übergang stattfindet, bleibt dabei zur Diskussion offen.

Die nächste **Kurve** besteht von **Th10–L4**. Der Hip-Drop-Test (▶ S. 239) kann verwendet werden, um den Scheitelpunkt der Seitneigung der Lendenwirbel zu bestimmen. Im Idealfall sollte der **Scheitelpunkt** der Kurve während des Tests bei **L3** liegen. Falls Littlejohn mit der Beschreibung von L3 als Zentrum der Schwerkraft falsch gelegen haben sollte, kann man dennoch erkennen, dass dies ein wichtiges Segment für eine gute Funktion der Seitneigung der LWS und ein zentraler Wirbel der lumbalen Kurve ist. L5 stellt als Übergang zwischen der beweglichen LWS und der unbeweglichen Kurve des Os sacrum einen eindeutigen **Drehpunkt** dar.

Es folgt die feste **Kurve** vom **Os sacrum bis zum Os coccygis**.

Diese Drehpunkte C5, Th9 und L5 nannte er **Zwischenkurven-Drehpunkte**. Mit derselben Logik könnte man den Atlas als Drehpunkt zwischen Okziput und zervikaler Kurve bezeichnen. Littlejohn jedoch betrachtete den Atlas als ein Knochenring, der als Einheit mit dem Okziput funktioniert und daher nicht als Teil der zervikalen Kurve gesehen wird.

Man kann die **Drehpunkte** als wichtig oder signifikant bezeichnen, weil sie eine **besondere Bedeutung** in der Wirbelsäule haben. Die Segmente C2/C3 sind wichtig, weil sie eine atypische Struktur haben und von der hochsensiblen Muskulatur des suboxzipitalen Dreiecks kontrolliert werden. Das Gelenk Th3/Th4 ist funktionell wichtig, da es der Schnittpunkt der Kräftelinien und daher der Punkt der Balance zwischen oberer und unterer Körperhälfte ist. Littlejohn definierte L3 aufgrund der Kräftelinien, die hier durch die Wirbelsäule gehen, als Zentrum der Schwerkraft für den ganzen Körper.

22.4.2 Diagnostik anhand der Einheiten

Basierend auf der Wirbelsäulenmechanik (▶ 21.4.1) entwickelte Tom Dummer eine Routine (vollständig in seinem „Textbook of Osteopathy, Vol. One" beschrieben) zur Diagnostik der primären Wirbelläsionen in jeder der **drei** mechanischen **Einheiten**. Jede Einheit ist durch ihre **Funktion** in der Körpermechanik definiert:
- Einheit 1 = Becken und untere Extremitäten durch Lokomotion
- Einheit 2 = Kopf, Hals, Schultern und obere Extremitäten durch die Kreativität von Kopf, Armen und Händen
- Einheit 3 = Thorax, Rumpf, Zusammentreffen und Artikulation mit den Einheiten 1 und 2 durch die vegetativen Funktionen von Thorax und Abdomen.

Das Ziel der Routine besteht darin, die signifikanten Bewegungseinschränkungen in den jeweiligen Einheiten zu untersuchen und die primäre in jeder festzulegen. Danach muss entschieden werden, welche davon die **primäre Läsion im gesamten System** darstellt. Die anderen ergeben sich als die relativ sekundären dazu. Meistens befindet sich die primäre Läsion in Einheit 1 im lumbosakralen Übergang oder den Iliosakralgelenken, in Einheit 2 in den oberen Halswirbeln oder dem unteren zervikothorakalen Übergang und in Einheit 3 besteht am ehesten eine haltungsbedingte Gruppenläsion.

22.4.3 Therapeutisches Vorgehen

Die Auswahl, wo man mit einer Therapie beginnt, erfolgt durch die
- Bewertung der **Beweglichkeit der Drehpunkte** mittels Bewegungsprüfung in Seitneigung, Rotation, Flexion und Extension
- Beurteilung der generellen **Funktion und Koordination der Kurven** anhand der Inspektion der Kurvenform, Anteriorität oder Posteriorität einer der drei Einheiten und Bewegungstests
- Entscheidung, welches Segment nach der Manipulation der Wirbelsäule eine **bessere Balance** ermöglicht.

Das Modell selbst (▶ 21.4.1) hilft nicht bei dieser Wahl, aber in der Praxis gibt es einige Regeln.

Sind HWS oder Becken traumatisch betroffen, ist es essentiell, die primäre Störung zu beseitigen, die meistens in der **oberen HWS** oder in **L5/S1** zu finden ist. Eine traumatische Genese kann eine positionale Läsion verursachen, die später betrachtet wird (▶ 22.5).

Es ist üblich, von **oben nach unten** zu arbeiten, da nach Behandlung eines weiter kranial gelegenen Problems in der Wirbelsäule oft die darunterliegende Bewegungseinschränkung deutlicher wird, falls sie nicht vom Körper selbst gelöst werden kann. Normalerweise wird die Wirbelsäule behandelt, bis die Kurven ausbalanciert sind und die Drehpunkte ohne Belastung funktionieren. Selten müssen alle Drehpunkte behandelt werden, da die Wirbelsäule so dynamisch reagiert, dass eine natürliche Neubalance stattfindet, indem der Körper sein sekundäres Muster in Reaktion auf die Manipulation der primären Bewegungseinschränkungen an die Oberfläche bringt.

Ein Hinweis muss an dieser Stelle gegeben werden: Das Littlejohn-Modell muss als Ideal betrachtet werden, das lediglich die Auswahl des wichtigen Segments leitet, das in der Praxis der Schlüssel zur erfolgreichen Neubalance der Kurven der Wirbelsäule ist, und muss durch Erfahrung bei jedem Patienten verändert werden. Ein Drehpunkt-Segment ist in der Behandlung nämlich nur dann wichtig, wenn es bei dem zu behandelnden Patienten wirklich die Rolle des Drehpunktes innehat. Die endgültige Entscheidung, welches Segment therapiert wird, muss durch den Therapeuten selbst getroffen werden, wobei die Drehpunkte in der Praxis oft nur ein Segment nach oben oder unten verschoben sind.

Manchmal ist kein individuelles Segment zur Veränderung bereit und in solchen Fällen gilt es, ausnahmslos eine Kurve zu behandeln, bevor die Drehpunkte für eine direkte Behandlung zugänglich werden.

22.5 Die Positionale Läsion

Das Konzept der „Positionale Läsion" ist der SAT eigen und nimmt einen zentralen Platz ein. Es handelt sich um **traumatisch induzierte Bewegungseinschränkungen der oberen HWS und des lumbosakralen Übergangs**, die auf Röntgenbildern sichtbar gemacht werden können. Die Behandlung beruht auf der Diagnostik anhand von Röntgenbildern und besteht in einer sehr präzisen HVLA-Manipulation einzig und allein am gestörten Segment. Dem Körper wird es dann überlassen, sein eigenes Equilibrium ohne weiteren Eingriff des Therapeuten zu finden.

Der Begriff **„positional"** wird in Bezug auf die Art verwendet, wie die atypischen Bereiche C1, C2, C3 und L5/S1 auf traumatische Kräfte reagieren, wie z. B. Schläge gegen den Kopf, Schleudertrauma oder Stürze auf das Becken. **Traumatisch induzierte Bewegungseinschränkungen** unterscheiden sich sehr von denen, die durch den täglichen Gebrauch des Körpers entstehen. Kaum ein Therapeut jedoch wird diese palpablen Unterschiede gleich beschreiben. Therapeuten, die SAT verwenden, benutzen deshalb eine gegenseitig abgestimmte Sprache, die in den folgenden Beschreibungen klar werden wird.

Nach einem Trauma der HWS wird die positionale Störung durch die Palpation der Gewebe und den speziellen Verlust der Bewegungsmöglichkeit des Gelenks klar. Es werden Begriffe verwendet wie stark blockiert, knöchern, kalt, hölzern, fehlende Vitalität, gespeicherte Energie u. a. Dies sind Bildworte, die das Gefühl der Palpation beschreiben, das den Therapeuten auf Veränderungen von Physiologie, Mobilität und Motilität hinweist, und die charakteristisch für ein Segment sind, das über die normalen Veränderungen der segmentalen Adaptation des täglichen Lebens hinausgegangen ist.

Um die **relative Position** des einen Wirbels zum anderen zu zeigen, müssen **Röntgenaufnahmen** der HWS angefertigt werden. Man benötigt eine a.p., eine laterale Aufnahme und eine durch den geöffneten Mund (zentriert auf den Dens axis), um die Position von Okziput, Atlas und Axis erkennen zu können. Anhand solcher Röntgenbilder kann im Fall einer traumatisch gestörten HWS der Begriff „positional" in Bezug auf das gegenseitige Verhältnis von C1, C2 und C3 benutzt werden, und eine

Beschreibung der Einstellung der individuellen Segmente ist möglich, die flektiert, extendiert, rotiert, seitgeneigt oder translatiert sind. Mobilitätsbefunde werden üblicherweise bezüglich der Bewegungsfreiheit des Segmentes beschrieben, also z. B. Dysfunktionen in Flexion, Extension, Rotation usw. Bei Positionalen Läsionen werden jedoch die **statischen Begriffe** flektiert, extendiert, rotiert usw. verwendet, um anzudeuten, dass eine relative Permanenz der Beziehung dieser Segmente besteht, und diese in Bezug auf ihre Position, und nicht auf ihre Mobilität, behandelt werden.

Dieser letzte Punkt ist der Schlüssel zum Verständnis der Positionalen Läsion und die Rechtfertigung dafür, dass Röntgenaufnahmen gebraucht werden, da die Bewegungsprüfung oft im Gegensatz zu den positionalen Befunden steht. Der Erfolg der Technik liegt aber in der **Behandlung der Position, nicht der Beweglichkeit**. Dies stellt einen Gegensatz zu der Philosophie dar, nach der die Manipulation von Bewegungseinschränkungen die Umkehr des Befundes des Mobilitätstests ist. Hierbei wird ein Segment, das leichter nach links rotiert, mit einer Impulstechnik manipuliert, die es nach rechts bewegt.

Die **Rechtfertigung**, dass eine Position behandelt wird, ist hauptsächlich **empirisch** begründet; es funktioniert einfach. Die Vermutung ist, dass diese Ausnahme besteht, weil etwas Außergewöhnliches in der oberen Halswirbelsäule als Reaktion auf ein Trauma geschieht. Die Muskeln des subokzipitalen Dreiecks sind essentiell modifizierte Muskelspindeln. Sie entsprechen mehr Sinnesorganen mit ein paar Muskelfasern und sind daher bei kleinen Veränderungen der Wirbelposition höchst reaktionsfähig, was für die Einstellung des auf der Wirbelsäule balancierten Kopfes benötigt wird. Wenn dann eine Kraft, wie z. B. bei einem Unfall, auf die HWS einwirkt, hat dieser höchst sensible Bereich sehr wenig Möglichkeiten, diese zu absorbieren. Dies führt zu einer Verspannung in den sensiblen Muskeln und zu einem „Einfrieren" der oberen Wirbel, so dass sich eine positionale Störung ergibt.

Da die Beweglichkeit zudem sehr eingeschränkt ist, mehr noch als dies bei sonstigen Adaptationen der oberen Halswirbelsäule der Fall ist, ist es sinnvoll, den wahrscheinlichen Grund dieser außergewöhnlichen Befunde zu suchen. Dadurch führt die Beachtung des Details der relativen Position zu Erfolg, wo vorher alles andere scheiterte.

Die selben Prinzipien werden auf das **Becken** oder **L5/S1** angewendet, wenn diese durch ein Trauma betroffen wurden. Dabei findet die Diagnostik der Positionalen Störung durch die Palpation der Qualität der Bewegungseinschränkung und der Position des Beckens, die sich zwischen Stehen, Sitzen und Liegen nicht verändert, statt. Wieder werden positionale Befunde und nicht Mobilitätsbefunde behandelt, um Erfolg zu haben.

22.6 Die Manipulation

Normal werden bei Positionalen Läsionen zur Therapie **HVLA-Impulstechniken** (high velocity low amplitude = große Geschwindigkeit und kleine Amplitude) benutzt, obwohl es unter bestimmten Umständen auch möglich ist, diese auf funktionelle Weise zu behandeln.

Es ist aber meist notwendig, Gleiches mit Gleichem anzugehen, d. h. bei einer Positionalen Läsion wird ein Faktor benötigt, der die Trägheit des signifikant traumatisierten Segmentes überwindet. Die Erfahrung zeigt, dass es am effektivsten ist, alle Komponenten der Läsion in einem Manöver zu korrigieren, was am besten mit **einem einzigen Impuls** geschieht.

Es besteht die Intention, die Reflexfähigkeit auszunutzen, die positionalen Komponenten umzukehren und die Kraft der Gewebe zu überwinden. So wird bei einem flektierten und links rotierten Axis versucht, unter Einsatz von Geschwindigkeit und Recoil zu extendieren und links zu rotieren. Der Kontakt bei der Ausführung des Manövers ist sehr leicht und die **Vorspannung** wird nur **minimal aufgenommen**.

Nach genauem Durchdenken der Mechanik der Manipulation erlaubt der Therapeut seinen Gedanken, **ruhig zu werden**, damit seine Reflexe und die Gewebe des Patienten harmonisch zusammenarbeiten können, um die Veränderung herbeizuführen, die das heilende Potential in einzigartiger Weise freisetzt. So werden die Normalisierung der Mobilität und das Lösen sekundärer Gewebespannungen erreicht. Wichtiger ist jedoch die Erfahrung des Patienten, dass er nie mehr derselbe sein wird. Auf einer inneren Ebene verändert sich etwas, was dem Patienten ermöglicht, sich von mehr als nur dem physiologischen Teil des Läsionsmusters zu befreien, und oft fühlen sich Patienten nach der Behandlung psychisch und emotional besser.

Nach der Korrektur einer Positionalen Läsion wird dem Körper eine Zeitspanne von **2–3 Wochen** gegeben, um sich zu **beruhigen**. Dann untersucht der Therapeut die Mechanik der Wirbelsäule erneut und wählt **das nächste Segment** für eine Manipulation aus. Auch in dieser Behandlung wird nur ein Segment manipuliert. Die Ausführung der Manipulation findet normalerweise durch eine Impuls- oder Lifttechnik statt, kann aber auch auf andere Weise geschehen, um dem Segment die Bewegungsfreiheit wiederzugeben. Vor allem wenn Kontraindikationen für Impulstechniken bestehen, werden funktionelle Techniken (MET, Sutherland-Techniken, Kraniale Techniken) eingesetzt, bis wieder eine gute Funktion möglich ist. Generell wird nur behandelt, bis die Symptome vergangen sind oder der Therapeut mit der erreichten Balance zufrieden ist.

An dieser Stelle soll etwas über **die Effizienz von manipulativen Impulstechniken** gesagt werden, wie sie in der SAT verwendet werden. Es wird vorausgesetzt, dass mit zunehmender Erfahrung des Therapeuten die Wahl des Segmentes durch die Fähigkeit geschieht, die Wirbelsäule und die Körpermechanik zu „lesen", so dass das Segment, das manipuliert wird, auch dasjenige ist, durch das der Körper eine Veränderung einleiten kann.

Es ist hilfreich, die Funktion des Körpers als den besten Versuch zu betrachten, gesund zu sein. Dieser funktioniert durch Reflexe, die er besser organisieren würde, wenn er die Möglichkeit hätte. Daraus ergibt sich, dass der Osteopath den Prozess erkennen sollte, in dem sich der Körper zum Zeitpunkt der Therapie befindet. Wenn man weiter annimmt, dass sich dieser Prozess auf ein einziges Wirbelsegment konzentriert, dann **unterstützt** die Behandlung des Osteopathen, ob durch Manipulationen oder andere Techniken, die **Selbstheilungsversuche des Körpers**. Daher liegt der Erfolg einer Technik nach Wahl des Segments nicht so sehr an der Tatsache, dass genau dieses manipuliert wird, sondern vielmehr in der Art, wie das Segment angegangen wird. Dies verlangt eine genaue Positionierung und Anwendung eines flüssigen und minimalen Inputs durch die Hände des Therapeuten, ausgeführt mit Geschwindigkeit und einer Intention, die den blockierenden Kräften des Segments entspricht, sowie mit Gleichgesinnung und Respekt für die höhere Intelligenz der Körpers. Dies ruft eine Reaktion hervor, die sich sehr von der unterscheidet, die bei alltäglichen Manipulationen beobachtet werden kann, und es ist diese Reaktion, die den Erfolg der Technik sicherstellt.

Zuerst findet eine Aktivitätssteigerung im primär respiratorischen Mechanismus statt, der sich wie eine Flutwelle anfühlt und von Anzeichen erhöhter Nebennierenrindenaktivität und einem Gefühl der Befreiung von einem Schock, der vom Körper von vorhergehendem Traumen gespeichert wurde, begleitet wird. Nach einigen Minuten beruhigt sich der Mechanismus bis zu einem Stillpoint und kann mehrere Phasen der Veränderung durchlaufen, durch einen Stillpoint hindurch, bis ein gleichmäßiger Rhythmus erreicht wird. Die Behandlung wird als in sich ausreichend betrachtet und benötigt keinen weiteren Eingriff des Osteopathen zu diesem Zeitpunkt.

Es ist selbstverständlich, dass für diese Manipulationen keine **Kontraindikationen** (▶ 2.1.9) bestehen dürfen. Zudem muss die Wirbelsäule imstande sein, auf die Veränderungen durch Stabilisierung und die Verbesserung der Beweglichkeit zu reagieren, da am Ende des Vorgangs die Kurven der Wirbelsäule balanciert sein müssen und dieser Zustand nur durch eine angemessene Beweglichkeit der Drehpunkte erhalten wird.

Der wahrscheinlichste Grund für den **Erfolg einer Behandlung** ist die ideale Reaktion durch den Involuntary Mechanism (▶ 22.7), und ein Osteopath sollte sich nie mit weniger als diesen Zeichen der Reaktion zufriedengeben. Die Manipulation selbst ist nicht genug, es ist absolut notwendig, dass eine tiefere Reaktion stattfindet und vom Körper angenommen wird.

Um **spezifisch** bei der Behandlung der Wirbelsäule zu sein, müssen nicht unbedingt Manipulationen der Wirbelsäule angewandt werden. Es ist auch möglich, sehr spezifisch mit anderen Methoden zu sein. Wichtig ist, dass die begonnene Veränderung gerade genug sein muss, damit der Körper sie selbst weiterführen und beenden kann. Die Entscheidung, wieviel getan wird und wann es genug ist, ist eher eine Kunst als eine Wissenschaft und verlangt Zuwendung an die Reaktionen des Körpers, die nur der Therapeut selbst einschätzen kann. Die Mühe, diese palpatorischen Fähigkeiten zu verfeinern, wird jedoch durch die Erfolge in der Behandlung reich belohnt.

22.7 Der Involuntary Mechanism

Der Begriff Involuntary Mechanism beinhaltet die **unwillkürlich im Körper stattfindenden Aktivitäten des Stoffwechsels, des autonomen Nervensystems und die Bewegungen auf zellulärem Level**. Letzte werden innerhalb des Konzepts der Kranialen Osteopathie auch als Primärer Respiratorischer Mechanismus bezeichnet, als einem dem Atemmechanismus der Lunge (sekundärer respiratorischer Mechanismus) entwicklungsbedingt vorausgehender Anteil des Involuntary Mechanism. Diese unwillkürlichen Bewegungen der Zellen verursachen den kraniosakralen Rhythmus, eine am Schädel bis Kreuzbein (aber auch im Rest des Körpers) palpable rhythmische Bewegung der Gewebe.

Normalerweise besteht nur wenig Bedarf für die **Vorbereitung der Gewebe** vor einer SAT-Manipulation.

Das Ideal ist, dass alle Potenz für die Behandlung bereits in diesem vorhanden sein sollte. Deshalb ist die spezifische Manipulation eines Schlüsselsegments ausreichend, um dem Körper das Auffinden einer neuen Balance zu ermöglichen. Eine solche Manipulation löst mit der richtigen Intention eine Aktivitätswelle des Primär Respiratorischen Mechanismus in Flexion und Extension aus und der Körper behandelt sich selbst, ohne dass sich die Hände des Therapeuten auf dem Körper befinden müssen. Beim Beobachten der Reaktion auf die Behandlung kann der Therapeut eine Serie von Veränderungen palpieren, die oft von kleinen Stillpoints unterbrochen werden und mit einem starken Stillpoint enden, der erst von einer langen Extension und dann einer Flexion gefolgt wird, die schrittweise im Rhythmus normal werden, jedoch stärker als zuvor sind und eine größere Amplitude und Potenz als zuvor haben.

Manchmal ist jedoch eine sanfte und spezifische Behandlung mit dem primär respiratorischen Mechanismus notwendig, um den Körper auf die folgende spezifische Manipulation vorzubereiten. Die Entscheidung hierfür muss von dem Therapeuten getroffen werden. Sie hängt von dem Status der Gewebe und der Bereitschaft des Körpers ab, auf eine Manipulation der Wirbelsäule zu reagieren und sich zu verändern.

22.8 Typische Behandlungsfolge

Um die Logik hinter typischen SAT-Behandlungen zu verstehen, müssen folgende Vorannahmen beschrieben werden:
1. Positionale Läsionen werden normalerweise zuerst korrigiert.
2. Drehpunktsegmente werden gewöhnlich von kranial nach kaudal behandelt.
3. Primäre Läsionen werden meistens in den oberen Halswirbeln oder dem Becken gefunden (atypische Gegenden).
4. Falls die thorakale Kurve die primäre Läsion ist, sollte diese vor den Drehpunkten behandelt werden.
5. Wird die Behandlung mit dem Becken begonnen, sollten danach die unteren Hals- und die oberen Brustwirbel vor der Korrektur der oberen Halswirbel behandelt werden.

Eine typische Behandlung **beginnt** mit der Korrektur einer Positionalen Läsion der **oberen HWS** oder einer einfachen Bewegungseinschränkung, die als primär eingeschätzt wird. Dann folgt bei jeder weiteren Behandlung die Manipulation des nächstwichtigen **kaudal dazu liegenden Segments** der Wirbelsäule. Dies sind meistens die Drehpunkte. Zuerst wird also C5/C6 behandelt, dann Th3, Th9, L3 und schließlich L5/S1. Danach werden die noch in der Wirbelsäule übrigen Bewegungseinschränkungen therapiert, wobei immer nur eine Manipulation pro Behandlung eingesetzt wird.

Bei einer primären Läsion der thorakalen Kurve wird diese zuerst behandelt, meistens durch sanfte Mobilisation speziell dieser **Kurve** während **2–3 Behandlungen**. Danach werden die Drehpunkte behandelt, durch die die Wirbelsäule wieder ausbalanciert wird.

Erfolgt zuerst eine positionale Korrektur des Os sacrum zwischen den Ilia oder eine andere primäre Bewegungseinschränkung, folgen in der nächsten Behandlung die unteren zervikalen **Drehpunkte** und dann Th3. Danach wird die obere HWS untersucht, wenn die HWS-Läsion sekundär zur ursprünglichen des Beckens bestand. Normalerweise werden nach dieser Routine die übrigen wichtigen Bewegungseinschränkungen deutlich.

Eine übliche **Ausnahme** für die Behandlung der Drehpunkte von kranial nach kaudal bildet der Fall, dass sich nach einer Manipulation der oberen und unteren HWS und dem oberen Drehpunkt der BWS bis zur folgenden Behandlung das Becken in Dysfunktion befindet. Es ist dann absolut notwendig, zuerst das Becken zu korrigieren und danach nochmals die untere HWS zu behandeln, da diese meistens nach einer Korrektur des Beckens eine Dysfunktion entwickelt. Danach werden die übrigen wichtigen zu therapierenden Segmente deutlich sichtbar.

Diese Szenarien basieren auf den am häufigsten vorkommenden Präsentationen und erschöpfen keinesfalls die Möglichkeiten und Veränderungen, die in der Praxis gefunden werden können. Die Segmente, die mobilisiert werden sollten, werden vom Körper je nach Bedarf gezeigt, und die Leitlinien, die hier vorgestellt werden, entstanden aus jahrelangen Beobachtungen von Erfolg und Misserfolg.

Der bemerkenswerte **Beitrag der SAT** besteht in einem Behandlungskonzept von Läsionen traumatischer Genese in atypischen Bereichen der Wirbelsäule, besonders der oberen HWS und dem Becken. Diese Läsionen sind positionaler Art und müssen als solche und nicht nach Mobilitätsbefunden behandelt werden. Nachdem diese korrigiert wurden, wird ein Segment pro Behandlung behandelt, normalerweise die Drehpunkte der Wirbelsäule, bis eine befriedigende Balance erreicht ist.

Obwohl die Behandlung auf positionale Art eine gewisse Reflexfertigkeit auf Seiten des Therapeuten benötigt, kann diese Fertigkeit mit Übung erlernt werden. Die Behandlung von jeweils nur einem Segment gibt den Körper mit nur geringem Eingriff des Therapeuten sich selbst zurück. Auf diese Weise ist SAT dem fundamentalen Konzept von A. T. Still treu: „Find it, fix it, leave it alone."

22.9 Positionale Manipulation von C1–C3 (▶ Abb. 22.2)

Indikation: Positionale Läsion C1, C2 und C3

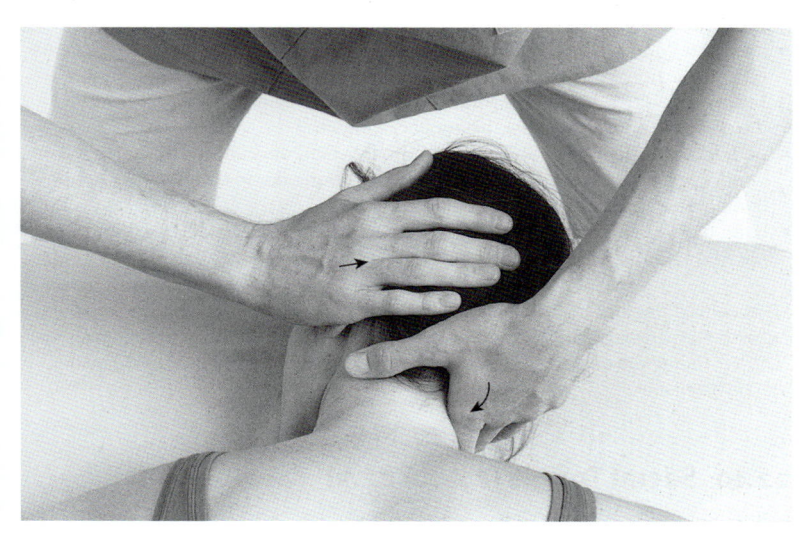

Abb. 22.2 Positionale Läsion von C1–C3

Patient: In Bauchlage. Wenn eine starke Extensionskomponente von C2 oder C3 besteht, ist die Manipulation im Sitzen vorzuziehen. Die Bauchlage ermöglicht dem Therapeuten, sehr präzise bei der Positionierung des Segmentes vorzugehen, da beide Hände für die Derotation frei bleiben. Gleichzeitig besteht die Möglichkeit eines Recoils von Kopf und Hals, da beide Hände am Ende der Derotation loslassen können.

Therapeut: stehend, am Kopfende des Patienten

Handposition:
- mit dem Metakarpophalangealgelenk des Zeigefingers der einen Hand Kontakt mit dem Proc. articularis des Wirbels in Läsion auf der Seite in Posteriorität aufnehmen
- die andere Hand flach auf das Ohr und die umliegende Strukturen auf der kontralateralen Seite legen, die Finger sind dabei nach posterior gerichtet, der Kontakt muss angenehm für den Patienten, aber gleichzeitig fest sein

Ausführung:
- zuerst das Segment an die Bewegungsgrenze bringen, indem alle Vektoren der Läsion – so wie auf dem Röntgenbild diagnostiziert – einbezogen werden
- eine Umkehrung von Flexion und Extension durch eine geringe Veränderung der Einstellung des Kontakts herbeiführen, indem Hand und Arm mit Segmentkontakt entweder nach kranial (für Flexion) oder kaudal (für Extension) gerichtet werden
- wenn die Bewegungsgrenze erreicht und die Kraft der Blockierung eingeschätzt sind, den aufgebauten Druck etwas nachlassen, aber in einem schwebenden Zustand über den aufgebauten Kräften bleiben, so dass im nächsten Moment die Bewegungsgrenze durch einfaches Zusammendrücken der Hände wieder erreicht werden könnte
- das letzte Manöver findet in der Derotationsbewegung statt, dafür die Flexions- oder Extensionskomponente durch die Armrichtung aufrecht erhalten: durch Induktion einer schnellen Derotation wird die Bewegungsgrenze erreicht und durch das Moment der Ausführung überwunden
- im letzten Moment die Hände vom Kopf abheben, um einen natürlichen Recoil von Kopf und Hals und damit eine letzte Befreiung der in dem Läsionskomplex enthaltenen Kräfte zu ermöglichen
- dann den Patienten für 5–10 Min. ausruhen lassen, um die volle Reaktion auf die Manipulation zuzulassen

> Das Geheimnis einer effektiven Manipulation des Segmentes liegt darin, die physiologische Bewegungsgrenze erst während des Moments des Manövers anzugehen. Aus diesem Grund wird dies eine „floating field-Manipulation" („schwebende Feld-Manipulation") genannt.

22.10 Sacral Toggle (▶ Abb. 22.3)

Indikation: Positionale Veränderung im Becken. Dies ist eine Manipulation des Os sacrum innerhalb der Ilia und wird eingesetzt, wenn die positionellen Befunde im Stehen, Sitzen und Liegen gleich sind.

Der einfachste Befund ist eine Seitneigung und Rotation zur selben Seite. Nach Freyette ist dies eine Dysfunktion ersten Grades. Bei einer Seitneigung und Rotation

22.10 Sacral Toggle

zu unterschiedlichen Seiten besteht eine Dysfunktion zweiten Grades. Die Prinzipien der Behandlung dieser beiden Dysfunktionen sind dieselben, vorausgesetzt dass die Komponenten der Dysfunktion umgekehrt werden.

Patient: in Bauchlage, mit einem Kissen unter dem Becken

Therapeut: stehend, neben dem Patienten

Handposition:
- jeweils mit dem Hypothenar beider Hände lateral der Crista sacralis mediana Kontakt mit dem Os sacrum aufnehmen
- die Seite der Posteriorität bestimmt den Kontakt: bei einer Rotation und Seitneigung rechts zeigen die Finger der posterioren Seite nach kranial, bei Rotation rechts und Seitneigung links nach kaudal

Ausführung:

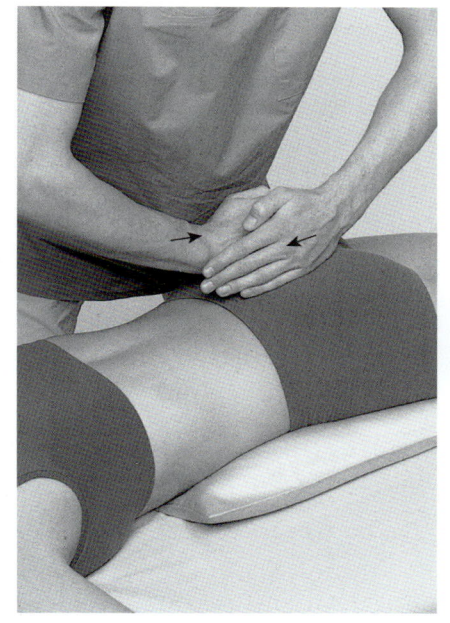

Abb. 22.3 Sacral Toggle

- die Technik ist eine sanfte Derotation und De-Seitneigung, wobei die Hände auf dem Os sacrum die Richtung der Korrektur beschreiben, die diesem den Weg zur Neutralstellung zeigt
- keine Kraft anwenden, die Gelenke nicht voneinander trennen und kein knackendes oder krachendes Geräusch erzeugen, wie oft bei HVLA-Behandlungen von Wirbelsegmenten der Fall
- diese Technik in der leichtesten möglichen Weise ausführen, wobei Geschwindigkeit und Wille eine große Rolle spielen
- durch Aufnehmen der Kraftvektoren der Dysfunktion das Os sacrum in die Läsion führen, um es auf den Moment der Veränderung vorzubereiten
- den Patienten auffordern, tief zu atmen und langsam auszuatmen, damit der ideale Moment für die Ausführung beurteilt werden kann
- wenn alle Vorbereitungen getroffen sind, auf die Gewebekräfte konzentrieren und im richtigen Moment während der Ausatmung die Hände in Richtung der Korrektur bewegen, wodurch die Reflexe des Körpers des Patienten auf die ideale Berichtigung der Position des Os sacrum zwischen den Ilia ausgerichtet werden
- den Patienten 5 Min. ausruhen lassen, während sich der Körper neu organisiert
- in den folgenden Tagen wird der Körper sich auf die neue Einstellung des Beckens einrichten und die Veränderungen sicherstellen

23 Blagrave-Techniken

Peter Blagrave, Jonathan Parsons
Therapeut auf den Fotos: Peter Blagrave

23.1	**Grundlagen**	**618**
	Peter Blagrave, Jonathan Parsons	
23.2	**Weichteiltechniken**	**618**
	Peter Blagrave, Jonathan Parsons	
23.2.1	Dehnung der paraspinalen Muskulatur in Bauchlage	618
23.2.2	Gekreuzte Dehnung der paraspinalen Muskulatur in Bauchlage	619
23.2.3	Dehnung der paraspinalen Muskulatur in Seitenlage	620
23.2.4	Entspannung der subokzipitalen Muskeln	621
23.2.5	Entspannung und Dehnung des M. quadriceps femoris	622
23.2.6	Dehnung der Adduktoren und medialen ischiokruralen Muskulatur	623
23.3	**Mobilisationstechniken der Wirbelsäule und des Beckens**	**623**
	Peter Blagrave, Jonathan Parsons	
23.3.1	Traktion der Halswirbelsäule	623
23.3.2	Mobilisation der Brustwirbelsäule in Seitneigung	624
23.3.3	Mobilisation der Brustwirbelsäule in Rotation	625
23.3.4	Mobilisation der Brustwirbelsäule in Flexion oder Extension	626
23.3.5	Mobilisation der Lendenwirbelsäule in Flexion oder Extension	626
23.3.6	Mobilisation der Lendenwirbelsäule in Seitneigung	627
23.3.7	Mobilisation des Os sacrum	628
23.3.8	Mobilisation der Ossa ilia nach anterior oder posterior	628
23.3.9	Mobilisation des Os ilium nach anterior	629
23.4	**Mobilisationstechniken der oberen Extremität**	**630**
	Peter Blagrave, Jonathan Parsons	
23.4.1	Mobilisation des Schultergürtels	630
23.4.2	Traktion der Art. humeri in Bauchlage	631
23.4.3	Traktion der Art. humeri in Rückenlage	632
23.4.4	Mobilisation der skapulothorakalen Gleitebene	633
23.4.5	Dekompression der Artt. sternoclavicularis und acromioclavicularis	634
23.4.6	Mobilisation des Radiusköpfchens in Anteriorität	635
23.4.7	Mobilisation des Radiusköpfchens in Posteriorität	636
23.5	**Mobilisationstechniken der unteren Extremität**	**637**
	Peter Blagrave, Jonathan Parsons	
23.5.1	Traktion der Art. coxae	637
23.5.2	Zirkumduktion der Art. coxae	638
23.5.3	Mobilisation der Art. genus	639
23.5.4	Mobilisation des Fibulaköpfchens nach anterior	639
23.5.5	Mobilisation des oberen Sprunggelenks	640
23.5.6	Mobilisation der Fußwurzel- und Mittelfußgelenke	641

23.1 Grundlagen

Peter Blagrave, Jonathan Parsons

Der Begriff Blagrave-Techniken hat sich in den letzten Jahrzehnten entwickelt, um die Arbeitsweise von **Peter Blagrave** zu beschreiben. Peter Blagrave, selbst Sohn eines Osteopathen, praktiziert seit 1966, unterrichtet an der European School of Osteopathy (ESO) in England sowie weltweit an osteopathischen Schulen.

Die Blagrave-Techniken sind tief verwurzelt in der klassischen Osteopathie und eine Mischung aus Standard- und spezifischen von Blagrave entwickelten Techniken. Verwendet werden **Weichteil-, Mobilisations- und Manipulationstechniken** unter Einsatz von **low velocity thrusts** (Impuls niedriger Geschwindigkeit) anstatt von high velocity thrusts.

Hierbei spielt die Flüssigkeit der Bewegungen des Körpers des Therapeuten eine große Rolle. Anstelle von Kraft wird das Körpergewicht eingesetzt, um den gewünschten Effekt mit einer Technik zu erzielen. Wichtig ist ferner die **Zuwendung zum Patienten**, die sich z. B. darin ausdrückt, dass der Therapeut die Augen und das Gesicht des Patienten beobachtet, um auf Schmerzen reagieren zu können.

Die hier beschriebenen Techniken sind nur eine Auswahl. Wie bei allen kreativen Therapeuten variieren diese zudem je nach Patient. Einige Techniken wurden auch in die Gelenkkapitel integriert, um sie im Kontext aufzuzeigen.

23.2 Weichteiltechniken

Peter Blagrave, Jonathan Parsons

23.2.1 Dehnung der paraspinalen Muskulatur in Bauchlage

Indikation: Hypertonus der paraspinalen Muskulatur, Vorbereitung auf spezifische Wirbelbehandlungen

Patient: in Bauchlage

Therapeut: stehend, auf der kontralateralen Seite der Dysfunktionsseite

Handposition:
- die fußnahe Hand auf die Muskulatur direkt lateral der Dornfortsätze legen, Daumen und Thenar bilden dabei den Hauptkontaktpunkt, den Rest der Hand flächig auf den Rücken legen
- die kopfnahe Hand auf die andere legen

Ausführung:
- mit gestreckten Armen arbeiten
- einen Druck nach anterior und lateral induzieren, bis die Gewebevorspannung der Haut aufgenommen ist
- es muss genügend Bewegungsfreiheit der Haut bestehen, die nicht über die Dornfortsätze gespannt werden darf
- den Druck durch Verlagerung des Körpergewichts nach vorne graduell verstärken
- die Hände bleiben dabei in festem Kontakt und gleiten nicht über die Haut
- die Spannung der Gewebe kontinuierlich palpieren, den Druck nur so weit verstärken, wie es die Muskeln zulassen

- bei Entspannung der Muskulatur den Druck langsam verringern und den Kontakt nach kaudal oder kranial verschieben, ohne den Kontakt mit dem Patienten zu verlieren
- die Technik entlang der Wirbelsäule zwischen C4/5 und L5/S1 in einem Rhythmus von ca. 12 Wiederholungen/Min. ausführen und auf der anderen Seite wiederholen

Variationen:
- bei einer akuten Verspannung der Rückenmuskulatur die Muskeln durch denselben Kontakt leicht dehnen
- den Patienten auffordern, tief einzuatmen
- während der Ausatmung die Entspannung der Muskeln nutzen, um etwas weiter zu dehnen
- diese Position bei normaler Atmung des Patienten 20–30 Sek. halten, bis sich die Muskeln entspannen
- diesen Vorgang 2–3 × wiederholen
- besonders wichtig ist hier, dass der Patient beim Lösen des Kontakts einatmet
- durch leichte Veränderung der Körperrichtung des Therapeuten können auch der M. trapezius oder der M. gluteus maximus behandelt werden, die Richtung des Drucks ist 90° zum Verlauf der Muskelfasern

23.2.2 Gekreuzte Dehnung der paraspinalen Muskulatur in Bauchlage

Indikation: Hypertonus der paraspinalen Muskulatur, Vorbereitung auf spezifische Wirbelbehandlungen

Patient: in Bauchlage

Therapeut: stehend, seitlich des Patienten

Handposition:
- die Handwurzel der kopfnahen Hand auf den lumbosakralen Übergang legen, die Finger sind dabei nach kaudal gerichtet
- mit der kopfnahen Hand Kontakt mit den Dornfortsätzen und benachbarten Geweben der unteren BWS aufnehmen, die Finger sind dabei nach kranial gerichtet

Ausführung:
- die Unterarme so horizontal wie möglich positionieren
- das Körpergewicht nach vorne verlagern, wodurch ein Zug am lumbosakralen Übergang nach kaudal und an der BWS nach kranial induziert wird, was eine Dehnung der paraspinalen Muskulatur und eine Distraktion der Gelenke bewirkt
- durch das abwechselnde Verlagern des Körpergewichts nach vorne und zurück rhythmisch dehnen und 3–5 × wiederholen

Variationen:
- die Hände können auch homolateral auf der Muskulatur liegen, um die Dehnung einseitig auszuführen
- durch Kontakt auf der kontralateralen Seite kann eine Dehnung in Seitneigung oder Rotation erreicht werden

23.2.3 Dehnung der paraspinalen Muskulatur in Seitenlage (▶ Abb. 23.1)

Indikation: Hypertonus der paraspinalen Muskulatur, Vorbereitung auf spezifische Wirbelbehandlungen

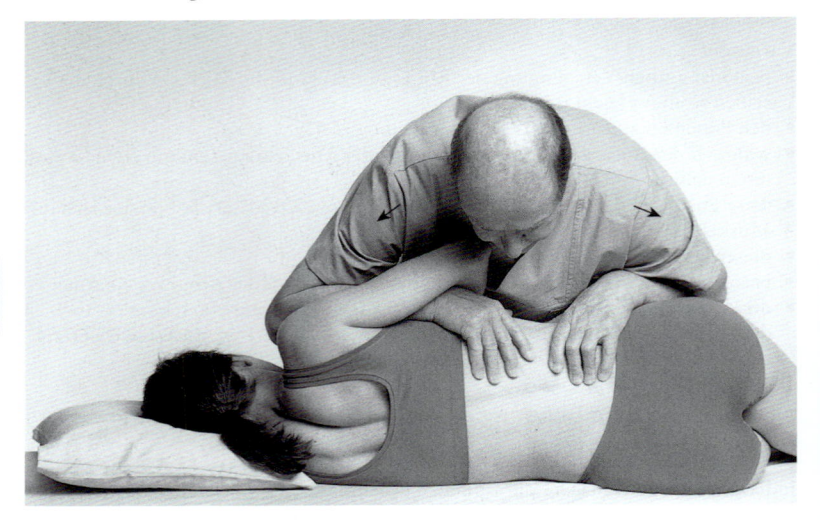

Abb. 23.1 Dehnung der paraspinalen Muskulatur in Seitenlage

Patient: in Seitenlage, Dysfunktionsseite oben, das untere Bein angewinkelt, das obere gestreckt

Therapeut: stehend, vor dem Patienten

Handposition:
- den kopfnahen Arm zwischen Oberkörper und Oberarm des Patienten durchführen, der Ellenbogen kommt dabei in flächigem Kontakt zwischen Schulter und Brust des Patienten zu liegen, die Hand inferior der Scapula
- den fußnahen Unterarm auf die laterale Gesäßmuskulatur superior des Trochanter major legen

Ausführung:
- das Körpergewicht nach vorne verlagern, wodurch ein Zug an der Schulter nach kranial und am Becken nach kaudal induziert wird, was eine Dehnung der paraspinalen Muskulatur und eine Distraktion der Gelenke in Seitneigung bewirkt
- den Vorgang wiederholen, bis eine Entspannung der Gewebe palpiert werden kann

Variationen:
- um die Technik zu verstärken, kann durch Kontakt der Finger an der obenliegenden Muskulatur der Wirbelsäule zusätzlich eine leichte Dehnung nach lateral ausgeführt werden

23.2.4 Entspannung der subokzipitalen Muskeln

Indikation: Hypertonus der subokzipitalen Muskulatur, Vorbereitung auf spezifische Wirbelbehandlungen

Patient: in Rückenlage

Therapeut: stehend, am Kopfende des Patienten

Variation 1 (▶ Abb. 23.2)
Handposition:
- mit beiden Händen die HWS untergreifen
- die Hypothenaren sind dabei in Kontakt mit dem Okziput

Ausführung:
- mit gestreckten Armen arbeiten und durch leichtes Zurücklehnen eine Traktion der HWS induzieren, durch Vorwärtslehnen die Spannung wieder abbauen
- während dieser rhythmischen Bewegung zusätzlich eine kreisförmige Bewegung mit den Händen ausführen: während der Traktion den oberen Halbkreis in Richtung kaudal nach kranial, während der Entspannung den unteren Halbkreis in Richtung kranial nach kaudal durchlaufen
- die Bewegung kann auch nur mit einer Hand ausgeführt werden, während die andere Hand ihre Position behält
- den Vorgang wiederholen, bis eine Entspannung der Gewebe palpiert werden kann

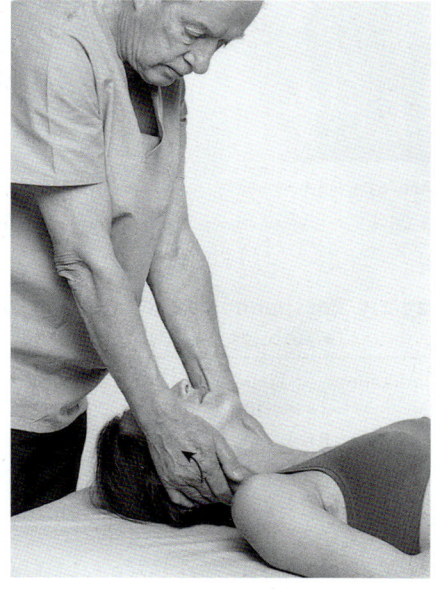

Abb. 23.2 Entspannung der subokzipitalen Muskeln (Variation 1)

Variation 2 (▶ Abb. 23.3)
Handposition:
- mit einer Hand Kontakt mit dem Okziput aufnehmen, die Finger sind dabei nach lateral gerichtet, Daumen und Zeigefinger liegen am zervikookzipitalen Übergang
- die andere Hand auf die Stirn legen

Ausführung:
- mit der Hand am Okziput einen Zug nach kranial und leicht nach anterior ausführen, gleichzeitig mit der Hand auf der Stirn eine Kompression nach kaudal und posterior induzieren
- durch Rotation des Kopfes nach rechts oder links kann die Technik auf eine Seite konzentriert werden

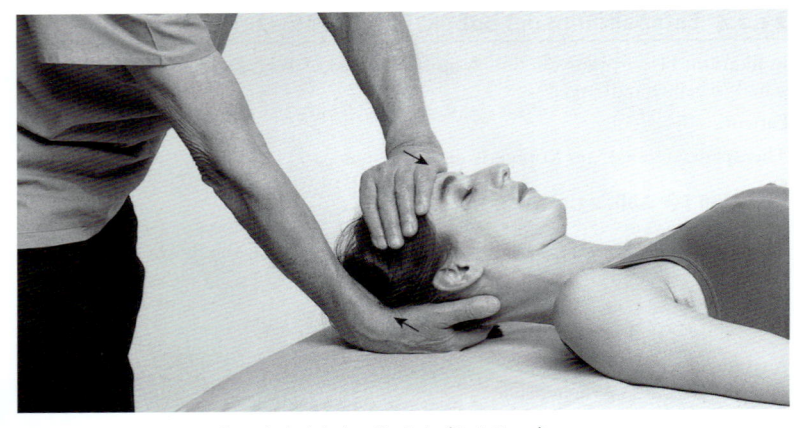

Abb. 23.3 Entspannung der subokzipitalen Muskeln (Variation 2)

- den Vorgang wiederholen, bis eine Entspannung der Gewebe palpiert werden kann

23.2.5 Entspannung und Dehnung des M. quadriceps femoris (▶ Abb. 23.4)

Indikation: Hypertonus des M. quadriceps femoris

Patient: in Rückenlage

Therapeut: stehend, auf der kontralateralen Seite der Dysfunktion

Handposition:
- den Daumen der fußnahen Hand medial entlang der Sehne des M. rectus femoris inferior der SIAS legen
- mit der kopfnahen Hand diesen Kontakt verstärken

Ausführung:
- durch einen leichten Druck nach posterior die Spannung der Gewebe aufnehmen
- ohne über die Haut zu gleiten einen Druck nach lateral auf den Muskel ausüben
- den Muskel progressiv nach kaudal behandeln: den Druck jedes Mal so lange aufrechterhalten, bis eine Entspannung zu fühlen ist

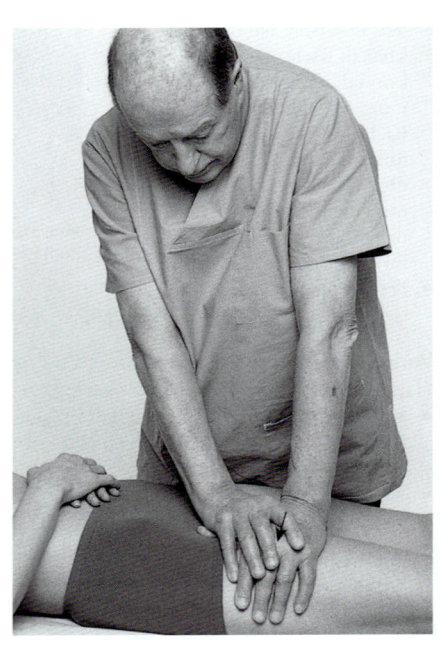

Abb. 23.4 Entspannung und Dehnung des M. quadriceps femoris

23.2.6 Dehnung der Adduktoren und medialen ischiokruralen Muskulatur (▶ Abb. 23.5)

Indikation: Hypertonus der Adduktoren und der medialen ischiokruralen Muskulatur

Patient: in Rückenlage

Therapeut: stehend, auf Seite der Dysfunktion

Handposition:
- das fußnahe Knie auf die Behandlungsbank legen und das leicht gebeugte Knie des Patienten darauf legen, die Hüfte befindet sich dabei in leichter Außenrotation
- mit der kopfnahen Hand den medialen distalen Oberschenkel umgreifen, die Finger nehmen dabei Kontakt mit dem M. semimembranosus und M. semitendinosus auf
- die fußnahe Hand umgreift den Oberschenkel oberhalb der Patella

Ausführung:
- beide Arme strecken
- durch leichtes Zurücklehnen und Rotation des Körpers nach kranial Zug auf die Muskulatur bringen, dabei mit der einen Hand das Knie stabilisieren
- dies langsam und rhythmisch entlang der medialen Muskulatur des Oberschenkels ausführen indem die kopfnahe Hand den Kontakt nach proximal und distal verschiebt
- die Bewegung wird wiederholt bis eine Entspannung der Gewebe palpiert werden kann

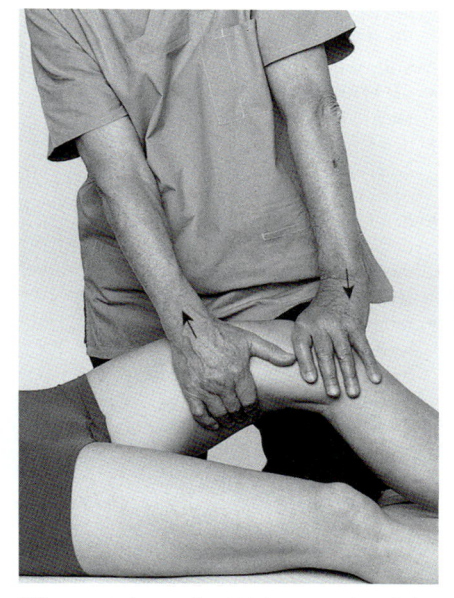

Abb. 23.5 Dehnung der Adduktoren und medialen ischiokruralen Muskulatur

23.3 Mobilisationstechniken der Wirbelsäule und des Beckens

Peter Blagrave, Jonathan Parsons

23.3.1 Traktion der Halswirbelsäule (▶ Abb. 23.6)

Indikation: Hypertonus der Muskulatur der HWS, Vorbereitung auf spezifische Wirbelbehandlungen, Dysfunktionen der HWS

Patient: sitzend, am Ende der Bank

Therapeut: stehend, seitlich des Patienten

Handposition:
- die posteriore Hand unter das Okziput legen, die anteriore unter den Unterkiefer
- die Arme am Thorax anlegen, um die Position zu stabilisieren

Ausführung:
- die HWS mit beiden Händen in leichte Extension führen
- den Patienten auffordern, sich langsam zurückzulehnen, bis die optimale Traktion erreicht wird
- den Kopf mit den Händen auf derselben Höhe halten, indem das Zurücklehnen mit abgestützten Armen begleitet wird
- um dem Patienten während dieser Bewegung Stabilität zu geben, den Brustkorb gegen die Schulter lehnen
- diese Position für 5–10 Sek. halten, dann den Patienten wieder nach vorne begleiten

Der Patient sollte relativ niedrig sitzen, um eine gute Traktion zu erreichen.
Die Ausrichtung der Ellenbogen während der Manipulation nicht verändern, um die maximale Stabilisierung des Patienten zu erreichen.

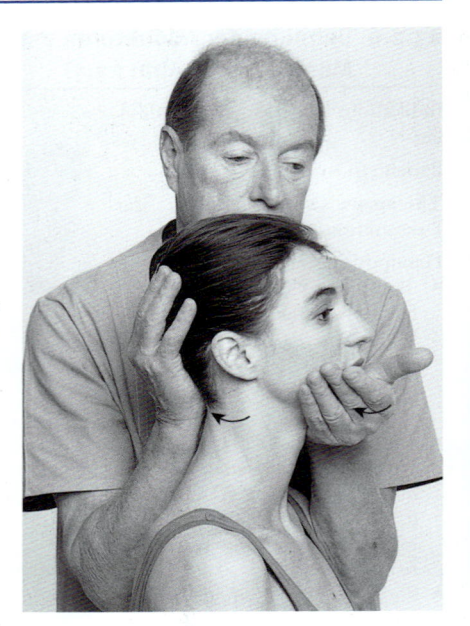

Abb. 23.6 Traktion der HWS

23.3.2 Mobilisation der Brustwirbelsäule in Seitneigung (▶ Abb. 23.7)

Indikation: Vorbereitung auf spezifische Wirbelbehandlungen, Dysfunktionen der BWS in Seitneigung

Patient: sitzend, Arme vor dem Brustkorb verschränkt

Therapeut: stehend, hinter dem Patienten

Handposition:
- einen Unterarm quer über beide Schultern legen

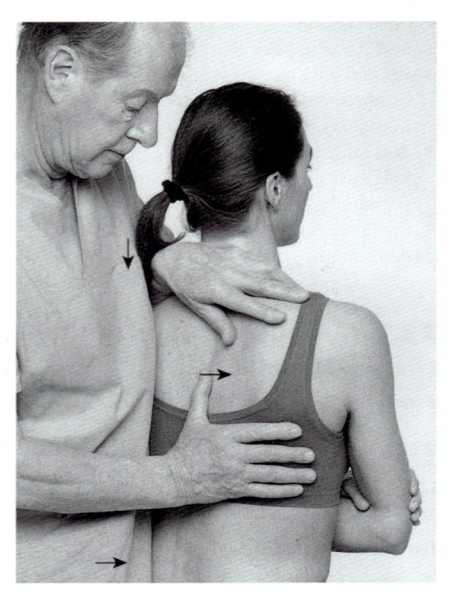

Abb. 23.7 Mobilisation der BWS in Seitneigung

- mit den Fingern der anderen Hand die Bewegung der Wirbel an den Dornfortsätzen palpieren

Ausführung:
- mit dem Brustkorb und Bauch einen Kontakt entlang des Rückens vom Thorax bis zum Becken herstellen, um eine aufrechte Haltung zu gewährleisten
- durch Druck mit dem Ellenbogen auf die Schulter eine Seitneigung zur selben Seite induzieren
- gleichzeitig mit dem Becken einen Schub des Beckens zur kontralateralen Seite induzieren, um die Seitneigung zu verstärken
- mit der palpierenden Hand kann die Bewegung segmental durch Druck auf den Dornfortsatz verstärkt werden
- die Bewegung findet rhythmisch unter Einsatz des gesamten Körpers statt
- um die obere BWS zu mobilisieren, findet die Bewegung primär an der Schulter statt, um die untere BWS zu mobilisieren, primär am Becken
- den Vorgang wiederholen, bis eine Entspannung der Gewebe und eine verbesserte Wirbelbewegung palpiert werden können

23.3.3 Mobilisation der Brustwirbelsäule in Rotation (▶ Abb. 23.8)

Indikation: Vorbereitung auf spezifische Wirbelbehandlungen, Dysfunktionen der BWS in Rotation

Patient: sitzend, Arme vor dem Brustkorb verschränkt

Therapeut: stehend, hinter dem Patienten

Handposition:
- einen Unterarm quer über beide Schultern legen
- mit den Fingern der anderen Hand die Bewegung der Wirbel an den Dornfortsätzen palpieren

Ausführung:
- mit dem Brustkorb und Bauch einen Kontakt entlang des Rückens vom Thorax bis zum Becken herstellen, um eine aufrechte Haltung zu gewährleisten
- durch Verlagerung des Gewichts von einem Fuß auf den anderen eine Rotation der BWS induzieren
- den Vorgang wiederholen, bis eine Entspannung der Gewebe und eine verbesserte Wirbelbewegung palpiert werden können

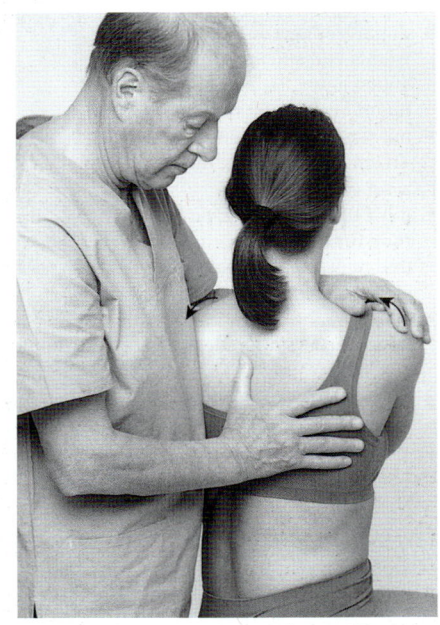

Abb. 23.8 Mobilisation der BWS in Rotation

23.3.4 Mobilisation der Brustwirbelsäule in Flexion oder Extension (▶ Abb. 23.9)

Indikation: Vorbereitung auf spezifische Wirbelbehandlungen, Dysfunktionen der BWS in Flexion oder Extension

Patient: sitzend, am Ende der Bank, Arme vor dem Brustkorb verschränkt

Therapeut: stehend, seitlich des Patienten

Handposition:
- mit einem Arm die Ellenbogen untergreifen und diesen am Körper des Therapeuten stabilisieren, die Hand liegt an der kontralateralen Schulter
- mit den Fingern der anderen Hand die Bewegung der Wirbel zwischen den Dornfortsätzen palpieren

Ausführung:
- durch Verlagerung des Gewichts von einem Fuß auf den anderen den Patienten in Flexion und Extension führen
- mit der Hand an den Dornfortsätzen die Bewegung unterstützend verstärken

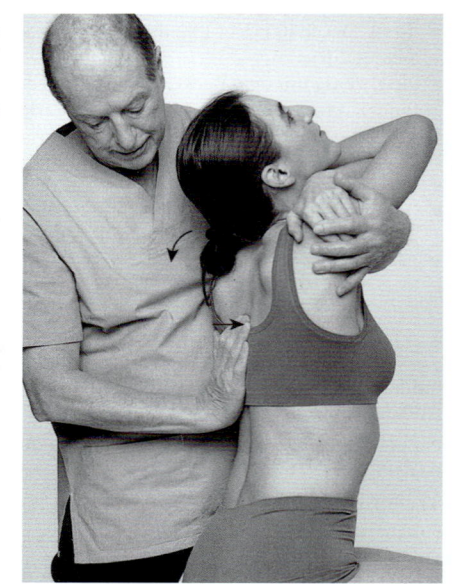

Abb. 23.9 Mobilisation der BWS in Extension

- die Technik sollte keine Belastung für den Therapeuten darstellen, der Patient muss die Bewegung zulassen und teilweise selbst ausführen, damit der Therapeut nicht das ganze Gewicht zu tragen hat
- den Vorgang wiederholen, bis eine Entspannung der Gewebe und eine verbesserte Wirbelbewegung palpiert werden können

23.3.5 Mobilisation der Lendenwirbelsäule in Flexion oder Extension (▶ Abb. 23.10)

Indikation: Vorbereitung auf spezifische Wirbelbehandlungen, Dysfunktionen der LWS in Flexion oder Extension

Patient: in Seitenlage, Hüften und Knie 90° gebeugt, Knie über die Seite der Bank gelegt

Therapeut: stehend mit etwas gebeugten Knien, vor dem Patienten

Handposition:
- die Knie des Patienten auf die Oberschenkel des Therapeuten legen
- die fußnahe Hand bei einer Flexion flächig auf das Os sacrum, bei einer Extension auf die LWS legen

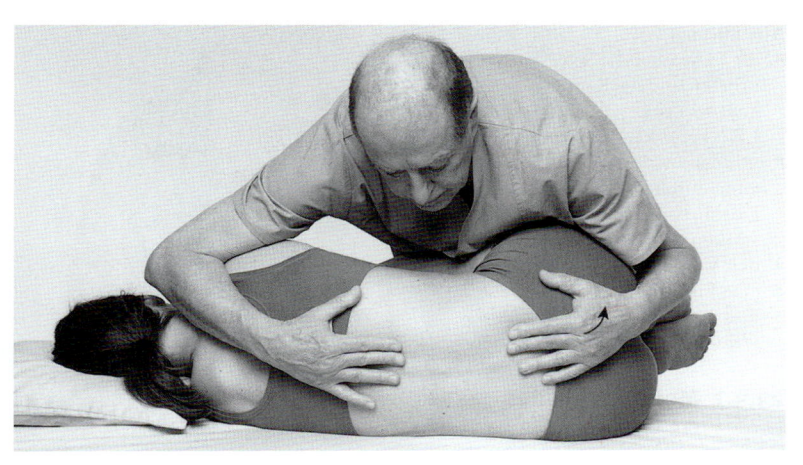

Abb. 23.10 Mobilisation der LWS in Flexion

- mit flächigem Kontakt der kopfnahen Hand auf den Dornfortsätzen der unteren BWS diese stabilisieren, um die Bewegung auf die LWS zu beschränken

Ausführung:
- durch Verlagerung des Gewichts von einem Bein auf das andere eine Flexion und Extension der LWS induzieren
- bei einer Flexion mit den Händen einen Zug nach kaudal am Os sacrum und nach kranial an der BWS ausführen, dabei die Hüften in Flexion führen
- bei einer Extension mit der Hand auf der LWS einen Druck nach anterior induzieren, dabei die Hüften nach posterior bei gleichzeitiger Bewegung in Richtung Extension schieben
- um die Extension zu verstärken, mit beiden Händen den Rumpf von lateral (in der Lende) umgreifen und diese auf die LWS legen
- während der Bewegung der Hüfte in Richtung Extension und posterior mit beiden Händen einen Zug nach anterior ausüben
- den Vorgang wiederholen, bis eine Entspannung der Gewebe und eine verbesserte Wirbelbewegung palpiert werden können

23.3.6 Mobilisation der Lendenwirbelsäule in Seitneigung (▶ Abb. 23.11)

Indikation: Vorbereitung auf spezifische Wirbelbehandlungen, Dysfunktionen der LWS in Seitneigung

Patient: in Seitenlage, Hüften und Knie 90° gebeugt, Knie über die Seite der Bank gelegt

Therapeut: stehend, vor dem Patienten

Handposition:
- mit der fußnahen Hand die Sprunggelenke umgreifen
- die Finger der kopfnahen Hand auf die Dornfortsätze der LWS legen

Ausführung:
- die Füße über die Seite der Bank bringen und nach unten absenken, was eine Seitneigung der LWS bewirkt
- mit der anderen Hand die Bewegung durch leichten Zug an den Dornfortsätzen nach oben verstärken
- den Vorgang wiederholen, bis eine Entspannung der Gewebe und eine verbesserte Wirbelbewegung palpiert werden können

23.3.7 Mobilisation des Os sacrum

Indikation: Dysfunktionen des Os sacrum

Patient: in Bauchlage

Therapeut: stehend, seitlich des Patienten

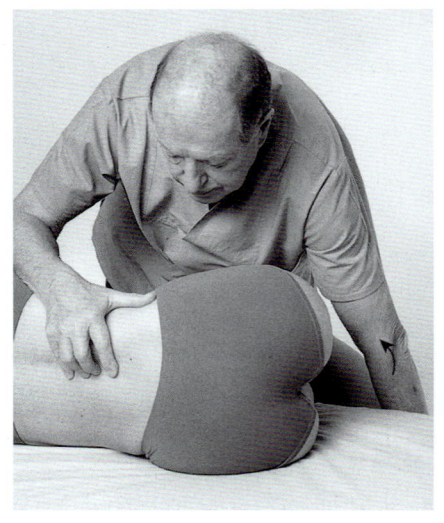

Abb. 23.11 Mobilisation der LWS in Seitneigung

Handposition:
- die Handwurzel der kopfnahen Hand auf die Sakrumbasis legen, die Finger sind dabei nach kaudal gerichtet
- mit Zeige- und Mittelfinger der fußnahen Hand die ISG palpieren

Ausführung:
- den Arm mit der Hand auf dem Os sacrum gestreckt halten und einen Druck nach anterior induzieren, was die Nutation des Os sacrum prüft und verstärkt
- die Bewegung rhythmisch wiederholen, um Blockaden zu behandeln
- um eine Gegennutation zu verstärken, die fußnahe Hand auf den unteren Teil des Os sacrum legen, die Finger sind dabei nach kranial gerichtet, mit der anderen Hand die ISG palpieren und durch Druck nach anterior die Gegennutation prüfen und verstärken
- einseitige Blockaden durch leichte Verschiebung der motorischen Hand zur Seite der Dysfunktion verstärkt behandeln
- den Vorgang wiederholen, bis eine Entspannung der Gewebe und eine verbesserte Bewegung des Os sacrum palpiert werden können

23.3.8 Mobilisation der Ossa ilia nach anterior oder posterior

Indikation: Dysfunktionen der Ilia in Anteriorität oder Posteriorität

Patient: in Bauchlage, an der Seite der Bank, das Bein der Dysfunktionsseite über die Seite der Bank gelegt

Therapeut: stehend mit etwas gebeugten Knien, auf Seite der Dysfunktion

Handposition:
- das über die Bank hängende Knie auf die Oberschenkel des Therapeuten legen
- die Hände von superior und inferior um das gleichseitige Ilium legen, die Finger verschränken

Ausführung:
- in die Knie gehen, um eine Abduktion des Beins zu minimieren und die Bewegung auf das ISG zu konzentrieren
- durch Verlagerung des Gewichts von einem Bein auf das andere die Hüfte in Flexion und Extension bewegen, dabei die Mitbewegung des Ilium durch die Hände verstärken
- den Vorgang wiederholen, bis eine Entspannung der Gewebe und eine verbesserte Bewegung des Ilium palpiert werden können
- für eine Impulstechnik bei einer Dysfunktion des Ilium in Rotation nach anterior die Hüfte in Flexion und das Ilium mit den Händen bis an die Bewegungsgrenze nach posterior führen und unter Verstärkung dieser Komponenten einen Impuls ausüben
- für eine Impulstechnik bei einer Dysfunktion des Ilium in Rotation nach posterior die Hüfte in Richtung Extension und das Ilium mit den Händen bis an die Bewegungsgrenze nach anterior führen und unter Verstärkung dieser Komponenten einen Impuls ausüben

23.3.9 Mobilisation des Os ilium nach anterior (▶ Abb. 23.12)

Indikation: Dysfunktion eines Os ilium in Posteriorität

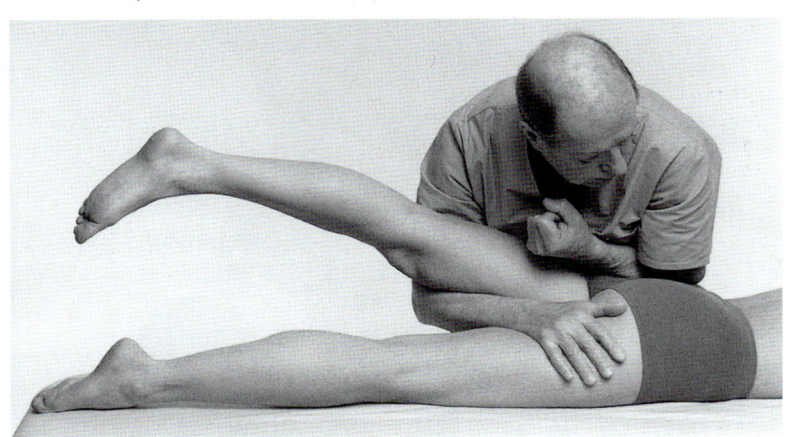

Abb. 23.12 Mobilisation des Os ilium nach anterior

Patient: in Bauchlage

Therapeut: stehend, auf Seite der Dysfunktion

Handposition:
- mit der fußnahen Hand den Oberschenkel der Dysfunktionsseite oberhalb der Patella untergreifen, der distale Oberschenkel liegt dabei auf dem Unterarm auf, die Hand lieft auf dem kontralateralen anterioren Oberschenkel
- den kopfnahen Unterarm über das unilaterale ISG und posteriore Ilium legen

Ausführung:
- etwas aufstehen und die Hüfte in Extension bringen
- den Körper etwas in Richtung kranial rotieren, um die Bewegung in die Ebene des ISG zu fokussieren, das Bein dabei nach superomedial bewegen
- mit dem kopfnahen Arm einen Druck nach anterior auf das Ilium ausüben, um die Bewegung nach anterior zu verstärken
- das Ilium darf den Kontakt mit der Bank nicht verlassen, da sonst die Bewegung in die LWS übertragen wird
- diese Bewegung rhythmisch wiederholen, bis eine Entspannung der Gewebe und eine verbesserte Bewegung palpiert werden können
- für eine Impulstechnik an der Bewegungsgrenze des Ilium unter Verstärkung der Hüftextension und des Drucks auf das Ilium einen Impuls nach anterior ausüben

23.4 Mobilisationstechniken der oberen Extremität

Peter Blagrave, Jonathan Parsons

23.4.1 Mobilisation des Schultergürtels (▶ Abb. 23.13)

Indikation: Dysfunktionen des Schultergürtels, Vorbereitung auf spezifische Schulterbehandlung

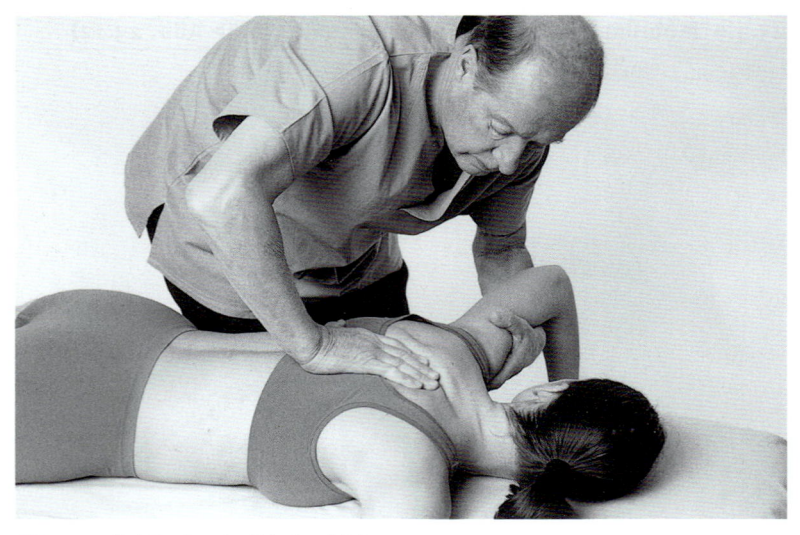

Abb. 23.13 Mobilisation des Schultergürtels

Patient: in Bauchlage, der Arm der Dysfunktionsseite über der Seite der Bank

Therapeut: stehend, auf Seite der Dysfunktion

Handposition:
- den distalen Oberarm auf den kopfnahen Arm legen
- mit der Hand das Schultergelenk von anterior umgreifen

- durch Kontakt auf der Muskulatur (Mm. rhomboidei und M. trapezius), der BWS oder auf dem Schulterblatt mit der fußnahen Hand die Bewegung auf die gewünschten Gewebe fokussieren

Ausführung:
- mit der Hand an der Schulter eine Zirkumduktion des gesamten Schultergürtels ausführen, dabei den gesamten Körper einsetzen
- das Schultergelenk darf dabei nicht über die anatomische Bewegungsgrenze hinaus bewegt werden, um die Kapsel und Bänder nicht zu überlasten
- um ein laterales Gleiten der Scapula zu verstärken, die fußnahe Hand auf die kontralaterale Rückenseite lateral der Dornfortsätze legen, mit dem ausgestreckten Daumen Kontakt mit dem medialen Rand der zu behandelnden Scapula aufnehmen, während der posterioren Phase der Zirkumduktion mit dem Daumen gegen die Scapula drücken, während der anterioren Phase die Position des Daumens nach kaudal oder kranial verschieben
- um eine Gleitbewegung der Scapula nach superior zu verstärken, die Hand auf die Scapula legen, während der posterioren Phase der Zirkumduktion durch leichten Druck auf die Scapula nach superior den Widerstand überwinden
- um die Bewegung auf das Schultergelenk zu fokussieren, die Hand auf die Scapula legen und durch Druck nach anterior die Bewegung der skapulothorakalen Gleitebene minimieren und im Schultergelenk vergrößern
- diese Bewegung rhythmisch wiederholen, bis eine Entspannung der Gewebe und eine verbesserte Bewegung palpiert werden können

23.4.2 Traktion der Art. humeri in Bauchlage (▶ Abb. 23.14)

Indikation: Dysfunktionen der Art. humeri, Vorbereitung auf spezifische Behandlung

Patient: in Bauchlage, der Arm der Dysfunktionsseite über der Seite der Bank

Therapeut: stehend, auf Seite der Dysfunktion

Handposition:
- mit den Händen den Arm unterhalb des Ellenbogens umgreifen, Daumen und Zeigefinger sind dabei in Kontakt mit dem Oberarm, die restlichen Finger mit dem Unterarm

Ausführung:
- durch leichtes Zurücklehnen mit gebeugten Knien eine Traktion des Schultergelenks induzieren, der Kontakt am Arm darf dabei nicht unangenehm für den Patienten werden

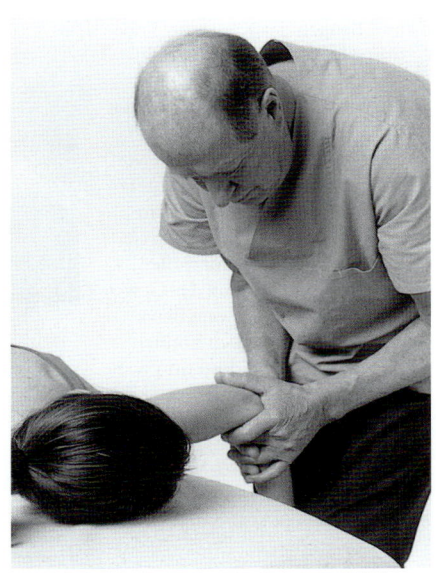

Abb. 23.14 Traktion der Art. humeri in Bauchlage

- um eine Extension des Ellenbogens zu vermeiden, die Hand gegen die Beine unterhalb der Knie ziehen
- durch Abduktion und Adduktion des Schultergelenks kann die Ebene der Bewegung verändert werden
- um eine Innen- und Außenrotation des Schultergelenks zu verstärken, den Unterarm auf das rechte oder linke Knie legen, während der Traktion die Rotation verstärken, indem sich der Therapeut in Richtung des Knies lehnt, auf dem sich der Unterarm befindet
- diese Bewegung wiederholen, bis eine Entspannung der Gewebe und eine verbesserte Bewegung palpiert werden können

23.4.3 Traktion der Art. humeri in Rückenlage

Indikation: Dysfunktionen der Art. humeri, Vorbereitung auf spezifische Behandlung

Patient: in Rückenlage

Therapeut: stehend, auf Seite der Dysfunktion

Variation 1 (▶ Abb. 23.15)

Handposition:
- die Hand supinieren und zwischen den Beinen oberhalb des Knies fixieren
- mit den Händen den Arm proximal des Ellenbogens umgreifen

Ausführung:
- durch leichtes Zurücklehnen und Beugen der Knie eine Traktion des Schultergelenks induzieren
- die Hände am Oberarm können die Traktion verstärken oder spezifische Mobilisationsbewegungen einbringen, z. B. anteriores und posteriores Gleiten, Zirkumduktion etc.
- diese Bewegung wiederholen, bis eine Entspannung der Gewebe und eine verbesserte Bewegung palpiert werden können
- Abduktion und Adduktion werden durch eine Veränderung der Standposition erreicht

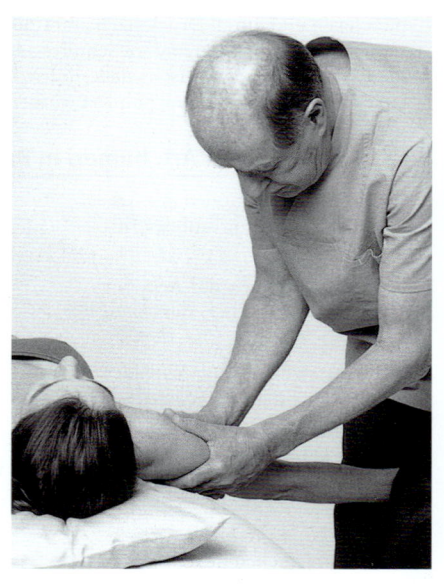

Abb. 23.15 Traktion der Art. humeri in Rückenlage (Variation 1)

Variation 2 (▶ Abb. 23.16)

Handposition:
- den fußnahen Arm hinter den Rücken legen und mit der Hand die Hand des Patienten greifen

- mit der kopfnahen Hand den Oberarm umgreifen

Ausführung:
- eine Traktion des Schultergelenks durch Drehen des Körpers nach kranial ausüben
- die Hand am Oberarm kann die Traktion verstärken oder verschiedene Mobilisationsbewegungen einbringen, z. B. anteriores und posteriores Gleiten, Zirkumduktion etc.
- diese Bewegung rhythmisch wiederholen, bis eine Entspannung der Gewebe und eine verbesserte Bewegung palpiert werden können

23.4.4 Mobilisation der skapulothorakalen Gleitebene (▶ Abb. 23.17)

Indikation: Dysfunktionen der Scapula, Vorbereitung auf spezifische Behandlung

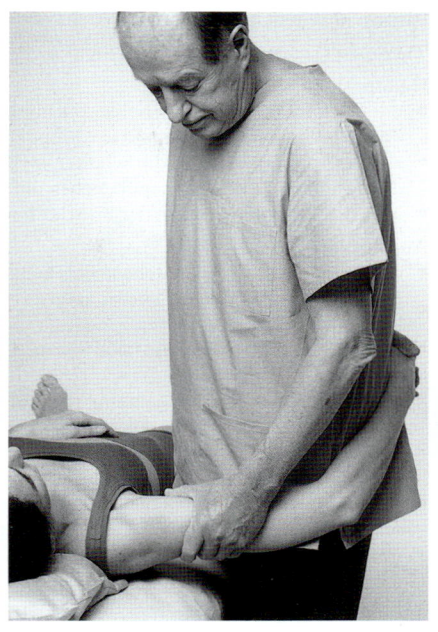

Abb. 23.16 Traktion der Art. humeri in Rückenlage (Variation 2)

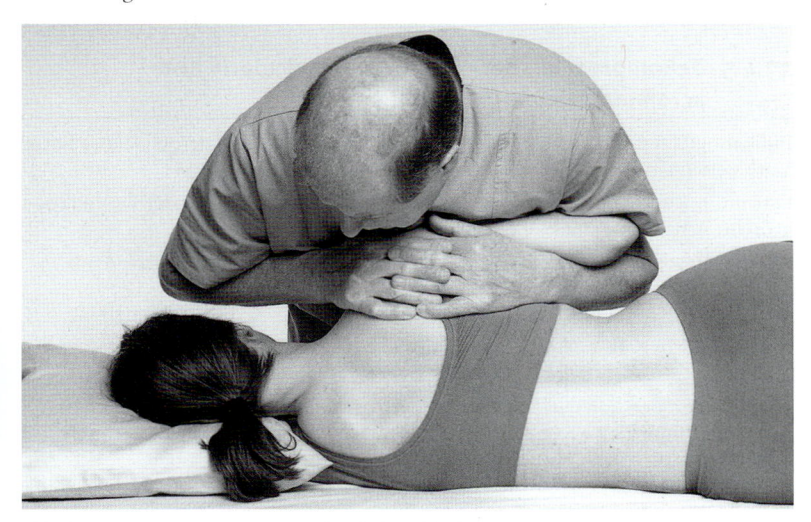

Abb. 23.17 Mobilisation der skapulothorakalen Gleitebene

Patient: in Seitenlage, Dysfunktionsseite oben, Ellenbogen inkomplett gebeugt

Therapeut: stehend, vor dem Patienten

Handposition:
- mit der fußnahen Hand zwischen Ellenbogen und Thorax durchgreifen und die Finger auf den medialen Rand der Scapula legen
- mit der kopfnahen Hand die Schulter von kranial umgreifen und die Finger auf den medialen Rand der Scapula neben die Finger der anderen Hand legen
- über den Patienten beugen, der Brustkorb nimmt dabei Kontakt mit dem Arm auf

Ausführung:
- die skapulothorakale Gleitebene durch eine Bewegung aus der Neutralposition nach superior, dann nach lateral, inferior, medial und wieder superior in Zirkumduktion bewegen
- durch Drehung des Körpers nach kranial die Spannung der posterosuperioren Muskulatur erhöhen
- nach Aufnahme der Vorspannung die posterosuperiore Muskulatur durch kleine Bewegungen in Zirkumduktion (s.o.) weiter dehnen
- durch Drehung des Körpers nach kaudal die Spannung der anterosuperioren Muskulatur erhöhen
- durch Zug an der Scapula nach inferior und anterior verstärkt den M. levator scapulae und die oberen Anteile des M. trapezius dehnen
- um den M. subscapularis zu behandeln, das Gelenk in Protraktion bringen, bis die Mm. rhomboidei die Bewegung begrenzen; während das Gelenk wieder in Retraktion geführt wird, die Finger unter die Scapula bringen; in der Endposition kann eine Dekompression des Gelenks bei gleichzeitiger Dehnung des M. subscapularis durch Zug nach oben stattfinden
- diese Bewegung rhythmisch wiederholen, bis eine Entspannung der Gewebe und eine verbesserte Bewegung palpiert werden können

23.4.5 Dekompression der Artt. sternoclavicularis und acromioclavicularis (▶ Abb. 23.18)

Indikation: Dysfunktionen der Artt. sternoclavicularis und acromioclavicularis, Vorbereitung auf spezifische Behandlung

Patient: in Rückenlage, den Kopf leicht zur kontralateralen Seite der Dysfunktion gedreht, Arm der Dysfunktionsseite 90° abduziert

Therapeut: stehend, auf Seite der Dysfunktion oberhalb des abduzierten Arms

Handposition:
- mit der fußnahen Hand den distalen Oberarm halten
- die Hand zwischen Oberarm und Thorax fixieren

Ausführung:
- zur Dekompression der Art. sternoclavicularis mit der kopfnahen Hand das Manubrium sterni neben der zu behandelnden Art. sternoclavicularis durch leichten Druck nach posterior stabilisieren
- den Körper nach hinten lehnen und eine Traktion auf die Art. sternoclavicularis bringen
- um ein Gleiten nach posterior zu verstärken, mit dem Hypothenar der kopfnahen Hand Kontakt auf der Klavikula aufnehmen und während der Traktion einen Druck nach posterior ausüben

- um ein Gleiten nach inferior zu verstärken, den Arm in unvollkommene Abduktion bringen, neben den Kopf stellen, Daumen oder Hypothenar der kopfnahen Hand auf den anterosuperioren Teil der Klavikula möglichst weit medial legen und während der Traktion einen Druck nach posterior und inferior ausüben
- um die Art. acromioclavicularis verstärkt zu mobilisieren, mit der kopfnahen Hand die Klavikula am distalen Ende mit leichtem Druck nach medial stabilisieren und eine Traktion des Arms in 90° Abduktion ausführen
- diese Bewegung rhythmisch wiederholen, bis eine Entspannung der Gewebe und eine verbesserte Bewegung palpiert werden können

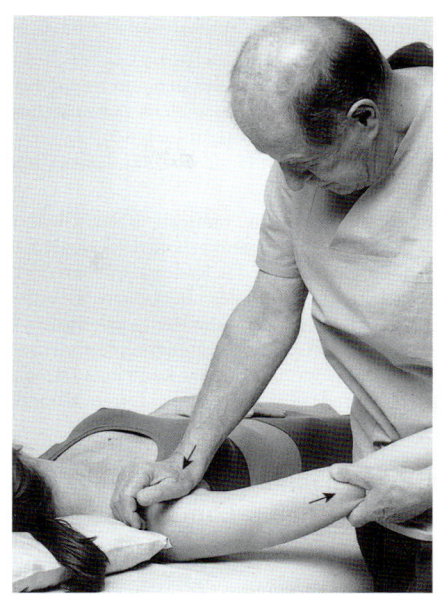

Abb. 23.18 Dekompression der Artt. sternoclavicularis und acromioclavicularis

23.4.6 Mobilisation des Radiusköpfchens in Anteriorität (▶ Abb. 23.19)

Indikation: Dysfunktionen des Radiusköpfchens in Anteriorität

Patient: in Rückenlage

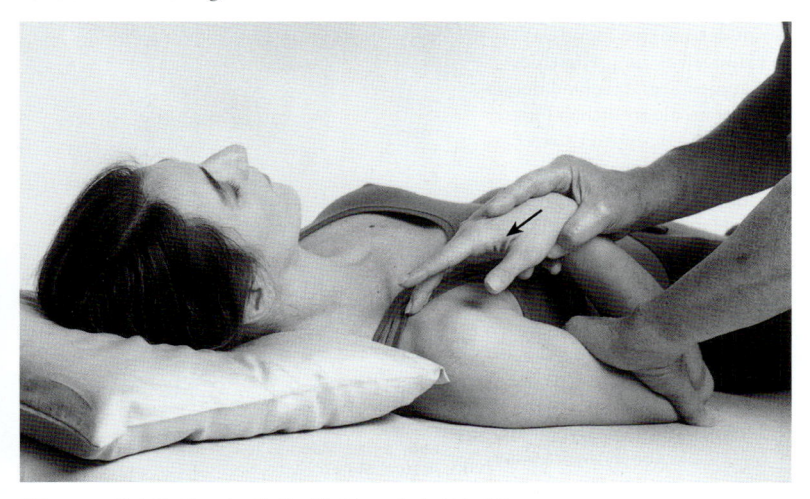

Abb. 23.19 Mobilisation des Radiusköpfchens in Anteriorität

Therapeut: stehend, auf Seite der Dysfunktion

Handposition:
- die kopfnahe Hand auf den anterioren Teil des distalen Oberarms legen und mit dem Karpometakarpalgelenk des Zeigefingers Kontakt mit dem anterioren Teil des Radiusköpfchens aufnehmen
- mit der anderen Hand das Handgelenk umgreifen

Ausführung:
- mit der Hand am Handgelenk den Ellenbogen beugen, bis das Radiusköpfchen mit dem Karpometakarpalgelenk des Zeigefingers in Kontakt ist
- an diesem Punkt das Radiusköpfchen durch wiederholte kleine Bewegungen in Richtung Flexion des Ellenbogens mobilisieren
- diese Bewegung rhythmisch wiederholen, bis eine Entspannung der Gewebe und eine verbesserte Bewegung palpiert werden können
- an der Bewegungsgrenze kann eine Impulstechnik durch eine Verstärkung der Flexion des Ellenbogens bei festem Kontakt am anterioren Radiusköpfchen ausgeführt werden

23.4.7 Mobilisation des Radiusköpfchens in Posteriorität (▶ Abb. 23.20)

Indikation: Dysfunktionen des Radiusköpfchens in Posteriorität

Patient: in Rückenlage oder sitzend

Therapeut: stehend, auf Seite der Dysfunktion

Handposition:
- den Daumen der kopfnahen Hand auf den posterolateralen Teil des Radiusköpfchens legen, die Hand unterstützt den proximalen Unterarm
- mit der anderen Hand das Handgelenk umgreifen, der Daumen liegt dabei auf der anterioren, die restlichen Finger liegen auf der posterioren Fläche des Handgelenks

Ausführung:
- das Handgelenk in Flexion und Pronation bringen und den Unterarm leicht adduzieren, um die Art. humeroradialis zu öffnen und eine Traktion zu induzieren
- Arm gg. den Thorax fixieren
- den Körper nahe an das Handgelenk bringen, um während der Mobilisation eine Hyperextension des Ellenbogens zu vermeiden

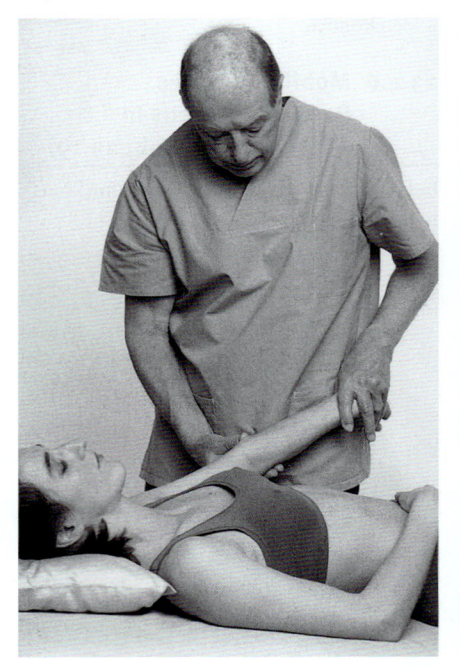

Abb. 23.20 Mobilisation des Radiusköpfchens in Posteriorität

- die Mobilisation besteht aus einer Verstärkung der induzierten Komponenten Pronation, Adduktion und Flexion der Hand, den Ellenbogen dabei strecken, mit dem Daumen am Radiusköpfchen dessen Position fixieren
- diese Bewegung rhythmisch wiederholen, bis eine Entspannung der Gewebe und eine verbesserte Bewegung palpiert werden können
- an der Bewegungsgrenze kann eine Impulstechnik in die Richtung der Mobilisation ausgeführt werden, wobei kein Impuls auf das Radiusköpfchen mit dem Daumen ausgeübt wird

23.5 Mobilisationstechniken der unteren Extremität
Peter Blagrave, Jonathan Parsons

23.5.1 Traktion der Art. coxae

Indikation: Dysfunktionen des Hüftgelenks, Vorbereitung auf spezifische Behandlung

Variation 1 (▶ Abb. 23.21)

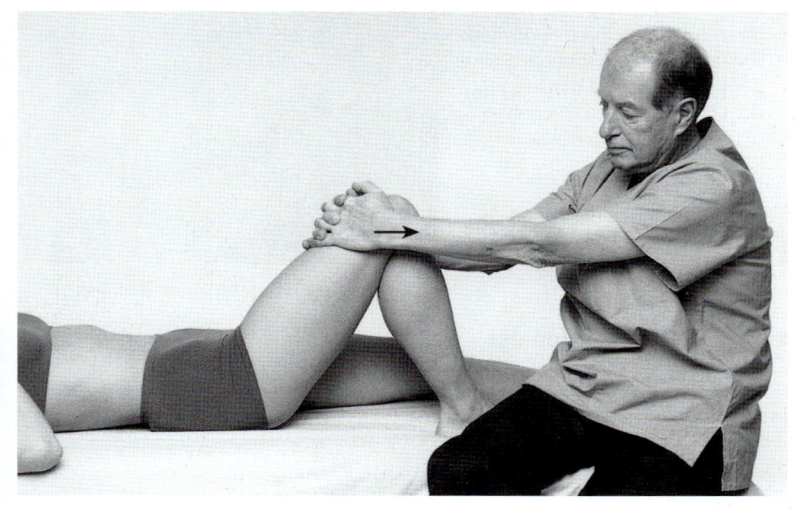

Abb. 23.21 Traktion der Art. coxae (Variation 1)

Patient: in Rückenlage, das Knie der Dysfunktionsseite 100° gebeugt

Therapeut: sitzend auf der Bank, auf Seite der Dysfunktion

Handposition:
- den Fuß des gebeugten Knies unter dem Oberschenkel fixieren
- mit den Händen den distalen Oberschenkel von anterior umgreifen und die Finger verschränken

Ausführung:
- durch leichtes Zurücklehnen eine Traktion der Hüfte induzieren
- diese Bewegung durch Vor- und Zurücklehnen rhythmisch wiederholen, bis eine Entspannung der Gewebe und eine verbesserte Bewegung palpiert werden können

Variation 2 (▶ Abb. 23.22)

Patient: in Rückenlage, das Knie der Dysfunktionsseite auf der banknahen Schulter des Therapeuten

Therapeut: sitzend oder stehend, auf Seite der Dysfunktion

Handposition: mit den Händen den proximalen Oberschenkel umgreifen und die Finger verschränken

Ausführung:
- durch leichtes Zurücklehnen eine Traktion der Hüfte induzieren
- diese Bewegung durch Vor- und Zurücklehnen rhythmisch wiederholen, bis eine Entspannung der Gewebe und eine verbesserte Bewegung palpiert werden können

> Besonders nützlich ist diese Technik bei Patienten, die das Knie nicht beugen können.

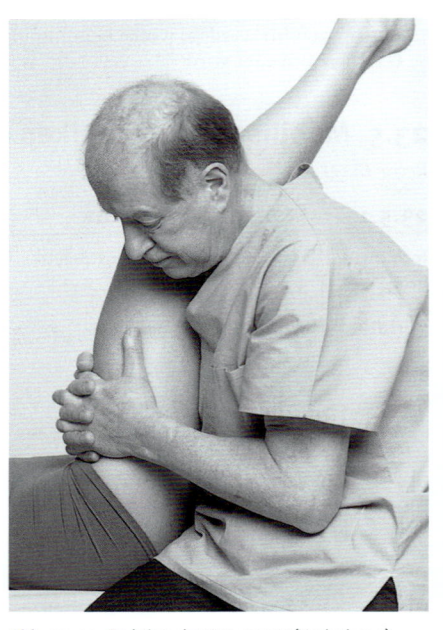

Abb. 23.22 Traktion der Art. coxae (Variation 2)

23.5.2 Zirkumduktion der Art. coxae

Indikation: Dysfunktionen des Hüftgelenks, Vorbereitung auf spezifische Behandlung

Patient: in Seitenlage, Dysfunktionsseite oben, Knie inkomplett gebeugt, das Gesäß an den kopfnahen Oberschenkel des Therapeuten gelegt

Therapeut: stehend, hinter dem Patienten

Handposition:
- mit der fußnahen Hand das obere Knie untergreifen und den Oberschenkel umfassen, das Bein liegt auf dem Unterarm auf
- mit der kopfnahen Hand das obere Ilium durch flächigen Kontakt superior des Trochanter major fixieren

Ausführung:
- in die Knie gehen und eine Zirkumduktion der Hüfte unter Einsatz des gesamten Körpers ausführen
- diese Bewegung rhythmisch wiederholen, bis eine Entspannung der Gewebe und eine verbesserte Bewegung palpiert werden können

23.5.3 Mobilisation der Art. genus (▶ Abb. 23.23)

Indikation: Dysfunktionen des Kniegelenks, Vorbereitung auf spezifische Behandlung

Patient: in Rückenlage

Therapeut: stehend, auf Seite der Dysfunktion

Handposition:
- die kopfnahe Hand unterhalb des Knies auf den proximalen Unterschenkel legen
- mit der fußnahen Hand das Sprunggelenk umgreifen

Ausführung:
- das Knie beugen, bis der Gelenkspalt durch die Hebelwirkung der Hand zwischen Ober- und Unterschenkel leicht geöffnet wird
- Rotationskomponenten können durch Außen- oder Innenrotation am Sprunggelenk integriert werden
- durch kleine Bewegungen in Richtung Flexion und Extension das Knie mobilisieren, bis eine Entspannung der Gewebe und eine verbesserte Bewegung palpiert werden können
- für eine Impulstechnik kann an der Bewegungsgrenze ein Impuls in Richtung Flexion (mit oder ohne Rotation) ausgeführt werden

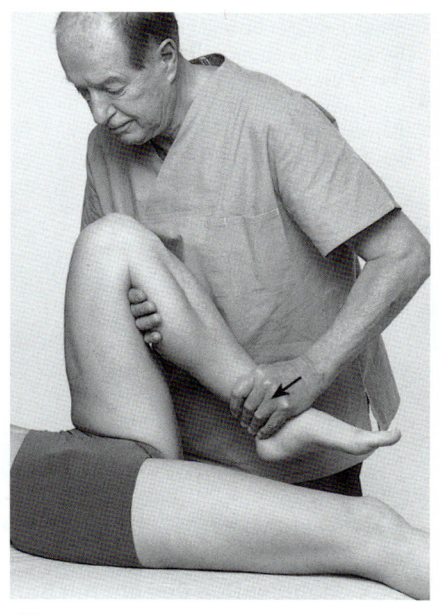

Abb. 23.23 Mobilisation der Art. genus

23.5.4 Mobilisation des Fibulaköpfchens nach anterior (▶ Abb. 23.24)

Indikation: Fibulaköpfchen in Posteriorität

Patient: in Rückenlage, das Knie der Dysfunktionsseite 90° gebeugt

Therapeut: stehend, auf Seite der Dysfunktion

Handposition:
- mit der kopfnahen Hand mit dem Thenar Kontakt mit dem posterioren Teil des Fibulaköpfchens aufnehmen
- mit der fußnahen Hand das Sprunggelenk umgreifen

Ausführung:
- um den Kontakt am Fibulaköpfchen zu verbessern, kann es hilfreich sein, Tibia und Fibula etwas nach außen zu rotieren
- das Knie beugen, bis die Bewegungsgrenze der Fibula nach anterior gespürt wird

- das Fibulaköpfchen durch kleine Bewegungen des Knies in Richtung Flexion und Extension mobilisieren, bis eine Entspannung der Gewebe und eine verbesserte Bewegung palpiert werden können
- eine Impulstechnik kann an der Bewegungsgrenze des Fibulaköpfchens nach anterior durch einen Impuls in Richtung Flexion des Knies ausgeführt werden

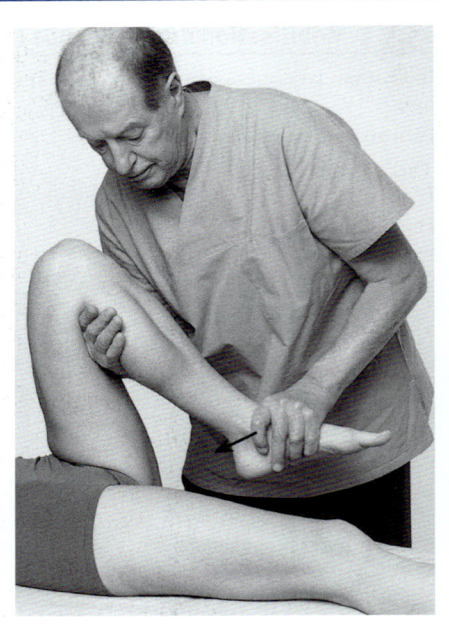

Abb. 23.24 Mobilisation des Fibulaköpfchens nach anterior

23.5.5 Mobilisation des oberen Sprunggelenks (▶ Abb. 23.25)

Indikation: Dysfunktionen des oberen Sprunggelenks, Vorbereitung auf spezifische Techniken

Patient: in Rückenlage

Therapeut: stehend, auf Seite der Dysfunktion, Blick nach kaudal, kopfnahes Knie auf der Bank

Handposition:
- das Knie des Patienten auf das Knie legen
- mit beiden Händen das Sprunggelenk distal der Malleolen mit Zeigefingern und Daumen umgreifen
- den Ellenbogen der kopfnahen Hand an der medialen Seite des auf der Bank liegenden Knies stabilisieren

Ausführung:
- durch Zug am Sprunggelenk nach kaudal eine Traktion auf das obere Sprunggelenk ausüben
- durch leichte Flexion des Knies des Patienten kann die Hebelwirkung des am Knie des Therapeuten anliegenden Unterarms die Traktion verstärken
- während der Traktion eine Zirkumduktion des Sprunggelenks ausführen oder durch Dorsal-, Plantarflexion, Supination oder Pronation des Fußes Komponenten der Dysfunktion behandeln
- diese Bewegungen rhythmisch wiederholen, bis eine Entspannung der Gewebe und eine verbesserte Bewegung palpiert werden können

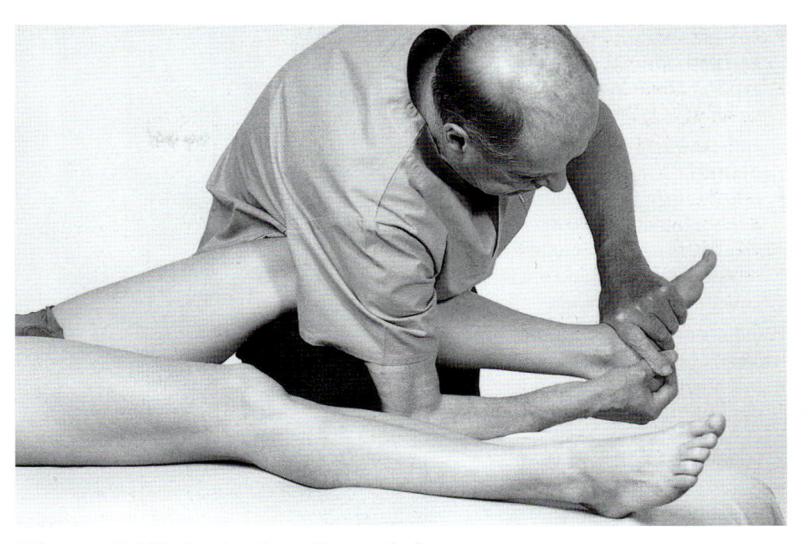

Abb. 23.25 Mobilisation des oberen Sprunggelenks

23.5.6 Mobilisation der Fußwurzel- und Mittelfußgelenke (▶ Abb. 23.26–▶ 23.28)

Indikation: Dysfunktionen der Fußwurzel- und Mittelfußgelenke, Vorbereitung auf spezifische Behandlung

Patient: in Rückenlage

Therapeut: stehend, auf Seite der Dysfunktion

Handposition für die Art. tarsi transversa:
- den Fuß in Dorsalflexion bringen
- mit Daumen und Zeigefinger der kopfnahen Hand den Talus von anterior umgreifen und durch Druck nach posterior fixieren

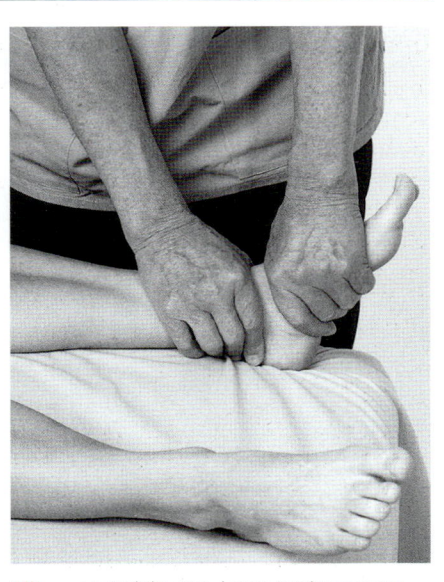

Abb. 23.26 Mobilisation der Art. tarsi transversa

- mit der anderen Hand den Fuß von anterior und medial umgreifen, Hauptkontaktpunkt ist dabei das Os naviculare

Handposition für die Art. cuneonavicularis:
- mit Daumen und Zeigefinger der kopfnahen Hand das Os naviculare umgreifen und fixieren
- mit der anderen Hand die Ossa cuneiformia umgreifen

Handposition für die Mittelfußgelenke:
- mit Daumen und Zeigefinger der kopfnahen Hand die Ossa cuneiformia umgreifen und fixieren
- mit der anderen Hand die Ossa metatarsalia umgreifen

Ausführung:
- den fußnahen Arm strecken
- durch Druck nach medial und in Richtung Plantarflexion eine Zirkumduktion der jeweilgen Gelenke einleiten und durch Weiterbewegung nach lateral und in Richtung Dorsalflexion vollenden
- die Bewegung findet durch Einsatz der Schulter des Therapeuten statt, das Handgelenk bleibt fixiert, und wird rhythmisch wiederholt, bis eine Entspannung der Gewebe und eine verbesserte Bewegung palpiert werden können
- durch Verschiebung der Kontaktpunkte (Handpositionen) die Gelenke von proximal nach distal behandeln

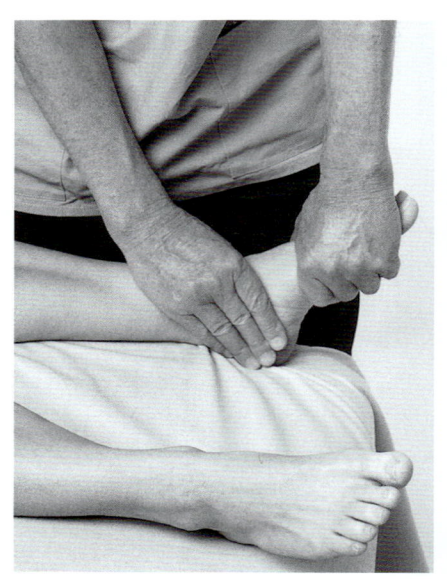

Abb. 23.27 Mobilisation der Mittelfußgelenke

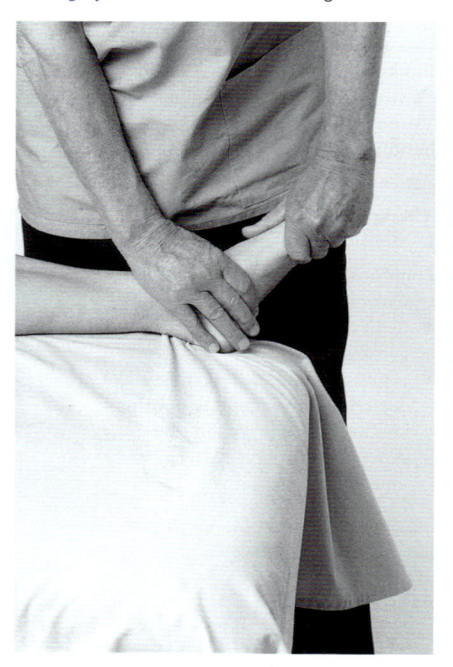

Abb. 23.28 Mobilisation der Art. cuneonavicularis

24 Counterstrain-Techniken

John Glover, D.O., FAAO
Therapeut auf den Fotos: John Glover

24.1	**Geschichte, Grundkonzepte und Behandlung**	**646**
24.1.1	Geschichte	646
24.1.2	Theoretische physiologische Grundlagen des Counterstrain	647
24.1.3	Behandlungsgrundlagen	649
24.1.4	Anweisungen für Patienten	657
24.1.5	Jenseits des traditionellen Counterstrain	657
24.1.6	Wertvolle praktische Tips	658
24.2	**Spezifische Untersuchung und Behandlung der einzelnen Körperregionen**	**659**
24.2.1	Nomenklatur	659
24.2.2	Tabelle der Tenderpoints	661
24.3	**Halswirbelsäule**	**663**
24.3.1	Anteriorer Tenderpoint C1 (AC1) rechts	663
24.3.2	Anteriore Tenderpoints C2–C6 (AC2–6) rechts	664
24.3.3	Anteriore Tenderpoints C7–C8 (AC7–8) rechts	665
24.3.4	Posteriorer Tenderpoint C1 Inion (PC1 Inion) rechts	667
24.3.5	Posteriore Tenderpoints C1–C2 Okziput (PC1–2 OKZ) rechts	668
24.3.6	Posteriore Tenderpoints C2–C8 Proc. spinosus (PC2–8PS)	669
24.4	**Brustwirbelsäule**	**670**
24.4.1	Anteriore Tenderpoints Th1–Th6 (ATh1–6)	671
24.4.2	Anteriore Tenderpoints Th7–Th9 (ATh7–9)	672
24.4.3	Anteriore Tenderpoints Th10–Th12 (ATh10–12) rechts	673
24.4.4	Posteriore Tenderpoints Th1–Th9 Proc. spinosus (PTh1–9 PS) rechts	674
24.4.5	Posteriore Tenderpoints Th10–Th12 Proc. spinosus (PTh10–12 PS) rechts (auch für Proc. transversus)	676
24.4.6	Posteriore Tenderpoints Th1–Th12 Proc. transversus (PTh1–12 PT) links (oder proc. spinosus)	677
24.5	**Rippen**	**678**
24.5.1	Anteriore Tenderpoints der (tiefstehenden) 1.–2. Rippe (ARi1–2) rechts	680
24.5.2	Anteriore Tenderpoints der (tiefstehenden) 3.–6. Rippe (ARi3–6) rechts	681
24.5.3	Posteriorer Tenderpoint der (hochstehenden) 1. Rippe (PRi1) rechts	682
24.5.4	Posteriore Tenderpoints der (hochstehenden) 2.–6. Rippe (PRi2–6) rechts	684
24.6	**Lendenwirbelsäule**	**685**
24.6.1	Anteriore Tenderpoints L1–L5 (AL1–5) rechts	686
24.6.2	Posteriore Tenderpoints L1–L5 Proc. spinosus (PL1–5 PS) rechts	688
24.6.3	Posteriore Tenderpoints L1–L3 Proc. transversus (PL1–3 PT) rechts	689
24.7	**Becken**	**690**
24.7.1	Tenderpoint des M. iliacus (IL) rechts	691
24.7.2	Tenderpoint des Low Ilium (LI) rechts	691
24.7.3	Tenderpoint des Lig. inguinale (ING) rechts	692

24.7.4	Tenderpoint des oberen Pols von L5 (OPL5) rechts	**693**	24.8.9	Tenderpoint des Caput radii (RAD) rechts **706**

- 24.7.4 Tenderpoint des oberen Pols von L5 (OPL5) rechts **693**
- 24.7.5 Tenderpoint des High Ilium oder High Ilium sakroiliakal (HI oder HISI) rechts **694**
- 24.7.6 Posteriore Tenderpoints des M. gluteus maximus (GMX) bzw. von L3 und L4 auf der Crista iliaca (PL3 & 4 CR) rechts **695**
- 24.7.7 Tenderpoint des High Ilium in outflare (HIOF) rechts **696**
- 24.7.8 Tenderpoints des Os ilium in inflare bzw. des mittleren Pols sakroiliakal (OIIF bzw. MPSI) rechts **696**
- 24.7.9 Tenderpoint des unteren Pols von L5 (UPL5) rechts **697**
- 24.7.10 Tenderpoint des M. piriformis (PIR) rechts **698**

24.8 Schulter, Ellenbogen, Handgelenk und Hand **699**

- 24.8.1 Tenderpoint des Caput longum des M. biceps brachii (CLB) rechts **699**
- 24.8.2 Tenderpoint des Caput breve des M. biceps brachii (CBB) rechts **700**
- 24.8.3 Tenderpoint des M. subscapularis (SUB) rechts **701**
- 24.8.4 Tenderpoint des M. latissimus dorsi (LD) rechts **702**
- 24.8.5 Anteriorer Tenderpoint der Art. acromioclavicularis (AAC) rechts **702**
- 24.8.6 Tenderpoint des M. supraspinatus (SPI) rechts **704**
- 24.8.7 Tenderpoints des M. infraspinatus (INF) rechts **704**
- 24.8.8 Tenderpoint des M. levator scapulae (LEV) rechts **705**
- 24.8.9 Tenderpoint des Caput radii (RAD) rechts **706**
- 24.8.10 Tenderpoint des palmaren Handgelenks (PHG) rechts **707**
- 24.8.11 Tenderpoint des dorsalen Handgelenks (DHG) rechts **708**
- 24.8.12 Tenderpoint der Art. carpometacarpalis pollicis (ACM1) rechts **708**

24.9 Hüfte, Knie, Sprunggelenk und Fuß **709**

- 24.9.1 Posteriore Tenderpoints der Mm. gemelli (GEM) bzw. des Trochanter minor (PTMi) rechts **710**
- 24.9.2 Posteriorer Tenderpoint des Trochanter major (PTMa) rechts **711**
- 24.9.3 Tenderpoint des medialen Meniskus (MM) rechts **711**
- 24.9.4 Tenderpoint des lateralen Meniskus (LM) rechts **712**
- 24.9.5 Tenderpoint des Lig. cruciatum anterius (CRA) rechts **713**
- 24.9.6 Tenderpoint des Lig. cruciatum posterius (CRP) rechts **714**
- 24.9.7 Tenderpoint der lateralen ischiokruralen Muskulatur (LISCH) rechts **715**
- 24.9.8 Tenderpoint der medialen ischiokruralen Muskulatur (MISCH) rechts **716**
- 24.9.9 Tenderpoint des Malleolus lateralis (MAL) rechts **717**
- 24.9.10 Tenderpoint des Malleolus medialis (MAM) rechts **718**
- 24.9.11 Tenderpoint des Sprunggelenks in Extension (ESG) rechts **718**
- 24.9.12 Tenderpoint des Sprunggelenks in Flexion (FSG) rechts **719**
- 24.9.13 Medialer Tenderpoint am Kalkaneus (MCA) rechts **720**

24 Counterstrain-Techniken

24.9.14 Tenderpoints der Ossa metatarsalia III–V in Extension (EOM3–5) rechts **721**

24.9.15 Tenderpoint des Kalkaneus in Flexion (FCA) rechts **722**

24.9.16 Plantarer Tenderpoint des Os cuboideum (PCUB) rechts **723**

24.1 Geschichte, Grundkonzepte und Behandlung

24.1.1 Geschichte

Die Behandlungsmethode des Counterstrain nahm 1955 mit einer **unerwarteten Entdeckung** ihren Anfang. Ein junger, athletisch aussehender Mann besuchte **Lawrence H. Jones**, D.O., F.A.A.O., weil er seit zwei Monaten nicht mehr aufrecht stehen konnte. Der Zustand war von keinem Trauma ausgelöst worden, und hatte sich zunehmend innerhalb der beiden Monate verschlechtert. Seit Beginn der Beschwerden wurde der Mann von zwei Chiropraktikern ohne grundlegende Besserung behandelt. Auch mehrmalige Behandlungen von Jones über einen Zeitraum von 6 Wochen führten zu keinen besseren Ergebnissen.

Bei einer der Behandlungen erwähnte der Patient seine durch die Schmerzen ausgelösten Schlafstörungen. Jones versuchte zusammen mit dem Patienten, eine schmerzfreie Schlafposition zu finden. Nachdem die **Position mit der maximalen Schmerzfreiheit** gefunden war, ließ Jones den jungen Mann in dieser Lagerung liegen und kümmerte sich um einen anderen Patienten. Als Jones nach 20 Minuten zurückkam, half er dem Mann beim Aufstehen und zu beider Erstaunen konnte der Patient zum ersten Mal seit 4 Monaten aufrecht und schmerzfrei stehen. Jones selbst war von diesem Ergebnis beeindruckt und nahm sich vor, dieses Resultat näher zu untersuchen.

Jones experimentierte daraufhin damit, Patienten zu behandeln, indem er sie in eine bequeme schmerzfreie Position brachte. Er war häufig erfolgreich, wollte aber die **Wartezeit der Behandlungsposition** verkürzen. Beobachtungen zeigten, dass die paravertebralen Regionen, die vor der Lagerung druckempfindlich waren, nach der Positionierung des Patienten in einer schmerzfreien Haltung für eine Weile unempfindlich waren. Jones begann dann, lediglich die betroffenen Körperregionen zu positionieren und verkürzte die Behandlungsdauer. 90 Sek. in der Position maximaler Schmerzfreiheit erwiesen sich als die optimale Zeitspanne, um Patienten zu helfen. Kürzere Zeitspannen führten nicht immer zu anhaltender Erleichterung, und eine längere Behandlungsdauer führte nicht notwendigerweise zu einem besseren Ergebnis. Jones begann zudem mit der **Kartierung der einzelnen empfindlichen Zonen** und korrelierte sie mit spezifischen somatischen Dysfunktionen, die er mit Methoden aus seiner eigenen Osteopathie-Ausbildung diagnostizierte.

Jones merkt jedoch, dass er die einzelnen empfindlichen paravertebralen Regionen nur bei der Hälfte aller Patienten finden konnte. Weitere Antworten erhielt er, als ein Patient mit einer Leistenverletzung in die Praxis kam. Er entdeckte, dass eine **genau umschriebene Empfindlichkeitszone** auszumachen war, obwohl bei der Untersuchung keine inguinale Hernie feststellbar war. Jones lagerte den Mann in eine schmerzfreie Position und palpierte die empfindliche Region. Zu beider Überraschung war sie nicht mehr empfindlich. Jones führte den Patienten anschließend in eine neutrale Haltung zurück und palpierte den Bereich mit den ursprünglichen Beschwerden nochmals. Es ließen sich keinerlei Anzeichen von Empfindlichkeit mehr feststellen.

Der nächste Schritt war die Entdeckung von sowohl **anterioren** als auch **posterioren Tenderpoints**. Jones begann nach Tenderpoints auf der Körpervorderseite zu suchen. Diese Beobachtung stimmt mit dem osteopathischen Prinzip „Der Körper ist eine Einheit" überein. Die Betonung der Wirbelfunktion und der Diagnostik auf der Körperrückseite hatte diese Verbindung im Dunkeln gelassen.

Es existierten bereits andere Ansätze zur Behandlung des Bewegungsapparates, bei denen einzelne Regionen mit angespanntem, empfindlichem Gewebe identifiziert werden. **Janet Travell**, M.D., entwickelte einen dieser Ansätze und gebrauchte den Begriff „Triggerpunkt", um angespannte Körperbereiche zu beschreiben. **Jones** nutzte zu Anfang den gleichen Begriff, nannte diese Regionen jedoch später **Tenderpoints**. Er beschrieb über 200 spezifische Tenderpoints und neue Tenderpoints werden weiterhin entdeckt. In Schriftwechseln zwischen Travell und Jones arbeiteten beide die Übereinstimmungen und Unterschiede ihrer Diagnostik und Behandlungsansätze heraus.

Anfangs bezeichnete Jones seinen neuen Behandlungsansatz als „spontaneous release by positioning" („spontane Lösung durch Positionierung"). Er selbst fand diesen Begriff jedoch hinderlich und entschied sich dazu, einen kürzeren Begriff zu verwenden: **Counterstrain**. Dieser Begriff beschreibt das, was nach Jones' Meinung geschieht, während die Technik zur Behandlung einer somatischen Dysfunktion eingesetzt wird. Die Ursprungsverletzung löst eine **plötzliche „panische" Verlängerung des antagonistischen Muskels** gegenüber dem ursprünglich gedehnten und schmerzhaften agonistischen Muskels aus. Jones behandelte den mit dem antagonistischen Muskel zusammenhängenden Tenderpoint, indem er diesen Muskel verkürzt, was dazu führt, dass der ursprünglich gedehnte und schmerzhafte Muskel wieder in eine gestreckte Position zurückkehrt, in die ursprüngliche Stellung der Überdehnung. Jones machte dabei zwei wichtige Entdeckungen:

1. Die Lagerung des Körpers in einer Position mit maximaler Schmerzfreiheit kann zur Behandlung somatischer Dysfunktionen genutzt werden.
2. Es muss sowohl die anteriore als auch die posteriore Körperseite untersucht werden, um somatische Dysfunktionen wirksam zu diagnostizieren und zu behandeln.

24.1.2 Theoretische physiologische Grundlagen des Counterstrain

Therapeuten haben nunmehr seit fast 50 Jahren den klinischen Nutzen des Counterstrain demonstriert. Forschungsstudien über manuelle Techniken zur Bestätigung der physiologischen Basis liegen jedoch nur begrenzt vor. Daher müssen **physiologische Studien** herangezogen werden, um die Funktionsweise des Counterstrain zu beleuchten.

Da Tenderpoints im myofaszialen Gewebe liegen, führt das **Verständnis der Muskelphysiologie** zu einigen Antworten. Dies betrifft palpatorische Änderungen sowohl des myofaszialen Gewebes als auch der hypertonen Muskulatur, die mit einer somatischen Dysfunktion einhergehen. Das **Nervensystem** ist eine weitere Schlüsselkomponente bei der Entwicklung und Aufrechterhaltung der somatischen Dysfunktion. Ein drittes, wichtiges Element für das Verstehen von Counterstrain ist die **Rolle des Kreislaufsystems**.

Propriozeption und Nozizeption

Als Jones seine Ideen über Counterstrain formulierte, publizierte **Irwin Korr**, PhD, einen Artikel über Propriozeptoren und die somatische Dysfunktion. Der Artikel half, die **Rolle der Propriozeptoren** in Bezug zum Muskeltonus und die Reaktion auf Verletzungen zu verstehen. Ein weiterer wichtiger Teil des Modells ist das **γ-System** und sein Einfluss auf den Muskeltonus. Van Buskirk beschrieb die bedeutende Rolle der **Nozizeption** bei der somatischen Dysfunktion. Welche Rolle das Kreislaufsystem dabei spielt, wurde bislang noch nicht adäquat erklärt.

Eines der wichtigsten Charakteristika des Counterstrain-Modells ist die **Beziehung zwischen Tenderpoints** und **somatischer Dysfunktion**. Die Lage eines spezifischen Tenderpoints ist von Patient zu Patient konstant. Dies lässt vermuten, dass der Lokalisation ein **enger anatomischer Bezug** zugrunde liegt. Tenderpoints wurden in verschiedenen myofaszialen Strukturen entdeckt, einschließlich Sehnen, Ligamenten, und Muskelbäuchen. Beziehungen zu Myotomen, Dermatomen und Sklerotomen wurden herangezogen, um den Bezug zwischen einem spezifischen anatomischen Segment und den dazugehörigen Tenderpoints zu erklären. Eine weitere interessante anatomische Korrelation ist die Lage der Tenderpoints in Regionen, in denen **motorische Punkte** festgestellt werden können. Ein motorischer Punkt ist ein Ort, an dem ein Motoneuron die umhüllende Faszie „durchbohrt" und in den Muskel, den er inneviert, eintritt.

Für das Verständnis der **Rolle des afferenten Nervensystems** ist die Darstellung des Verlaufs der afferenten Nerven und des Zentralsystems wichtig. Der Großteil des afferenten Inputs kommt aus dem Soma (Körper) anstatt aus den inneren Organen. Dieser Unterschied ist dermaßen groß, dass nozizeptive Botschaften aus den inneren Organen typischerweise so interpretiert werden, als wären sie somaler Herkunft. Diese ungleiche Verteilung ist auch bei der Zeichnung des Homunkulus in der Hirnrinde feststellbar, der den proportionalen Anteil der Rinde, die für die Wahrnehmung und Interpretation der afferenten Information aus verschiedenen Orten in der Peripherie zuständig ist, veranschaulicht. Der neurale Austausch im zentralen Nervensystem zwischen sensorischen und motorischen Nerven ist die Quelle verschiedener Reflexe zwischen inneren Organen und dem Soma. Dies erklärt auch, warum die Counterstrain-Behandlung eine Auswirkung auf die viszerale Funktion und den zirkulatorischen Fluss haben kann.

Ein normal funktionierendes γ-**efferentes System** ist für eine Anpassung des Muskeltonus an sich ändernde Anforderungen verantwortlich. Jones schlug vor, dass das γ-System für die Entwicklung des **unangemessenen propriozeptiven Reflexes** verantwortlich ist, der mit der somatischen Dysfunktion einhergeht. Eine schnelle Verkürzung und anschließende Verlängerung des myofaszialen Gewebes löst einen disproportionalen Reflex aus. Zuerst geschieht ein Ereignis, das zu einer schnellen Verlängerung des Muskels führt. Afferentes Feedback zeigt eine mögliche myofasziale Schädigung durch eine Überbelastung an. Der Körper versucht, die myofasziale Schädigung durch schnelle Kontraktion des myofaszialen Gewebes, das unter weitere Dehnung gesetzt werden könnte, zu verhindern. Dies führt zu einer schnellen Verlängerung des Antagonisten des überlasteten Muskels. Es wird vermutet, dass die schnelle Verkürzung und anschließende Verlängerung des Antagonisten einen **Fehlreflex** auslöst und sich als Tenderpoint manifestiert. Die zugrunde liegende Theorie besagt, dass das nozizeptive Feedback des Antagonisten als Muskelüberbelastung interpretiert wird, auch wenn keine Überbelastung stattgefunden hat. Das Endergebnis ist ein hypertones myofasziales Gewebe und eine eingeschränkte Beweglichkeit. Ein Schutzreflex des Patienten ohne ein akutes mechanisches Trauma kann ebenso zu einem Fehlreflex führen. Obwohl dieses Modell die Entwicklung einiger Tenderpoints erklärt, erklärt es längst nicht alle.

Ein Trauma löst eine Veränderung des myofaszialen Gewebes auf mikroskopischer und biochemischer Ebene aus. Die einwirkende Kraft des Traumas verursacht eine Schädigung der Myofibrillen und deren Mikrozirkulation. Eine Schädigung der

Myofibrillen beeinflusst die Aktin-Myosin-Brücken und verändert ihre chemische Umgebung. Die nozizeptive Information wird an das zentrale Nervensystem übertragen und weist den Körper auf die Schädigung hin. Die **Gewebestörung** und die darauf folgenden chemischen Änderungen führen dazu, dass das Gewebe druckempfindlich wird, und könnten ein Teil der **Ursache für die Bildung eines Tenderpoints** sein. Die Schädigung der Mikrozirkulation verändert die intramuskulären Druckverhältnisse und die Muskelfunktion. Ein leichter Anstieg des intramuskulären Drucks kann über einen **verminderten Zellmetabolismus** zur **Muskelermüdung** führen. Diese Änderung des Stoffwechsels verändert die chemische Matrix in der Nachbarschaft der Myofibrillen, und kann eine nozizeptive Aktivität auslösen, die zu einer Empfindlichkeit führt.

Dass ein **Tenderpoint** auf Palpation **sensibel** reagiert, muss mit der nozizeptiven Aktivität zusammenhängen. Die schmerzfreie Lagerung, die zur Behandlung einer somatischen Dysfunktion mit Counterstrain genutzt wird, ist eine sehr spezifische dreidimensionale Position im Raum. Ist die optimale bequeme Lage gefunden, verschwindet die Empfindlichkeit eines Tenderpoints oder wird sehr gering. Dies scheint ein Hinweis auf eine **neurale Beziehung zwischen Tenderpoint und somatischer Dysfunktion** zu sein. Neurale Botschaften werden schnell übertragen und vom Körper genutzt, wenn rasche Antworten erforderlich sind. Wenn mit Counterstrain die neurale Komponente einer somatischen Dysfunktion behandelt wird, warum hielt Jones 90 Sek. für die optimale Zeitspanne der Lagerung in der schmerzfreien Position? Die Palpation von Änderungen am Tenderpoint und im umliegenden Gewebe zeigt, dass die Position maximaler Schmerzfreiheit zusätzlich zur neuralen Komponente auch eine Änderung des myofaszialen Gewebes und der kleinen Blutgefäße bewirkt.

Therapeutischer Puls

Einen Hinweis auf die erforderliche Behandlungszeit gibt die Palpation einer **Pulsation**, des sog. therapeutischen Pulses, **am Ort eines Tenderpoints**. Die Frequenz dieser Pulsation stimmt mit der des Herzzyklus überein und würde auf eine Beziehung zum Kreislaufsystem hinweisen. Eine weitere wichtige Tatsache ist, dass die Pulsation vor der Positionierung nicht spürbar ist und sich erst entwickelt, wenn der Patient in den Bereich der schmerzfreien Position bewegt wird, und nach der Entspannung des myofaszialen Gewebes verschwindet. Dieser Prozess dauert insgesamt 90 Sek. Das Pulsationsphänomen tritt nicht bei jedem Tenderpoint auf; wird es jedoch palpiert, so korreliert es mit einer **deutlich verbesserten Behandlungsreaktion**.

24.1.3 Behandlungsgrundlagen

Counterstrain ist eine sehr **sanfte Behandlungstechnik** und wird von den meisten Patienten gut vertragen. Der Patient wird außer der sanften Positionierung keiner anderen äußeren Kraft ausgesetzt. Zusätzlich ist von den Patienten selbst keine Kraftanstrengung und eigene Muskelkontraktion erforderlich, um eine effektive Behandlung zu erreichen. Es handelt sich um eine **indirekte Technik** mit einer Positionierung, die von der restriktiven Barriere wegführt, und wird daher sowohl bei akuten als auch bei chronischen Beschwerden gut toleriert.

Counterstrain basiert auf der **Identifizierung von Tenderpoints**, die mit einer somatischen Dysfunktion einhergehen, und auf der **schmerzfreien Lagerung** des Patienten, um die Schmerzempfindlichkeit des Punktes zu beseitigen. Counterstrain ist leicht zu verstehen und anzuwenden, die Beherrschung erfordert jedoch Zeit, die Lokalisierung der Tenderpoints zu erlernen, Geschicklichkeit in der Feineinstellung der Behandlungsposition für beste Ergebnisse sowie praktische Erfahrung, um die Korrelation zwischen Symptomen, strukturellen Befunden und assoziierten Tenderpoints zu verstehen.

Die **Grundschritte** für eine **Counterstrain-Behandlung** sind:
1. Einen signifikanten Tenderpoint finden.
2. Die Position maximaler Schmerzfreiheit auffinden, Absprechen einer Empfindlichkeitsskala, Punkt beobachten und wiederholt testen.
3. Diese Position 90 Sek. lang aufrechterhalten.
4. Den Patienten langsam in eine neutrale Position zurückführen.
5. Den Tenderpoint erneut überprüfen.

Schritt 1: Einen signifikanten Tenderpoint finden

Lokalisation

Tenderpoints liegen typischerweise im **Sehnenbereich** oder im **Muskelbauch**. Zusätzliche Tenderpoints werden in anderen myofaszialen Geweben gefunden, häufig in **Ligamenten**, die mit der Gelenksdysfunktion zusammenhängen. Tenderpoints sind typischerweise **umschrieben, klein, fest** und **ödematös**. Die Bereiche haben ungefähr die **Größe einer Fingerkuppe** und sind außerordentlich **schmerzempfindlich**. Ein signifikanter Tenderpoint ist mindestens viermal so empfindlich wie das benachbarte Gewebe. Gewebeveränderungen der Tenderpoints können mehrere Zentimeter Ausdehnung umfassen oder fast gar nicht auftreten. Das Gewebe des Tenderpoints ist fester als das benachbarte Gewebe. Falls die Gewebeveränderungen größer als eine Fingerspitze sind, kann man den Tenderpoint mit dem Zentrum einer Zielscheibe vergleichen, wobei die Gewebespannung von der Peripherie zum Zentrum hin zunimmt. Dieses Vorgehen ist für einen Therapeuten mit gutem palpatorischen Geschick, das mit Erfahrung entsteht, nützlich. Für all diejenigen, die Schwierigkeiten haben, geringe Gewebeveränderungen zu palpieren, ist es sinnvoller, die exakten Lokalisierungen der Tenderpoints in der speziellen Literatur nachzuschlagen oder auswendig zu lernen, sowie das Gewebe um die Tenderpoints herum zu palpieren, um palpatorisches Geschick zu entwickeln.

Es ist essentiell, die deutlichsten mit einer somatischen Dysfunktion in Verbindung stehenden Tenderpoints zu identifizieren, und nicht nur einen empfindlichen Punkt zu finden. Aufgrund der besonderen Schmerzempfindlichkeit wichtiger Tenderpoints wird ein Patient typischerweise zusammenzucken, eine Schutzspannung aufbauen oder die palpierende Hand wegschieben, wenn der entsprechende Tenderpoint gedrückt wird. Patienten sind oft über den **Grad der Empfindlichkeit** überrascht, insbesondere wenn ihnen die Existenz dieses Tenderpoints nicht bewusst war. In seltenen Fällen nimmt der Patient beim Drücken eines Tenderpoints dessen Empfindlichkeit nicht wahr. Diese Patienten werden als Stoiker bezeichnet und können dennoch mit Counterstrain über die Beobachtung der Gewebeveränderungen behandelt werden, die während der Behandlung auftreten.

Eine Methode zur Bestimmung, in welchen Regionen Tenderpoints gefunden werden könnten, ist die Durchführung einer **osteopathischen strukturellen Untersuchung**, bei der jede Bewegungsstörung, die Asymmetrie paariger Körperstrukturen oder Gewebeveränderungen festgestellt werden. Die Palpation dieser Regionen hatte Jones ursprünglich zur Entdeckung vieler der von ihm beschriebenen Tenderpoints geführt. Untersuchen Sie den Patienten in Bezug auf **Abweichungen von der**

idealen Haltung und palpieren Sie diese Regionen nach Tenderpoints. Z. B. hat ein Patient mit einer Abflachung der normalen thorakalen Kyphose sehr wahrscheinlich einen oder mehrerer posteriore thorakale Tenderpoints, die mit der Extension in dieser Region zusammenhängen. Auch **Krankheitsgeschichte und aktuelle Beschwerden** können Hinweise auf Tenderpoints bieten. Kennt man die Körperhaltung, in der die ursprüngliche Verletzung geschah, können daraus oft die Stellen wichtiger Tenderpoints abgeleitet werden. Viele myofasziale Schmerzmuster wurden zudem in den Büchern von Travell beschrieben und ermöglichen eventuell zusätzliche Korrelationen.

Das Vorhandensein eines wichtigen Tenderpoints wird dazu führen, dass der Patient versucht, eine **bequeme Haltung** einzunehmen, um den funktionalen Stress zu mindern. Dies ist ein unbewusster Versuch des Patienten, angespannte myofasziale Gewebe zu verkürzen und zu entlasten. Menschen neigen dazu, sich um Tenderpoints herum zu beugen bzw. zu krümmen. **Tenderpoints** befinden sich demnach oft **im Apex oder Fokuspunkt einer Konkavität** bei der Haltungsanpassung des Patienten. Wenn der Patient nach vorne gebeugt ist, liegen die Tenderpoints meist anterior. Ist der Patient nach hinten gebeugt, liegen die Tenderpoints eher posterior. Jones entdeckte, dass sich die Tenderpoints bei Patienten mit einer Seitneigung nach rechts meist auf der linken Seite der Wirbelsäule befinden. Entsprechend liegen die Tenderpoints bei einer Seitneigung links gewöhnlich auf der rechten Seite.

Tenderpoints werden häufig auch in Regionen gefunden, die nicht mit dem Bereich der Schmerzen und des Unwohlseins übereinstimmen, über die der Patient klagt. Die primäre oder Schlüsselüberlastung kann eine **sekundäre oder kompensatorische Überlastung** an einem anderen Ort hervorrufen, die weitaus symptomatischer verläuft. Die Behandlung primärer Dysfunktionen führt häufig zur Linderung von Symptomen, die an anderer Stelle beschrieben werden. Liegt z.B. ein chronischer Spasmus des M. psoas vor, klagen Patienten selten über abdominale oder anterolaterale Hüftschmerzen, sondern über Schmerzen in der lumbosakralen oder sakroiliakalen Region aufgrund der Überlastung und Kompensation dieser Regionen durch den Spasmus.

Tenderpoints sind oft **um 180° versetzt zu der Körperseite** der vorliegenden Schmerzen zu finden. Bei einem Patienten mit Schmerzen zwischen den Schulterblättern liegt der Tenderpoint z. B. häufig auf dem Sternum. Ebenso ist es möglich, dass sowohl anteriore als auch posteriore oder rechte und linke Tenderpoints im selben anatomischen Segmentbereich liegen. Dies ist der Fall, weil Tenderpoints über das Nervensystem entstehen und es zu multiplen Punkten bei einer einzigen somatischen Dysfunktion kommen kann.

Palpation

Palpieren Sie einen Tenderpoint mit der Beere Ihres Fingers oder Daumens. Vermeiden Sie die Fingerspitzen, insbesondere, wenn Sie längere Fingernägel haben. Die **Fingerbeeren** sind weitaus sensitiver für taktile Informationen und daher besser zur Identifizierung der Lage von Tenderpoints geeignet. Fingerspitzen sind weniger sensitiv und können eine iatrogene Empfindlichkeit hervorrufen.

Die Palpation sollte **fest, aber sanft** sein. Der notwendige Druck, um einen Tenderpoint aufzuspüren, beträgt typischerweise einige wenige Gramm, also nicht genug, um eine empfindliche Reaktion in normalem Gewebe auszulösen. Dennoch ist es wichtig, sich daran zu erinnern, dass Tenderpoints nicht an der Oberfläche liegen und daher ausreichend Druck angewandt werden muss, um eine Kompression des

Gewebes von der Hautoberfläche bis zum Tenderpoint zu bewirken. Als Richtlinie empfahl Jones die Kraftmenge, die nötig ist, um das Nagelbett des palpierenden Fingers erblassen zu lassen.

Die **Druckrichtung** ist ebenso von Bedeutung. Typischerweise wird das Gewebe des Tenderpoints auf festeres Gewebe wie Knochen oder Knorpel gedrückt. Zuvor müssen selbstverständlich andere Krankheitsursachen ausgeschlossen werden, die eine Schmerzempfindlichkeit hervorrufen, aber nicht mit neuromuskuloskelettalen Tenderpoints in Beziehung stehen, wie z. B. Infektionen, Entzündungen oder viszerosomatisch übertragene Schmerzen.

Ob **tatsächlich ein Tenderpoint** vorliegt, kann im **direkten Dialog mit dem Patienten** überprüft werden. Fragen Sie den Patienten, ob der Bereich empfindlich ist, während der potentielle Tenderpoint gedrückt wird. Die **Schmerzempfindlichkeit** eines Tenderpoints ist ein **objektives Zeichen**, das direkt bei der Palpation der dysfunktionalen Region hervorgerufen wird. Im Gegensatz dazu ist Schmerz ein subjektives Symptom, das der Patient erlebt, auch wenn er nicht palpiert wird. Jones hatte weiterhin festgestellt, dass Schmerz und Schwäche häufig in Regionen auftreten, die weit von den Tenderpoints entfernt liegen.

Behandlung

Wenn **mehrere Tenderpoints** in einem bestimmten Areal auftreten, ist es wichtig, den Patienten zu fragen, welcher der empfindlichste ist. Der **druck- und schmerzempfindlichste** Tenderpoint sollte **zuerst behandelt** werden. In den meisten Fällen verschwinden bei der erfolgreichen Behandlung des empfindlichsten Tenderpoints auch mit der Dysfunktionen in Verbindung stehende weniger wichtige Tenderpoints.

Viszerosomatische Reflexe

Ist der **Tenderpoint das Ergebnis eines viszerosomatischen Reflexes,** tritt die Empfindlichkeit innerhalb von Minuten oder Stunden nach der Behandlung **wieder auf.** Wenn dies passiert, sind eine gründliche Überprüfung der Krankheitsgeschichte des Patienten und eine sorgfältigere körperliche Untersuchung notwendig. Man sollte sich vergewissern, dass alle Ursachen der ursprünglichen Empfindlichkeit in Betracht gezogen wurden. Weitere Informationen über viszerosomatische Reflexe sind im wissenschaftlichen Grundlagenteil dieses Buches oder in Beals Artikel zu finden. Diese Information ist auch bei der Behandlung von Patienten in Krankenhäusern wichtig. Hierzu ist der Artikel von Schwartz über die Behandlung von Krankenhaus-Patienten mit Counterstrain zu empfehlen.

Schritt 2: Die Position maximaler Schmerzfreiheit auffinden

Position der Behandlung = Position der Überlastung

Einer der Vorteile des Counterstrains besteht darin, dass die Behandlung immer in einer Position der maximalen Schmerzfreiheit durchgeführt wird. Die schmerzfreie Lage stimmt mit der **Position** überein, in der sich der Patient zum **Zeitpunkt der ursprünglichen Verletzung** befand. Wenn die genaue Entstehungsgeschichte ermittelt werden kann, ist die Behandlungsposition häufig daraus abzuleiten. Verletzte sich der Patient z.B. dabei, während er sich nach vorne beugte bei gleichzeitiger Seitneigung nach rechts, um etwas aufzuheben, empfiehlt sich als Behandlungsposition des Patienten eine Beugung nach vorne und gleichzeitige Seitneigung nach rechts.

Indem der Patient in die schmerzfreie Lage gebracht wird, werden Schmerz und weitere Verletzung des Gewebes vermieden. Counterstrain kann in einer **Vielzahl von Krankheitsfällen** angewandt werden, mit Ausnahme von Situationen, bei denen die Bewegung in die Position maximaler Schmerzfreiheit bei einem Patienten kontraindiziert ist. Ein Wort der Warnung: Ob eine Behandlung stattfinden kann, muss immer auf medizinischen Abwägungen basieren. Counterstrain kann bei Patienten mit metastasierenden Karzinomen, unkontrollierten Infektionen und anderen Ursachen **kontraindiziert** sein. Jeder Patient muss individuell untersucht werden. Die einzige uneingeschränkte Voraussetzung besteht darin, dass der Patient entspannt sein muss, während der Therapeut ihn in die Behandlungsposition bringt.

Die **optimale Behandlungslage** ist eine **sehr spezifische Position**. Die Position ist bei ein und demselben Tenderpoint bei verschiedenen Patienten die gleiche, die exakte Position ist für jeden Patienten jedoch einzigartig. Um die optimale Position zu finden, die **Palpation in Kombination mit Feedback** des Patienten nutzen. Um den Tenderpoint zu testen, den entsprechenden Bereich drücken, den Druck dann sofort wieder loslassen, einen leichten Kontakt mit dem myofaszialen Gewebe jedoch beibehalten. Dann den Patienten um seine Einschätzung der Empfindlichkeit bitten. Für eine maximale Effektivität ist ein während der Behandlung **kontinuierlich aufrechterhaltener Kontakt** mit dem Tenderpoint wichtig.

Um die Kommunikation zwischen Therapeut und Patient zu erleichtern, müssen Hilfsparameter entwickelt werden, um den Grad der Empfindlichkeit des Tenderpoints verfolgen zu können. Meist wird eine **Empfindlichkeitsskala** eingesetzt, um die Rückmeldung des Patienten zu vereinfachen. Mehrere verschiedene Skalen sind sinnvoll. Die verbreitetste ist eine Skala von 0–10, wobei 10 dem gleichen Empfindlichkeitsgrad entspricht wie vor der Behandlung, und 0 bedeutet, dass die Empfindlichkeit nicht mehr besteht. Die Skala ermöglicht dem Patienten, Änderungen der Empfindlichkeit mitzuteilen, und wird mit palpatorischen Änderungen verglichen. Immer wenn die Empfindlichkeit eines Punktes getestet wird, sollte die gleiche Druckstärke angewandt werden. Dem Patienten vorher vermitteln, dass es sich dabei nicht um eine Akupressur oder Massageform handelt. Fester Druck wird nur dann eingesetzt, wenn der Empfindlichkeitsgrad bestimmt wird. Zu jedem anderen Zeitpunkt wird lediglich ein leichter Kontakt mit dem myofaszialen Gewebe aufrechterhalten. Das **Feedback** ist für den Patienten und den Therapeuten ein Mittel zur Beobachtung der Wirkung von Positionierung und Behandlung.

Der **erste Schritt** bei **der Positionierung** besteht darin, die erwartete Lage ungefähr einzustellen. Diese kann sich durch eigene frühere praktische Erfahrung, aus der Anamnese oder durch eine Abbildung eines Counterstrainbuches ergeben. Zweck der Positionierung ist die Reduzierung der Spannung der dysfunktionalen myofaszialen Strukturen.

Den Patienten langsam in die beschriebene oder erwartete schmerzfreie Position bewegen, während der Tenderpoint in Bezug auf Gewebespannung beobachtet wird. Sobald die **Entspannung des Gewebes** palpiert wird, weitere Bewegungen stoppen. Den Tenderpoint daraufhin drücken und den Grad der Empfindlichkeit erfragen. Wenn der Grad der Empfindlichkeit auf der 10-Punkte-Skala mit höher als 3 angegeben wird, den Patienten weiter in die gleiche Richtung bewegen. Sobald weitere Entspannung eintritt, die Bewegung wieder stoppen und den Tenderpoint nochmals testen. Diesen Vorgang solange wiederholen, bis der Empfindlichkeitsgrad 3 oder weniger beträgt. Steigt der Wert an, zu der Behandlungsrichtung zurückkehren und nochmals testen. Es kann eventuell erforderlich sein, die Richtung zu wechseln oder andere Behandlungsrichtungen hinzuzufügen, um die korrekte Positionierung zu erreichen.

Wenn Sie sich der optimalen Position annähern, ist die **Feineinstellung über kleine Bewegungen** notwendig. Eine kleine Änderung der Haltung an diesem Punkt der Behandlung reduziert die Empfindlichkeit spürbar. Z. B. kann eine Bewegung um einige Zentimeter im Bereich der Neutralposition die Empfindlichkeit um 1 auf der Skala reduzieren. Gleichzeitig kann eine Bewegung um ca. ½ cm nahe der optimalen Position die Empfindlichkeit um den gleichen Wert reduzieren. Langsame, kleine Bewegungen, konstanter leichter Kontakt mit dem Tenderpoint zur Beobachtung und wiederholtes Testen des Tenderpoints zur Reduktion der Empfindlichkeit bei jeder neuen Position ermöglichen dem Therapeuten, die **präzise Position mit optimalem Komfort** und **maximaler Schmerzfreiheit** zu finden. Wenn die optimale Position überschritten wird, wird der Grad der Empfindlichkeit ansteigen. Stellen Sie die Position so fein ein, bis sich die Empfindlichkeit um mindestens 70 % reduziert hat, was einer 3 auf der Skala entspricht, jedoch vorzugsweise bis zu 100 %. In der schmerzfreien Position muss sich die Empfindlichkeit in Bezug zum anfänglichen Wert um mindestens 70 % reduziert haben, ansonsten ist die Technik nicht effektiv. Jones empfahl eine Reduktion um ⅔, andere Therapeuten schlagen eine Reduktion um ¾ vor. Man sollte sich bemühen, die Empfindlichkeit maximal zu reduzieren. Die Effektivität der Behandlung kann deutlich gesteigert werden, wenn durch zusätzlichen Zeitaufwand die Empfindlichkeit des Tenderpoints aufgehoben wird.

Kontakt mit Tenderpoint

Ein allgemeiner Fehler ist es, während der gesamten Behandlungssequenz einen festen Druck auf den Tenderpoint auszuüben. Statt dessen sollte ein leichter Kontakt aufrecht erhalten werden. Vergewissern Sie sich, dass nur noch **leichter Kontakt mit dem myofaszialen Gewebe des Tenderpoints** aufrechterhalten wird, nachdem die optimale Behandlungsposition erreicht ist. Es gibt drei wichtige Gründe, um den Kontakt beizubehalten:
1. Gewebeveränderungen, die im Tenderpoint selbst stattfinden, können leichter entdeckt werden und helfen bei der Bestimmung des Endpunktes der Behandlung.
2. Der Tenderpoint kann kontinuierlich feineingestellt werden, während die optimale Behandlungsposition aufrecht erhalten wird, da sich die Position während der Behandlung leicht verändern kann.
3. Sowohl Patient als auch Therapeut können sich der Lage des Tenderpoints sicher sein.

Der dritte Punkt mag zunächst unbedeutend erscheinen, aber wenn der Kontakt mit dem Tenderpoint verloren wird, könnte der Patient in Frage stellen, ob der gleiche Punkt gedrückt wird. Auch der Therapeut könnte Schwierigkeiten haben, den Kontakt mit dem Punkt mit absoluter Sicherheit wieder aufzunehmen, um eine akkurate wiederholte Prüfung zu gewährleisten.

Manchmal wir am Tenderpoint eine **Pulsation** festgestellt. Dies wird als therapeutischer Puls bezeichnet. Obwohl er in seiner Intensität variieren kann, entspricht er oft dem Radialispuls. Tatsächlich zeigt sich bei der gleichzeitigen Palpation des Radialispulses mit der anderen Hand, dass dieser synchron mit dem therapeutischen Puls verläuft. Dies erklärt die Behauptung, dass die Entspannungsposition zu einer **sympathischen Vasodilatation der kleinen Arteriolen** im myofaszialen Gewebe führt. Manchmal kann der therapeutische Puls während der Suche der optimalen Behandlungsposition palpiert werden und ermöglicht dem Therapeuten, die Position genauer einzustellen. Dann kann es wiederum geschehen, dass der therapeutische Puls solange nicht palpiert werden kann, bis die Behandlungsposition 90 Sek. beibehalten wurde. In beiden Fällen kann der therapeutische Puls zur Verstärkung der Behandlung genutzt werden.

Faustregel zur Positionierung
Als Regel gilt, je näher sich ein **Tenderpoint an der Mittellinie** befindet, desto flektierter oder extendierter ist die Beschwerdehaltung des Patienten, und desto mehr **Flexion** oder **Extension** sind zur Positionierung nötig. Bei weiter **lateral der Mittellinie** liegenden Tenderpoints ist gewöhnlich eine größere **Seitneigung oder Rotation** notwendig. Eine Seitneigung und/oder Rotation vom Tenderpoint weg ist die häufigste Position, die für eine effektive Behandlung erforderlich ist.

Durch die beschriebenen Behandlungspositionen lässt der Schmerz am Tenderpoint typischerweise nach. Es ist wichtig zu verstehen, dass bei manchen Patienten vielleicht eine andere Behandlungsposition notwendig ist, z.B. Rotation und/oder Seitneigung weg vom statt hin zum Schmerz, in seltenen Fällen (Maverick-Punkte) Flexion statt Extension oder vice versa. Die Regel lautet jedoch, die korrekte Behandlungsposition ist erreicht, wenn durch sie Schmerzfreiheit erzielt wird.

Schritt 3: Diese Position 90 Sekunden lang aufrechterhalten

Nachdem eine **schmerzfreie Haltung** gefunden wurde, diese **90 Sek.** lang **halten**. Es ist wichtig, sich daran zu erinnern, dass der **Patient entspannt bleiben muss**, ohne dass das betroffene myofasziale Gewebe kontrahiert wird. Die 90 Sek. werden erst gezählt, wenn der Patient vollständig entspannt ist.

Es kann notwendig sein, den Patienten während der 90 Sek. mehrmals daran zu erinnern, entspannt zu bleiben, denn häufig kontrahiert ein Patient seine Muskeln unbewusst. Patienten, die sich nicht wohl fühlen, können sich auch nicht ganze 90 Sek. lang entspannen. Auch wenn der Therapeut sich unwohl fühlt, ist es schwer für ihn, den Patienten 90 Sek. lang in der Behandlungsposition zu halten. Finden Sie durch Experimentieren selbst heraus, wie Sie während der Behandlung entspannt bleiben können. Jeder Patient und jede Umgebung bieten unterschiedliche Herausforderungen. Es kann eventuell nötig sein, eine **neue Behandlungsposition** zu erfinden, die es dem Therapeuten und dem Patienten ermöglicht, sich wohl zu fühlen. Dies trifft besonders bei schwangeren Patientinnen zu, bei Patienten mit gewissen Graden an Lähmungen sowie bei bettlägerigen Patienten.

Fühlen Sie **Gewebeänderungen im Tenderpoint** und im umliegenden Gewebe. Während der Lagerung in der schmerzfreien Position entspannt sich das Gewebe des Tenderpoints und fühlt sich manchmal wie schmelzende Butter an. Das myofasziale Gewebe um den Tenderpoint herum kann eventuell beginnen, sich in einem scheinbar zufälligen Muster zu bewegen. Diese Empfindung beruht auf der Entspannung des myofaszialen Gewebes in verschiedenen Ebenen. Verändert das Gewebe dieses Signal, kann das Ende der Behandlung zuversichtlich palpiert werden und der Blick auf die Uhr ist nicht länger nötig.

Die **Fähigkeit**, myofasziale Entspannungsmuster **zu palpieren**, begünstigt die Counterstrainbehandlung und kann auch dazu genutzt werden, die palpatorische Geschicklichkeit zu erhöhen, die bei myofaszialen Release-Techniken notwendig ist. Wie zuvor erwähnt, ist eventuell auch der therapeutische Puls fühlbar. Stoppt die ungerichtete Bewegung des Gewebes oder verschwindet der therapeutische Puls, ist es an der Zeit, den Patienten in die Ausgangsposition zurückzubewegen.

Schritt 4: Den Patienten langsam in eine neutrale Position zurückführen

Nachdem die Behandlungsposition für 90 Sek. aufrecht erhalten wurde, den Patienten **langsam in die Neutralposition zurückführen**. Die ersten wenigen Bewegungsgrade während der Rückführung sind die wichtigsten. Bevor der Patient erneut bewegt wird, wird er aufgefordert, **passiv zu bleiben** und Sie nicht durch aktives Bewegen zu unterstützen. Patienten versuchen oft, unbewusst zu helfen.

Ein häufiger **Fehler** beim Erlernen des Counterstrains ist, den **Patienten zu schnell zu bewegen**. So ist es wichtig, auf Zeichen des Patienten wie Zucken oder Schutzgesten zu achten. Auch die Palpation von Muskelanspannung kann einen Hinweis dafür liefern. Eine offensichtliche Abnahme des Patientengewichts während der Unterstützung der Behandlungsposition ist ein weiterer Hinweis darauf, dass der Patient Muskeln kontrahiert. Wenn der Patient beginnt, zu helfen oder sich zu bewegen, sollte die Rückführung in die Ausgangsposition gestoppt und der Patient daran erinnert werden, den Therapeuten nicht zu unterstützen. Sobald sich der Patient wieder entspannt hat, kann er weiter bewegt werden, jedoch langsamer als zuvor.

Schritt 5: Den Tenderpoint erneut überprüfen

Wenn der Patient wieder in eine entspannte Position zurückgeführt wurde, den Tenderpoint nochmals auf seine Empfindlichkeit überprüfen. Um die Behandlung als erfolgreich einzustufen, sollten nicht mehr als 30 % der ursprünglichen Empfindlichkeit übrig sein. Idealerweise sollte sämtliche Schmerzempfindlichkeit verschwunden sein. Falls mehr als 30 % der **Empfindlichkeit zurückbleiben**, gibt es verschiedene **Gründe:**

Eventuell wurde der Patient nicht optimal gelagert oder hat sich während der 90 gehaltenen Sek. bewegt. Wiederholen Sie die Positionierung mit besonderer Aufmerksamkeit, die optimale Position mit vollkommener Entspannung des Patienten zu erreichen und aufrecht zu erhalten.

Eine weitere Ursache für das Scheitern könnte sein, dass ein anderer Tenderpoint die Hauptursache ist und der signifikanteste Punkt somit nicht behandelt wurde. In diesem Fall sollte die Region um den Tenderpoint herum nochmals untersucht werden, um herauszufinden, ob dort ein anderer wichtiger Tenderpoint vorhanden ist. Eventuell liegt der primäre Tenderpoint weit entfernt vom untersuchten Gebiet oder auf der den berichteten Beschwerden entgegengesetzten Körperseite.

Möglicherweise ist zur vollständigen Lösung des Tenderpoints mehr als eine Behandlung nötig. Ist eine vollständige Auflösung eines Tenderpoints fehlgeschlagen, weist das nicht notwendigerweise auf eine uneffektive Behandlung hin. Obwohl die Behandlungsdauer nicht immer genau 90 Sek. betragen mag, ist es wichtig, die Behandlungsposition beim Erlernen des Counterstrains 90 Sek. lang beizubehalten.

Die Effektivität der Behandlung am besten durch nochmaliges Überprüfen der ursprünglichen strukturellen Befunde beurteilen. Da eine somatische Dysfunktion und nicht ein Tenderpoint behandelt wird, kann das wiederholte Überprüfen nicht oft genug erwähnt werden. Bewegungseinschränkungen sollten verschwinden und Änderungen der Gewebetextur sollten sich nach einer effektiven Behandlung wieder normalisieren. Bei chronischen somatischen Dysfunktionen kann die Normalisierung der Gewebeänderungen langsamer ablaufen.

24.1.4 Anweisungen für Patienten

Es ist äußerst wichtig, mit Tips und Hinweisen zu beginnen, bevor der Patient die Behandlungsliege verlassen hat. Patienten sind neugierig und wollen wissen, ob die Behandlung die zuvor aufgetretenen Beschwerden beseitigt hat. Warnen Sie den Patienten davor, vorher festgestellte Bewegungseinschränkungen sofort auszutesten. **Extreme Bewegungen sollten** mehrere Tage **vermieden werden**. Dies gilt insbesondere, wenn die Bewegung sich der ursprünglichen Verletzungsposition nähert oder ähnelt, da sie den gerade behandelten fehlerhaften Reflex wieder auslösen kann. Aktive Bewegungen, die die Verletzungsposition reproduzieren, unterscheiden sich sehr von der sorgfältigen Positionierung des Therapeuten, während der Patient passiv bleibt.

Der Patient sollte für mehrere Tage nach der Behandlung **viel trinken**. Dies unterstützt den Abtransport von vermehrten Abfallprodukten des Stoffwechsels, die nach Entspannung des angespannten Gewebes eventuell in den Körperkreislauf abgegeben werden. Wasser ist das Getränk der Wahl vor anderen Flüssigkeiten, die eventuell Zucker und andere gelöste Chemikalien enthalten.

Obwohl Counterstrain-Techniken gut vertragen werden, kann eine **Behandlungsreaktion** auftreten. Ungefähr 30 % aller Patienten spüren bis 48 Std. nach der Behandlung einen **allgemeinen Wundschmerz** oder eine **grippeähnliche Reaktion**. Gewöhnlich tritt dies am Morgen nach der Behandlung auf und dauert 1–5 Tage, obwohl ein Tag die typischste Reaktionsdauer ist. Die Reaktion tritt gewöhnlich nur nach der 1. Behandlung auf, kann teilweise aber auch mehrfach vorkommen. Die Ursache ist unklar; dies hängt möglicherweise mit der Ausschwemmung metabolischer Abfallprodukte aus dem dysfunktionalen myofaszialen Gewebe zusammen. Es besteht auch eine Korrelation zur Behandlung mehrerer Dysfunktionen hintereinander, bei denen der therapeutische Puls während der Behandlung palpiert wird. Auf jeden Fall sollte der Patient informiert werden, dass eine Behandlungsreaktion auftreten kann. Die **Einnahme von Analgetika** über 1–2 Tage verringert eventuell die Behandlungsreaktion. Eine mögliche Behandlungsreaktion ist auch ein Grund zur vorsichtigen Abwägung der Anwendung von Counterstrain bei schwerkranken Patienten.

Patienten möchten gerne wissen, **wie häufig** sie behandelt werden müssen, und **wie lange** es dauern wird, bis ihre Beschwerden verschwunden sind. Wie bei allen manuellen Behandlungsformen gibt es hier **keine definitive Antwort**. Eine Behandlung kann einige somatische Dysfunktionen komplett lösen, während andere Dysfunktionen weitere Behandlungen benötigen. Im Durchschnitt wird der Patient gebeten, 3–7 Tage nach der Erstbehandlung wiederzukommen. Wenn sich die somatische Dysfunktion löst, wird die Zeitspanne zwischen den Behandlungen erhöht. Der Endpunkt der Behandlungssequenz hängt von Ursache der Problematik, Grad des Gewebeschadens, zuvor bestehenden medizinischen Befunden, Reaktionsfähigkeit des Gewebes, Kooperation des Patienten bei der Vermeidung schmerzhafter Positionen und Geschicklichkeit des Therapeuten ab.

24.1.5 Jenseits des traditionellen Counterstrain

Wie in jedem Lernbereich stehen dem Therapeuten mit zunehmender Erfahrung weitere Möglichkeiten zur Verfügung, und umso kreativer wird der Therapeut bei der Entwicklung neuer Techniken, die auf bekannten Prinzipien basieren. Mit mehr Erfahrung entwickelt sich größeres palpatorisches Geschick, die Lage der Tenderpoints zu identifizieren und die Änderungen wahrzunehmen, die signalisieren, wann eine Behandlung zu Ende ist. Mit wachsender Erfahrung können die palpatorischen Änderungen des Gewebes zunehmend als Feedback genutzt werden, und es ist nicht mehr nötig, sich auf die Uhr zu verlassen, wie zuvor vorgeschlagen wurde. Die tatsächliche Zeit, die für eine Behandlung notwendig ist, kann kürzer oder länger als 90 Sek. sein, und ist individuell für eine spezifische somatische Dysfunktion, einen speziellen Patienten an einem speziellen Tag.

Das Suchen nach dem Vorhandensein von Tenderpoints kann auch dazu genutzt werden, somatische Dysfunktionen zu identifizieren. Es bedeutet jedoch nicht, dass Counterstrain zur Behandlung der somatischen Dysfunktion erforderlich ist. Myofaszialer Release, MET, Thrusts oder jede andere manipulative Technik können zur Behandlung der somatischen Dysfunktion eingesetzt werden und zu einem Verschwinden des Tenderpoints führen. Hat sich der Tenderpoint „aufgelöst", gibt es keinen Grund, die somatische Dysfunktion weiterhin mit Counterstrain zu behandeln. Wenn die **Anwendung eines anderen Behandlungsmodells** den Tenderpoint nicht auflöst, weiß der Therapeut, dass die neurologische Komponente der somatischen Dysfunktion immer noch behandelt werden muss und kann dann mit einer Counterstrain-Technik weiter fortfahren.

Kombination mit anderen Methoden

Counterstrain kann als manipulative Technik **allein angewandt oder** mit anderen Technik-Modellen **kombiniert werden**. Im Fall von akuten Beschwerden wird Counterstrain möglicherweise bevorzugt eingesetzt, da es eine indirekte Technik ist und die Positionierung entgegengesetzt zur Barriererichtung erfolgt. Zusätzlicher Vorteil in akuten Fällen ist, dass keine Kraft angewendet wird, weder vom Therapeuten noch vom Patienten. Counterstrain wird manchmal vor direkteren Techniken angewandt, um die Gewebe zu entspannen und eine spezifischere Lokalisierung für direkte Techniken zu ermöglichen.

Eine Behandlung, die als Counterstrain-Behandlung beginnt, kann sich zu einem **anderen Behandlungsmodell** entwickeln. Wird z. B. einmal die bequeme Haltung mit maximaler Schmerzfreiheit erreicht, kann der Therapeut regionale myofasziale Änderungen palpieren, und mit einer moyfaszialen Technik fortfahren. Eine andere Möglichkeit besteht darin, in der Behandlungsposition Kompression oder Drehungen anzuwenden und die Technik in eine fazilitierte Positional Release-Technik zu wandeln. Oder es wird fazilitierende Kraft angewandt und aufrechterhalten, während der Therapeut das Gelenk in die neutrale Stellung zurück und weiter bis zur restriktiven Barriere führt, um eine Still-Technik einzusetzen.

24.1.6 Wertvolle praktische Tips

- Den Patienten gründlich untersuchen.
- Jede einzelne somatische Dysfunktion kann mehr als einen zugehörigen Tenderpoint haben.
- Das Gewebe jedes Mal mit dem gleichen Druck nach seiner Empfindlichkeit testen.
- Weniger Druck beim Beobachten eines Tenderpoints als beim Testen anwenden.
- Ihre eigenen Palpationsfähigkeiten sind weitaus verlässlicher als die Empfindlichkeitsangaben des Patienten.
- Anteriore Punkte erfordern typischerweise eine Flexion, posteriore Punkte eine Extension.

- Punkte in der Mittellinie erfordern typischerweise reine Flexion bei anteriorer Lage oder reine Extension bei posteriorer Lage. Je weiter lateral ein Punkt von der Mittellinie entfernt liegt, desto größere Rotation und/oder Seitneigung ist erforderlich.
- Den signifikantesten Tenderpoint zuerst behandeln.
- Wenn mehrere Tenderpoints gleicher Schmerzempfindlichkeit hintereinander liegen, den mittleren zuerst behandeln.
- Zusätzliche Zeit zur Feineinstellung, und um die Empfindlichkeit eines Tenderpoints vollkommen zu beseitigen, verwenden.
- Die optimale Lage ist dann erreicht, wenn der Tenderpoint nicht mehr empfindlich ist.
- Um beste Ergebnisse zu erzielen, die myofaszialen Änderungen während der Lagerung palpieren.
- Während der gesamten Behandlung leichten Kontakt mit dem Tenderpoint aufrechterhalten.
- Für das beste Ergebnis muss der Patient während der gesamten Behandlung völlig entspannt (passiv) sein.
- In der Behandlungsposition die Empfindlichkeit eines Punktes mehrmals überprüfen.

24.2 Spezifische Untersuchung und Behandlung der einzelnen Körperregionen

Die Beschreibung der Tenderpoints, der Positionen der maximalen Schmerzfreiheit und die Abbildungen sind als Einführung in die Anwendung der Counterstrain-Techniken zur Behandlung von somatischen Dysfunktionen des gesamten Körpers gedacht. Der Fokus liegt auf Dysfunktionen der Wirbelsäule, die Beschreibung der Extremitäten beschränkt sich auf einige spezifische Beispiele. Tenderpoints, die mit somatischen Dysfunktionen im Kopfbereich in Zusammenhang stehen, wurden vollständig weggelassen. Der Ausschluss dieser Punkte erfolgte lediglich aufgrund des beschränkten Seitenumfangs.

Wichtig ist auch, dass die dargestellten Behandlungspositionen nicht die einzigen sind, die angewendet werden können. Wie bei jedem manipulativen Ansatz ist eine wirksame Behandlung von den Dysfunktionen, den medizinischen Parametern und Gegebenheiten, von der Größe und dem Gesundheitszustand des Patienten sowie von der Größe und vom Gesundheitszustand des behandelnden Therapeuten abhängig. Die Behandlungspositionen sollten dementsprechend abgewandelt werden, um den Bedürfnissen aller an der Behandlung Beteiligten gerecht zu werden.

24.2.1 Nomenklatur

Im gesamten Text werden **Abkürzungen** verwendet, die den Namen der Tenderpoints und den **Behandlungspositionen** entsprechen. ▶ Tab. 24.1 fasst die verwendeten Kürzel und deren Bedeutung zusammen.

In den Abkürzungen bei den Ausführungen der Positionierungen wird zunächst der behandelte Tenderpoint mit Angabe der Körperorientierung bzw. Körperregion aufgeführt, und dann die vorrangigen und beteiligten Bewegungen und Bewegungsrichtungen. Je nach deren erforderlichem Ausmaß werden diese entsprechend in

Tab. 24.1 Abkürzungen der Behandlungspositionen

Körperorientierung	
A	anterior
P	posterior
PS	Proc. spinosus
PT	Proc. transversus
CR	Crista
OKZ	Okziput
Körperregion	
C	cervical
Th	thorakal
L	lumbal
Ri	Rippen
Bewegung in Bezug zum Tenderpoint	
H bzw. h	zum Tenderpoint hin
W bzw. w	vom Tenderpoint weg
Bewegungsart	
F bzw. f	Flexion
E bzw. e	Extension
R bzw. r	Rotation
S bzw. s	Seitneigung
ABD bzw. abd	Abduktion
ADD bzw. add	Adduktion
IR bzw. ir	Innenrotation
AR bzw. ar	Außenrotation
SUP bzw. sup	Supination
PRO bzw. pro	Pronation
EV bzw. ev	Eversion
INV bzw. inv	Inversion
Bewegungsausmaß	
Kleiner Buchstabe	‹ 50 % der möglichen Bewegung
Großer Buchstabe	› 50 % der möglichen Bewegung

Klein- oder Großbuchstaben angegeben. Beispiel: AC7 F Sh RW bedeutet, dass die Behandlung des anterioren 7. zervikalen Tenderpoints viel Flexion erfordert, etwas Seitneigung zum Tenderpoint hin und viel Rotation vom Tenderpoint weg.

24.2.2 Tabelle der Tenderpoints

Tab. 24.2 Tenderpoints und deren Abkürzungen

Abkürzung	Tenderpoint (TP)	Nummer
AAC	anteriorer TP Art. acromioclavicularis	▶ 24.8.5
AC1	anteriorer TP C1	▶ 24.3.1
AC2–6	anteriore TPs C2–C6	▶ 24.3.2
AC7–8	anteriore TPs C7–C8	▶ 24.3.3
ACM1	Art. carpometacarpalis pollicis	▶ 24.8.12
AL1–5	anteriore TPs L1–5	▶ 24.6.1
ARi1–2	anteriore TPs 1.–2. (tiefstehende) Rippe	▶ 24.5.1
ARi3–6	anteriore TPs 3.– 6. (tiefstehende) Rippe	▶ 24.5.2
ATh1–6	anteriore TPs Th1–Th6	▶ 24.4.1
ATh7–9	anteriore TPs Th7–Th9	▶ 24.4.2
ATh10–12	anteriore TPs Th10–Th12	▶ 24.4.3
CBB	TP Caput breve M. biceps brachii	▶ 24.8.2
CLB	TP Caput longum M. biceps brachii	▶ 24.8.1
CRA	TP Lig. cruciatum anterius	▶ 24.9.5
DCUB	dorsaler TP Os cuboideum	▶ 24.9.16
CRP	TP Lig. cruciatum posterius	▶ 24.9.6
DHG	TP dorsales Handgelenk	▶ 24.8.11
EOM	TPs Ossa metatarsalia III–V in Extension	▶ 24.9.14
ESG	TP Sprunggelenk in Extension	▶ 24.9.11
FCA	TP Kalkaneus in Flexion	▶ 24.9.15
FOM	TPs Ossa metatarsalia II–IV in Flexion	▶ 24.9.14
FSG	TP Sprunggelenk in Flexion	▶ 24.9.12
GEM	TP Mm. gemelli	▶ 24.9.1
GMX	TP M. gluteus maximus	▶ 24.7.6
HIOF	TP High Ilium in outflare	▶ 24.7.7
HISI	TP High Ilium sakroiliakal	▶ 24.7.5
IL	TP M. iliacus	▶ 24.7.1
INF	TP M. infraspinatus	▶ 24.8.7
ING	TP Lig. inguinale	▶ 24.7.3
LCA	lateraler TP Kalkaneus	▶ 24.9.13
LD	TP M. latissimus dorsi	▶ 24.8.4
LEV	TP M. levator scapulae	▶ 24.8.8

Tab. 24.2 Tenderpoints und deren Abkürzungen *(Forts.)*

Abkürzung	Tenderpoint (TP)	Nummer
LI	TP Low Ilium	▶ 24.7.2
LISCH	TP laterale ischiokrurale Muskulatur	▶ 24.9.7
LM	TP lateraler Meniskus	▶ 24.9.4
MAL	TP Malleolus lateralis	▶ 24.9.9
MAM	TP Malleolus medialis	▶ 24.9.10
MCA	medialer TP Kalkaneus	▶ 24.9.13
MISCH	TP mediale ischiokrurale Muskulatur	▶ 24.9.8
MM	TP medialer Meniskus	▶ 24.9.3
MPSI	TP mittlerer Pol sakroiliakal	▶ 24.7.8
OIIF	TP Os ilium in inflare	▶ 24.7.8
OPL5	TP oberer Pol von L5	▶ 24.7.4
PC1 Inion	posteriorer TP C1 (Inion)	▶ 24.3.4
PC1–2 OKZ	posteriore TPs C1–C2 (Okziput)	▶ 24.3.5
PC2–8 PS	posteriore TPs C2–C8 (Proc. spinosus)	▶ 24.3.6
PCUB	plantarer TP Os cuboideum	▶ 24.9.16
PHG	TP palmares Handgelenk	▶ 24.8.10
PIR	TP M. piriformis	▶ 24.7.10
PL1–5 PS	posteriore TPs L1–L5 (Proc. spinosus)	▶ 24.6.2
PL1–3 PT	posteriore TPs L1–L3 (Proc. transversus)	▶ 24.6.3
PL3 & 4 CR	posteriore TPs L3 & L4 (Crista iliaca)	▶ 24.7.6
PRi1	posteriorer TP 1. (hochstehende) Rippe	▶ 24.5.3
PRi2–6	posteriore TPs 2.–6. (hochstehende) Rippe	▶ 24.5.4
PTh1–9 PS	posteriore TPs Th1–Th9 (Proc. spinosus)	▶ 24.4.4
PTh10–12 PS	posteriore TPs Th10–Th12 (Proc. spinosus)	▶ 24.4.5
PTh1–12 PT	posteriore TPs Th1–Th12 (Proc. transversus)	▶ 24.4.6
PTMa	posteriorer TP Trochanter major	▶ 24.9.2
PTMi	posteriorer TP Trochanter minor	▶ 24.9.1
RAD	TP Caput radii	▶ 24.8.9
SPI	TP M. supraspinatus	▶ 24.8.6
SUB	TP M. subscapularis	▶ 24.8.3
UPL5	TP unterer Pol von L5	▶ 24.7.9

24.3 Halswirbelsäule

Die HWS weist zahlreiche ausgezeichnete Tenderpoints auf, an denen jedoch die Position maximaler Schmerzfreiheit von der zu erwarteten abweicht. Die **anterioren Tenderpoints** liegen typischerweise auf dem lateralsten Aspekt der Procc. transversi bzw. Massae laterales oder etwas anterior dazu. Die **posterioren Tenderpoints** sind auf dem Okziput zu finden oder nahe der Spitze oder lateral des Proc. spinosus.

Indikationen
- frontale, periorbitale, okzipito-parietale und allgemeine Kopfschmerzen
- Schleudertrauma
- Ohrenschmerzen
- Tinnitus
- Schwindel
- HWS-Beschwerden
- Bewegungseinschränkungen der HWS

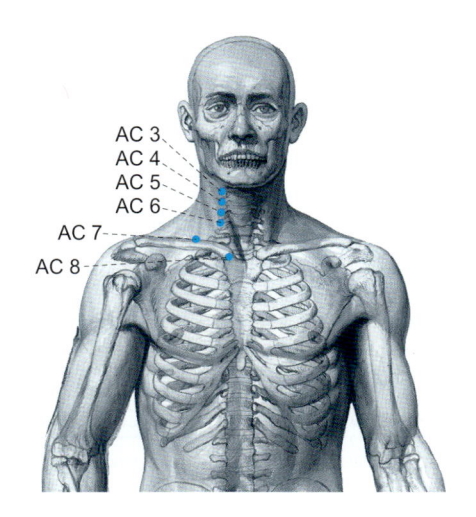

Abb. 24.1 Anteriore Tenderpoints der HWS

24.3.1 Anteriorer Tenderpoint C1 (AC1) rechts (▶ Abb. 24.2)

Lokalisation: auf posteriorer Fläche des rechten aufsteigenden Ramus mandibulae, ca. einen Finger breit oberhalb des Kieferwinkels

Druckrichtung: von posterior nach anterior

Patient: in Rückenlage

Therapeut: sitzend, am Kopfende des Patienten

Handposition:
- mit der linken Hand den Hinterkopf des Patienten umfassen
- mit dem rechten Zeigefinger den TP lokalisieren

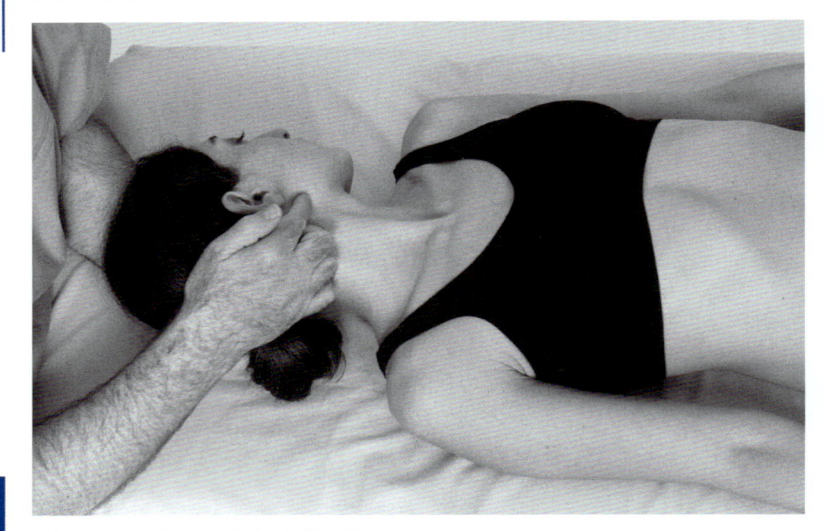

Abb. 24.2 Anteriorer TP C1 (AC1): f Sw RW

Ausführung (f Sw RW):
- den Kopf mit der linken Hand ca. 90° nach links rotieren
- evtl. durch leichten Druck nach kaudal auf das kontralaterale Os parietale eine leichte Seitneigung nach links ausüben, um die Sensitivität des TP eventuell weiter zu reduzieren
- keinesfalls eine Extension ausführen und bei auftretendem Unwohlsein diese Haltung nicht beibehalten

> Positionierung fast ausschließlich durch Rotation vornehmen.
> Eine Flexion tritt nur auf, während der Kopf des Patienten in die Hand gelegt wird.

24.3.2 Anteriore Tenderpoints C2–C6 (AC2–6) rechts (▶ Abb. 24.3)

Lokalisation: auf anteriorer Fläche des Proc. transversus des jeweiligen Halswirbels

Druckrichtung: von lateral nach medial

Patient: in Rückenlage

Therapeut: sitzend, am Kopfende des Patienten

Handposition:
- mit der linken Hand den Hinterkopf des Patienten umfassen
- mit dem rechten Zeigefinger den TP lokalisieren

Ausführung (f-F SW RW):
- eine Flexion des Kopfes und der oberen HWS bis zum betroffenen Segment ausführen
- den Kopf und die obere HWS nach links seitneigen und rotieren
- die Seitneigung für AC3 und AC4 ist geringer als für die anderen TPs

24.3 Halswirbelsäule

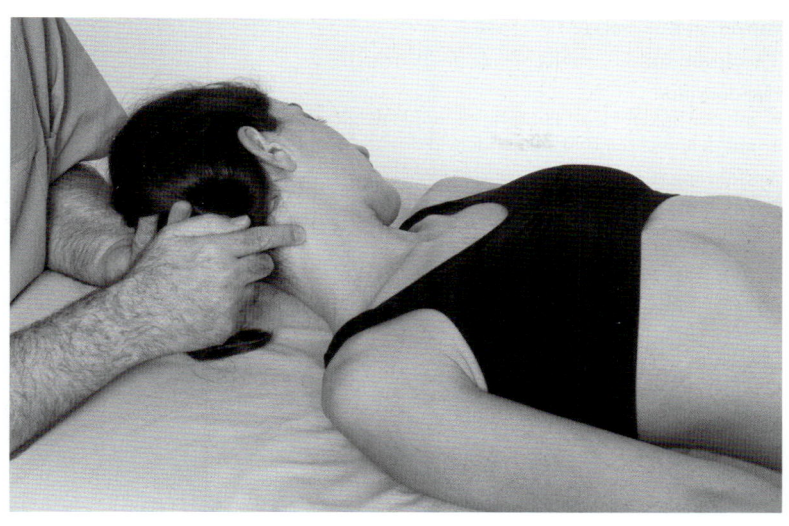

Abb. 24.3 Anteriore TPs C2–C6 (AC2–6): f-F SW RW

Zuerst die HWS flektieren, bis eine Bewegung auf Höhe des entsprechenden Halssegments spürbar ist, und dann die Seitneigung und Rotation ausführen.
Die Hand, die den Kopf des Patienten hält, auf der eigenen Brust abstützen.
Falls die Bewegung vom TP weg den Reflex nicht stoppt, dies mittels Seitneigung und Rotation zum TP hin versuchen.
Bei AC4: evtl. Extension statt Flexion zur Behandlung notwendig.

24.3.3 Anteriore Tenderpoints C7–C8 (AC7–8) rechts (▶ Abb. 24.4)

AC7
Lokalisation: 2–3 cm lateral des medialen Abschnitts der Klavikula am Ursprung des klavikulären Anteils des M. sternocleidomastoideus

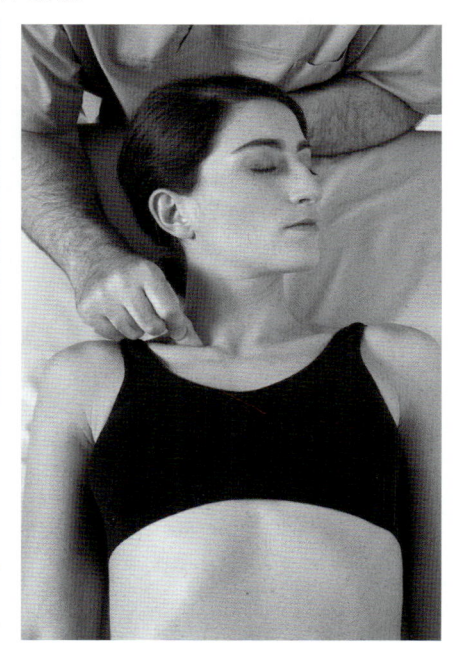

Abb. 24.4 Anteriorer TP C7 (AC7): F Sh RW

Druckrichtung: von posterior nach anterior

Patient: in Rückenlage

Therapeut: sitzend, am Kopfende des Patienten

Handposition:
- mit der linken Hand Hinterkopf und HWS des Patienten umfassen
- mit dem rechten Zeigefinger den TP lokalisieren

Ausführung (F Sh RW):
- Kopf und HWS anheben, bis eine deutliche Flexion von Kopf und HWS resultiert
- den Kopf nach links rotieren und den Nacken nach rechts seitneigen

AC8 (▶ Abb. 24.5)

Lokalisation: am medialen Ende der Klavikula am Übergang zum Sternum, mit beteiligt ist der sternale Anteil des M. sternocleidomastoideus

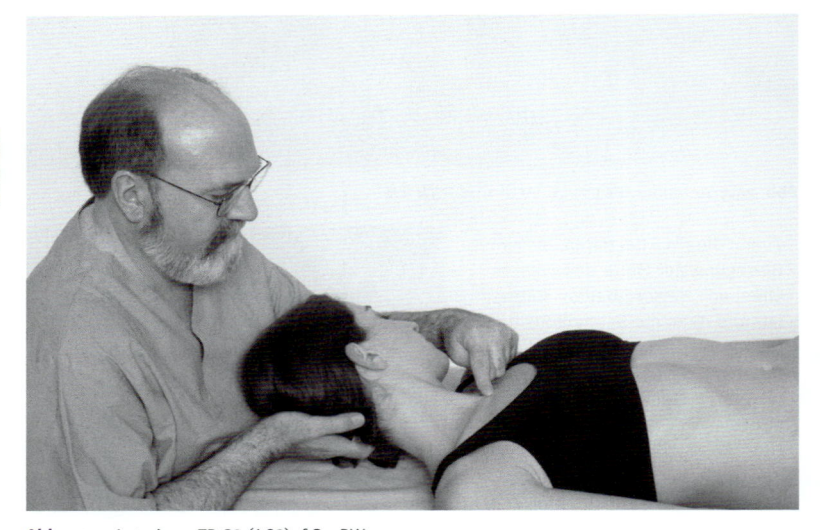

Abb. 24.5 Anteriorer TP C8 (AC8): f Sw RW

Druckrichtung: von medial nach lateral

Patient: in Rückenlage

Therapeut: sitzend, am Kopfende des Patienten

Handposition:
- mit der rechten Hand den Hinterkopf des Patienten umfassen
- mit dem linken Zeigefinger den TP lokalisieren

Ausführung (f Sw RW):
- den Kopf nach links rotieren, jedoch von TP-Seite weg nach links seitneigen
- eine geringere Flexion als bei AC7 ausführen

> Den Patienten zuerst bitten, den Kopf in die Hand hinein fallen zu lassen. Jedes Zeichen einer Kontraktion des M. sternocleidomastoideus beobachten. Immer wieder sicherstellen, dass der Patient die Kontrolle seines Kopfes völlig abgibt und ihn den Händen des Therapeuten überlässt.

24.3 Halswirbelsäule

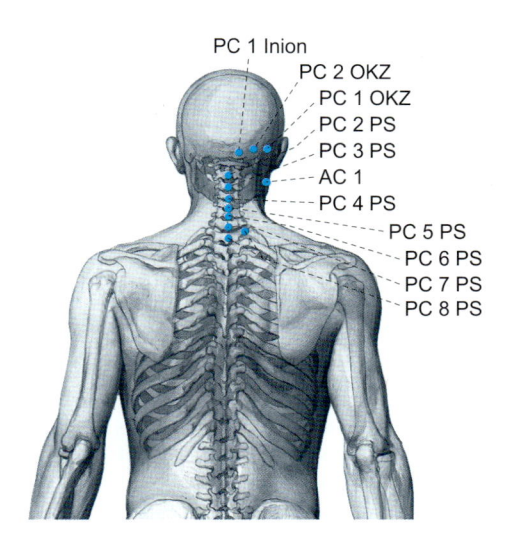

Abb. 24.6 Posteriore Tenderpoints der HWS

24.3.4 Posteriorer Tenderpoint C1 Inion (PC1 Inion) rechts (▶ Abb. 24.7)

Lokalisation: unterhalb und etwas lateral des Inion auf dem Okziput, am medialen Rand des Ansatzes des M. semispinalis capitis

Druckrichtung: von posterior nach anterior

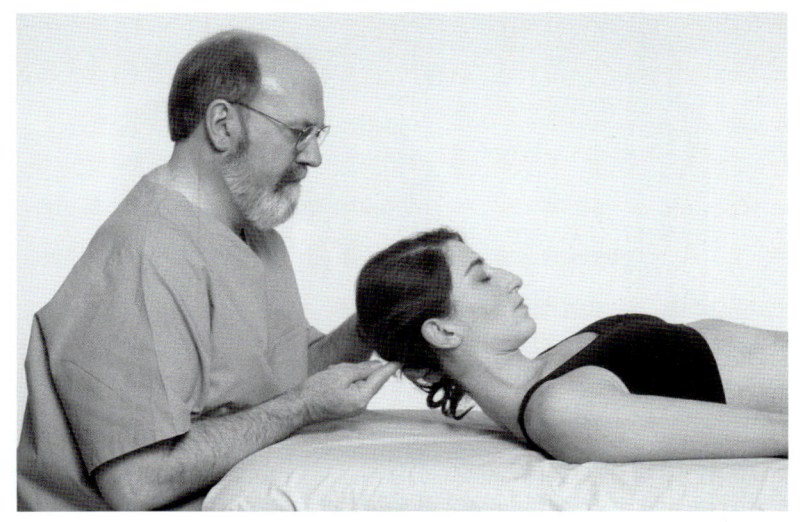

Abb. 24.7 Posteriorer TP C1 Inion (PC1 Inion): F Sw Rw

Patient: in Rückenlage

Therapeut: sitzend, am Kopfende des Patienten

Handposition:
- mit der linken Hand den Hinterkopf des Patienten umfassen, stützen und führen
- mit dem rechten Zeigefinger den TP lokalisieren

Ausführung (F Sw Rw): den Kopf spürbar flektieren

> Daran denken, dass der Punkt nicht auf dem Inion liegt.
> Versuchen, feste verspannte Gewebeänderungen zu ertasten.

24.3.5 Posteriore Tenderpoints C1–C2 Okziput (PC1–2 OKZ) rechts (▶ Abb. 24.8)

Lokalisation:
- PC2: innerhalb des M. semispinalis capitis in Verbindung mit dem N. occipitalis major (der nahe am TP durch diesen Muskel tritt); ein zweiter PC2 liegt auf der superioren lateralen Fläche des Proc. spinosus von C2
- PC1: lateral von PC2 auf dem Okziput, in der Mitte zwischen PC2 und Proc. mastoideus

Druckrichtung: von posterior nach anterior

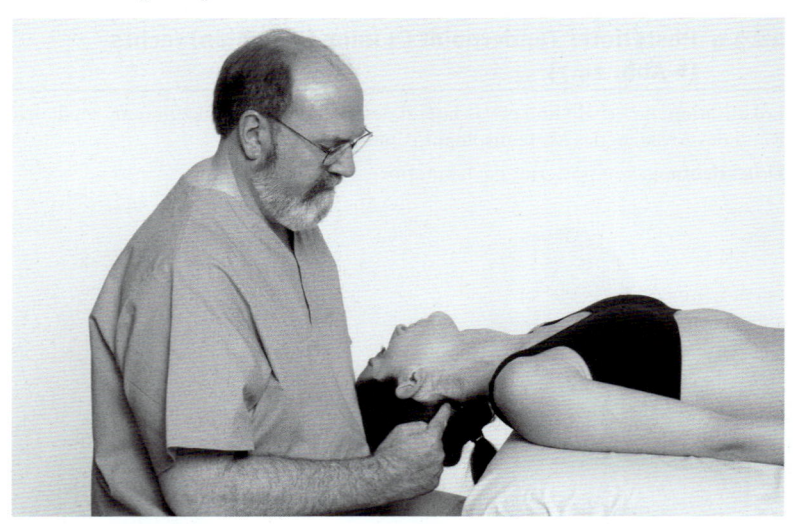

Abb. 24.8 Posteriore TPs C1–C2 Okziput (PC1–2 OKZ): E Sw Rw

Patient: in Rückenlage

Therapeut: sitzend, am Kopfende des Patienten

Handposition:
- mit der linken Hand den Hinterkopf des Patienten umfassen
- mit dem rechten Zeigefinger den TP lokalisieren

Ausführung (E Sw Rw): den Kopf vom Okziput aus sanft extendieren und gleichzeitig sanften kaudalen Druck auf das Okziput ausüben, um Spielraum für die okzipitalen Muskeln zu schaffen

> Versuchen, feste verspannte Gewebeänderungen lateral des TP PC1 Inion zu ertasten.

24.3.6 Posteriore Tenderpoints C2–C8 Proc. spinosus (PC2–8PS) (▶ Abb. 24.9 und ▶ 24.10)

Lokalisation:
- auf dem oberen Aspekt des Proc. spinosus von C2 liegt ein weiterer C2-Tenderpoint
- der C3-Tenderpoint befindet sich auf dem inferioren Abschnitt des Proc. spinosus von C2, benannt wurde der TP nach dem auf dieser Höhe liegenden Spinalnerv
- die Bezeichnung aller übrigen inferioren TPs auf dem jeweiligen Zervikalsegment richtet sich nach dieser Nomenklatur

Druckrichtung: von posterior nach anterior

Patient: in Rückenlage

Therapeut: sitzend, am Kopfende des Patienten

Handposition:
- mit der linken Hand den Hinterkopf des Patienten umfassen
- mit dem rechten Zeigefinger den TP lokalisieren

Abb. 24.9 Posteriore TPs C2–C8 Proc. spinosus (PC2–8 PS): e-E Sw RW

Abb. 24.10 Posteriore TPs C2–C8 Proc. spinosus (PC2–8 PS): e-E Sw RW

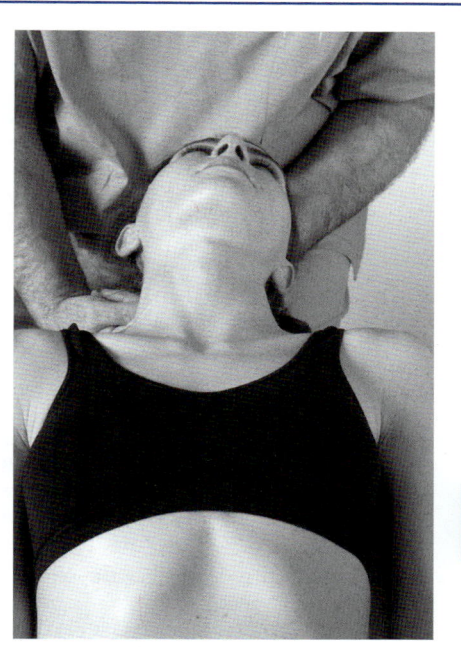

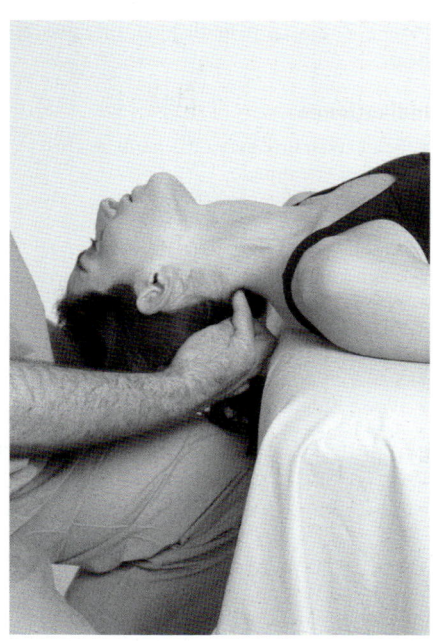

Ausführung (e–E Sw RW): das betroffene Segment in Extension bringen und nach links seitneigen und rotieren

> Die Hand, die den Kopf des Patienten unterstützt, auf dem eigenen Knie ablegen.
> Die Patienten empfinden eine starke Extension des Kopfes meist als unangenehm. Eine weitere Extension ist über eine Kombination aus Extension des Kopfes über den Rand der Behandlungsliege hinaus bei gleichzeitigem Druck auf das Okziput möglich.
> Bei PC3 ist statt einer Extension eventuell eine Flexion notwendig.

24.4 Brustwirbelsäule

Anteriore Tenderpoints der BWS befinden sich in zwei Hauptregionen (▶ Abb. 24.11). Die **erste Gruppe**, ATh1–6, liegt direkt auf der **Mittellinie des Sternums**. Sie können als festes, empfindliches Gewebe auf dem Sternum palpiert werden. Die **zweite Gruppe** befindet sich in der **Bauchdecke**. Die meisten Tenderpoints dort liegen im M. rectus abdominis und sind 2,5–5 cm rechts oder links lateral der Mittellinie zu finden. **Posteriore Tenderpoints** der BWS befinden sich auf zwei Anteilen eines Wirbels (▶ Abb. 24.15). Einer liegt auf dem Proc. spinosus, typischerweise auf der jeweiligen Seite, der zweite ist auf dem rechten oder linken Proc. transversus zu finden.

Die Behandlungen werden hier für verschiedene Bereiche der Wirbelsäule beschrieben. Die Voraussetzungen sind nicht starr. Extension, Seitneigung oder Rotation eines Segmentes können von oberhalb oder unterhalb des Wirbels ausgeführt werden. Die Wahl des Therapeuten richtet sich nach der Flexibilität des Patienten, dessen Befindlichkeit und der relativen Größe von Patient und Therapeut.

Indikationen
- Schmerzen im oberen Rückenbereich
- Schleudertrauma
- präkordiale Schmerzen
- Sodbrennen
- Müdigkeit
- epigastrische Schmerzen
- Nabelschmerzen
- Diarrhoe oder Obstipation
- Zystitis (abakteriell)
- Schulterschmerzen
- Arm-, Ellbogen- oder Handschmerzen oder Taubheitsgefühle
- Schmerzen im unteren Rückenbereich
- Leistenschmerzen
- thorakale Spannung
- Einschränkung der thorakalen Beweglichkeit

24.4 Brustwirbelsäule

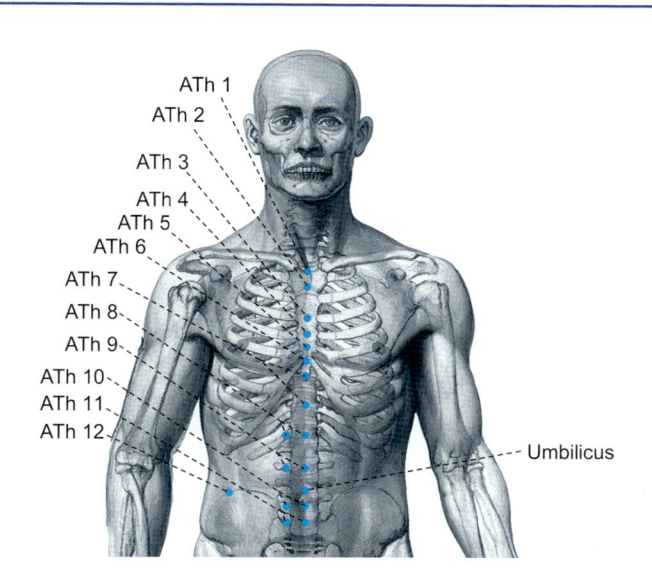

Abb. 24.11 Anteriore Tenderpoints der BWS und laterale anteriore Tenderpoints der BWS (Wirbelzwischenräume)

24.4.1 Anteriore Tenderpoints Th1–Th6 (ATh1–6) (▶ Abb. 24.12)

Lokalisation:
- **ATh1:** in der Mitte der Incisura jugularis sterni
- **ATh2:** in der Mitte des Manubrium sterni

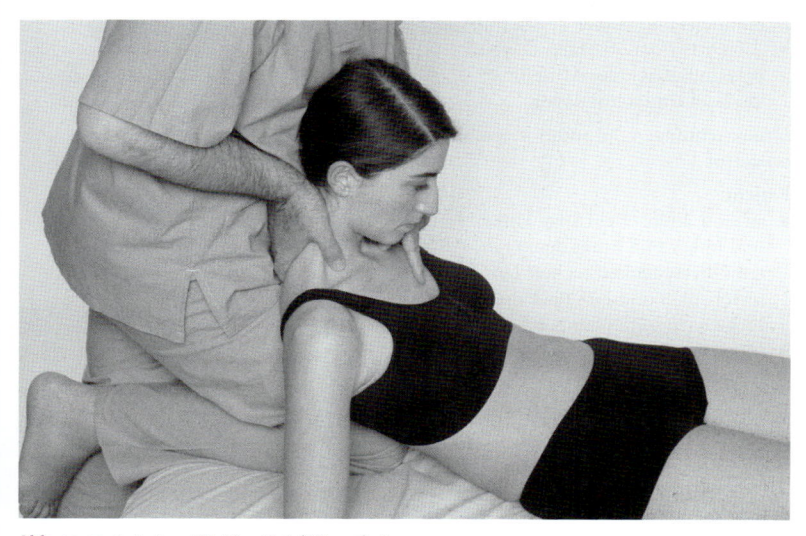

Abb. 24.12 Anteriore TPs Th1–Th6 (ATh1–6): F

- **ATh3–ATh6:** auf der Mittellinie des Sternums auf Höhe der gleich numerierten Rippe

Druckrichtung:
- **ATh1:** von kranial nach kaudal
- **ATh2–ATh6:** von anterior nach posterior

Patient: in Rückenlage, Arme nach innen rotiert

Therapeut: am Kopfende stehend, das rechte Knie auf der Liege abgestützt

Handposition:
- mit der rechten Hand Kopf und Nacken des Patienten stützen und führen
- mit dem linken Zeigefinger den TP lokalisieren

Ausführung (F): den betroffenen Wirbel durch Druck am Nacken flektieren

> Bei Frauen die Untersuchung am besten in Rückenlage durchführen, so dass die Brüste zur Seite weichen und eine unbehinderte Palpation des Sternums möglich ist. Die Behandlung aber kann ebenso im Sitzen durchgeführt werden.

24.4.2 Anteriore Tenderpoints Th7–Th9 (ATh7–9) (▶ Abb. 24.13)

Lokalisation:
- **ATh7:** unter dem kostochondralen Rand, inferior vom Proc. xiphoideus im Bereich der Mittellinie – med. Rand des M. rectus abdominis
- **ATh8:** unterhalb des Proc. xiphoideus, in der Mitte einer gedachten Linie zwischen Proc. xiphoideus und Nabel
- **ATh9:** 1–2 cm oberhalb des Nabels im Bereich der Mittellinie bis 7–11 cm lateral davon

Druckrichtung: von anterior nach posterior

Patient:
- sitzend, linkes Bein angewinkelt und linker Fuß unter dem rechten Oberschenkel, rechter Unterschenkel und Fuß über die Liege nach unten hängend
- Oberkörper nach links gedreht, linker Ellenbogen auf dem Oberschenkel des Therapeuten abgestützt, rechte Hand am Fuß des Therapeuten

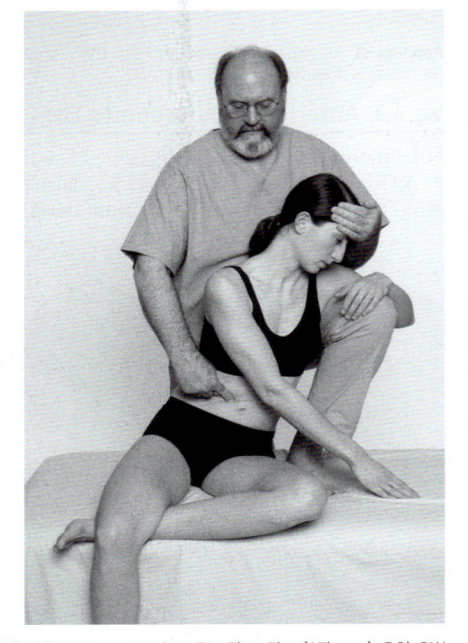

Abb. 24.13 Anteriore TPs Th7–Th9 (ATh7–9): F Sh RW

Therapeut: stehend, hinter dem Patienten, linker Fuß auf der Liege aufgestellt

Handposition:
- mit der linken Hand den Patienten stützen und führen
- mit der rechten Hand den TP lokalisieren

Ausführung (F Sh RW):
- den betroffenen Wirbel durch Druck auf die Schultern flektieren
- die Flexion auch im Bereich der Hüften verstärken, v. a. wenn untere Thoraxregionen beteiligt sind
- zusätzlich eine Seitneigung zum TP und eine Rotation vom TP weg hinzufügen

> Das Abdomen zwischen Proc. xiphoideus und Nabel in vier gleiche Abschnitte aufteilen, um die drei möglichen TPs rund um die Mittellinie zu lokalisieren.
> Mit den Fingerbeeren beider Hände von der Mittellinie ausgehend lateral in den M. rectus abdominis hineinpalpieren und feste sowie schmerzempfindliche Regionen aufspüren.

24.4.3 Anteriore Tenderpoints Th10–Th12 (ATh10–12) rechts (▶ Abb. 24.14)

Lokalisation:
- **ATh10:** 1–2 cm unterhalb des Nabels, 2–3 cm lateral der Mittellinie
- **ATh11:** 5–6 cm unterhalb des Nabels, 2–3 cm lateral der Mittellinie
- **ATh12:** innere Fläche der Crista iliaca auf der Medioaxillarlinie

Druckrichtung:
- **ATh10 und ATh11:** von anterior nach posterior
- **ATh12:** von superior nach inferior

Patient: in Rückenlage

Therapeut: stehend, seitlich des Patienten auf Seite der Dysfunktion, rechtes Bein auf der Liege aufgestellt

Handposition:
- mit der rechten Hand die Beine des Patienten anwinkeln und führen und die Unterschenkel auf den eigenen Oberschenkel ablegen
- mit der linken Hand den TP lokalisieren

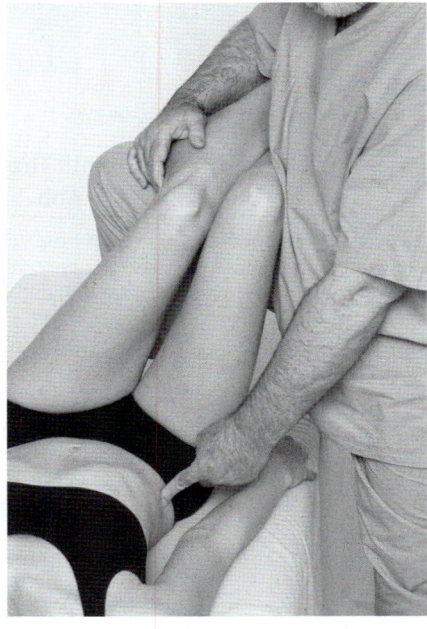

Abb. 24.14 Anteriore TPs Th10–Th12 (ATh10–12): F Sh RW

Ausführung (F Sh RW):
- Hüften in deutliche Flexion bringen und gleichzeitig die Beine nach rechts ziehen, um eine leichte Seitneigung zur TP-Seite aufzubauen
- die Rotation ist minimal und entsteht durch ein leichtes Rollen des Beckens zur rechten Seite, wodurch das WS-Segment „weg"rotiert wird

> Falls eine weitere Flexion notwendig ist, ein Kissen unter die Hüfte legen.

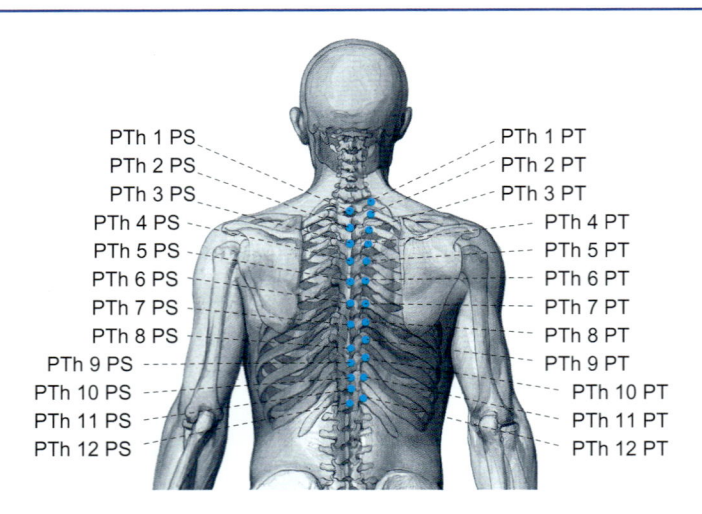

Abb. 24.15 Posteriore Tenderpoints der BWS

24.4.4 Posteriore Tenderpoints Th1–Th9 Proc. spinosus (PTh1–9 PS) rechts (▶ Abb. 24.26)

Lokalisation: auf der inferiolateralen Seite des Proc. spinosus (auch für Proc. transversus) des betroffenen Wirbels; dies bedeutet eine Wirbelrotation dieses Segments in die entgegengesetzte Richtung, d. h. der TP liegt rechts, die Wirbelrotation ist nach links

Druckrichtung: von posterior nach anterior

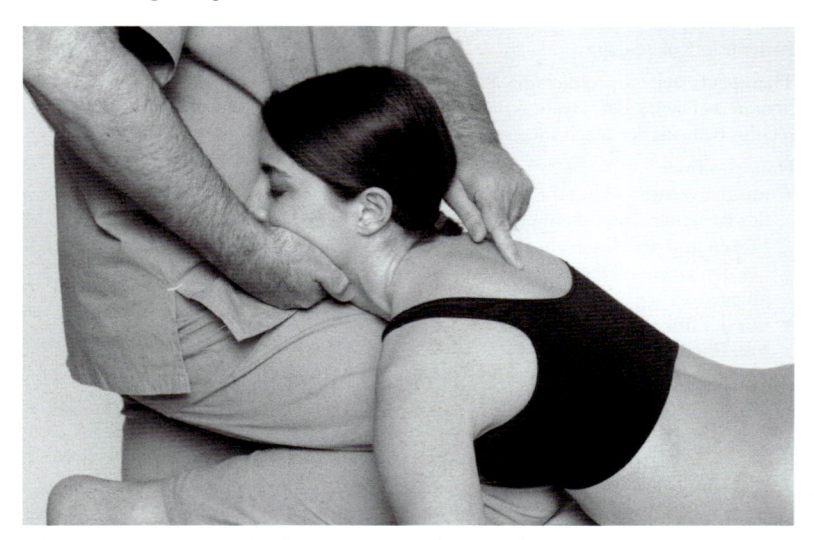

Abb. 24.16 Posteriore TPs Th1–Th4 Proc. spinosus (PTh1–4 PS): e-E Sw Rw

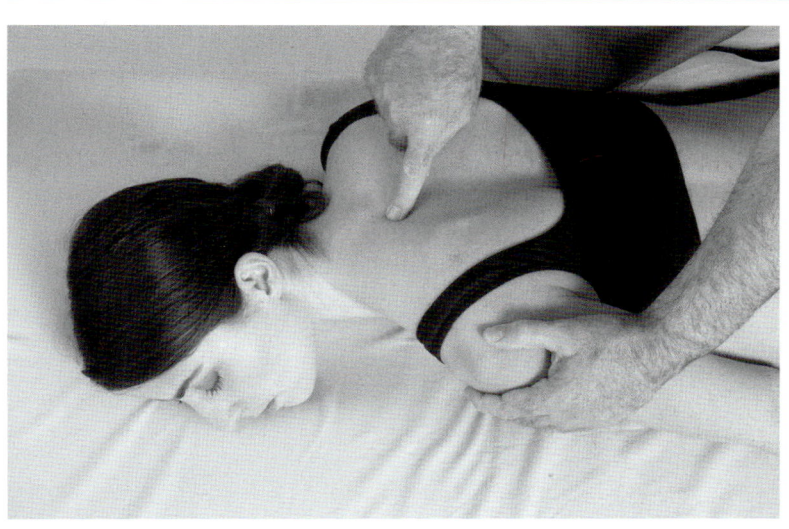

Abb. 24.17 Posteriore TPs Th5–Th9 Proc. spinosus (PTh1–4 PS): e-E Sw Rw

PTh1–PTh4 PS (oder PT) (▶ Abb. 24.16 und ▶ 24.17)

Patient: in Bauchlage, Oberkörper auf dem Knie des Therapeuten

Therapeut: stehend, am Kopfende seitlich des Patienten, rechtes Knie auf der Liege

Handposition:
- mit der rechten Hand Kopf und Oberkörper stützen und führen
- mit dem linken Zeigefinger den TP lokalisieren

Ausführung (e-E Sw Rw):
- den beteiligten Wirbelbereich in Extension führen, gleichzeitig jedoch eine Extension der Atlantookzipitalregion vermeiden
- das beteiligte Segment von der TP-Seite weg seitneigen und rotieren (bei TP rechts also nach links)

PTh5–PTh9 PS (oder PT)

Patient: in Bauchlage

Therapeut: stehend, seitlich des Patienten

Handposition:
- mit der linken Hand die linke Schulter umfassen
- mit dem rechten Zeigefinger den TP lokalisieren

Ausführung (e-E Sw Rw):
- den Patienten bitten, den Kopf zur nicht betroffenen Seite zu drehen
- die dem TP gegenüberliegende Schulter nach kaudal und posterior ziehen, um den Rumpf von der Seite des Proc. spinosus mit dem TP weg seitzuneigen
- dadurch eine Extension mit Rotation und Seitneigung in kontralateraler Richtung zum TP entstehen lassen

> Bei den oberen Thoraxsegmenten liegen die TPs meist auf dem Proc. spinosus. Mittlere und untere TPs der BWS sind häufig lateral des Proc. spinosus in Richtung der Spitze des Proc. transversus zu finden. Möglicherweise ist eine Rotation vom TP weg bei diesen Segmenten angebracht.

24.4.5 Posteriore Tenderpoints Th10–Th12 Proc. spinosus (PTh10–12 PS) rechts (auch für Proc. transversus) (▶ Abb. 24.18)

Lokalisation: auf der inferiolateralen Seite des betroffenen Proc. spinosus; dies impliziert eine Wirbelrotation dieses Segments in die entgegengesetzte Richtung

Druckrichtung: von posterior nach anterior

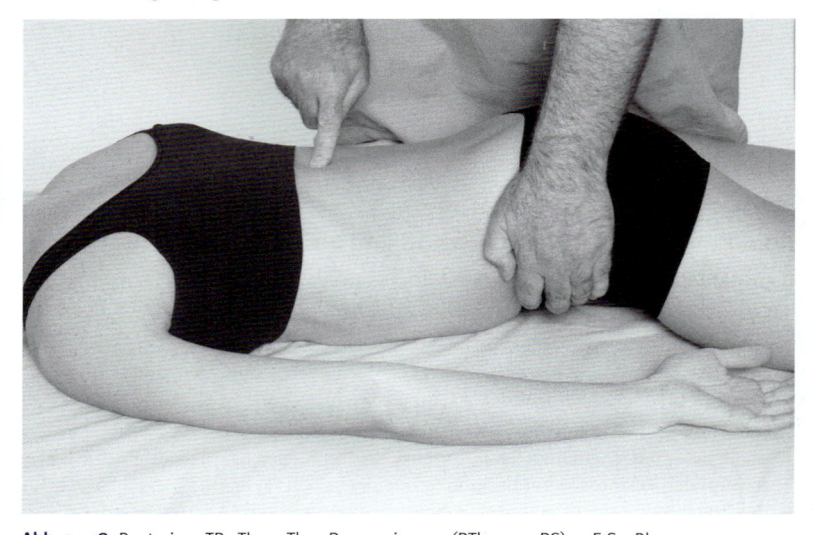

Abb. 24.18 Posteriore TPs Th10–Th12 Proc. spinosus (PTh10–12 PS): e-E Sw Rh

Patient: in Bauchlage

Therapeut: stehend, seitlich des Patienten

Handposition:
- mit der linken Hand die linke Hüfte umfassen
- mit dem rechten Zeigefinger den TP lokalisieren

Ausführung (e-E Sw Rh):
- das Becken nach posterior anheben und dadurch den Rumpf zur Seite des Proc. spinosus mit dem TP extendieren
- dadurch entsteht eine Extension mit entsprechend nötiger Rotation der unteren Wirbel zur TP-Seite

> Die Seitneigung ist gewöhnlich größer als die Rotation.

24.4.6 Posteriore Tenderpoints Th1–Th12 Proc. transversus (PTh1–12 PT) links (oder Proc. spinosus)

Lokalisation: auf dem entsprechenden Proc. transversus
Druckrichtung: von posterior nach anterior
Patient: in Bauchlage
Therapeut: stehend, seitlich des Patienten

PTh1–PTh9 PT (▶ Abb. 24.19)

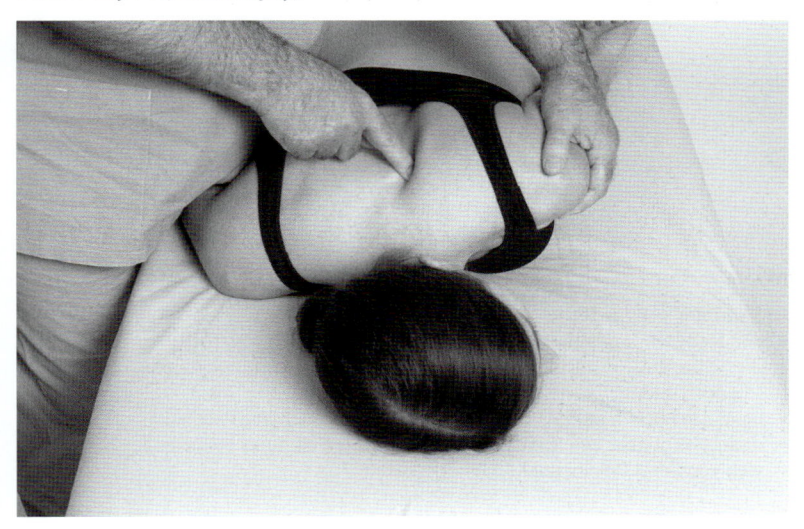

Abb. 24.19 Posteriore TPs Th1–Th9 Proc. transversus (PTh1–9 PT): e-E Sw Rh

Handposition:
- mit der linken Hand die linke Schulter des Patienten umfassen und führen
- mit dem rechten Zeigefinger den TP lokalisieren

Ausführung (e-E Sw Rh):
- den Kopf zur TP-Seite (nach links) rotieren lassen
- die Seitneigung des Rumpfes von der TP-Seite weg, d. h. nach links, steht im Vordergrund
- dazu die Schulter auf der TP-Seite in abduzierte Richtung ziehen, ohne Druck auf die Achsel auszuüben oder Schmerzen zu verursachen
- dadurch entsteht eine Extension mit Rotation zur TP-Seite nach links und eine Seitneigung weg von der TP-Seite nach rechts

PTh10–PTh12 PT (▶ Abb. 24.20)
Handposition:
- mit der rechten Hand die rechte Hüfte umfassen
- mit dem linken Zeigefinger den TP lokalisieren

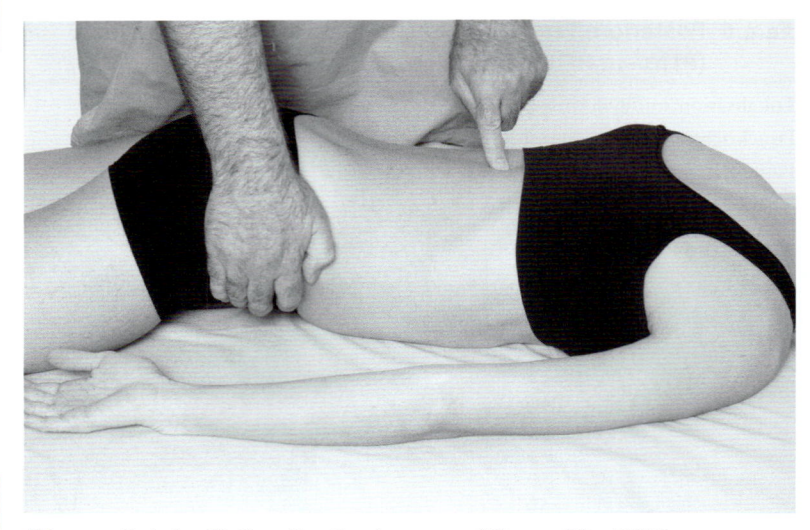

Abb. 24.20 Posteriore TPs Th10–Th12 Proc. transversus (PTh10–12 PT): e-E SW Rw

Ausführung (e-E Sw Rw):
- den Kopf zur TP-Seite (nach rechts) rotieren lassen
- die Seitneigung des Rumpfes von der TP-Seite weg, d. h. nach links, steht im Vordergrund
- dazu das Becken auf der TP-Seite anheben und nach links ziehen
- dadurch entsteht eine Extension mit Rotation nach links und eine Seitneigung weg von der TP-Seite nach links

> Die Seitneigung ist gewöhnlich größer als die Rotation.
> Das Bein kann auch als langer Hebel eingesetzt werden, um die Extension und Rotation auszuführen.

24.5 Rippen

Jones hat für die Rippen die Begriffe „tiefstehend" und „hochstehend" benutzt, um Tenderpoints zu beschreiben, die mit entsprechenden somatischen Dysfunktionen der Rippen in Beziehung stehen. Er wollte betonen, was nötig ist, um den Patienten in die Position maximaler Schmerzfreiheit zu führen. Momentan werden die Tenderpoints nach ihrer Lage auf dem Körper benannt. Bei den hier aufgeführten Beispielen wurden beide Konventionen kombiniert.

Anteriore Tenderpoints korrespondieren mit **tiefstehenden Rippen** (▶ Abb. 24.21), **posteriore** dagegen mit **hochstehenden Rippen** (▶ Abb. 24.26). Die **anterioren Tenderpoints** der Rippen beginnen genau unterhalb des medialen Endes der Klavikula, wo die ersten Rippen am Sternum ansetzen, und verlaufen dann lateral in einem

Bogen bis zur anterioren Axillarlinie. Die meisten anterioren Tenderpoints der Rippen befinden sich auf den Rippen entlang der anterioren Axillarlinie. Gewöhnlich treten Tenderpoints nicht unterhalb der 6. Rippe auf, aber auch das kommt vor. Die **posterioren Tenderpoints** der Rippen liegen auf den Rippenwinkeln.

Indikationen

- Schmerzen im oberen Rückenbereich
- Rippenschmerzen
- Schleudertrauma
- präkordiale Schmerzen
- Sodbrennen
- Müdigkeit
- epigastrische Schmerzen
- umbilikale Schmerzen
- Schulterschmerzen
- Arm-, Ellbogen- Handschmerzen oder Taubheitsgefühle
- Schmerzen des unteren Rückenbereichs
- eingeschränkte Atembewegungen
- Spannungen des Brustkorbs
- Einschränkung der thorakalen Beweglichkeit

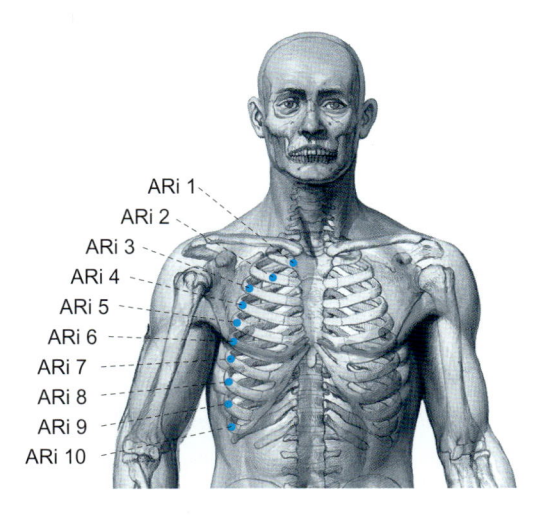

Abb. 24.21 Anteriore Tenderpoints der (tiefstehenden) Rippen

24.5.1 Anteriore Tenderpoints der (tiefstehenden) 1.–2. Rippe (ARi1–2) rechts (▶ Abb. 24.22 und ▶ 24.23)

Lokalisation:
- **AR1:** auf der 1. Rippe an der Artikulationsstelle mit dem Manubrium sterni
- **AR2:** auf der 2. Rippe in der Medioklavikularlinie

Druckrichtung:
- **AR1:** von anterior nach posterior
- **AR2:** von kranial nach kaudal

Patient: in Rückenlage

Therapeut: sitzend, am Kopfende

Handposition:
- mit der linken Hand den Kopf führen und stützen
- mit dem rechten Zeigefinger den TP lokalisieren

Ausführung (f-F Sh RH): den Nacken in Flexion, Rotation nach rechts und Seitneigung nach rechts bringen

> Die Flexion von der BWS und nicht der HWS ausgehend einleiten und weiterführen.

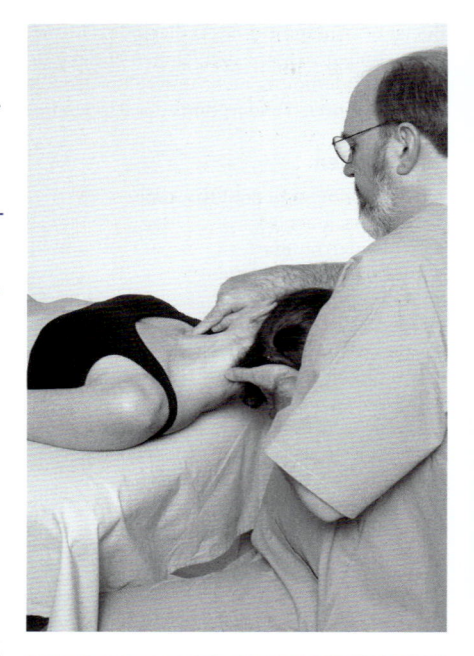

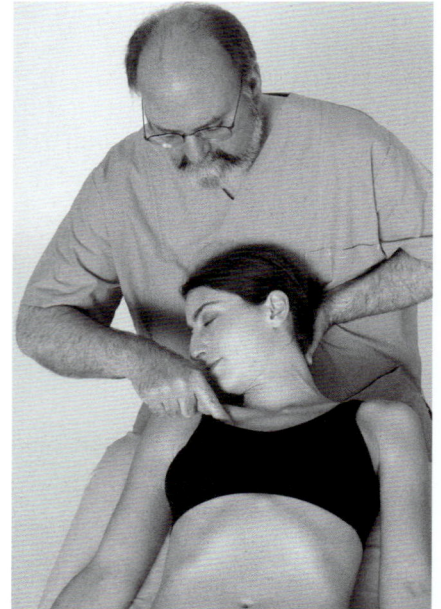

Abb. 24.22 Anteriore TPs der (tiefstehenden) 1.–2. Rippe (ARi1–2): f-F Sh RH

Abb. 24.23 Anteriore TPs der (tiefstehenden) 1.–2. Rippe (ARi1–2): f-F Sh RH

24.5.2 Anteriore Tenderpoints der (tiefstehenden) 3.–6. Rippe (ARi3–6) rechts (▶ Abb. 24.24 und ▶ 24.25)

Lokalisation: auf jeweiligen entsprechenden Rippe in der anterioren Axillarlinie

Druckrichtung: von lateral nach medial

Patient:
- sitzend, linkes Bein angewinkelt und linker Fuß unter dem rechten Oberschenkel, rechter Unterschenkel und Fuß über die Liege nach unten hängend
- Oberkörper nach links gedreht, linker Ellenbogen auf dem Oberschenkel des Therapeuten abgestützt, u. U. mit unterlegtem Kissen für größere Bequemlichkeit

Therapeut: stehend, hinter dem Patienten, linker Fuß auf Liege aufgestellt

Handposition:
- mit der linken Hand die Stirn des Patienten stützen
- mit dem rechten Zeigefinger den TP lokalisieren

Ausführung (f SH Rw/h):
- Brustkorb, Kopf und Nacken flektieren, bei gleichzeitigem Anheben der Schulter und Translation nach links (Resultat: Seitneigung nach rechts)
- zum TP hin nach rechts rotieren

Abb. 24.24 Anteriore TPs der (tiefstehenden) 3.–6. Rippe (ARi3–6): f SH Rw/h

Abb. 24.25 Anteriore TPs der (tiefstehenden) 3.–6. Rippe (ARi3–6): Verstärkung der Seitneigung durch Ablegen beider Beine auf der Liege

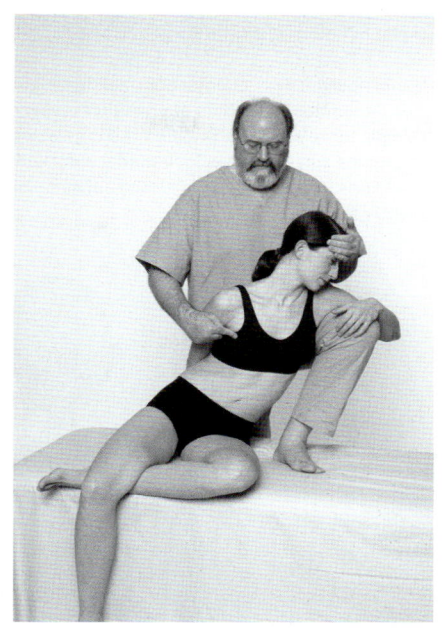

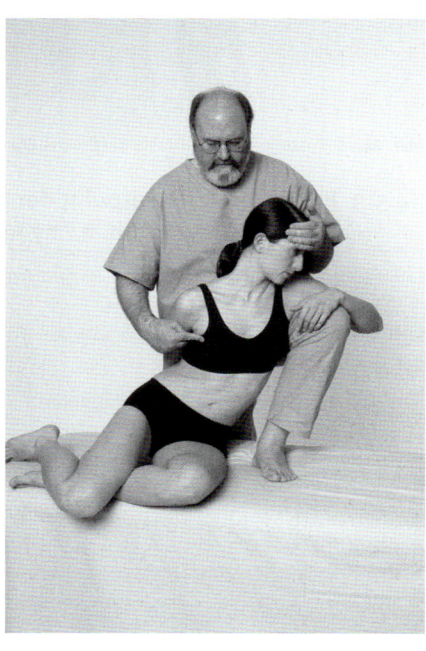

- die Seitneigung evtl. dadurch verstärken, dass beide Beine auf die der angehobenen Schulter gegenüberliegende Seite auf der Liege angewinkelt werden

> Beim Ablegen des Patientenarms auf dem eigenen Knie sollte sich für ein wirkungsvolles Behandlungsergebnis die Schulter dieser Seite gegenüber der anderen erhöhen. Möglicherweise treten in dem erhöht gelagerten Arm Parästhesien während der Behandlung auf, die sich jedoch wieder zurückbilden, sobald der Arm in die Neutralposition zurückgeführt wird. Ein Kissen auf dem Knie des Therapeuten kann dies eventuell verhindern.

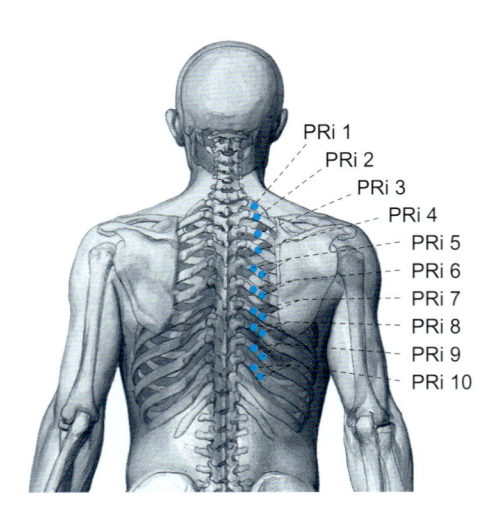

Abb. 24.26 Posteriore Tenderpoints der (hochstehenden) Rippen

24.5.3 Posteriorer Tenderpoint der (hochstehenden) 1. Rippe (PRi1) rechts (▶ Abb. 24.27 und ▶ 24.28)

Lokalisation: auf dem posterioren Aspekt der 1. Rippe an der Nackenbasis und vor dem M. trapezius

Druckrichtung: von kranial nach kaudal

Patient: sitzend

Therapeut: stehend, hinter dem Patienten

Handposition:
- mit der linken Hand auf der Vertex den Kopf des Patienten stützen und führen
- mit dem rechten Zeigefinger den TP lokalisieren

Ausführung (E Sw Rh):
- den Kopf bewegen, um eine Bewegung der ersten Rippe zu induzieren
- den Kopf leicht extendieren, etwas nach links seitneigen und mäßig nach rechts rotieren

24.5 Rippen 683

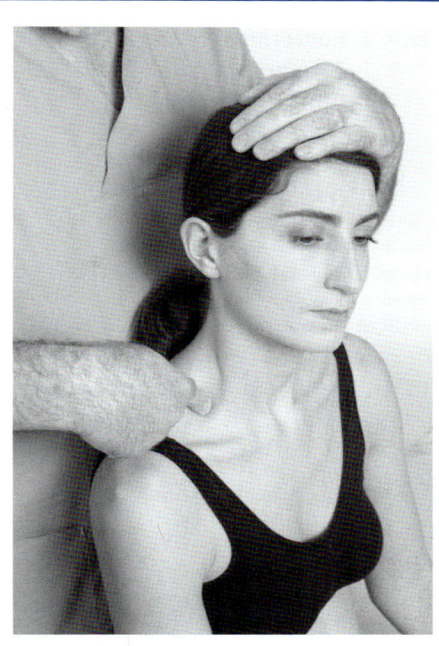

Abb. 24.27 Posteriorer TP der (hochstehenden) 1. Rippe (PRi1): E Sw Rh

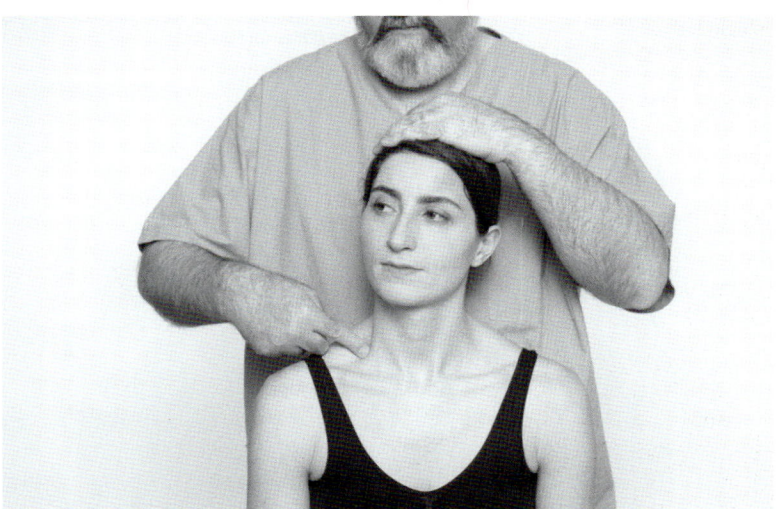

Abb. 24.28 Posteriorer TP der (hochstehenden) 1. Rippe (PRi1): e Sw Rh

Der Tenderpoint liegt nahe am Nacken.
Den Kopf hauptsächlich durch eine Extension positionieren.

24.5.4 Posteriore Tenderpoints der (hochstehenden) 2.– 6. Rippe (PRi2–6) rechts (▶ Abb. 24.29 und 24.30)

Lokalisation: auf dem posterioren Aspekt der 2.– 6. Rippe bei den jeweiligen Rippenwinkeln

Druckrichtung: von posterior nach anterior

Patient:
- sitzend, rechtes Bein angewinkelt und rechter Fuß unter dem linken Oberschenkel, linker Unterschenkel und Fuß über die Liege nach unten hängend
- rechten Ellenbogen auf dem Oberschenkel des Therapeuten abgestützt, u. U. mit unterlegtem Kissen für größere Bequemlichkeit

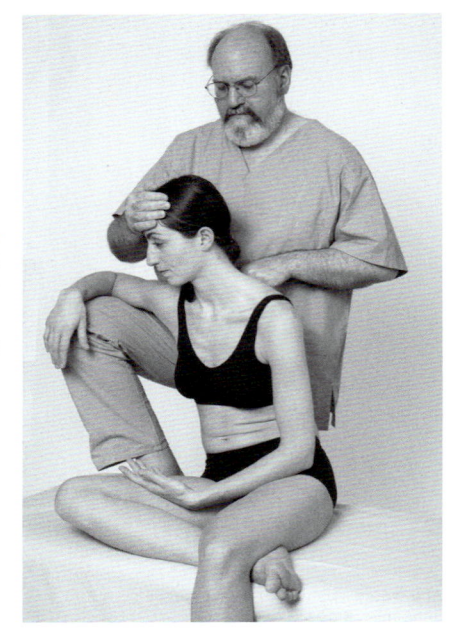

Abb. 24.29 Posteriore TPs der (hochstehenden) 2.–6. Rippe (PRi2–6): f SW Rh

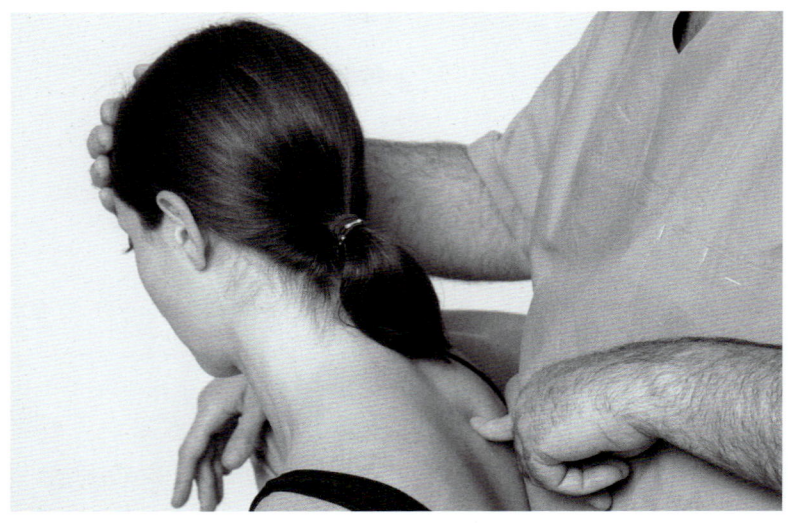

Abb. 24.30 Posteriore TPs der (hochstehenden) 2.–6. Rippe (PRi2–6): Verstärkung der Seitneigung durch Ablegen beider Beine auf der Liege

Therapeut: stehend, hinter dem Patienten, rechter Fuß auf Liege aufgestellt

Handposition:
- mit der rechten Hand die Stirn des Patienten stützen und den Kopf führen
- mit dem linken Zeigefinger den TP lokalisieren

Ausführung (f SW Rh):
- Brustkorb, Kopf und Nacken flektieren, die Schulter anheben und nach rechts translatieren (Resultat: Seitneigung nach links)
- nach links rotieren
- die Seitneigung evtl. dadurch verstärken, dass beide Beine auf die der angehobenen Schulter gegenüberliegende Seite auf der Liege angewinkelt werden

> Bei Menschen mit schmalem Thorax die Skapula nach lateral bewegen.

24.6 Lendenwirbelsäule

Die **anterioren Tenderpoints** der LWS liegen meist auf dem Rand der Beckenknochen auf der anterioren Seite (▶ Abb. 24.31). Sie sind vorwiegend in der Nähe der SIAS, SIAI und der anterioren Fläche des Ramus ossis pubis zu finden. **Posteriore Tenderpoints** der LWS treten meist an denselben Orten auf wie bei der BWS, obwohl die Tenderpoints hier durch anteromedialen Druck in einem Winkel von 45° auf den Spitzen der Procc. transversi aufgespürt werden (▶ Abb. 24.34).

Die angewandte konventionelle Bezeichnung zur **Beschreibung von Wirbelsäulen-Dysfunktionen** in der Osteopathie richtet sich nach der Beschreibung des dysfunktionalen Segments in Bezug zu dem darunterliegenden Segment. Wird eine Bewegung aus der Region unterhalb des dysfunktionalen Segments induziert, bewegt sich das darunterliegende Wirbelsegment zuerst und erzeugt eine Position in Bezug auf das Dysfunktionssegment, die zunächst verwirrend sein kann. Wenn z. B. der Wirbel unterhalb des dysfunktionalen Segments nach rechts rotiert wird, dann wird die relative Position des dysfunktionalen Segments zum Wirbel darunter als links rotiert beschrieben. Dies zu verstehen, ist eine wichtige Grundlage beim Lesen der Behandlungsbeschreibungen in diesem Kapitel.

Indikationen

- Zystitis (abakteriell)
- Schmerzen im unteren Rückenbereich
- Ischiasschmerzen
- Leistenschmerzen
- Spannungen der LWS
- Einschränkung der lumbalen Beweglichkeit

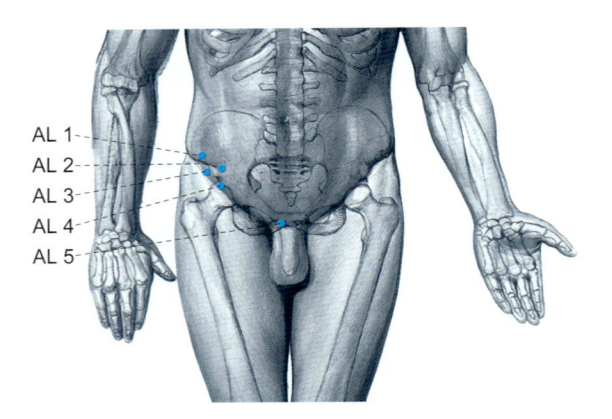

Abb. 24.31 Anteriore Tenderpoints der LWS

24.6.1 Anteriore Tenderpoints L1–L5 (AL1–5) rechts

AL1 (▶ Abb. 24.32)

Lokalisation: mediale Seite der SIAS

Druckrichtung: von medial nach lateral

Patient: in Rückenlage, beide Unterschenkel auf dem linken Oberschenkel des Therapeuten abgestützt

Therapeut: stehend, auf der linken Seite des Patienten

Handposition:
- mit der linken Hand die Beine führen
- mit dem rechten Daumen bzw. Zeigefinger den TP lokalisieren

Ausführung (F RW Sh/w):
- Hüften und Becken bis auf Höhe von L1 deutlich flektieren
- die Füße nach links ziehen und dadurch die LWS seitneigen
- die Knie leicht nach links ziehen, um eine Lendenrotation von L1 nach rechts zu induzieren

AL2–4 (▶ Abb. 24.33)

Lokalisation:
- AL2: mediale Seite der SIAI
- AL3: laterale Seite der SIAI
- AL4: inferiore Seite der SIAI

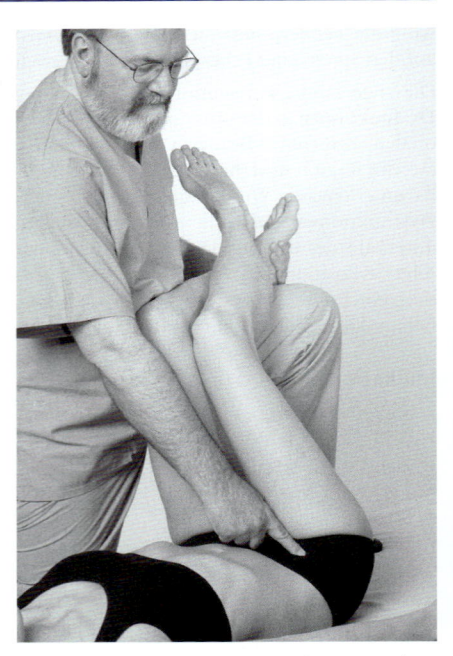

Abb. 24.32 Anteriore TPs L1 und L5 (AL1 und AL5): FS h/w bzw. SRW

Druckrichtung:
- **AL2:** von medial nach lateral
- **AL3:** von lateral nach medial
- **AL4:** von kaudal nach kranial

Patient: in Rückenlage, beide Unterschenkel auf dem rechten Oberschenkel des Therapeuten abgestützt

Therapeut: stehend, auf der rechten Seite des Patienten

Handposition:
- mit der rechten Hand die Beine führen
- mit dem linken Daumen bzw. Zeigefinger den TP lokalisieren

Ausführung (F RH Sw/h):
- Hüften und LWS leicht bis zum entsprechenden Wirbel flektieren
- die Knie nach rechts rotieren, wobei das Maß je nach Höhe der Wirbel auf der LWS variiert
- je nach Höhe auf der LWS die Füße nach rechts oder links bewegen, um eine Seitneigung zu bewirken, wobei die Richtung von den verschiedenen Wirbeln abhängt

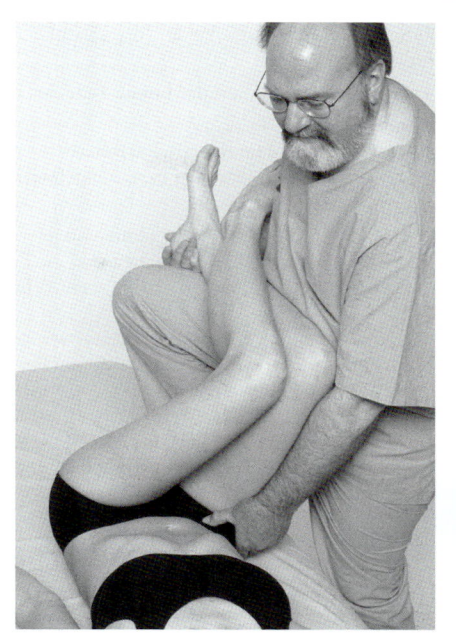

Abb. 24.33 Anteriore TPs L2–L4 (AL2–4): F RH Sw/h

AL5 (▶ Abb. 24.32)

Lokalisation: anteriore Fläche des Ramus ossis pubis, ungefähr 1 cm lateral der Symphyse, inferior vom Tuberculum pubicum

Druckrichtung: von anterior nach posterior

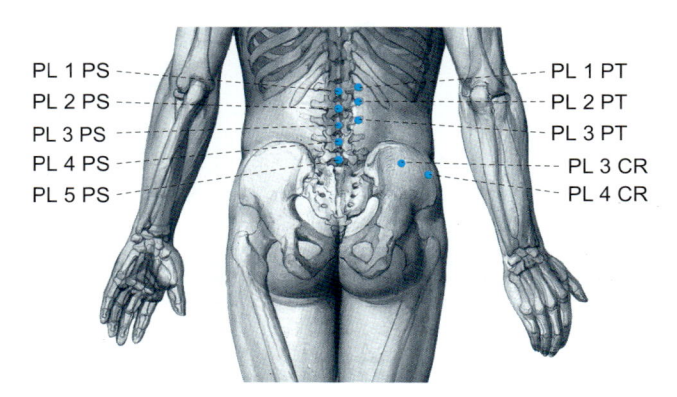

Abb. 24.34 Posteriore Tenderpoints der LWS

Patient: in Rückenlage, beide Unterschenkel auf dem linken Oberschenkel des Therapeuten abgestützt

Therapeut: stehend, auf der linken Seite des Patienten

Handposition:
- mit der linken Hand die Beine führen
- mit dem rechten Daumen bzw. Zeigefinger den TP lokalisieren

Ausführung (F Rw Sh/w):
- Hüften und Becken bis auf Höhe von L5 deutlich flektieren
- die Knie leicht nach links ziehen und die Füße nach rechts, um eine Seitneigung nach rechts und Rumpfrotation nach rechts zu bewirken

> Spürbare Änderungen der Gewebetextur werden oft bei AL1–4 festgestellt, v. a. bei AL2. Die SIAI ist selten palpierbar und liegt auf halber Strecke zwischen SIAS und Schambeinrand und etwas lateral davon.
> Zuerst flektieren, dann rotieren und anschließend seitneigen.
> Wenn die Rotation über 45° hinaus die Schmerzempfindlichkeit des TP nicht um die Hälfte reduziert, in entgegengesetzte Richtung rotieren. Manchmal kann die Behandlung durch ein Kissen unter den Hüften unterstützt werden.

24.6.2 Posteriore Tenderpoints L1–L5 Proc. spinosus (PL1–5 PS) rechts (▶ Abb. 24.35)

Lokalisation: auf der inferioren lateralen Seite des entsprechenden Proc. spinosus; dies bedeutet eine Wirbelrotation des Segmentes in entgegengesetzte Richtung zum TP

Druckrichtung: von posterior nach anterior

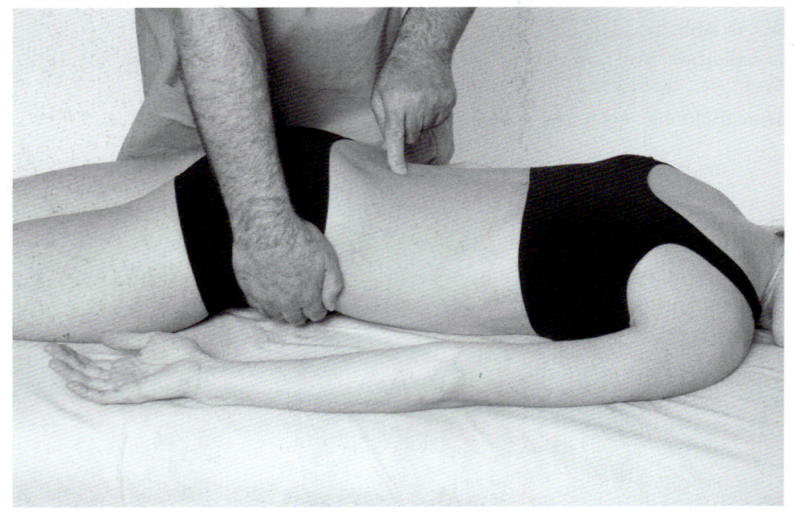

Abb. 24.35 Posteriore TPs L1–L5 Proc. spinosus (PL1–5 PS): e SW Rw-W

Patient: in Bauchlage

Therapeut: stehend, auf der linken Seite des Patienten

Handposition:
- mit der rechten Hand das rechte Bein im Bereich des Knies anheben
- mit dem linken Zeigefinger den TP lokalisieren

Ausführung (e SW Rw-W):
- das Becken in posteriore Richtung anheben und dadurch den Rumpf auf der TP-Seite extendieren
- dies bewirkt eine Extension mit entsprechend notwendiger Rotation des unteren Wirbels zur TP-Seite (hier nach rechts)

> Die Extension kann über beide Beine induziert werden, ist aber v. a. für die unteren Segmente sowie von beweglichen Patienten tolerierbar.

24.6.3 Posteriore Tenderpoints L1–L3 Proc. transversus (PL1–3 PT) rechts (▶ Abb. 24.36)

Lokalisation: auf der Spitze des jeweiligen Proc. transversus

Druckrichtung: von posterior und lateral nach anterior und medial im Winkel von 45°

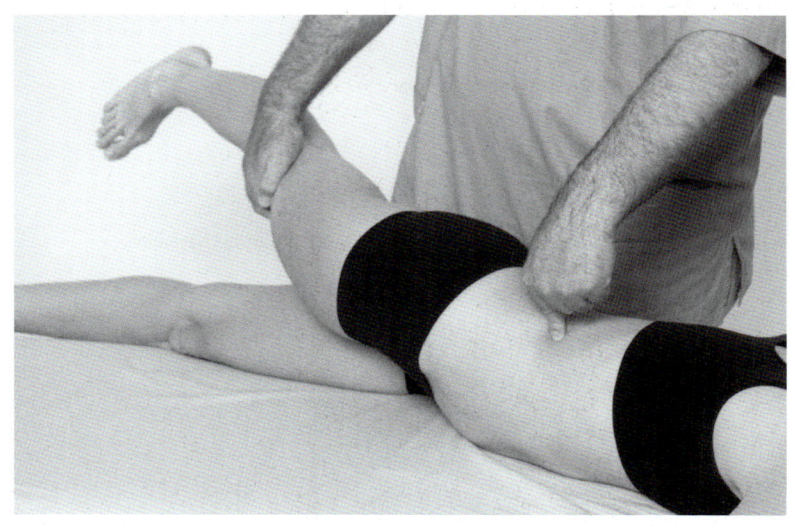

Abb. 24.36 Posteriore TPs L1–L3 Proc. transversus (PL1–3 PT): e SW RW

Patient: in Bauchlage

Therapeut: stehend, auf der linken Seite des Patienten

Handposition:
- mit der rechten Hand die rechte Crista iliaca umgreifen
- mit dem linken Zeigefinger den TP lokalisieren

Ausführung (e SW RW):
- mit der rechten Hand das Becken auf der TP-Seite in posteriore Richtung anheben

- dies bewirkt eine Extension mit entsprechend notwendiger Rotation des unteren Wirbels

> Gelegentlich kann mit dieser Technik der Proc. transversus von L4 erreicht werden, nicht aber L5.
> Bei diesen TPs ist weitaus mehr Rotation erforderlich, als bei denen auf dem Proc. spinosus.

24.7 Becken

Für die Diagnostik und Behandlung somatischer Dysfunktionen des Beckens sind sowohl mehrere anteriore als auch posteriore Tenderpoints wichtig. Bei den **anterioren Tenderpoints** ist typischerweise eine Flexion notwendig (▶ Abb. 24.37). Ebenso ist eine Rotation unterschiedlichen Ausmaßes sowie auch zu einem geringeren Grad eine Seitneigung nötig. Die **posterioren Tenderpoints** stehen meist in Zusammenhang mit Dysfunktionen des Os sacrum und der Beckenmuskeln (▶ Abb. 24.41). Die Extension ist hier die vorherrschende Bewegungsrichtung, obwohl auch einige posteriore Tenderpoints einen gewissen Grad an Flexion benötigen.

Indikationen
- Zystitis (abakteriell)
- Dysmenorrhoe
- Schmerzen des unteren Rückenbereichs
- Ischiasschmerzen
- Hüft- und Oberschenkelschmerzen
- Kokzygodynie
- Leistenschmerzen
- Spannungen des LWS- und unteren Thoraxbereiches
- Bewegungseinschränkungen des LWS- und unteren Thoraxbereiches

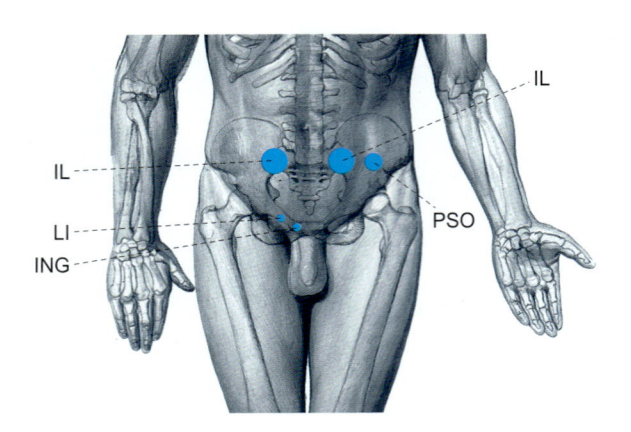

Abb. 24.37 Anteriore Tenderpoints des Beckens

24.7.1 Tenderpoint des M. iliacus (IL) rechts (▶ Abb. 24.38)

Lokalisation: in der Mitte zwischen Mittelinie des Beckens und SIAS, ca. 7 cm tief im Bauchraum in Richtung M. iliacus

Druckrichtung: tief von anterior nach posterior

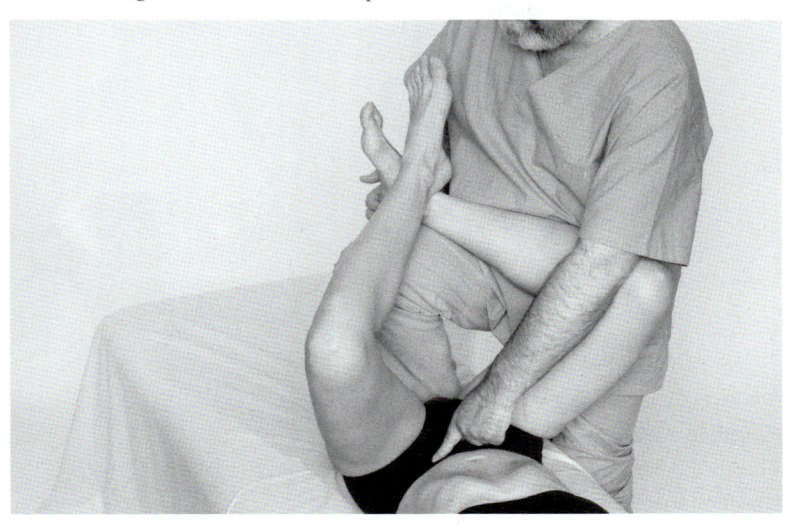

Abb. 24.38 TP des M. iliacus (IL): F AR

Patient: in Rückenlage, rechter und linker Fuß überkreuzt, Knie seitlich angewinkelt

Therapeut: stehend, auf der rechten oder linken Seite des Patienten

Handposition:
- mit der rechten Hand die Sprunggelenke fixieren
- mit dem linken Zeigefinger den TP lokalisieren

Ausführung (F AR):
- beide Hüften deutlich bilateral flektieren, um den M. iliacus zu verkürzen
- die Knie von der Körpermitte abduzieren und dadurch beide Hüften nach außen rotieren

> Die TPs können auf Höhe der SIAS oder leicht darüber oder darunter liegen. Ein TP oberhalb der SIAS kann evtl. mehr mit dem M. psoas in Zusammenhang stehen. Ein zusätzliches Kissen unter den Hüften kann die Behandlung unterstützen.

24.7.2 Tenderpoint des Low Ilium (LI) rechts (▶ Abb. 24.39)

Lokalisation: auf dem superioren Aspekt des Ramus ossis pubis, lateral der Symphyse, wo der M. psoas über den Beckenrand zieht

Druckrichtung: von anterior nach posterior

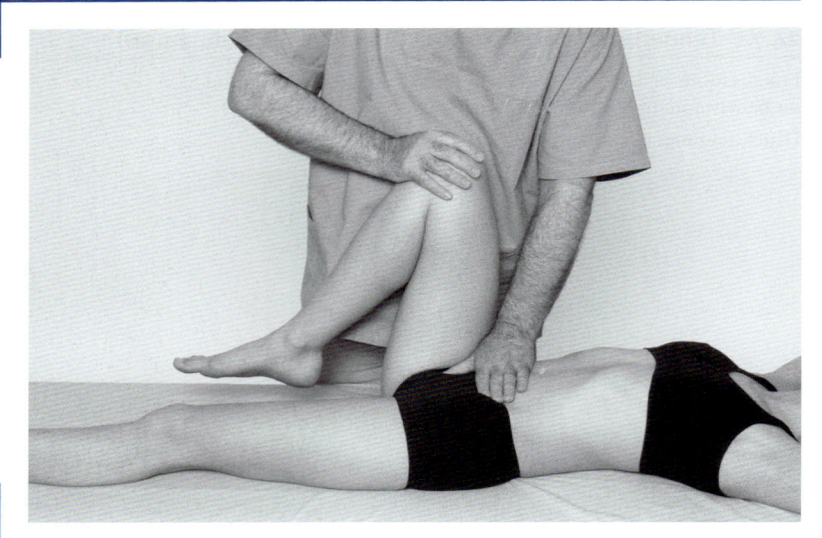

Abb. 24.39 TP des Low Ilium (LI): F ar

Patient: in Rückenlage

Therapeut: stehend, auf der rechten Seite des Patienten

Handposition:
- mit der rechten Hand das rechte Knie anwinkeln
- mit dem linken Daumen den TP lokalisieren

Ausführung (F ar):
- das rechte Bein bis zu einem Winkel von 90° flektieren
- die Feineinstellung über Rotation der Hüfte sowie Ab-/Adduktion ausführen

> Manchmal sind bei der Behandlung Außenrotation und Abduktion notwendig.

24.7.3 Tenderpoint des Lig. inguinale (ING) rechts (▶ Abb. 24.40)

Lokalisation: auf dem superioren Aspekt des Ramus ossis pubis, genau unterhalb des Ansatzes des Lig. inguinale

Druckrichtung: von anterior/kranial nach posterior/kaudal

Patient: in Rückenlage

Therapeut: stehend, auf der rechten Seite des Patienten, rechter Fuß auf der Liege aufgestellt

Handposition:
- mit der rechten Hand die Beine führen
- mit dem linken Zeigefinger den TP lokalisieren

Ausführung (F add IR):
- das rechte Bein in Hüfte und Knie jeweils 90° beugen und auf den eigenen Oberschenkel legen
- mit dem linken Bein das rechte überkreuzen

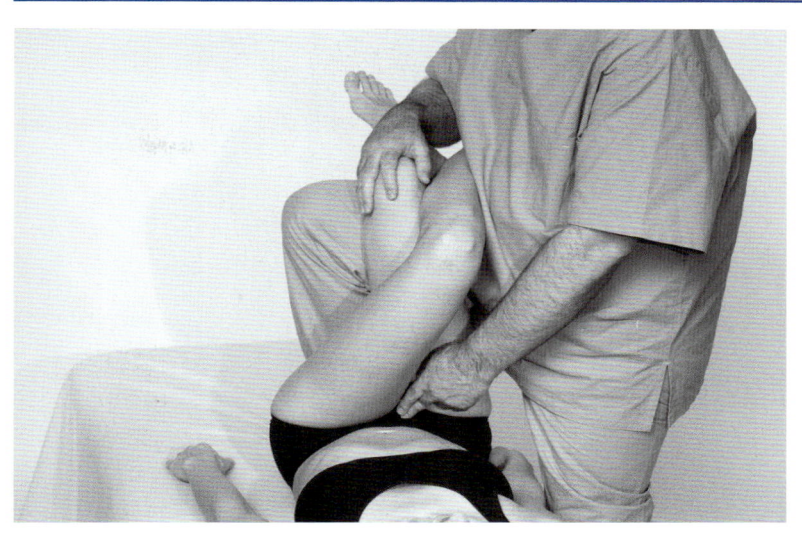

Abb. 24.40 TP des Lig. inguinale (ING): F add IR

- die Feineinstellung mittels Innenrotation durch lateralen Zug und Rotation des Beckens zum Therapeuten erreichen

Ein zusätzliches Kissen unter den Hüften kann die Behandlung unterstützen.

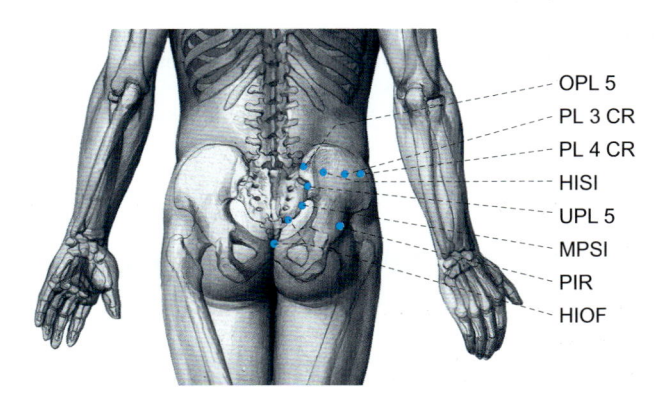

Abb. 24.41 Posteriore Tenderpoints des Beckens (F auch ▶ Abb. 24.16)

24.7.4 Tenderpoint des oberen Pols von L5 (OPL5) rechts (▶ Abb. 24.42)

Lokalisation: auf dem superioren, medialen Aspekt der SIPS
Druckrichtung: von kranial nach kaudal und leicht lateral

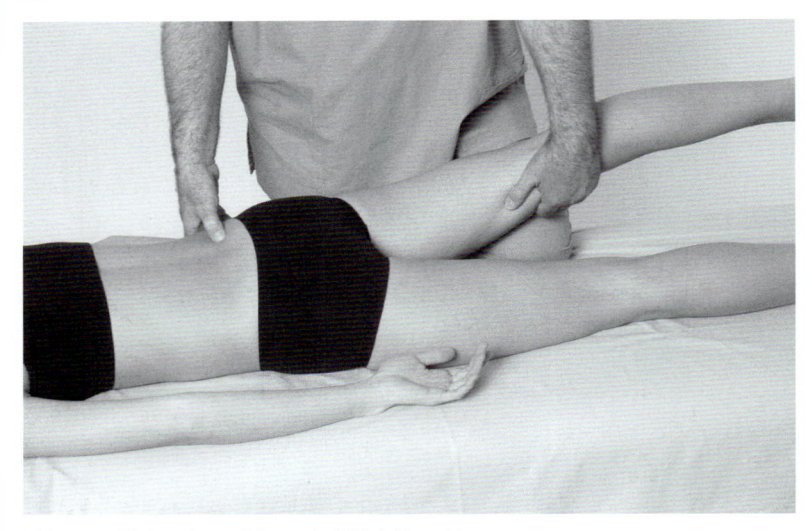

Abb. 24.42 TP des oberen Pols von L5 (OPL5): E ar add

Patient: in Bauchlage (auch in Rückenlage möglich)

Therapeut: stehend, auf der rechten Seite des Patienten, linkes Knie auf der Bank

Handposition:
- mit der linken Hand das rechte Bein in Kniehöhe umfassen
- mit dem rechten Zeigefinger den TP lokalisieren

Ausführung (E ar add):
- die rechte Hüfte extendieren, um die posteriore Rotation des Os ilium zu verstärken, und das Bein auf dem Knie ablegen
- zusätzlich eine leichte Außenrotation sowie eine Adduktion der Hüfte ausführen

> Je größer das Ausmaß der notwendigen Rotation ist, desto weniger Extension ist nötig.

24.7.5 Tenderpoint des High Ilium oder High Ilium sakroiliakal (HI oder HISI) rechts (▶ Abb. 24.43)

Lokalisation: auf der lateralen Seite der SIPS

Druckrichtung: von lateral nach medial

Patient: in Bauchlage

Therapeut: stehend, auf der rechten Seite des Patienten

Handposition:
- mit der linken Hand das rechte Bein in Kniehöhe umfassen
- mit dem rechten Zeigefinger den TP palpieren

Ausführung (E abd):
- das rechte Bein extendieren
- rechtes Bein eventuell mit geringer Abduktion feineinstellen

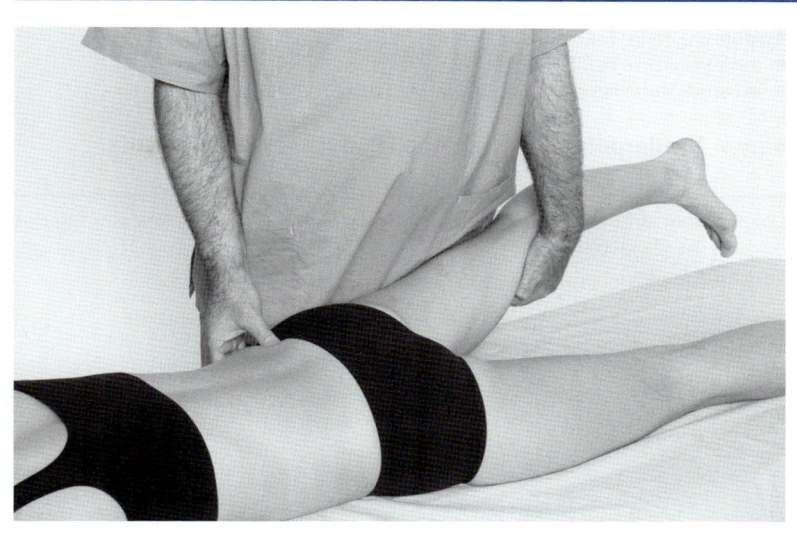

Abb. 24.43 TP des High Ilium oder High Ilium sakroiliakal (HI oder HISI): E abd

24.7.6 Posteriore Tenderpoints des M. gluteus maximus (GMX) bzw. von L3 und L4 auf der Crista iliaca (PL3 & 4 CR) rechts (▶ Abb. 24.44)

Lokalisation: unterhalb der Crista iliaca, in der Tiefe
- **PL3:** in der Mitte zwischen PL4 und der lateralen Seite der SIPS
- **PL4:** posterior des M. tensor fasciae latae

Druckrichtung: von posterior nach anterior

Patient: in Bauchlage

Therapeut: stehend, auf der rechten Seite des Patienten

Handposition:
- mit der linken Hand das rechte Bein in Kniehöhe umfassen
- mit dem rechten Zeigefinger den TP lokalisieren

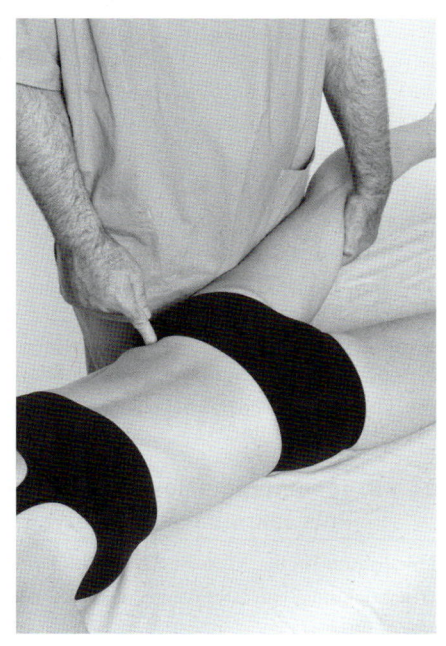

Abb. 24.44 Posteriore TPs des M. gluteus maximus (GMX) bzw. von L3 und L4 auf der Crista iliaca (PL3 & 4 CR): E ar add/abd

Ausführung (E ar add/abd):
- das rechte Bein bei leichter Außenrotation extendieren
- eventuell mit einer geringen Adduktion feineinstellen

24.7.7 Tenderpoint des High Ilium in outflare (HIOF) rechts (▶ Abb. 24.45)

Lokalisation: auf der lateralen Seite des Os coccygis in Richtung Angulus inferior lateralis des Os sacrum

Druckrichtung: von posterior nach anterior

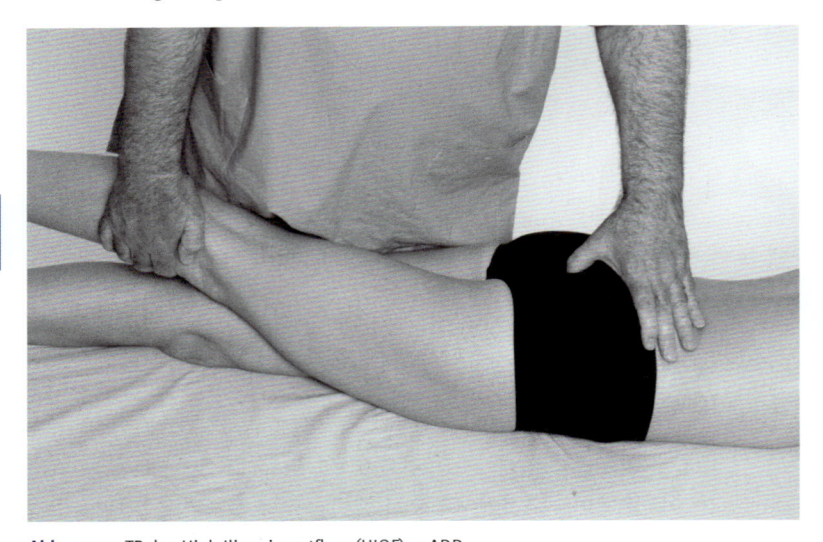

Abb. 24.45 TP des High Ilium in outflare (HIOF): e ADD

Patient: in Bauchlage

Therapeut: stehend, auf der linken Seite des Patienten

Handposition:
- mit der rechten Hand das rechte Bein knapp oberhalb des Knies greifen
- mit dem linken Zeigefinger den TP lokalisieren

Ausführung (e ADD): das linke Bein gerade so weit extendieren, um das rechte Bein in Adduktion zu führen

24.7.8 Tenderpoints des Os ilium in inflare bzw. des mittleren Pols sakroiliakal (OIIF bzw. MPSI) rechts (▶ Abb. 24.46)

Lokalisation: in der Mitte des Gesäßes, manchmal in einer leichten Vertiefung

Druckrichtung: von lateral nach medial in Richtung Os sacrum

Patient: in Bauchlage

Therapeut: stehend, auf der rechten Seite des Patienten

Handposition:
- mit der linken Hand das rechte Fußgelenk umfassen
- mit dem rechten Zeigefinger den TP lokalisieren

Ausführung (ABD f oder e): das rechte Bein überwiegend abduzieren, mit leichter Flexion oder Extension feineinstellen

24.7.9 Tenderpoint des unteren Pols von L5 (UPL5) rechts (▶ Abb. 24.47)

Lokalisation: 2 cm unterhalb der SIPS

Druckrichtung: von kaudal nach kranial

Patient: in Bauchlage, nahe am rechten Liegenrand, so dass das rechte Bein frei geführt werden kann (auch in Rückenlage möglich)

Therapeut: sitzend oder kniend, auf der rechten Seite des Patienten

Handposition:
- mit der rechten Hand das rechte Bein in Höhe des Kniegelenks umfassen und führen
- mit dem linken Zeigefinger den TP lokalisieren

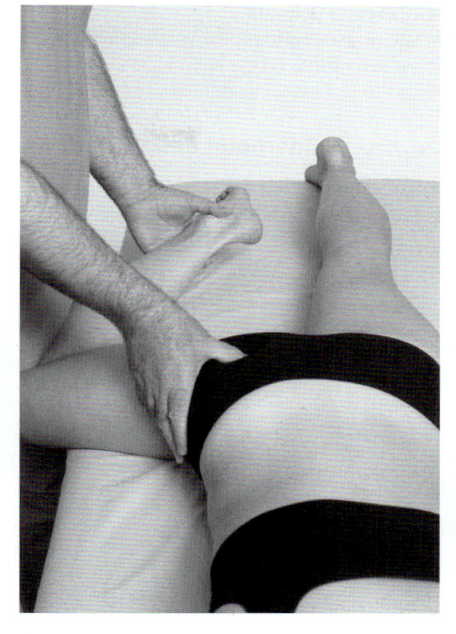

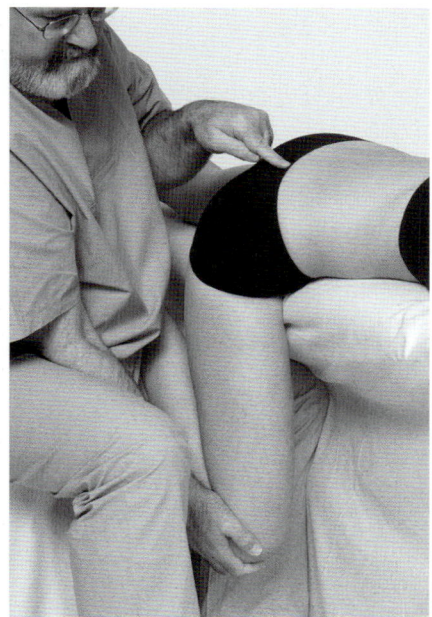

Abb. 24.46 TPs des Os ilium in inflare bzw. des mittleren Pols sakroiliakal (OIIF/MPSI): ABD f

Abb. 24.47 TP des unteren Pols von L5 (UPL5): F ir add

Ausführung (F ir add):
- die rechte Hüfte bis ca. 90° flektieren, um die posteriore Rotation des Os ilium zu verstärken
- zusätzlich etwas nach medial rotieren und die Hüfte in Adduktion bringen

24.7.10 Tenderpoint des M. piriformis (PIR) rechts (▶ Abb. 24.48)

Lokalisation: in der Mitte des M. piriformis, in der Mitte zwischen Trochanter major und Muskelansatz an der lateralen Seite des Os sacrum

Druckrichtung: von posterior/lateral nach anterior/medial in einem Winkel von ca. 45°

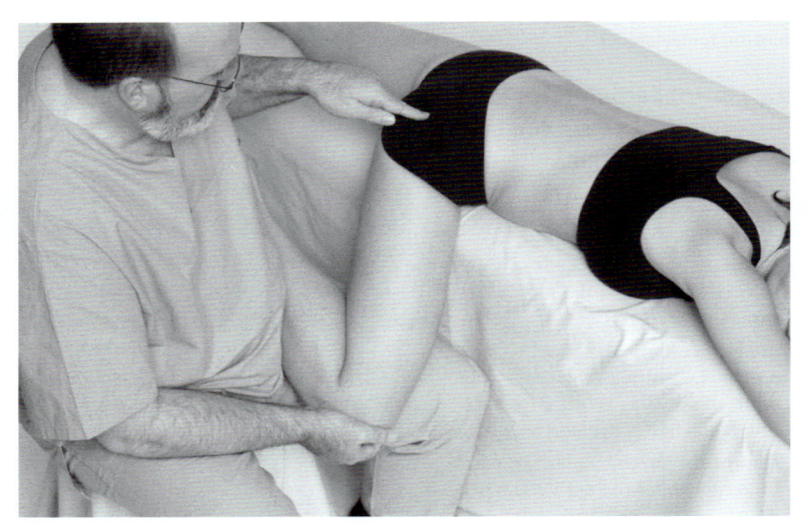

Abb. 24.48 TP des M. piriformis (PIR): F abd ir

Patient: in Bauchlage, nahe am rechten Liegenrand, so dass das rechte Bein frei geführt werden kann

Therapeut: sitzend, auf der rechten Seite des Patienten

Handposition:
- mit der rechten Hand das rechte Bein in Höhe des Kniegelenks umfassen und führen
- mit dem linken Zeigefinger den TP lokalisieren

Ausführung (F abd ir):
- die rechte Hüfte deutlich bis ca. 135° flektieren und deutlich abduzieren
- eventuell ist eine laterale Rotation der Hüfte notwendig, insbesondere dann, wenn die Schmerzempfindlichkeit weiter lateral auf dem M. piriformis auftritt

> Der Grad der Flexion der Hüfte ist proportional zur allgemeinen Beweglichkeit des Patienten.

24.8 Schulter, Ellenbogen, Handgelenk und Hand

Auf den oberen Extremitäten liegen zahlreiche Tenderpoints, zu viele, um sie hier alle vorzustellen. Daher wird empfohlen, weitere Literatur hinzuzuziehen, wenn es um die Wissenserweiterung entsprechender Dysfunktionen geht. Die aufgeführten Tenderpoints von Schulter (▶ Abb. 24.49 und ▶ 24.55), Ellenbogen, Handgelenk und Hand (▶ Abb. 24.60) sind zur Behandlung dieser Regionen sehr hilfreich.

Indikationen
- Schulterschmerzen
- Schmerzen im oberen Rückenbereich
- Nackenschmerzen
- Kopfschmerzen
- Tennisellenbogen
- Karpaltunnelsyndrom
- Frozen Shoulder
- Parästhesien der oberen Extremität
- Spannungen der Schulter
- Bewegungseinschränkung der Schulter

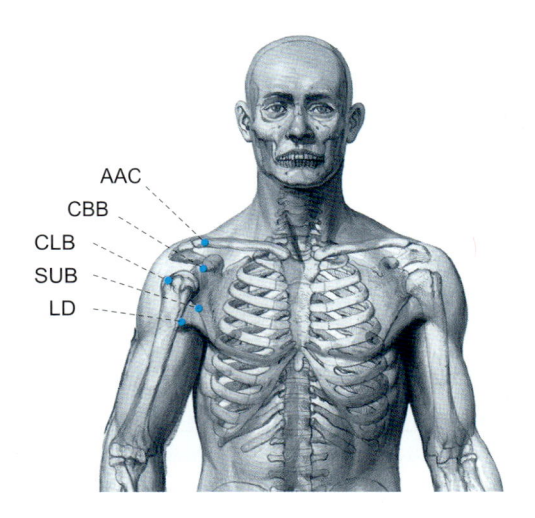

Abb. 24.49 Anteriore Tenderpoints der Schulter

24.8.1 Tenderpoint des Caput longum des M. biceps brachii (CLB) rechts (▶ Abb. 24.50)

Lokalisation: in der Vertiefung zwischen Caput longum und Caput breve des M. biceps, anterior des Rands des M. deltoideus

Druckrichtung: von anterior nach posterior

Patient: in Rückenlage

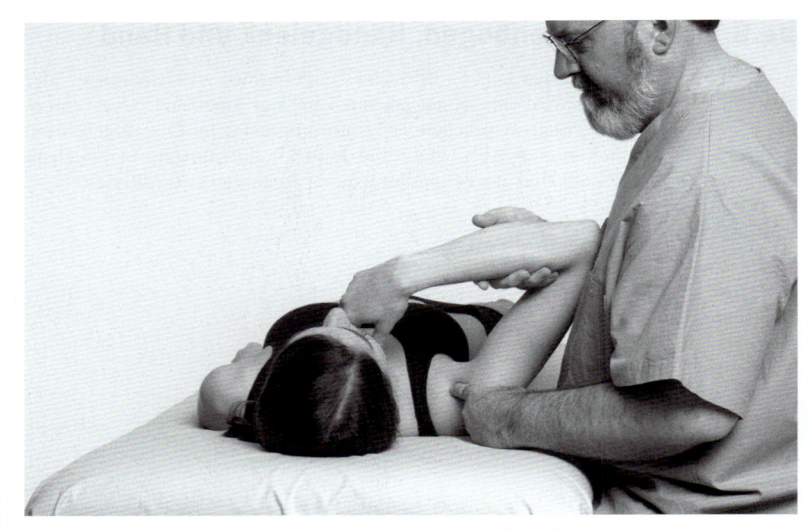

Abb. 24.50 TP des Caput longum des M. biceps brachii (CLB): F ir/er

Therapeut: sitzend, auf der rechten Seite des Patienten

Handposition:
- mit der rechten Hand den rechten Ellenbogen umfassen und führen
- mit dem linken Zeigefinger den TP lokalisieren

Ausführung (F ir/er):
- die Schulter bis 50° antevertieren (flektieren), um den M. biceps zu verkürzen
- den Ellenbogen flektieren
- die Schulter in Innenrotation führen
- eventuell mittels Abduktion oder Adduktion feineinstellen

Aufpassen, dass der Kontakt zum TP während des Positionierens nicht verloren geht.

24.8.2 Tenderpoint des Caput breve des M. biceps brachii (CBB) rechts (▶ Abb. 24.51)

Lokalisation: auf der inferio-lateralen Fläche des Proc. coracoideus an der Ansatzstelle des Caput breve des M. biceps brachii

Druckrichtung: von inferio-lateral nach superio-medial

Patient: in Rückenlage

Therapeut: sitzend, auf der rechten Seite des Patienten

Handposition:
- mit der rechten Hand den rechten Ellenbogen umfassen und führen
- mit dem linken Zeigefinger den TP lokalisieren

Ausführung (F add ir/er): wie beim Caput longum, jedoch mit geringerer Flexion und größerer Adduktion
- die Schulter bis ca. 30° antevertieren (flektieren), um den M. biceps zu verkürzen

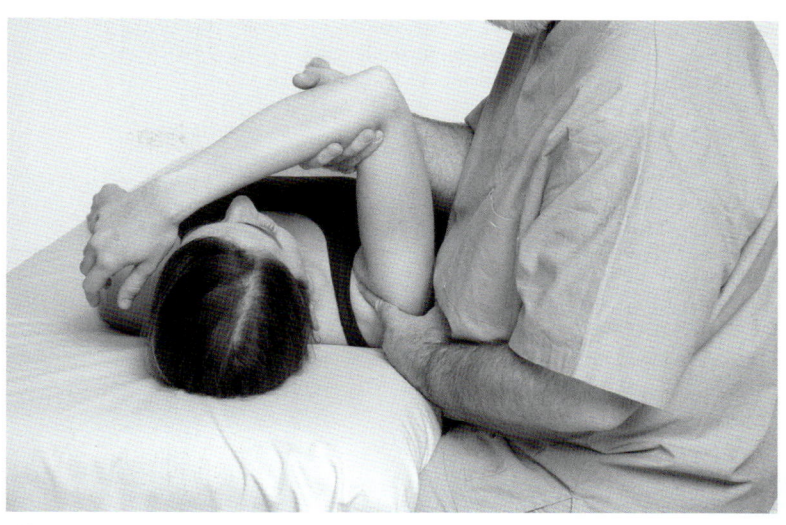

Abb. 24.51 TP des Caput breve des M. biceps brachii (CBB): F add ir/er

- den Ellenbogen flektieren
- die Schulter in Adduktion und Innenrotation führen

> Aufpassen, dass der Kontakt zum TP während des Positionierens nicht verloren geht.

24.8.3 Tenderpoint des M. subscapularis (SUB) rechts (▶ Abb. 24.52)

Lokalisation: auf der anterioren Fläche der Margo lateralis scapulae auf dem M. subscapularis in der posterioren Achselfalte

Druckrichtung: von antero-lateral nach postero-medial

Patient: in Rückenlage

Therapeut: sitzend, auf der rechten Seite des Patienten

Handposition:
- mit der linken Hand den rechten Unterarm oberhalb des Handgelenks umfassen und führen
- mit dem rechten Zeigefinger den TP lokalisieren

Abb. 24.52 TP des M. subscapularis (SUB): E abd IR

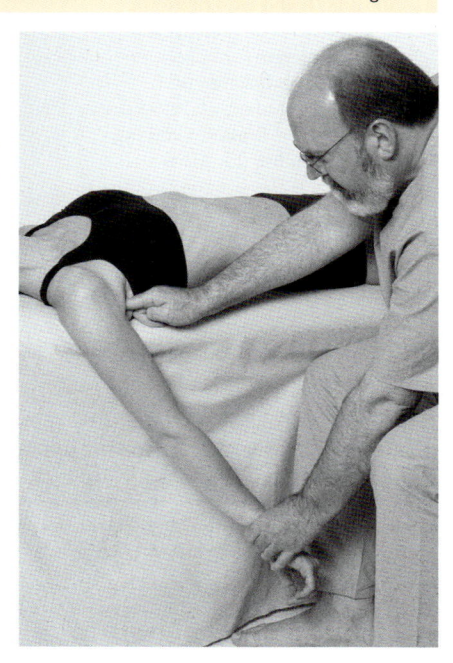

Ausführung (E abd IR):
- die Schulter bis 30° retrovertieren (extendieren)
- dann in Innenrotation und leichte Abduktion führen

> Gewebeveränderungen entlang der Margo lateralis scapulae aufspüren.

24.8.4 Tenderpoint des M. latissimus dorsi (LD) rechts (▶ Abb. 24.53)

Lokalisation: auf dem mittleren superioren Schaft des Humerus in der lateralen Achsel am Muskelansatz

Druckrichtung: von medial nach lateral

Patient: in Rückenlage

Therapeut: sitzend, auf der rechten Seite des Patienten

Handposition:
- mit der linken Hand den rechten Unterarm oberhalb des Handgelenks umfassen und führen
- mit dem rechten Zeigefinger den TP lokalisieren

Ausführung (E abd IR Traktion):
- die Schulter bis 30° retrovertieren (extendieren)
- dann etwas abduzieren und nach innen rotieren
- zusätzlich eine Traktion entlang der langen Achse des Arms ausführen

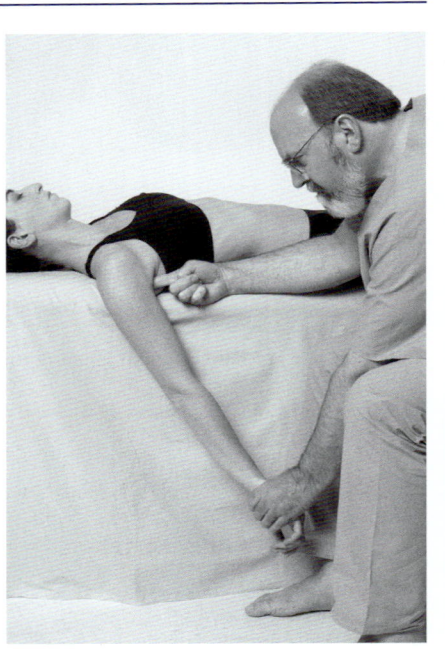

Abb. 24.53 TP des M. latissimus dorsi (LD): E abd IR Traktion

> Treten Schwierigkeiten bei der Lokalisation des TP auf, den Patienten bitten, den Arm gegen Widerstand zu adduzieren und dabei dem Muskel bis zu seiner Ansatzstelle am Humerus folgen.

24.8.5 Anteriorer Tenderpoint der Art. acromioclavicularis (AAC) rechts (▶ Abb. 24.54)

Lokalisation: auf der anterioren Fläche des distalen Endes der Klavikula am anterioren Aspekt der Art. acromioclavicularis

Druckrichtung: von anterior nach posterior

Patient: in Rückenlage

24.8 Schulter, Ellenbogen, Handgelenk und Hand

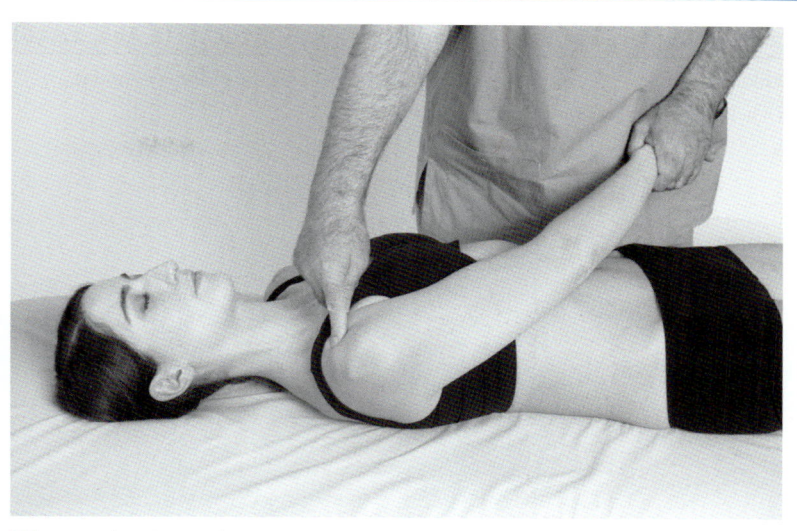

Abb. 24.54 Anteriorer TP der Art. acromioclavicularis (AAC): f ADD ir Traktion

Therapeut: stehend, auf der linken Seite des Patienten

Handposition:
- mit der linken Hand den rechten Unterarm oberhalb des Handgelenks umfassen und führen
- mit dem rechten Zeigefinger den TP lokalisieren

Ausführung (f ADD ir Traktion): die Schulter leicht antevertieren (flektieren), adduzieren und bei gleichzeitigem Zug nach innen rotieren

> Genauso wird der posteriore TP der Art. acromioclavicularis behandelt, der auf dem posterioren Aspekt der Art. acromioclavicularis liegt.

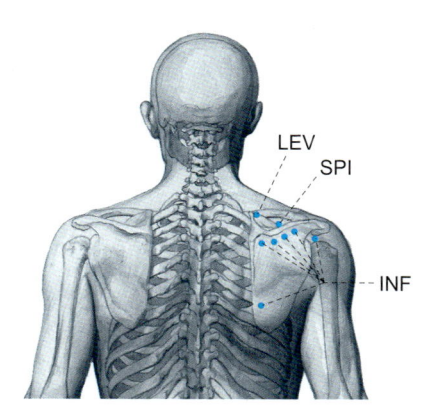

Abb. 24.55 Posteriore Tenderpoints der Schulter

24.8.6 Tenderpoint des M. supraspinatus (SPI) rechts (▶ Abb. 24.56)

Lokalisation: in der Mitte des M. supraspinatus, superior der Spina scapulae

Druckrichtung: von kranial nach kaudal

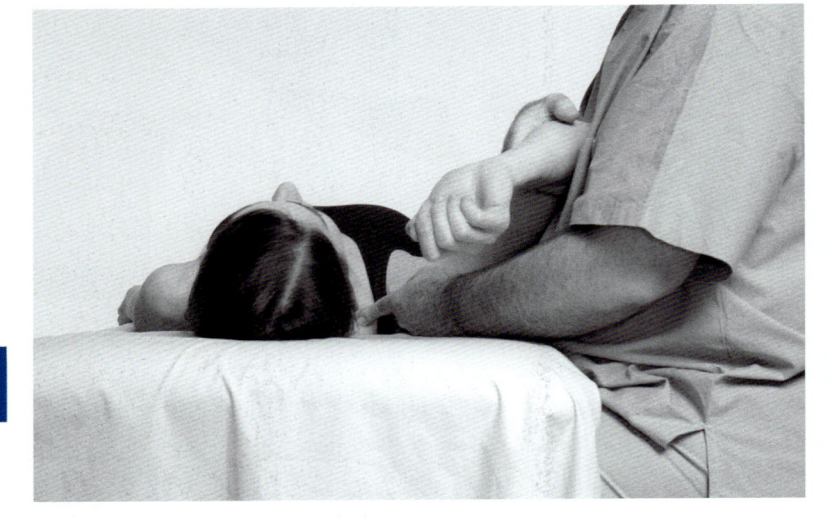

Abb. 24.56 TP des M. supraspinatus (SPI): F ABD AR

Patient: in Rückenlage

Therapeut: sitzend, auf der rechten Seite des Patienten

Handposition:
- mit der rechten Hand den Ellenbogen umfassen und führen
- mit dem linken Zeigefinger den TP lokalisieren

Ausführung (F ABD AR):
- die Schulter 45° antevertieren (flektieren) und 45° abduzieren
- durch Außenrotation der Schulter feineinstellen

> Regelmäßig vergewissern, dass die Schultern des Patienten entspannt sind, denn üblicherweise neigen Patienten dazu, „zu helfen".

24.8.7 Tenderpoints des M. infraspinatus (INF) rechts (▶ Abb. 24.57)

Lokalisation: im M. infraspinatus liegen mehrere TPs; am häufigsten wird einer gefunden, der ca. in der Mitte zwischen Spina scapulae und dem inferioren Winkel der Skapula und eine Daumenbreite lateral zur medialen Grenze liegt; weitere TPs liegen entlang der inferioren Kante der Spina scapulae

Druckrichtung: von posterior nach anterior

Patient: in Rückenlage

Therapeut: sitzend, auf der rechten Seite des Patienten

Handposition:
- mit der linken Hand den Unterarm umfassen und führen
- mit dem rechten Zeigefinger den TP lokalisieren

Ausführung (F IR abd):
- die Schulter deutlich bis neben den Kopf antevertieren (flektieren) und in Innenrotation führen
- mittels Abduktion feineinstellen
- bei TPs genau unterhalb der Spina scapulae ist geringere Flexion und größere Abduktion notwendig

> Um optimale Ergebnisse zu erzielen, jede festgestellte somatische Dysfunktion in den oberen 5 Thoraxsegmenten zuerst behandeln. Dies trifft auch für andere Schulterdysfunktionen zu.

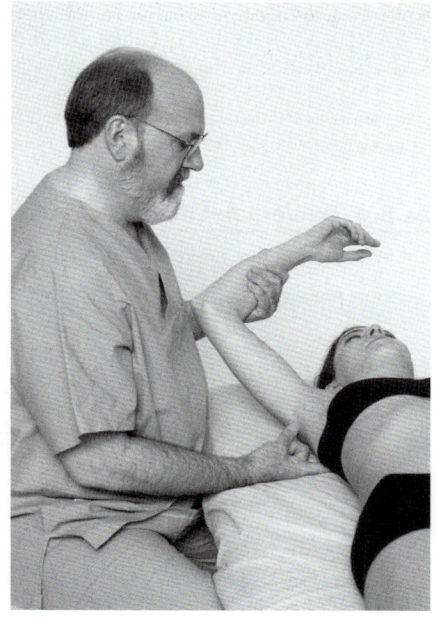

Abb. 24.57 TPs des M. infraspinatus (INF): F IR abd

24.8.8 Tenderpoint des M. levator scapulae (LEV) rechts (▶ Abb. 24.58)

Lokalisation: auf dem Angulus superior scapulae

Druckrichtung: von superio-medial nach inferio-lateral

Patient: in Bauchlage

Therapeut: sitzend, auf der rechten Seite des Patienten

Handposition:
- mit der linken Hand den rechten Unterarm oberhalb des Handgelenks umfassen und führen
- mit dem rechten Zeigefinger den TP lokalisieren

Ausführung (IR Traktion):
- den Patienten bitten, den Kopf zur linken Seite zu drehen

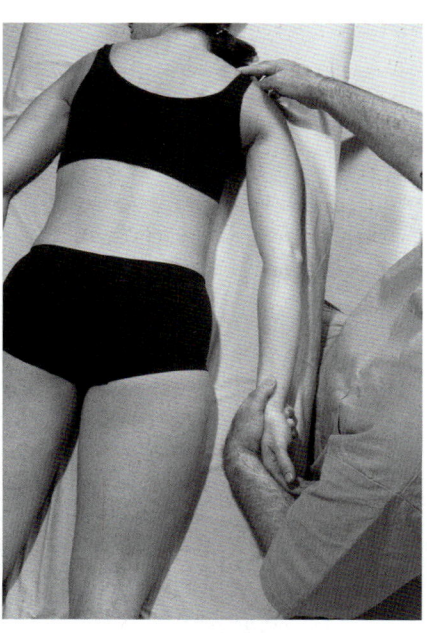

Abb. 24.58 TP des M. levator scapulae: IR Traktion

- den Arm in Innenrotation führen und eine Traktion anwenden
- das Maß der Traktion kann unterschiedlich und eventuell sehr deutlich ausfallen
- eine leichte Abduktion kann u. U. die Feineinstellung unterstützen

> Das Maß der Traktion variiert von Patient zu Patient sehr stark.
> Vergewissern, dass der Kopf des Patienten von der TP-Seite weggedreht ist.

24.8.9 Tenderpoint des Caput radii (RAD) rechts (▶ Abb. 24.59)

Lokalisation: auf der antero-lateralen Fläche des Radiusköpfchens

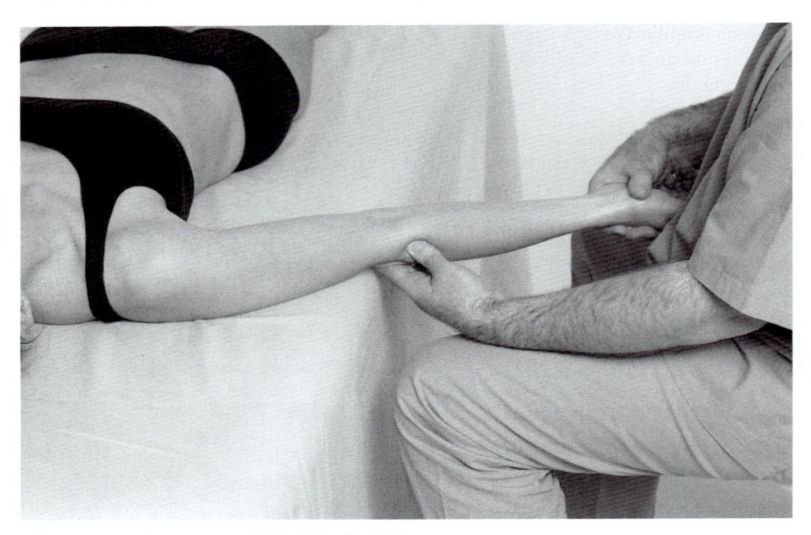

Abb. 24.59 TP des Caput radii (RAD): E abd SUP

Druckrichtung: von antero-lateral nach postero-medial

Patient: in Rückenlage, rechte Schulter 45° abduziert

Therapeut: sitzend, auf der rechten Seite des Patienten

Handposition:
- mit der rechten Hand das rechte Handgelenk umfassen und führen
- mit dem linken Zeigefinger den TP lokalisieren

Ausführung (E abd SUP):
- Ellenbogen extendieren (ohne Hyperextension) und in deutliche Supination bringen
- durch Abduzieren oder Adduzieren feineinstellen

> Manchmal sind für diesen TP Flexion und Pronation notwendig. Der Epicondylus lateralis humeri ist gewöhnlich ebenfalls empfindlich.

24.8 Schulter, Ellenbogen, Handgelenk und Hand

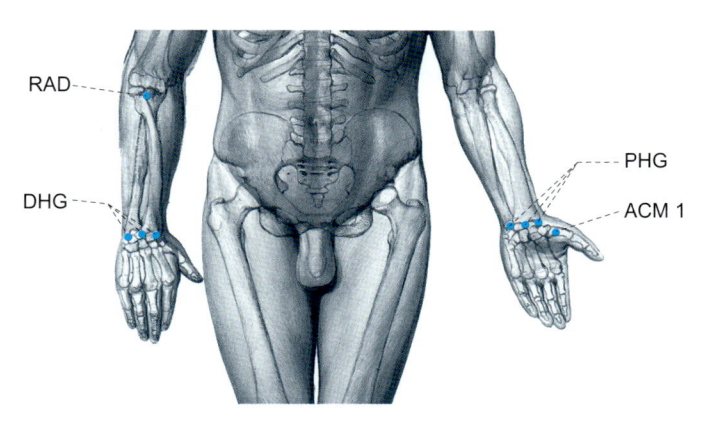

Abb. 24.60 Tenderpoints von Ellenbogen, Handgelenk und Hand

24.8.10 Tenderpoint des palmaren Handgelenks (PHG) rechts (▶ Abb. 24.61)

Lokalisation: auf der palmaren Fläche Ossa carpi, genau distal der palmaren Handgelenksfalte

Druckrichtung: von anterior nach posterior

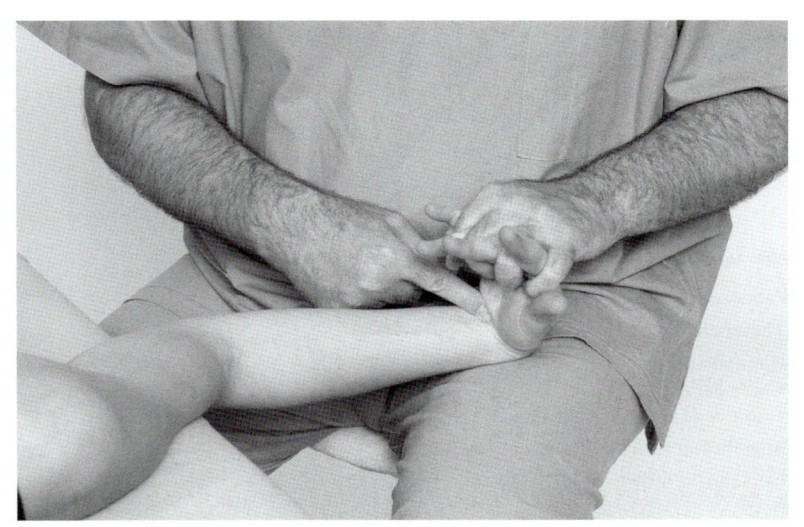

Abb. 24.61 TP des palmaren Handgelenks (PHG): F ABD – ulnar-/radial

Patient: in Rückenlage

Therapeut: sitzend, auf der rechten Seite des Patienten

Handposition:
- mit der rechten Hand die rechte Hand unterhalb des Handgelenks umfassen und führen, mit dem linken Zeigefinger den TP lokalisieren

Ausführung (F ABD):
- das Handgelenk flektieren
- durch ulnare oder radiale Abduktion der Hand feineinstellen

24.8.11 Tenderpoint des dorsalen Handgelenks (DHG) rechts (▶ Abb. 24.62)

Lokalisation: auf der dorsalen Fläche der Ossa carpi, genau distal der Handgelenksfalten

Druckrichtung: von posterior nach anterior

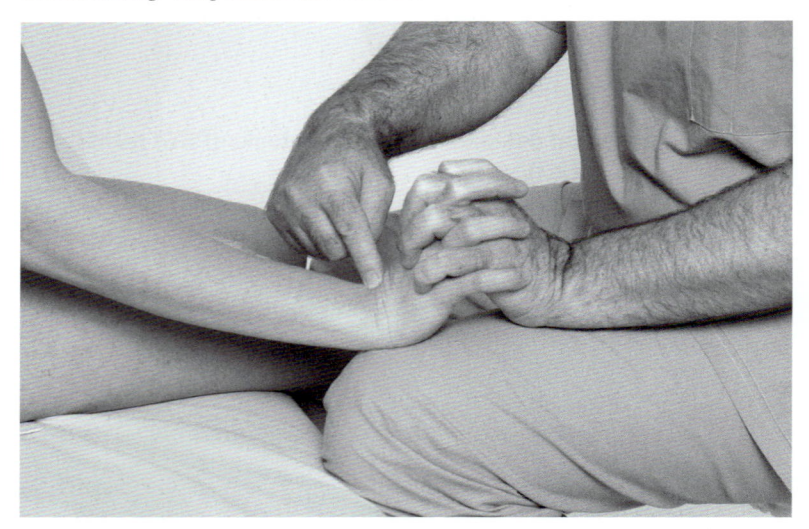

Abb. 24.62 TP des dorsalen Handgelenks (DHG): E ABD – ulnar-/radial

Patient: sitzend

Therapeut: sitzend, vor dem Patienten

Handposition:
- mit der rechten Hand die rechte Hand zwischen den Fingern greifen und führen
- mit dem linken Zeigefinger den TP lokalisieren

Ausführung (E ABD):
- das Handgelenk extendieren
- durch ulnare oder radiale Abduktion der Hand feineinstellen

24.8.12 Tenderpoint der Art. carpometacarpalis pollicis (ACM1) rechts (▶ Abb. 24.63)

Lokalisation: in der Tiefe auf dem proximalen Ende der Art. carpometacarpalis pollicis, Drücken von der Seite des Hypothenar

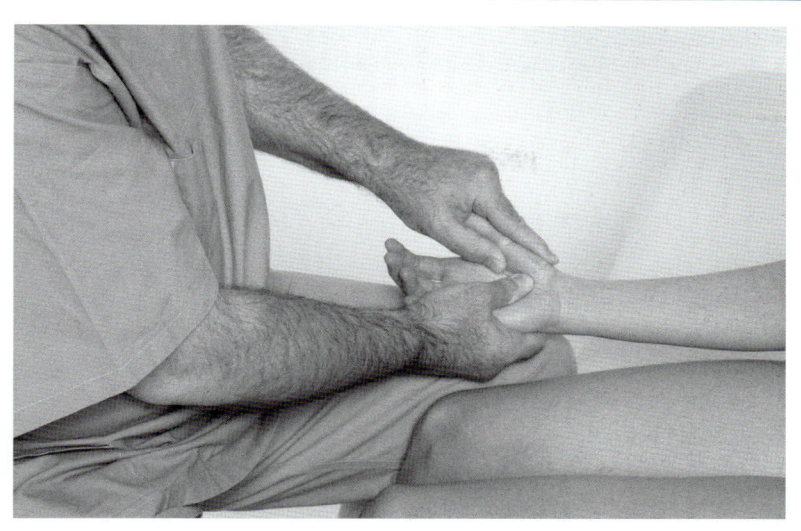

Abb. 24.63 TP der Art. carpometacarpalis pollicis (ACM1): F ADD

Druckrichtung: von antero-medial nach postero-lateral

Patient: sitzend

Therapeut: sitzend, vor dem Patienten

Handposition:
- mit der rechten Hand die rechte Hand von radial umfassen
- mit dem rechten Daumen den TP lokalisieren
- mit der linken Hand den rechten Daumen an der distalen Phalanx umfassen und führen

Ausführung (F ADD):
- den Daumen deutlich in Richtung Handinnenflächen führen (innenrotieren)
- zur Feineinstellung den Daumen leicht adduzieren und das Handgelenk dorsalflektieren

> Patienten berichten oft vom Verlust der Griffstärke bei Vorliegen dieser Dysfunktion.

24.9 Hüfte, Knie, Sprunggelenk und Fuß (▶ Abb. 24.64, ▶ 24.67, ▶ 24.70, ▶ 24.75, ▶ 24.82)

Da zahlreiche Tenderpoints auf den unteren Extremitäten liegen, wird empfohlen, bei Bedarf für diesen Körperbereich spezielle Counterstrain-Literatur zu Rate zu ziehen.

Indikationen
- Schmerzen des unteren Rückenbereichs
- Hüftschmerzen
- Knieschmerzen
- Schmerzen des Fußes und des Sprunggelenks
- Fasziitis plantaris

- Gangunregelmäßigkeiten
- Bewegungseinschränkungen der unteren Extremität

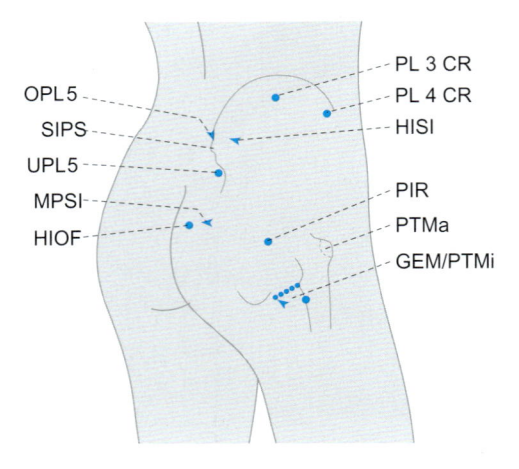

Abb. 24.64 Tenderpoints der Hüfte

24.9.1 Posteriore Tenderpoints der Mm. gemelli (GEM) bzw. des Trochanter minor (PTMi) rechts (▶ Abb. 24.65)

Lokalisation: in einer Linie vom Trochanter major bis zur postero-lateralen Fläche des Tuber ischiadicum

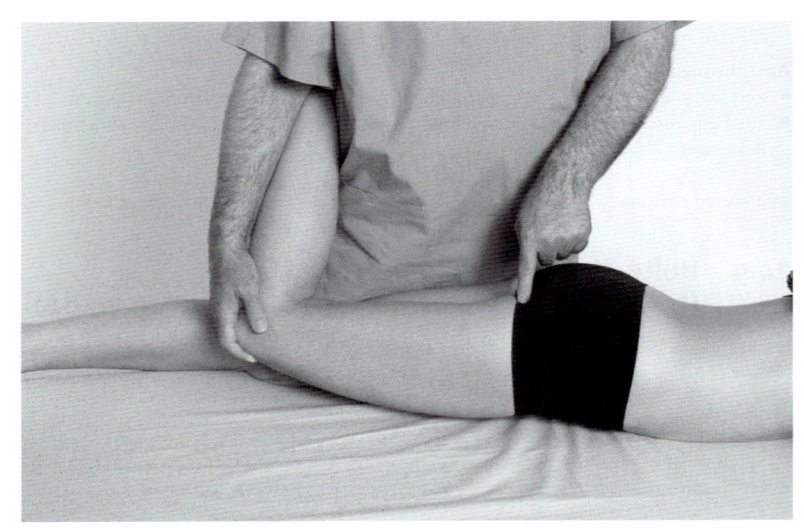

Abb. 24.65 Posteriore TPs der Mm. gemelli (GEM) bzw. des Trochanter minor (PTMi): e add AR

Druckrichtung: von posterior nach anterior

Patient: in Bauchlage

Therapeut: stehend, auf der linken Seite des Patienten

Handposition:
- mit der rechten Hand das rechte Bein am Knie umfassen und führen
- mit dem linken Zeigefinger den TP lokalisieren

Ausführung (e add AR):
- das Knie bis zu 90° flektieren und zwischen Arm und Oberkörper legen
- Hüfte extendieren, außenrotieren und adduzieren

24.9.2 Posteriorer Tenderpoint des Trochanter major (PTMa) rechts (▶ Abb. 24.66)

Lokalisation: auf dem supero-lateralen Aspekt der posterioren Fläche des Trochanter major

Druckrichtung: von postero-lateral nach antero-medial

Patient: in Bauchlage

Therapeut: stehend, auf der rechten Seite des Patienten, Knie auf der Bank

Handposition:
- mit der linken Hand des rechte Knie umfassen und führen
- mit dem rechten Zeigefinger den TP lokalisieren

Ausführung (E abd AR):
- Hüfte extendieren, in deutliche Außenrotation führen und abduzieren

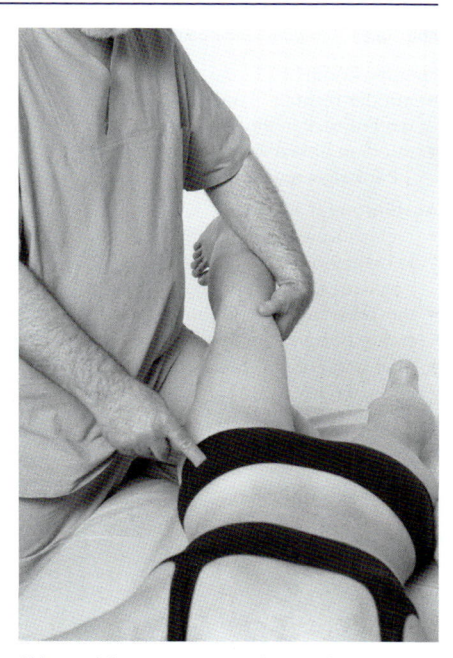

Abb. 24.66 Posteriorer TP des Trochanter major (PTMa): E abd AR

24.9.3 Tenderpoint des medialen Meniskus (MM) rechts (▶ Abb. 24.68)

Lokalisation: auf dem medialen Meniskus, posterior und medial des unteren Patellarandes

Druckrichtung: von antero-medial nach postero-lateral

Patient: in Rückenlage

Therapeut: sitzend, auf der rechten Seite des Patienten

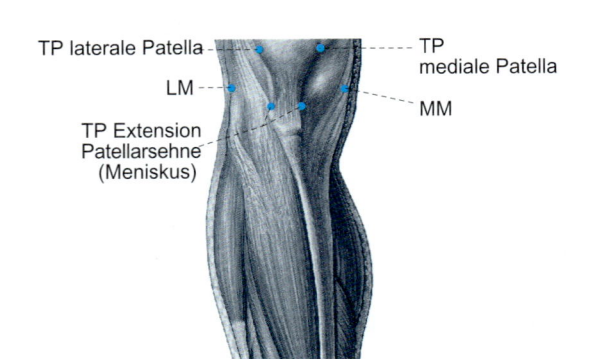

Abb. 24.67 Anteriore Tenderpoints des Knies

Handposition:
- mit der rechten Hand den rechten Fußrücken umfassen
- mit dem linken Zeigefinger den TP lokalisieren

Ausführung (f add IR):
- rechtes Knie bis zu einem Winkel von 40° flektieren, so dass es von der Liege herabhängt
- die Tibia in deutliche Innenrotation bringen
- über den Fuß die Tibia leicht adduzieren

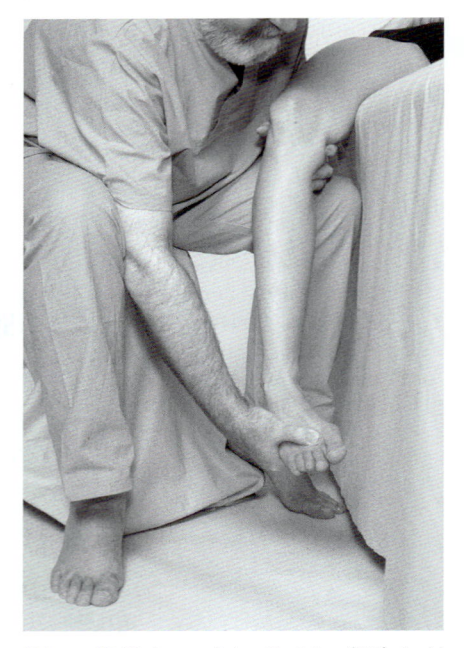

Abb. 24.68 TP des medialen Meniskus (MM): f add IR

24.9.4 Tenderpoint des lateralen Meniskus (LM) rechts (▶ Abb. 24.69)

Lokalisation: auf dem lateralen Meniskus, posterior und medial des unteren Patellarandes

Druckrichtung: von antero-lateral nach postero-medial

Patient: in Rückenlage

Therapeut: sitzend, auf der rechten Seite des Patienten

Handposition:
- mit der rechten Hand den rechten Fußrücken umfassen
- mit dem linken Zeigefinger den TP lokalisieren

Ausführung (f abd AR):
- rechtes Knie bis zu einem Winkel von 40° flektieren, so dass es von der Liege herabhängt
- die Tibia in deutliche Außenrotation bringen
- über den Fuß die Tibia leicht abduzieren

> Ebenso wirksam könnte hier die Ausführung der Technik für den medialen Meniskus sein.
> Dieser TP wird seltener gefunden als der des medialen Meniskus.

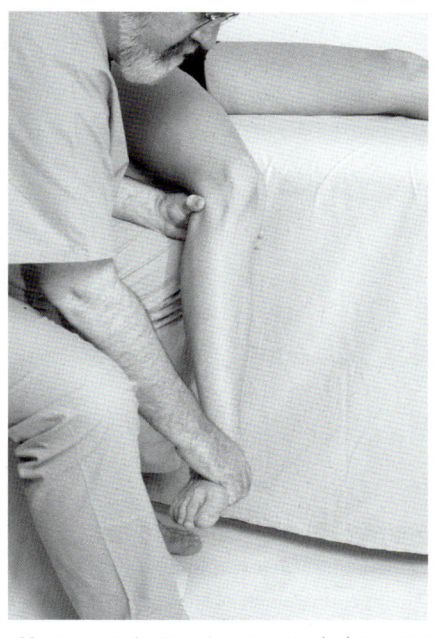

Abb. 24.69 TP des lateralen Meniskus (LM): f abd AR

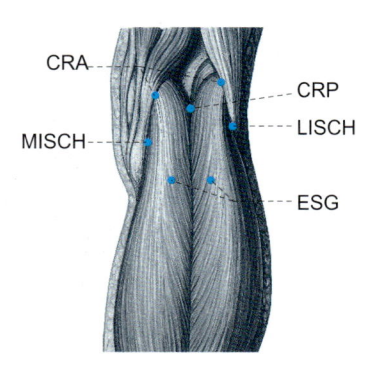

Abb. 24.70 Posteriore Tenderpoints des Knies

24.9.5 Tenderpoint des Lig. cruciatum anterius (CRA) rechts (▶ Abb. 24.71)

Lokalisation: auf dem medialen Aspekt beider Teile der ischiokruralen Muskulatur in der superioren Fossa poplitea

Druckrichtung: von postero-medial nach antero-lateral

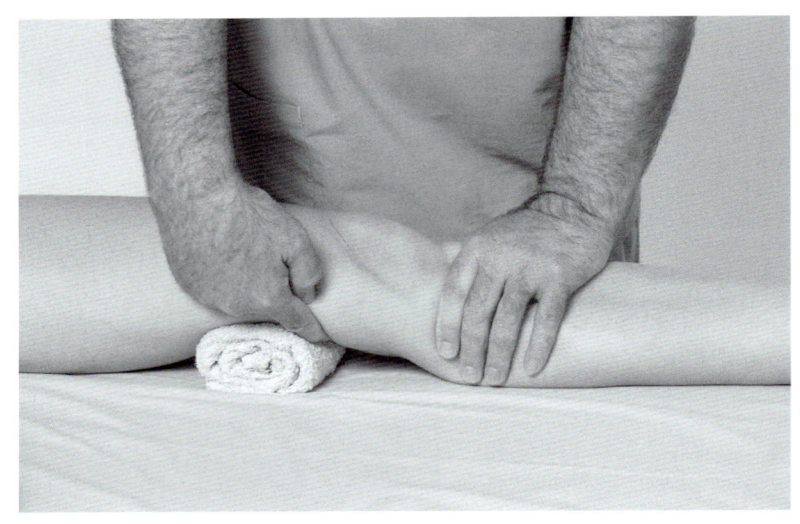

Abb. 24.71 TP des Lig. cruciatum anterius (CRA): E add ir (Tibia)

Patient: in Rückenlage, eine Handtuchrolle unter dem distalen Ende des Femur

Therapeut: stehend, auf der linken Seite des Patienten

Handposition:
- mit der linken Hand des rechte Bein unterhalb des Knies umfassen und führen
- mit dem rechten Zeigefinger den TP lokalisieren

Ausführung (E add ir Tibia):
- eine nach posterior gerichtete Scherkraft auf die proximale Tibia ausüben
- zusätzlich das rechte Bein vom Unterschenkel aus in Innenrotation führen

24.9.6 Tenderpoint des Lig. cruciatum posterius (CRP) rechts (▶ Abb. 24.72)

Lokalisation: in der Mitte der Fossa poplitea

Druckrichtung: von posterior nach anterior

Patient: in Rückenlage, eine Handtuchrolle unter dem proximalen Ende der Tibia

Therapeut: stehend, am Fußende des Patienten

Handposition:
- mit der rechten Hand des rechte Bein oberhalb des Knies umfassen und führen, Finger zeigen dabei nach lateral
- mit dem linken Zeigefinger den TP lokalisieren

Ausführung (E add ir Femur):
- eine nach posterior gerichtete Scherkraft auf das distale Ende des Femurs ausüben
- zusätzlich das Bein vom Fuß aus mit dem Oberschenkel in Innenrotation halten

24.9 Hüfte, Knie, Sprunggelenk und Fuß

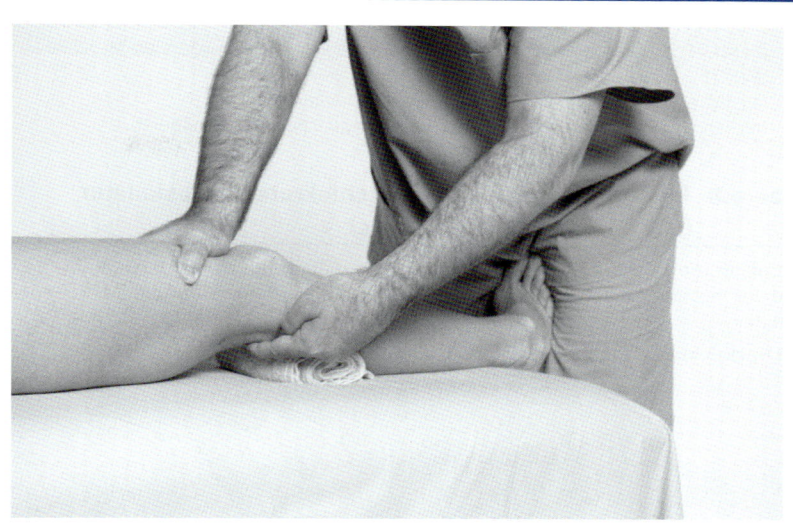

Abb. 24.72 TP des Lig. cruciatum posterius (CRP): E add ir (Femur)

24.9.7 Tenderpoint der lateralen ischiokruralen Muskulatur (LISCH) rechts (▶ Abb. 24.73)

Lokalisation: am Ansatz der lateralen ischiokruralen Muskulatur auf der postero-lateralen Fläche des Caput fibulae

Druckrichtung: von postero-medial nach antero-lateral

Patient: in Rückenlage

Therapeut: sitzend, auf der rechten Seite des Patienten

Handposition:
- mit der rechten Hand den rechten Fußrücken umfassen
- mit dem linken Zeigefinger den TP lokalisieren

Ausführung (f abd AR):
- rechtes Knie 30° flektieren, so dass es von der Liege herabhängt
- dann in Außenrotation bringen und die Tibia leicht abduzieren

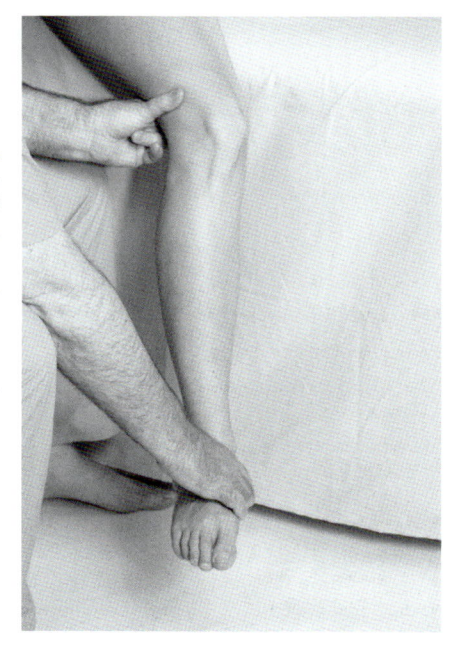

Abb. 24.73 TP der lateralen ischiokruralen Muskulatur (LISCH): f abd AR

Dieser TP ist seltener aufzufinden als der der medialen ischiokruralen Muskulatur (MISCH).
Möglicherweise ist statt einer Abduktion Adduktion notwendig.
Der Tenderpoint am lateralen Meniskus wird auf gleiche Weise behandelt.

24.9.8 Tenderpoint der medialen ischiokruralen Muskulatur (MISCH) rechts (▶ Abb. 24.74)

Lokalisation: am distalen Ansatz der medialen ischiokruralen Muskulatur am Condylus medialis tibiae, vor oder hinter der Sehne auf der postero-medialen Fläche der Tibia

Druckrichtung: von postero-lateral nach antero-medial

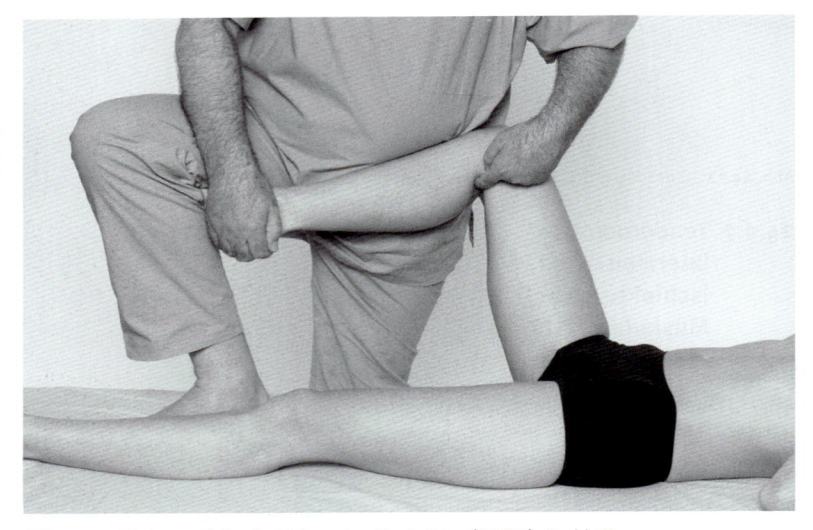

Abb. 24.74 TP der medialen ischiokruralen Muskulatur (MISCH): F add AR

Patient: in Rückenlage

Therapeut: stehend, auf der rechten Seite des Patienten, rechter Fuß auf der Liege aufgesetzt

Handposition:
- mit der rechten Hand den rechten Fuß oberhalb des Sprunggelenks von medial umfassen
- mit dem linken Zeigefinger den TP lokalisieren

Ausführung (F add AR):
- rechte Hüfte 120° und rechtes Knie 45°– 60° flektieren
- die Tibia in deutliche Außenrotation bringen und adduzieren

24.9 Hüfte, Knie, Sprunggelenk und Fuß

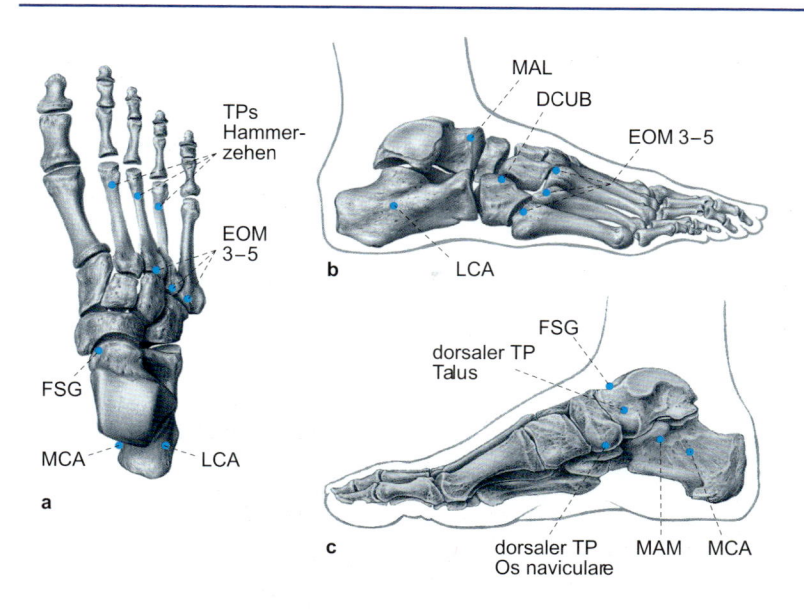

Abb. 24.75 Dorsale Tenderpoints von Sprunggelenk und Fuß

24.9.9 Tenderpoint des Malleolus lateralis (MAL) rechts (▶ Abb. 24.76)

Lokalisation: in einer Vertiefung 2 cm anterior und inferior des Malleolus lateralis
Druckrichtung: von lateral nach medial

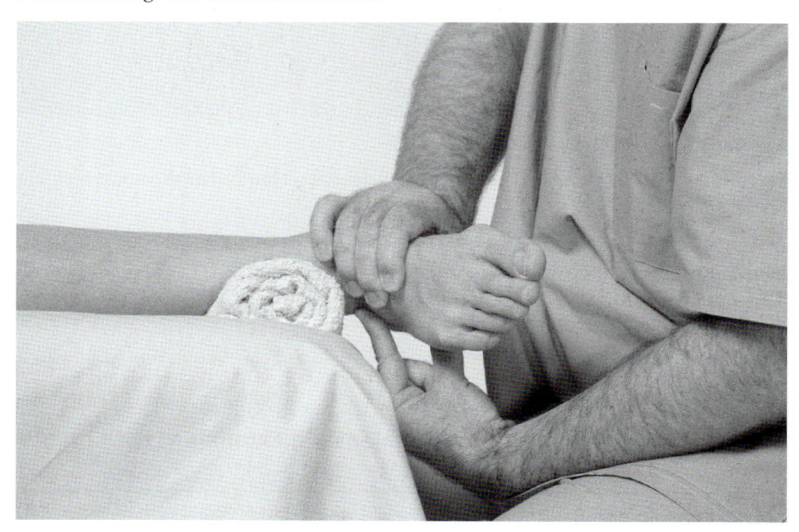

Abb. 24.76 TP des Malleolus lateralis (MAL): EV

Patient: in rechter Seitenlage, linkes Knie 90° flektiert, Handtuchrolle unter rechtem Sprunggelenk

Therapeut: sitzend, am Fußende

Handposition:
- mit der linken Hand den rechten Fuß an der Ferse umfassen und führen
- mit dem rechten Zeigefinger den TP lokalisieren

Ausführung (EV): das rechte Sprunggelenk in deutliche Pronation (Eversion) führen

24.9.10 Tenderpoint des Malleolus medialis (MAM) rechts (▶ Abb. 24.77)

Lokalisation: 2 cm unterhalb des Malleolus medialis, in einem 2 cm langen Bogen

Druckrichtung: von medial nach lateral

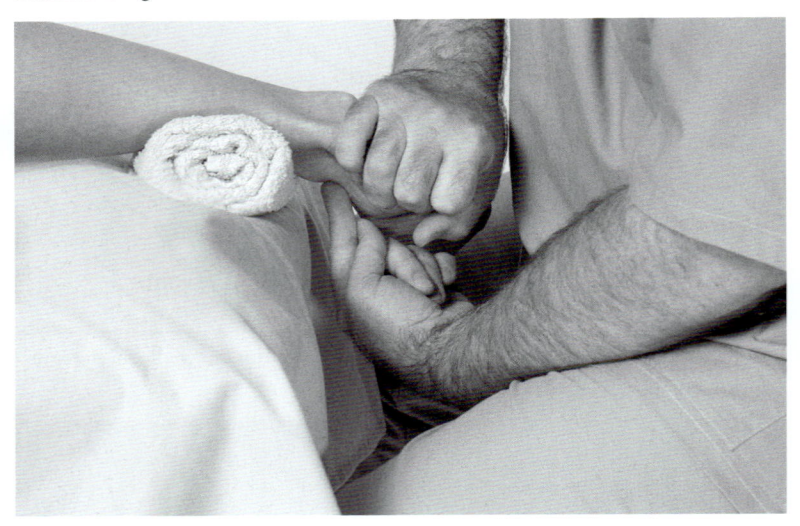

Abb. 24.77 TP des Malleolus medialis (MAM): INV

Patient: in linker Seitenlage, linkes Knie 90° flektiert, Handtuchrolle unter rechtem Sprunggelenk

Therapeut: sitzend, am Fußende

Handposition:
- mit der rechten Hand den rechten Fußrücken umfassen und führen
- mit dem linken Zeigefinger den TP lokalisieren

Ausführung (INV): das rechte Sprunggelenk in deutliche Supination (Inversion) führen

24.9.11 Tenderpoint des Sprunggelenks in Extension (ESG) rechts (▶ Abb. 24.78)

Lokalisation: im proximalen M. gastrocnemius am distalen Aspekt der Fossa poplitea, auf einer oder auf beiden Seiten der Mittellinie

24.9 Hüfte, Knie, Sprunggelenk und Fuß

Druckrichtung: von posterior nach anterior

Patient: in Bauchlage, rechter Fußrücken auf linkem Oberschenkel des Therapeuten

Therapeut: stehend, am Fußende, auf der rechten Seite des Patienten, linker Fuß auf der Liege aufgestellt

Handposition:
- mit der linken Hand die rechte Fußsohle von medial umfassen
- mit dem rechten Zeige- und Mittelfinger jeweils einen TP lokalisieren

Ausführung (F ir):
- das rechte Sprunggelenk deutlich in Plantarflexion bringen
- zur Feineinstellung die Tibia leicht nach innen rotieren

> Der mediale TP wird häufiger gefunden.
> Den Muskel nach dichtem angespanntem Gewebe palpieren.

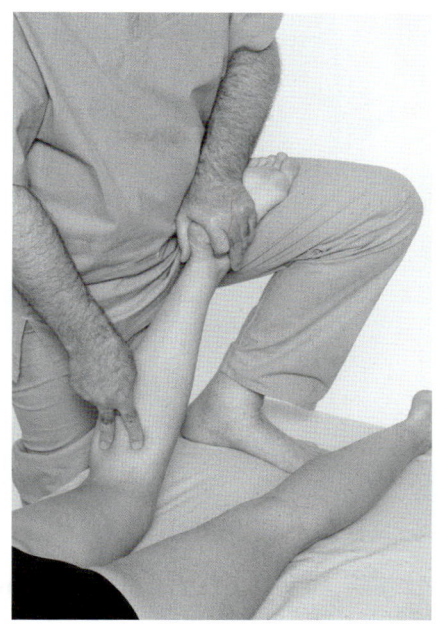

Abb. 24.78 TP des Sprunggelenks in Extension (ESG): F ir

24.9.12 Tenderpoint des Sprunggelenks in Flexion (FSG) rechts (▶ Abb. 24.79)

Lokalisation: auf dem antero-medialen Aspekt des Talus, auf gleicher Höhe wie der Malleolus medialis, in einer Vertiefung genau medial des Sehne des M. extensor hallucis longus

Druckrichtung: von dorsal nach plantar

Patient: in Bauchlage, rechtes Knie 90° angewinkelt

Therapeut: stehend, am Fußende, auf der rechten Seite des Patienten

Handposition:
- den rechten Unterarm auf die rechte Fußsohle legen
- mit dem linken Zeigefinger den TP lokalisieren

Ausführung (E):
- mit dem Unterarm auf den rechten Fußballen drücken und das Sprunggelenk in deutliche Extension (Dorsalflexion) bringen

> Direkten Druck auf das Os cuboideum sowie das Os naviculare vermeiden.

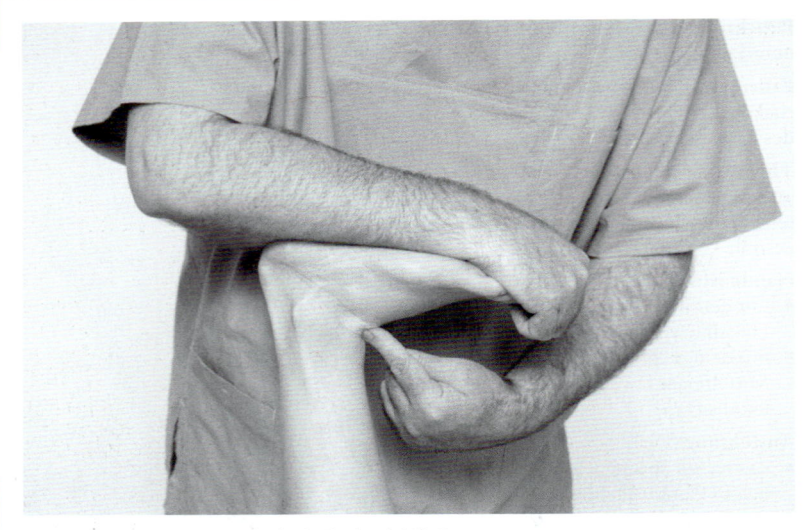

Abb. 24.79 TP des Sprunggelenks in Flexion (FSG): E

24.9.13 Medialer Tenderpoint am Kalkaneus (MCA) rechts (▶ Abb. 24.80)

Lokalisation: in der medialen Konkavität des Kalkaneus, ungefähr in der Mitte zwischen Fußsohle und Malleolus medialis und in der Mitte zwischen Malleolus medialis und Ferse

Druckrichtung: von medial nach lateral

Patient: in Bauchlage, rechtes Knie 90° gebeugt

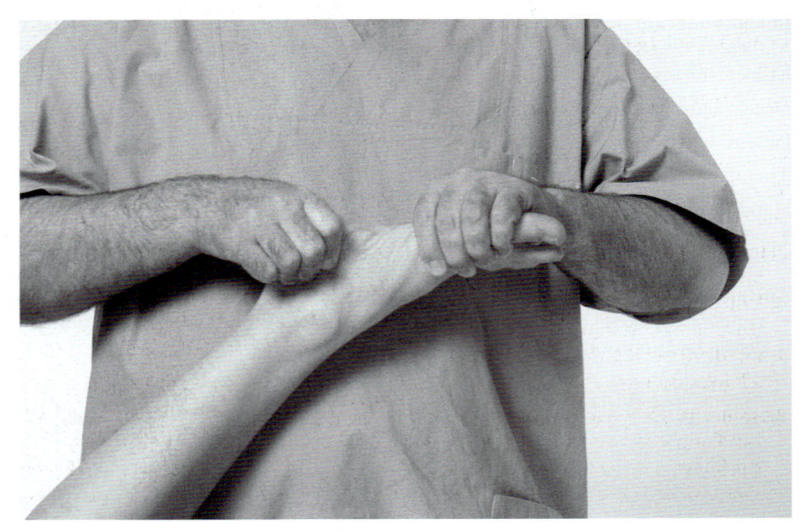

Abb. 24.80 Medialer TP am Kalkaneus (MCA): INV TORSION

Therapeut: stehend, am Fußende, auf der rechten Seite des Patienten

Handposition:
- mit der linken Hand die Fußsohle im Bereich des Ballens umfassen
- mit der rechten Hand die Ferse umfassen
- mit dem rechten Zeigefinger den TP lokalisieren

Ausführung (INV TORSION):
- eine Drehkraft in Richtung der langen Fußachse einsetzen und dadurch die Ferse nach medial in Supination (Inversion) und den Vorderfuß mit Gegenkraft nach lateral in Pronation (Eversion) bewegen

> Den lateralen TP des Kalkaneus (LCA) auf der gegenüberliegenden Seite des Kalkaneus gleichermaßen behandeln, nur die Drehkraft umgekehrt einsetzen: den Kalkaneus nach lateral in Pronation (Eversion) und den Vorderfuß nach medial in Supination (Inversion) bringen.

24.9.14 Tenderpoints der Ossa metatarsalia III–V in Extension (EOM3–5) rechts (▶ Abb. 24.81)

Lokalisation: am proximalen Ende der Ossa metatarsalia auf der dorsalen Fläche

Druckrichtung: von dorsal nach plantar

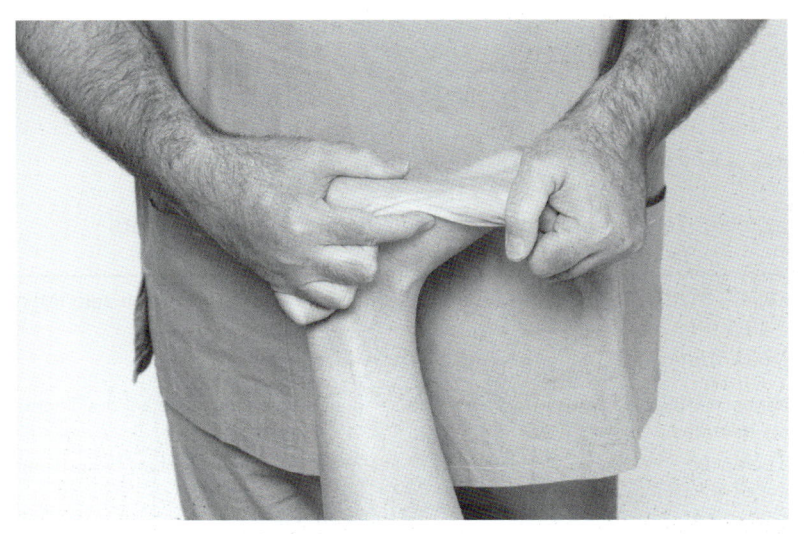

Abb. 24.81 TPs der Ossa metatarsalia III–V in Extension (EOM3–5): E

Patient: in Bauchlage, rechtes Knie 90° gebeugt

Therapeut: stehend, am Fußende, auf der linken Seite des Patienten

Handposition:
- mit der linken Hand den lateralen Ballen des rechten Fußes umgreifen
- mit dem rechten Zeigefinger das Sprunggelenk umfassen und den TP lokalisieren

Ausführung (E): das betroffene Os metatarsale hyperextendieren (dorsal flektieren)

Nach diesen TP v. a. bei Patienten mit Plattfüßen und weichen Hühneraugen suchen. Auch tarsale Dysfunktionen beachten, die mit Dysfunktionen der Metatarsalia zusammenhängen können, v. a. des Malleolus medialis und des Os cuboideum
Andere TPs können bei Ossa metatarsalia in Extension auftreten und ähnlich behandelt werden.
TPs bei Ossa metatarsalia in Flexion (FOM) auf der plantaren Fläche der Ossa metatarsalia suchen und mittels Hyperflexion (Plantarflexion) behandeln.

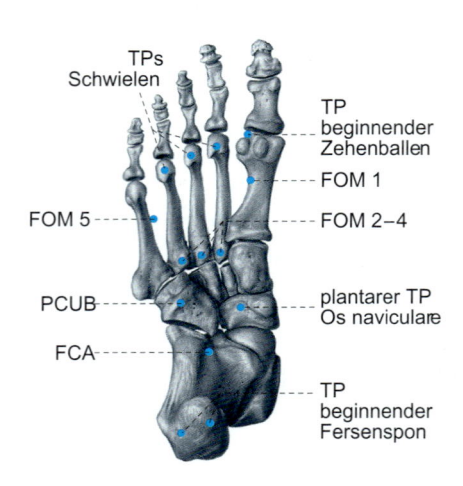

Abb. 24.82 Plantare Tenderpoints des Fußes

24.9.15 Tenderpoint des Kalkaneus in Flexion (FCA) rechts (▶ Abb. 24.83)

Lokalisation: in der Mittellinie auf der Plantarseite des Fußes, auf dem anterioren Aspekt des Calcaneus

Druckrichtung: von antero-inferior nach postero-superior

Patient: in Bauchlage, rechter Fußrücken auf dem linken Oberschenkel des Therapeuten ruhend

Therapeut: stehend, am Fußende, auf der rechten Seite des Patienten, linkes Knie auf der Liege aufgesetzt

Handposition:
- mit der rechten Hand die rechte Ferse umfassen
- mit dem linken Zeigefinger den TP lokalisieren

Ausführung (F): die rechte Ferse in Richtung Fußspitze drücken und gleichzeitig den Vorderfuß in Plantarflexion bringen

Diesen TP v. a. bei Patienten mit Plantarfasziitis suchen.

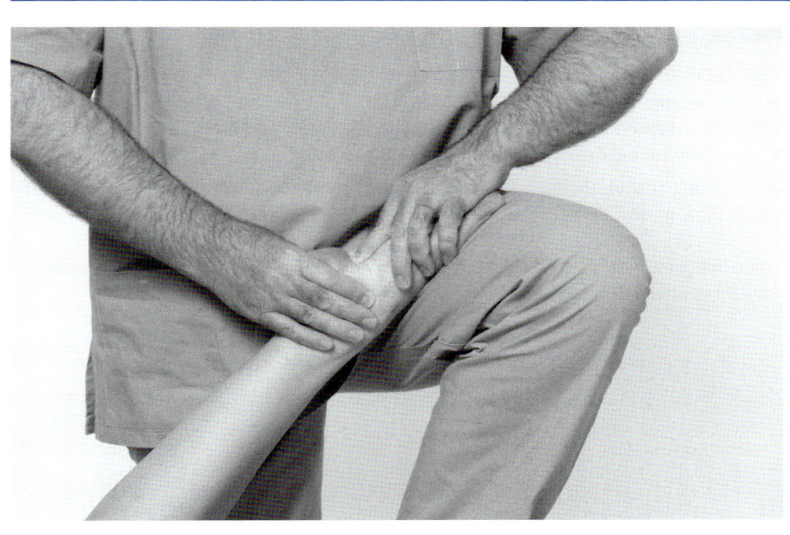

Abb. 24.83 TP des Kalkaneus in Flexion (FCA): F

24.9.16 Plantarer Tenderpoint des Os cuboideum (PCUB) rechts (▶ Abb. 24.84)

Lokalisation: auf der Tuberositas Ossis cuboidei, im Zentrum des Knochens, genau posterior und medial des Proc. styloideus des Os metatarsale V

Druckrichtung: von kaudal nach kranial

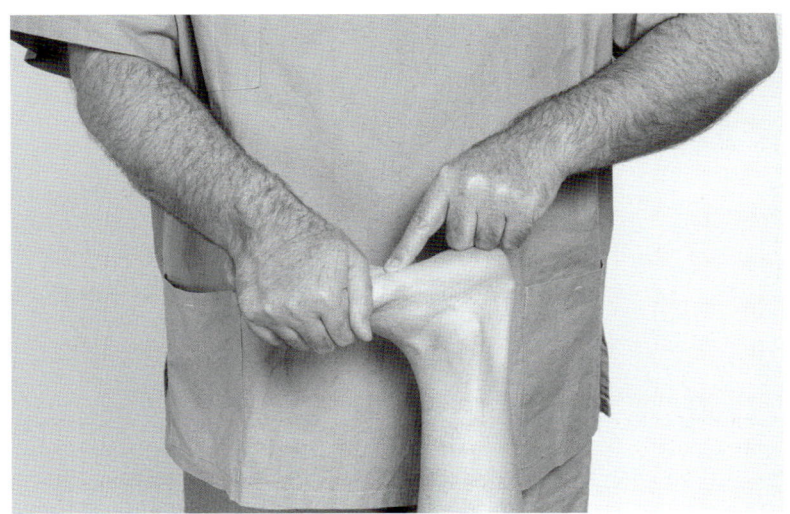

Abb. 24.84 Plantarer TP des Os cuboideum (PCUB): EV e

Patient: in Bauchlage, rechtes Knie 90° gebeugt

Therapeut: stehend, am Fußende, auf der linken Seite des Patienten

Handposition:
- mit der rechten Hand den lateralen Ballen des rechten Fußes umgreifen
- mit dem linken Zeigefinger den TP lokalisieren

Ausführung (EV e): die laterale Fußhälfte in Dorsalflexion führen, um eine Pronation (Eversion) und Dorsalflexion (Extension) des Os cuboideum zu bewirken

> Den dorsalen TP des Os cuboideum (DCUB) auf der dorsalen Fläche des Os cuboideum suchen und mit Supination (Inversion) und Plantarflexion (Flexion) behandeln.

25 Faszien

Tobias Dobler, Michel Puylaert, Robert Schleip, Jaap van der Wal

25.1	**Kontinuität und Konnektivität – die Architektur des Bindegewebes als Ergänzung der Anatomie der Faszien** *Jaap van der Wal (Übersetzung: Christl Kiener)*	**726**	25.1.8	Faszien als propriozeptives Gerüst **736**
25.1.1	Bindegewebe wie Matrix: Raum schaffen und verbinden	**726**	**25.2**	**Faszien und Nervensystem** *Robert Schleip* **738**
25.1.2	Gelenk und Naht: verbinden und entbinden	**727**	25.2.1	Einleitung **738**
25.1.3	Zwei Typen von Faszien: verbindende und gleitende Faszien	**728**	25.2.2	Klassische Erklärungsmodelle **738**
25.1.4	Faszien - Kontinuität und Konnektivität	**728**	25.2.3	Faszien als lebendiges Sinnesorgan **740**
25.1.5	Zweierlei Verbindungen im Bewegungsapparat – Bindegewebe und Kräftevermittlung	**729**	25.2.4	Faszien und Vegetativum **744**
			25.2.5	Neue Horizonte **747**
			25.2.6	Zusammenfassung **748**
			25.3	**Faszientechniken** *Michel Puylaert* **749**
25.1.6	Bindegewebe und Muskelgewebe: nicht „entweder/oder", sondern „und/und"	**732**	25.3.1	Einteilung der Faszien **749**
			25.3.2	Hals **750**
			25.3.3	Rumpf **752**
25.1.7	Nicht parallel, sondern in Serie	**734**	25.3.4	Obere Extremität **756**
			25.3.5	Becken **758**
			25.3.6	Untere Extremität **762**

Kapitel ▶ 25.1 ist ein wichtiger Beitrag zur Anatomie und Funktionsweise der Faszien. Neu bei der Betrachtungsweise ist die begründete Aufforderung, die Beschreibung der Anatomie bzw. das Sezieren anatomischer Präparate auf die Kontinuität der Gewebe abzustimmen. Am Beispiel des Ellenbogens wird herausgestellt, dass bisher oftmals Bänderstrukturen benannt werden, die eigentlich keine eigene Gewebeform darstellen, sondern nur Fortsetzung anderer Gewebe – oftmals von Faszienzügen – sind.

Im Kapitel Faszientechniken (▶ 25.3) wird auf die Einteilung der Faszien als separate Entität eingegangen und deren Behandlung beschrieben. Das Prinzip der Gleitdrucktechniken ist hierbei immer gleich, somit kann das Vorgehen auch in anderen, nicht hier aufgeführten Bereichen nach Bedarf angewendet werden. Die Auswahl der Techniken stellen einen Überblick über die am meisten verwendeten und wichtigen Gewebebereiche behandelnden dar.

In Kapitel Fasziendystorsionsmodell (▶ 26) wird eine Vorgehensweise vorgestellt, die einer eigenen Diagnostik folgt und auch separat von osteopathischen Überlegungen Anwendung findet. Interessant hierbei ist die enge Verbindung, die in diesem Modell zwischen Knochen, Sehnen, Bändern und Muskeln dargestellt wird und in ihrer Weise dem vorhergehenden Kapitel (▶ 25.1) zur Konnektivität und Kontinuität Rechnung trägt.

25.1 Kontinuität und Konnektivität – die Architektur des Bindegewebes als Ergänzung der Anatomie der Faszien

Jaap van der Wal (Übersetzung: Christl Kiener)

25.1.1 Bindegewebe wie Matrix: Raum schaffen und verbinden

Man kann mit Recht sagen, dass die Kontinuität, die mit dem Bindegewebe als zentraler Matrix des Körpers zu tun hat, unter dem ausführenden und geistigen Skalpell der Anatomen verloren gegangen ist.

Das ursprüngliche Bindegewebe des Körpers wird im Prinzip durch das embryonale Mesoderm repräsentiert. Es ist die Matrix und die Umgebung, in der sich die Organe und Strukturen des Körpers ausdifferenziert haben und infolgedessen eingebettet sind. Der deutsche Embryologe Blechschmidt hat vorgeschlagen das Mesoderm als Keimschicht von den anderen beiden Keimblättern zu unterscheiden (Blechschmidt 1972). Er bezeichnete das Mesoderm als eine Art „inneres Gewebe" im Gegensatz zu Ektoderm und Entoderm als „abgrenzendes Gewebe". Er nannte dies tatsächlich auch Binnengewebe (Mesoderm) und Grenzgewebe (Ektoderm und Entoderm). In der Histologie bedeutet „abgrenzendes Gewebe" immer Epithel, das fast ausschließlich aus Zellen mit relativ wenig Interzellularraum besteht. Die meisten Derivate des so genannten „Binnengewebes" dagegen sind histologisch betrachtet Bindegewebe. „Binnengewebe" könnte daher als undifferenziertes Bindegewebe bezeichnet werden, das aus drei Komponenten besteht: Zellen, Interzellularräume (interstitielle Substanzen) und Fasern.

Diese zwischen Organen und Strukturen liegende Bindegewebsmatrix weist zwei Prinzipien der „Konnektivität" auf:

Einerseits geht es um die **Ausbildung der Komponente „Interzellulärraum"**, z.B. bei der Bildung des Zöloms, der Körperhöhlen und der Gelenk-„Höhlen", wo durch räumliche Trennung Bewegung möglich wurde. Dies darf betrachtet werden als die funktionelle Tendenz und Differenzierung von „Raum schaffen". Durch eine solche Höhlenbildung wird der vergrößerte Interzellularraum ausgekleidet und abgegrenzt durch abschließendes Epithel (bei Körperhöhlen spricht man von Mesothel). In Hinblick auf die Aufrechterhaltung ihrer Funktion sind solche Epithelien mehr oder weniger abhängig von der Anwesenheit kontinuierlicher Bewegung. Dies kann beobachtet werden bei Faszienschichten wie dem Peritoneum oder der Pleura, die miteinander verkleben sobald die Bewegung der beteiligten Strukturen und Organe fehlt. Die so genannten Körperhöhlen, wie die Bauchhöhle, fungieren also auch als eine Art Gelenk-„Höhle". Eigentlich ist die Bezeichnung „Höhle" nicht ganz korrekt, denn die Bauchhöhle stellt – wie ein „richtiges" Synovialgelenk (Cavitas articularis) – eher eine Fissur mit gleitender, schlüpfriger Funktion dar als einen Hohlraum, wie z.B. die Mundhöhle (Cavum oris).

Andererseits ist eine **Tendenz zur Differenzierung in Richtung einer unmittelbaren und festen Verbindung**, d.h. einer Bindetendenz zu beobachten. Das kann die Bildung eines Bindungsmediums mit Fasern sein (wie bei gleichmäßig dichten Bindegewebsstrukturen wie Membranen und Ligamenten) oder mit interstitiellem Substrat oder Matrix (wie z.B. Knorpelgewebe).

25.1.2 Gelenk und Naht: verbinden und entbinden

So betrachtet könnte man sich eine Vielzahl von „Verbindungen" im Körper vorstellen. So z.B. extrem straffe Nahtstrukturen wie die so genannten desmalen Suturen im Schädel, wo regelmäßig kollagene Bindegewebsmembranen nahezu unbewegliche Gelenke formen (mitunter verknöchern diese Suturen vollständig); oder andererseits die spaltenbildenden und deswegen trennenden synovialen Artikulationen (die „Dys-Gelenke") an Stellen höchster Mobilität. (*Anmerkung:* „Regular/regelmäßig" bedeutet in diesem Zusammenhang „gerichtet", nur eine bestimmte Richtung habend, im Gegensatz zu „keine Richtung habend", d.h. plexiform, „irregular" sein). Knorpelverbindungen (Symphysen) sind in diesem Schema mehr oder weniger Zwischenstufen von Verbindungen: beim Menschen neigen fast alle klassischen Symphysen (wie z.B. jene zwischen den Wirbelkörpern oder den Schambeinhälften) zur Ausbildung einer Gelenkfissur innerhalb der Knorpelmatrix.

Aber man darf sich auch vorstellen, dass die Kategorie der erwähnten „Dys-Gelenke" nicht nur durch die „klassischen" synovialen Artikulationen repräsentiert sind, sondern auch durch die Fissuren der Körperhöhlen, an denen Organe und Körperwände und Organe durch eine Bewegungsbeziehung von einander getrennt werden.

Solche Betrachtungen treffen nur bei einem phänomenologischen und funktionellen Ansatz zu und sagen nichts über die Bedingungen und Faktoren aus, unter denen oder durch die diese Gewebe und Strukturen differenzieren. In der phänomenologischen Terminologie könnte man jedoch sagen, dass das primäre Bindegewebe „binden" („verbinden") und „entbinden" („Raum schaffen") kann. Dies kann in Gray's Anatomy beobachtet werden, wo geschrieben steht, dass „Gelenke im Prinzip Verbindungen zwischen Knochen sind (Arthrosen)", dass aber „spezialisierte Bindegewebsarten der entstandenen Gelenke entweder fest sind oder eine Höhle entwickeln." Synoviale Gelenke heißen „Diarthrosen" und verbinden zwei enchondrale Knochen mit einander (*Anmerkung:* Es gibt nach der offiziellen Terminologie desmale [oder intramembranöse] und enchondrale Knochen[-Bildung]). Solide Gelenke sind aus dieser Sicht (Gray's Anatomy) betrachtet wie non-synoviale Gelenke und heißen Synarthrosen. Davon abhängig, wie das „beteiligte" Bindegewebe genannt ist, handelt es sich dann um Bindegewebsgelenke (Suturen, Gomphosen und Syndesmosen) oder Knorpelgelenke (Synchondrosen).

25.1.3 Zwei Typen von Faszien: verbindende und gleitende Faszien

Nicht nur bei den inneren Organen und am Skelett sind zwei Verbindungswege zu unterscheiden, sondern auch zwischen den Muskeln des Bewegungsapparats gibt es funktionell zwei Arten von Bindegewebe:
- Einerseits als eine Art von „mobilem Gelenk" in Form von gleitenden Räumen mit losem areolärem, bursaähnlichem Bindegewebe als „ent-bindendem" („artikulierendem") Medium.
- Andererseits als mechanische intermuskuläre Septen, die sich aus regelmäßigem dichtem Bindegewebe zusammensetzen und als zähe Bindemembranen erscheinen, die benachbarten Muskelfaszikeln Ansatzareale bieten (s.u.).

Dies stimmt mit der Beobachtung überein, dass Faszien in zwei Erscheinungsformen mit unterschiedlichen mechanischen und funktionellen Konsequenzen vorkommen. Zwei Faszientypen können im Zusammenhang mit der Architektur des kollagenen Bindegewebes beobachtet werden:
- Es gibt Muskelfaszien, die an mit losem, areolärem Bindegewebe und Fettgewebe („Gleitgewebe") gefüllten Räumen angrenzen. Sie ermöglichen die Gleitbewegungen der Sehnen und Muskeln gegeneinander.
- Es gibt intermuskuläre und epimysiale Faszien, die als Ansatzareale für benachbarte Muskelfasern dienen, die auf diese Weise über und durch diese Faszien mechanisch ein Knochenelement erreichen.

25.1.4 Faszien - Kontinuität und Konnektivität

Oft werden Kontinuum und Kontinuität des „Bindegewebsapparates" des menschlichen Körpers hervorgehoben, insbesondere in osteopathischen Kreisen. Diese Ansicht stimmt überein mit dem hier dargestellten, insbesondere wenn man die Bildung von Spalten und Fissuren („verbindende Räume") als eine Form von „Verbinden" betrachtet, die Mobilität ermöglicht. Die mannigfaltigen Erscheinungsformen der funktionellen Qualität „Verbinden", „Raum schaffen" und „Vermitteln" verschleiern jedoch manchmal die Hauptfunktion von Bindegewebe. Dieses Problem spiegelt sich in den schwankenden und divergierenden Klassifikationen wieder, die sich in anatomischen und histologischen Lehrbüchern zum Thema Bindegewebe finden. Gray's Anatomy teilt folgendermaßen ein:

Die erste Kategorie umfasst das eigentliche *Bindegewebe*, „eigentlich" genannt, weil sie die Bindegewebsformen sind, die gemeint sind, wenn von „Bindegewebe" die Rede ist.
- *Areolares* (oder „loses") *Bindegewebe* „hält" Organe und Epithel „an ihrem Platz" und enthält eine Vielzahl an Fasern, einschließlich Kollagen und Elastin.
- *Dichtes Bindegewebe* (in etwa dem normalen dichten kollagene Bindegewebe entsprechend) bildet Ligamente und Sehnen.

Nach der zweiten Kategorie des *embryonalen Bindegewebes* unterscheidet Gray's Anatomy das *spezialisierte Bindegewebe* als dritte Kategorie. Diese besteht aus Knochen, Knorpel und Blut. Die ersten beiden werden als „Stützbindegewebe" klassifiziert: Knochen (Knochengewebe) bildet in erwachsenen Vertebraten das komplette Skelett und Knorpel „wird bei den meisten Vertebraten überwiegend in Gelenken gefunden, wo er der Polsterung dient". Die Funktion des Blutes ist der Transport (der bei der Kategorisierung, die in diesem Kapitel versucht wird, ebenfalls eine Art von „Verbinden" und „Mediation" darstellt).

Solche Klassifikationen sind aber in ihren Kategorien nicht konsequent und basieren nicht auf funktionellen Kriterien. Auch in Hinblick auf die Faszien sind die Klassifikationen inkonsequent. Nach der Definition in Gray's Anatomy sind Faszien „Bindegewebsmassen, die so groß sind, dass sie mit dem bloßen Auge sichtbar sind". Es werden verschiedene Beispiele von Faszien aufgeführt:

- Faszien als Scheiden um Nerven und Gefäße
- Faszien „an der Oberfläche" von Muskeln und Organen und zwischen beweglichen Muskelanteilen, als „mechanische Isolierung" (was immer damit gemeint sein mag *[Kommentar des Autors]*).

Besonderer Bezug genommen wird oft auf oberflächliche Faszien und tiefe Faszien, wobei sich letztere v.a. im Bereich der Gliedmaßen entwickelt haben, wo sie zu dickeren, nicht-elastischen Muskelscheiden kondensieren. Hier wird offensichtlich, dass eine bestimmte anatomische Struktur (z.B. der Muskel) als Referenz betrachtet wird und dass die Faszie als eine Art sekundäre, unterstützende Hülle definiert wird. Mit dem Skalpell werden sie wegseziert oder zwei nebeneinander liegende Muskeln werden getrennt und von den Faszienschichten „gesäubert" – und es wird auf diese Weise eine Kontinuität unterbrochen, die in vivo vorhanden ist.

> Dies bedeutet, dass in den üblichen Anatomiebüchern Faszien und derartige Strukturen als Hilfs- oder Begleitorgan von Organen oder von (wie in diesem Beispiel) Muskeln und nicht einheitlich als Kontinuum mit eigenen Zusammenhängen betrachtet werden.

25.1.5 Zweierlei Verbindungen im Bewegungsapparat – Bindegewebe und Kräftevermittlung

Im Folgenden ist mit dem Begriff „Bindegewebe" – sofern nicht anders gekennzeichnet - das regelmäßige kollagene dichte Bindegewebe (regular dense connective tissue) gemeint, wie man es in Ligamenten, Sehnen usw. antrifft. In der Kinesiologie geht man davon aus, dass im Muskelskelettapparat zwei Formen von Kräften vorliegen, die über die Gelenke geleitet werden sollen:

- Druckkräfte, die über Knochenelemente und ihre Oberflächen (Gelenkflächen) übertragen werden.
- Dehnungskräfte (Belastung), die in verschiedene Richtung ausgeübt werden (Drehung, Scherkraft, Dehnung und alle Grade dazwischen).

Für die Vermittlung von Dehnungs- und Zugkräften geht man meist von zwei Komponenten im muskuloskelettären System aus, die die mechanischen Kräften und Beanspruchungen über den/entlang der Synovialgelenke/n vermitteln sollen:

- Regelmäßige dichte kollagene Bindegewebsstrukturen (wie Ligamente), die diese Kräfte passiv übertragen.

- Muskeln als „aktiv" Kräfte übertragenden Komponenten. Diese sind dann parallel zu den hier erwähnten passiven Kräften durchführende Strukturen angeordnet.

Nach dieser Ansicht können Ligamente ihre Kraft- und Belastungsübertragungsfunktion nur in einer bestimmten Position des Gelenkes (oder: der artikulierenden Knochen) erfüllen, d.h. wenn sie gedehnt und in einer bestimmten Gelenkstellung belastet werden („passiv"). Andererseits sind Muskeln in verschiedenen Positionen zu dieser Funktion in der Lage, weil sie zu einer kontinuierlichen Längenanpassung adaptiv fähig sind („aktiv"; dies ist in ▶ Abb. 25.5 dargestellt). Aus dieser Darstellung geht auch hervor, dass – sollte das peri-artikuläre Bindegewebe (z.B. Kapseln und Ligamente) durch mechanorezeptiven Input für die Qualität von Stathästhesis und Kinästhesis (Propriozeption) im ZNS von Bedeutung sein – es nur in einer bestimmten Gelenkposition getriggert werden kann, d.h. wenn das beteiligte Bindegewebe gedehnt wird.

In den 80-er Jahren des letzten Jahrhunderts widmeten sich Anatomen der Universität Maastricht, Niederlande, diesem Konzept und studierten die Architektur von regelmäßigen dichten Bindegewebskomplexen im muskuloskelettären System (im engeren Sinn) im Bereich des Ellenbogens. Der primäre Impuls für die „alternative" Sezierweise, die hier entwickelt wurde, war die Vorstellung, dass unter experimentellen Bedingungen die Vorstellungen über die mechanische Architektur peri-artikulärer Strukturen in dieser Region und ihre Rolle bei der Übertragung von Kräften und Belastungen entlang des Ellenbogengelenks in Frage gestellt wurden (van Mameren 1983).

Eine zentrale Voraussetzung bei dieser „alternativen" Sektion, die hier angewandt wurde, war, die Kontinuität des Bindegewebes (sofern es vorhanden war) durch schonende Präparation zu bewahren. In der lateralen Ellenbogenregion, die erste experimentelle Zielregion, wurde die Fascia antebrachii nicht entfernt, sondern durch einen Längsschnitt parallel zur Achse der darunter liegenden Muskeln geöffnet. Dann wurde die Faszie von den Muskelfasern der darunter liegenden Muskeln befreit, die direkt damit verhaftet waren. Bei den beteiligten Oberflächenmuskeln war dies im distalen Drittel des so genannten Muskelbauches, am Übergang zur distalen Sehne, unproblematisch. Hier wurde unter der Faszie eine „Gleitschicht" aus losem areolärem Gewebe gefunden, ähnlich dem Gewebe, das man im Bereich von Schleimbeuteln erwarten würde. In dieser Ebene wurden die verschiedenen Muskeln auf der Dorsalseite des Unterarms als anatomisch getrennte Strukturen und Entitäten präsentiert, wie sie auch in den anatomischen Sezier- und Lehrbüchern dargestellt sind (▶ Abb. 25.1).

Im Bereich des proximalen Unterarms (▶ Abb. 25.1b) waren die Gegebenheiten ganz und gar anders: Hier dient die Fascia antebrachii als Ansatzstelle der Muskelfasern der darunter liegenden Muskeln. Die Faszie konnte hier daher von den darunter liegenden Muskeln nur scharf getrennt werden.

Nach der Trennung der zwei Gewebearten wurde die Faszie *in situ* belassen und nicht weggeschnitten. Die Fasern des proximalen Muskelbauches schienen ebenfalls eng verbunden mit und hervorzugehen aus den starken Bindegewebsschichten, die zwischen den Muskeln liegen und unmittelbar übergingen in die oberflächliche Bindegewebsschicht, d.h. in die Faszie.

Es wurde klar, dass es sich im Bereich der proximalen lateralen Ellenbogenregion um einen komplexen Apparat aus regelmäßig dichten kollagenen Bindegewebs-

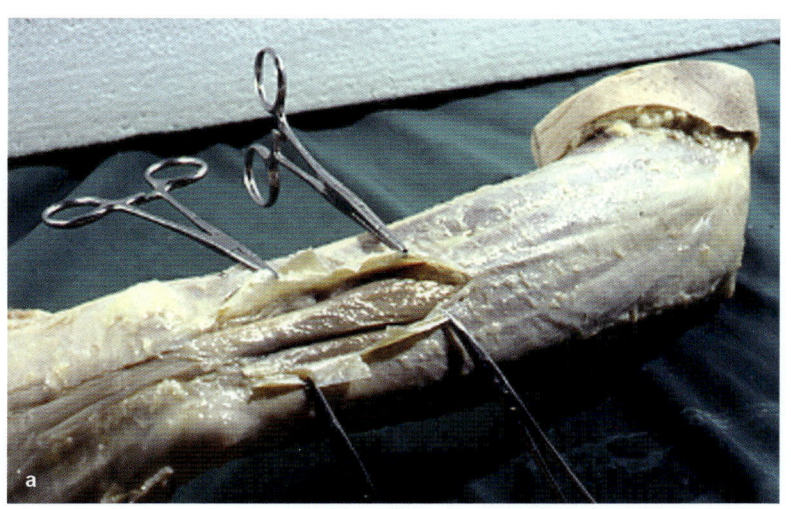

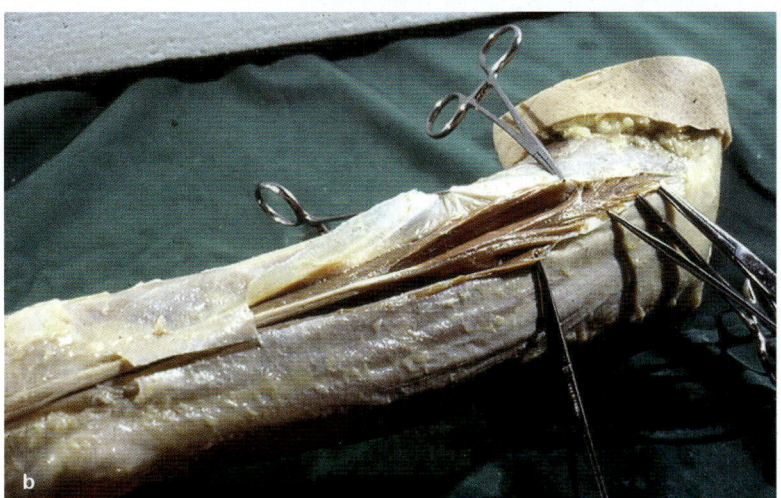

Abb. 25.1 Sektionsbeispiel: a) Eröffnung der Unterarmfaszie im distalen Abschnitt. Intermuskulär gelegenes loses areoläres Bindegewebe zwischen den diskreten Muskelbäuchen und Sehnen. b) Kompartimentwand des proximalen Kompartiments des dritten der Fingerextensoren geöffnet und von Muskelfasern freigelegt.

schichten handelte, der hauptsächlich aus den Wänden von Muskelkompartimenten bestand. Diese Schichten befanden sich oberhalb und tief unterhalb der Muskeln (Epimysium) und auch intermuskulär.

Aus allen diesen Schichten, die eigentlich Teil von „Muskelköchern" sind, gehen Muskelfasern hervor. Die Schichten konvergieren in Richtung Epicondylus lateralis humeri. Keine Muskelfasern setzen also direkt am Epicondylus an. Lediglich ein

Teil der Muskelfasern des oberflächlichen Anteils des M. extensor carpi radialis hatte seinen Ursprung bzw. Ansatz am supracondylären Periost des Humerus.

In der oberflächlichen lateralen Ellenbogenregion konnten ebenfalls keine kollagenen Fasern beobachtet werden, wie dies immer beschrieben wird als Ligamentum collaterale radii (ausgespannt zwischen den Knochen).

> Die meisten kollagenen Fasern in der proximalen Ellenbogenregion befinden sich zwischen Knochengewebe und Muskelfaszikeln. Deswegen konnte keine Entität in Form eines *Ligamentum collaterale humeri* demonstriert oder beschrieben werden.

25.1.6 Bindegewebe und Muskelgewebe: nicht „entweder/oder", sondern „und/und"

Wenn man sich den Seziervorgang vorstellt, wie er normalerweise im Sektionssaal stattfindet (wobei Muskeln seziert und dann herausgenommen werden), dann müssen die proximalen Muskelbäuche der Armextensoren scharf mit dem Messer (Skalpell) abgetrennt werden. Übrig bleiben auf diese Weise *in situ* kräftige Bänder aus kollagenem Bindegewebe, die z.B. als Ligamentum collaterale radii identifiziert werden könnten. Das bedeutet: Diese Struktur wurde als Artefakt seziert (▶ Abb. 25.2)!

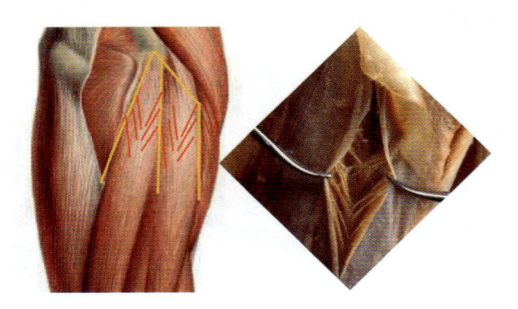

Abb 25.2 Darstellung des Faserverlaufs im Bereich der Armextensoren in Lehrbüchern (hier Sobotta-Atlas) und tatsächlicher Faserverlauf (Sektionsbeispiel). Der tatsächliche Faserverlauf wurde in der anatomischen Zeichnung mit entsprechenden Linien gekennzeichnet.

Dies trifft auch für das häufig beschriebene *Ligamentum annulare radii* zu. Bei der alternativen, Bindegewebe schonenden Seziermethode erscheint der proximale Anteil des M. supinator als eine breite und lange Aponeurose-Struktur. Diese Aponeurose ist ein integrierter Teil eines epicondylären **Bindegewebsapparates**. Sie verschmilzt mit den anderen Schichten und wird ein integrierter Teil davon und nähert sich dem lateralen Epicondylus humeri an. Keine einzige Faser des M. supinator inseriert am Knochen des Epicondylus lateralis (▶ Abb. 25.3).

Auch hier gilt: Nur wenn man den M. supinator herausseziert, bleibt ein Band aus kollagenem Bindegewebe stehen, das als *Ligamentum annulare radii* identifiziert werden könnte. Darüber hinaus verlaufen die beteiligten kollagenen Fasern von proximal nach distal – und nicht mehr oder weniger circulär („circumradial"), wie dies in den Anatomiebüchern immer beschrieben wird (▶ Abb. 25.4).

25.1 Kontinuität und Konnektivität

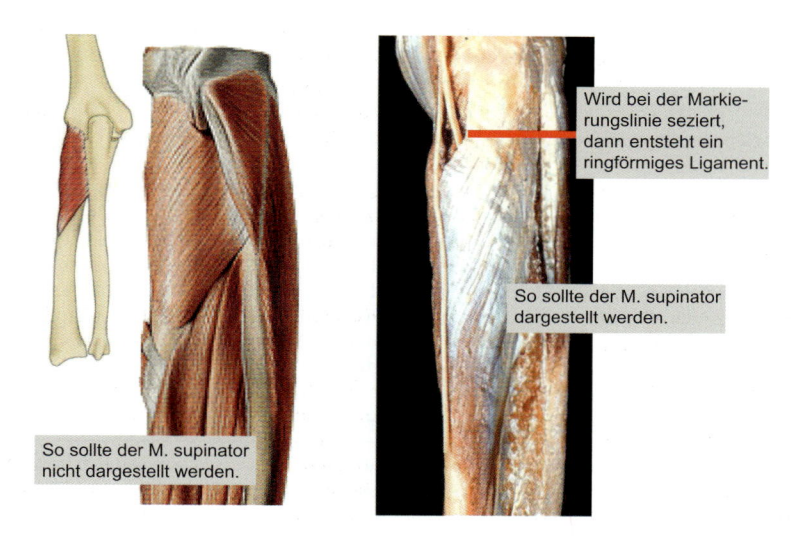

Wird bei der Markierungslinie seziert, dann entsteht ein ringförmiges Ligament.

So sollte der M. supinator dargestellt werden.

So sollte der M. supinator nicht dargestellt werden.

Abb. 25.3 Darstellung des M. supinator in Lehrbüchern (hier Sobotta-Atlas) und wie er nach dem Sektionspräparat eigentlich dargestellt sein sollte.

Sondern so!

Aponeurose

M. supinator

Lig. annulare

M. supinator

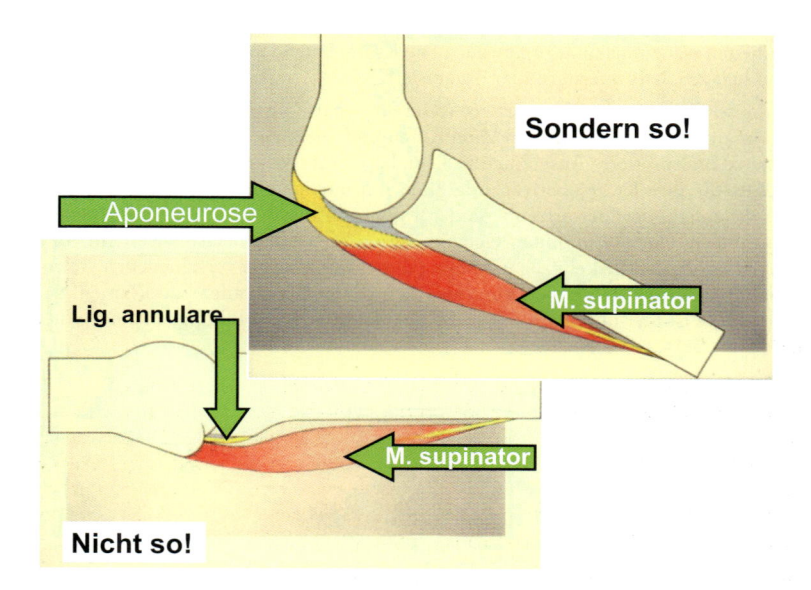

Nicht so!

Abb. 25.4 Aponeurose des M. supinator und durch Sektion artifiziell entstehendes Lig. annulare radii. Blau angedeutet: Gelenkkapsel.

Das ist ein Hinweis darauf, dass eine mechanische Kontinuität zerstört wurde, um beim Sezieren Ligamente und Muskel als **parallele** Strukturen darzustellen. Ganz im Gegenteil sind die meisten Muskelfaszikel in der proximalen Gelenkregion **in Serie** mit Schichten des epicondylären Bindegewebsapparates organisiert.

Daraus wurde geschlossen, dass in der proximalen lateralen Ellenbogenregion ein komplexer Apparat aus kollagenen Bindegewebsschichten vorliegt, der überwiegend aus Wänden von Muskelkompartimenten besteht. Diese konvergieren in Richtung Epicondylus humeri lateralis und ulnarem Olecranon. Ein Großteil der kollagenen Fasern im Bereich der proximalen lateralen Ellenbogenregion liegt zwischen Knochengewebe und Muskelfaszikeln. Nur ein geringer Anteil zieht von Knochen zu Knochen und könnte in dieser Hinsicht als ligamentäre Fasern klassifiziert werden. Es können keine **Entitäten** wie kollaterale oder anuläre Ligamente demonstriert oder beschrieben werden. Die meisten Muskelfaszikel in der proximalen Gelenkregion sind mit diesem Bindegewebsapparat in Serie organisiert.

25.1.7 Nicht parallel, sondern in Serie

In einer Gelenkregion müssen also Muskel-Bindegewebs-Einheiten unterschieden werden, die die funktionellen Einheiten bilden, die Zugbelastungen über dem Ellenbogengelenk übertragen. Muskel- und kollagenes Bindegewebe sind in diesen Einheiten in Serie organisiert. Sie stimmen nicht überein mit der üblichen anatomischen Einteilung in Muskeln und Ligamente. Am distalen Ende des Vorderarmes stimmen solche funktionellen Einheiten mit Muskeln und distale Sehnen überein (als funktionelle und morphologische Entitäten). Proximal sind die funktionelle Einheiten trans-muskulär organisiert: Die Kräfte leitenden Bindegewebestrukturen sind hier z.B. teils intermuskulär organisiert.

Diese so beobachtete andersartige Architektur hat Folgen für die Art und Weise, wie man die Übertragung von Zugkräften und -belastungen über ein synoviales Gelenk interpretiert. Aus üblicher Sicht betrachten können Ligamente wie Elemente, die ihre Kraft übertragende Funktion nur bei einer bestimmten Position des Gelenks (oder: der artikulierenden Knochen) ausüben, d.h. wenn sie gedehnt sind und in einer bestimmten Gelenkposition („passiv") belastet werden. Andererseits sind die Muskeln zur Ausübung dieser Funktion in verschiedenen Gelenkpositionen fähig, da sie sich kontinuierlich in der Länge anpassen können („aktiv"). Dies ist hier mit „Parallele Sicht" gemeint und in Abbildung 25.5 dargestellt (▶ Abb. 25.5).

25.1 Kontinuität und Konnektivität

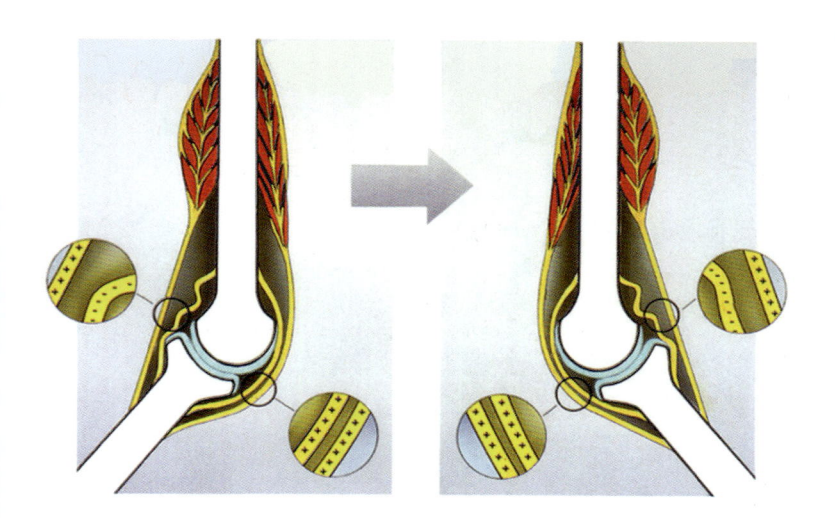

Abb. 25.5 „Klassisches" Organisationsprinzip von juxta-artikulärem Bindegewebe, das von Knochen zu Knochen zieht und parallel zur Muskelkomponente organisiert ist. Das Bindegewebe kann nur in einer bestimmten Gelenkposition Kräfte übertragen oder Signal im Sinne der mechanorezeptiven Reizung generieren (+++++ versus -----) (unveröffentlichtes Material des Institutes für Anatomie und Embryologie, Universität Maastricht, Niederlande).

In einer **Serienschaltung**, wie in fast allen proximalen kollagenen Bindegewebsstrukturen in der Region, hängt die Rolle der Kollagenfasern bei der Übertragung von Dehnkräften auch davon ab, welche Muskelfaszikel aktiv sind. In vivo beeinflusst nicht nur die Versetzung von Knochen den Belastungszustand von Bindegewebsstrukturen (passiv), sondern vielleicht auch die Muskeltätigkeit. In einer Architektur, wie sie hier beschrieben wird, gibt es keine adäquate Grundlage für die Unterscheidung zwischen passiven und aktiven Gelenk stabilisierenden Strukturen, die parallel angeordnet sind, wie z.B. Muskeln und Ligamente (▶ Abb. 25.6). Die besondere Rolle der Gelenkkapsel und ihre Verstärkung bei der passiven Übertragung von Dehnungskräften kann nicht mehr aufrecht erhalten werden (▶ Abb. 25.7, ▶ Abb. 25.8).

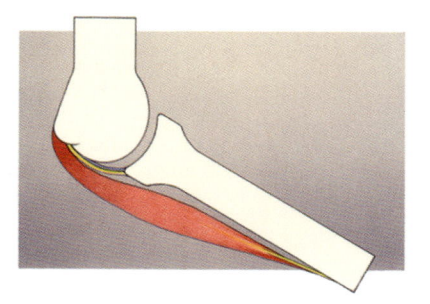

Abb. 25.6 Klassische Parallelschaltung. Von innen nach außen: Gelenkkapsel (blau), verstärkende juxta-artikuläre regelmäßige dichte Bindegewebsstrukturen (Ligamente - gelb) und periartikulärer Muskel (rot).

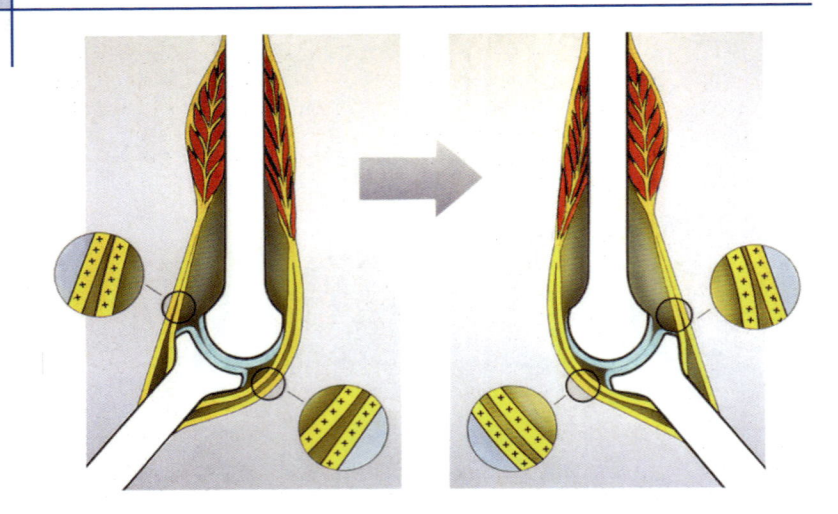

Abb. 25.7 Das „alternative" Organisationsprinzip des in Serie zur muskulären Komponente organisierten juxtaartikulären Bindegewebes. In allen Gelenkpositionen wird das Bindegewebe in Anspannung gebracht, kann Kräfte übertragen und Signale im Sinne der mechanorezeptive Reizung generieren (++++ und ++++)

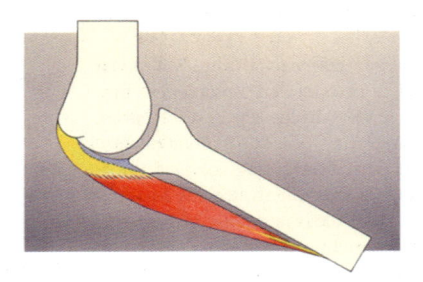

Abb. 25.8 Die „alternative" In-Serie-Organisation. Von innen nach außen: Gelenkkapsel (blau), regelmäßiges dichtes kollagenes Bindegewebe (gelb) in Serie mit dem periartikulären Muskel (rot).

25.1.8 Faszien als propriozeptives Gerüst

Dass Faszien in engere Sinne und das Bindegewebe-Kontinuum im Körper im Allgemeinen sensibel innerviert sind, darüber gibt es keinen Zweifel. Das ganze Spektrum sensibler Nervenendigungen, Nocirezeptoren und Mechanorezeptoren ist hier, selbstverständlich lokal ganz unterschiedlich in Menge und Verhältnis, präsent. In diesem Beitrag soll aber die Aufmerksamkeit auf die funktionelle Architektur des Bindegewebes (gerade die der Faszien) in Bewegungsapparat gelenkt werden.

Fortwährend soll man sich fragen, wie die betreffende Faszie eingegliedert ist in das architekturale Bindegewebegerüst und ob es in Serie geschaltet ist (und wie und mit welchen Muskelabteilen).

25.1 Kontinuität und Konnektivität

> Die Architektur des Binde- und Muskelgewebes ist wichtiger für das Verständnis der mechanischen und funktionellen Beziehungen (die Leitung von Kräften betreffend), als die klassische anatomische Ordnung in Muskeln und Bänder. Die übliche Klassifizierung dichter kollagener Bindegewebestrukturen, gegründet auf ihre topographische Beziehungen zu den Muskeln, genügt nicht, um die funktionelle Rolle dieser Strukturen in der Leitung der Kräfte und Züge zum Ausdruck zu bringen.

Dies betrifft auch die räumliche Organisation der **Mechanorezeptoren** (Propriorezeptoren) in Regionen des Bewegungsapparats. Die räumliche Organisation solcher Rezeptoren ist zum Beispiel eher und besser verständlich aus den architektonischen Verhältnissen als aus einer Sichtweise, worin Muskel und Bänder als separate und parallel funktionierende Einheiten für Kräfteleitung betrachtet werden. Der Unterschied zwischen so genannten Gelenkrezeptoren und Muskelrezeptoren ist in diesem Rahmen funktionell betrachtet künstlich. Untersuchungen bei der Ratte im Rahmen von den oben erwähnten alternativen Dissektion, die in Maastricht entwickelt wurde, haben klar gezeigt: Mechanorezeptoren, auch die so genannten Muskelrezeptoren, sind eher im Zusammenhang mit Kräftebeziehungen (und deswegen im Zusammenhang mit der Architektur des Muskel- und Bindegewebes) als von klassischen anatomischen Strukturen wie Muskeln und Gelenken mit Kapsel und Bänder arrangiert (van Mameren, van der Wal [1983]; van der Wal [1988]) (▶ Abb. 25.9).

Es wurde klar, dass der übliche Unterschied zwischen Gelenkrezeptoren und Muskelrezeptoren nicht offensichtlich ist innerhalb einer Sichtweise, in der Muskel- und (kollagenes) Bindegewebe mit einander in Serie funktionieren zur Erhaltung der Integrität und Kontinuität der Gelenke. *In vivo* werden diese Bindegewebsstrukturen gedehnt und belastet durch Bewegungen der Skelettelemente, die wiederum durch Änderungen in der Spannung des Muskelgewebes erzeugt werden. Die räumliche Organisation der Muskelspindeln und der Golgi-Sehnenorgane in der untersuchten Region ist derge-

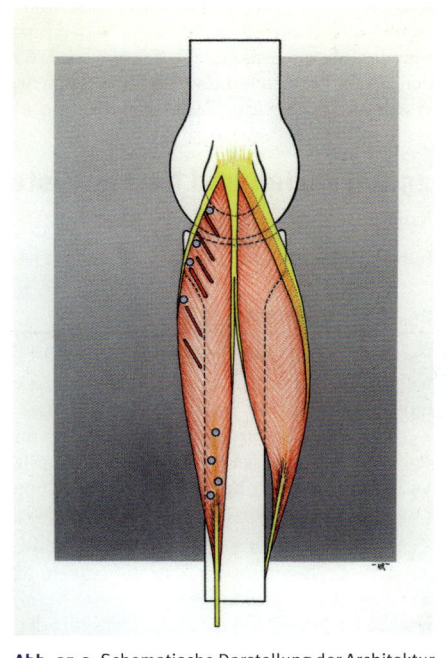

Abb. 25.9 Schematische Darstellung der Architektur des Muskel- und Bindegewebes im proximalen Unterarm im Vergleich zum distalen. Distal ist ein Muskel mit zentraler Sehne die typische funktionelle Einheit für die Übertragung von Kräften. Proximal ist das Bindegewebe INTER-muskulär geordnet: Die funktionelle Einheit für die Durchleitung ist hier eine Bindegewebestruktur (Faszie oder Septum) mit zugeordneten Muskelpartien. Die blauen Kreise sind Golgi-Sehnen-Organe (Sehnenspindeln), die roten Linien Muskelspindeln. Beide Rezeptorentypen sind nicht der Muskelanatomie zugeordnet, sondern der Bindegewebsarchitektur

stalt, dass sowohl die Registrierung von Zügen und Spannungen als auch die der Bewegung und Verlagerung der artikulierenden Skelettelemente ermöglicht wird. Damit ist es gestattet, diese Rezeptoren in dieser Situation auch als „Gelenkrezeptoren" zu klassifizieren.

Man darf sagen: Es gibt eine wechselseitige Beziehung zwischen der Struktur (und Wirkung) der Mechanorezeptoren und der Architektur des Muskelgewebes und des (dichten kollagenen) Bindegewebes. Beide sind instrumentell und notwendig für die Kodierung der propriozeptiven Information zum zentralen Nervensystem. Das bedeutet, dass die Kontinuität des faszialen Bindegewebes nicht nur mechanisch-funktionell seine integrierende Bedeutung und Wirkung hat („verbinden" und „ent-binden"), sondern auch dass im Rahmen von Steuerung und Integration vom Nervensystem die Architektur des faszialen Bindegewebes eine **integrierende** Rolle spielt.

25.2 Faszien und Nervensystem

Robert Schleip

(modifizierter Beitrag aus der Zeitschrift Osteopathische Medizin, Heft 1/2003)

25.2.1 Einleitung

Faszien – welch ein faszinierendes Organ! Dieses Netzwerk aus derben Bindegewebshüllen, -strängen und -schichten bildet ein fast alles durchdringendes und umhüllendes Netzwerk im Körper. Eine Faszie kann hauchdünn, aber auch mehrere Zentimeter dick werden, wie etwa die Lumbodorsal-Faszie im oberen Sakrumbereich. Der Tonus der Faszien trägt wesentlich zur Regulation von Körperstruktur und Bewegung bei. Einige Autoren sprechen daher auch von den Faszien als dem Organ der Form (Varela und Frank 1987; Garfin et al. 1981).

Kein Wunder, dass heute viele osteopathische und andere manualtherapeutische Ansätze die Faszienmanipulation betonen. Meist geht man dabei von der Annahme aus, dass die Faszien auf eine geeignete Manipulation mit Gewebeentspannung antworten können (Paoletti 2001). Oft spürt der Behandler einen solchen Release ganz unmittelbar während einer Faszientechnik, was daher auch als unmittelbare Faszienplastizität bezeichnet wird. Traditionellerweise wird diese Plastizität mit den mechanischen Eigenschaften des Fasziengewebes erklärt: Thixotropie und Piezoelektrizität.

Das vorliegende Kapitel wird diese beiden klassischen Konzepte kurz erläutern und aufzeigen, warum Sie für die Erklärung von unmittelbarer Faszienplastizität nur wenig tauglich sind. Als Alternative wird ein neurobiologisches Erklärungskonzept vorgestellt, in welchem eine komplexe Interaktion zwischen Faszien und Nervensystem zum Angelpunkt der Arbeit gemacht wird.

25.2.2 Klassische Erklärungsmodelle

Thixotropie

Es war Dr. Ida Rolf – eine amerikanische Biochemikerin, die heute als eine Pionierin auf dem Gebiet der Faszienbehandlung gilt – welche das Gel-zu-Sol-Konzept als Erklärungsmodell für die Wirkung von Faszienmanipulationen prägte. Bindegewebe ist wie Butter oder Stärke in der Küche, eine kolloidale Substanz, welche ihren

25.2 Faszien und Nervensystem

Aggregatzustand bei Zufuhr von Energie in Form von mechanischem Druck oder Wärme von einem festen (Gel) zu einer flüssigeren (Sol) Form verändern kann (Rolf 1997). Für lang andauernde mechanische Einwirkungen, wurde dieses auch als Thixotropie bezeichnete Konzept inzwischen mehrfach bestätigt. Ob es auch hinsichtlich kurzzeitiger faszialer Anpassungsvorgänge gilt, ist hingegen umstritten und wird deshalb im Folgenden näher untersucht.

Piezoelektrizität

Als zweites und ergänzendes Erklärungsmodell wurde von Oschman und anderen die Tatsache betont, dass Bindegewebe als flüssiger Kristall gesehen werden kann, in dem durch Druck geringe elektrische Ladungen erzeugt werden können (Oschman 2000, Bassett 1968). Diese auch als Piezoelektrizität bezeichnete Eigenschaft, könnte einen Einfluss auf die Aktivität der Fibroblasten haben, welche die Dichte und Anordnung der intrafaszialen Kollagenfasern regulieren. Auch ein Einfluss auf die Produktion der Grundsubstanz ist denkbar (Pischinger 1998).

Hierbei sollte jedoch der Faktor Zeit kritisch berücksichtigt werden. Die Halblebenszeit von nicht traumatisiertem Kollagen beträgt 200–500 Tage, die der Grundsubstanz immerhin noch 1,7–7 Tage (Cantu und Grodin 1902). Beide Austausch-Zeiten erscheinen daher als zu langsam, um die unmittelbaren Veränderungen zu erklären, die bereits während einer Behandlung spürbar sind.

Viskoelastisches Belastungsverhalten

Abbildung 25.10 zeigt das viskoelastische Verhalten von straffem Bindegewebe auf eine zunehmende mechanische Dehnung (▶ Abb. 25.10). Seit den Untersuchungen von Viidik in den Siebziger Jahren wird die hier dargestellte Kollagenbelastungskurve üblicherweise in 4 Zonen eingeteilt (Vidik 1997). Im Matrixbelastungsbereich (**Zone I**) steigt mit zunehmender Dehnung der Widerstand kaum an. Man nimmt jedoch an, dass in diesem unteren Bereich vorübergehende wasserlösliche Crosslinks im Bindegewebe, die durch Immobilität entstanden sind, gelöst werden können (Dölken 2002), so wie dies auch bei normalen aktiven Bewegungen der Fall ist. Die einzelnen Kollagenfasern werden hier nur aus ihrer vorherigen Wellenform lang gestreckt, jedoch noch nicht als solches gedehnt.

Die nächste Zone, der Kollagenbelastungsbereich (**Zone II**), ist durch einen linearen Anstieg der Widerstandsstärke gekennzeichnet. Erst in der darauf folgenden **Zone III**, dem sogenannten Creep-Bereich, kommt es nach einiger Zeit zu einer allmählichen plastischen Verformung der Kollagenfasern. Dies ist bei einer Dehnung um 1–1,5% der Fall. Laut Dölken tritt dieser Creep-Effekt jedoch

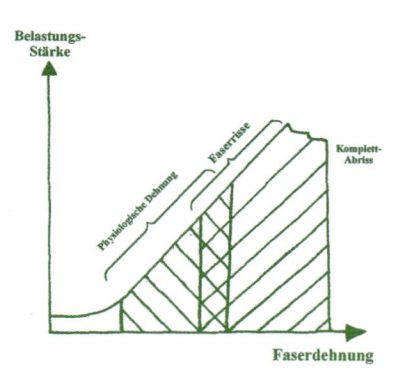

Abb. 25.10 Verhalten von kollagenhaltigem Bindegewebe unter mechanischer Belastung.
I: Basisbereich (Matrixbelastung)
II: linearere Anstiegsregion (Kollagenbelastung)
III: Creep-Bereich (Kollagenverformung mit Mikrorupturen)
IV: Traumatisierung

erst nach wesentlich längeren Wirkzeiten ein als in einer manualtherapeutischen Sitzung üblich, nämlich „erst nach 16 h. Früher nahm man an, es müsste in diesem Bereich mobilisiert werden, also mit größter Kraft. Neuere Untersuchungen widerlegen dieses, da das Phänomen erst nach 16 h auftritt." (Dölken 2002) Bei einer noch stärkeren Dehnung (**Zone IV**) kommt es zur Traumatisierung des Gewebes. Bei einer Dehnung von 3–8% kann eine kurzfristige Manipulation zu dauerhaften Gewebeverformungen führen. Hierbei handelt es sich jedoch um Faserrisse, die mit entzündlichen Prozessen einhergehen. Eine noch stärkere Dehnung führt schließlich zum Komplettversagen des Gewebes (Currier und Nelson 1992).

Mechanische Modelle unzureichend

Um mit einer kurzzeitigen manualtherapeutischen Manipulation eine bleibende Verlängerung zu bewirken, bedarf es also einer Faserdehnung um 3–8%, was mit einer extrem hohen Zugkraft sowie mit Faserrissen und entzündlichen Prozessen verbunden ist. Für ein 18 mm breites Stück des distalen Tractus iliotibialis bedeutet dies beispielsweise eine kurzzeitige Dehnung mit mindestens 60 kg Zugkraft (Threlkeld 1992). Studien von Threlkeld mit verschiedenen paraspinalen Geweben haben ergeben, dass eine Dehnung mit 24–115 kg nötig ist, um mit manualtherapeutischen Behandlungsgriffen eine dauerhafte Wirkung auf dieser viskoelastischen Ebene zu erzielen. Während bei Behandlungstechniken mit hohen Mobilisations-Geschwindigkeiten mitunter solche Kräfte entstehen könnten, ist dies bei den ruhigeren Techniken, die in der Faszienarbeit eher verbreitet sind, hingegen kaum der Fall (▶ Abb. 25.11). Um deren unmittelbare und spürbare Wirksamkeit auf die Faszien zu erklären, erscheinen die bisherigen rein mechanischen Erklärungskonzepte daher unzureichend.

25.2.3 Faszien als lebendiges Sinnesorgan

Mechanorezeptoren in den Faszien

Versuche des Autors mit Faszienmanipulationen an teil- und vollnarkotisierten Patienten (mit ähnlich limitierten Ergebnissen wie bei frischem Tierfleisch) führten zur Vermutung, dass das Nervensystem eine größere Rolle bei der Faszienarbeit spielen könnte als bisher angenommen wird. Faszien sind reichhaltig mit sensiblen Endigungen innerviert, die für Druck-/Zugeinwirkungen empfänglich

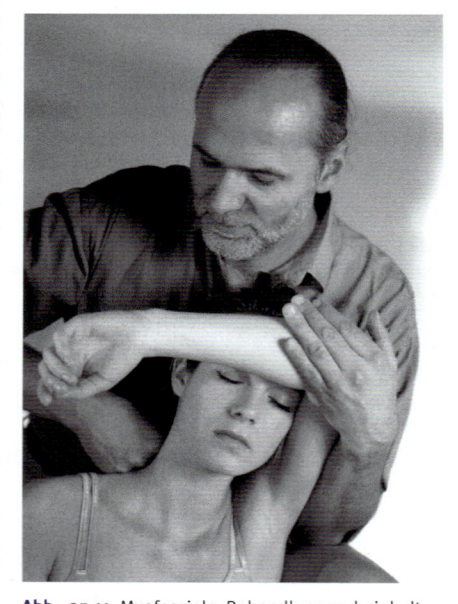

Abb. 25.11 Myofasziale Behandlungen beinhalten oft langsam schmelzende Griffe, bei denen auch mit größeren Druckstärken in das Gewebe eingedrungen wird. Trotzdem reichen die Einwirkzeiten nicht aus, um einen unmittelbaren Faszien-Release mit traditionellen mechanischen Modellen zu erklären (Abdruck mit freundlicher Genehmigung der European Rolfing Association).

25.2 Faszien und Nervensystem

sind. Es handelt sich hierbei um 4 Typen solcher Mechanorezeptoren: Golgi-, Pacini-, Ruffini- und interstitielle Rezeptoren. Im Folgenden wird untersucht, welche Rolle diese bei der unmittelbaren Faszienplastizität spielen könnten (▶ Tab. 25.1).

Tab. 25.1 Fasziale Mechanorezeptoren. Eine Übersicht über die unterschiedlichen Rezeptorentypen.

Rezeptor	Lokalisation	Sensitivität	Wirkungen
Golgi Typ I b	• Muskel-Sehnen-Übergang • Aponeurosen-Endigungen • Bänder peripherer Gelenke • Gelenkkapseln	Golgi-Sehnenorgan: auf muskuläre Kontraktion	Tonussenkung von hiermit verbundenen Muskelfasern
		Andere Golgi Rezeptoren: vermutlich nur auf kräftige Dehnreize	
Pacini und Paciniform Typ II	• Muskel-Sehnen-Übergang • tiefe Kapselschichten • spinale Ligamente • umhüllende Muskelfaszien	Rasche Druckwechsel und Bewegungssteuerung vibratorische Manipulationen	Propriozeptives Feedback zur (Kinästhetik)
Ruffini Typ II	• Ligamente peripherer Gelenke • Dura mater • äußere Kapselschichten • und andere Gewebe, die auf regelmäßige Dehnung angelegt sind	Wie Pacini, aber auch auf anhaltenden Druck. Speziell empfindsam für Tangenzialbelastungen	Senkung der Sympathikusaktivität
Interstitieller Typ III und IV	• Häufigster Rezeptor. Findet sich fast überall, selbst in Knochen. • dichtestes Vorkommen im Periosteum	Sowohl bei wechselndem als auch anhaltenden Druck. 50% mit hoher und 50% mit niedriger Reizschwelle	Verstärkung der Vasodilation plus vermutlich auch der Plasmaextravasation

Golgi-Rezeptoren

Cottingham schlug bereits 1985 ein erstes neurologisches Erklärungskonzept zur Faszienarbeit vor. Dieses stützte sich auf die Golgi-Rezeptoren (Cottingham 1985). Man findet diese nicht nur als Golgi-Sehnen-Organe an myotendinösen Übergängen (hier mehr in den muskulären Anteilen), sondern auch in anderen faszialen Geweben wie in den Endbereichen von Aponeurosen, in Gelenkkapseln und in zahlreichen Ligamenten. Die Golgi-Rezeptoren sind über das Rückenmark so verknüpft, dass deren Stimulation üblicherweise zu einer **Tonussenkung** von damit mechanisch verknüpften quergestreiften Muskelfasern führt. Cottinghams Hypothese: Myofasziale Arbeit stimuliert Golgi-Rezeptoren; diese führen zu einer Entspannung lokaler Muskulatur, die dann wiederum für den Behandler als „Gewebeentspannung" spürbar ist.

Leider hat sich jedoch gezeigt, dass die Golgi-Sehnenorgane nicht durch passive Dehnungen stimuliert werden, sondern nur bei aktiver muskulärer Kontraktion (Lederman 1997). Dies liegt in der seriellen Anordnung der Golgi-Sehnenorgane begründet. Passive Dehnungen werden zuerst von dem wesentlich elastischeren Muskelgewebe gedämpft, so dass die verbleibende Zugwirkung an den Sehnenorganen deren hohe Reizschwelle offenbar nicht erreicht.

Es liegen jedoch nur 10% der Golgi-Rezeptoren innerhalb der Sehnen (Burke und Gandeva 1990). Systematische Untersuchungen über die Reizschwellen von Golgi-Rezeptoren in anderen faszialen Geweben sind derzeit nicht bekannt. Es wäre daher denkbar, dass Cottinghams Erklärungsansatz hier durchaus bestätigt werden könnte. Wenn ja, dann allerdings vermutlich nur für sehr kräftige Manipulationen, denn die bisherigen Daten sprechen eher für eine hohe Reizschwelle aller Golgi-Rezeptoren (Johansson et al. 1991).

Pacini-Rezeptoren

Pacini- (und die funktionell ähnlichen paciniformen) Rezeptoren haben oft eine sehr geringe Reizschwelle. Sie sind jedoch rasch adaptierend, was bedeutet, dass sie **bei schnellen oder vibratorischen Behandlungstechniken stimuliert** werden, nicht jedoch bei ruhigeren Griffen. Sie finden sich in allen Arten faszialen Gewebes, vor allem in den tendinösen Bereichen der myofaszialen Übergänge, in tieferen Schichten von Gelenkkapseln, in spinalen Ligamenten, im Periost sowie in umhüllenden Muskelfaszien wie der Palmar-, Plantar-, Crural-, Antebrachial-, Abdominal-, Masseter-Faszie oder der Fascia lata.

Ruffini-Rezeptoren

Dieser dritte Typus der intrafaszialen Mechanorezeptoren hat eine geringe Reizschwelle. Er ist jedoch sehr langsam adaptierend, was bedeutet, dass er auch **bei ruhigeren Griffen stimuliert** wird. Was ihn in Bezug auf langsam schmelzende Faszientechniken speziell interessant macht, ist die Tatsache, dass er besonders auf tangentiale Dehnungen (lateral stretch) empfänglich ist (Kruger 1987) und dass man annimmt, dass seine Reizung zu einer Senkung der Sympathikusaktivität führt (van den Berg und Cabri 1999).

Wie die Pacini-Körperchen findet man Ruffini-Rezeptoren in allen Arten von faszialem Gewebe, ganz besonders jedoch in solchen, die auf eine regelmäßig Dehnung angelegt sind, wie beispielsweise in den äußeren Schichten von Gelenkkapseln, in der Dura mater, der Lumbodorsal-Faszie, der tiefen Dorsalfazie der Hand, und in den Ligamenten peripherer Gelenke. Am Kniegelenk finden sich Ruffini-Rezeptoren gehäuft an den anterioren und posterioren Kapsel- und Ligamentanteilen, während die Pacini-Rezeptoren vermehrt an den medialen und lateralen Seiten auftreten.

Interstitielle Rezeptoren – das verborgene Netzwerk

Für die meisten Menschen ist es überraschend zu erfahren, dass unser reichhaltigstes Sinnesorgan nicht die Augen, die Ohren oder die Haut sind, auch nicht unsere Gleichgewichtsorgane, sondern unsere Muskeln mit deren Faszien (▶ Abb. 25.12). Aus ihnen empfängt unser Gehirn die größte Anzahl an afferenten Neuronen, die es mit Sinnesempfindungen überhäufen.

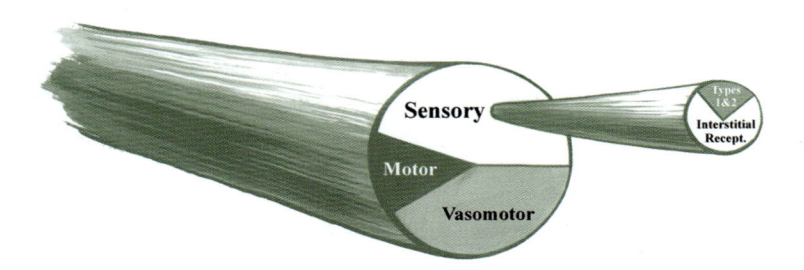

Abb. 15.12 Proportionale Anteile eines motorischen Nervs: Ein typischer Motornerv (z.B. N. tibialis) besteht aus dreimal so vielen sensorischen wie motorischen Neuronen. Innerhalb der sensorischen Neurone gehören wiederum nur ca. 20% zu den bekannten Typ 1- und -2-Mechanorezeptoren; während die restlichen 80% des sensorischen Inputs aus dem reichhaltigen Netzwerk der interstitiellen Rezeptoren stammen, über deren Funktion und Wirkungsweise bis vor kurzem nur wenig bekannt war.

Ein typischer Muskelnerv besteht aus fast dreimal so vielen sensorischen wie motorischen Neuronen. Dies deutet bereits auf ein interessantes Prinzip hin, dass nämlich die sensorische Differenzierung des Körpers vom Organismus als weitaus wichtiger erachtet wird, als die motorische Organisation.

Während viele der motorischen Neurone in einem Muskelnerv vasomotorische Funktionen haben, von denen man annimmt, dass sie die Blutzirkulation im Gewebe regeln, besteht die größte Gruppe aus sensorischen Neuronen. Und hier wird es nun besonders spannend: Von dieser großen Gruppe der sensorischen Neurone besteht nur ein kleiner Teil (20%) aus Typ 1- und -2-Fasern, welche mit den Muskelspindeln, sowie den Golgi-, Pacini- und Ruffini- Endigungen zusammen hängen. Die Mehrheit – bzw. ein viermal so großer Anteil – gehört zu einer Gruppe sehr kleiner Nervenendigungen, über die bis vor kurzem nur wenig bekannt war (Engeln 1994).

Was weiß man also über dieses riesige und verborgene Netzwerks kleiner Nervenendigungen? Ein Teil davon ist myelinisiert, man spricht hier von Typ-3-Afferenzen. Der überwiegende Teil (Typ 4) ist jedoch unmyelinisiert. Beide Typen enden in sogenannten freien Nervenendigungen, welche myelinisiert sind. Als sehr dünne Neurone sind diese Typ 3- und -4-Afferenzen wesentlich langsamer als die Typ 1- und -2-Fasern; und da sie im interstitiellen Raum terminieren, nennt man sie heute **interstitielle Muskelrezeptoren**. Weil man sie jedoch auch in fast sämtlichen Arten von Bindegewebe findet – selbst innerhalb von Knochen – könnte man sie auch allgemein als **interstitielle Geweberezeptoren** bezeichnen.

Freie Nervenendigungen als Mechanorezeptoren

Früher – und leider auch heute noch in vielen Textbüchern – wurden diese freien Nervenendigungen als eindeutige Schmerzrezeptoren abgehandelt. Zutreffend ist, dass einige dieser sehr zahlreichen freien Nervenendigungen Nozi-, Chemo- oder Thermorezeptoren sind; viele davon gelten auch als multimodal. Detailliertere Forschungen haben jedoch ergeben, dass die Mehrheit dieser Nervenendigungen als Mechanorezeptoren funktionieren, wobei davon ca. 50% eine hohe Reizschwelle haben, also nur auf kräftige mechanische Einwirkungen reagieren. Die andere Hälfte hat eine niedrige Reizschwelle und spricht auch auf geringfügige Druckeinwirkungen – wie etwa Bestreichung mit einem Pinsel – an (Mitchell und Schmidt 1977).

Eine Studie der Kiefermuskulatur mit deren Faszien zeigte, dass die interstitiellen Rezeptoren in diesem Bereich auf leichte Lageveränderungen der Mandibula und geringfügige Fasziendehnungen ansprechen, so dass man ihnen nun auch propriozeptive Funktionen zuspricht (Sakada 1974).

25.2.4 Faszien und Vegetativum

Reflektorische Auswirkungen auf die Viskosität

Bei kräftiger mechanischer Stimulation bewirken die interstitiellen Rezeptoren auch eine vermehrte lokale Durchblutung (Vasodilation) sowie offensichtlich auch eine Zunahme des Plasmaaustritts aus den Blutgefäßen in den Zwischenzellraum (Kruger 1987). Mit anderen Worten: eine Stimulation dieser Mechanorezeptoren führt dann zu einer neurophysiologisch regulierten Zunahme der Fluidität des bearbeiteten Gewebes, der Wassergehalt der lokalen Grundsubstanz wird erhöht.

Es ist gut möglich, dass diese Veränderung als sogenannter Release von der Hand eines sensiblen Behandlers wahrgenommen werden kann. Sofern zutreffend, würde dieser Mechanismus auch eine Rehabilitation des am Anfang des Kapitels verworfenen klassischen Gel-zu-Sol-Konzeptes von Ida Rolf darstellen, diesmal jedoch mit Einbeziehung des Nervensystems. Ferner könnte die erhöhte Plasmaextravasation auch die Erneuerungsgeschwindigkeit der Grundsubstanz derart erhöhen, dass die eingangs ebenso verworfene Piezoelektrizitäts-Hypothese unter diesen Bedingungen zutreffen könnte.

Beides setzt jedoch voraus, dass die manualtherapeutische Stimulation kräftig genug ist, um die von Kruger beschriebenen Effekte der Gewebeschwellung als Reaktion auf eine starke Reizung der interstitiellen Rezeptoren zu bewirken. Ob dies der Fall und ob eine solch kräftige Behandlung und Gewebereaktion auch erwünscht ist, ist gegenwärtig noch ungeklärt bzw. diskussionswürdig.

Aktive Faszienkontraktilität

1993 veröffentlichte ein kanadisches Forschungsteam um Yahia eine bemerkenswerte Entdeckung über das Verhalten der Fascia thoracolumbalis. Wenn diese Faszie bei menschlichen Kadavern isometrisch gestreckt wird, erweist sich der Gewebewiderstand nicht wie erwartet als gleichbleibend oder abnehmend, sondern er nimmt offenbar nach einer Weile sogar deutlich zu.

Zunächst vermuteten die Forscher noch, dass es sich hierbei um ein Untersuchungsartefakt handeln könnte, bedingt etwa durch Austrock-

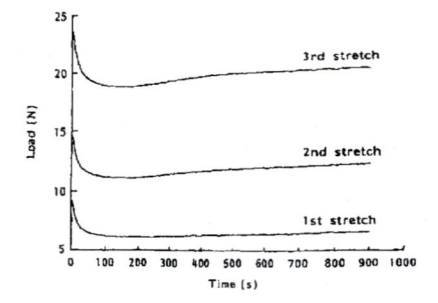

Abb. 25.13 Das Phänomen der aktiven Gewebekontraktion: Der Dehnungswiderstand der Fascia thoracolumbalis menschlicher Kadaver nimmt zwischen wiederholten isometrischen Dehnungen deutlich zu. Hier ist das Verhalten in einer Ringer-Nährlösung dargestellt mit 30 min Ruhezeit zwischen der ersten und zweiten und 1 h zwischen der zweiten und dritten Dehnung (aus Yahia 1993. Abdruck mit freundlicher Genehmigung von L.H. Yahia).

nung des Gewebes oder andere künstliche Faktoren. Systematisch variierten sie deshalb die Art der Nährlösung, Temperatur, Dauer der Dehnungen sowie der Ruhezeiten dazwischen. Doch die sorgfältig recherchierten Ergebnisse bestätigten, dass es sich ganz offensichtlich um eine aktive Gewebekontraktion handelt (Yahia et al. 1993).

Die Kontraktilität der toten Faszie erinnerte die Forscher an das Verhalten von Darmgewebe, welches nach Entnahme vom Körper ein ähnliches Kontraktionsverhalten als Reaktion auf isometrische Dehnungen zeigt (▶ Abb. 25.13). Yahia postulierte daher, dass innerhalb der von ihrem Team untersuchten Faszien kontraktile Zellen existieren, die sich wie die glatten Muskelzellen des Darmgewebes verhalten.

Fasziale glatte Muskelzellen

Wenig später veröffentlichte der Freiburger Anatom Prof. Staubesand elektronenmikrofotografische Studien über die Fascia cruris, in welcher er die Existenz von intrafaszialen glatten Muskelzellen dokumentierte (Straubesand und Li 1996, 1997; Straubesand et al. 1997) (▶ Abb. 25.14). Zusätzlich fand sein Team ein reichhaltiges Vorkommen von faszialen Nervenfasern, die vermutlich motorische Endigungen des sympathischen Nervensystems darstellen. Staubesand beschrieb eine nur geringe Dichte der faszialen Muskelzellen. Da er leider über die oben beschriebenen Untersuchungen von Yahia nicht informiert war, konnte er nicht mit absoluter Sicherheit sagen, ob die von ihm dokumentierten glatten Muskelzellen auch eine signifikante mechanische Funktion erfüllen. Er legte jedoch überzeugend dar, wie die von ihm ausführlich dokumentierte scherengitter-artige Anordnung der Kollagenfasern in den umhüllenden Faszien es auch einer relativ geringen Anzahl von Muskelzellen erlauben kann, eine deutliche Kontraktion der Faszie zu bewirken. Dieses Umfeld passt auch zur morphologischen Bauweise glatter Muskelzellen, die – im Vergleich zu skelettalen Muskelzellen – zu Kontraktionen mit zwar kleiner Amplitude, jedoch sehr großer Kraft befähigen.

Staubesands Vermutung: Der Körper benutzt diese faszialen Muskelzellen, um über das autonome Nervensystem eine fasziale Vorspannung zu regulieren (Schleip 1998).

Zwei unabhängige Forschungen ergänzen sich

Unglücklicherweise war es Staubesand zur damaligen Zeit noch nicht bekannt, dass Yahias biomechanische Studien bereits gezeigt hatten, dass Faszien sich signifikant kontrahieren können.

Yahias Team wiederum konnte die Existenz der von ihr postulierten kontraktilen Zellen in der Thorakolumbal-Faszie mit ihren Methoden nicht beweisen. Einen solchen Beweis haben hingegen Staubesands elektronenmikrofotografische Studien an der Fascia cruris geliefert.

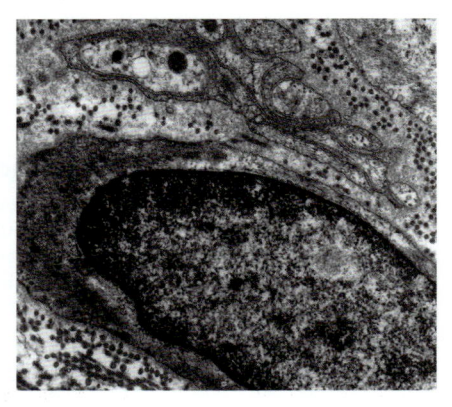

Abb. 25.14 Bild einer intrafaszialen glatten Muskelzelle (dunkler Körper im unteren Bildteil, Aufnahme mittels Elektronen-Mikrofotografie). Aus: Staubesand J, Li Y: Zum Feinbau der Fascia cruris mit besonderer Berücksichtigung epi- und intrafaszialer Nerven. Manuelle Medizin 34: 196 – 200, 1996. Abdruck mit freundlicher Genehmigung des Springer Verlags.

Zusammen genommen untermauern nun beide Studien im Nachhinein die Schlussfolgerung, dass zumindest einige Faszien im Körper die Fähigkeit zur Spannungsregulation mittels eigener glatter Muskelzellen besitzen.

Da nur in einer scherengitterartigen Anordnung der Kollagenfasern die biomechanischen Grundlagen gegeben sind, dass eine nur geringe Anzahl vereinzelter Muskelzellen dennoch eine signifikante Zugwirkung auf die Gesamtfaszie ausüben kann, erscheint es wahrscheinlich, dass die von Staubesand und Yahia entdeckte Fähigkeit der aktiven Faszienkontraktilität vor allem in Aponeurosen, Epimysien, und faszialen Septen auftritt und weniger in Faszienstrukturen mit paralleler oder unregelmäßiger Faseranordnung, wie etwa Ligamenten, Sehnen oder Gelenkkapseln.

Myofibroblasten und Gewebekontraktilität

Schon seit längerem ist bekannt, dass sich Fibroblasten oft in sogenannte Myofibroblasten transformieren, welche glatte Aktin-Muskelfasern besitzen und sich daher aktiv kontrahieren können. Dies geschieht in pathologischen Zuständen (z.B. bei M. Dupuytren, Leberzirrhose, rheumatische Arthritis) und einigen anderen entzündlichen Prozessen. Es ist jedoch auch ein produktiver Bestandteil der frühen Wundheilung und Myofibroblasten werden auch regelmäßig in gesunder Haut gefunden, sowie in Milz, Uterus, Ovarien, Blutgefäßen, den periodontalen Ligamenten und Lungensepten (van den Berg und Cabri 1999).

Aus einer teleologischen Perspektive macht es auch Sinn, dass eine Besiedelung der faszialen Membranen mit vereinzelten kontraktilen Zellen den Vorteil verschafft, den Organismus mit einem zusätzlichen Spannungsregulationssystem auszustatten und damit einen evolutionären Überlebensvorteil in Kampf-/Flucht-Situationen zu schaffen.

Eine dünne Besiedelung der Faszienhüllen mit glatten Muskelzellen könnte auch die folgende ansonsten merkwürdige Beobachtung erklären: Die faszialen Hüllen vieler Organe bestehen hauptsächlich aus Kollagen, deren Spielraum an Elastizität eigentlich nur kleine Längenveränderungen zulassen sollte. Trotzdem kann die Milz sich innerhalb weniger Minuten auf die Hälfte ihres vorherigen Volumens verkleinern (dies wurde z. B. an Hunden demonstriert, deren Blutvorrat der Milz anlässlich einer plötzlichen und großen körperlichen Anstrengung benötigt wird). Die wahrscheinlichste Erklärung dieses Phänomens ist das Vorhandensein von glatten Muskelzellen in der Organkapsel.

Gibt es eine Kontraktilität viszeraler Bänder?

In der vizeralen Osteopathie geht man häufig davon aus, dass viszerale Ligamente die Fähigkeit besitzen, auf eine sanfte Manipulation mit einem unmittelbaren und palpierbaren Release des Ligaments zu reagieren (Barral 2002). Ähnliche Arbeitskonzepte werden häufig auch für die osteopathische Arbeit an skelettalen Ligamenten postuliert (Barral 2000, Cwor et al. 2001). Die meisten Ligamente sind jedoch nichts anderes als eine Spezialform von Faszengewebe mit einer regelmäßig parallelen Anordnung von dichten Kollagenfasern. Deshalb gelten auch die zu Anfang des Kapitels erwähnten viskoelastischen Belastungsanforderungen für eine plastische Verformung, d. h. für eine unmittelbare Längenveränderung eines Ligaments bedarf es eines größeren Zeit- und/oder Kraftaufwandes als dies im Allgemeinen in der viszeralen Osteopathie üblich ist.

Anders ist dies nur bei einer kleinen Anzahl von Ligamenten, die zum Großteil aus elastischen Fasern bestehen (wie etwa das Ligamentum flavum oder Ligamentum nuchae) oder die quergestreifte Muskelfasern enthalten (z. B. Ligamentum Treitz,

Ligamentum iliolumbale). Hier wäre eine unmittelbare plastische Längenveränderung auf eine sanfte Manipulation durchaus denkbar. Bei der übrigen und überwiegenden Mehrheit der Ligamente erhebt sich jedoch die Frage, wie der von einem Osteopathen unmittelbar erlebte Gewebe-Release bei der Arbeit an einem Ligament erklärbar ist.

Fasziale Kontraktilität und das Vorhandensein von faszialen glatten Muskelzellen wurden bisher nur von großflächigen Faszien berichtet. Nur dort findet man auch die von Staubesand beschriebene scherengitterartige Anordnung von Kollagenfasern, die es einer relativ kleinen Anzahl kontraktiler Zellen erlauben kann, trotzdem eine signifikante Zusammenziehung der Faszie zu bewirken. Es erscheint daher unwahrscheinlich, dass intraligamentäre glatte Muskelzellen als eine Erklärung für das beschriebene Phänomen dienen könnten.

Es erscheint hingegen wahrscheinlicher, dass die osteopathischen Manipulationen Mechanorezeptoren in den Ligamenten stimulieren, die dann ihrerseits wiederum eine Entspannung von damit mechanisch verbundenen glatten oder quergestreiften Muskelfasern bewirken, was vom Behandler dann als Release der palpierten Ligamente empfunden wird. Zusätzlich können spezifische metabolische Grundsubstanzveränderungen oder physiologische Prozesse in der Nachbarschaft ausgelöst werden, die auch von einer sensiblen Hand als Release wahrgenommen werden. Die tatsächliche Länge des behandelten Ligaments bliebe jedoch während der Behandlung unverändert. Falls zutreffend, würde diese Erklärung einige verbreitete Arbeitskonzepte in der Osteopathie in Frage stellen – oder zumindest modifizieren –, und zu unterschiedlichen praktischen Konsequenzen führen.

25.2.5 Neue Horizonte

Stimulierende Untersuchungen

Für die viszerale Osteopathie könnten auch die Befunde von Folkow interessant sein, der in Tierversuchen zeigte, dass eine tiefe mechanische Druckeinwirkung der Bauchregion eine allgemeine parasympathische Reaktion auslöst (Folkow 1962). Dies gilt auch für die Veröffentlichungen von Johannsson, der anhand des Kniegelenks demonstrierte, dass eine Stimulation ligamentärer Mechanorezeptoren zwar zu keiner wesentlichen Änderung der α-Motoneurone, aber zu einer deutlichen Einflussnahme auf das γ-Tonusregulations-System führt (Johansson et al. 1991). Da das extrapyramidale γ-System oft mit der unbewussten Steuerung der Hintergrundspannung der tonischen Körperhaltungsmuskulatur sowie damit verknüpften emotionalen Grundhaltungen in Zusammenhang gebracht wird (Glaser 1980, Henatsch 1976, Juhan 1997), könnte eine solche Wirkungsschleife die weitreichenden Effekte von ligamentären und faszialen Manipulationen erklären.

Faszien und Akupunkturpunkte

Staubesands Forschungen zeigten, dass es zahlreiche kleine Öffnungen der Oberflächenfaszie gibt, die durch den Durchtritt einer so genannten Perforanten-Trias gekennzeichnet sind, bestehend aus Vene, Arterie und Nerv (▶ Abb. 25.15). Laut Staubesand sind die meisten dieser Nerven unmyelinierte autonome Nerven.

Ungefähr zur selben Zeit wie Staubesand dokumentierte auch Heine die Existenz dieser Perforationspunkte. Heine konnte jedoch interessanterweise feststellen, dass die Mehrheit (82%) dieser faszialen Durchtrittsstellen topographisch identisch mit traditionellen chinesischen Akupunkturpunkten ist (Heine 1995).

Wenig später führte der Münchner Chirurg Bauer zusammen mit Heine eine Studie durch, bei der sie die faszialen Perforationspunkte bei Patienten mit chronischen Schulter-Nacken- bzw. Armschmerzen untersuchten. Hierbei stellten sie fest, dass die Perforanten-Trias bei diesen Patienten durch einen unüblich festen Kollagenring um die Durchtrittsstelle regelrecht eingeschnürt war. Mittels Mikrochirurgie wurden daraufhin von Bauer einige dieser Einschnürungen gelockert, was sich dann in einer signifikanten Besserung der Beschwerden äußerte (Bauer 1998).

Es wäre jedoch vorschnell, dieses Ergebnis als Beweis für einen mechanischen Zusammenhang zwischen Schmerz und Akupunkturpunkten zu sehen. Bereits ein Jahr später veröffentlichte nämlich der spanische Rückenschmerzforscher Kovacs eine Studie, die einige der Annahmen von Bauer und Heine in Frage stellt oder zumindest um eine

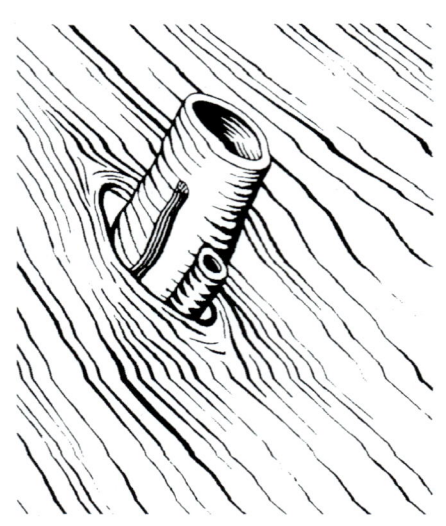

Abb. 25.15 Perforanten-Trias beim Durchtritt durch die Oberflächenfaszie. Jeweils eine Vene (hier hinten), eine Arterie (rechts davor) und ein Nerv durchdringen die Faszie. Laut Heine sind 82 % dieser Perforationsstellen identisch mit traditionellen Akupunkturpunkten (aus Staubesand und Li 1996, Abdruck mit freundlicher Genehmigung des Springer-Verlags).

wirklich interessante Dimension erweitert (Kovac et al. 1997). In dieser sorgfältigen Doppelblind-Untersuchung wurden bei Patienten mit chronischen Rückenschmerzen chirurgische Klammern unter der Haut implantiert. Die Klammern wurden speziell an sogenannten Triggerpunkten gesetzt, die nicht mit Akupunkturpunkten identisch sind. Resultat: Die so behandelten Patienten erlebten eine mindestens ebenso signifikante Besserung wie die von Bauer und Heine.

Kovacs schlug daraufhin ein neurobiologisches Erklärungsmodell vor: Bei beiden Behandlungsmethoden werden durch die Stimulation von interstitiellen Rezeptoren unter der Haut vermutlich sogenannte Enkephaline (flüssige Botenstoffe des Gehirns) freigesetzt, welche die Wirkung von Substanz P und anderen schmerzfördernden Neuropeptiden im Körper dämpfen. Dadurch wird die Aktivierung von nozizeptiven Fasern herabgesetzt und bereits aktivierte Schmerzrezeptoren werden wieder depolarisiert (Kovac 1997).

Faszientonus, Atmung, Serotonin und Fibromyalgie

Aller Wahrscheinlichkeit nach geschieht die Tonusregulation der faszialen glatten Muskelzellen auf ähnlichem Weg wie bei den übrigen glatten Muskelzellen im Körper, nämlich über das sympathische Nervensystem und über vasokonstriktorische Substanzen, wie z.B. CO_2. Wie Chaitow, Bradley und Gilbert kürzlich überzeugend darlegten, gibt es einen direkten Zusammenhang zwischen niedrigen CO_2-Werten und einer Tonuserhöhung glatter Muskelzellen, wie etwa bei der respiratorischen Alkalinität bzw. chronischer Hyperventilation (Chaitow et al. 2002). Möglicherweise betrifft eine solche Tonuserhöhung nicht nur die Lungen und Bauchorgane, sondern auch die allgemeine Faszienspannung im Körper. Falls zutreffend, könnte ein solcher Zusammenhang enorme Auswirkungen auf das Verständnis von Störungen wie Fibromyalgie und chronisches Müdigkeitssyndrom haben, da bei beiden Störungen bekannt ist, dass die Betroffenen oft chronisch hyperventilieren.

25.2.6 Zusammenfassung

Um die unmittelbare Wirkung osteopathischer Manipulationen auf die Faszien zu verstehen, bedarf es einer Ergänzung traditioneller mechanischer Erklärungskonzepte mit neueren neurobiologischen Erkenntnissen und Modellen. Faszien sind reichhaltig mit Mechanorezeptoren bestückt, von denen vor allem die interstitiellen Rezeptoren und die Ruffini-Endigungen für langsam schmelzende Manipulationen relevant erscheinen. Das Vorhandensein von glatten Muskelzellen in großflächigen Faszien könnte die vom Behandler erlebte Faszienplastizität stimmig erklären. Das reichhaltige Vorkommen von sympathischen Nervenendigungen in den Faszien deutet ferner auf einen engen Zusammenhang zwischen Faszien und Vegetativum und Faszien als Außenstellen des autonomen Nervensystems hin. Jede Manipulation der Faszien ist vor diesem Hintergrund auch eine Einwirkung auf das Vegetativum, und jede Veränderung des autonomen Nervensystems kann eine unmittelbare wie langfristige Veränderung im Faszientonus bewirken.

25.3 Faszientechniken

Michel Puylaert
Therapeut auf den Fotos: Michel Puylaert

25.3.1 Einteilung der Faszien

Fascia superficialis (tela subcutanea, subcutis, hypoderm)

Sie hat hauptsächlich eine metabolische Funktion: Anfang des Lymph- und Kapillarsystems. Es gibt keine Fascia superficialis im Bereich von Gesicht, Sternum und Gesäß.

Fascia profunda (mit Lamina superficialis, intermedialis und profunda)

Die Fascia profunda wird auch Aponeurosis („flache Sehne") superficialis genannt. Sie besteht aus mehreren Schichten:

Faszien des muskuloskelettalen Systems (äußere Hülle mit dem intermuskulären Septum)

Allgemeine Ansätze
- *Proximal:* Wirbelsäule, Kopf (Linea nuchalis superior, Procc. mastoidei), Clavicula, Spina scapulae, Sternum, Linea alba, Os pubis
- *Distal:* Clavicula und Ulna, Tibia und Wadenbein

Unterteilung nach Regionen
- Im Kopf- und Halsbereich:
  – Fascia temporalis, masseterica und cervicalis superficialis
  – Lig. (Fascia) nuchae (Ausläufer der Fascia thoracolumbalis), ist auch ein Teil der Fascia cervicalis profunda

- Rumpffaszien mit vielen Faszienduplikaturen:
  - Im abdominalen Bereich: Fascia transversalis und iliaca
  - Im Beckenbereich: Fascia pelvis und urogenitalis
  - Crista iliaca: ⅔ M. obliquus externus, ⅓ Fascia thoracolumbalis
- Obere Extremitäten:
  - Fascia pectoralis, Fascia M. trapezius
  - Fascia subdeltoidea und Fascia axillaris
  - Fascia brachii und antebrachii (auf der Extensorseite kräftiger)
- Untere Extremitäten:
  - Fascia glutea: Crista iliaca, Sacrum, Os coccygis
  - Fascia femoris (Lig. inguinale, Patella, Tub. tibiae) mit Fascia cribrosa
  - Fascia lata
  - Septum intermusculare mediale und laterale
  - Fascia cruris: Septum intermusculare cruris anterius et posterius
  - Fascia dorsalis pedis
- Diaphragma pelvis

Innere Faszien (Fascia cervico-thoraco-abdomino-pelvis)
- Hirnhäute
- Fascia cervicalis medialis et profunda mit Fascia pharyngobasilaris
- Fascia endothoracica mit Perikard, Diaphragma und Pleura
- Fascia transversalis mit Fascia iliaca, Peritoneum und Fascia renalis
- Septum pharyngeum, thoracicum inferius und superius

Epimysium
Die Fascia profunda geht nahtlos in das Epimysium des Muskels über. Es bestehen direkte Verbindungen zu Peri- und Endomysium.

25.3.2 Hals

Allgemeine Rotationstechnik der Halsfaszien (▶ Abb. 25.16)
Indikationen: HWS-Syndrom, Schluckbeschwerden, Kopfschmerzen, Nervenkompression an der Halswirbelsäule

Test
Rotationsverschiebung der Fascia cervicalis superficialis et profunda.

Patient: sitzend

Therapeut: stehend, hinter dem Patienten

Handposition: Mit einer Hand den Kopf (Vertex) festhalten, mit der anderen Hand den Hals umfassen

Ausführung: Die Rotationen in beiden Richtungen um die Längsachse testen. Falls der Test nicht eindeutig ist, segmental testen

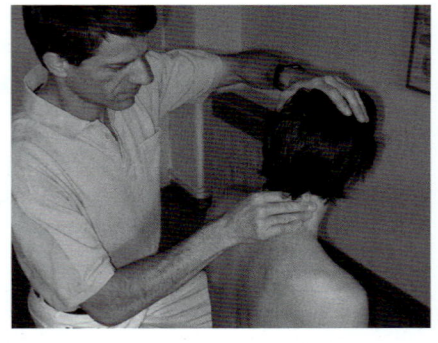

Abb. 25.16 Allgemeine Rotationstechnik

Bewertung:
- Normalbefund: Bewegung in beiden Richtungen frei möglich
- Bewegungseinschränkungen in eine Richtung deuten auf eine Dysfunktion hin

Behandlung

Indikationen: Kopfschmerzen, HWS-Syndrom, Schluckbeschwerden, Tinnitus

Patient: sitzend

Therapeut: stehend, hinter dem Patienten

Handposition: Mit einer Hand den Kopf festhalten (Vertex), mit der anderen Hand den Hals umfassen

Ausführung: Die Vorspannung in die eingeschränkte Richtung einstellen und abwarten bis die Entspannung auftritt. Anmerkung: Diese Technik kann eine Vergrößerung des Bewegungsausmaßes bis zu 20° zu jeder Seite bringen.

Gleitdrucktechnik zwischen Fascia cervicalis superficialis und profunda, posteriorer Anteil

Indikationen: Kopfschmerzen, HWS-Syndrom, Bandscheibenprotrusion

Patient: sitzend

Therapeut: stehend, hinter dem Patienten

Handposition: Er schiebt den oberen M. trapezius nach hinten und gleitet mit dem Daumen in die Spalte zwischen M. trapezius (Fascia cervicalis superficialis) und M. levator scapulae (Fascia cervicalis profundus)

Ausführung: In dieser Spalte palpieren, auf der Suche nach unelastischen Stellen. In der Position verharren bis die schmerzhafte Stelle sich gelöst hat.

Dehnungstechnik der Fascia cervicalis medialis

Indikationen: Sprachprobleme, Schluckprobleme

Patient: in Rückenlage

Therapeut: stehend, am Kopfende

Handposition: Er legt die kaudale Hand flächig auf den kranialen Teil der Clavicula. Mit der kranialen Hand umgreift er den Hals des Patienten damit der Mittelfinger das Zungenbein festhalten kann. Der Patient dreht den Kopf leicht zur heterolateralen Seite.

Ausführung: Beide Hände voneinander entfernen bis die Vorspannung erreicht ist. In dieser Stellung verharren bis zur Entspannung. Dabei kommt es zu erheblicher Vergrößerung des Bewegungsumfanges. Anmerkung: Dabei wird ebenfalls die Fascia cervicalis profunda behandelt.

Dehnungstechnik der Fascia nuchea (▶ Abb. 25.17)

Indikationen: HWS-Beschwerden, Kopfschmerzen, Schultersyndrom

Patient: in Bauchlage

Therapeut: stehend, seitlich auf Höhe der HWS

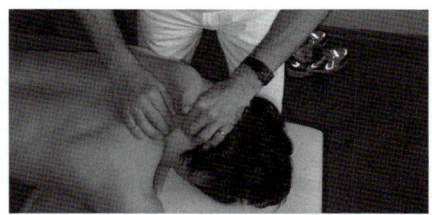

Abb. 25.17 Dehnungstechnik der Fascia nuchea

Handposition: Die Fascia nuchea zangenartig mit beiden Händen greifen

Ausführung: Die Faszie leicht heben und eine Spreizbewegung ausüben. Die Technik wird über die ganze Länge, bis C7-Th1 durchgeführt.

25.3.3 Rumpf

Behandlung der anterioren Faszien

Entspannungstechnik der anterioren Faszien der LWS, Drainage der Vena azygos und hemiazygos

Indikationen: Bandscheibevorfall, Lumbalgien

Patient: in Rückenlage

Therapeut: Stehend, am Fußende des Patienten

Handposition: Der Therapeut hebt beide Beine um ca. 30°. Er klemmt die Unterschenkel des Patienten zwischen Arme und Thorax.

Ausführung: Dreidimensional in die leichtere Richtung gehen: Rotation oder Seitneigung (Gefühl von Schwerelosigkeit). Zum Becken schieben oder rhythmische Pumpbewegungen ausüben, bis die Spannung nachlässt: die Beine fühlen sich schwerer an!

Entspannungstechnik der Fascia transversalis

Indikationen: Diffuse Bauchschmerzen, Schambeinschmerzen

Patient: in Rückenlage

Therapeut: steht auf Thoraxhöhe und blickt zu den Füßen des Patienten

Handposition: Beide Daumen auf die oberen Ränder rechts und links der Symphysis pubica legen

Ausführung:
- *Phase 1:* Bei der Einatmung die Anteversion des Beckens sanft verstärken
- *Phase 2:* Apnoe (während der Einatmung)
- *Phase 3:* Die faszialen Bewegungen bis zum Ende begleiten

Entspannungstechnik der posterioren Lamina der Fascia abdominalis und des Umbilicus

Indikationen: Diffuse Bauchschmerzen, Lumbalgien

Patient: in Rückenlage, mit aufgestellten Beinen

Therapeut: stehend, auf der homolateralen Seite

Handposition: Zuerst die Daumenkuppe auf den Umbilicus legen. Anschließend die Finger an die laterale Seite des M. rectus abdominis legen.

Ausführung:
- *Phase 1:* Zuerst wird der Umbilicus, als reiche Quelle faszialer Verbindungen, behandelt. Die Daumenkuppe drückt den Umbilicus etwas nach posterior, um ihn zu lösen. Durch Rotieren des Daumens wird festgestellt in welcher Richtung er sich leichter bewegen lässt. Gleichmäßig in diese Richtung drehen, bis man eine Entspannung spürt. Dann langsam lösen.
- *Phase 2:* Die Finger vorsichtig hinter den Rectus abdominis, von dem lateralen Rand aus, legen und nach medial (Linea alba) gleiten. Sanft nach kranial und/oder nach anterior mobilisieren. Vom Proc. xyphoideus bis zum Pubis ausführen.

Entspannungstechnik für die Fascia iliaca

Indikationen: Hüftschmerzen, Lumbalgien

Patient: in Rückenlage, beide Beine angestellt

Therapeut: stehend, seitlich auf Höhe des Beckens

Handposition: Mit einer Hand Kontakt mit der Fascia iliaca auf den beiden Mm. psoas aufnehmen. Die andere Hand liegt auf beiden Knien

Ausführung: Den Druck nach posterior auf die Fascia iliaca behalten und Schaukelbewegungen mit den Knien ausüben bis zur Entspannung beider Fascia iliaca

Induktionstechnik für die Fascia subclavia und clavipectoralis

Indikationen: Halswirbelsäulenschmerzen, Schulter-Arm-Syndrom, Störungen des Immunsystems (erste Rippe und Ganglion stellatum)

Patient: in Bauchlage, der zu behandelnde Arm hängt herab

Therapeut: stehend auf der homolateralen Seite auf Schulterhöhe

Handposition: Mit einer Hand Kontakt durch den M. pectoralis major mit der Fascia subclavia aufnehmen. Mit der anderen Hand den Oberarm greifen

Ausführung:
- *Phase 1:* Den Oberarm heben und abduzieren. Gleichzeitig mit der Hand an der Fascia subclavia nach verspanntem Faserbündeln suchen.
- *Phase 2:* Den Oberarm leicht in das Gelenk schieben und entsprechend einstellen, um die Faserbündel zu entspannen.
- *Phase 3:* In der Stellung verharren bis eine deutliche Entspannung auftritt. Der Arm fühlt sich schwer und „länger" an.

Behandlung der posterioren Faszien

Inhibition der posterioren faszialen Kette

Indikationen: Dorsalgien, Lumbalgien

Patient: in Bauchlage

Therapeut: stehend, seitlich des Patienten

Handposition: Mit den Fingerbeerenlateral bzw. medial des Erector trunci legen

Ausführung:
- Rhythmische Hakentechnik mit den Fingerbeeren von lateral nach medial für die BWS und medial nach lateral für die LWS, bis die Ränder der M. erector trunci weich und beweglich sind
- Gleitdrucktechnik über den M. erector trunci

Variante

Patient: sitzend

Therapeut: stehend vor dem Patienten

Handposition: Zwei geöffnete Fäuste machen und die ersten Fingerglieder rechts und links der Wirbelsäule auf dem M. erector trunci legen.

Ausführung: Der Patient bückt sich langsam nach vorne. Gleichzeitig gleiten die Finger des Therapeuten nach kaudal.

Behandlung der Fascia thoracolumbalis (▶ Abb. 25.18 und ▶ 25.19)

Indikationen: Leistenschmerz, der bis in den Genitalbereich ausstrahlt, Schmerzen am Schambein und pseudoviszerale Schmerzen, Schmerzen im lateralen Hüft- und Oberschenkelbereich, tiefe Lumbalgie (häufig)

Tests
Patient: in Bauchlage oder Rückenlage, je nach zu testenden Zone

Therapeut: stehend, seitlich des Patienten

Ausführung:
- Reibung am lateralen Rand des M. erector trunci auf Höhe des Querfortsatzes von L1
- Druck an die Austrittstelle der R. cutanei der spinalen Nerven von Th12-L1-L2
  - *Posteriorer Punkt:* Auf der crista iliaca 7–10 cm lateral der Mittellinie
  - *Lateraler Punkt:* Auf der Crista, in einer vertikalen Linie zum Trochanter.
- Kibler-Falte im kranialen Drittel des M. gluteus maximus, zwischen Trochanter major und Crista iliaca und in der Leistengegend

Die Tests sind positiv, wenn Schmerzen an der untersuchten Stelle entstehen

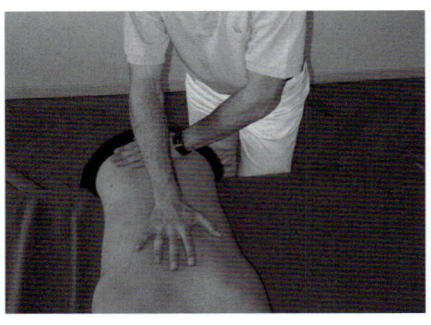

Abb. 25.18 Verschiebung der Fascia thoracolumbalis

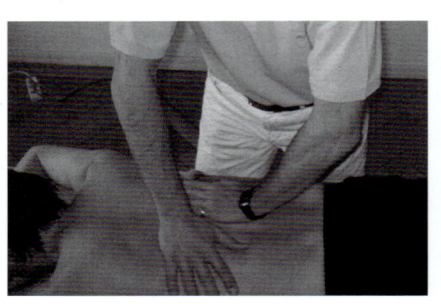

Abb. 25.19 Myofasziale Wringbewegung am thorakolumbalen Übergang

Behandlung: Verschiebung der tiefen lumbalen Faszien nach kaudal oder kranial

Indikationen: Lumbalgie, diffuse Bauchschmerzen

Patient: liegend, quer auf dem Tisch

Therapeut: stehend am Kopfende

Handposition: Eine Hand hält im thorakolumbalen Bereich (oder Scapula), während die andere Hand auf der Gesäßmuskulatur liegt.

Ausführung: Die kraniale Hand fixiert die Thorakolumbalregion während die andere Hand die Gesäßmuskulatur nach kaudal schiebt. Diese Vorspannung halten, den Patienten ausatmen und eine Apnoe ausüben lassen. Bei der nächsten Einatmung lässt die Spannung nach und die Kaudalverschiebung nimmt zu. Einige Male wiederholen, bis ein elastisches Gefühl wahrnehmbar ist.

Variante
Verschiebung nach kranial. Diesmal wird die Gesäßmuskulatur fixiert und die Thorakolumalgegend nach kranial verschoben.

Myofasziale Wringbewegung am thorakolumbalen Übergang

Indikationen: Lumbalgie, diffuse Bauchschmerzen, Beckenschmerzen

Patient: liegend auf dem Bauch, die Arme hängen seitlich

Therapeut: stehend, seitlich des Patienten

Handposition: Die Hände breitflächig auf den thorakolumbalen Übergang legen, die Daumen parallel zur Wirbelsaüle. Die Hände in entgegen gesetzte Richtungen bewegen, um die größte Vorspannung erreichen

Ausführung: Durch Translation und Verschiebung nach kraniokaudal die Vorspannung steigern. Der Patient atmet tief ein und hält die Luft solange wie möglich an. Anschließend testet der Therapeut wieder. Nach Bedarf die Technik wiederholen

Harmonisierende Technik zwischen Fascia thoracolumbalis und Grenzstrang (vertebrovegetative Kopplung) (▶ Abb. 25.20)

Indikationen: Rezidivierende Rippenblockaden, vegetative Störungen

Patient: in Bauchlage, die Arme hängen entspannt außerhalb des Tisches

Therapeut: stehend am Kopfende

Handposition: Die Handballen überkreuzt auf die mediale Seite der Anguli costae, rechts und links der Wirbelsäule legen

Ausführung: Von der 1. bis zur 10. Rippe. Der Therapeut übt rhythmisch leichte Druckbewegungen nach anterior und lateral aus, bis ein elastisches Gefühl wahrnehmbar ist. Anmerkung: Positive Beeinflussung der sympathischen Ganglionkette und deren faszialer Hülle.

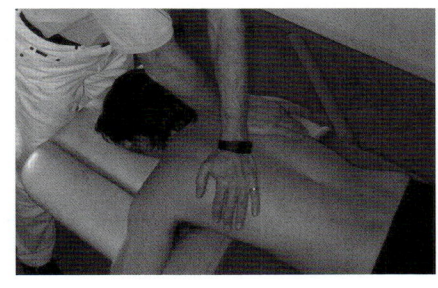

Abb. 25.20 Vertebrovegetative Kopplung

Gleitdrucktechnik an der Fascia infraspinata

Indikationen: Schulter-Arm-Syndrom, Atmungsprobleme (z.B. Asthma)

Patient: liegend, auf dem Bauch, beide Arme hängen locker vom Tisch

Therapeut: stehend, auf der homolateralen Seite

Handposition: Die Fingerbeeren auf der Fascia infraspinata legen

Ausführung: Mit den Fingerspitzen eine kräftige Gleitbewegung über die ganze Fläche ausüben, die fibrösen Knoten mit Induktion behandeln. Die Überlappungsstellen mit anderen Faszien werden besonders berücksichtigt:
- Medial: mit der Faszie der Mm. rhomboideus und trapezius
- Lateral kranial: zu der Faszie des M. deltoideus
- Kaudal: mit der Faszie der Mm. latissimus dorsi und teres major

Gleitdrucktechnik im Spatium axillaris (mediale und laterale Achsellücke)

Indikationen: Nacken-Schultersyndrom, Kompression des Nervus axillaris, Einschränkung der Schulterbeweglichkeit

Patient: in Bauchlage, beide Arme hängen locker vom Tisch

Therapeut: stehend, auf der homolateralen Seite

Handposition: Den Daumen zwischen M. teres minor und major legen

Ausführung: Mit dem Daumen eine Gleitbewegung zwischen den Mm. teres minor und major bis zum Caput longum des M. triceps brachialis ausüben. Dabei ist die Aufmerksamkeit auf beiden Achsellücken gerichtet. Anmerkung: Die laterale Achsellücke mit dem N. axillaris ist besonders gefährdet: Schwäche des M. deltoideus und oft Atrophie des M. teres minor.

Induktionstechnik an der Fascia supraspinata
Indikationen: Einschränkungen im Schultergelenk, Schmerzen bei der Rotatorenmanchette

Patient: in Bauchlage, der Arm der Dysfunktionsseite hängt herab

Therapeut: stehend, auf der homolateralen Seite auf Schulterhöhe

Handposition: Mit einer Hand nimmt er Kontakt, durch den M. trapezius mit der Fascia supraspinata auf. Mit der anderen Hand greift er den Oberarm.

Ausführung:
- *Phase 1:* Den Oberarm heben und abduzieren. Gleichzeitig mit der Hand an der Fascia supraspinata nach verspanntem Faserbündel suchen.
- *Phase 2:* Den Oberarm leicht in das Gelenk schieben und entsprechend einstellen um die Faserbündel zu entspannen.
- *Phase 3:* In der Stellung verharren bis eine deutliche Entspannung auftritt. Der Arm fühlt sich schwer und „länger" an.

Incisura-scapulae-Syndrom: Kompression des N. suprascapularis unter dem Lig. transversum scapulae (z.B. bei starker Außenrotation der Schulter) Lähmung der Mm. supra- et infraspinatus.

25.3.4 Obere Extremität

Schulter und Oberarm

Gleitdrucktechnik der Fascia brachii
Indikationen: Epicondylitis mediale und/oder laterale

Septum intermusculare brachii laterale und laterale Seite:
Patient: in Rückenlage

Therapeut: stehend, auf der homolateralen Seite

Handposition: den Unterarm des Patienten halten

Ausführung: Mit dem Daumen bzw. Fingerknöchel eine kräftige Gleitdrucktechnik vom Ellenbogen bis zum M. deltoideus ausüben. Dabei geht der Druck auf den Knochen diagonal in die Tiefe. *Anmerkung:* Durch Veränderung des Winkels Finger-Fascia brachii passt sich der Druck auf die Faszientonus an.

Das Septum dient als Muskelansatz für Fasern der Mm. triceps brachii, brachialis, brachioradialis und extensor carpi radialis longus

Septum intermusculare brachii mediale und mediale Seite:
Patient: in Rückenlage.

Therapeut: stehend, auf der homolateralen Seite

Handposition: Von kaudal den Unterarm des Patienten halten

Ausführung: Der Therapeut nimmt mit den Fingerspitzen sehr vorsichtig Kontakt mit der Verbindung zwischen Septum und Periost auf, ohne das Bindegewebslager der Nerven und Gefäße zu komprimieren. Eine Gleitdrucktechnik ausführen. Bei hypertrophierten Knoten einen inhibierenden Druck bis zur Entspannung ausüben.

Unterarm und Hand

Die Fascia brachii geht nahtlos in die Fascia antebrachii des Unterarms über.

Gleitdrucktechnik der Fascia antebrachii (fasziale Spalten)

Indikationen: Schmerzen oder Missempfindungen in der Handinnenfläche

Patient: in Rückenlage

Therapeut: stehend auf der homolateralen Seite

Handposition: Von kranial den Unterarm des Patienten halten

Ausführung: Einen Gleitdrucktechnik an der Vorder- und Rückseite des Unterarmes ausüben.

Variante

Versuchen, die Spalten zwischen den Muskeln ausfindig zu machen und präzis die Gleitdrucktechnik mit dem Daumen ausüben. Häufig belastet sind folgende Spalten:

- M. brachioradialis und M. pronator teres
- M. extensor carpi radialis longus und M. extensor carpi radialis brevis
- M. extensor carpi radialis brevis und M. extensor digitorum

Rotation der Faszien (▶ Abb. 25.21)

Indikationen: Ödeme, Karpaltunnel, Tennis-/Golferellenbogen

Patient: in Rückenlage, der homolaterale Arm senkrecht auf dem Tisch

Therapeut: stehend, auf der homolateralen Seite

Handposition: Beide Hände umfassen den Unterarm

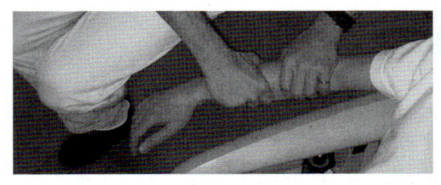

Abb. 25.21 Fascia antebrachii: Rotation der Faszien

Ausführung:
- *Phase 1:* Der Therapeut prüft die Rotation der Weichteile um die Längsachse durch eine wringende Bewegung mit beiden Händen in entgegengesetzter Richtung
- *Phase 2:* Die eingeschränkte Richtung behalten, eine Vorspannung aufbauen und in der Stellung verharren, bis sich eine deutliche Entspannung bemerkbar macht. Gleichzeitig nimmt die Amplitude zu.

Anmerkung: Funktionelle Einschränkungen findet man insbesondere in der Ellenbogengegend und an der Handwurzel

Gleitdrucktechnik am Retinaculum extensorum (Lig. carpi palmare und Aponeurosis palmaris)

Indikationen: Karpaltunnelsyndrom

Patient: in Rückenlage

Therapeut: stehend auf der homolateralen Seite

Handposition: Die Hände umfassen von ventral die Hand des Patienten, während die Daumen von dorsal Kontakt mit Ulna- und Radiusende aufnehmen

Ausführung: Mit den Daumen eine kräftige Dehnung nach proximal ausüben. Die Handinnenflächen komprimieren den Karpaltunnel und üben gleichzeitig eine Gleitdrucktechnik nach distal aus

Induktionstechnik für die Fasciae brachii und antebrachii
Patient: in Rückenlage

Therapeut: sitzend, seitlich, auf Höhe des Thorax des Patienten

Handposition: Eine Hand liegt breitflächig auf dem Oberarm, während die andere Hand sich auf dem Unterarm befindet

Ausführung: Nachdem der Therapeut die Hauptbewegungsmuster erkannt hat, (häufiges Muster: der Oberarm bewegt sich besser in Außenrotation, der Unterarm in Innenrotation) versucht er, durch Induktion eine Harmonisierung in allen Ebenen herbeizuführen.

25.3.5 Becken

Test

Voraussetzung
Die allgemeine Untersuchung hat schon eine Beckenstörung angedeutet

Fasziale „Schwimmbewegungen" des Sacrum
Patient: liegend, auf dem Bauch

Therapeut: stehend, auf Höhe des Beckens, senkrecht mit gestreckten Armen über den Patienten

Handposition: Die kaudale Hand liegt auf dem Sacrum, die kraniale Hand auf der ersten Hand

Ausführung: Einen leichten Druck durch Gewichtsverlagerung nach anterior ausüben. Wahrnehmen, welche Richtung eingeschränkt ist: entweder durch Bewertung verschiedener Bewegungsrichtungen oder Induktion wohin das Sacrum faszial angezogen wird. Folgende Strukturen können beteiligt sein:
- Perineum
- Außenrotatoren (Mm. piriformis, obturatorii etc.)
- Untere LWS
- ISG
- Kleines Becken
- Sacrum (hart): Dura mater

Fascia glutea: Faszien der pelvitrochanterischen Muskeln (▶ Abb. 25.22)
Patient: liegend auf der nicht betroffenen Seite, das obere Bein liegt angewinkelt vor dem Körper

Therapeut: steht hinter dem Patient, auf Beckenhöhe

Ausführung: Die verschieden Muskelfaszien fächerförmig durch einen Druck nach medial in der Mitte des Muskelbauches, mit dem Daumen oder Ellenbogen, testen:
- M. quadratus femoris
- M. gemellus inferior
- M. obturatorius internus in der Incisura ischiadica minor
- M. gemellus superior
- M. piriformis in der Incisura ischiadica major
- M. gluteus medius

Bewertung:
- Normalbefund: Das Gewebe ist elastisch und schmerzfrei
- Druckschmerzen deutet auf eine Dysfunktion hin

Perineum (Fossa ischiorectalis) und Zwerchfell

Patient: liegt auf dem Rücken, das homolaterale Bein ist aufgestellt

Therapeut: steht auf der homolateralen Seite, auf Beckenhöhe

Handposition: Vorsichtig eine Hand in der Fossa ischiorectalis legen, die andere Hand liegt anterolateral auf dem Oberbauch

Ausführung: Der Patient atmet tief ein und tief aus.

Bewertung:
- Normalbefund: Bei der Einatmung bewegen sich beide Diaphragmen zusammen nach kaudal, bei der Ausatmung zusammen nach kranial.
- Eine Richtungsänderung bei der Ein- oder Ausatmung deutet auf eine Dysfunktion hin

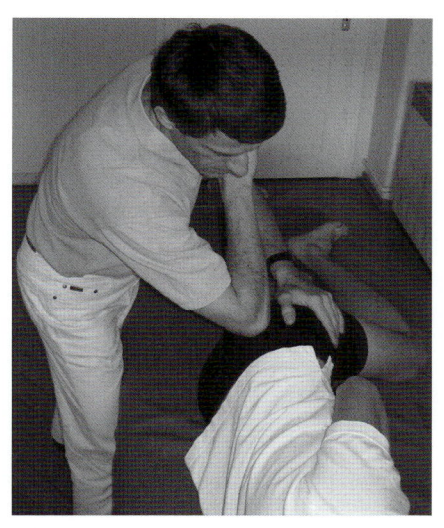

Abb. 25.22 Fascia glutea: Fächertechnik

Behandlung

Synchronisation des Perineum (Fossa ischiorectalis) und Zwerchfells

Indikationen: Ptose, Paradoxe Atmung

Patient: liegt auf dem Rücken, das Bein der betroffenen Seite aufgestellt

Therapeut: stehend, seitlich des Patienten

Handstellung: Der Therapeut nimmt vorsichtig an der Innenseite des Beckens mit dem Perineum und anterolateral auf dem Oberbauch Kontakt auf

Ausführung: Der Patient soll versuchen bis zum Perineum einzuatmen, während der Therapeut den Kontakt aufrecht erhält. Bei der Ausatmung drückt der Therapeut beide Diaphragmen nach kranial. Den Atembewegungen folgen, bis beide Diaphragmen synchron arbeiten.

Gleitdrucktechnik an der Fascia glutea (subgluteales Bindegewebelager zwischen M. gluteus maximus und tiefer Schicht)

Indikationen: Hüftschmerzen, Lumbalgien, Nervi clunei, rezidivierende ISG-Blockierungen

Ansätze der Fascia glutea

Patient: liegt auf der homolateralen Seite

Therapeut: steht hinter dem Patienten

Handposition: Daumen oder Ellenbogen auf die Außenseite der Crista iliaca legen

Ausführung: Der Therapeut übt eine Gleitdrucktechnik auf die Ansätze der Fascia glutea aus, entlang der Außenseite der Crista iliaca und der lateralen Seiten des Sacrums. In diesem Bereich befinden sich zahlreiche Tenderpunkte nach Jones oder andere reflektorische knotige Zonen. Die werden mittels Induktion oder Knet-Druck-Technik bearbeitet.

Faszienhülle der pelvitrochanterischen Muskeln
Indikationen: Hüftschmerzen, Lumbalgien, rezidivierende ISG Blockierungen

Patient: liegt auf der nicht betroffenen Seite, das obere Bein liegt angebeugt vor seinem Körper

Therapeut: steht hinter dem Patienten

Handposition: benützt den Daumen oder den Ellenbogen

Ausführung: Wo der Widerstand größer ist (s. Test Faszien der pelvitrochanterischen Muskeln) wird der Druck nach medial, mit leichten Friktionsbewegungen gehalten bis die feste Stelle verschmolzen ist:
- M. quadratus femoris
- M. gemellus inferior
- M. obturatorius internus
- M. gemellus superior
- M. piriformis
- M. gluteus medius
- M. tensor fasciae latae

Gleitdrucktechnik am Sacrum (Fasciae thoracolumbalis, glutea und lata)
Indikationen: ISG-Blockade, Hüftschmerzen, tiefe Lumbalgien

Patient: in Rückenlage. Die Füße liegen außerhalb des Tisches. Die Beine parallel zueinander.

Therapeut: steht seitlich des Patienten

Handstellung: Die Spitze des Sakrums mit einem Handballen halten. Den Os pisiformis der anderen Hand auf dem Sacrum legen

Ausführung: Eine Gleitbewegung nach kranial und lateral (mit Daumen, Handballen oder Fingerspitzen) ausüben. *Anmerkung:* Der Kontakt ist intensiv und geht bis zum Periost. Dabei werden alle härteren Stellen zum „Schmelzen" gebracht. Der Patient empfindet oft ein leichtes Brennen.

Induktionstechnik an den Foraminae infra- und suprapiriformis
Indikation: ISG-Blockade, Hüftschmerzen, tiefe Lumbalgien

Patient: in Rückenlage

Therapeut: steht seitlich des Patienten

Handstellung: Den Daumen oder den Os pisiformis auf das Foramen legen
- *Foramen suprapiriformis:* N. gluteus superior, A. und V. glutea sup. zwischen medialen und mittleren Drittel der Linie SIPS-Trochanter major
- *Foramen infrapiriformis:* N. ischiadicus, N. pudendus: zwischen den medialen und mittleren Drittel der Linie SIPS-Tuber ischiadicum

Behandlung: Induktion bis die Fascia nachgelassen hat.

Harmonisierende Technik durch die ISG an der Fascia glutea
Indikation: ISG-Blockade, Hüftschmerzen, tiefe Lumbalgien, Ptose.

Patient: liegt auf dem Bauch

Therapeut: steht auf Beckenhöhe über dem Patienten.

Handposition: Die Handwurzeln liegen auf den SIPS, die Finger nach außen gerichtet

Ausführung: Eine leichte rhythmische Pumpbewegung auf die SIPS nach kaudal, anterior und lateral ausüben, bis sich eine harmonische Federung bemerkbar macht

Entspannung der posterioren faszialen Kette (▶ Abb. 25.23)
Indikationen: Lumbalgien, verstärkte Lordose

Patient: liegt auf dem Rücken, am Rand des Tisches, der homolaterale Oberschenkel liegt auf dem kranialen Oberschenkel des Therapeuten.

Therapeut: steht auf der homolateralen Seite, mit dem Unterschenkel auf dem Tisch

Handposition: Die kraniale Hand liegt auf dem Tisch, die Finger senkrecht zu der zu behandelden Struktur. Die kaudale Hand liegt breitflächig auf dem Oberschenkel des Patienten.

Ausführung: Durch Körpergewichtsverlagerung übt der Therapeut einen Zug am Bein aus. Mit einer Hand drückt er senkrecht nach anterior auf folgende Strukturen der posterioren faszialen Kette:
- Lig. iliolumbale
- ISG am Sulcus
- Lig. sacrospinale
- Lig. sacrotuberale

Bei Dysfunktionen wird ein rhythmischer Druck durch einen Zug am Bein präzise auf Höhe der entsprechenden Struktur ausgeübt, bis die fasziale Struktur aus der Erstarrung kommt und die normale Funktion wiederhergestellt ist.

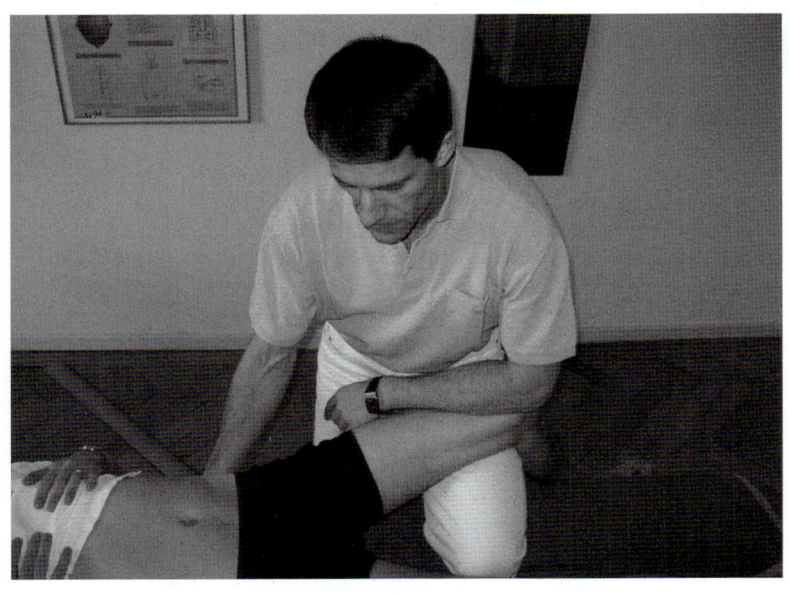

Abb. 25.23 Entspannung der posterioren faszialen Kette

25.3.6 Untere Extremität

Oberschenkel

Die Fascia lata ist posterior und lateral dicker und widerstandsfähiger als anterior und medial.

Tests

Traktion
Patient: in Rückenlage

Therapeut: stehend, am Fußende des Patienten

Handposition
- Den Fuß und Knöchel umgreifen
- Eine leichte Hüftflexion einstellen.

Ausführung:
- Einen leichten Zug in Verlängerung des Beines ausüben
- Für die anterioren Faszien den Fuß in Plantarflexion bringen
- Für die posterioren Faszien den Fuß in Dorsalextension bringen.

Bewertung: Der Therapeut nimmt das Niveau der faszialen Einschränkung wahr.

Ecoute (Listening)
Patient: in Rückenlage

Therapeut: stehend seitlich des Patienten

Handposition: Beide Hände breitflächig auf den Oberschenkel legen

Ausführung: Die Innen- und Außenrotationsbewegungen passiv wahrnehmen
Bewertung:
- Normalbefund: In dem physiologischen faszialen Muster überwiegt die Außenrotation.
- Eine Einschränkung deutet auf eine Dysfunktion hin.

Globaler Test für die untere Extremität
Patient: in Rückenlage

Therapeut: stehend, am Fußende des Patienten

Handposition: Eine Hand anterior auf den Oberschenkel legen, die andere anterolateral auf den Unterschenkel

Ausführung:
- Die Innen- und Außenrotation passiv wahrnehmen.
- Die fasziale Einschränkung feststellen.

Behandlung

Gleitdrucktechnik: Anteriore und mediale Seite (▶ Abb. 25.24)
Indikationen: Gonarthrose, Patellasyndrom, Z.n. Knie-OP, Übertraining

Patient: in Rückenlage

Therapeut: stehend, seitlich des Patienten

Handposition: Der Daumen oder die Fingerbeeren in die zu behandelnde Spalte legen

Ausführung: Mit den Fingern oder dem Daumen in die fasziale Spalte zwischen die Muskeln gleiten. Bei Knoten, Ödemen oder gespannter schmerzhafter Zone eine Kom-

bination aus direktem stärkeren Druck gegen den Widerstand und indirektes Folgen der Nebenbewegungen ausüben:
- M. rectus femoris ↔ M. vastus lateralis bis zur Spina iliaca anterior superior
- M. tensor fasciae latae ↔ M. rectus femoris ↔ M. sartorius
- M. rectus femoris ↔ M. sartorius ↔ M. vastus medialis
- M. vastus medialis ↔ M. sartorius (Septum intermusculare mediale)
- M. sartorius: mediale Seite bis zur Pes anserinus

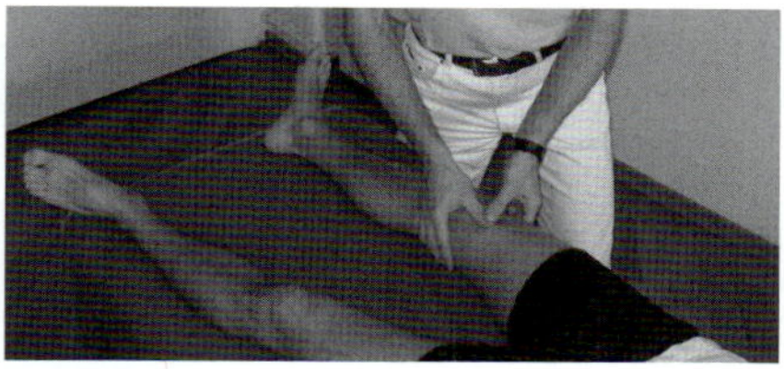

Abb. 25.24 Gleitdrucktechnik: M. rectus femoris ↔ M. sartorius

> Posteromedial des M. sartorius befindet sich die Membrana vastoadductoria. Eine handbreit kranial des Condylus femoris liegt die Austrittstelle des N. saphenus.

Gleitdrucktechnik: Posteriore und laterale Seite (Bauchlage oder Rückenlage)
Indikationen: Bei Sportarten mit ausgeprägten Flexionsstellungen (Ski, Fußball etc.), Übertraining, Schmerzen am Tuber ischiadicum

Patient: in Bauchlage, die Füße ragen über die Kante des Tisches hinaus

Therapeut: stehend, seitlich des Patienten

Handposition: Der Daumen oder die Fingerbeeren in die zu behandelnde Spalte legen

Ausführung: Mit den Fingern oder dem Daumen in die fasziale Spalte gleiten

Bei Knoten, Ödemen oder gespannter schmerzhafter Zone eine Kombination aus direktem stärkeren Druck gegen den Widerstand und indirektes Folgen der Nebenbewegungen ausüben:
- Übergang Fascia glutea und Fascia lata: kaudaler Rand des M. gluteus maximus vom Tuber ischiadicum bis zur M. vastus lateralis.
- Septum intermusculare laterale: M. vastus lateralis (intermedius) ↔ M. biceps femoris
- M. biceps femoris ↔ M. semitendinosus
- M. semitendinosus ↔ M. add. magnus und M. semimembranosus
- M. add. magnus ↔ M. gracilis
- M. semimebranosus ↔ M. gracilis

Variante zur Gleitdrucktechnik
Patient: in Rückenlage

Therapeut: stehend, seitlich des Patienten. Eine Hand liegt posterior des Oberschenkels. Die andere Hand umgreift den Unterschenkel von anterior.

Handposition: Die Finger des Therapeuten drücken senkrecht von posterior aus nach anterior in die gespannte Spalte.

Ausführung: Mit der Hand am Unterschenkel wird durch Außen- oder Innenrotationsbewegungen eine entspannte Position für die gespannte Spalte eingestellt. Die Stellung wird bis zum Release gehalten

Hakentechnik (transversale Dehnung) an der Fascia adductoria (▶ Abb. 25.25)
Indikationen: Schambeinschmerzen, Hüftschmerzen

Patient: in Rückenlage

Therapeut: stehend, seitlich des Patienten

Handposition: Ein oder mehrere Finger seitlich auf die gespannten Fasern legen

Ausführung: Eine kurze und schnelle Gleitdruckbewegung senkrecht zu der Achse der gespannten Fasern ausüben und ähnlich wie eine Gitarrensaite „anspielen" und wieder loslassen. Die Finger werden wieder an die ursprüngliche Stelle gelegt und die Technik wird solange wiederholt bis eine Erschlaffung der Struktur spürbar ist

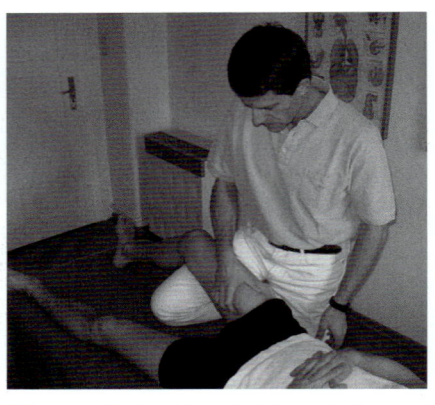

Abb. 25.25 Fascia-adductoria-Hakentechnik

Knetdrucktechnik der Fascia pectinea

Indikationen: Pubalgie, Hüftschmerzen

Patient: in Rückenlage, mit aufgestellten Beinen

Therapeut: stehend, seitlich des Patienten

Handposition: Den Daumen auf dem Ansatz des M. pectineus am Pubis legen.

Ausführung: Leichte Querfriktion am Sehnenansatz, lateral des M. adductor longus, direkt auf dem Os pubis. Anmerkung: Wirkung auch auf den anterioren Ast des N. obturatorius

Synchronisation des Fascia glutea und fascia lata durch Out-flare- und In-flare-Bewegungen

Indikationen: Stau im kleinen Becken, Ischialgie

Patient: in Rückenlage oder Lage auf der heterolateralen Seite

Therapeut: stehend, seitlich des Patienten

Handposition: Eine Hand nimmt zwischen den Mm. biceps und semitendinosus Kontakt auf. Die andere Hand liegt auf der Crista iliaca

Ausführung: Die einfachere Bewegung, In- oder Outflare, bis zum Ende begleiten und in der Stellung verharren, bis sich eine andere Bewegung abzeichnet. Dieser wird gefolgt. Die Technik ist beendet, wenn ein passiv harmonischer Wechsel zwischen In- und Outflare stattfindet

Gleitdrucktechnik an der lateralen Seite: Tractus iliotibialis (Fasern der Mm. tensor fasciae latae und gluteus maximus) (▶ Abb. 25.26)

Indikationen: Schmerzen nach Fahrradfahren, Joggen, Bergablaufen

Patient: in Seitenlage, die Dysfunktionsseite liegt oben

Therapeut: stehend, hinter dem Patienten

Handposition: Mit einer Hand oder mit der Faust am Sitzhalter (nahe am Tuber ischiadicum) halten. Die andere Hand, Fingerbeeren oder Faust unmittelbar kaudal des Trochanter major setzen.

Ausführung: Die eine Hand hält am Tuber das Punctum fixum, während die andere Hand schräg bis flächig bis zum Tuberculum von Gerdy gleitet. Bei verspannten Stellen bleibt die Hand stehen, bis der Knoten geschmolzen ist. Anmerkung: Durch Änderung des Winkels Hand-Tractus iliotibialis kann der Therapeut den Druck modulieren. Diese Technik ist selten angenehm, der Schmerz sollte sich aber in Grenzen halten

Ausgleichende Technik für das Hüftgelenk (Verteilung der Flüssigkeit, Wirkung auf die Grundsubstanz)
Patient: in Rückenlage

Therapeut: Stehen, am Fußende des Patienten

Handposition: Den Unterschenkel und Oberschenkel von posterior unmgreifen, um das ganze Bein leicht zu heben

Ausführung: Durch verschiedene Bewegungen, Innen- und Außenrotation, Abduktion und Adduktion eine spannungsfreie Stellung einstellen. Eine leichte Kompression zur Gelenkpfanne ausüben und in der Stellung verharren. Die Technik ist beendet, wenn ein Gefühl der „Beinverlängerung" sich bemerkbar macht

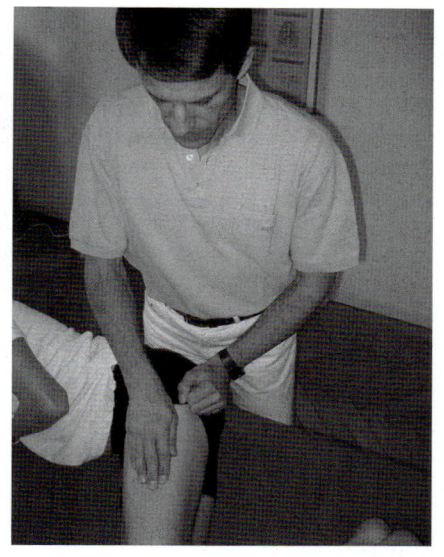

Abb. 25.26 Gleitdrucktechnik laterale Seite: Tractus iliotibialis

Knie

Test

Allgemein
Patient: in Rückenlage

Therapeut: stehend, auf Höhe des Knie des Patienten

Handposition: Das Knie von anterior umgreifen, die eine Hand auf die Tuberositas tibiae, die andere Hand auf das distale Ende des Femur. Dazwischen liegt die Kniescheibe

Ausführung: Verschiebungen nach anterior, posterior, lateral und Rotationsbewegungen ausführen.
Bewertung:
- Normalbefund: Freie Beweglichkeit in alle Richtungen
- Bewegungseinschränkungen deuten auf eine Dysfunktion hin.

Globaler Test für die untere Extremität
s. Oberschenkel (Ecoute-Test)

Behandlung

Allgemeine Technik
Indikationen: Zustand nach OP, trophische Störungen

Patient: in Rückenlage, ein Kissen unter den Knien

Therapeut: sitzend, an der Dysfunktionsseite

Handposition: Den proximalen Teil der Tibia und den distalen Teil des Femurs umgreifen

Ausführung: Progressive Kompression des Gelenkes ausüben bis Bewegungen wahrnehmbar sind. Den Bewegungen folgen bis zum Release. Testen und wenn noch Bewegungseinschränkungen bestehen, wiederholen

Stimulation der trophischen Straße (Membrana vastoadductoria)
Indikationen: Trophische Störungen im Oberschenkel und Unterschenkel, Knieschmerzen, Kompression des N. saphenus

Patient: in Rückenlage, ein Kissen unter den Knien

Therapeut: sitzend, an der Dysfunktionsseite

Handposition: Mit den Fingerbeeren einen leichten Kontakt an der Fascia pectinea am Pubis und am Tuberculum adductorium nehmen

Ausführung: Leichte Pumpbewegungen ausüben. Beide Hände auseinander nehmen, die Stellung kurz halten und loslassen. Die Technik mehrmals wiederholen bis eine spürbare Lockerung auftritt

Lösung des „Tenderpoint" am Condylus femoris medialis
Indikationen: Schmerzen oder Spannungszustände an Meniscus medialis, medialen Harmstrings, Pes anserinus, M. popliteus. Störungen an Kreuzbändern und Fibula

Patient: sitzend

Therapeut: sitzend, an der Seite der Dysfunktion

Handposition: Einen Finger auf den Tenderpoint legen. Dieser liegt am distalen Ende des Condylus femoris medialis. Das Knie 90° flektieren. Im Bereich der posterioren Seite des M. vastus medialis nach medial drücken. Die andere Hand greift den Unterschenkel.

Ausführung: Die Tibia in eine Außenrotation von ca. 40° einstellen. 90 Sek. warten und langsam in die Ausgangstellung zurückkehren. Nachtesten und bei Bedarf wiederholen

Gleitdrucktechnik an der Fascia poplitea (▶ Abb. 25.27)
Indikationen: Baker-Zyste, Schmerzen in der Kniekehle, Durchblutungsstörungen des Unterschenkels

Patient: in Rückenlage. Das homolaterale Knie ist leicht gebeugt.

Therapeut: stehend, an der Dysfunktionsseite

Handposition: Die Fingerspitzen beider Hände liegen an der lateralen und medialen Grenze der Kniekehle, medial des M. biceps femoris und M. semitendinosus

Ausführung: Der Therapeut übt eine Spreizbewegung aus und streckt gleichzeitig das Knie des Patienten. Eventuell versucht der Patient selber das Knie zu strecken, um die Wirkung auf die Fascia poplitea zu verstärken

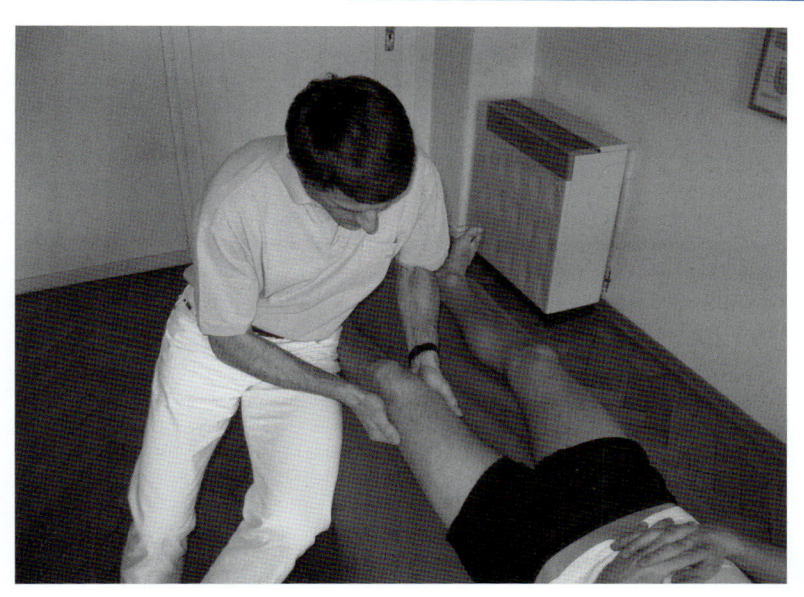

Abb. 25.27 Fascia-poplitea-Gleitdrucktechnik

Unterschenkel

Test: Fascia cruris mit Retinacula

Allgemeine Gleitbewegung

Patient: Für die anteriore Seite liegt der Patient auf dem Rücken. Für die posteriore Seite auf dem Bauch, der Fuß ragt über die Tischkante hinaus.

Therapeut: stehend, am Fußende des Patienten

Handposition: Eine Hand hält den Fuß. Die andere liegt auf dem Retinaculum mm. extensorum inferius

Ausführung: Den Fuß halten und eine Gleitbewegung von distal nach proximal ausüben

Bewertung:
- Normalbefund: Freie Gleitbewegung
- Ein gespanntes Faszienband deutet auf eine Dysfunktion hin

Spezifische Gleitbewegung in den Spalten (auch als Behandlung)
Patient: in Rückenlage

Therapeut: stehend, am Fußende des Patienten

Handposition: Die Fingerbeeren oder den Daumen in die zubehandelnde fasziale Spalte legen.

Ausführung: Mit den Fingern oder dem Daumen in die fasziale Spalte von distal nach proximal gleiten:
- Tibia ↔ M. tibialis anterior ↔ M. extensor digitorum longus
- Septum intermusculare cruris anterius: M. extensor digitorum longus ↔ M. peroneus longus

- Septum intermusculare cruris posterius: M. peroneus longus ↔ M. soleus
- M. soleus ↔ M. gastrocnemius (lateral)
- M. gastrocnemius (medial) ↔ M. soleus
- M. soleus ↔ Tibia
- Ansatzfläche der Fascia poplitea (von der Fascia des M. semimebranosus)

Bewertung:
- Normalbefund: Freie Gleitbewegung
- Ein gespanntes Faszienband oder eine ödematöse Zone deutet auf eine Dysfunktion hin.

Ecoute-Test (Listening)
Patient: in Rückenlage

Therapeut: sitzend, an der Seite der Dysfunktion

Handposition: Eine Hand am proximalen Ende der Tibia und die andere am distalen Ende auflegen

Ausführung: Die subtilen Bewegungen wahrnehmen und feststellen, ob eine Einschränkung vorliegt

Behandlung

Allgemeine Gleitdrucktechnik auf die Fascia cruris
Indikationen: Ischiasbeschwerden, Zerrungen, Kompartmentsyndrom, Wadenschmerzen

Anteriore Seite
Patient: in Rückenlage

Therapeut: stehend, am Fußende des Patienten

Handposition: Eine Hand hält den Fuß in einer leichten Plantarflexion, die andere liegt auf dem Retinaculum mm. extensorum inferius.

Ausführung: Die andere Hand fängt beim Retinaculum mm. extensorum inferius an und gleitet schräg nach proximal bis zum Tibiaplateau. Die Fixierungszonen mit einer Knetdrucktechnik bearbeiten. Anmerkung: Bei Kompartmentsyndrom ist häufig die anteriore Muskelloge betroffen, mit Kompression der A. tibialis anterior

Posteriore Seite
Patient: in Bauchlage. Der Fuß ragt über den Tischrand hinaus.

Therapeut: stehend, am Fußende des Patienten

Handposition: Den Fuß in einer leichten Dorsalextension halten. Die andere Hand an den Ansatz der Achillessehne legen

Ausführung: Während der Fuß mit einer Hand in Dorsalextension gehalten wird, gleitet die andere Hand schräg nach proximal. **Cave:** Bei venösen Problemen oder Krampfadern diese Technik nicht ausüben

Spezifische Gleitbewegung in den Spalten (wie beim Test) (▶ Abb. 25.28)
Indikationen: Kompartmentsyndrome, Soleussyndrom, Gastrocnemiussyndrom, Fasciitis plantaris

Patient: in Rückenlage. Das betroffene Knie ist aufgestellt mit dem Fuß auf der Liege.

Therapeut: sitzend, am Fuß des Patienten

Handposition: Der Daumen oder die Fingerkuppen in die zu behandelnde Spalte legen.

Ausführung: Der Therapeut gleitet mit dem Daumen oder zwei Fingerkuppen in die verschiedenen faszialen Spalten von distal nach proximal:

- Tibia ↔ M. tibialis anterior ↔ M. extensor digitorum longus
- Septum intermusculare cruris anterius: M. extensor digitorum longus ↔ M. peroneus longus
- Septum intermusculare cruris posterius: M. peroneus longus ↔ M. soleus
- M. soleus ↔ M. gastrocnemius (lateral)
- M. gastrocnemius (medial) ↔ M. soleus
- M. soleus ↔ Tibia
- Ansatzfläche der Fascia poplitea (von der Fascia des M. semimebranosus)

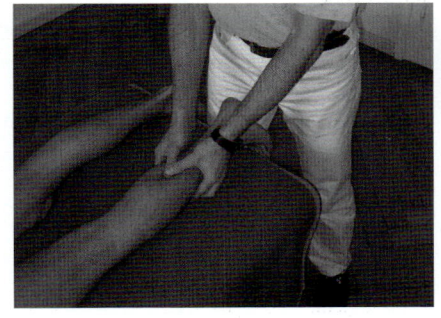

Abb. 25.28 Gleitbewegung in den Spalten: M. extensor digitorum longus ↔ M. peroneus longus

Knetdrucktechnik an der Austrittstelle des N. suralis durch die Fascia cruris (Sherpa-Punkt) (▶ Abb. 25.29)

Die Austrittstelle liegt zwischen den Köpfen des M. gastrocnemius, leicht kranial dem kaudalen Ende beider Muskelbäuche

Indikationen: Wadenkrämpfe, Durchblutungsstörungen

Patient: in Bauchlage. Die Füße ragen über den Tischrand hinaus.

Therapeut: stehend, am Fußende des Patienten

Handposition: Die Fingerkuppen auf den Punkt legen

Abb. 25.29 Sherpa-Punkt

Ausführung: Eine Knetdruck-Technik in verschiedenen Richtungen ausüben bis alle Fixierungen beseitigt sind.
Cave: Vena saphena parva. Bei starken venösen Störungen Technik nicht durchführen.

Mobilisation der Membrana interossea und des Lig. collaterale laterale

Indikationen: Fußverstauchung, Zustand nach Bänderriss, venöse Störungen

Patient: in Rückenlage, die Füße ragen über den Tischrand hinaus.

Therapeut: stehend, am Fußende des Patienten

Handposition: Mit Daumen und Zeigefinger einer Hand den Malleolus externus greifen, die andere Hand fasst den Vorfuß von medial.

Ausführung: Abwechselnd rhythmisch den Malleolus nach posterior mit dem Fuß in Dorsalextension und dann nach anterior mit dem Fuß in Plantarflexion drücken. Wiederholen, bis der Malleolus sich frei in beide Richtungen bewegt. *Anmerkungen:* Die Venae perforantes befinden sich an den Grenzen der Unterschenkelkompartimente. Diese Technik ist auch eine Pumpbewegung für den venösen Abfluss. Die Muskeln der tiefen posterioren Logen (u.a. M. tibialis posterior) werden mitbehandelt.

Fuß

Test

Fascia plantaris (Aponeurosis plantaris superficialis, Lig. plantare longum) und laterales Band

Patient: in Bauchlage mit gebeugtem Knie

Therapeut: stehend, auf der Seite der Dysfunktion

Handposition: Die Fingerkuppen an die mediale Seite, die Daumen an die laterale Seite des Lig. plantaris longum legen

Ausführung: Für das Lig. plantaris longum eine Spreizbewegung nach medial ausüben. Für das laterale Band eine Spreizbewegung nach lateral ausüben.

Bewertung:
- Normalbefund: Kein Schmerz
- Bei Dysfunktionen ist diese Spreizbewegung sehr schmerzhaft.

Pathologie: Fasciitis plantaris. Bei Senk-Spreiz-Fuss, Morton-Neuralgie: Anastomose zwischen N. plantaris lateralis und medialis (Metatarsale IV)

Tenderpoint für die Fascia plantaris

Patient: in Bauchlage, mit gebeugtem Knie

Therapeut: stehend, auf der homolateralen Seite

Handposition: Einen Finger auf den Tenderpoint legen. Dieser befindet sich an dem Tuberculum mediale des Calcaneus

Ausführung: Einen Druck auf den Punkt ausüben.

Bewertung:
- Normalbefund: Schmerzfrei
- Gewebeänderungen oder Schmerzen weisen auf eine Dysfunktion hin.

Behandlung

Gleitdrucktechnik an der Fascia plantaris und dem Lig. laterale (▶ Abb. 25.30)

Indikationen: Fasciitis plantaris, Hohlfuß, Fersensporn, Fehlstatik

Patient: in Bauchlage, das Knie ist gebeugt

Therapeut: stehend, auf der Seite der Dysfunktion

Handposition: Die Fingerkuppen an die mediale Seite, die Daumen an die laterale Seite des Lig. plantaris longum legen

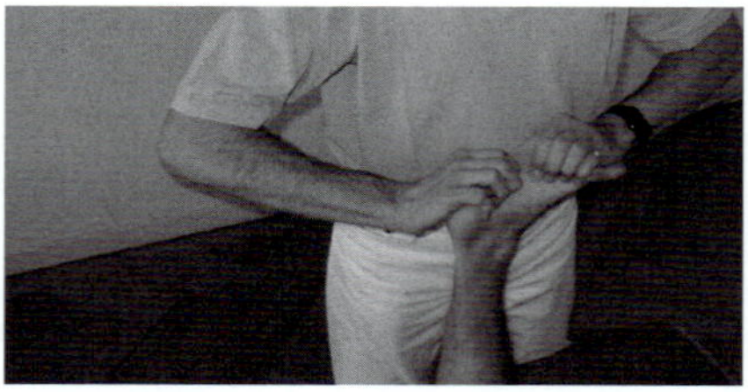

Abb. 25.30 Gleitdrucktechnik an der Fascia plantaris und dem Lig. laterale

Ausführung: Den schmerzhaften Strang durch Spreizbewegung, Knet- und Gleitdrucktechnik mobilisieren, bis die festen Stellen deutlich nachgelassen haben.

Hakentechnik an der Sehnenscheide (Vagina tendineum)

Indikationen: Verbesserung der Gleitfähigkeit der Sehnen, z.B. nach Sehnenscheidenentzündung

Patient: in Rückenlage

Therapeut: stehend, am Fußende des Patienten

Handposition: Mit dem Daumen Kontakt mit der Sehne der entsprechenden Muskeln aufnehmen: M. peronei → M. tibialis anterior → M. tibialis posterior (Tarsaltunnel)

Ausführung: Einen kurzen und schnellen Druck senkrecht zu der Achse der Sehne ausüben. Mehrmals wiederholen, bis die Empfindlichkeit der Sehne verschwunden ist

Globale Technik für die Fascia plantaris
Indikationen: Fasciitis plantaris, diffuse Fußschmerzen, Tarsaltunnelsyndrom

Patient: in Rückenlage

Therapeut: stehend, an der Dysfunktionsseite, auf Höhe des Fußes

Handposition: Jeden Knochenpartner breitflächig umgreifen
- Erste Technik: Vorfuß und Calcaneus
- Zweite Technik: Talus und Calcaneus

Ausgangsstellung: Eine leichte Kompression ausüben und den auftretenden Bewegungen folgen (Unwinding), bis zum Stillpoint. Mehreren Zyklen folgen, bis eine deutliche Entspannung spürbar wird.

Lösung des Tenderpoint der Fascia plantaris
Indikationen: Fasciitis plantaris

Patient: in Bauchlage, mit gebeugtem Knie

Therapeut: stehend, auf der homolateralen Seite

Handposition: Das Calcaneus und den Vorfuß mit beiden Händen umgreifen. Ein Finger bleibt auf dem Tenderpoint (Tuberculum mediale)

Ausführung: Ein Positionieren in den drei räumlichen Ebenen wird vorgenommen: Den Calcaneus und den Vorfuß „zusammenfalten" und eine starke Kompression zum Punkt hin ausüben.

Gleitdrucktechnik am Calcaneus (Übergang Fascia plantaris und Fascia cruris)
Indikationen: Fersensporn, Fehlstatik

Patient: in Rückenlage

Therapeut: stehend, an der Dysfunktionsseite des Patienten

Handposition: Die Daumen zuerst auf die mediale Seite des Calcaneus und anschließend auf die laterale Seite legen

Ausführung: Kräftig mit den Daumen Gleitdruck – Bewegung in alle Richtungen und Ebenen ausüben. Bei Knoten oder festen Stellen verharrt die Hand mit leichtem Druck, bis das Gewebe sich entspannt. *Anmerkung:* Bei Achillessehnenproblematik mit beiden Daumen eine Gleitdrucktechnik entlang der Sehne ausüben.

Dynamische globale Technik für die Faszien der untere Extremität
Patient: in Rückenlage

Therapeut: sitzend, auf der homolateralen Seite

Handposition: Eine Hand breitflächig auf den Unterschenkel und die andere auf den Oberschenkel legen.

Ausführung: Eine leichte Kompression ausüben und eine Harmonisierung in allen Ebenen durch Induktion ausführen (häufiges fasziales Muster: Der Unterschenkel bewegt sich besser in Außenrotation und der Oberschenkel in Innenrotation)

26 Fasziendistorsionsmodell

Georg Harrer
Therapeut auf den Fotos: Georg Harrer

26.1	**Einleitung**	**774**	
26.2	**Signalträger Bindegewebe**	**775**	
26.3	**Der Patient als Experte: Das Typaldos-Modell**	**776**	
26.4	**Die Fasziendistorsionen**	**778**	
26.4.1	Das Triggerband: Ein verdrehtes Faszienband	778	
26.4.2	Der hernierte Triggerpunkt (HTP)	780	
26.4.3	Die Continuumdistorsion	781	
26.4.4	Faltdistorsion	783	
26.4.5	Zylinderdistorsion	784	
26.4.6	Tektonische Fixation	785	
26.5	**Diagnose der Fasziendistorsionen**	**786**	
26.6	**Die allgemeine Behandlung von Fasziendistorsionen**	**789**	
26.6.1	Behandlung von Triggerbändern	789	
26.6.2	Behandlung von hernierten Triggerpunkten	791	
26.6.3	Behandlung von Continuumdistorsionen	792	
26.6.4	Behandlung von Faltdistorsionen	793	
26.6.5	Behandlung von Zylinderdistorsionen	794	
26.6.6	Behandlung von tektonischen Fixationen	795	
26.7	**Grundsätzliche Reihenfolge der Behandlung**	**796**	
26.8	**Kontraindikationen**	**796**	
26.9	**Spezielle Behandlung der Fasziendistorsion**	**797**	
26.9.1	Behandlung von Schulterbeschwerden nach dem Fasziendistorsionsmodell	797	
26.9.2	Behandlung des verstauchten Knöchels nach dem Fasziendistorsionsmodell	798	
26.10	**Abschließende Worte**	**800**	

26.1 Einleitung

Hochlagerung, Kompressionsbehandlung, Kühlung – und schließlich sechs Wochen Ruhigstellung, unter Anwendung einer Gehhilfe oder Schiene. Danach Außenschuhrand-Erhöhung für weitere vier Wochen und langsame Wiederaufnahme sportlicher Aktivität.

Das ist die bescheidene Therapieempfehlung, mit der die Schulmedizin die häufigste Sportverletzung der unteren Extremität versorgt: Supinationstraumata, von Laien „Überknöcheln" genannt.

Die Schulmedizin behandelt diese Traumata fast ausnahmslos „konservativ", so die verharmlosende offizielle Nomenklatur. Der Patient und seine „überdehnten", „eingerissenen" oder „gerissenen" Bänder werden still gelegt. Eine Diagnose, eine Therapie, eine Betrachtungsweise, über Jahrzehnte modifiziert, angepasst, aber nie grundsätzlich überdacht. Heute scheint der Eifer, mit dem Chirurgen noch vor wenigen Jahren diese Traumata operierten, fast absurd, entsprechend selten ist der Eingriff geworden. Auch die Mobilisation der Patienten erfolgt heute früher.

Doch die all dem zu Grunde liegende ärztliche Hypothese, **das Modell des verletzten Bandes**, das wieder zusammenwachsen muss, ist nie überdacht worden. Kann eine Struktur wie die Faszie, die durch Ruhigstellung ihrer eigentlichen Funktion beraubt worden ist, vom Körper physiologisch wiederhergestellt werden oder provoziert der Mediziner durch seine Behandlung nicht vielmehr die Entstehung einer Pathologie? Bei chirurgischen Eingriffen am Bewegungsapparat konnte beobachtet werden, dass eine Verlängerung der Ruhigstellung die anschließende Rehabilitation ebenfalls verlängert. Lässt sich diese Überlegung auf die Physiologie des Bandapparates übertragen – und wenn ja, wie?

Dieser Problemstellung nähert sich das Fasziendistorsionsmodell, kurz FDM – und zwar auf einem völlig anderen Weg als Schulmedizin und klassische manuelle Therapie.

Das FDM bedient sich, anders als Ärzte und Osteopathen, des wichtigsten Diagnoseinstruments, das wir besitzen – des Patienten selbst.

Fragt man eines dieser Überknöchelungsopfer nach Ort und Art seiner Beschwerden, verfolgt es mit dem Finger einige Bahnen entlang seines Außenknöchels, spricht von einem „brennenden" oder „ziehenden" Schmerz. Dazu deutet es auf mehrere Punkte, an denen es „stechende" Schmerzen verspürt, mit wenigen Ausnahmen sprechen diese Patienten von einem Gefühl der „Instabilität" im Gelenk.

Das ist die Diagnose. Die daraus folgende FDM-Therapie umfasst meistens zwei etwa 10-minütige Sitzungen. Nach der ersten ist die basale Funktion des Gelenks wieder hergestellt und damit normales Gehen möglich, nach der zweiten – nach wenigen Tagen – kann der Patient meist wieder laufen, springen und seinen Sport uneingeschränkt ausüben. Die übliche Abfolge orthopädischer Interventionen vom Eisbeutel über Ruhigstellung bis zu entzündungshemmenden Medikamenten ist daher klinisch nicht relevant.

> Das FDM sieht eine gezielte Wiederherstellung der veränderten anatomischen Strukturen durch kurze, aber meist mit intensivem Krafteinsatz verbundene manuelle Manipulation vor. Gezielte Handgriffe ermöglichen so eine rasche und vor allem dauerhafte Wiederherstellung des Patienten. Im Mittelpunkt dieser Interventionen steht die bereits erwähnte, in der Schulmedizin seit jeher vernachlässigte Gerüstsubstanz des Körpers: Das Bindegewebe.

26.2 Signalträger Bindegewebe

Das Bindegewebe ist überall im Körper präsent. Es existiert in zahlreichen Ausprägungen von der Sehne bis zum Pericard, von den elastischen Fasern der Lunge bis zu den Gelenkkapseln. Bindegewebe unterteilt, umhüllt, schützt, trennt oder verbindet andere Gewebe des Körpers und bildet so auch dessen größte Strukturen.

Die Schuldmedizin betrachtet das Bindegewebe als eine Abfolge von Einzelstrukturen. Doch die enge Verbindung all seiner Strukturen lässt eine grundsätzlich andere Betrachtung zu: Das Bindegewebe als eine Einheit, die sich in verschiedenen strukturellen, also histologischen Ausprägungen durch den gesamten Körper zieht, ein gigantisches, eng geknüpftes Netzwerk.

Besonders komplex ist die Verbindung zwischen Binde- und Muskelgewebe: Jede einzelne Muskelfaser, jedes Faserbündel, aber auch jeder Muskel in seiner Gesamtheit sind von Bindegewebe umhüllt.

Diese Verbindung hat nicht nur mechanische, sondern massive physiologische Konsequenzen. Denn obwohl man Bindegewebe gemeinhin als weitgehend stoffwechselinaktive Gerüstsubstanz mit geringer Blutversorgung betrachtet, dient es als Transportnetzwerk auch für die ihm benachbarten Gewebe. Jede strukturelle Veränderung des Bindegewebes, durch Traumata, aber auch durch krankheitsbedingte Störungen, verändert daher auch die Stoffwechsellage anderer Gewebe. Sowohl die Zufuhr von Nährstoffen als auch der Abfluss von giftigen Stoffwechselprodukten ist gestört.

Das macht das Bindegewebe auch zu einem der sensibelsten Indikatoren für jegliche Störung in allen Bereichen des Körpers. Propriozeption und Nocizeption, also Lage-, Berührungs- und Schmerzempfindung sind in ihm konzentriert.

So ist z. B. bei der Lunge bekannt, dass selbst große Defekte des Lungenparenchyms, wie sie bei Tumoren oder Tuberkulose zu beobachten sind, schmerzlos verlaufen und oft nur im Rahmen von Routineuntersuchungen eher zufällig entdeckt werden. Sobald aber die Faszie des Organs betroffen ist, in den genannten Beispielen z.B. die Pleura, kommt es sofort zu starken Schmerzen, die Patienten oft dazu bringen, die Notaufnahme aufzusuchen. Dasselbe Phänomen lässt sich am zentralen Nervensystem beobachten: Man kann wache Patienten völlig schmerzfrei am offenen Gehirn operieren, wie es in der Neurochirurgie praktiziert wird, um wichtige Gehirn-Zentren während einer Operation auf ihre Funktion überprüfen zu können. Geringste Berührungen der Dura werden jedoch als sehr schmerzhaft empfunden.

Diese seit langem bekannten Phänomene werden bei den Beschwerden im Bereich des Bewegungsapparates kaum in Erwägung gezogen.

Die Signalfunktion des Bindegewebes beschränkt sich jedoch nicht nur auf Schmerz- und Berührungsempfindung. Auch Muskelarbeit, ob sie sich nun in Bewegung oder nur in einer Veränderung der Muskelspannung ausdrückt, wird vom umgebenden Bindegewebe registriert. Durch die enge Verbindung des Bindegewebes mit dem Nervengewebe – jede Nervenfaser besteht also überwiegend aus Bindegewebe – wird diese Information so präzise weitergeleitet.

Im Gesamten betrachtet, ist im Bindegewebe ein ebenso komplexes wie präzises System zur Wahrnehmung des eigenen Körpers lokalisiert. So kann die Stellung der Körperteile zueinander, aber auch jede Störung genau lokalisiert werden. Ob es sich nun um ein mechanisches Trauma oder eine örtliche Fehlfunktion des Stoffwechsels handelt: Ein System, dessen Komplexität eine evolutionär entscheidende Bedeutung nahelegt.

26.3 Der Patient als Experte: Das Typaldos-Modell

Die Schulmedizin bedient sich also viel zu wenig des komplexesten und dichtesten Informationsnetzwerkes des Körpers, viel mehr noch, sie ignoriert es konsequent. Für den Patienten ergibt sich daher die Überzeugung, dass sein Befinden, also sein Eindruck von Schmerz, für die Diagnose eher irreleitend als zielführend ist. So werden die Ergebnisse bildgebender Verfahren wie des MRT zur Ortung der Störung eingesetzt, obwohl sie, wie im Fall der Bandscheibenprotrusion in keinem statistisch belegbaren Zusammenhang mit einer funktionellen Störung stehen.

Auch die Osteopathie sieht die Empfindung des Patienten oft nur als mittelbaren Ausdruck einer tatsächlich an einer völlig anderen Stelle des Körpers zu ortenden Störung.

Für den Patienten führt das zu einem wachsenden Gefühl der Inkompetenz. Er sieht die immer größere Kluft zwischen seinem Empfinden und der zumindest nominell objektiven Diagnose. Dadurch verliert er das Vertrauen in seine eigene körperliche Wahrnehmung.

> So stehen einander die Wahrnehmung des Patienten und die Diagnose des behandelnden Fachmanns scheinbar unvereinbar gegenüber. Einfach, weil es an einer gemeinsamen Sprache mangelt.

Genau mit dieser frustrierenden Erfahrung beginnen die Überlegungen und in Folge das Modell von Stephen Typaldos.

Stephen P. Typaldos, geboren 25.03.1957 in Kalifornien, war Osteopath und Notfallmediziner. Als er Ende der 80er-Jahre in einem texanischen Krankenhaus in der Notaufnahme tätig war, war er beruflich häufig mit Trauma und akuten Schmerzzuständen konfrontiert. Es war ein frustrierendes Erlebnis für ihn, in welch geringem Ausmaß es der Schulmedizin und auch der Osteopathie bei diesen Beschwerden möglich war, den Patienten im Setting einer Notaufnahme Erleichterung zu verschaffen. Vor allem bei Weichteiltrauma, wie z.B. Knöchelverstauchungen, unspezifischen Rückenschmerzen und Nackensteife, konnte er mit den ihm als Arzt und Osteopath zur Verfügung stehenden Mitteln kaum helfen. Diese Erkenntnis und eigene Erfahrungen mit Sportverletzungen, spornten ihn an, nach neuen Wegen zur Behandlung derartiger Beschwerdebilder zu suchen.

Die Situation wurde durch moderne bildgebende Diagnostik oft noch komplizierter, diese Verfahren führten klinisch nicht zu den erhofften besseren Ergebnissen. Also begann Typaldos, Patienten zu befragen, wo ihr Problem sei, und ließ sich die betroffenen Körperstellen zeigen. Er fragte ausführlich über die Entstehungsgeschichte und den Verlauf aus Sicht der Patienten. Er befragte die Patienten auch, was ihrer Meinung nach erforderlich wäre, um eine Erleichterung der Beschwerden zu erreichen – eine für Ärzte wie auch für Osteopathen unübliche Vorgehensweise!

Er setzte die Vorschläge der Patienten dann zu deren Verblüffung in die Tat um: Er drückte beispielsweise z.B. einer Frau mit großer Kraft auf eine ganz bestimmte Stelle am Rücken, die sie selbst nicht erreichen konnte. Anderen Patienten zog er –

26.3 Der Patient als Experte: Das Typaldos-Modell

auf deren Anweisung hin – am Arm oder an der Haut. In vielen Fällen hatte dieses Vorgehen einen größeren Effekt als alle anderen Behandlungsverfahren, denen sich die betroffenen Patienten bis dahin unterzogen hatten.

Diese Beobachtungen überraschten Dr. Typaldos außerordentlich. Weder Schulmedizin, noch Osteopathie in der Form, wie er sie auf der Hochschule gelernt hatte, kannten Diagnosen, die auf die Beschreibung der Patienten passten.

> Es drängte sich ihm also die Vermutung auf, dass es weniger an geeigneten Behandlungen mangelte, sondern vielmehr an geeigneten Diagnosen!

Seine Hypothese war, dass die Patienten über ein unterbewusstes Wissen über die Natur ihrer Beschwerden und sogar über geeignete Lösungsansätze verfügen. Sie können diese aber nicht ausreichend verbalisieren.

Er begann, die Beschreibungen der Patienten und das Verhalten, das sie währenddessen zeigten, akribisch zu erfassen und stellte dabei immer wiederkehrende nonverbale Ausdrucksformen fest. Die Art der Patienten, die Zonen ihres subjektiv empfundenen Leidens zu berühren und dem Behandler zu zeigen, beschränkte sich auf immer wieder erkennbare Gesten und Berührungen. Sie fuhren bestimmte Linien entlang, drückten für kurze Zeit auf die immer gleichen Punkte und das mit einer für jeden dieser Punkte spezifischen Intensität.

Aus ähnlichen Krankengeschichten und Krankheitsverläufen schloss Typaldos, dass die betroffenen Patienten dieselbe Diagnose hatten. Er untersuchte nach und begann, diese wiederkehrenden Muster in Worte zu fassen und mit der Anatomie in Einklang zu bringen, d.h. ein anatomisches Korrelat zu ergründen. Als einzigen gemeinsamen Nenner konnte er die Faszie, das Bindegewebe, identifizieren. Diese Erkenntnis deckte sich wiederum mit der Erfahrung, dass Schmerzen im Körper in der Regel von den Faszien der betroffenen Region ausgehen.

Typaldos postulierte daraufhin eine dreidimensionale Verformung der Faszie, die durch die jeweiligen Maßnahmen offensichtlich korrigiert werden konnte. So fand er 1991 zunächst das „Triggerband". In den nachfolgenden Monaten entdeckte und benannte er fünf weitere, völlig verschiedene, immer wiederkehrende Muster aus Körpersprache, klinischem Beschwerdebild und Anamnese. Bis 1993 konnte er sechs „Distorsionen" identifizieren, wie er diese Diagnosen nannte. Er suchte noch bis zu seinem Tod (2006) nach weiteren Distorsionen, konnte aber keine neuen Muster mehr finden.

Wir verdanken es seiner Beharrlichkeit, seiner guten Beobachtungsgabe und seinem strukturierten Denken, dass er in der Lage war, aus diesen zunächst ungeordneten Einzelbeobachtungen, das in sich schlüssige Fasziendistorsionsmodell zu entwickeln. Jede der sechs Fasziendistorsionen unterscheidet sich durch Körpersprache, Beschwerdebild, Entstehungsgeschichte und geeignete adäquate Therapie von den anderen fünf.

Im Mittelpunkt steht der Grundsatz:

Die Beschwerden des Patienten sind bereits die Diagnose. Seine Empfindung von Schmerz, Bewegungseinschränkung, Schwäche oder Instabilität ist die Basis des Fasziendistorsionsmodells (FDM).

26.4 Die Fasziendistorsionen

Die sechs Fasziendistorsionen werden in der Reihenfolge aufgelistet, in der Typaldos sie entdeckte.

26.4.1 Das Triggerband: Ein verdrehtes Faszienband (▶ Abb. 26.1)

Viele Anteile von Faszien sind bandartig, d.h. ihre Kollagenfasern sind längsgerichtet und haben wenig Querfasern, die für den Zusammenhalt der Längsfasern sorgen. Das führt zu hervorragender Zugfestigkeit und Geschmeidigkeit, bei geringst möglichem Gewicht und Einsatz von Eiweiß. Ein Beispiel dafür ist die Achillessehne. Diese bandartigen Faszien weisen jedoch gegenüber Scherkräften eine nur geringe Belastbarkeit auf.

Kommt es also zum Auftreten von Scherkräften, verlieren die Längsfasern leicht ihren Zusammenhalt. Dadurch kommt es im Band zu einer Art Längsriss. Dies hat in der Faszie eine Vielzahl von Veränderungen zur Folge: das Band wird durch den Längsriss kürzer, die beiden Ränder des Längsrisses drehen sich auf und die flache zweidimensionale Form wird zwangsläufig dreidimensional.

Da der Verlust des Zusammenhalts der Längsfasern und der Abriss der wenigen Querfasern (Crosslinks) vom Körper als Wunde interpretiert wird, kommt es zum Anlaufen der Wundheilung. Fibroblasten wandern ein und bilden neue Kollagenfasern. Fibroblasten können sich bei ihren Reparaturarbeiten nur schwer orientieren.

Zwar kann körpereigenes Gewebe durch die Oberflächenantigene identifiziert und von körperfremden Objekten unterschieden werden, was dazu führt, dass etwa eingedrungene Fremdkörper nicht einheilen. Eine funktionelle Zuordnung von Faszien ist aber mittels der Oberflächenantigene nicht möglich, da alle Zellen eines Individuums die gleichen Oberflächenmerkmale tragen.

In Bewegung zeigt sich aber der funktionelle Unterschied der einzelnen Strukturen. Durch die unterschiedliche räumliche Ausrichtung einzelner Bänder und Faszienzüge ergibt sich in Bewegung ein anderer Weg. Nur was sich gemeinsam bewegt, sollte zusammenwachsen. Geschieht das, so führt das zwangsläufig zu Bewegungseinschränkung, gestörter Propriozeption und zu neuen Scherkräften.

Die bei Verletzungen regelmäßig zur Anwendung gebrachte Ruhigstellung erscheint unter Berücksichtigung dieser Überlegungen weit weniger harmlos als allgemein angenommen. So konnte beobachtet werden dass die Rehabilitationszeiten nach chirurgischen Eingriffen indirekt proportional zur Dauer der Ruhigstellung stehen, was zu einer schrittweisen Verkürzung der postoperativen Ruhigstellungszeiten über die letzten Jahrzehnte geführt hat.

Zusammenfassend kann gesagt werden: Verbinden die Fibroblasten zwei funktionell zusammengehörige Partner so sprechen wir von Wundheilung. Verbinden sie jedoch funktionell unterschiedliche Strukturen, so sprechen wir von Adhäsion. Auf zellulärer und biochemischer Ebene besteht zwischen diesen beiden Formen der Fibroblastenprodukten kein Unterschied, er ist rein funktionell und zeigt sich erst in Bewegung.

26.4 Die Fasziendistorsionen

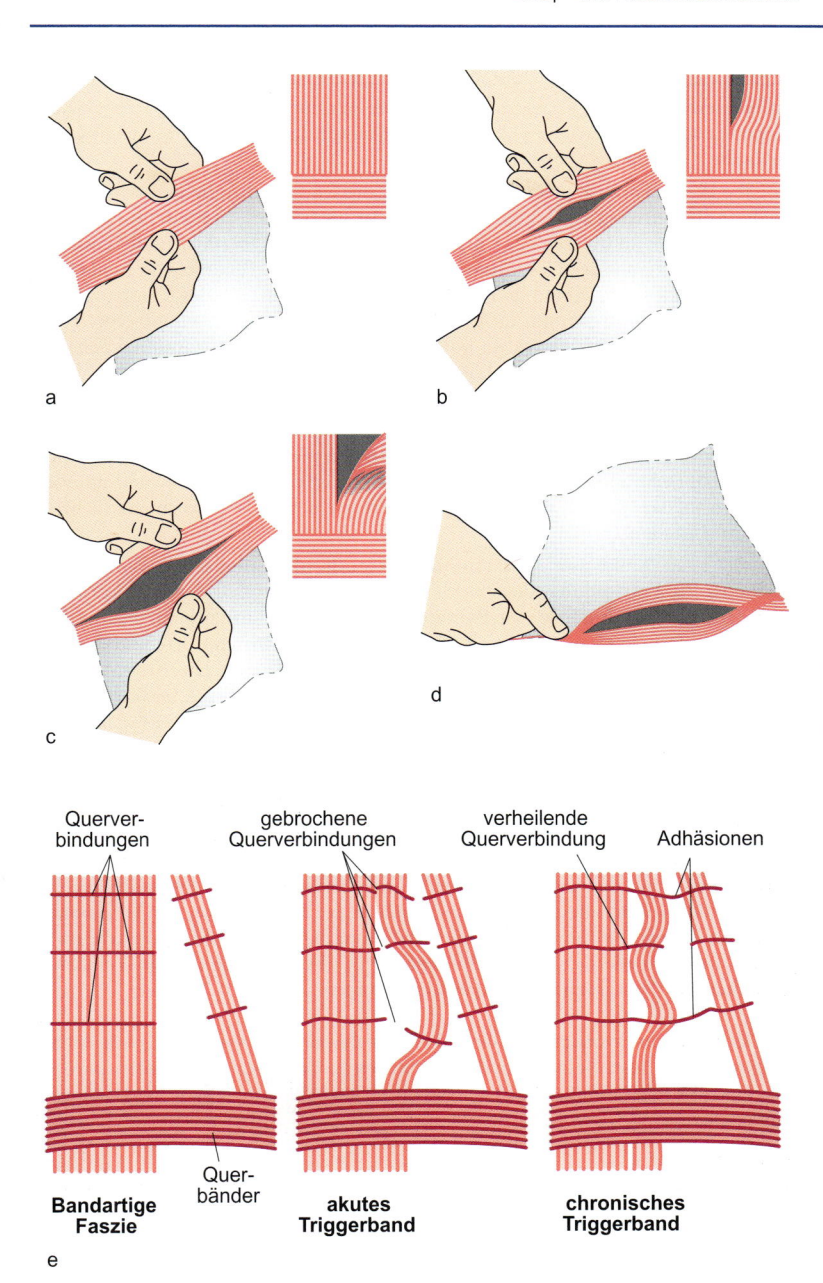

a

b

c

d

| Querverbindungen | gebrochene Querverbindungen | verheilende Querverbindung | Adhäsionen |

Bandartige Faszie — Querbänder

akutes Triggerband

chronisches Triggerband

e

Abb. 26.1 Triggerband: Das Triggerband lässt sich anschaulich mit dem Prinzip des ZipLock© darstellen.

26.4.2 Der hernierte Triggerpunkt (HTP) (▶ Abb. 26.2)

Eine weitere Aufgabe der Faszien ist es, Räume zu trennen. Alle Kompartimente des Körpers sind von Faszien ausgekleidet. Die Kollagenfasern laufen hier nicht parallel, da die Zugrichtung sehr heterogen ist.

Aufgabe dieser Faszien ist im Wesentlichen, die Räume abzudichten sowie deren Inhalt am Übertritt in benachbarte Räume oder nach außen zu hindern. In der Regel ist der Druck im Inneren des Körpers höher als an der Oberfläche, die Eingeweide und Flüssigkeiten der Hohlräume haben also eher die Tendenz von innen nach außen zu prolabieren, sobald sich eine Lücke in der Begrenzung des Kompartiments öffnet. Ausnahmen treten nur im Brustkorb und an den Sinus (bei aufrechter Haltung) auf, hier kann der Druck im inneren geringer sein und es kann (bei penetrierenden Verletzungen) sogar zum Eintritt von Luft kommen.

Tritt Gewebe aus einem Raum, dem bestehenden Druckgradienten folgend, durch eine Öffnung (Bruchpforte) in einen anderen Raum oder nach außen, so spricht man allgemein von einer Hernie. Manche dieser Hernien, wie z.B. der Leistenbruch, sind gut erforscht und es sind schon lange gute, meist chirurgische Behandlungsverfahren verfügbar, andere sind weniger gut erforscht bzw. werden meist nicht als Hernie verstanden.

Ein wichtiger Punkt zum Verständnis des pathophysiologischen Prinzips der Hernie ist die Feststellung, dass weder die Bruchpforte noch der Druckgradient noch der Bruchinhalt per se eine Pathologie darstellen. Nur das gemeinsame Auftreten einer Druckspitze mit einer temporär geöffneten Bruchpforte und dem dadurch ausgelösten Durchtritt des Bruchinhaltes durch die Bruchpforte ist ein pathologisches Ereignis. Als Beispiel kann man die Hiatushernie betrachten. Sowohl der Hiatus oesophageus als auch der Magen sind ebenso physiologisch, wie der relativ zum Thorax höhere Druck im Abdomen. Tritt aber der Magen dem Druckgradienten folgend durch den Hiatus oesophageus, so spricht man von einer Hernie.

Kommt es aufgrund o.g. Faktoren zu einer Hernie, so hält der Druckgradient die Pathologie aufrecht. Eine Heilung – was auch immer man darunter versteht – ist nicht zu erwarten, da es sich um keine Wunde handelt. Es kommt daher auch zu keinen Wundheilungsphänomenen und auch in der Regel zu keinen Adhäsionen. Allein die Reposition führt zur Wiederherstellung. Der Bruchpfortenverschluss ist an sich nicht erforderlich, da die Bruchpforte ja physiologisch ist. Ein Verschluss kann aber zur Vermeidung eines Rezidivs beitragen.

> Im Fasziendistorsionsmodell spielen Hernien am Bewegungsapparat eine große Rolle, wenngleich die Beschwerden in anderen Modellen anders interpretiert werden. Die Betrachtung als Hernie eröffnet durch die Option auf Reposition völlig neue Behandlungsoptionen.

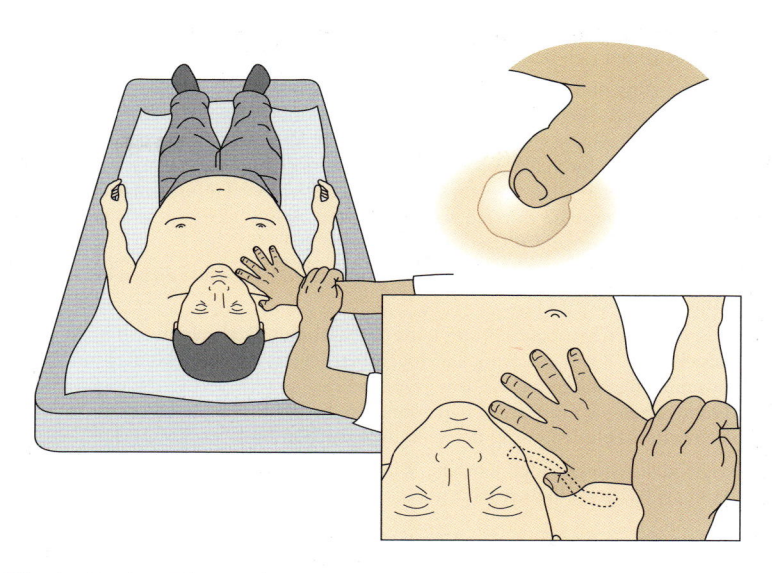

Abb. 26.2 Hernierter Triggerpunkt

26.4.3 Die Continuumdistorsion (▶ Abb. 26.3)

Für das Verständnis der Continuumdistorsion ist es zunächst erforderlich, sich grundsätzlich mit der Natur von Band und Knochen auseinander zu setzen. In der traditionellen Sichtweise wird die Stelle, an der Band und Knochen zusammenkommen als „Insertion" betrachtet. Es wird eine Verbindung zwischen zwei offensichtlich unterschiedlichen Strukturen postuliert. Diese Insertionstheorie ist sehr etabliert, bei genauer Betrachtung spricht jedoch wenig für sie.

Über den genauen Aufbau dieser außerordentlich festen Verbindung ist wenig bekannt. Es erscheint unklar, warum Insertionen niemals abreißen, also sich Band und Knochen am Übergang voneinander lösen. Wenn es hier zu Verletzungen kommt, so reißt entweder das Band in unmittelbarer Nähe zum Knochen ab oder es bricht ein Stück Knochen mit dem Band aus. Eine Ablösung des Bandes vom Knochen, sei es traumatischer Genese oder aus anderen Gründen, wird nie beobachtet. Dies ist ein Phänomen, das aus technischer Sicht verblüfft, da der Übergang zwischen zwei Werkstoffen immer die Schwachstelle darstellt.

Auch die Embryologie kann keinen Zeitpunkt definieren an dem es zur Verbindung zwischen den Bändern und den Knochen kommt. In Gewebsschnitten von Insertionen lässt sich kein definitives Ende der Kollagenfasern des Bandes zeigen.

Alle diese Überlegungen führen zur Continuumtheorie, die davon ausgeht, dass Band und Knochen dieselbe Struktur sind, die sich nur durch den Ca^{++}-Gehalt an Calcium und anderen Mineralstoffen (in der Folge steht Ca^{++} stellvertretend für diese Mineralien) unterscheidet.

> Im Fasziendistorsionsmodell betrachten wir folglich Band als demineralisierten Knochen und Knochen als kalzifiziertes Band.

Knochen und Band sind ein und dasselbe Organ (im FDM Continuum genannt) und unterscheiden sich nur durch lokale Kalziumkonzentrationen.

Eine Abgrenzung und Unterscheidung einzelner Bänder (z.B. Lig. patellae oder vorderes Kreuzband) dient demnach nur der Kommunikation, bezeichnet aber keine eigene Entität. Dasselbe gilt auch für die Knochen: Die Betrachtung der Knochen im Röntgenbild führt durch die Ausblendung der wenig röntgendichten Faszie zu einer ebenso verfremdeten Sicht wie das Studium der debridierten faszienfreien Gebeine von Toten. Erkenntnisse die sich daraus ableiten, lassen sich nur sehr bedingt auf den lebenden Organismus übertragen.

Am Beispiel der Wirbelsäule zeigt sich der Unterschied zwischen diesen beiden Theorien folgendermaßen:

In der herkömmlichen Betrachtung wird die Wirbelsäule als ein aus drei Abschnitten aufgebauter Turm aus Knochenringen betrachtet, der von Bändern und Muskeln zusammengehalten wird. Diese Hypothese ist so weit verbreitet, dass sie in ihren Grundsätzen nie hinterfragt wird, sondern die Meinungsverschiedenheiten zwischen einzelnen Schulen nur in den Details zu suchen sind.

Im Fasziendistorsionsmodell wird die Wirbelsäule, wenn überhaupt als eigene Entität, dann als Faszienschlauch mit knöchernen Verstärkungsringen gesehen.

> Nach dem Fasziendistorsionsmodell treten die Kollagenfasern der Bänder an den „Insertionen" in den Knochen ein, verlaufen durch den gesamten Knochen und treten am anderen Ende für einen kurzen Abschnitt ihres Verlaufs wieder als Band aus um gleich wieder in den nächsten Knochen einzutreten.

Dass die Kollagenbündel bei jedem ihrer Übertritte von den Anatomen einen anderen Namen bekommen erschwert dieses funktionelle Verstehen eher als dass es dadurch gefördert wird.

> Den Großteil ihrer Länge verlaufen die Bänder demnach im Knochen.

Wenn man die Biegungsstabilität von Knochen betrachtet zeigt sich die enorme Bedeutung der Bänder im Knochen, sie machen den Knochen erst zugstabil und somit biegungsstabil. Durch Mineraleinlagerung lässt sich keine Biegungsstabilität erzielen, was in der Architektur seit langem bekannt ist: Für Biegungsstabilität wird hier Stahlbeton, ein Verbundstoff aus Stahlzügen und Beton verwendet. Andere rein mineralische Baustoffe (Ziegel, Gips oder Beton) können nur für die Aufnahme von Kompression, also für Wände verwendet werden, da sie nicht zug- und somit nicht biegungsstabil sind.

Der Übergang zwischen Band und Knochen hat, so wird im Fasziendistorsionsmodell postuliert, besondere Eigenschaften. Er kann je nach Anforderung knöchern oder bandartig werden. An sich hat das Ca^{++} im Knochen die Tendenz, sich nach dem Konzentrationsgradienten aus dem Knochen heraus in Gewebe mit einer geringeren Ca^{++}-Konzentration zu bewegen. Körperliche Aktivität und Belastung der Knochen wiederum führt zu einer aktiven Einlagerung von Ca^{++} in die Knochen. Bei langer Ruhigstellung und Inaktivität lässt sich dieses Phänomen stets beobachten und fällt klinisch als Osteoporose auf.

Der früheste Indikator für diese Verlagerung von Knochenmineralien ist die Übergangszone von Band auf Knochen. Dort kommt es, so besagt das Fasziendistorsionsmodell, zu einer kleinen „Verknöcherung" bei Inaktivität und zu einer kleinen

"Verbandung" bei Bewegung, wenn die Insertionen flexibel werden müssen. Dieser Wechsel zwischen bandartiger und knöcherner Konfiguration ist physiologisch und findet beliebig oft statt. Sobald aber ein Teil einer Insertion in der bandartigen Konfiguration und ein andere Teil derselben Insertion in der knöchernen Konfiguration ist, kommt es zum Auftreten von Beschwerden und Funktionsverlust. Dann sprechen wir von der Continuumdistorsion.

> Die Continuumdistorsion ist also als Stufe am Übergang von Knochen auf Band zu verstehen.

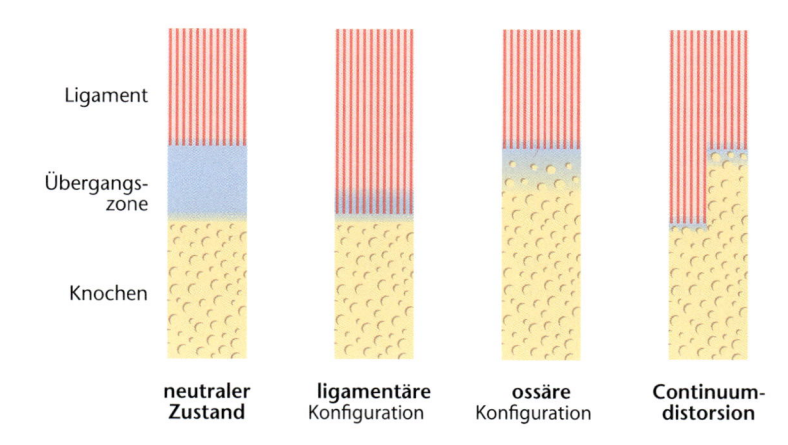

Abb. 26.3 Continuumdistorsion

26.4.4 Faltdistorsion (▶ Abb. 26.4)

Im Körper gibt es zahlreiche bewegliche Verbindungen, viele davon werden auf Grund von anatomischen Merkmalen Gelenke genannt, andere werden trotz ihrer Beweglichkeit nicht so bezeichnet. Alle beweglichen Verbindungen bestehen jedenfalls aus Faszie.

Diese beweglichen Verbindungen sind erstaunlich belastbar, auch bei oftmaliger Wiederholung der entsprechenden Bewegung. Ein Kniegelenk kann sich beispielsweise beliebig oft beugen und strecken, ohne dass es Schaden nimmt oder dieser Bewegung einen Widerstand entgegen setzt. Die Bewegung ist durch multiple Strukturen gut geführt und stabilisiert.

Im Fasziendistorsionsmodell sehen wir die Summe dieser Strukturen als Faltenbalg. Bei technischen Vorrichtungen, die wiederholt verschleissfrei gebogen werden, ohne zu knicken, kommt meist ein Faltenbalg zum Einsatz. Beispiele dafür sind etwa das Akkordeon oder Beatmungsschläuche. Das Faltenbalgmodell eröffnet völlig neue Möglichkeiten über Störungen von Gelenken nachzudenken.

Ein Faltenbalg ist sicher, so lange die Falten nicht voll entfaltet und nicht voll eingefaltet werden. In dieser Mittelstellung legen sich die Falten immer wieder in demselben Muster ein und aus, nichts ist dem Zufall überlassen.

Aus der Analogie des Faltenbalgs ergeben sich zwangsläufig zwei unterschiedliche Pathologien, die auch am Patienten nachvollzogen werden können.

Entfaltdistorsion: Sobald aber der Faltenbalg zu weit entfaltet, verliert er diese Stabilität und kann bei erneuter Einfaltung verknittern. In diesem Fall sprechen wir von Entfaltdistorsion, da die übermäßige Entfaltung ursächlich für die Störung ist. Im Zustand der Verknitterung funktioniert der Faltenbalg nur noch eingeschränkt und ist schlecht geführt. Aus dieser Analogie eröffnet sich die Möglichkeit den verknitterten Faltenbalg wieder herzustellen, indem man ihn wieder maximal entfaltet und korrekt zurückfalten lässt.

Einfaltdistorsion: Wird ein Faltenbalg maximal eingefaltet so kommt es ebenfalls zu einem Verlust der Stabilität. Zusätzliche Kompressionen können nicht mehr durch Einfalten abgefangen werden und es kommt zur Verformung der maximal eingefalteten Falten und der Balg kann sich nicht mehr korrekt entfalten. In einem solchen Fall sprechen wir von Einfaltdistorsion, da die übermäßige Einfaltung ursächlich für die Störung ist. Als Analogie kann man sich hier eine Straßenkarte vorstellen, die im geschlossenen Zustand verknittert wird. Diese Karte kann in diesem Zustand nicht entfaltet werden.

> Übermäßige Traktion am Gelenk führt zu übermäßiger Entfaltung und wir sprechen von einer Entfaltdistorsion. Übermäßige Kompression führt zur Einfaltdistorsion. Da bei diesem Vorgang die Integrität des Gewebes nicht verletzt wird, kommt es zu keinen Wundheilungsprozessen und daher auch zu keinen Adhäsionen. Die Faltdistorsion bleibt bis zur Ent-/Einfaltung bestehen.

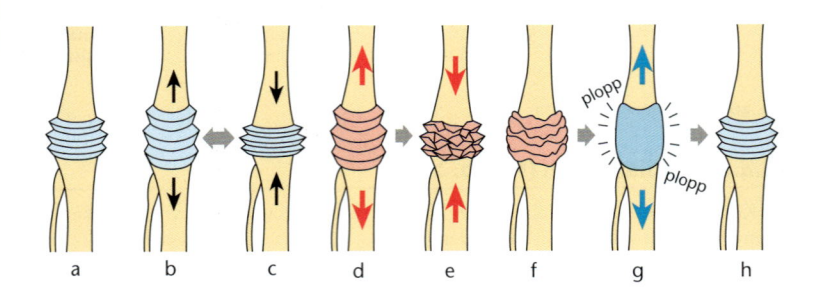

Abb. 26.4 Faltdistorsion. Physiologische Faltung (a–c): Stabilisierung des Gelenks gegen Zug- und Druckkräfte; Verstreichen der Falten bei übermäßiger Traktion (d); bei anschließender Kompression verknittert diese Faltfaszie und bleibt fortan so (e); Traktionsbehandlung (f) mit „Plopp" (g); die Faltung ist wieder hergestellt (h).

26.4.5 Zylinderdistorsion (▶ Abb. 26.5)

Die oberflächlichste Faszie des Menschen ist die Haut, im Besonderen die Lederhaut. Sie hält uns zusammen und ist in alle Richtungen ähnlich zugfest. Die Lederhaut ist im Unterschied zu anderen Erscheinungsformen der Faszie auf Grund ihrer Faserausrichtung auch bis zu einem gewissen Grad elastisch.

Im Mikroskop erscheint die Lederhaut „scherengitterartig", mit Fasern in die unterschiedlichsten Richtungen. Wenn man den mikroskopischen Bildausschnitt in alle Richtungen fortsetzt und die einzelnen Kollagenfasern verfolgt, so erkennt man ein System aus spiraligen Windungen um unseren Körper. Die Ausrichtung der Spiralen ist mannigfaltig und in Summe machen diese verwobenen Zylinder die Haut dicht und in alle Richtungen annähernd gleich fest. Für die Funktion von Lederhaut und Subcutis ist es aber unerlässlich, dass die einzelnen Windungen voneinander unabhängig gleiten können, es darf zu keinen Verhakungen oder Verklebungen zwischen den einzelnen Fasern der spiraligen Zylinder kommen. Kommt es jedoch zu Verhakungen oder Verklebungen der zylindrischen Windungen, so sprechen wir von einer Zylinderdistorsion.

Ursächlich kommen für Zylinderdistorsionen Zug an der Haut, etwa durch beengende Kleidungsstücke oder ungeschickt ausgeführte manuelle Techniken ebenso in Frage wie Adhäsionen von Triggerbändern an der darüber liegenden Faszie. Auch Erschütterungen können zur Zylinderdistorsion führen.

Die Geometrie dieser Fasziendistorsion ist sehr komplex, daher sind die Verläufe sehr unterschiedlich. Manchmal löst sich die Verhedderung der Zylinderfaszie innerhalb von Stunden, manchmal erst nach geraumer Zeit.

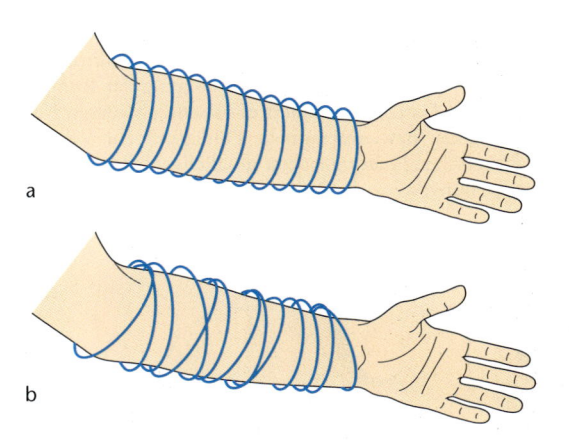

Abb. 26.5 Zylinderdistorsion

> Von allen sechs Fasziendistorsionen ist es bei der Zylinderdistorsion am schwierigsten eine Prognose zu stellen.

26.4.6 Tektonische Fixation (▶ Abb. 26.6)

Alle Gleitlager im Körper sind aus Faszie aufgebaut. Manche dieser Gleitlager sind mit speziellen anatomischen Merkmalen ausgestattet und werden daher Gelenke genannt. Diese Gelenke haben aber keineswegs das Monopol auf Beweglichkeit. Alle Gleitlager haben eine Gemeinsamkeit. Sie bestehen aus zwei zueinander passenden Gleitflächen und einem dazwischen liegenden Film aus Gleitflüssigkeit.

Die tektonische Fixation ist der Verlust der Gleitfähigkeit eines Gleitlagers.

In den Gelenken werden die Gelenksflächen aus Knorpel gebildet und die Gleitflüssigkeit ist hier die Synovialflüssigkeit. Hier im Gelenk kommt noch ein Faktor dazu. Die Gleitflüssigkeit ist gleichzeitig das Nährmedium für die Knorpelzellen und somit für die Knorpelmatrix, die von den Knorpelzellen gebildet wird. Die Produktion von Synovialflüssigkeit ist abhängig von Bewegung. Schon bei kurzer Ruhigstellung eines Gelenkes kommt es zum Sistieren der Produktion von Synovialflüssigkeit und somit zum Versteifen des Gelenkes. Sobald das Gelenk wieder bewegt wird (was anfangs mangels von Gleitflüssikeit eben nicht möglich ist) kommt es wieder zum langsamen Anlaufen der Produktion von Synovialflüssigkeit. Damit wird wieder Gleitfähigkeit erreicht und der Knorpel wird wieder ernährt.

Außerhalb von Gelenken gibt es im Körper eine Vielzahl von Gleitlagern, wie Sehnenscheiden oder das Scapulothorakalgelenk, das biomechanisch eindeutig ein Gelenk ist, aber eben nicht über die typischen Mekmale wie Knorpel oder Synovia verfügt. In diesen Gleitlagern bildet die interstitelle Flüssigkeit den Gleitfilm. Auch diese Gleitlager können die Gleitfähigkeit verlieren und steif werden.

> Zur tektonischen Fixation kommt es immer sekundär in der Folge anderer Fasziendistorsionen oder durch Ruhigstellung.

Die Wiedererlangung der Gleitfähigkeit hängt von vielen Faktoren ab, wie z.B. Alter des Patienten. Bei Kindern sind es nach Beendigung der Ruhigstellung oft nur wenige Tage, in hohem Lebensalter dauert es wesentlich länger, bis wieder ausreichend Synovialflüssigkeit bzw. interstitielle Flüssigkeit zur Verfügung steht. Die Behebung der tektonischen Fixation ist erst möglich, sobald die ursächlichen Fasziendistorsionen beziehungsweise die Ruhigstellung behoben sind.

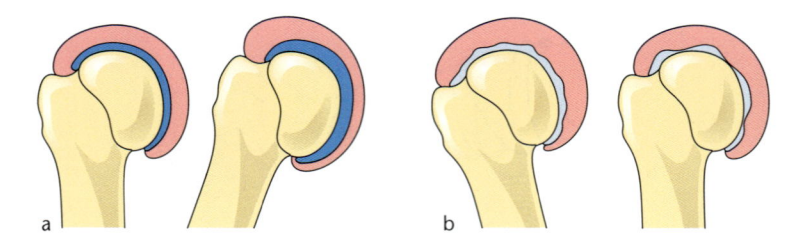

Abb. 26.6 Tektonische Fixation. Gesundes Gelenk mit ausreichend Gelenkschmierflüssigkeit und entrophem Knorpel (a). Tektonische Fixation mit Verlust der Gelenkschmierflüssigkeit, dystrophem Knorpel und mangelhafte Trennung zwischen Kapsel und Gleitflächen (b)

26.5 Diagnose der Fasziendistorsionen

Die Grundhypothese zur Diagnostik nach dem Fasziendistorsionsmodell ist, wie bereits beschrieben, die Überlegenheit der subtilen propriozeptiven und nocizeptiven Körperwahrnehmung der Patienten gegenüber jeder von außen durchgeführten Diagnostik, sei sie manuell oder apparativ.

Da jede der sechs Fasziendistorsionen in einer anderen Art von Faszie angesiedelt ist, wird sie vom Patienten anders wahrgenommen. Die Lokalisation wird ebenfalls sehr präzise wahrgenommen, sofern die Distorsion lokalisiert ist. Dem Patienten fehlen nur Begrifflichkeiten, um diese gespürte Diagnose zu kommunizieren bzw.

Lösungsmöglichkeiten, um die Distorsionen selbst zu beheben. Daher beruht die Diagnostik im FDM auf folgenden drei Säulen:
- Körpersprache
- Anamnese, Klinik, Mobilitätstests
- Palpation

Letztere dient dabei nur zur exakten Lokalisation der drei tastbaren Fasziendistorsionen Triggerband, hernierten Triggerpunkt und Continuumdistorsion, nicht aber zur qualitativen Diagnostik der Fasziendistorsionen, da diese aus den ersten beiden Säulen gestellt wird.

Triggerband

- Ein Triggerband wird vom Patienten durch Streichen mit einem oder mehreren Fingern entlang einer Linie gezeigt. Es wird dabei meist nicht der gesamte Verlauf, sondern nur ein Abschnitt des Triggerbandes gezeigt.
- Der Patient klagt über „brennende", „ziehende" Schmerzen, meist mit morgendlichem Pessimum.
- Bei einfachen Mobilitätstests zeigt sich eine schmerzhafte Bewegungseinschränkung in einer oder mehreren, aber nicht in allen Ebenen.
- Der gesamte Verlauf des Triggerbandes von einem Endpunkt bis zum anderen ist druckschmerzhaft und mit einiger Erfahrung auch palpabel (wobei letzteres den geringsten Stellenwert für die Diagnose hat).

Hernierter Triggerpunkt

- Der hernierte Triggerpunkt wird vom Patienten mit dem Druck von mehreren Fingerkuppen oder dem Daumen auf ein spezifisches meist am Rumpf gelegenes Areal gezeigt.
- Der Patient klagt über „dumpfe" „andauernde" Schmerzen in einem spezifischen Areal.
- Bei einfachen Mobilitätstests zeigt sich eine schmerzhafte Bewegungseinschränkungen aller benachbarten Gelenke.
- Die Hernie ist sehr druckschmerzhaft und dadurch gut von der Umgebung abgrenzbar, sowie mit einiger Erfahrung auch als Raumforderung palpabel (wobei letzteres den geringsten Stellenwert für die Diagnose hat).

Continuumdistorsion

- Die Continuumdistorsion wird vom Patienten durch Zeigen mit einer Fingerspitze auf einen meist gelenksnahen Punkt auf einem Knochen gezeigt.
- Der Patient klagt über punktförmigen „stechenden" Schmerz an einem Punkt am Knochen.
- Bei einfachen Mobilitätstests zeigt sich eine schmerzhafte Bewegungseinschränkungen in einer Ebene meist nur in einer Richtung.
- Die oft nur millimetergroße Continuumdistorsion ist hochgradig druckschmerzhaft und mit einiger Erfahrung auch als kleine Stufe in der Corticalis palpabel (wobei letzteres den geringsten Stellenwert für die Diagnose hat).

Faltdistorsion

- Die Faltdistorsion wird vom Patienten durch das Umgreifen beziehungsweise Halten des Gelenks mit der ganzen Hand, bei kleinen Gelenken mit den Fingern gezeigt.

- Der Patient klagt über Schmerzen „tief im Gelenk" „in der Mitte des Gelenks", sowie oft über Instabilitätsgefühl. Die Beschwerden bleiben über lange Zeit unverändert.
- Bei einfachen Mobilitätstests zeigen sich zwar die typischen Schmerzen aber keine nennenswerte Bewegungseinschränkung.
- Das schmerzhafte Gelenk ist weder druckschmerzhaft, noch bietet sich ein auffälliger Tastbefund, abgesehen von einem gelegentlich vorhandenen Gelenkserguss

Bei einer **Entfaltdistorsion** versucht der Patient zusätzlich, das Gelenk unter Traktion zu bringen und meidet Kompression bzw. Belastung.

Bei einer **Einfaltdistorsion** versucht der Patient zusätzlich, das Gelenk unter Kompression zu bringen und meidet Traktion bzw. Entlastung.

Die Körpersprache besteht zusätzlich aus dem Umgreifen und Halten des Gelenks und dem Reiben mit einem Finger entlang des Gelenkspaltes.

Zylinderdistorsion

- Die Zylinderdistorsion wird mit flächigem Streichen mit der Handfläche entlang einer Extremität oder des Rumpfes oder durch wiederholtes Kneten eines gelenkfernen Körperteiles gezeigt.
- Der Patient klagt über auffallend heftige, meist schwer reproduzierbare, flächige Schmerzen mit nächtlichem Pessimum. Die Schmerzen werden paradoxerweise als tief im Weichteil empfunden. Im Vergleich zu den anderen fünf Fasziendistorsionen ist bei der Zylinderdistorsion der Leidensdruck oft unerklärlich stark. Weiters werden Parästhesien, Hyperästhesien, Schwellungsgefühl, Tourniquetgefühl und weitere meist als „neurologisch" interpretierte Missempfindungen angegeben.
- Bei einfachen Mobilitätstests zeigen sich massive schmerzhafte Bewegungseinschränkungen, die aber oft schwer reproduzierbar sind.
- Die Zylinderdistorsion ist weder druckschmerzhaft noch palpabel.

Tektonische Fixation

- Die Körpersprache der tektonischen Fixation besteht aus forciertem Durchbewegen der betroffenen Gelenke.
- Der Patient hat keine Schmerzen. Wenn er Schmerzen hat, dann auf Grund einer der anderen fünf Fasziendistorsionen.
- Bei einfachen Mobilitätstests zeigt sich immer Bewegungseinschränkung in allen Ebenen, die aber nicht schmerzbedingt ist.
- Das Gelenk lässt sich auch passiv nicht bewegen und zeigt keinen Druckschmerz
- Die Palpation ist unauffällig.

Zusammenfassung

Dieses patientengeführte Diagnosekonzept führt zwangsläufig zu einer Neudefinition des Therapeut-Patient-Verhältnisses. Es ist nun nicht mehr der erfahrene und qualifizierte, durch multiple Ausbildung geschulte Therapeut, der auf einem für den Patienten nicht nachvollziehbaren Weg zur Diagnose kommt und daraus seinen Therapieplan ableitet. Vielmehr kommt es zu einer Kompetenzumkehr und es ist der Patient, der auf Grund eines natürlichen Vorteils, nämlich der Innervation, zum Experten wird und dem Therapeuten lediglich die Diagnose mitteilt. Dieser muss sie nur verstehen und akzeptieren, sowie die Maßnahmen setzen, die der Patient vorschlägt, aber aus verschiedenen Gründen nicht selbst suffizient durchführen kann.

Die gesprochene Sprache, die uns Menschen ja vom Tier unterscheidet, ist sehr stark vom Intellekt beeinflusst, daher sind die durch sie transportierten Informationen von multiplen Faktoren, wie medizinische Modelle, die man aus Büchern oder aus dem Internet kennt, Diagnosen anderer Ärzte oder Autoritätsgläubigkeit verfälscht.

> Allgemein kann man sagen, dass das Ausmaß medizinischer Kenntnisse beim Patienten indirekt proportional zum Informationsgehalt der Anamnese steht. Daher wird im Fasziendistorsionsmodell der Körpersprache der Patienten der bei weitem größte Stellenwert eingeräumt, da diese vom Intellekt unverfremdet, unterbewusst die Körperwahrnehmung wiedergibt.

26.6 Die allgemeine Behandlung von Fasziendistorsionen

Im Fasziendistorsionsmodell besteht eine spezifische Vorstellung der jeweiligen Pathologie auf faszialer Ebene. Ebenso konkret und hoch spezifisch muss daher die Behandlung erfolgen. Prinzipiell sind viele Ansätze zur Behandlung denkbar.

Da in der medizinischen Forschung, wie bereits eingangs festgestellt, der Metabolik der Faszie bis dato nur geringe Aufmerksamkeit gewidmet wurde, stehen auch keine Medikamente zur Verfügung, die auf der Ebene der Faszien eine derart spezifische Wirkung entfalten, als dass man sie zur Behandlung von Fasziendistorsionen einsetzen könnte.

Chirurgische Verfahren sind prinzipiell möglich, werden aber bis dato nicht im Sinne des Fasziendistorsionsmodells angewandt. Zu sehr im Vordergrund steht die Vorstellung von der Faszie als toter Strick, der nur zur passiven Übertragung der Kräfte dient. Auch ist das anatomische Modell der Aufteilung der Faszie in getrennte mit Eigennamen versehene Abschnitte in der Chirurgie dominant, das einer Umsetzung des FDM in der Chirurgie eher im Wege steht als ihr zu dienen.

Aus diesen Gründen ebenso wie aus dem Grund, dass sich dieses Buch primär an Osteopathen und andere mit manuellen Techniken Vertraute richtet, wollen wir den Schwerpunkt auf die manuellen Techniken legen, die für die einzelnen Fasziendistorsionen zur Verfügung stehen. Die vorgestellten Techniken sind hoch spezifisch und daher stets für eine bestimmte Fasziendistorsion geeignet. Allgemeine „Faszientechniken" existieren nach dem Fasziendistorsionsmodell nicht, da die Wirkung eines Handgriffes, also einer gerichteten physikalischen Kraft konkrete Folgen auf die jeweilige Faszie haben muss und diese je nach vorliegender Fasziendistorsion grundsätzlich anders sein muss.

26.6.1 Behandlung von Triggerbändern

Das Anforderungsprofil an eine manuelle Technik zur Korrektur eines Triggerbandes ist klar umrissen. **Ziel** ist
- die Annäherung der getrennten Fasern
- der Verschluss des „offenen Reißverschlusses" und
- das Lösen eventuell bestehender Adhäsionen.

Vor allem in Hinsicht auf die ersten beiden Ziele muss die Technik den gesamten Bandverlauf betreffen. Darunter verstehen wir den Abschnitt der bandartigen Faszie, innerhalb dessen es zur Öffnung des Triggerbandes kommen könnte. Die natürlichen Grenzen dieser Zonen sind die Knochen innerhalb derer sich ein Triggerband ja nur als Fraktur fortsetzen kann, sowie quere Faszienzüge, wie etwa der Lacertus fibrosus am proximalen Unterarm, der ein Weiterreissen der Triggerbänder vom Oberarm auf den Unterarm verhindert.

Bei der **Triggerbandtechnik** wird der Startpunkt des Triggerbandes mit der Daumenkuppe aufgesucht und das Triggerband unter kräftigem Druck und mit geringer Geschwindigkeit bis zum anderen Ende ausgestrichen (▶ Abb. 26.7). Essenziell ist dabei, dass die Behandlung von einem Endpunkt bis zum anderen erfolgt, nur so kommt es zu dauerhaftem Erfolg. Ein teilweiser Verschluss des Triggerbandes führt nur zu kurzzeitiger Besserung.

Wie bereits erwähnt ist der Verlauf eines konkreten Triggerbandes stets individuell und hält sich nicht an einen in Büchern beschriebenen Verlauf. Die Endpunkte des Triggerbandes sind aber stets an typischen Punkten zu finden.

In jedem Fall ist die Behandlung patientengeführt, der gesamte Verlauf des Triggerbandes ist druckschmerzhaft, was im Dialog mit dem Patienten nachvollzogen werden kann. Das Triggeband ist im Prinzip auch palpabel, im Zweifelsfall ist aber den Äußerungen des Patienten mehr Gewicht zu geben als dem stets in Bezug auf den Behandler subjektiven Palpationsbefund.

Im Gegensatz zu akuten Triggerbändern ist bei chronischen Triggerbändern (Stichwort Adhäsion, s.o.) mit dem Auftreten von Hämatomen und intensiveren Schmerzen bei der Behandlung zu rechnen. Dies sollte in das Aufklärungsgespräch einfließen.

Meist ist eine einmalige Anwendung der Triggerbandtechnik im Rahmen einer Behandlung ausreichend. Bleibt der erwartete Erfolg aus, ist es sinnvoll, die Technik in umgekehrter Richtung zu wiederholen.

Es sollten keine Gleitmittel zur Anwendung kommen, da diese zu keiner Reduktion der Schmerzen bei der Behandlung führen, aber bei der Anwendung anderer Techniken große Schwierigkeiten verursachen.

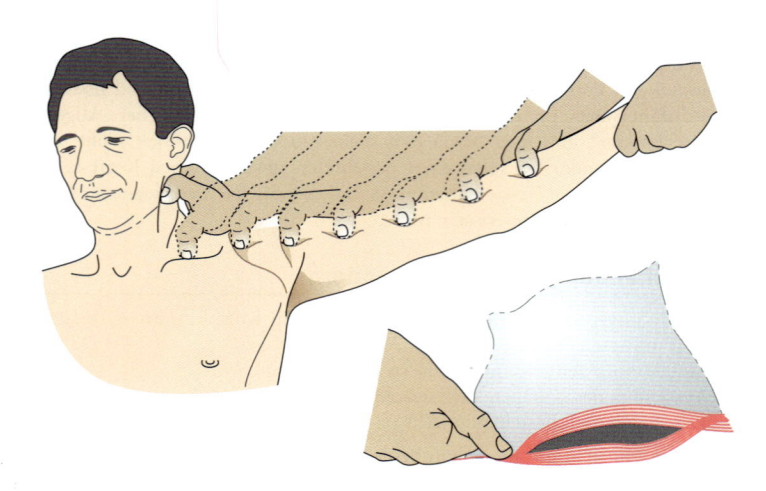

Abb. 26.7 Triggerbandtechnik am Beispiel des vorderen Arm-Triggerbandes.

26.6.2 Behandlung von hernierten Triggerpunkten (▶ Abb. 26.8)

Nach dem Fasziendistorsionsmodell sind hernierte Triggerpunkte (HTP) durch das Vorwölben von Gewebe aus einem Raum durch eine Pforte in der begrenzenden Faszie in einen anderen Raum niedrigeren Drucks gekennzeichnet. Demzufolge muss es das **Ziel** des Behandlers sein, dieses vorgewölbte Gewebe durch die Bruchpforte in den Raum zurückzuschieben, aus dem das hernierte Gewebe kommt. Dieser Vorgang verlangt Kraft und Finesse, da der Bruchinhalt dem Reponieren einen Widerstand entgegensetzt. Dies erklärt sich einerseits aus dem Umstand, dass der Bruchinhalt meist größer ist als die Bruchpforte selbst, andererseits dadurch, dass die Reposition gegen den Druckgradienten erfolgt.

Bei der **HTP-Technik** wird die Protrusion ertastet und mit der Daumenkuppe langsam, aber mit großer Kraft durch die Bruchpforte reponiert. Sobald der gesamte Bruchinhalt reponiert ist, können sich die Blätter der Faszie die die Bruchpforte ermöglicht haben, wieder verschieben, womit es zum physiologischen Verschluss der Bruchpforte kommt.

Der Erfolg der Technik ist dadurch gekennzeichnet, dass sowohl der Behandler die Protrusion nicht mehr tasten kann, der Patient schlagartig schmerzfrei wird und die durch den HTP verursachte Bewegungseinschränkung der benachbarten Gelenke nicht mehr besteht.

Es ist von Vorteil, während der HTP-Technik eine für den Patienten möglichst schmerzfreie Position zu wählen, da die Bruchpforte dann größer ist und der Reposition weniger Widerstand entgegensetzt.

Bei der Behandlung eines hernierten Triggerpunktes sind Teilerfolge möglich, sobald ein Teil des Bruchinhaltes reponiert ist. Die Behandlung kann demnach auf mehrere Behandlungsschritte aufgeteilt werden, wenngleich eine vollständige Reposition in einer Sitzung vorzuziehen ist.

Die Dauer der Beschwerden bis zum Zeitpunkt der Behandlung sind für die Behandlung und ihre Modalitäten ebenso wenig von Belang wie die Art des hernierten Gewebes.

Sofern eine Option auf eine chirurgische Versorgung des HTP besteht, ist das eine, wenn auch aufwendige, Alternative zur HTP-Technik. Nur bei häufigem Rezidiv nach jeweils erfolgreicher manueller Behandlung des HTP ist die Operation eine sinnvolle Fortsetzung der Therapie.

Abbildung 26.8 mit freundlicher Genehmigung der EFDMA (European FDM Association).

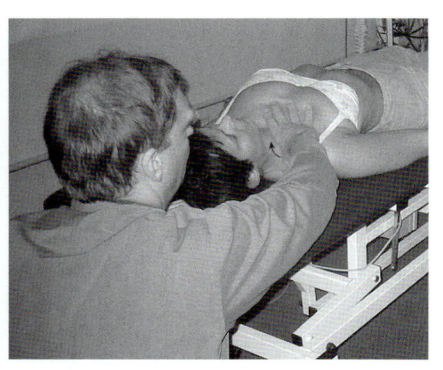

Abb. 26.8 Behandlung bei supraclaviculärem herniertem Triggerpunkt: Wichtig dabei ist, dass der Arm des Behandlers weitgehend gestreckt ist, dass 4 Finger auf dem Brustkorb abgestützt sind und dass der Druck mit dem Daumen zur Thoraxmitte gerichtet ist.

26.6.3 Behandlung von Continuumdistorsionen (▶ Abb. 26.9)

Die Continuumdistorsion (CD) ist im FDM durch eine Fehlverteilung von Calciumphosphat an der Knochen-Ligament-Grenze definiert:
- Ragt die Knochenmatrix in Form eines kleinen Stiftes in das Band, so sprechen wir von einer **evertierten** Continuumdistorsion.
- Ragt das Band in Form einer kleinen Delle in den Knochen, so bezeichnen wir das als **invertierte** Continuumdistorsion.

In Bezug auf die Symptome sind diese beiden Subtypen sehr ähnlich.

Ziel der Behandlung einer Continuumdistorsion ist die Wiederherstellung der Fähigkeit der Übergangszone, zwischen ihren beiden Zuständen (ligamentär und ossär) zu wechseln. Das Fasziendistorsionsmodell sieht vor, dass dafür die Stufe in der Insertion zumindest für einen Moment zum Verschwinden gebracht werden muss. Dafür stehen im Wesentlichen zwei Behandlungsverfahren zur Verfügung.

Einerseits kann die Distorsion mittels einer HVLA (high velocity low amplitude) **Thrust-Manipulation** aus dem Knochen gezogen werden. Die Vorteile dieser Techniken sind, dass der Ort der Continuumdistorsion nicht direkt von außen erreichbar sein muss und dass die Behandlung schmerzfrei und ohne große Anstrengung auf Seiten des Behandlers erfolgen kann. Das Prinzip dieser in der Osteopathie verbreiteten Techniken aus Sicht des FDM ist der ruckartige Zug am Ligament. Dieser wiederum führt zu einem Verschwinden der Stufe in der Übergangszone.

Andererseits kann man durch Druck den in Form eines kleinen Stiftes in das Band hinausragenden Knochen auf das Niveau der Übergangszone zurückschieben und auf diese Weise die Continuumdistorsion beseitigen.

Bei der **Continuum-Technik** wird die Continuumdistorsion mit der Daumenspitze aufgesucht und mit kräftigem Druck und Ausdauer auf das Niveau der Übergangszone geschoben. Dieser Vorgang kann einige Zeit in Anspruch nehmen. Sobald die Korrektur erfolgt ist, ist die kleine Unebenheit in der Insertion nicht mehr tastbar, kommt es zum plötzlichen Sistieren des Druckschmerz und die durch die Continuumdistorsion hervorgerufene Bewegungseinschränkung sollte nicht mehr nachweisbar sein.

Die Erfahrung zeigt, dass es bei der Behandlung der Continuumdistorsion unabhängig von der angewandten Technik zu keinen Teilerfolgen kommt. Entweder ist die Korrektur erfolgt und die Continuumdistorsion existiert nicht mehr, oder sie ist in unvermindertem Ausmaß präsent.

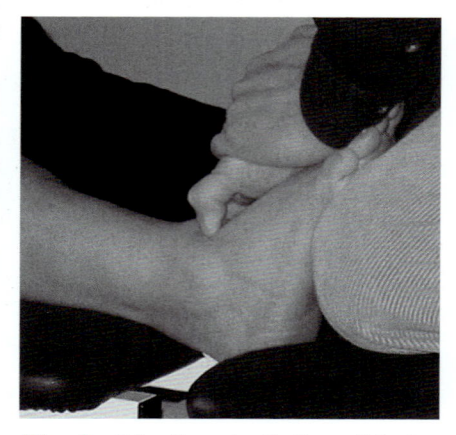

Abb. 26.9 Behandlung der Continuumdistorsion. Bei dieser Behandlung ist die Daumenstellung wichtig: Anders als beim Triggerband erfolgt der Druck mit der Daumenspitze, nicht mit der Daumenkuppe.

26.6.4 Behandlung von Faltdistorsionen (▶ Abb. 26.10)

Das **Ziel** jeder Behandlung einer Faltdistorsion ist die Wiederherstellung der physiologischen Faltung der Faltfaszie. Da bei Einfaltdistorsion und Entfaltdistorsion die auslösende Ursache genau einander entgegengesetzt ist, muss das auch für die Behandlung gelten:

- Bei der **Ent**faltdistorsion ist Traktion die Ursache und sie muss mit Traktion behandelt werden, um die Verknitterung aus der Faszie zu ziehen und somit der Faltfaszie die Möglichkeit zu geben, sich wieder in die physiologische Faltung zu legen.
- Bei der **Ein**faltdistorsion ist Kompression die Ursache und sie muss mit Kompression behandelt werden, um der Faltfaszie die Möglichkeit zu geben, sich wieder korrekt zu entfalten.

Die Behandlung aller Faltdistorsionen muss immer schmerzfrei erfolgen. Kommt es bei der Anwendung der Falttechnik zu Schmerzen, so liegt das an einer falschen Diagnose, einer ungeeigneten Behandlungsreihenfolge (s.u.) oder einer mangelhaften Technik.

- **Behandlung von Entfaltdistorsionen:** Die *Traktion* muss axial erfolgen, Zugrichtung und Gelenksstellung sollten dem Unfallmechanismus nachempfunden sein, sofern dieser bekannt ist. Sollte keine diesbezügliche Anamnese zur Verfügung stehen, so ist die Position und Zugrichtung die beste die für den Patienten die angenehmste ist. Das Gelenk wird unter Traktion gebracht, bis sich die Faltfaszie mit einem „*Plopp*" entfaltet, anschliessend lässt man die Traktion wieder nach und lässt somit die Faltfaszie wieder in die physiologische Faltung zurückkehren.
- **Behandlung von Einfaltdistorsionen:** Die *Kompression* muss axial erfolgen, Druckrichtung und Gelenksstellung sollte dem Unfallmechanismus nachempfunden sein, sofern dieser bekannt ist. Sollte keine diesbezügliche Anamnese zur Verfügung stehen so ist die Position und Druckrichtung die beste, die für den Patienten die angenehmste ist. Das Gelenk wird unter Kompression gebracht, bis sich die Faltfaszie mit einem „*Klick*" einfaltet, anschliessend lässt man die Kompression wieder nach und lässt somit die Faltfaszie wieder in die physiologische Faltung zurückkehren.

Bei der Behandlung von Faltdistorsionen sind Teilerfolge möglich. Speziell Scharniergelenke, wie etwa das Kniegelenk, zeigen oft Einfalt- und Entfaltdistorsion gleichzeitig, da varisierende oder valgisierende Kräfte in den beiden Kompartmenten zur entgegengesetzten Faltdistorsion führen. Wird eine Komponente durch eine geeignete Falttechnik behoben, so werden die Symptome deutlich geringer sein, Beschwerdefreiheit wird allerdings erst erreicht wenn beide Komponenten korrigiert wurden.

Die Dauer der Beschwerden bis zum Zeitpunkt der Behandlung ist irrelevant, die Faltdistorsion kann zu jedem Zeitpunkt mit den gleichen Maßnahmen behoben werden.

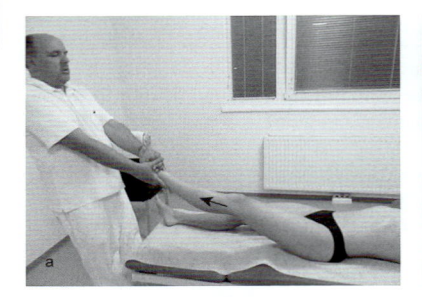

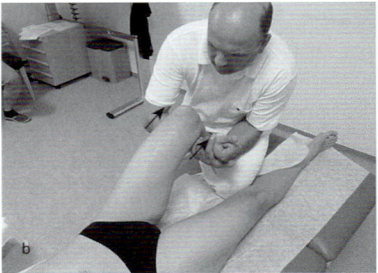

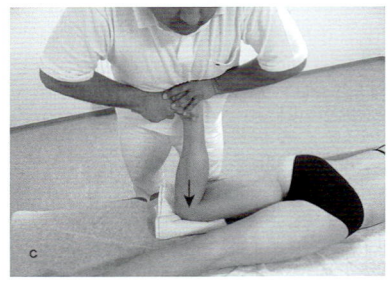

Abb. 26.10 Behandlung der Faltdistorsion. Entfalttechnik am gestreckten Knie (a), am gebeugten Knie (b); Einfalttechnik am gebeugten Knie (c).

26.6.5 Behandlung von Zylinderdistorsionen (▶ Abb. 26.11)

Bei der Zylinderdistorsion besteht aus der Sicht des FDM die Pathologie darin, dass die Fasern der zylindrisch um den Körper verlaufenden Fasern der Lederhaut und der Subcutis verhakt sind.

Die **Behandlung** beruht auf der Lösung dieser Verhakungen in der Haut. Das kann mittels manueller Techniken erfolgen oder mittels spezieller Hilfsmittel. Die Wirkung lässt sich durch gleichzeitiges Bewegen der betroffenen Region deutlich verstärken.

Das Prinzip all dieser Techniken beruht auf dem Auseinanderziehen der Kollagenfasern der Haut in geordneter Weise sowie aus Abheben der Haut von der Unterlage. Beispiele für diese speziellen Techniken sind die „Doppeldaumen Technik", die „Squeegee Technik" und „die Brennnessel Technik" (▶ Abb. 26.11)

Geeignete Hilfsmittel sind Schröpfköpfe, mit denen man die Haut von der Unterlage abziehen kann. Klammern dienen dazu, die Haut an einzelnen Punkten zu fixieren und durch Bewegen der Region die Verhakungen zu lösen. Diese Techniken erscheinen einfach und unspektakulär, umso verblüffender ist ihre Wirkung bei Zylinderdistorsionen.

Bei der Behandlung von Zylinderdistorsionen sollte man sich im Rahmen einer Behandlungssitzung auch mit Teilergebnissen zufrieden geben. Die Zylinderdistorsion ist die einzige Fasziendistorsion, die durch manuelle Techniken hervorgerufen werden kann. Somit kann durch übermäßige Zylindertherapie die zunächst gelinderte Zylinderdistorsion in der weiteren Folge massiv verstärkt werden.

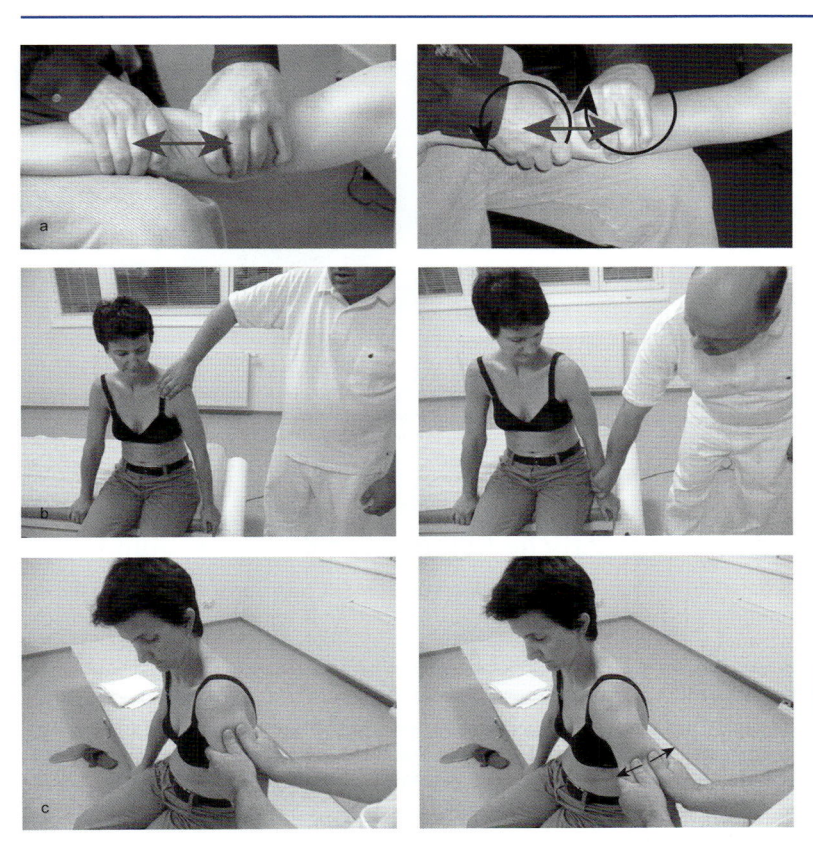

Abb. 26.11 Behandlung der Zylinderdistorsion: Brennnessel-Technik (a), Squeegee-Technik (b) und Doppel-Daumen-Technik (c).

26.6.6 Behandlung von tektonischen Fixationen (▶ Abb. 26.12)

Bei der tektonischen Fixation besteht die Pathologie aus zwei Komponenten:
- einerseits ein Verkleben der Gelenkflächen
- andererseits ein Verlust der Gelenkschmierflüssigkeit.

Wie bereits beschrieben führt ein Pathomechanismus zum anderen. Daher muss die Behandlung stets beide Komponenten berücksichtigen.

Kleine Gelenke wie die Facettengelenke der Wirbel können durch Impulstechniken wie sie in Chiropraktik, manueller Therapie oder Osteopathie verbreitet sind, mobilisiert werden. Bei größeren Gelenken besteht diese Option nicht. Hier sind forcierte Mobilisationstechniken geeignet. Die Mobilisationstechniken sollten unter Kompression des Gelenks durchgeführt werden, um die alten verfestigten Reste von Synovialflüssigkeit zu mobilisieren. Bei allen Mobilisations- und Manipulationstechniken wird primär die Gelenkbeweglichkeit wieder hergestellt beziehungsweise verbessert und somit sekundär der Umsatz an Gelenkflüssigkeit erhöht.

Anwendungen von lokaler Wärme, der Einsatz von Saug-Druck-Vorrichtungen und intraartikuläre Injektionen von künstlichen Gelenkflüssigkeiten stehen zur Verfügung, um primär die Gelenkschmierung zu verbessern und somit sekundär die Gelenkbeweglichkeit.

Voraussetzung aller tektonischer Techniken ist, dass die verursachenden Fasziendistorsionen, die zur tektonischen Fixation geführt haben, zuerst behoben werden. Nur so kann gewährleistet werden, dass die tektonischen Techniken schmerzfrei durchgeführt werden können und der Erfolg anhaltend ist.

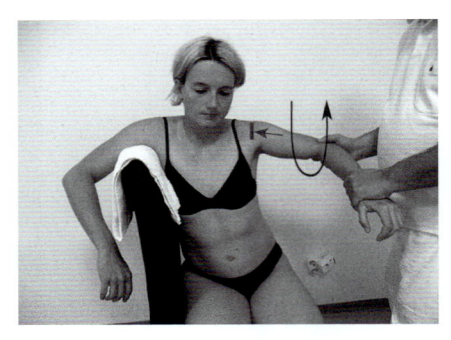

Abb. 26.12 Behandlung der tektonischen Fixation am Beispiel de langsamen Tektonischen Pumpe: Dabei wird der das Schultergelenk unter kräftige Kompression gebracht und endgradig zirkumduziert.

26.7 Grundsätzliche Reihenfolge der Behandlung

Behandlungen nach dem Fasziendistorsionsmodell sind stets individuell an die Bedürfnisse des Patienten angepasst. So ergeben sich möglicherweise unterschiedliche Behandlungsalgorithmen für dieselbe orthopädische Diagnose, da sich die Beschwerden im Fasziendistorsionsmodell bei verschiedenen Patienten aus unterschiedlichen Fasziendistorsionen zusammensetzen.

Zunächst müssen alle Triggerbänder, hernierten Triggerpunkte und Continuumdistorsionen behandelt werden. Nur so ist gewährleistet, dass Faltdistorsionen und tektonische Fixationen schmerzfrei behandelt werden können.

Zuletzt werden immer Zylinderdistorsionen behandelt, da die Behandlung aller anderen Fasziendistorsionen zwangsläufig über die Haut erfolgt und damit das gute Ergebnis der Zylinderdistorsionsbehandlung gefährdet wird.

Ein Konflikt in Bezug auf die Behandlungsreihenfolge kann durch den Umstand entstehen, dass nach erfolgter Korrektur von evertierten Continuumdistorsionen die Knochenmatrix einige Stunden benötigt, um sich zu festigen. Daher können Impulstechniken (Falttechniken, tektonische Techniken), die unmittelbar anschließend an eine Continuumtechnik durchgeführt werden, die Continuumdistorsion wieder erzeugen. Wird die Falttechnik etwa am Folgetag angewandt, so wird dieses limitierte kalkulierbare Risiko dadurch vermieden.

26.8 Kontraindikationen

Das Fasziendistorsionsmodell ist eine pathologisch-anatomische Betrachtungsweise. Gegen eine Betrachtungsweise kann es keine Kontraindikation geben. Kontraindikationen können demnach nur gegen einzelne Techniken bestehen und da müssen Vorteile gegen Risiken abgewogen werden, wodurch diese Kontraindikationen als relativ anzusehen sind.

Bei offenen Wunden, Verbrennungen und bullösen Dermatosen sind Triggerbandtechniken und einige Zylindertechniken lokal kontraindiziert. Bei oraler Antikoagulation ist bei chronischen Triggerbändern mit dem verstärkten Auftreten von Hämatomen zu rechnen, das stellt aber absolutes kein Hindernis dar, bei diesen Patienten Triggerbandtechnik anzuwenden.

Bei fortgeschrittener Osteoporose ist bei tektonischen Techniken Vorsicht geboten. Da bei Falttechniken axiale Kompression und Traktion zur Anwendung kommen ist das Frakturrisiko deutlich geringer, da es bei korrekter Durchführung zu keinen Biegungskräften kommt.

26.9 Spezielle Behandlung der Fasziendistorsion

Exemplarisch für die Behandlungen der einzelnen Körperregionen soll hier nur die Behandlung von Schulterbeschwerden und verstauchtem Knöchel nach der Typaldos-Methode beschrieben werden. Das FDM kann jedoch auch in allen Körperregionen angewandt werden.

26.9.1 Behandlung von Schulterbeschwerden nach dem Fasziendistorsionsmodell

Schulterbeschwerden – seien sie traumatisch oder ohne erinnerliches Trauma entstanden – zeigen beim Patienten stets eine unverwechselbare Körpersprache, mit der sie präsentiert werden. Auch die verbal geäußerten Beschwerden sind hoch spezifisch. Diese Informationen führen zusammen mit der klinischen Untersuchung incl. Mobilitätstests zur FDM-Diagnose.

Ursachen und Diagnose
Bewegungstests nach dem FDM umfassen Abduktion, Außenrotation, Innenrotation und gegebenenfalls horizontale Adduktion.

Es bestehen gewisse Erfahrungswerte, die durch die Körpersprache verifizierbar sind. Hauptursache der gestörten Abduktion ist der supraclaviculär **herniierte Triggerpunkt** (HTP), auch wenn er bei der Erstpräsentation nicht direkt angezeigt wird. Der dumpfe HTP-Schmerz kann im Rahmen der Erstvorstellung leicht durch andere Fasziendistorsionen in Bezug auf Schmerzhaftigkeit überlagert werden:
- Häufigste Ursache für eine gestörte Innenrotation ist das vordere und hintere Armtriggerband.
- Häufigste Ursache für gestörte horizontale Adduktion ist eine Continuumdistorsion am Processus coracoideus.

Behandlung
Die Behandlung beginnt aus o.g. Gründen stets mit der Reposition des supraclavikulären **HTP**. Anschließend folgt die Triggerbandtechnik an den gezeigten Triggerbändern, gefolgt von der Behandlung eventuell angezeigter **Continuumdistorsionen** (Coracoid, AC-Gelenk).

Ergibt sich aus der Diagnostik das Vorhandensein von **Faltdistorsionen** so werden diese nun mittels Falttechnik behandelt. Je nach Anamnese und Befund (ob Traktion oder Kompression schmerzhaft ist) kommen Entfalt- oder Einfalttechniken zur Anwendung. Es sollte abgewogen werden, ob die Faltdistorsion in derselben Sitzung behoben werden muss, da dabei ein geringes Risiko besteht, dass die bereits behobene Continuumdistorsion durch die Falttechniken wieder erzeugt werden kann.

Werden aus Anamnese und Körpersprache **Zylinderdistorsionen** festgestellt, die meist im Oberarm angesiedelt sind, werden diese nun mittels Doppeldaumen- oder Squeegee-Technik behandelt. Auch Schröpfen kommt hier mit großem Erfolg als Zylindertechnik zur Anwendung.

Sind einmal alle schmerzhaften Fasziendistorsionen behoben und zeigt sich noch eine **tektonische Fixation**, so wird diese nun zuletzt mittels tektonischer Techniken behoben. Dies ist meist nicht in der Erstbehandlung möglich. Es bedarf einiger Behandlungssitzungen bis nur noch die tektonische Fixation vorliegt und die übrigen Fasziendistorsionen nicht mehr existieren. Erst dann ist eine Behandlung einer tektonischen Fixation weitgehend schmerzfrei möglich.

> Die chronischen Schulterbeschwerden sind im Fasziendistorsionsmodell als Triggerband mit Adhäsionen definiert.

Der Faktor Zeit seit Beginn der Beschwerden spielt – wie in ▶ 26.4.1 beschrieben – eine untergeordnete Rolle. Das Behandlungsprinzip ist Adhäsiolyse mittels Triggerbandtechnik. Sobald die Adhäsionen gelöst sind, werden die Schulterbeschwerden im Sinne einer akuten Schulter behandelt und durch Beseitigung der vom Patienten angezeigten Fasziendistorsionen wieder Beschwerdefreiheit hergestellt.

26.9.2 Behandlung des verstauchten Knöchels nach dem Fasziendistorsionsmodell

Ursachen und Diagnose

Aus der Sicht des FDM unterscheiden wir nach Verletzungsmechanismus, Befund und Körpersprache drei Knöchelverstauchungen:

- **Continuumdistorsionsknöchel:**
  - *Unfallmechanismus:* Reines Supinationstrauma.
  - *Befund:* Im Rahmen der klinischen Untersuchung zeigt sich eine Schwellung am Außenknöchel.
  - *Körpersprache:* Der Patient zeigt schmerzhafte Punkte an der lateralen Fußwurzel und am Mittelfuß. Er klagt über punktförmige Schmerzen am Außenknöchel.
- **Triggerbandknöchel:**
  - *Unfallmechanismus:* Supinationstrauma plus Plantarflexion, also das Abrollen nach lateral über den Kleinzehenballen.
  - *Befund:* Im Rahmen der klinischen Untersuchung zeigt sich eine Schwellung mit Hämatom am Außenknöchel. Abhängig vom Zeitpunkt der Untersuchung kann das Hämatom unterschiedlich ausgeprägt sein, da es oft einige Stunden bis Tage braucht, um an der Oberfläche sichtbar zu werden.
  - *Körpersprache:* Der Patient streicht mit den Fingern entlang von Linien am Fußrücken, am Außenknöchel oder am Unterschenkel. Der Patient klagt über brennende, ziehende Schmerzen am Fußrücken, am Außenknöchel oder am Unterschenkel, oft auch entlang der Achillessehne.
- **Faltdistorsionsknöchel:**
  - *Unfallmechanismus:* Axiales Traktionstrauma, wie etwa bei einem Reiter, der abgeworfen wird und im Steigbügel hängen bleibt, oder aber einem axialen Kompressionstrauma wie z.B. bei einem Sprung/Sturz aus großer Höhe.

Bei Biegungstraumen kann es auch zur Einfaltung auf einer Seite und zur Entfaltung auf der gegenüberliegenden Seite des Knöchels kommen.
- *Befund:* Im Rahmen der klinischen Untersuchung zeigt sich eine bilaterale Schwellung an Außen- und Innenknöchel.
- *Körpersprache:* Der Patient umgreift mit der ganzen Hand oder beiden Händen den Knöchel. Bei Einfaltdistorsionen wird zusätzlich mit einem Finger quer entlang des Gelenksspalts gestrichen. Er klagt (sowohl bei Entfalt wie Einfalt) über Schmerzen tief im Gelenk und Instabilität.

Triggerband-, Continuum- und Faltknöchel können in den unterschiedlichen Kombinationen miteinander auftreten, werden aber immer spezifisch behandelt.

Zylinderknöchel kommen gelegentlich vor, sind aber stets Folgen der Bandagen, Tapes oder Schienen, die an der Haut ziehen und gelten daher nicht als Knöchelverstauchungen im engeren Sinn.

In Ermangelung von Kompartments und Bruchpforten gibt es keine **HTP-Knöchel**. Tektonische, also steife Knöchel findet man nach Ruhigstellungen oder langjährigen Verläufen und werden nicht als Knöchelverstauchungen bezeichnet.

Die **Tests** für den verstauchten Knöchel umfassen Stehen, Gehen, Hocke, Laufen und Springen in aufsteigender Weise. Wer also nicht stehen kann, braucht nicht auf Gehen getestet werden, wer nicht laufen kann, wird nicht im Springen getestet.

> Nahezu alle verstauchten Knöchel zeigen einen Verlust der Dorsalflexion, das führt zwangsläufig zu dem typischen Gangbild mit der ungleichen Schrittlänge.

Behandlung

Die Behandlung beginnt bei allen Knöchelverstauchungen mit Continuumtechnik an der vorderen Knöchel-Continuumdistorsion (AACD, anterior ankle continuum distortion). Diese befindet sich an der Vorderkante des Talus in unmittelbarer Nähe zum oberen Sprunggelenk. Die AACD wird oft in der Erstpräsentation vom Patienten nicht gezeigt, da andere Distorsionen schmerzhafter sind. Das Leitsymptom für das Vorhandensein einer AACD ist der Verlust der Dorsalextension. Mit der Beseitigung dieser Continuumdistorsion wird die Dorsalextension sofort wieder hergestellt und das Gangbild normalisiert sich.

Nun werden je nach Körpersprache die Triggerbänder mittels Triggerbandtechnik (besser von proximal nach distal) korrigiert. Startpunkt ist außen an der Wade auf Höhe der „Sockenlinie", Endpunkt ist auf der Seite einer Zehe. Anschließend werden weitere Continuumdistorsionen, sofern vorhanden, mittels Continuumtechnik behoben.

Klagt der Patient noch über Schmerzen im Gelenk und Instabilitätsgefühl, so wird die Faltdistorsion je nach Anamnese mittels Traktions- oder Kompressions-Impulstechnik beseitigt.

Am Ende der ersten Behandlung sollte bei allen Formen des verstauchten Knöchels normales Gehen ohne Orthesen oder Krücken möglich sein. Am Ende der zweiten Behandlung (einige Tage später) sollten Laufen und Springen auf dem betroffenen Bein schmerzfrei und stabil möglich sein. Ist all das in einer Behandlung zu erzielen, so spricht nichts dagegen, dieses Ziel zu verfolgen.

> Da durch die Behebung der Fasziendistorsionen und der damit verbundenen Propriozeptionsstörungen die Stabilität wieder hergestellt ist, ist der Knöchel sofort wieder belastbar. Anschließende Schonung, Entlastung oder gar Ruhigstellung hat im Fasziendistorsionsmodell keinerlei Stellenwert, da diese Maßnahmen auf dem Modell der „Bänderzerrung" oder des „Bänderriss" beruhen, einem Modell, das sich als Behandlungsgrundlage wenig brauchbar erwiesen hat.

Je unmittelbarer nach dem Trauma die Behandlung beginnt umso besser. Ein Zuwarten fördert nur das Entstehen von Adhäsionen, welche dann im Anschluss erst wieder mühsam und unter Schmerzen gelöst werden müssten. Das Ödem wird aus der Sicht des FDM als Faktor für die Schmerzentstehung und Bewegungseinschränkung weit überbewertet. Es wird im Rahmen der Behandlung daher ignoriert. Da der Patient unmittelbar an die Behandlung gehen kann wird das Ödem jedenfalls durch die Pumpmechanismen des aktiven Gehens rascher rückgebildet.

26.10 Abschließende Worte

Arbeiten nach dem Fasziendistorsionsmodell nach Typaldos bedeutet, alle Beschwerden auf eine oder mehrere von sechs spezifischen Verformungen des Bindegewebes (Fasziendistorsionen) zurückzuführen, diese durch die Körpersprache des Patienten, Anamnese und Mobilitätstests zu identifizieren und in der Folge in einer sinnvollen Reihenfolge rückzuformen. Anschließend existieren die Fasziendistorsionen nicht mehr. Prinzipiell sind alle Fasziendistorsionen primär als rückformbar zu betrachten.

Wie viel Zeit man auch in die Erstanamnese und die Betrachtung der Körpersprache investiert, man holt sie in jedem Fall durch die daraus resultierende gezielte effiziente Behandlung wieder auf.

Ob die Behandlung erfolgreich war, entscheidet im FDM stets der Patient. Er ist es schließlich, der wegen der Beschwerden den Behandler aufgesucht hat. Von Patient und Behandler gemeinsam können Bewegungsumfang und Kraft beurteilt werden. Ausschließlich für den Fachmann beurteilbare Befunde, wie z.B. Wirbelpositionen, komplexe Funktionstests oder Röntgenbefunde haben im FDM als Qualitäts-Kontrolle keinen Stellenwert, da ihr unmittelbarer Zusammenhang mit den Beschwerden meist nicht nachvollziehbar ist.

Durch den Umstand, dass der Patient mit seinen Angaben die Behandlung über die gesamte Behandlungsdauer führt und der Behandler nur die verschlüsselten Anweisungen des Patienten befolgt, ist die Behandlung nach dem Fasziendistorsionsmodell äußerst sicher.

27 Lymphatische Techniken

Bruno Chikly (Übersetzung: Susanne Dick)

27.1	**Geschichte der manuellen lymphatischen Techniken** 802		27.3.2	Wirkung der lymphatischen Behandlung **810**
27.2	**Das lymphatische System** 804		27.3.3	Kontraindikationen und Vorsichtsmaßnahmen im Rahmen lymphatischer Behandlungen **811**
27.2.1	Lymphsystem und Blutzirkulation **804**		27.4	**Osteopathische Behandlung des Lymphsystems (OLT)** 812
27.2.2	Körperflüssigkeit **805**			
27.2.3	Lymphsystem **805**			
27.2.4	Lymphe **806**		27.4.1	Traditionelle lymphatische Techniken in der Osteopathie **812**
27.2.5	Organisation der Lymphbahnen **807**			
27.3	**Praxis der manuellen lymphatischen Therapie (MLT)** 810		27.4.2	Osteopathische Lymphbehandlung (OLT) **815**
27.3.1	Anwendungsgebiete der lymphatischen Behandlungen **810**			

27.1 Geschichte der manuellen lymphatischen Techniken

In diesem Abschnitt wurden umfangreiche Textpassagen, die sich mit dem lymphatischen System und dessen Entstehung und Herkunft beschäftigen, aus Artikeln des Journal of American Osteopathic Association entnommen (Manual Techniques, JAOA, 2005).

Die wissenschaftliche Entdeckung des Lymphsystems ließ in der Geschichte lange auf sich warten. In der Antike wurde keine klare Trennung zwischen Lymphe und Blut vollzogen. Frühere Zivilisationen (heutiger Irak [Sumerer], Indien, China, Babylonien und Ägypten) hatten eine grundsätzliche Idee von „weißem Blut". Die Griechen beobachteten mit Sicherheit einige der Elemente des lymphatischen Systems: die milchigen Lymphgefäße, die den Chylus (Milchsaft) transportierten. Wahrscheinlich erkannten sie bei Tieren auch den Ductus thoracicus. Dennoch unterschieden sie nicht zwischen Lymphe und Blut und es bestehen nur sehr geringe Chancen, bei diesen frühen Kulturen spezifische lymphatische Techniken zu finden. Erst Gasparo Aseli aus Italien (1622) und Olof Rudbeck aus Schweden (1652–1653) – ein wahres wissenschaftliches Genie – erkannten schließlich, dass die lymphatische Zirkulation als ein in den gesamten Körper integriertes System klar vom Blutkreislauf getrennt ist. Ungefähr zur selben Zeit wurde in der Anatomie das Vorhandensein lymphatischer Gefäße entdeckt. William Harvey erläuterte die Physiologie des Blutkreislaufes (De Motu Cordis, 1628).

Die ersten „modernen" manuellen (Massage-) Techniken, entwickelt von Peter Henrik Ling in Europa, waren relativ heftige Manipulationen der Weichteilgewebe und nicht ausdrücklich des lymphatischen Systems. Genau genommen waren einige der heftigen Drucktechniken bei ödematösen Zuständen wahrscheinlich sogar unangebracht.

1874 verkündete Andrew Taylor Still (1828–1917), allopathischer Arzt und Chirurg im Bürgerkrieg, die Geburtsstunde der Osteopathie in Nordamerika. Ausgestattet mit einem profunden Wissen in Anatomie und Physiologie unterstützte sein medizinisches Verfahren natürliche Prozesse durch Anpassen oder Korrektur von Störungen, die die harmonischen Abläufe der Natur behinderten.

Obgleich A.T Still in seinen Schriften nur sehr wenig Techniken beschrieben hat, so hat er in dieser wissenschaftlichen Ära jedoch wahrscheinlich die erste spezifische Behandlung mit ausgefeilten, spezifischen Techniken für das lymphatische System entwickelt.

„We are admonished in all our treatment not to wound the lymphatics…Thus it behooves us to handle them with wisdom and tenderness…your patient had better save his life and money by passing you by as a failure, until you are by knowledge qualified to deal with the lymphatics."

Still AT, Philosophy of Osteopathy, Kirksville, MO, 1899, S. 105

„Anything that is retained in the lymphatics longer than necessary, results in fermentation, fever, sickness and death."

ebd. S. 261–262

Und er sprach dem lymphatischen System eine sehr hohe Stellung in der Körperhierarchie zu:

„…the lymphatics are almost the soul requisite of the body…" ebd. S. 109

Man findet in der osteopathischen Literatur allerdings nur sehr selten Beschreibungen von Stills lymphatischen Techniken. Die einzigen frühen Beispiele bringen A.T. Elmer Barber, D.O., 1898 in seinem Buch „Osteopathy Complete" und Earl C. Miller, D.O, in den 1920ern.

Wie wir wissen, schrieb A.T. Barber, D.O., einer von Stills ersten Studenten, „Osteopathy Complete" 1898. Es war das erste Buch über Osteopathie mit einer der ersten veröffentlichten Beschreibungen von konkreten manuellen lymphatischen Techniken.

In den 1920ern stimmte Earl C. Miller, D.O. (1887–1969) mit A.T. Still darin überein, dass „der Lymphe und ihrer Funktion zu wenig Aufmerksamkeit geschenkt wird" (Miller 1920) und dass „die reguläre Zirkulation von Körperflüssigkeiten für eine normale Aktivität der Körperfunktionen, sowie für die Gesundheit und das Wohlbefinden einer Person" absolut essenziell ist (Miller 1926). Miller entwickelte einige der als „die lymphatische Pumpe" bezeichneten Techniken (▶ Abb. 27.1).

Diese lymphatischen Pumptechniken wurden angewandt und erweitert. Heute beinhalten sie Pumptechniken für Abdomen und Becken, für Milz und Leber, die Fußpumpe, die pektorale Traktion und die jüngst entwickelten Pumptechniken für Ohren, Augen und für die medulläre oder spinale Fluida etc. Zahlreiche wissenschaftliche Studien wurden unter Verwendung dieser Techniken durchgeführt.

Interessanterweise war William Garner Sutherland kein Befürworter dieser lymphatischen Pumpen nach Miller: Er fand sie zu zeitaufwändig und nicht ausreichend spezifisch.

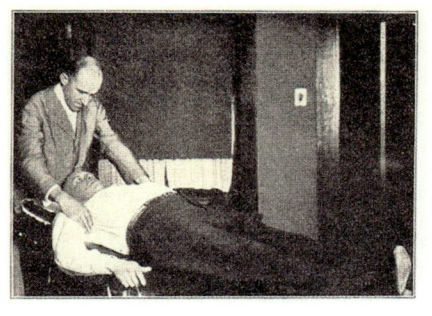

Abb. 27.1 Miller während einer Behandlung (aus: Miller 1923). Mit freundlicher Genehmigung des Still National Osteopathic Museum und des National Center for Osteopathic History, Kirksville, MO.

1949–1950 beschreibt er in späteren Gesprächen eine spezifische lymphatische Technik:

„Now let us talk about the application of the science of osteopathy in securing regulation of the normal flow of the lymph stream…during the application, fingers of one hand establish a contact over lymph nodes while a transmitted vibration is initiated through the other hand, which is placed on top of it. A quiet pause-rest should occur between applications. The first application is to the upper left thorax near the axilla. The second is done with a lift to the area above the receptaculum chyli. The third is at the great omentum with a lift."

W. G. Sutherland, Vorlesungen 1949–1950 (Sutherland 1990).

Auch Emil Vodder, ein dänischer Masseur und Doktor der Philosophie fühlte sich motiviert, das lymphatische System zu erforschen. Er versuchte, sich von den heftigeren Drucktechniken der schwedischen Massage zu verabschieden und spezifische Streichbewegungen für das lymphatische System zu entwickeln. 1936 stellte er auf einem Kosmetikkongress in Paris seine Technik, die manuelle Lymphdrainage (MLD), vor.

Da Vodder weder Arzt noch Physiotherapeut, ja, nicht einmal ein registrierter Masseur war, hatte er Schwierigkeiten nachzuweisen, dass seine Technik sicher und effizient war. In den späten 1960ern prüfte der deutsche Arzt Johannes Asdonk die Technik wissenschaftlich an Tausenden von Patienten in seiner Praxis und konstatierte ihre medizinische Wirksamkeit, ihre Indikationen und ihre Kontraindikationen.

Die von Bruno Chikly, M.D., D.O. (hon.) entwickelte osteopathische lymphatische Technik (OLT) ist die erste Behandlungsmethode, die den Behandler schult, sich manuell auf den spezifischen Rhythmus, Druck, die Qualität und Richtung des Lymphflusses einzustimmen. Die Behandler werden darin ausgebildet, die oberflächlichen und tiefen lymphatischen Bahnen mit ihren Händen zu „kartographieren", um die spezifischen Richtungen des lymphatischen Flusses und Stauungsgebiete und Fibrosen vor, während und nach der Behandlung zu bewerten (manuelles Lymphmapping oder MLM). Sie werden außerdem darin geschult, mit den Fluida auf unterschiedlichen Niveaus, von der oberflächlichsten Hautzirkulation bis hin zur Zirkulation in Mukosa, Muskeln, Sehnen, Periost, Viszera und Meningen zu interagieren und kombinierte Fluida- und Faszientechniken (lymphofaszialer Release, LFR) anzuwenden, um osteopathische mechanische Dysfunktionen nichtinvasiv zu lösen.

27.2 Das lymphatische System

In diesem Abschnitt wurden umfangreiche Textpassagen aus „Silent Waves: Theory and Practice of Lymph Drainage Therapy, an Osteopathic Lymphatic Technique" entnommen.

27.2.1 Lymphsystem und Blutzirkulation

Die Lymphologie ist ein relativ neuer theoretischer und wissenschaftlicher klinischer Zweig. Die Gesamtheit des lymphatischen Systems wurde lange Zeit von der Wissenschaft weitgehend ignoriert und wird an den medizinischen Ausbildungsstätten noch immer zu wenig unterrichtet.

Das lymphatische System ist ein **Niederdruckkreislaufsystem** mit klarer, transparenter Flüssigkeit. Es hat einen bestimmten Rhythmus und eine bestimmte Richtung, die vom Körpergewebe über die Immunorgane, die so genannten Lymphknoten, zurück zum Herzen führt (▶ Abb. 27.2).

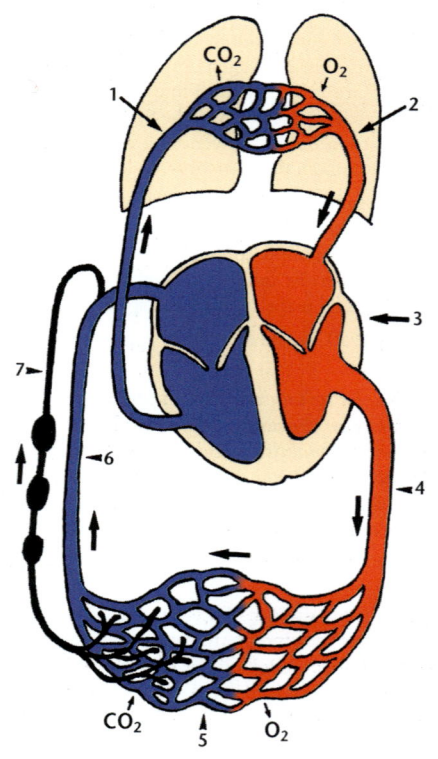

Abb. 27.2 Zusammenhang zwischen Blut- und Lymphsystem (aus Földi et al. 2005)

27.2 Das lymphatische System

Die Blutzirkulation ist ein **Hochdrucksystem** mit großem Volumen (ca. 80000 l/Tag), während das lymphatische System ein langsames System mit geringem Druck ist (ca. 1,5–2 l/Tag kehren zum Ductus thoracicus zurück). Man muss sich einen langsamen Rückfluss dieser sanften Flüssigkeit vorstellen, der spiralig einem Pfad des geringsten Widerstandes durch dieses ausgedehnte System spezifischer Gefäße folgt.

Das lymphatische System ist ein umfangreiches Gefäßnetzwerk, das aus den kleinsten Bausteinen, den Lymphkapillaren bis hin zu den Lymphsammelstellen besteht.

27.2.2 Körperflüssigkeit

Der Körper besteht zu 60–70% aus Flüssigkeit. Je mehr Flüssigkeit wir im Körper haben und je mehr diese zirkuliert, desto gesünder sind wir. Der Körper eines Babys kann bis zu 80–85% Wasser enthalten, der eines älteren Menschen vielleicht nur 50%.

Das Arbeiten mit dem lymphatischen System ist eine Kommunikation mit den Körperzellen vom intrazellulären zum extrazellulären Bereich (interstitielle Flüssigkeit) zu den Lymph- und den kardiovaskulären Gefäßen (▶ Abb. 27.3).

Es konnte gezeigt werden, dass das Arbeiten mit dem Lymphsystem andere Körperflüssigkeiten stimuliert (z.B. die venöse Zirkulation). Man arbeitet mit allen Flüssigkeiten im Körper, da sie alle miteinander in Verbindung stehen. Für das Wassermolekül gibt es keine Begrenzung: keine Membran – auch die Blut-Hirn-Schranke nicht – kann ein Wassermolekül aufhalten. Dasselbe Molekül ist einmal Bestandteil des roten Blutsystems, einmal des Lymphsystems, und einmal der serösen und der intrazellulären Flüssigkeit.

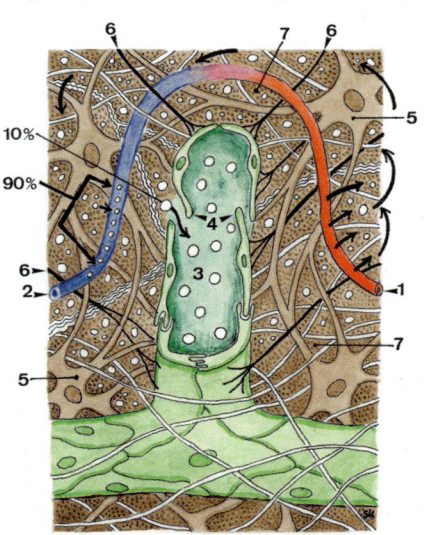

Abb. 27.3 Lymphkapillare und Interstitium: Arterieller (1) und venöser (2) Schenkel der Blutkapillare; Lymphkapillare (3), offener interzellulärer Spalt (4), Fibrozyt (5), Ankerfilamente (6), Interzellularraum (7). Kleine Pfeile markieren die Richtung des Blutstromes, große Pfeile die Interzellularflüssigkeit (aus Földi et al. 2005).

27.2.3 Lymphsystem

Das Lymphsystem (▶ Abb. 27.4) besteht aus den Lymphgefäßen, den Lymphknoten und der Lymphflüssigkeit selbst. Einige Autoren beziehen die meisten lymphatischen Organe und das Immunsystem mit ein.

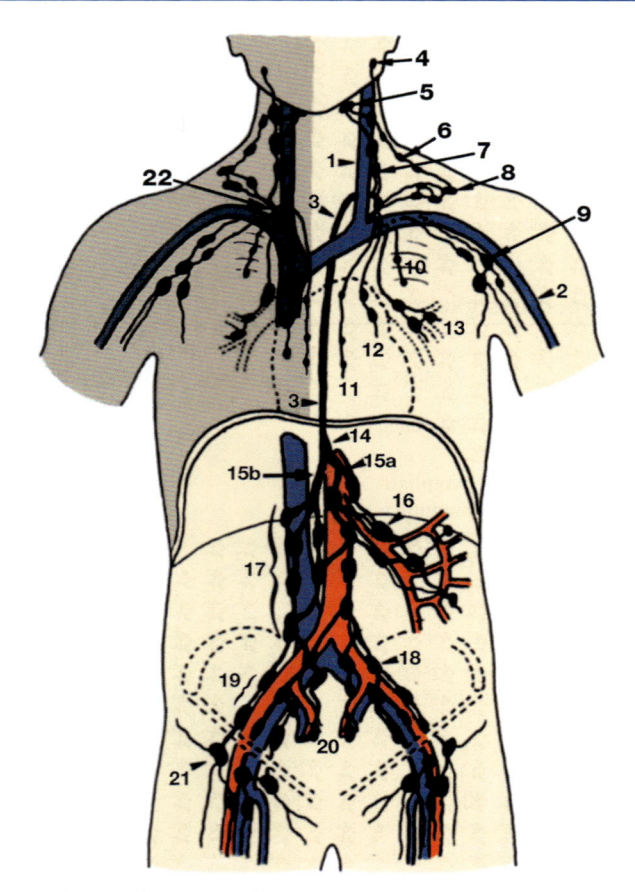

Abb. 27.4 Lymphsystem (aus Földi 2005). Die Zahlen in den Abbildungen bezeichnen die anatomischen Namen der Lymphknoten, die jedoch in diesem Zusammenhang nicht detailliert dargestellt werden sollen.

27.2.4 Lymphe

Die Lymphflüssigkeit ähnelt dem Blut, nur enthält sie keine roten Blutkörperchen oder Blutplättchen. Sie ist dünner als Blutplasma: Plasma besteht zu 90% aus Wasser, während Lymphe zu 96% aus Wasser besteht. (Zum Vergleich: Liqour cerebrospinalis besteht zu ca. 98,5% aus Wasser).

Nun scheinen 96% sehr wässrig, die restlichen 4% sehr wenig zu sein. Aber: Auch Kaffee besteht zu ca. 96% aus Wasser. Die restlichen 4% machen den großen Unterschied aus! Weitere Bestandteile der Lymphe sind:

- **Kolloide und Mineralien:** Ihre Konzentration in der Lymphe ist ungefähr die gleiche wie im Blutplasma (Natrium, Kalium, Chlorid, Kalzium, Phosphor, Magnesium, Zink, Kupfer etc.).

- **Proteinlast:** Der Proteingehalt der Lymphe variiert normalerweise zwischen 10 und 60 g/l. Dies ist weniger als im Plasma. Das lymphatische System spielt eine sehr wichtige Rolle beim Proteintransport. Es hilft, die aus der Blutzirkulation ausgetretenen Proteine (Albumin, α-, β- und γ-Globulin, Immunglobuline, Fibrinogen etc.) wieder in den Kreislauf zurückzuführen.
- **Lipide:** Die Lymphe transportiert das während der Verdauung im Intestinaltrakt absorbierte Fett. Das milchige Aussehen des Chylus („Milchsaft") ist auf die Anwesenheit von Lipiden (freie Fettsäuren, Cholesterol, Phospholipide und Lipoproteine) nach der Verdauung zurückzuführen.
- **Zellen:** Die Anzahl freier Zellen in der lymphatischen Flüssigkeit kann beträchtlich variieren. In der Lymphe können folgende Zellen gefunden werden:
  - Lymphozyten: 80–85% (im zirkulierenden Blut repräsentieren die Lymphozyten nur 20–40% der Leukozyten [weiße Blutkörperchen]).
  - Makrophagen (5–6%) und Zellen des retikulo-endothelialen Systems (Langerhans-Zellen, dentritische Zellen etc.).
  - abgestorbene Zellen, migrierende Zellen (z.B. von Krebsgeschwüren), mutierte Zellen, submikroskopische Zellfragmente und Trümmer, DNA-Fragmente, Zellen im Zustand der Apoptose und Abfallprodukte fremder Zellen; eindringende Mikroben oder metastasierende Zellen.
  - Im Falle einer Entzündung kommen Zellen aus unterschiedlichen Geweben in die Lymphe, inklusive Mastzellen, Eosinophile, Granulozyten, Blutplättchen und infiltrierende rote Blutkörperchen (Erythrozyten).
- **Andere Substanzen:**
  - Zytokine, Chemokine und Wachstumsfaktoren. Diese spielen eine entscheidende Rolle in der Körperphysiologie (IL1β, ILRA, IL1, IL2, IL4, IL6, IL8, IL10, TNFα, VEGF, etc.).
  - Stickoxid. Dies kann einen dilatierenden Effekt auf die Lymphgefäße haben.
  - Histamin
  - AMPc
  - Hormone (sehr wichtig in der Physiologie einiger Tiere, besonders in Beziehung zu Sexualfunktionen) und Neuropeptide
  - Enzyme (Lysozym, RNAase, Amylase, Phosphatase, Protease, Lipase, Cholinesterase, Aldolase, GOT, GPT, LDH, ALP, γGT, CPK etc.)
  - Harnstoff, Kreatinin
  - Hyaluronsäure. Dieses Makromolekül ist für die Struktur des Gels der extrazellulären Matrix verantwortlich. Eine Zunahme der Hyaluronsäurekonzentration erhöht den Widerstand gegen Wasserfluss (Liu N.F., 1998)
  - Fibrin, PG12, Thrombomodulin (antithrombischer Wirkstoff)
  - Gase in sehr niedriger Konzentration: Sauerstoff, Kohlensäure, Stickoxid
  - Weitere Substanzen wie toxische Wirkstoffe, Debris und Abfallprodukte, Farbstoffe, Staub, Lebensmittelkonservierungsstoffe etc.

27.2.5 Organisation der Lymphbahnen

Nach Verlassen des Intrazellularraums gelangt die Gewebeflüssigkeit in den Extrazellularraum (interstitielle Flüssigkeit). Erst mit dem Erreichen der ersten Lymphkapillaren wird die Flüssigkeit als Lymphe bezeichnet.

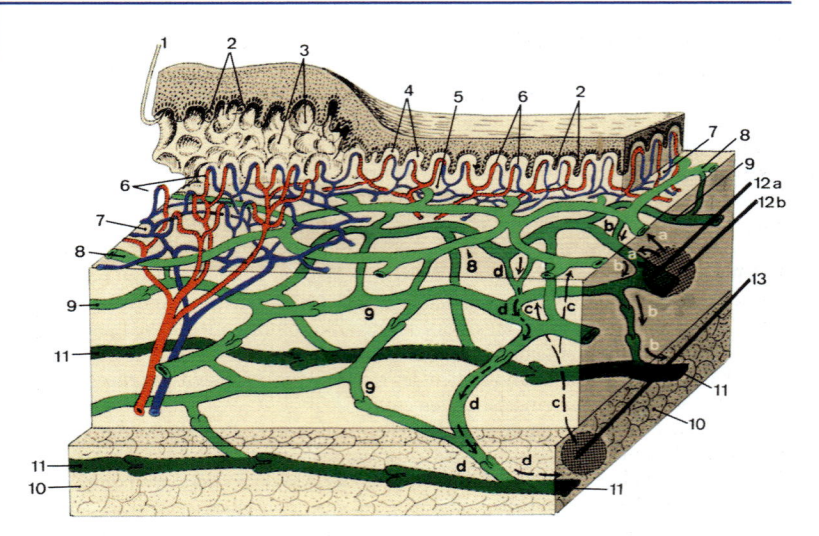

Abb. 27.5 Lymph- und Blutsystem (aus Földi 2005): 1: angehobener Epidermisabschnitt, 2: Epidermiskämme, 3: Buchten der Koriumpapillen, 4: Koriumpapillen mit Kapillarschlingen, 5: Stratum papillare, 6: Blutkapillarschlingen, 7: Gefäßmaschen der subpapillären Arteriolen und Venolen, 8: Lymphkapillarmaschen, 9: Präkollektoren im Stratum reticulare des Korium, 10: Subkutis, 11: subkutaner Kollektor.

Prälymphatische Bahnen oder Gewebekanäle

In der „Solphase" (d.h. „gelöst", flüssige Phase) fließt die extrazelluläre Flüssigkeit durch die nicht organisierten Bahnen, die so genannten prälymphatischen Bahnen oder „Gewebekanäle". Dies sind noch keine Lymphgefäße. Sie sind jedoch in der Regel in Richtung der initialen Lymphgefäße ausgerichtet.

Die prälymphatischen Bahnen haben einen Durchmesser zwischen 0,1 und 1 Mikron. Es handelt sich um unorganisierte Bahnen ohne endotheliale Auskleidung. Sie unterscheiden sich als solche erheblich von den strukturell organisierten Lymphgefäßen.

Lymphkapillare oder initiale Lymphgefäße

Diese Gefäße (▶ Abb. 27.5) werden manchmal auch als „periphere Lymphgefäße", „terminale Lymphgefäße" oder „kleine Lymphgefäße" bezeichnet. Sie beginnen blind in den Extrazellularräumen und formen ein dichtes Gefäßnetzwerk.

Es handelt sich um kleine, zerbrechliche Gefäße, gebildet aus einer einzelnen Lage flacher Endothelzellen, die in gefülltem Zustand einen Durchmesser von 15–20 Mikron haben.

Lymphgefäße besitzen keine Klappen und die üblicherweise vorhandene endotheliale Basalmembran ist unterbrochen oder abwesend. Diese Gefäße sind durch spezifische Fasern, den so genannten Ankerfilamente, fest mit den umgebenden Geweben verbunden. Sie wurden erstmals von Pullinger und Florey beschrieben.

Wird das Gewebe manuell durch sanfte und lymphatische Techniken bewegt, so helfen diese Ankerfilamente den lymphatischen Kapillaren, sich zu öffnen. Die auf diese Weise provozierten Öffnungen können bis zu 4–6-mal größer sein als die der Blutkapillaren.

Präkollektoren (Leitgefäße)

Dies sind größere Lymphgefäße mit mehr Zellen und einigen Muskelzellen, aber keine organisierten Muskeleinheiten wie in den Kollektoren. Alle ca. 2 bis 3 mm haben sie einseitig ausgerichtete Klappen.

Kollektoren (Transportgefäße)

Lymphkollektoren sind große Gefäße (100–600 Mikron Durchmesser), die Klappen und muskuläre Einheiten, genannt Lymphangion (Mislin 1961), besitzen (▶ Abb. 27.6). Sie sind die Haupttransportgefäße des lymphatischen Systems. Ihr Aufbau besteht aus drei Schichten, die mehr oder weniger der Intima, Media und Adventitia der Blutgefäße entsprechen.

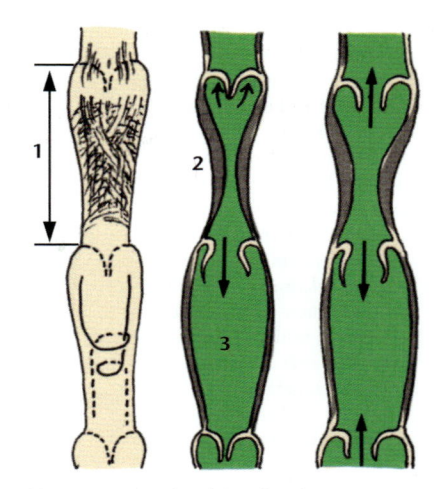

Abb. 27.6 Bau und Funktion der Klappensegmente. A: Anordnung der Muskulatur, B: Normale Funktion, C: Dilatiertes Lymphgefäß mit Klappeninsuffizienz und Reflux. 1: Klappensegment, 2: kontrahiertes Segment (Ausleerung), 3: Erschlafftes Segment (Füllungsphase); Pfeile geben Lymphabflussrichtung an

Die muskulären Einheiten der Lymphangione sind wie kleine Schrittmacherzellen mit Automotorizität. Ihr sehr spezifischer Rhythmus kann in der Osteopathie manuell genutzt werden. Sie haben eine umfangreiche sympathische Innervation, sodass wir klinisch die verschiedenen Reflexe links/rechts und oberhalb/unterhalb der lymphatischen Gefäße nutzen können und proximal oder im gleichen Bereich, allerdings an der kontralateralen Extremität, arbeiten können.

Die Kardinalkraft, die die Lymphe vorwärts treibt, ist die spontane Kontraktibilität der lymphatischen Kollektoren („Lymphangionmotrizität"). Tiefe Atemzüge (Kinmonth, Shields 1980) und Lösen des Diaphragmas (Release) unterstützen dies und wurden als die wichtigsten, manchmal die einzigen Möglichkeiten betrachtet, um das Lymphsystem osteopathisch zu aktivieren. Dies sind jedoch sehr indirekte Wege.

Atmung, Kontraktion der Skelettmuskulatur, Peristaltik der glatten Muskulatur (Abdomen), Kontraktionen angrenzender Arterien, aktive oder passive Bewegung der Extremitäten, externe Kompressionen etc. sind weitere Stimulationsformen des Lymphsystems.

Lymphstamm (Truncus lymphaticus) und Kanäle (Ductus lymphatici)

Die größten Lymphkollektoren im Körper sind die Lymphstämme und Kanäle. Ihre Struktur ist ähnlich der der Lymphkollektoren, sie haben jedoch eine dickere Tunica media. Der Ductus thoracicus ist zwar wesentlich kleiner ist als die wichtigsten Gefäße im Bereich des Thorax (incl. Azygosvenen), es ist jedoch das größte Lymphgefäß (▶ Abb. 27.7).

Lymphknoten

Im Körper gibt es zwischen 400 und 700 Lymphknoten, davon fast die Hälfte allein im Abdomen. Ihre Größe variiert zwischen 2 und 25 mm.

Lymphknoten haben verschiedene Funktionen:
- Sie sind Filter- und Reinigungsstationen für die lymphatische Flüssigkeit.
- In den Lymphknoten wird die Lymphe konzentriert. Ca. 40% des Flüssigkeitsvolumens der eintretenden Lymphe wird vom venösen System abtransportiert.
- Immunfunktionen (Abwehr): Lymphknoten stellen ein Umfeld bereit, in dem Mikroben durch Phagozytose und andere Prozesse eingefangen und zerstört oder deaktiviert werden.
- Lymphozytenproduktion und -reifung: Lymphknoten produzieren Lymphozyten und einige retikuloendotheliale Zellen (z.B. Monozyten) und ermöglichen deren Ausreifung. Bei physiologisch oder durch manuelle Techniken bedingtem erhöhtem Durchfluss von Lymphe durch die Lymphknoten wird die Produktion der Lymphozyten erhöht.

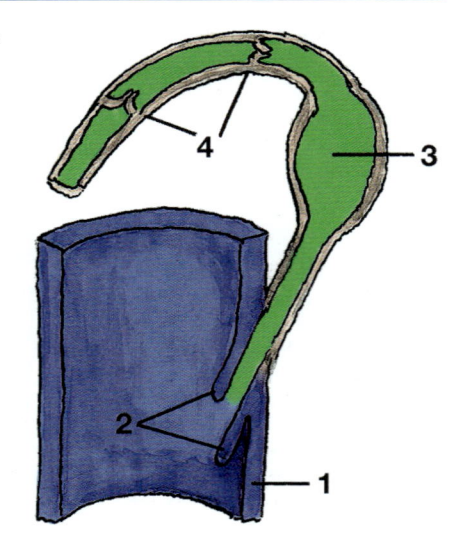

Abb. 27.7 Einmündung in den Ductus thoracicus

27.3 Praxis der manuellen lymphatischen Therapie (MLT)

In diesem Abschnitt wurden umfangreiche Textpassagen aus „Silent Waves: Theory and Practice of Lymph Drainage Therapy, an Osteopathic Lymphatic Technique" entnommen.

27.3.1 Anwendungsgebiete der lymphatischen Behandlungen

Eine Stimulation des Lymphsystems wirkt direkt oder indirekt auf
- die Flüssigkeitszirkulation im Körper
- das Immunsystem: die Passage der Lymphe durch die Lymphknoten stimuliert das Immunsystem
- das Nervensystem: Stimulation des Lymphsystems erhöht den parasympathischen Tonus und fördert die Verminderung des sympathischen Tonus.

27.3.2 Wirkung der lymphatischen Behandlung

Die wichtigsten Handlungsabläufe bei lymphatischen Behandlungen sind:
- **Aktivierung der Fluidazirkulation:** Aktivierung der Lymphzirkulation und indirekte Stimulation der Blutkapillaren, Venen, interstitiellen Flüssigkeiten, zerebrospinalen und Synovialflüssigkeit, etc. *Anwendungsgebiete:* Unterstützung bei der Rückleitung stagnierter Flüssigkeiten (Ödeme/Lymphödeme) von Haut,

Mukosa, Muskeln, Viszera, Gelenken, kranialen Suturen, Periost, Augenkammern, Cochlea etc.
- **Drainage:**
  - *Von Toxinen:* Als Teil der Behandlung zur Förderung von Geweberegeneration, z.B. in Narbengebieten, bei Schwangerschaftsstreifen oder Falten. Oder in einem Fraktur- oder Operationsgebiet eines Patienten. Einige Therapeuten wenden sie sogar für Anti-Aging-Behandlungen an.
  - *Von Makromolekülen (Proteinen):* Die manuelle Lymphtherapie unterstützt die Eliminierung proteinreicher Flüssigkeit aus den extrazellulären Geweben und fördert dadurch die Resorption von Ödemen.
  - *Von Fett:* An fast allen Orten im Körper, an denen Fett vorhanden ist, sind auch lymphatische Gefäße anwesend, um es abzutransportieren.
- **Stimulation des Immunsystems:** Ein erhöhter lymphatischer Fluss transportiert mehr Antigene zu den Lymphknoten und steigert somit den Antigen-Antikörper-Kontakt. Dies kann das Immunsystem folgendermaßen unterstützen:
  - Therapeutische Lymphdrainage kann zur Prävention eingesetzt werden
  - Man fand heraus, dass Techniken der Lymphdrainage bei chronischen oder entzündlichen Prozessen hilfreich sind. Beispiele sind Bronchitis, Sinusitis, Amygdalitis, Tonsillitis, Laryngitis, Arthritis, Akne und Ekzeme, chronisches Erschöpfungssyndrom, Autoimmunerkrankungen, etc.
- **Stimulation des parasympathischen Systems:** Eine Stimulation der Lymphgefäße führt tendenziell zu einer Erhöhung des parasympathischen und Verminderung des sympathischen Tonus. Dies kann bei der Handhabung von Stress, Depression oder Schlafstörungen sehr hilfreich sein.
- **Schmerzreduktion:** Die manuelle Lymphtherapie vermindert Stagnationen der Gewebsflüssigkeit und kann zur Inhibition von Nozizeptoren führen (Földi, Brügger). Dies kann bei der Handhabung einiger Formen chronischer Schmerzen effizient sein.
- **Reduzierung von Muskelspannung** durch Aktivierung des Parasympathikus.

27.3.3 Kontraindikationen und Vorsichtsmaßnahmen im Rahmen lymphatischer Behandlungen

Die Liste der Kontraindikationen und Vorsichtsmaßnahmen ist lang. Sie werden im Rahmen eines Fachseminars ausführlich abgehandelt. Daher dient diese Liste hier nur als grundlegender Leitfaden absoluter Kontraindikationen:
- Akute Infektionen, Fieber, beginnende Stadien entzündlicher Erkrankungen, bakterielle Infektionen, infizierte oder eitrige Sinusitiden etc.
- Schwerwiegende Kreislaufprobleme
- Thrombose (Emboliegefahr), z.B. Phlebitis. Riskieren Sie es nie, an einem Blutgerinnsel herumzudoktern!
- Venöse Obstruktionen, z.B. Obstruktion der V. cava superior oder der V. brachiocephalica.
- Schwerwiegende Herzprobleme: akute Angina pectoris, Koronarthrombose (Herzinfarkt). Eine manuelle lymphatische Stimulation kann die Herzlast erhöhen.
- Hämorrhagie (Blutung): Bevor Sie mit der Behandlung beginnen, müssen Sie absolut sicher sein, dass die Blutung zum Stillstand gekommen ist.
- Akute Anurie (fehlende Harnausscheidung)
- Maligne Erkrankungen, nicht diagnostizierte Knoten.

Anmerkung: Es wurden einige Studien mit Krebspatienten über die Effekte der Lymphdrainage erstellt. Hierzu wurden Gruppen von Krebspatienten, die mit Lymphdrainage behandelt wurden mit nicht behandelten Kontrollgruppen verglichen. Die Ergebnisse zeigten keine Zunahme der Komplikationen oder Metastasen in der behandelten Gruppe. Bis zum heutigen Tage konnte in keiner wissenschaftlichen Studie nachgewiesen werden, dass Ausbreitung oder Schweregrad von Krebs durch Lymphdrainage verschlimmert werden.

Auch die International Society of Lymphology (ISL) stimmt mit dieser Ansicht überein (2003).

Zu Ihrer eigenen Sicherheit jedoch sollten Sie nie mit Patienten im aktiven Krebsstadium arbeiten, sofern der Tumor nicht entfernt wurde und nicht unter medizinischer Kontrolle steht. Klären Sie dies immer mit einem Arzt ab.

27.4 Osteopathische Behandlung des Lymphsystems (OLT)

In diesem Abschnitt wurden umfangreiche Textpassagen aus „Silent Waves: Theory and Practice of Lymph Drainage Therapy, an Osteopathic Lymphatic Technique" entnommen.

27.4.1 Traditionelle lymphatische Techniken in der Osteopathie

Es gibt sehr wenige klassische osteopathische Techniken, die spezifisch und direkt mit dem lymphatischen System arbeiten.

Osteopathische Techniken zur Beseitigung externer Obstruktionen des Lymphflusses (indirekte Stimulation)

Die meisten Techniken in dieser Kategorie zielen auf die Beseitigung externer Behinderungen bzw. „Hürden" im Lymphfluss oder generell auf die Stimulation des Lymphsystems außerhalb der speziellen Anatomie des Lymphsystems ab.

Dieser Ansatz beruht vielleicht darauf, dass Therapeuten die Lymphe noch immer als passives Medium betrachten und die einzige geeignete Möglichkeit zur aktiven Stimulation des Lymphsystem in einer Stimulation des Systems von außen sehen.

> Es sollte an dieser Stelle festgehalten werden, dass noch immer viele Fehler in der gängigen osteopathischen Literatur gefunden werden und osteopathische Ausbildungsstätten die aktive Rolle der intrinsischen Kontraktilität der Lymphangione als Hauptfaktor zur Mobilisierung des Lymphflusses bagatellisieren oder vergessen. Diese aktiven, intrinsischen, Schrittmacher ähnlichen, glatten Muskeln wurden von Mislin entdeckt (1961). Es ist daher nicht nötig, das Lymphsystem wie die Zahnpasta in der Tube zu drücken. Wir sollten stattdessen die natürliche Lymphangionmotrizität nutzen. Ich hoffe, dass alle osteopathisch Tätigen dabei mithelfen können, unsere wissenschaftliche Auffassung des Lymphsystems auf den neuesten Stand zu bringen.

Lösen des Diaphragmas

Osteopathische Techniken für das Diaphragma sind wichtige externe Stimulationen (jedoch nicht die einzigen) für die externen Dehnungsrezeptoren der Lymphangione und für eine aktive Veränderung der thorakoabdominalen Druckverhältnisse.

Ihr Ziel ist eine Verbesserung der Diaphragmafunktionen oder ein Lösen von Obstruktionen, die den Fluss behindern.
→Verstärken der Kuppel (Entspannen/Einstellen in eine neutrale Position und Spannung) des abdominalen oder des Beckendiaphragmas (Carl P. McConnell)

Thorax-Release-Techniken für das autonome Nervensystem
→Techniken für die obere Thoraxapertur (zum Beispiel fasziale oder myofasziale Techniken im Bereich der oberen Thoraxapertur)
→Anheben der Rippen
→Paraspinale Inhibition (des sympathischen Systems T1–L2)
→Pektorale Traktion (z.B. zur Lösung von Obstruktionen/Kompressionen im Bereich der Axilla und damit Verbesserung des regionalen Lymphflusses)

Abdominale Entspannung (Release)
→Anheben des Mesenteriums (mesenteric Lift): klassische Technik, die nicht mehr sehr häufig angewandt wird.

Andere fasziale/myofasziale Techniken
Diese können unterstützend zur Reduktion erhöhter Gewebespannung (fasziale Dysfunktionen, Adhäsionen) und zur Beseitigung externer Hindernisse, die den Fluss beeinträchtigen, in allen Bereichen des Körpers angewandt werden.

Ein weiteres verbreitetes Konzept in der Osteopathie ist das Lösen (Release) einer Faszie oder des Diaphragmas in einem Körperbereich, wodurch die regionalen Gewebeflüssigkeiten wieder fließen. Man dehnt z.B. die axillären (pektoralen) Faszienbereiche, um die Lymphknoten der Axilla zu unterstützen.

Dies sind zwar gute Gedankenansätze, aber wir können direkt am Lymphknoten oder am Lymphfluss arbeiten, um den Gewebefluss effizienter zu fördern (ausgenommen es besteht eine Fibrose in einer sehr wichtigen Region, Strahlenschäden nach Strahlentherapie, Z.n. Operation etc.).

Osteopathische Techniken zur direkten Stimulation des Lymphsystems
Pumptechniken
Interstitielle und lymphatische Techniken wie z.B. die Pumpe für Abdomen und Becken, für Leber, Milz und Pankreas, Fußpumpe (Dalrymple-Pumpe) etc.

Mit diesen Techniken arbeiten wir nur unspezifisch an der interstitiellen Flüssigkeit. Der Behandler arbeitet normalerweise nicht mit einem spezifischen lymphatischen Rhythmus, einer spezifischen Lymphrichtung oder Tiefe. Es handelt sich um ein unspezifisches „Schütteln" der Region, um die interstitielle Flüssigkeit zu aktivieren und in die Lymphgefäße zu bringen. Vielleicht werden zur Stimulation der Lymphangiontätigkeit noch zusätzliche externe Stimuli eingesetzt.

Dies sind interessante Techniken, die jedoch ein wenig spezifischer angewandt werden sollten, um ihrer Bezeichnung als „lymphatische" Techniken gerecht zu werden.

Weder Sutherland noch Gordon Zinc (siehe unten) waren große Befürworter dieser Techniken. In einigen neueren Studien bei Menschen und Tieren werden sie jedoch mit dem Ziel eingesetzt, die wenigen in der Osteopathie bekannten Lymphtechniken zu objektivieren.

Direkter Druck auf das Lymphsystem

Effleurage (Streichmassage), Petrissage (Kneten, Walken), Zinc-Techniken etc.

Nur wenige Darstellungen der AT Still-Techniken und der Barber-Techniken beschreiben eine direkte Stimulation der lymphatischen Strukturen.

Gordon J. Zinc (1912–1982) entwickelte wahrscheinlich eine der wenigen modernen klassischen osteopathischen Techniken speziell für das lymphatische System. Er war Professor in Des Moines und wurde liebevoll der „Lymphomane" genannt. Er entwickelte weitere spezifische lymphatische Techniken zur Verbesserung der Diaphragmabewegung, zur Stimulation der Reflexe im System und propagierte auch direkte „Melktechniken" für die Lymphgefäße.

Er fand lymphatische Pumpen zuträglich, aber nach eigenen Angaben auch zeitaufwändig, auch deswegen, weil sie regelmäßig wiederholt werden müssen (Zinc 1978).

Reflextechniken

Neurolymphatische Techniken nach Chapman

Frank D. Chapman graduierte bei der ASO mit seiner Frau Ada Hinckley Chapman im April 1887. 1937 veröffentlichte Ada Chapman zusammen mit Charles Owen das Buch „An endocrine interpretaion of Chapman's reflex". In der Einleitung erklärt Frank Chapman: *„Mir scheint, das lymphatische System hat einen sehr viel tiefgreifenderen Einfluss auf die Körperfunktionen, als ihm eingeräumt wird"* und später *„ich möchte hier besonders die lymphatischen Aspekte einer Erkrankung hervorheben, die in meinen Augen von größter Wichtigkeit sind, egal ob sie durch knöcherne Läsionen, Infektionen, Toxine oder andere Gründe zustande gekommen sind."*

Im Geleitwort zum Buch erwähnt Fred Mitchell, dass Reflexe „klinisch prinzipiell in dreifacher Hinsicht" nützlich sind:
- für die Diagnose,
- zur Beeinflussung der Bewegungen von Flüssigkeiten, v.a. Lymphe und
- zur Beeinflussung viszeraler Funktionen.

Später erklärt er, die Oberflächenveränderungen durch den Chapman-Reflex können in der tiefen Faszie als „gangliforme Kontraktionen" gefunden werden, die sich an bestimmten Punkten am Körper befinden und in Beziehung zu bestimmten Organen stehen. Unglücklicherweise korrelieren Biopsien dieser Gebiete bis zum heutigen Tage nicht mit spezifischen pathologischen Veränderungen (DiGiovanna 2001).

Untersucht man den Chapman-Reflex klinisch, so kommt es nicht sehr konsequent zu einer Aktivierung des Lymphflusses in diesem Gebiet. Handelt es sich also wirklich um eine „neuro-lymphatische" Technik?

Weitere Techniken
- Gordon Zinc entwickelte einige Reflextechniken
- Frederic P. Millard, DO, Toronto, Ontario (1878–1951) folgte mit seinen ursprünglichen, auf das Lymphsystem bezogenen Techniken den Vorstellungen von A. T. Still. Wahrscheinlich hatte er diese Ideen bereits 1904. Wir wissen keine Details über seine lymphatischen Behandlungen oder ob er das Lymphsystem mehr zur Diagnose als zur Behandlung einsetzte.

Millard war ein Zeitgenosse von William Garner Sutherland (1873–1954). Beide graduierten 1900 an der ASO (Kirksville, Missouri, USA). Frederic Millard veröffentlichte zahlreiche Artikel über Lymphpathologien und deren Diagnose und Behandlung. Er war der Begründer und Präsident der International Lymphatic Society und Herausgeber des vierteljährlich erscheinenden Lymphatic Research Society Journals. 1922 veröffentlichte er „Applied Anatomy of the Lymphatics", das erste osteopathische Buch, das sich ausschließlich mit dem lymphatischen System befasste.

In einem ersten Artikel mit der Überschrift „New method of diagnosing various diseases by palpating lymphatic glands" („neue Methode zur Diagnose unterschiedlicher Erkrankungen vermittels Palpation der lymphatischen Drüsen") erklärt Millard, wie er das Lymphsystem zur spezifischen klinischen Diagnostik nutzt (Millard 1920):

„*We want to assist the student by demonstrating that in any pathological conditions there is invariably a relative lymphatic disturbance, and try to show how adjustment will assist the body in clearing up the retardation or obstruction.*"

Millard 1922

„*The time will come, as we have said, when every organic disease will be considered in association with lymphatic blockage.*"

Millard 1923

27.4.2 Osteopathische Lymphbehandlung (OLT)

Die osteopathische Behandlung des Lymphsystems ist ein wirkungsvolles und nichtinvasives Verfahren zur Lösung osteopathischer Läsionen und Gewebeadhäsionen. Sie nutzt die „unfehlbare" Kraft des Organismus.

Dr. Chikly entwickelte das erste osteopathische Training, das vermittelt, wie man manuell den spezifischen Rhythmus, die Qualität, die Richtung und die Tiefe des Lymphflusses (in Übereinstimmung mit neueren wissenschaftlichen Entdeckungen) identifizieren und spüren kann. Diese lymphatischen Techniken können für Muskeln, Knochen/Periost und Gelenke, abdominale und thorakale Viszera, und für kraniale und intrakraniale Strukturen angewandt werden. Sie können auch für Chapman-Reflexpunkte, Akupressurpunkte und Reflexzonen verwendet werden.

Die Technik des lymphofaszialen Release (LFR) oder auch Technik der „Gezeitenwelle", die während des Trainings vermittelt wird, ist eine Release-Technik, die lymphatische und fasziale Release miteinander vereint.

Allgemeiner Überblick über die OLT-Techniken

Für eine effektive OLT-Behandlung müssen nachfolgend aufgeführte Aspekte beachtet werden. Die Technik wird am besten ausgeführt, indem man seine Hände immer im exakten Rhythmus, mit dem richtigen Druck und in der spezifischen Richtung des Lymphflusses bewegt.

Spezifischer Rhythmus und Frequenz der Bewegungen

Die besten Ergebnisse erzielt man, wenn man sich auf die intrinsischen Rhythmen der Lymphe und der interstitiellen Flüssigkeit in jedem Körperbereich einstimmen kann (Olszewski 1979, 1980). Man sollte die Hände dabei von der Flüssigkeit bewegen lassen, anstatt sie aktiv oder mit Kraft zu benutzen.

Abhängig vom dem Patienten eigenen einzigartigen persönlichen Rhythmus, der Pathologie und des Körperbereichs, in dem man arbeitet, liegt die Standardfrequenz jeder Bewegung bei einem Strich pro 1–5 Sek.

Spezifischer Druck der Hand

Die Bewegungen für die Drainage sollten sanft, gleichmäßig und harmonisch sein. Auch die Striche müssen so sanft sein, dass sie nicht die Filtration aus den Blutkapillaren erhöhen.

Die Flächen der Hand, die die Haut berühren, unterscheiden sich von denen bei der tiefen Bindegewebsmassage (▶ Abb. 27.8).

Der Druck sollte gerade so stark sein, dass er Resorption und Eigenmotrizität der Lymphangione stimuliert. Optimaler Druck verhindert das Kollabieren der Lymphgefäße (< 45 mmHg). Leichtheit ist erforderlich, da sich der größte Teil des oberflächlichen Lymphflusses in der Peripherie des Körpers (60–70 % in den Extremitäten), direkt unter der dermo-epidermalen Verbindung, befindet: Diese liegt nur ein paar Millimeter tief. Der maximal ideale Druck für die oberflächliche Lymphdrainage liegt normalerweise bei ca. 33 mmHg oder 1 oz/cm^2 (*Anm. d. Übers.*: 1 Unze = 28,34g). Es ist eine „federleichte Berührung", eine „liebevolle" Berührung.

Bei lymphatischen Pathologien sollte kein starker Druck ausgeübt werden. Dies gilt besonders für das Lymphödem (Elisaka und Eliskova 1994, 1995).

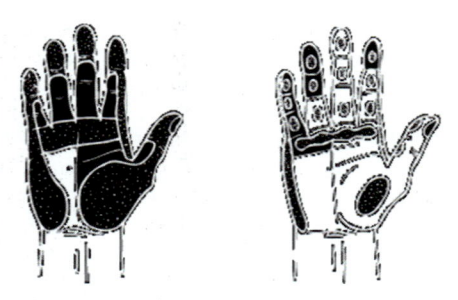

Abb. 27.8 Handareale, die bei der mechanischen Bindegewebsmassage oder über Knochen und Gelenken (links) und Handareale, die bei der Lymphmassage eingesetzt werden (rechts).

Spezifische Flussrichtung: Manuelles Kartographieren der Lymphgefäße

Die Hände sollten genau der Richtung des Lymphflusses folgen (▶ Abb. 27.9). Erfahrene Behandler sind darin geübt, oberflächliche und tiefe lymphatische Zwischenräume, Haut, Mukosa, Muskeln, Sehnen, Viszera, Meningen oder Periost lymphatisch zu kartographieren (Manual Lymphatic Mapping MLM) (▶ Abb. 27.10).

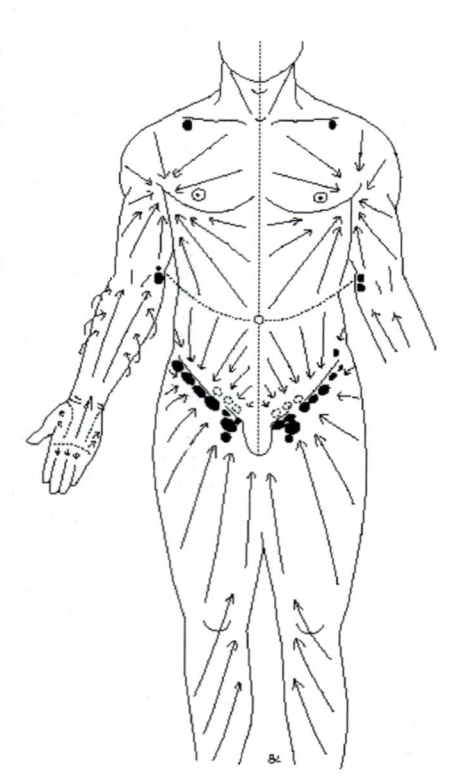

Abb. 27.9 Oberflächliche Lymphzirkulation (Vorderseite) (nach Chikly 2004)

27.4 Osteopathische Behandlung des Lymphsystems (OLT)

Spezifische Handtechniken

Die Handgelenke sind die besten Indikatoren und Aktivatoren einer Bewegung.

Der mit osteopathischen lymphatischen Techniken (OLT) erfahrene Behandler wird drei Rhythmen für den Lymphfluss einsetzen (inklusive der Wellen der Kapillaren und Kollektoren) und zusätzlich spezifische lymphatische Rhythmen durch fasziale, lymphofaszialen Release-Techniken oder die Technik der „Gezeitenwelle" anwenden.

Spezifische Dauer der Bewegungen

Durch Lymphdrainage scheinen muskuläre Kontraktionen gesteigert und spastische Reaktionen der Lymphangione gelöst zu werden. Der Rhythmus des Behandlers sollte dem natürlichen Rhythmus des Lymphflusses entsprechen. Die Handbewegungen haben
- eine *aktive Phase*
- eine *passive Phase*, in der sich das Gewebe ganz entspannen und ausbreiten kann
- eine kaum wahrnehmbare *stille Phase*, die zwischen diesen zwei Bewegungen stattfindet. Diese Phase kann der Zugang zu einer tieferen Heilung sein. Ist man erfahrener, so kann sie weiter erforscht werden.

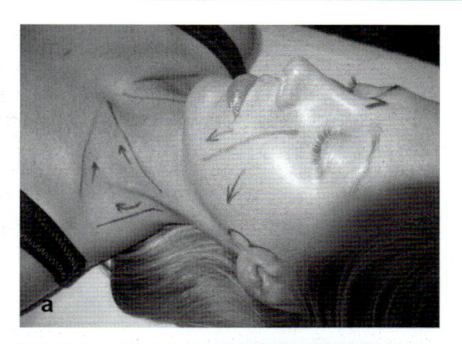

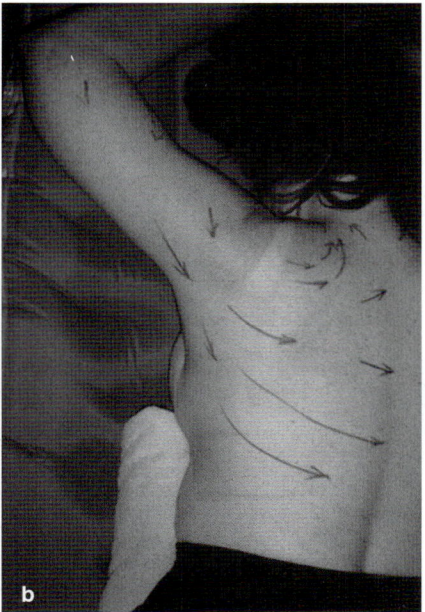

Abb. 27.10 Kartographieren der Lymphgefäße: Physiologisches Mapping im Bereich von Gesicht und Hals (a) und prätherapeutisches Mapping bei einer Patientin mit Lymphödem: Der Lymphfluss im Breich des linken Arms fließt nicht in Richtung Axilla zusammen.

Spezifische Bewegungsabfolgen (von proximal nach distal, dann von distal nach proximal), Dauer einer Sitzung, Dauer einer Gesamtbehandlung und generelle Fehler

Diese Themen können nur im Rahmen eines professionellen Seminars vermittelt werden.

Bei jeder Behandlung müssen Kontraindikationen und Vorsichtsmaßnahmen beachtet werden.

Lymphofasziale Release-Technik (LFR) (▶ Abb. 27.11)

Als Osteopathen wissen wir, dass sich physische Restriktionen im Körper in Form von Schmerz, Bewegungsverlust, eingeschränktem Bewegungsausmaß, Spasmen, fibrotischem Gewebe oder Entzündung manifestieren können. Einige dieser Restriktionen können sehr schwer zu lösende Adhäsonen bilden. Wir wurden möglicherweise darin geschult, diese Barrieren im Körper zu finden und sie mit einem „soliden" Vorgehen, das meist ein gewisses Ausmaß an Kraft, Druck und Zug im Bereich dieser Gewebe beinhaltet, zu durchbrechen. Manche Patienten befinden sich vielleicht in einem Zustand, der keine Form mechanischer Techniken zulässt, z.B. akuter Pathologie, Narben, Blutungen, erst vor kurzem erfolgter Operation oder Unfall, oder bei chronischen Zuständen, wie z.B. Fibromyalgie. Andere Patienten können von dieser Vorgehensweise profitieren, doch dies kann auch zu mäßigen bis erheblichen Nebenwirkungen führen. Dazu gehören Schmerzen, kleinflächige Hautblutungen, zunehmende Ödeme, Entzündung und schließlich Stagnation der lymphatisch-extrazellulären Flüssigkeit und Produktion von fibrotischem Gewebe.

Die lymphofasziale Release-Technik erfasst sanft und gezielt gleichzeitig Faszie und Flüssigkeit, löst so mit einer Bewegung Restriktionen der lymphatisch-extrazellulären-intrazellulären Flüssigkeit und der faszialen Ebenen und vermeidet die meisten negativen Nebenwirkungen.

Lymphofasziale Release-Technik

Primäres Ziel	Erfassen von Faszie und Flüssigkeit
Klassifikation der Technik	Kombinierte funktionelle Technik
Klassifikation der Bewegung	Indirekte Technik
Klassifikation der faszilitierenden Kraft	Ausnützen der intrinsischen/inhärenten Kraft der Flüssigkeit
Vorteile	Sehr sanfte Technik; nicht-invasiv; relativ leicht anzuwenden; effektiv; zeitsparend

Mit diesem Verfahren, das vom Modell der Balanced Ligamentous Tension der osteopathischen Tradition inspiriert wurde, arbeiten festes und flüssiges System zusammen an der Maximierung der Körperantwort und Verbesserung der Ergebnisse am Patienten. Die Effekte sind beeindruckend und treten unmittelbar ein.

W.G. Sutherland präsentierte die Balanced Membranous Tension (BMT) und Balanced Ligamentous Tension (BLT) 1942 bzw. 1944 und veröffentlichte sie 1949 im Jahrbuch der AAO. Lippincott erklärte:

„*At first he [Dr. Sutherland] used the ‚point of release' (or balanced tension as it was called later) with voluntary cooperation of the patients.*"
Howard A. Lippincott, Reminiscences of William Garner
Sutherland, Sutherland Memorial Lecture, 1973.

„*These principles use the inherent forces of the body to make the reduction; they do not permit the well known thrust method.*"
Rebecca C. Lipincott (1949)

Und neueren Datums:

„*Dr. Sutherland recommended using the inherent forces within the body such as respiration, fluid mechanics, and postural changes to correct the strain. (…) In general, the technique combines a fulcrum introduced by the physician with an activating force provided by the patient.*"

Jane E. Carreiro 2003.

Beim lymphofaszialen Release (LFR) bringen wir die Faszie an einen Punkt der maximalen „Leichtigkeit" (Ease) und lassen dann die Lymphe und die extrazelluläre Flüssigkeit durch die Faszienfasern, die so entspannt wie möglich sind, bewegen. Der Patient fühlt dabei vielleicht eine tiefe Welle, die durch eine bestimmte Körperregion oder den genzen Körper geht. Sie löst Stagnationen, Entzündungen und vor allem chronische Adhäsionen.

Bei korrekter Ausführung der LFR kann der Körper eine einzige, kraftvolle, sich selbst verstärkende Welle erzeugen. Physiker bezeichnen dies ein „Soliton", das durch den ganzen Körper reisen kann. Man kann sich das wie das Auslösen eines heilenden Tsunami vorstellen.

Dadurch, dass wir die dem Körper eigenen intrinsischen Kräfte nutzen, können wir tiefer in die Gewebe eindringen und Bereiche erreichen, die wir nicht direkt mit unseren Händen erreichen können. So fazilitieren wir nicht nur eine lokale Entspannung, sondern eine Vielzahl von Releases entlang dem Weg, den die Welle durch den Körper nimmt und dabei andere Systeme beeinflusst, mit denen sie dabei in Kontakt kommt.

„*Harmony dwells where obstruction does not exist.*"

A.T. Still (1898)

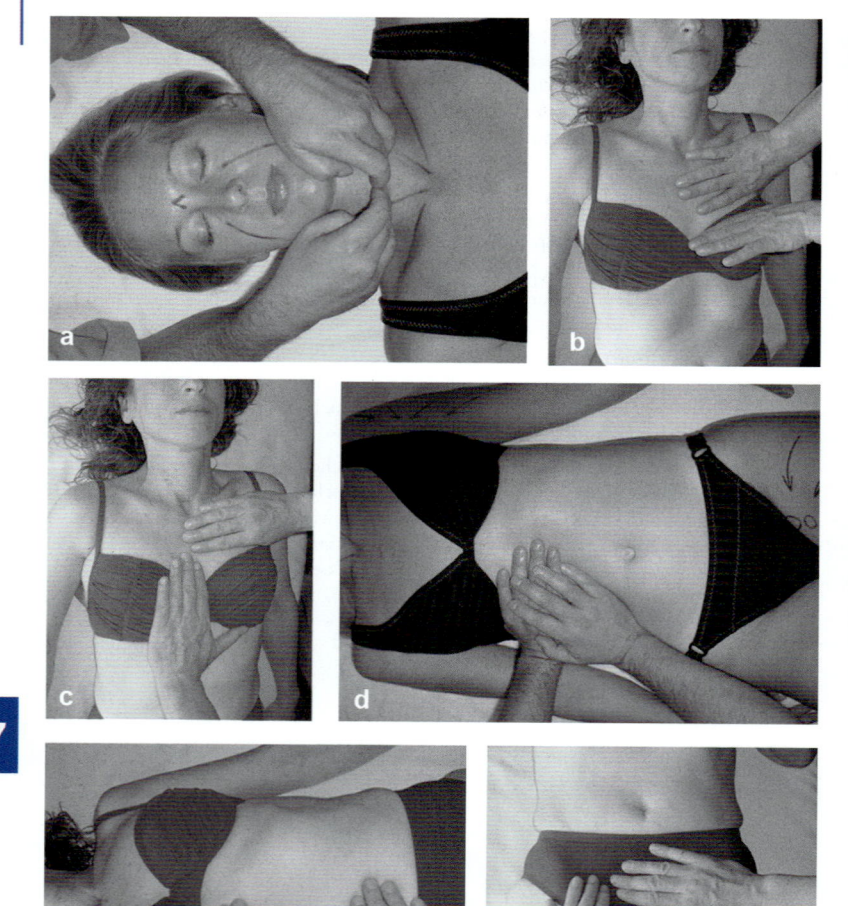

Abb. 27.11 Positionen der Hände bei der lymphofaszialen Release-Technik (Beispiele): a) Hals, Trachea (Tracheitis, Probleme beim Singen etc.); b) Fissuren im Bereich der Lunge; c) Oberes Lig. sternopericardium; d) Rechter Leberlappen; e) Leber, Lig. teres; f) Eileiter

28 Der Osteopathische Mechanical Link

*Paul Chauffour und Eric Prat, unter Mitwirkung von
Jacques Michaud (Übersetzung: Annekathrin Sichling)*

28.1	**Konzept der totalen Läsion**	822	28.3	**Konzept einer Behandlung anhand der Ätiologie** 828
28.2	**Konzept der primären Läsion**	827	28.4	**Schlusswort** 831
	Inhibierender Balancetest	828		

28 Der Osteopathische Mechanical Link

Der Osteopathische Mechanical Link (OML) ist eine Methode zur Diagnose und Behandlung, die Paul Chauffour in den 1970er Jahren entwickelte und deren maßgebliche Grundlagen 1985 in einer ersten Veröffentlichung präsentiert wurden (Chauffour und Guillot 1985).

Seit dieser Anfangsphase haben Paul Chauffour und Eric Prat über 20 Jahre zusammen an der Entwicklung und dem Unterrichten dieser Methode gearbeitet. Ihre Forschungen ermöglichten schrittweise die Entdeckung neuer Anwendungsbereiche in der manuellen Therapie (Filum terminale, intraossäre Belastungslinien, artikuläre Diastase, eine neue Herangehensweise bei Schädel-, Gefäß- und Nervensystem, Dermis, etc.). Ihre Arbeiten treffen aktuell auf ein wachsendes Interesse innerhalb der internationalen osteopathischen Gemeinschaft (Chauffour und Prat 2002, 2003, 2009).

Die Methode des LINK ist sowohl traditionell als auch modern, empirisch und wissenschaftlich, global und analytisch:

- *Traditionell*, da sie sich strikt auf die grundlegenden Konzepte der Osteopathie nach Still stützt: «the structure governs the function» (die Struktur beherrscht die Funktion), «find it» (finde sie – die Läsion), «fix it» (korrigiere sie) «and leave it alone» (lass sie), «the law of the artery is supreme» (das Gesetz der Arterie ist das höchste Prinzip) etc.,
- *Modern*, da mit ihren innovativen Techniken heute an Gebiete herangegangen werden kann, die bis dato in der klassischen Osteopathie verkannt oder vernachlässigt wurden,
- *Empirisch*, da die Methode des LINK zuerst und vor allem auf der klinischen Erfahrung einer langen alltäglichen Praxis beruht,
- *Wissenschaftlich*, da die Autoren jederzeit die Exaktheit und die Reproduzierbarkeit anstrebten, die eine medizinisch aktuelle Vorgehensweise erfordert. Schüler der verschiedenen osteopathischen Schulen Frankreichs und weltweit stützen sich auf unsere Arbeiten, um Thesen oder Abhandlungen und verschiedene Versuche zu veröffentlichen – besonders um Prof. Yuri E. Moskalenko an der Russischen Akademie der Wissenschaften in Sankt Petersburg – und beginnen, die aus der Praxis gewonnenen Ergebnisse zu bestätigen,
- *Global*, da der LINK, wie jede systemische Medizin, den Menschen als ein Ensemble unabhängiger funktioneller und biomechanisch untrennbarer Einheiten betrachtet und seine Bedeutung ganz aus dem Konzept der totalen Läsion in der Osteopathie zieht,
- *Analytisch*, da diese Herangehensweise eine präzise Diagnose der primären Läsion und der dominanten Läsionen des Patienten erlaubt, also osteopathische Läsionen, die sehr detailgenau und bestimmt behandelt werden.

Der LINK beruht auf *drei osteopathischen Konzepten* und bietet *drei (technische) Hilfsmittel* für eine praktische Anwendung des Konzepts.

28.1 Konzept der totalen Läsion

Die totale Läsion muss im osteopathischen Sinne als die Gesamtheit der Läsionen oder somatischen Dysfunktionen verstanden werden, die sich bei einem Patienten finden.

Wir behalten gerne die historische Terminologie des Begriffs „Läsion" bei („somatische Dysfunktion" ist ein gängigerer Begriff). Jede körperliche Struktur mit mesodermem Ursprung kann Sitz einer osteopathischen Läsion sein, nämlich eine Gewebefixierung infolge des pathophysiologischen Prozesses bei einer Narbenbildung (Entzündung, Fibrose, Sklerose). Die osteopathische Läsion ist folglich die Verletzung des Bindegewebes, das daraufhin die Eigenschaft der Flexibilität und Elastizität verliert. Die Veränderung des Bindegewebes kann zu diversen Dysfunktionen führen: eine Einschränkung der Mobilität der betroffenen Strukturen, artikuläre oder viszerale Beschwerden, unterschiedliche funktionelle Pathologien, etc.

Um diese Läsion manuell zu diagnostizieren, haben wir ein erstes Hilfsmittel erarbeitet: den **Spannungstest**.

Der Einsatz von Spannung ist ein osteopathischer Handgriff mit Anwendung von Traktion oder Druck, anhand dessen sich die Elastizität oder Mobilität eines gegebenen Körpersegments bemessen lässt. Der Handgriff ist sanft, nicht invasiv und erlaubt ein rasches Auffinden und eine Diagnostik der osteopathischen Läsionen.

Indem man den Spannungstest anwendet, entstehen zwei mögliche Reaktionen:
- eine Flexibilität und Elastizität des Gewebes, die eine freie Struktur erkennen lassen (negativer Test, normal),
- ein deutlicher und gleichbleibender Widerstand der Gewebe auf die Spannung, der die osteopathische Läsion kennzeichnet (positiver Test).

Die Spannungstests sind objektiv, zuverlässig, präzise und reproduzierbar. Sie sind einfach, schnell durchführbar und bei wenigen Kontraindikationen an fast allen Menschen anwendbar.

Mit diesen Spannungstests wird der Patient systematisch an acht funktionellen Einheiten untersucht.

1) Okzipitopelvine Achse und posteriorer Thorax

Die vertebro-okzipito-pelvine Achse ist die erste funktionelle Einheit, der wir uns widmen. Aus Gründen der Bequemlichkeit wird der Patient sitzend untersucht, in angenehmer Position, so dass sich die Wirbelsäule in neutraler Gelenkstellung befindet.

Wir testen zuerst nacheinander die Mobilität jedes vertebralen Segments, beginnend am Os occipitale bis einschließlich des Os coccygis.

Der globale Test wird durchgeführt, indem das betreffende Wirbelsäulensegment unter Spannung gesetzt wird. Man vermeidet jegliche aktive oder passive Mobilisation der Wirbelsäule, damit die bestehenden Partien, die Widerstand leisten, nicht modifiziert oder verschoben werden. Diese Tests sind anwendbar, solange keine Kontraindikationen bestehen (Osteoporose, vertebrale Anomalien, Discusprolaps, Implantate, Prothesen etc).

Die Verkettung der globalen Tests erfolgt ganz einfach von oben nach unten. Ohne den Anspruch auf Vollständigkeit, kann man die Tests folgendermaßen beschreiben:

Das Os occipitale wird unter Traktion des Kopfes im Verhältnis zum Atlas getestet, indem die beiden Daumen des Behandlers unter die Okzipitalschuppe gelegt werden. Wenn man eine Blockade, einen klaren Widerstand unter einem der Daumen verspürt, vermerkt man eine Fixierung des Os occipitale auf dieser Seite. Man testet ebenfalls die spinale Dura mater und zwar mit einer axialen Traktion des Os occipitale nach oben.

Der Atlas wird getestet, indem man einen posterioranterioren Druck auf die Massae laterales mit einer Traktion (Hebung nach oben) im Verhältnis zum Axis kombiniert. Eine erhöhte Gewebespannung, die sich rechts oder links manifestiert, ist das Charakteristikum einer Fixierung von C1.

Die Wirbel C2–L5 werden mit einem posterior-anterioren Druck in der Achse der Dornfortsätze getestet.

Während der Aufeinanderfolge der Tests müssen die Handgriffe harmonisch und ergonomisch sein. Die Daumen fahren abwechselnd mit dem Drucktest fort, indem sie wie auf einer Leiter an den Wirbeln herabgleiten, Dornfortsatz für Dornfortsatz. Jeder blockierte Wirbel wird sofort mit einem hautbeschreibaren Stift markiert.

Das Os sacrum – hier als knöcherne Fusion fünf embryonaler Wirbel betrachtet – wird nicht im Ganzen sondern segmental getestet, intraossär, von S1–S5, wie jeder andere Wirbeltyp auch. Ferner testet man das Sakrum auch mit kaudaler Traktion, um die Elastizität der Dura mater auf dieser Höhe einzuschätzen.

Das Os coccygeus ist ein subkutaner Knochen, leicht zugänglich an der oberen Partie der Linea glutea posterior. Es wird ganz mühelos getestet und korrigiert, durch die Unterbekleidung hindurch, ohne dass man rektal vorgehen müsste.

Das Os ilium wird in Richtung der Anteriorität und Posteriorität getestet. Es werden zudem die wichtigen Tests der sakroiliakalen Kompression (um Läsionen der artikulären Diastase zu diagnostizieren, die auf dieser Höhe sehr häufig sind) und der Kompression der intraossären Belastungslinien (s. u.) eingesetzt.

Das Filum terminale – ein wichtiges stützendes Ligament des Rückenmarks – wird auf Höhe des Hiatus sacralis kontaktiert. Es wird durch Traktion und Lateralisierung getestet. Es kommen hier sehr häufig Läsionen vor, die zahlreiche Pathologien auslösen (Skoliose, chronische Wirbelsäulenschmerzen mit oder ohne neuralgische Ausstrahlungen, Wirbelsäulendystrophie des Wachstums, Restless-Legs-Syndrom, gewisse Kopfschmerztypen, etc.) und die man daher sehr gut erkennen muss.

Die Artt. costovertebrales werden ebenfalls systematisch durch Druck auf die kostalen Winkel untersucht.

2) Anteriorer Thorax

Am liegenden Patienten wird systematisch das Sternum getestet (segmentale intraossäre Läsionen), die Artt. sternocostoclaviculares (Mobilität), die Rippenknorpel (Elastizität) und die anterioren Anteile der Rippen (Mobilität).

3) Die Extremitätengelenke

In der Osteopathie wird im Allgemeinen die systematische Untersuchung des osteoartikulatorischen Systems der oberen und unteren Extremitäten zugunsten der «edleren» Strukturen wie Schädel oder innere Organe vernachlässigt. Dies ist eine gänzlich unzutreffende Einschätzung, da bei dem Konzept der totalen Läsion eine Dysfunktion der Peripherie die primäre Ursache für eine Schädelläsion oder eine viszerale Läsion und daher der Schlüssel für eine effektive Behandlung sein kann. Wir dürfen die Osteopathie nicht amputieren, indem wir die Untersuchung der peripheren Gliedmaßen vergessen!

Am liegenden Patienten testen wir systematisch und bilateral alle großen Gelenke der Gliedmaßen (Traktions- oder Drucktest). Wir testen auch die Flexibilität der langen Knochen mit einem Test, der Druck, Drehung und Biegung kombiniert und auf der Diaphyse des Knochens angewendet wird.

Diese schnelle Untersuchung erlaubt es uns, alle möglicherweise vorhandenen osteoartikulären Läsionen des Patienten zu identifizieren.

4) Intraossäre Belastungslinien und artikuläre Diastasen

Unseres Wissens nach wurden diese zwei sehr charakteristischen Typen osteopathischer Läsionen niemals zuvor auf systematische Weise innerhalb der Osteopathie beschrieben oder behandelt. In den 90er Jahren erlaubten unsere Arbeiten auf diesem Gebiet, zugleich die Häufigkeit und die Wichtigkeit dieser Dysfunktionen klar und deutlich darzustellen.

Intraossäre Belastungslinien

Die intraossären Belastungslinien (Trajektorien) sind anatomisch objektiv vorhanden: Sie können radiologisch sichtbar gemacht werden und wurden partiell von diversen Anatomen und Chirurgen beschrieben.

Sie korrespondieren mit einer Verstärkung der knöchernen Struktur in dem Bereich, wo sich wichtige Spannungen ausbilden (diese Linien der Dichte sind nicht mit denen der Schwerkraft zu verwechseln, die von Littlejohn beschrieben wurden). Die intraossären Belastungslinien setzen sich hauptsächlich aus der Kortex der Substantia compacta zusammen und folgen anschließend den Trabekeln der Substantia spongiosa, wo sie sich entfalten und in Bündeln verzweigen. Die Kortex des Knochens besitzt mehr die Funktion der Übertragung, die Substantia spongiosa dagegen hat die Rolle der Dämpfung und Verteilung der Spannung. Die intraossären Belastungslinien bilden so ein ununterbrochenes Netz von Kopf bis Fuß.

Die klassische Osteopathie bleibt ganz wesentlich „artikulär" im Sinne, dass sie sich für die Beweglichkeit zwischen zwei anatomischen Komponenten interessiert und sich oft darauf beschränkt. Sei es nun ein Gelenk des Skeletts, eine kraniale Sutur oder eine Ebene des viszeralen Gleitens – es handelt sich immer um eine Verbindung zweier Elemente und nicht um die intrinsische Gewebequalität des entsprechenden Elements. Die Kenntnis dieser intraossären Spannungslinien – ein wahres Gerüst des Skeletts – erlaubt es, den osteopathisch-artikulären Ansatz zu vervollständigen, da zahlreiche Läsionen in der ossären Struktur selbst liegen können.

Mit einem architektonischen Modell als Referenz können wir auf Skelettebene folgende Strukturen finden:
- *Stützpfeiler*, vertikale Haltestrukturen: Tibia, Femur, Wirbelsäule, aufsteigender Ast der Mandibula, Proc. mastoideus,…
- *Trägerbalken*, horizontale Stützstrukturen: Calcaneus, tibiale Ebene, horizontaler Ast der Mandibula, das Felsenbein des Os temporale,…
- *Strebebögen*, externe Strukturen der Gleichgewichtshaltung: Fibula, Clavicula, Spina scapulae, Arcus zygomaticus des Os temporale,…
- *Bögen*, intermediäre halbkreisförmige Strukturen, die die Stützpfeiler verbinden: Collum femoris, Linea arcuata des Os ilium, Crista iliaca, Rippen, die gekrümmte Linea temporalis des Schädels,…
- *Gewölbe:* Fußgewölbe, parietales Gewölbe (Tonnengewölbe), okzipitales Gewölbe (Spitzbogen) frontales Gewölbe (bei Brillen)
- *Schlussstein der Gewölbe:* Keilbeine des Fußes, S2 bei Sakrum oder Bregma (anteriore Fontanelle) beim Schädel,…

Diese unterschiedlichen Belastungslinien sind durch ein zwischengeschaltetes Gelenk oder Faszien und Muskeln, die sie verlängern, miteinander verbunden (Beispiel: der M. iliopsoas verbindet auf Höhe des Os coxae die interne Belastungslinie des Femurs mit der Linea arcuata des Os ilium).

Es ist nicht selten, dass man in der unmittelbaren Kontinuität dieser intraossären Belastungslinien einen Bereich der Kalzifizierung findet, die das ligamentäre oder tendinöse Bindegewebe verstärkt, falls sich dort übermäßige Spannungen aufbauen. Folglich verlängert die Kalzifizierung der supraspinalen Sehne die externe Belastungslinie des Humerus, und jene des Lig. transversum scapulae die Belastungslinie des Proc. coracoideus.

Am liegenden Patienten testen wir systematisch mit axialer Kompression die Hauptstrukturen des Skeletts, von den Füßen bis zu den knöchernen Strukturen des Kopfs. Falls der Therapeut beim Kompressionstest eine starre Struktur erspürt (verminderte Nachgiebigkeit und Elastizität der Knochenstruktur), befindet sich dort eine Läsion der Belastungslinie.

Artikuläre Diastase
Die artikuläre Diastase ist eine funktionelle artikuläre Störung. Dabei handelt es sich nicht um eine orthopädische Luxation mit artikulärer Trennung und ligamentärem Bruch, sondern um das funktionelle Stadium einer Läsion, bei der das Gelenk in abweichender Position blockiert ist, jedoch anatomisch unversehrt bleibt. Die faszialen Spannungen, die die einzelnen Komponenten des Gelenks auf Abstand fixieren, führen auf Dauer zu einer echten Umbildung der knöcherner Strukturen selbst, und die artikuläre Ausdehnung kann daraufhin intraossär fortschreiten (Läsion der transversalen Belastungslinie).

Da die Läsion der Diastase oft eine artikuläre Hypermobilität nach sich zieht, ist sie mit den klassischen osteopathischen Tests, die auf eingeschränkte Mobilität hin untersuchen, schwierig zu diagnostizieren.

Lediglich der Test auf artikuläre Konvergenz kennzeichnet ganz unzweifelhaft, so er denn positiv ist, die Läsion einer Diastase (und einer intraossären Ausdehnung, die darauf folgt). Dieser Test wird durchgeführt, indem man die knöchernen Bereiche komprimiert und beide Seiten betrachtet. Ein positiver Test lässt eine fehlerhafte artikuläre Konvergenz erkennen (Läsion der Diastase), mit oder ohne beteiligter intraossärer Ausweitung.

Artikuläre Diastasen und die sie im Allgemeinen begleitende Hypermobilität können nicht mit den klassischen Techniken korrigiert werden; ganz abträglich sind Thrust-Techniken oder die Dekoaptationstechniken, die ganz im Gegenteil oft die Instabilität der Diastase verschlechtern.

Recoiltechniken (s.u.), unter Druck auf der Gelenkachse angewendet, so als wenn man die Gelenkoberflächen zusammenbringen und komprimieren wollte, erlauben auf einfache Weise, eine Läsion der Diastase zu korrigieren und bieten somit eine einfache Lösung für das Problem der funktionellen Hypermobilität in der Osteopathie.

In der Praxis finden wir häufig Läsionen der Diastase bei folgenden oberen und unteren Extremitätengelenken:
- Art. radioulnaris distalis,
- Art. radioulnaris proximalis,
- Art. sternoclavicularis und Artt. sternocostales,
- Art. acromioclavicularis,

- Art. tibiofibularis distalis (meistens als Folge einer Verstauchung des lateralen Fußknöchels),
- Art. tibiofibularis proximalis.

Was das Becken anbelangt, weisen die Art. sacroiliaca – und vor allem bei Frauen die Symphysis pubica – oft eine artikuläre Diastase auf. Diese Läsionen wirken sich schnell störend auf die Stabilität des Beckengürtels aus und können zahlreiche biomechanische Dysfunktionen der Wirbelsäule bewirken.

5) Schädel – 6) Viszerale Organe – 7) Gefäß- und Nervensystem – 8) Dermis

Auch diese vier funktionellen Einheiten werden nach demselben Schema angegangen.

Die Spannungstests ermöglichen es, alle auf diesem Gebiet vorhandenen Läsionen zu identifizieren, d.h. Läsionen, die zur Gesamtläsion des Patienten beitragen. Wir wollen hier nicht die verschiedenen Tests beschreiben, um im Zusammenhang des Buchs zu bleiben (dem der parietalen Osteopathie), aber man muss immer im Auge behalten, dass es ohne Berücksichtigung der Gesamtheit aller möglichen somatischen Dysfunktionen, die sich auf die funktionellen Einheiten auswirken, keine umfassende Osteopathie gibt.

Die Summe der somatischen Dysfunktionen, die bei der acht funktionelle Einheiten umfassenden Untersuchung gefunden wurden, führt zu einer klaren Diagnose: **der totalen Läsion des Patienten.**

> **Positive osteopathische Diagnose**
> - Allgemeine Untersuchung
> - Spannungstests
> - Diagnose der totalen Läsion

28.2 Konzept der primären Läsion

Der Begriff der *primären Läsion* wird, obwohl er verführerisch erscheint, von vielen Osteopathen als zu simplifizierend, unklar oder illusorisch abgelehnt.
- Zu simplifizierend, denn: kann es eine osteopathische Läsion geben, die die Ursache aller Läsionen des Patienten darstellen könnte und derer Behandlung ausreichen würde, um alle somatischen Störungen zu normalisieren?!
- Unklar, denn: wie hängt der Begriff der primären Läsion mit dem Begriff von Dysfunktionsketten zusammen und was unterscheidet sie?!
- Illusorisch, denn: wie sollte man sie diagnostizieren?!

Um diese Fragen zu beantworten, ist unsere Definition der primären Läsion sehr konkret: Es ist jene somatische Dysfunktion, die bei der Untersuchung des Patienten den im Vergleich zu den anderen vorhandenen Läsionen *stärksten Grad der Fixierung* aufweist (Widerstand des Gewebes beim Spannungstest).

Damit die primäre Läsion des Patienten bestimmt werden kann, muss man alle vorab durch die allgemeine Untersuchung erkannten Einschränkungen der Mobilität hierarchisieren. Für diese Hierarchisierung der Läsionen kommt nun unser zweites Hilfsmittel zum Einsatz:

Inhibierender Balancetest

Beim inhibierenden Balancetest werden zwei osteopathische Läsionen miteinander verglichen, so dass die wichtigere der beiden definiert werden kann. Hierfür lässt der Praktiker simultan bei zwei Fixierungen die Spannung einsetzen und bewirkt auf diese Weise ein verblüffendes, aber experimentell reproduzierbares Phänomen: Unter der Hand lockert sich eine der beiden Läsionen, während umgekehrt die andere bestehen bleibt. Dieser hemmende Reflex ist ein konstanter physiologischer Mechanismus und mit ein bißchen Fingerspitzengefühl und Erfahrung ganz klar wahrnehmbar. Der inhibierende Balancetest ist mühelos anwendbar bei allen somatisch vorfindbaren Dysfunktionen.

Innerhalb jeder der acht untersuchten, funktionellen Einheiten ermöglicht der inhibierende Balancetest durch sukzessiven Ausschluss der sekundären Läsionen (jenen, die sich lösen) die dominante Läsion zu bestimmen (jene, die bestehen bleibt). Wir vermögen somit, neben der dominanten vertebralen Läsion auch die dominante thorakale Läsion, der Gliedmaßen, der Belastungslinien etc. zu finden.

Diese letzte Untersuchungsphase besteht nun darin, diese dominanten Läsionen ins Gleichgewicht zu bringen, um nach demselben selektiven Ausschlussprozess der nachgebenden Läsionen jene Läsion zu diagnostizieren, die sich auf Biegen und Brechen allem widersetzt: *die primäre Läsion* oder, anders ausgedrückt, die dominanteste der dominanten Läsionen, die somatische Dysfunktion, die sich unter allen gefundenen Läsionen als am meisten Widerstand leistende erweist.

> **Differenzialdiagnostik und Ätiologie**
> - Hierarchische Gliederung
> - Inhibierender Balancetest
> - Diagnostik der dominanten und der primären Läsionen

28.3 Konzept einer Behandlung anhand der Ätiologie

Mit der korrekten Diagnose der totalen und der primären Läsion können wir drei wichtige Fragen beantworten, die die osteopathische Behandlung betreffen.

Frage 1: Womit soll die Behandlung begonnen werden? – Antwort: mit der Justierung der primären Läsion

Indem zuerst die primäre Läsion korrigiert wird, also der stärkste vorhandene Widerstand, stellen wir fest, dass sich augenblicklich eine große Anzahl der sekundären Läsionen von selbst normalisiert! Das ist zweifellos Ausgleich für die Zeit, die bei einer ätiologischen Diagnose aufgewendet wurde, da wir ja mit einer einzigen Justierung und somit einer hohen Ökonomie der Mittel zahlreiche sekundäre Läsionen beseitigen können. Es ist sogar das Ideal der Osteopathie, lediglich die Fähigkeit des Organismus zur Selbstregulierung anzustoßen, anstatt mit einer zu stark intervenierenden Behandlung unnötige, ja sogar das Gleichgewicht des Patienten störende Korrekturen durchzusetzen. Die Osteopathie muss das nötige Minimum und nicht das erträgliche Maximum anstreben!

Frage 2: Wie korrigiert man die osteopathische Läsion? – Antwort: mit der Recoil-Technik

In der Osteopathie existiert sicherlich ein großes Spektrum an Techniken, von denen jede ihre Vor- und Nachteile oder Kontraindikationen hat. Für unseren Teil haben wir auf extensive Weise eine Technik entwickelt, perfektioniert und angewendet – unser drittes Hilfsmittel: Die Recoil-Technik.

Die Recoil-Technik ist eine kaum bekannte Technik, selbst im amerikanischen Glossar der osteopathischen Terminologie findet sie sich nicht. Allerdings soll der Recoil, laut Steve Paulus DO, eine wertvolle historische Referenz besitzen, da er von A. T. Still selbst gelegentlich angewendet worden sein soll. Die Technik des Recoil ist grundsätzlich sehr einfach und gründet sich auf dem Prinzip, die osteopathische Läsion zu lösen, indem gegen den Widerstand des Gewebes ein sehr schneller, aber sehr kurzer manueller Impuls angewendet wird.

Die Handgriffe des Recoil lassen sich in drei Schritte zusammenfassen (Beispiel: Korrektur einer Läsion der Tibia anterior).

Schritt 1: Vorspannung aufnehmen („find it")

Wie beim diagnostischen Spannungstest richtet der Therapeut die Aufmerksamkeit auf den Punkt der Blockade (d.h. auf die Gewebebarriere), die die osteopathische Fixation kennzeichnet.

So wendet man beispielsweise bei einer Läsion der Tibia anterior auf Höhe des Knies einen anteroposterioren Druck auf die Tuberositas tibiae anterior an, bis die Blockade der Tibia (die eingeschränkte Mobilität der Tibia nach hinten) fühlbar wird. Es ist möglich, diese Vorspannung zu verbessern, indem man die Untersuchung in den drei räumlichen Ebenen des Punkts des maximalen Widerstands durchführt und ebenfalls in Abhängigkeit von der Atmung (bei Inspir oder Expir des Patienten verschärft sich der Widerstand) (▶ Abb. 28.1a).

Schritt 2: Impuls („fix it")

Am Beginn der Vorspannung führt der Therapeut einen sehr kurzen, aber sehr schnellen Impuls gegen den Widerstand des Gewebes durch. Im genannten Beispiel der zu korrigierenden Tibia anterior geht der Impuls also von vorne nach hinten.

Der Recoil ist eine direkte strukturelle Technik, dessen kinetische Energie dem Widerstand des Gewebes überlegen sein muss (der schnelle Impuls), aber ohne Mobilisation (die Amplitude der Bewegung quasi gleich Null).

Deswegen besitzt der Recoil auch nicht die Kontraindikationen der strukturellen Manipulationen des Typs «Thrust». Die Technik ist sowohl einfach als auch schnell, bequem und wirksam (▶ Abb. 28.1b).

Schritt 3: Loslassen („leave it alone")

Sobald der Impuls ausgelöst wurde, lässt das sofortige Entfernen der Hände die Vibration – die durch den Recoil induzierte Welle des Schocks – auf der gesamten Läsionenverkettung nachhallen. Wir erhalten auf diese Weise einen «Dominoeffekt» mit einer Korrektur auch von weiter entfernten sekundären somatischen Dysfunktionen, die von der primären Läsion abhängig waren. Wohlgemerkt, diese Kettenreaktion ist nur dann möglich, wenn die Hierarchie der Läsionen (sekundär zu dominant zu primär) korrekt ermittelt wurde. Anders ausgedrückt: Es wird keinerlei Effekt auf die dominanten Läsionen und die primäre Läsion bestehen, wenn mit-

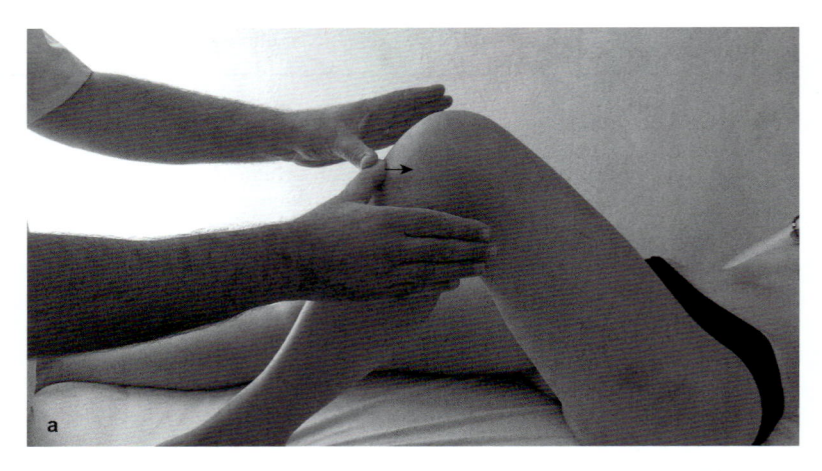

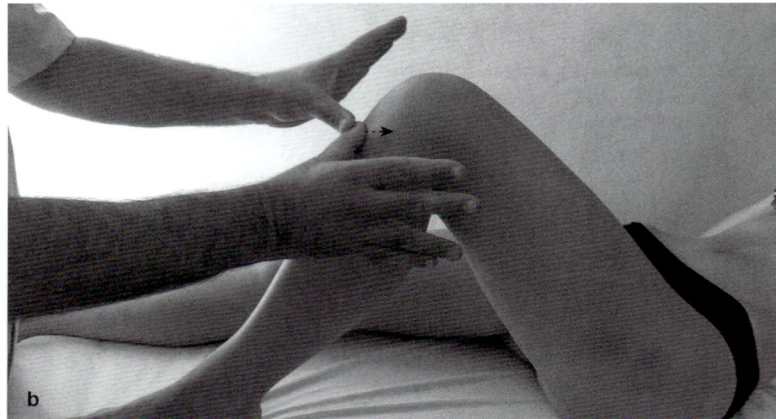

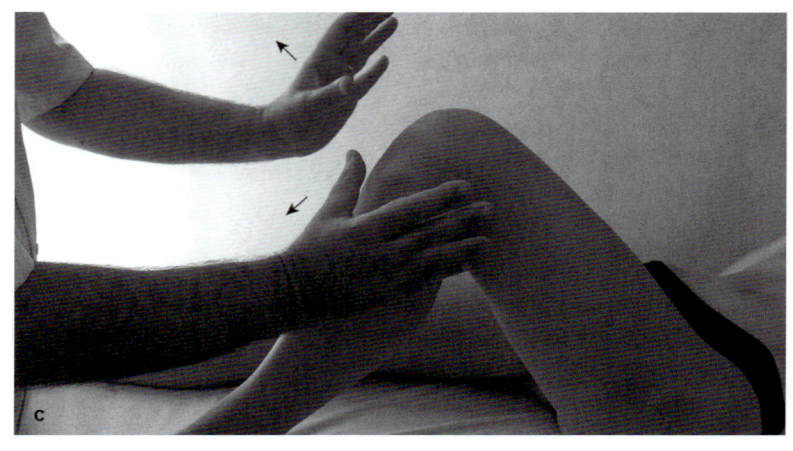

Abb. 28.1 Handgriffe der Recoil-Technik: a) Vorspannung aufnehmen („find it"), b) Impuls („fix it"), c) Loslassen („leave it alone")

tels des Recoils eine sekundäre Läsion korrigiert wird. Daher auch die Wichtigkeit der Differenzialdiagnostik und der Ätiologie mit dem inhibierenden Balancetest vor jedem Versuch des Korrigierens, um eine wirklich effiziente Behandlung zu ermöglichen (▶ Abb. 28.1c).

Frage 3: Wie geht man weiter vor und wann ist die osteopathische Behandlung zu Ende? – Antwort: sobald alle Läsionen korrigiert sind

Die spezifische Behandlung der primären Läsion normalisiert indirekt eine große Anzahl sekundärer Läsionen. Allerdings bleiben gewöhnlich manche Dysfunktionen, die nicht nachgeben, bestehen, da sie von einer anderen Läsionenkette abhängen.

Der Osteopath muss daher überprüfen, welche der Läsionen übrig bleiben, sie erneut in inhibierende Balance bringen und unter ihnen die dominante bestimmen. Diese dominante Läsion wird ihrerseits mittels Recoil korrigiert. Nach dieser zweiten Korrektur überprüft der Therapeut, ob noch bestimmte Dysfunktionen erhalten blieben und geht sie wie zuvor an: Hierarchisierung und Behandlung der neuen Dominanten mit Recoil.

Wenn keine Dysfunktion mehr besteht, wird die Gesamtläsion als normalisiert erachtet und somit ist dies das Ende der Behandlung.

Nachdem die globale Behandlung beendet wurde, ist es nun möglich, die Sitzung mit einer gezielten symptomatischen Ausrichtung abzuschließen, bei der der Therapeut alle kleineren Dysfunktionen, die auf einem gegebenen Gebiet noch bestehen blieben, korrigiert.

Zum Beispiel könnte ein Patient, der den Osteopathen wegen Ischiasbeschwerden auf der rechten Seite aufsucht, folgende Behandlung erhalten:
- Filum terminale (primäre Läsion),
- Zahn 23 und Leber (dominante Läsionen),
- L5 Translation rechts, sakroiliakale Diastase rechts, N. fibularis communis rechts (symptomatische sekundäre Läsionen).

Die Behandlung ergibt sich einzig und allein und logisch aus der osteopathischen Diagnose; daher gibt es kein standardisiertes Behandlungsprotokoll für Ischiasbeschwerden, aber eine für jeden Fall besondere und individuelle Herangehensweise. Ohne Zweifel kann man Folgendes gar nicht oft genug wiederholen: Die Wirksamkeit einer osteopathischen Behandlung beruht vor allem auf einer lückenlosen palpatorischen Untersuchung und der aus ihr resultierenden Genauigkeit der Diagnose.

> **Spezifische Behandlung**
> - Korrektur der primären und der dominanten Läsionen
> - Technik des Recoil
> - Normalisierung der totalen Läsion

28.4 Schlusswort

Unserer Auffassung nach ermöglicht die Methode des LINK, viele Probleme, mit denen der Osteopath in seiner täglichen Praxis konfrontiert ist, aufgrund der Logik ihrer diagnostischen und therapeutischen Vorgehensweise zu lösen:

- Wie erstellt man eine klare und präzise osteopathische Diagnose, unabhängig von der medizinischen Diagnose, des Anamnesegesprächs oder den komplementären Untersuchungen, die das Risiko bergen, einen auf eine falsche Fährte zu führen?
- Wie behandelt man effizient und ohne Nebenwirkungen, ganz im Wissen um die Grenzen der eigenen Kompetenz?
- Wie tritt man an schwierige, ältere oder Patienten mit schweren oder komplexen Krankheitsbildern heran?
- Wie verhält man sich bei einem klinisch neuen Fall, bei dem man auf keinerlei Erfahrung zurückgreifen kann, bei dem die Rezepte und Protokolle der Standardbehandlung nicht anwendbar sind?

Zusammenfassend legen wir mit dem Osteopathischen Mechanical Link eine umfassende Methode vor, die Folgendes ermöglicht:

- **die Diagnose der totalen Läsion des Patienten** (alle somatischen und selbst psychosomatischen Dysfunktionen, die er aufweist) dank einer allgemeinen und systematischen Untersuchung der Wirbelsäule, des Thorax, der Gliedmaßen, der Trajektorien, des Schädels, der viszeralen Organe, der Arterien, der Nerven etc., durch *allgemeine Spannungstests,*
- **die Diagnose der primären Läsion des Patienten,** d.h. der wichtigsten Dysfunktion, die die physischen und psychischen Spannungen des Menschen anhand *inhibierenden Balancetests* herauskristallisiert,
- **die ätiologische und hierarchisierte Behandlung** der primären, dominanten und, falls notwendig, sekundären (symptomatischen) Läsionen dank der *spezifischen Recoil-Technik.*

Die Osteopathie ist eine wunderbare Heilkunst – aber auch anspruchsvoll, da sie an den Menschen in seiner Komplexität und seiner Einzigartigkeit herantritt. In diesem Geiste gibt die Methode des Osteopathischen Mechanical Link dem Therapeuten die Mittel, seine Kunst erfolgreich auszuüben und bietet, angesichts der besonderen Problematik jedes einzelnen Patienten, ein einfaches, logisches und wirksames Diagnose- und Behandlungsschema an.

Literaturverzeichnis

Abehsera A.: Histoire de l'osteopathie a ses debuts. Maloinde ed.
Abehsera A.: Persönliche Gespräche 1999–2000
Abehsera A.: Traite de Medicine Osteopathique. OMC, Maloine, 1986
Ackerknecht E.H.: Rudolf Virchow: Arzt, Politiker, Anthropologe. Ferdinand Enke Verlag, Stuttgart 1957
Akerstedt et al.: Comparison of urinary and plasma catecholamine responses to mental stress. Acta Physiologica Scandinavica 117, 1983, S. 19–26
American Academy of Osteopathy: Louisa Burns Memorial Lectures & Collected Papers of L. Burns. American Academy of Osteopathy, Indianapolis 1994
American Academy of Osteopathy: The selected papers of John Stedman Denslow. American Academy of Osteopathy-Yearbook, Indianapolis 1993
Andree C.: Rudolf Virchow: Leben und Ethos eines großen Arztes. F. A. Herbig Verlagsbuchhandlung, München 2002
Anonymus: Reader's thoughts on treating low back pain with counterstrain technique. JAOA 11, Nov 1989, S. 1379, S. 1384, S. 1387
Arbuckle B.: The craniocervical junction. Yearbook American Academy of Osteopathy, 1951
Arena J. G., Sherman R. A., Bruno G. M., Young T. R.: Electromyographic recordings of 5 types of low back pain subjects and non-pain controls in different positions. Pain 37, 1989, S. 57–65
Arendt-Nielsen L., Graven-Nielson T., Svarrer H. et al.: The influence of low back pain on muscle activity and coordination during gait: a clinical and experimental study. Pain 64, 1995, S. 231–240
Arnoczky S. P., Tian T., Lavagnino M. et al.: Activation of stress-activated protein kinases (SAPK) in tendon cells following cyclic strain: the effects of strain frequency, strain magnitude, and cytosolic calcium. J Orthop Res 20 (5), 2002, S. 947–952
Aschoff L.: Rudolf Virchow: Wissenschaft und Weltgeltung. Hofmann und Campe, Hamburg 1940
Assendelft W. J., Morton S. C., Yu E. I. et al.. Spinal manipulative therapy for low back pain. Cochrane Database of Systematic Reviews 1, 2004
Baer H. A.: Divergence and convergence in two systems of manual medicine – osteopathy and chiropractic in the United States. Medical Antropological Quarterly 1 (2), June 1987
Bailey M., Dick L.: Nociceptive considerations in treating with counterstrain. JAOA 3, Mär 1992, S. 334, S. 337–341
Bandy W. D., Irion J. M., Briggler M.: The effect of time and frequency of static stretching on flexibility of the hamstring muscles. Physical Therapy 77 (10), 1997, S. 1090–1096
Barnes M.: The selected writings of A. Cathie. American Academy of Osteopathy, 1974
Barnes M.: The collected papers of T. L. Northup. American Academy of Osteopathy, 1984
Barral J.-P., Mercier P.: Visceral manipulation. Eastland Press, Seattle 1987
Barral J.-P.: Visceral manipulation II. Eastland Press, Seattle 1989
Barral J.-P., Croibier A.: Trauma: An Osteopathic Approach. Eastland Press, Seattle WA 2000
Barral J.-P., Mercier P.: Lehrbuch der viszeralen Manipulation. Urban & Fischer, München 2002
Bassaglia Y: Biologie cellulaire. Maloine, Paris 2001
Bassett C. A. L.: Biological significance of piezoelectricity. Calcified Tissue Research 1: 252–272, 1968
Bastide J-M, Perraux E: Osteopathie et sport. Sully 2007
Bauer J., Heine H.: Akupunkturpunkte und Fibromyalgie – Möglichkeiten chirurgischer Intervention. Biologische Medizin 6 (12) 257–261, 1998

Baur P. S., Parks D. H.: The myofibroblast anchoring strand: the fibronectin connection in wound healing and possible loci of collagen fibril assembly. Journal of Trauma 23, 1983, S. 853–862

Beal M. C.: Viscerosomatic reflexes – a review. Journal of the American Osteopathic Association 85, Dezember 1985, S. 786–801

Beal M. C.: Biomechanics – a foundation for osteopathic theory and practice. In: Northup G. W.: American Osteopathic Association, 1987

Becker R. E.: Diagnostic Touch – Its principles and application. Yearbook American Academy of Osteopathy, 1963

Beffa R., Mathews R.: Does the adjustment cavitate the targeted joint? An investigation into the location of cavitation sounds. Journal of Manipulative & Physiological Therapeutics, 27, e2., 2004

Bentzen M: Formen des Erlebens: Neurowissenschaft, Entwicklungspsychologie und somatische Charakterbildung. In: Marlock G, Weiss H (Hrsg.): Handbuch der Körperpsychotherapie, Schattauer, Stuttgart–New York 2006

Bircher J., Wehkamp K. H.: Das ungenutzte Potential der Medizin: Analyse von Gesundheit und Krankheit zu Beginn des 21. Jahrhunderts. Zürich: rüffer & rub, Zürich 2006

Bischoff F., Hulbert R. G.: A. T. Still Institute – studies and publications. Journal of the American Osteopathic Association 31, 1932, S. 189–190

Blechschmidt E: The Ontogenetic Basis of Human Anatomy. Berkeley, California USA: North Atlantic Books, 2004

Bogduk N.: Clinical Anatomy of the Lumbar Spine and Sacrum. Churchill Livingstone, 3. Aufl., 1997

Booth E. R. (1924): History of Osteopathy (and Twentieth Century Medical Practice). Cincinnati: Caxton Press (Originaltext: 1905). Reprint: Osteolib / Jolandos: 2006

Bosch U., Zeichen J., Skutek M. et al.: Effect of cyclical stretch on matrix synthesis of human patellar tendon cells. Unfallchirurg 105 (5), 2002, S. 437–342

Bourdillon J. F., Day E. A., Bookhout M. R.: Spinal Manipulation. Butterworth-Heinemann, 5. Aufl., 1992

Bradbury P.: Positional lesion correction. Yearbook Institute of Applied Osteopathy, Maidstone, 1966

Brandt B. jun., Jones L. H.: Some methods of applying countertstrain. JAOA 9, Mai 1976, S. 786–789

Brennen C. E.: Cavitation and Bubble Dynamics. Oxford University Press, Oxford 1995

Broadhurst N. A., Bond M. J.: Pain provocation tests for the assessment of sacroiliac joint dysfunction. Journal of Spinal Disorders 11 (4), 1998, S. 341–345

Brookes D.: Lectures on Cranial Osteopathy. Thorsons Publishers, Wellington 1981

Burke D., Gandeva S. C.: Peripheral Motor System. In: Paxines G.: The Human Nervous System 1: 133, Academic Press, San Diego 1990

Campbell C.: Body mechanics. Yearbook Institute of Classical Osteopathy, Maidstone, 1999

Cannon W. B.: The emergency function of the adrenal medulla in pain and the major emotions. American Journal of Physiology 33, 1914, S. 356–372

Cantu R. I., Grodin A. J:.: Myofascial Manipulation – Theory and Clinical Application. Aspen Publication, 1992

Capra F.: Wendezeit. 3. Aufl. Scherz, Bern 1983

Carreiro J. E.: Foundations of Osteopathic Medicine, Lippincott Publ., 2003, 2. Edition, S. 917.

Cassidy J. D., Lopes A. A., Yong-Hing K.: The immediate effect of manipulation versus mobilization on pain and range of motion in the cervical spine: A randomized controlled trial. Journal of Manipulative and Physiological Therapeutics 15, 1992, S. 570–575

Cassisi J. E., Robinson M. E., O'Conner P. et al.: Trunk strength and lumbar paraspinal muscle activity during isometric exercise in chronic low back pain patients and controls. Spine 18 (2), 1993, S. 245–251

Cathie A.: In Barnes, 1974
Chaitow L.: Review of aspects of craniosacral theory. British Osteopathic Journal 20, 1997, S. 14–22
Chaitow L: Palpationstechniken und Diagnostik, Urban und Fischer, München 2001
Chaitow L., Bradley D., Gilbert C.: Multidisciplinary approaches to breathing pattern disorders. Churchill Livingstone, Edingburgh 2002
Chaitow, L. In: Osteopathy; a complete health care system, pp. 23–29, 1982
Chauffour P., Guillot J.M.: Le Lien Mécanique Ostéopathique, substrat de l'homéostasie, Editions Maloine, 1985
Chauffour P., Prat E., Michaud J.: Le Lien Mécanique Ostéopathique, artères et système nerveux autonome, Editions Sully, 2009 (ouvrage bilingue français-anglais)
Chauffour P., Prat E.: Mechanical Link, Editions North Atlantic Books, 2002
Chen C. S. et al.: Geometric control of cell life and death. Science 276, S. 1425–1428, 1997
Chen J. T., Chen S. M., Kuan T. S. et al.: Phentolamine effect on the spontaneous electrical activity of active loci in a myofascial trigger spot of rabbit skeletal muscle. Arch Phys Med Rehab 79, 1998, S. 790–794
Chikly B.: Silent Waves: Theory and Practice of Lymph Drainage Therapy, an Osteopathic Lymphatic Technique". Scottsdale, Ariz., I.H.H. Pub , 2. ed., 2003
Chikly B: Silent Waves, IHH Pub. AZ 2. ed., 2004, S.119 ff.
Chila A. G.: Connective continuity in diagnosis and treatment. Ohio University COM, 1985
Christian G. H., Stanton G. J., Sissons D. et al.: Immunoreactive ACTH, β-endorphin and cortisol levels in plasma following spinal manipulative therapy. Spine, 13, 141–147, 1988
Christiensen C., Lid J.: Verket om virkelighetens eventur, Vol. 1–4. Aschehoug & Co, Oslo, 1952
Cibulka M. T., Koldehoff R.: Clinical usefulness of a cluster of sacroiliac joint tests in patients with and without low back pain. Journal of Orthopaedic & Sports Physical Therapy 29 (2), 1999, S. 83–92
Cislo S., Ramirez M. A., Schwartz H. R.: Low back pain: treatment of forward and backward sacral torsions using counterstrain technique. JAOA 3, Mär 1991, S. 255–256, S. 259
Clarck D. L: In Magoun, 1957
Cole W. V.: Historical basis for osteopathic theory and practice. In: Northup G. W.: American Osteopathic Association, 1987
Cole W. V.: Osteopathic research – anatomical and histopathological evidence. In: Northup G. W.: American Osteopathic Association, 1987
Cole W. V.: Osteopathic Research. Journal of the American Osteopathic Association 63, May 1964, S. 821–832
Colloca C. J., Keller T. S.: Electromyographic reflex responses to mechanical force, manually assisted spinal manipulative therapy. Spine, 26, (10): 1117–24, 2001
Colloca C. J., Keller T. S., Gunzburg R. et al.: Neurophysiologic responses to intraoperative lumbosacral spinal manipulation. Journal of Manipulative & Physiological Therapeutics, 23, (7): 447–457, 2000
Condon S. M., Hutton R. S.: Soleus muscle electromyographic activity and ankle dorsiflexion range of movement during four stretching procedures. Physical Therapy 67 (1), 1987, S. 24–30
Conway P. J., Herzog W., Zhang Y. T. et al.: Forces required to cause cavitation during spinal manipulation of the thoracic spine. Clinical Biomechanics, 8, 210–214, 1993
Cooper G. J.: Some clinical considerations of the fascia in diagnosis and treatment. Yearbook American Academy of Osteopathy, 1977
Côté P., Mior S. A., Vernon H.: The short-term effect of a spinal manipulation on pain/pressure threshold in patients with chronic mechanical low back pain. Journal of Manipulative & Physiological Therapeutics, 17, (6) 364–8, 1994

Cottingham J. T.: Healing through Touch – A History and a Review of the Physiological Evidence. Rolf Institute Publications, Boulder CO, 129–142, 1985
Cramer G. D., Gregerson D. M., Knudsen J. T.: The Effects of Side Posture Positioning and Spinal Adjusting on the Lumbar Z Joints. Spine, 27, (22) 2459–2466, 2002
Cramer G. D., Tuck N. R., Knudsen, J. T. et al.: Effects of side posture positioning and side posture adjusting on the lumbar zygapophysial joints as evaluated by magnetic resonance imaging: a before and after study with randomization. Journal of Manipulative & Physiological Therapeutics, 23, (6): 380–394, 2000
Crow W. T .et al: Ligamentous Articular Strain: Osteopathic Manipulative Techniques for the Body. Eastland Press, Seattle WA, 2001
Currier D. P., Nelson R. M.: Dynamics of Human Biologic Tissues. F. A. Davis Company, Philadelphia 1992
Cyriax In: The Slipped Disc. Gower Publishing Company Limited, Farnborough, pp. 188–216, 1980
Cyriax J., Schiøtz E.: Manipulation – past and present. Balliere & Tindall, London 1975
Deason W. J.: Dr. Still – nonconformist: how the ‚Old Doctor' reached his conclusions on osteopathy. In: The Osteopathic Profession (Journal), Volume 1, 11, S. 22–25, 44, 46, 1934
Dege J. T.: Den europeiske filosofi. Universitetsforlaget, Oslo 1970
Denslow J. S., Korr I. M., Krems A. D.: Quantitative studies of chronic facilitation in human motorneuron pools. American Journal of Physiology, 1947. In: The Collected Works of J. S. Denslow, Year Book of the American Academy of Osteopathy, Indiana 1993
Denslow J. S.: Pathophysiological evidence for the osteopathic lesion: the known, the unknown and controversial. JAOA 75, 1975, S. 415–421. In: Beal M. C. (ed.): Selected papers of J. S. Denslow, D.O., Year Book of the American Academy of Osteopathy, 1993
DeVocht J. W., Pickar J., Wilder D. G.: Spinal Manipulation Alters Electromyographic Activity of Paraspinal Muscles: A Descriptive Study. Journal of Manipulative & Physiological Therapeutics, 28, (7): 465–471, 2005
Dew K.: Scientific concept within osteopathy. Maidstone College Yearbook, 1997
DiGiovanna E. L., Schiowitz S.: An Osteopathic Approach to Diagnosis & Treatment. Lippincott, 2. ed., 1997
DiGiovanna E.: An Encyclopedia of Osteopathy, Am Ac Osteopath Publ, 2001, 24.
Dimitrijevic M. R., Gregoric M. R., Sherwood A. M. et al.: Reflex responses of paraspinal muscles to tapping. Journal of Neurology, Neurosurgery and Psychiatry, 43, 1112–1118m 1980
Dinnar U. et al.: Classification of diagnostic tests used with osteopathic manipulation. Journal American Osteopathic Association 79 (7), März 1980, S. 451–455
Dölken M.: Was muss ein Manualtherapeut über die Physiologie des Bindegewebes und die Entwicklung einer Bewegungseinschränkung wissen?. Manuelle Medizin 40 (3) 169–176, 2002
Dorman T., Snijders C., Stöckart R. (eds.): Movement Stability & Low Back Pain. Churchill Livingstone, Edinburgh, S. 157–167
Dove C.: A history of the osteopathic vertebral lesion. The British Osteopathic Journal, Vol. 3, Nr. 3, 1967
Downing C. H.: Osteopathic principles in disease. Orozko, San Francisco 1935
Downing C. H.: Osteopathic principles in practice. Journal Printing, Kirksville 1923
Drake RL et al.: Gray´s Anatomie. Urban & Fischer, München 2007
Dreyfuss P. et al.: The value of medical history and physical examination in diagnosing sacroiliac joint pain. Spine 21, 1996, S. 2594–2602
Dumais C.: Lexique du language de l'enseignement de W. G. Sutherland. Canada 1999
Dummer T.: Minimal structural correction. Journal of Society of Osteopaths, Maidstone, 1981
Dummer T.: Specific adjusting techniques. Jotom Publishing, Kent 1995

Dummer T.: Textbook of Osteopathy, Vol. 1 & 2. Jotom Publishing, Kent 1999
Dummer T.: The etiological significance of cervical whiplash episodes in low-back pain and pelvis syndromes. British Osteopathic Journal, 1986
Egan D., Cole J., Twomey L.: The standing forward flexion test: an inaccurate determinant of sacroiliac joint dysfunction. Physiotherapy 82 (4), 1996, S. 236–242
Eggleston A.: In Peterson, 1981
Eigen M.: The Physicist's Conception of Nature. Reidel, Dordrecht (Netherlands) 1973
Eliska O., Eliskova M.: "Are peripheral lymphatics damaged by high pressure manual massage?" Lymphology, 1995, 28: 21–30
Eliska O., Eliskova M.: "Lymphedema-Morphology of the lymphatics after manual massage", Process XIV, International Society Lymphology Congress, Washington DC, Lymphology 27 (Suppl.), 1994, 132–135
Ellestad S. M., Nagle R. V., Boesler D. R. et al.: Electromyographic and skin resistance responses to osteopathic manipulative treatment for low back pain. Journal of the American Osteopathic Association, 88, (8): 991–997, 1988
Engeln H.: Konzert der Muskeln und Sinne. GEO Wissen Nr.1/Mai 1994: 90–97, 1994
Eriksen T. B.: Vestens tenkere, Vol. 2, Frau Descartes til Nietzsche. Aschehoug & Co, Oslo, 1998
Ewing J.: Der Einfluß Virchows auf die medizinische Wissenschaft in Amerika. Virchows Archiv, Bd. 235, S. 444 – 52, 1921
Feely R. A.: The neural biological mechanisms of somatic dysfunction. Private published, 1997
Fernandez-de-las-Penas C., Perez-de-Heredia M., Brea-Rivero M. et al.: Immediate effects on pressure pain threshold following a single cervical spine manipulation in healthy subjects. Journal of Orthopaedic & Sports Physical Therapy, 37, (6): 325–9, 2007
Finet G., Willaime C.: Treating visceral dysfunction. Stillness Press, Portland 2000
Flynn T. W., Fritz J. M., Waineer R. S. et al.: The audible pop is not necessary for successful spinal high-velocity thrust manipulation in individuals with low back pain. Archives of Medical Rehabilitation, 84, 1057–1060, 2003
Földi M. et al.: Lehrbuch der Lymphologie. 6. Aufl. Elsevier, Urban & Fischer, München 2005
Folkow B.: Cardiovascular reactions during abdominal surgery. Ann Surg 56: 905–913, 1962
Forsman L., Lundberg U.: Consistency in catecholamine and cortisol excretion in males and females. Pharmacology, Biochemistry and Behaviour 17, 1982, S. 555–562
Frankenhaeuser et al.: Psychophysiological reactions to understimulation and overstimulation. Acta Psychologica 35, 1971, S. 298–308
Frankenhaeuser et al.: Sex differences in psychoneuroendocrine reactions to examination stress. Psychosomatic Medicine, 40, 1978, S. 334–343
Frankenhaeuser et al.: Stress on and off the job as related to sex and occupational status in whitecollar workers. Journal of Organisational Behaviour 10, 1989, S. 321–346
Frankenhaeuser M., Gardell B.: Underload and overload in working life: Outline of a multidisciplinary approach. Journal of Human Stress 2, 1976, S. 35–46
Freburger J. K., Riddle D. L.: Measurement of sacroiliac dysfunction: a multicenter intertester reliability study. Physical Therapy 79 (12), 1999, S. 1134–1141
Freburger J. K., Riddle D. L.: Using published evidence to guide the examination of the sacro-iliac joint region. Phys Ther. 81, 2001, S. 1135–1143
Friedell E.: Vår tids kulturhistorie, Vol. 1–3. Aschehoug & Co, Oslo 1934
Fryer G.: Muscle energy concepts – a need for change. Journal of Osteopathic Medicine 3 (2), 2000, S. 54–59
Fryer G.: Somatic Dysfunction: updating the concept. Australian Journal of Osteopathy 10 (2), 1999, S. 14–19
Fryette H. H.: Principles of osteopathic technique. Academy of Applied Osteopathy, Carmel, 1954

Frymann V. M.: Sutherland passes on the torch. 1986. Collected Papers of American Academy of Osteopathy, 1998

Fuller R. B., Applewhite E. J.: Synergetics (Explorations in the Geometry of Thinking). The Macmilian Co., New York 1975

Gal J., Herzog W., Kawchuk G. et al.: Movements of vertebrae during manipulative thrusts to unembalmed human cadavers. Journal of Manipulative & Physiological Therapeutics, 20, (1): 30–40, 1997

Garfin S. R .et al: Role of fascia in maintenance of muscle tension and pressure. J Appl Physiol 51 (2) 317–320, 1981

Gelberman R. H., Menon J., Gonsalves M. et al.: The effects of mobilization on vascularisation of healing flexor tendons in dogs. Clinical Orthopaedics 153, 1980, S. 283–289

Gevitz N.: The DOs: Osteopathic Medicine in America. Baltimore: John Hopkins University Press, 2004

Gibbons P. Tehan P.: Manipulation of the spine, thorax and pelvis – an osteopathic perspective. Churchill Livingstone, London 2000

Gibbons P., Tehan P.: Muscle energy concepts and coupled motion of the spine. Manual Therapy 3 (2), 1998, S. 95–101

Gibbons R. W.: Chiropractic in America – the historical conflicta of cultism and science. Journal of Popular Culture 10, S. 720–731, 1977

Gibbons P., Tehan P.: Manipulation of the spine, thorax and pelvis. Harcourt Publishers Ltd, London 2000

Gibbons P., Tehan P.: The intervertebral lesion – a professional challenge. British Osteopathic Journal, Vol. XXII, 2000

Gibbons P., Tehan P.: Patient positioning and spinal locking for lumbar spine rotation manipulation. Manual Therapy, 6, (3): 130–8, 2001

Gill K. P., Callaghan M. J.: The measurement of lumbar proprioception in individuals with and without low back pain. Spine 23, 1998, S. 371–377

Giovanelli B., Thompson E., Elvey R.: Measurement of Variations in Lumbar Zygapophyseal Joint Intracapsular Pressure: A Pilot Study. The Australian Journal of Physiotherapy Vol 31 (3), 1985, S. 115–121

Glaser V: Eutonie – Das Verhaltensmuster menschlichen Wohlbefindens. Haug Verlag, Heidelberg 1980

Gold P., Sternberg E.: The mind-body interaction in disease. Scientific American, Herbst 1997

Goldstein M.: The research status of spinal manipulative therapy. Symposium, Bethesda–Maryland 1975

Goodridge J. P., Kuchera W. A.: Muscle Energy Treatment Techniques for Specific Areas. In: Ward R. C. (eds.): Foundations for Osteopathic Medicine. Williams & Wilkins, S. 697–761, Baltimore 1997

Graf R., Freyberg M., Kaiser D. et al.: Mechanosensitive induction of apoptosis in fibroblasts is regulated by thrombospondin-1 and integrin associated protein (CD47) Apoptosis 7 (6), 2002, S. 493–498

Greenman P. E.. In Korr I. M. (eds.): The neurobiologic mechanisms in manipulative therapy. Plenum Press, 1978

Greenman P. E.: Principles of Manual Medicine. Williams & Wilkins, Baltimore 1996

Greenman P. E: Lehrbuch der osteopathischen Medizin, Haug, Heidelberg 2000

Grieve, G. P.: Churchill Livingstone, pp. 525–526, New York 1988

Günther U: Hakoi Lehrtherapeutin. Persönliche Mitteilungen 2009

Guyton A. C.: Textbook of Medical Physiology. W. B. Saunders Company, 8. Aufl. 1991, S. 182–183

Hall T. E.: The contribution of J. M. Littlejohn to Osteopathy. Institute of Applied Osteopathy, Maidstone, 1974

Hallgren R. C., Greenman P. E., Rechtien J. J.: Atrophy of suboccipital muscles in patients with chronic pain: A pilot study. Journal of the American Osteopathic Association 94 (12), 1994, S. 1032–38

Handel M., Horstmann T., Dickhuth H. H. et al.: Effects of contract-relax stretching training on muscle performance in athletes. Eur J App Physiol Occup Physiol 76 (5), 1997, S. 400–408

Hargens A. R., Akeson W. H.: Stress effects on tissue nutrition and viability. In: Hargens A. R. (ed.): Tissue nutrition and viability. Springer-Verlag, New York 1986

Harris J. D., McPartland J. M.: Historical perspectives in manual medicine. Clinics of North America – Phys.Med. & Rehabilitation, November 1996

Harrison D. E., Harrison D. D., Troyanovich S. J.: The Sacroiliac Joint: A Review of Anatomy and Biomechanics with Clinical Implications. Journal of Manipulative and Physiological Therapeutics 20 (9), 1997, S. 607–617

Harrison D. E., Harrison D. D., Troyanovich S. J.: Three-dimensional spinal coupling mechanics: Part I. A review of the literature. Journal of Manipulative and Physiological Therapeutics 21 (2), 1998, S. 101–113

Hartman L. S.: Handbook of Osteopathic Technique. Unwin Hyman, London 1985

Hawkins P. J.: A textbook of osteopathic diagnosis. Tamor Pierston Publishers, London 1985

Hazzard C.: The Practice and applied therapeutics of osteopathy. Journal Printind CO, Kirksville 1905

Heikkila H., Johansson M., Wenngren B. I.: Effects of acupuncture, cervical manipulation and NSAID therapy on dizziness and impaired head repositioning of suspected cervical origin: a pilot study. Manual Therapy 5, 2000, S. 151–157

Heilig D.: Some basic considerations of spinal curves. Osteopathic Annals 6 (7), Juli 1978

Heine H: Functional anatomy of traditional Chinese acupuncture points. Acta Anat. 152: 293, 1995

Henatsch H.-D.: Bauplan der peripheren und zentralen sensomotorischen Kontrollen. In: Sensomotorik. Physiologie des Menschen. Bd.14. Urban & Fischer, München 1976

Herzog W.: Clinical Biomechanics of Spinal Manipulation. Churchill Livingstone, Philadelphia, 2000

Herzog W., Scheele D., Conway P. J.: Electromyographic responses of back and limb muscles associated with spinal manipulative therapy. Spine, 24, (2): 146–52; discussion 153, 1999

Hestbek L., Leboeuf-Y de C.: Are chiropractic tests for the lumbo-pelvic spine reliable and valid? A systematic critical literature review. J Manip & Physiol Ther. 23 (4, 5), 2000

Hides J. A., Stokes M. J., Saide M. et al.: Evidence of lumbar multifidus muscle wasting ipsilateral to symptoms in patients with acute/subacute low back pain. Spine 19, 1994, S. 165–172

Hildreth A. G.: The lengthening shadow of A. T. Still. American Academy of Osteopathy, Indianapolis. Reprint of 1938

Hix E. L.: The trophic function of visceral nerves. In: The physiological basis of osteopathic Medicine. The Postgraduate Institute of Osteopathic Medicine and Surgery, New York 1970

Hix E. L.: Viscerosomatic and somatovisceral reflex communication. In: The physiological basis of osteopathic Medicine. The Postgraduate Institute of Osteopathic Medicine and Surgery, New York 1970

Hoag J. M.: Osteopathic Medicine. McGraw-Hille Company, New York 1969

Hoover H. V.: Complicated Lesions. Yearbook American Academy of Osteopathy, 1951

Huang H., Kamm R. D., Lee T.: Cell mechanics and mechanotransduction: pathways, probes, and physiology. In: Am J Physiol Cell Physiol 287: C1-C11, 2004; 10.1152/ajpcell.00559.2003

Hubbard D. R., Berkoff G. M.: Myofascial trigger points show spontaneous needle EMG activity. Spine 18, 1993, S. 1803–1807

Hulett G. D.: A textbook of the principles of osteopathy. 5. Aufl., American Osteopathic Association, Los Angeles 1922

Hulett G. D.: Principles of Osteopathy. 5. Aufl., American Osteopathic Association, 1922

Hunt T. K., Van Winkle W.: Normal repair. In: Hunt T. K., Dunphy J. E. (eds.): Fundamentals of wound management. Appleton-Century-Crofts, New York, 1979, S. 2–67

Ingber D. E. et al.: Opposing views on tensegrity as a structural framework for understanding cell mechanics. J Appl Physiol 89, S. 1663–1678, 2000

Ingber D. E.: Cellular tensegrity revisited I and II. J Cell Sci 116, S. 1157–1173, 1397–1408, 2003

Ingber D. E.: Cellular tensegrity: defining new rules of biological design that govern the cytoskeleton. J Cell Sci 104, S. 613–627, 1993

Ingber D. E.: Tensegrity-based mechanosensing from macro to micro. In: Progress Biophys Mol Biol 2008, doi:10.1016/j.pbiomolbio.2008.02.005; 2008

Irnich D.: Leitfaden Triggerpunkte, Elsevier, Urban & Fischer, München 2009

Isaacs E. R., Bookhout M. R.: Bourdillion's spinal manipulation. 6. Aufl., Butterworth & Heinemann, London, 2001

Jacob H. A. C., Kissling R. O.: The mobility of the sacroiliac joints in healthy volunteers between 20 and 50 years of age. Clinical Biomechanics 10, 1995, S. 352–361

Jacobson E. C., Lockwood M. D., Hoefer V. C. jun. et al.: Shoulder pain and repetition strain injury to the supraspinatus muscle: etiology and manipulative treatment. JAOA 8, Aug 1989, S. 1037–1040, S. 1043–1045

Jaoa, 2005, Okt, 105 (10): 457–464

Johansson et al.: Male and female psychoneuroendocrine response to examination stress: A case report. Motivation and Emotion 7, 1983, S. 1–9

Johansson H. et al: Receptors in the knee joint ligaments and their role in the biomechanics of the joint. Critical reviews in biomedical engineering 18(5) 341–368, 1991

Johnston W. L., Friedman H.: Functional methods. American Academy of Osteopathy, Indianapolis 1994

Johnston W. L.: In Ward R. C. (ed.) 1997 Jull G. et al.: The accuracy of manual diagnosis for cervical zygophophysical joint pain syndromes. Med J Austr 148, Mai 1988, S. 233–236

Johnston W. L.: Interexaminer reliability studies – spanning a gap in medical research. Journal American Osteopathic Association 81 (12), 1981

Jones B. E.: The difference a D.O. makes – osteopathic medicine in the 20th century. Times Journal, 1978

Jones L. H., Kusunose R., Goering E.: Jones Strain-Counterstrain. Boise, ID, 1995

Jones L. H.: Foot trauma without hand trauma. JAOA 1, Jan 1973, S. 87–95

Jones L. H.: Missed anterior spinal lesions. A preliminary report. The Do 6, Mär 1996, S. 75–79

Jones L. H.: Spontaneous release by positioning. The DO 4, Jan 1964, S. 109–116

Jones L. H.: Strain-Counterstrain. Urban & Fischer, München/Jena, 2001. Strain and Counterstrain. American Academy of Osteopathy, Newark, 1981

Jordan R., Schuster T.: The selected writings of Carl P. McConnell. Squirrel Tail Press, Columbus, 1995

Juhan D.: Körperarbeit – Die Soma-Psyche-Verbindung. Droemer Knaur Verlag, München 1997

Jull G., Bogduk N., Marsland A.: The accuracy of manual diagnosis for cervical zygapophysial joint pain syndromes. Medical Journal of Australia 148, 1988, S. 233–236

Jull G., Zito G., Trott P. et al.: Interexaminer reliability to detect painful upper cervical joint dysfunction. Australian Journal of Physiotherapy 43 (2), 1997, S. 125–129

Kadi F., Hagg G., Hakansson R. et al.: Structural changes in male trapezius muscle with workrelated myalgia. Acta Neuropathol (Berl) 95 (4), 1998, S. 352–360

Kadi F., Waling K., Ahlgren C. et al.: Pathological mechanisms implicated in localized female trapezius myalgia. Pain 78 (3), 1998, S. 191–196

Kandel E. R., Schwartz J. H., Jessell T. M.: Principles of Neural Science. McGraw-Hill Companies Inc, London 2000

Kappler R. E.: Seated flexion test – a study questioning the need for the patient's feet on the floor. J American Academy of Osteopathy, Herbst 2000, S. 28–30
Keating J. C. et al.: Interexaminer reliability of eight evaluative dimensions of lumbar segmental abnormality. J Manipulative Physiol Ther 13, 1990, S. 463–470
Kelso A. F.: Physiology. In: Northup, G. W.: American Osteopathic Association, 1987
Kimberly P. E.: Outline of the Cranial Concept. Des Moines College of Osteopathy, 1950
King et al.: Measurement of stress and arousal: Validation of the stress arousal adjective checklist. Brit J Psych 74, 1983, S. 473–479
Klug H.: The holistic approach of osteopathy or the total lesion concept. J Soc Osteopaths, Maidstone, 1981
Koes B. W., Assendelft W. J., van der Heijden G. J. et al.: Spinal manipulation for low back pain. An updated systematic review of randomized clinical trials. Spine, 21, (24): 2860-71; discussion 2872–3, 1996
Korr I. M.: Hyperactivity of sympathetic innervation – a common factor in disease. In: Greenman P. E.: Concepts and mechanisms of neuromuscular function. Springer Verlag, New York 1984
Korr I. M.: Proprioceptors and somatic dysfunction. JAOA, Mär 75, S. 638–650
Korr I. M.: The collected papers of I. M. Korr, Vol. II. American Academy of Osteopathy, Indianapolis 1997
Korr I. M.: The neural basis of the osteopathic lesion JAOA 1947:191–198. In: The Collected Papers of Irvin Korr. American Academy of Osteopathy, Indiana 1979
Kovacs F. M .et al.: Local and remote sustained trigger therapy for exacerbations of chronic low back pain: A randomized, double-blind, controlled, multicenter trial. Spine 22: 786–797, 1997
Kruger L.: Cutaneous Sensory System. In: Adelman G.: Encyclopedia of Neuroscience 1: 293, Birkhäuser, Boston 1987
Kuchera M. L.: Osteopathic principles in practice. Greyden Press, Colombus – Ohio 1997
Kurtz R, Hakomi: Eine körperorientierte Psychotherapie. Kösel 1994
Laekeman M., Kreutzer R.: Großer Bildatlas der Palpation, Springer, Heidelberg 2008
Lance J. W., De Gale, P.: Spread of phasic muscle reflexes in normal and spastic subjects. Journal of Neurology, Neurosurgery and Psychiatry, 28, 328-334, 1965
Lane M. A. (1925): A. T. Still Founder of Osteopathy. Waukegan, Illinois: Bunting Publications. Reprint Osteolib / Jolandos 2006
Larsson B., Bjork J., Elert J. et al.: Fibre type proportion and fibre size in trapezius muscle biopsies from cleaners with and without myalgia and its correlation with ragged red fibres, cytochrome-c-oxidase-negative fibres, biomechanical output, perception of fatigue, and surface electromyography during repetitive forward flexions. Eur J Appl Physiol Jun 84 (6), 2001, S. 492–502
Larsson B., Bjork J., Henriksson K. G. et al.: The prevalences of cytochrome-c-oxidase-negative and superpositive fibres and ragged-red fibres in the trapezius muscle of female cleaners with and without myalgia and of female healthy controls. Pain 84 (2–3), 2000, S. 379–387
Larsson S. E., Bengtsson A., Bodegard L. et al.: Muscle changes in work-related chronic myalgia. Acta Orthop Scand 59 (5), 1988, S. 552–556
Laslett M., Williams M.: The reliability of selected pain provocation tests for sacro-iliac joint pathology. World congress – the integrated function of the lumbar spine and SIJ, 1995
Laughlin G. A.: Fascia omnipresent. Journal of the Cranial Osteopathic Association, 1953
Lederman E.: Fundamentals of Manual Therapy. Churchill Livingstone, Edinburgh 1997
Lederman E: Berührung als therapeutische Intervention. In: Liem T (Hrsg): Morphodynamik in der Osteopathie. Hippokrates, Stuttgart 2006
Lee R. P.: Tensegrity. The Cranial Letter 53 (3), August 2000

Lee R. P.: The primary respiratory mechanism beyond the craniospinal axis. Journal American Academy of Osteopathy, Frühjahr 2001

Lehman G. J. and McGill S. M.: Spinal manipulation causes variable spine kinematic and trunk muscle electromyographic responses. Clinical Biomechanics, 16, (4): 293–9, 2001

Levangie P. K.: Four clinical tests of sacroiliac joint dysfunction: the association of test results with innominate torsion among patients with and without low back pain. Physical Therapy 79 (11), 1999, S. 1043–1057

Levangie P. K.: The association between static pelvic asymmetry and low back pain. Spine 24 (12), 1999, S. 1234–1242

Levin S. M.: A different approach to the mechanics of the human pelvis: tensegrity. Second interdisciplinary world congress on low back pain. San Diego, 1995. In Vleeming A., Mooney V., Myers T.: The anatomy trains. Journal of Bodywork and Movement Therapies1 (2), S. 91–101; 1 (3), S. 134–145, Pearson Professional, 1997

Levin S. M.: Continuous tension, discontinuous compression, a model for biomechanical support of the body. Bulletin of Structural Integration, Rolf Institute, Bolder, 1982

Levin S. M.: The tensegrity truss as a model for spine mechanics. 12th International Conference on Mechanics in Medicine and Biology, Lemnos, Greece., S. 317–320

Lewit K: Manuelle Medizin. 8. Aufl. Urban & Fischer, München 2007

Lewit, K. In: The neurobiological mechanisms in manipulative therapy (ed. Korr I. M.) Plenum Press, New York 1978

Liem T.: Morphodynamik in der Osteopathie: Grundlagen und Anwendung am Beispiel der kranialen Sphäre. Hippokrates, Stuttgart 2006

Liem T., Habecker M.: Therapeut und therapeutische Interaktion. In: Liem T. (Hrsg.): Morphodynamik in der Osteopathie. Hippokrates, Stuttgart 2006

Liem T.: Kraniosakrale Osteopathie, 4. Aufl. Hippokrates, Stuttgart 2005

Liem T.: Diagnoseprinzipien. In: Liem T. (Hrsg): Morphodynamik in der Osteopathie. Hippokrates, Stuttgart 2006

Liem T.: Palpation - die Kunst des Fühlens. In: Liem T. (Hrsg): Morphodynamik in der Osteopathie. Hippokrates, Stuttgart 2006

Lindman R., Hagberg M., Angqvist K. A. et al.: Changes in muscle morphology in chronic trapezius myalgia. Scand J Work Environ Health 17 (5), 1991, S. 347–355

Lipincott R. C.: J Osteopathic Cranial Assoc, 1949, S. 55

Lippincott G. A.: The osteopathic technique of W. G. Sutherland. Yearbook American Academy of Osteopathy, 1949

Littlejohn J. M.: Fundamentals of osteopathic technique. Reprint Institute of Classical Osteopathy, Maidstone, 1996

Lomax W.: Manipulative therapy – a historical perspective from ancient times to the modern era. In: Goldstein M.: Research Status of Spinal Manipulative Therapy. Bethesda, Maryland, 1975

Luckenbill-Edds L., Bechill G. B.: Nerve compression syndromes as models for research on osteopathic manipulative treatment. JAOA 5, Mai 1995, S. 319–326

Lundberg U.: The influence of paid and unpaid work on psychophysiological stress responses of men and women. Journal of Occupational Health Psychology 1, 1996, S. 117–130

Mackay et al.: An inventory for the measurement of selfreported stress and arousal. Brit J of Soc and Clin Psych 17, 1978, S. 283–284

Madden J. W., Peacock E. E.: Studies on the biology of collagen during wound healing. I. Rate of collagen synthesis and deposition in cutaneous wounds of the rat. Surgery 64 (1), 1968, S. 288–294

Madden J. W., Peacock E. E.: Studies on the biology of collagen during wound healing. III. Dynamic metabolism of scar collagen and remodelling of dermal wounds. Annals of Surgery 174, 1971, S. 511–520

Magnusson S. P., Simonsen E. B., Aagaard P. et al.: A mechanism for altered flexibility in human skeletal muscle. J Physiol (Lond) 497 (Pt 1), 1996, S. 291–298

Magoun H. I.: Osteopathy in the cranial field. 3. Aufl., The Cranial Academy, 1976

Magoun H. I.: Permanent lesion correction. Journal American Osteopathic Association, 1937

Maigne J. Y. et al.: Results of sacroiliac joint double block and value of sacroiliac pain provocation tests in 54 patients with low back pain. Spine 21, 1996, S. 1889–1892

Maigne J. Y., Aivaliklis A., Pfefer F.: Results of sacroiliac joint double block and value of sacroiliac pain provocation tests in 54 patients with low back pain. Spine 21 (16), 1996, S. 1889–1892

Maigne R: Diagnostic et traitement des douleurs communes d´origine rachidiennne. Expansion scientifique francaise. 1989

Maitland G. D., Hengeveld E., Banks K. et al.: Maitland's Vertebral Manipulation. Churchill Livingstone, New York 2001

Mameren H. v.: Reaction forces in a model of the human elbow joint. Anat. Anz. 152, 327-328, 1983

Mameren H. v., Drukker J.: A functional anatomical basis of injuries to the ligamenturn and other soft tissues around the elbow joint: Transmission of tensile and compressive loads. Int. J. Sports Med. 5, 88-92, 1984

Mameren H. v., Wal J. van der: Comparison of the organization of the connective tissue in relation with muscle and nerve tissue in the cubital region in man and in the rat. Acta Morph.Scand. Neerl. 21, 169, 1983

Mannstaedt C.: Virchows Stellung zur Naturphilosophie. Dissertation Universität Berlin 1942

Manuck et al.: Studies of psychosocial influences on coronary artery atherosclerosis in cynomolgus monkeys. Health Psychology 7, 1995, S. 113–124

Marlock G., Weiss H.: Handbuch der Körperpsychotherapie. Schattauer, Stuttgart 2006

McBain R.: The Somatic Component of Disease. Journal of the American Osteopathic Association 56, 1956, S. 159

McEwen B. S.: Protective and damaging effects of stress mediators. New England J Med 338, 1998, S. 171–179

McFarlane Tilley R.: Spinal stress patterns. Yearbook American Academy of Osteopathy, 1965

McGovern J., McGovern R.: Your Healer Within. Tucson, Arizona: Fenestra Books, 2003

McPartland J. M. et al.: Die Reliabilität der Counterstrain-Methode zwischen Untersuchern gegenüber traditionellen diagnostischen Methoden. Manuelle Medizin 36, 1998, 290–295

Méal G. M. and Scott, R. A. (1986) Analysis of the Joint Crack by Simultaneous Recordings of the Sound and Tension. Journal of Manipulative & Physiological Therapeutics, 9, (3): 189–195, 1986

Meert G. F.: Das venöse und lymphatische System aus osteopathischer Sicht. Urban & Fischer, München 2007

Mellin G.: Correlations of hip mobility with degree of back pain and lumbar spinal mobility in chronic low back pain patients. Spine 13, 1988, S. 668–670

Melzack R., Wall P. D.: Pain mechanisms: a new theory. Science 150, 1965, S. 971–979

Mennell J. M.: Joint Pain. Little, Brown and Company, Boston 1964

Mense S.: Pathophysiologic basis of muscle pain syndromes: an update. Physical Medicine and Rehabilitation Clinics of North America 8, WB Saunders Company, Philadelphia, PA, Feb 1997, S. 23–53

Millard F. P.: Bright's disease lymphatically considered. Second installment, J Osteopathy, 1923, Dec 30(12):601

Millard F. P.: Applied anatomy of the lymphatic. AG Walmsley Ed, International Lymphatic Research Society, Kirksville, Missouri 1922

Millard F. P.: New method of diagnosing various diseases by palpating lymphatic glands, J Am Osteopath Assoc, 1920, Jul:19(11) 405–408)

Miller C. E.: Osteopathic treatment of acute infections by means of the lymphatics, J Am Osteopath Assoc, 1920, (19) 496

Miller C. E.: The lymphatic pump, its application to acute infections, J Am Osteopath Assoc, 1926, Feb, (25) 443

Miller E.: „Mechanics of lymphatic circulation",J Am Osteopath Assoc, March 1923, 22:39

Mislin H.: „Experimenteller Nachweis der autochthonen Automatie der Lymphgefäße Experientia", 1961, 17:29

Mitchell F. L. Jr, Moran P. S., Pruzzo N. A.: An Evaluation and Treatment Manual of Osteopathic Muscle Energy Procedures. Institute for Continuing Education in Osteopathic Principles, Missouri, 1979

Mitchell F. L. jun., Retzlaff E. W.: The cranium and its sutures. Springer, New York 1987

Mitchell F. L. jun.: The Muscle energy manual, Vol. 1–3. MET Press, East Lansing, Michigan 1995–1999

Mitchell F. L. sen.: Structural pelvic function. Yearbook American Academy of Osteopathy, 1965

Mitchell F. L.: Towards a common definition of the somatic dysfunction. J Soc Osteopaths, Maidstone, 1981

Mitchell J. H,. Schmidt R. F:. Cardiovascular reflex control by afferent fibers from skeletal muscle receptors. Handbook of physiology (eds.) 1977

Montagu A: Körperkontakt, 11. Aufl. Klett Kotta, Stuttgart 2004

Moon & Sauter (eds.): Psychosocial Aspects of Musculoskeletal Disorders in Office Work. Taylor & Francis, London 1996

Moree J. J. de: Dynamik des menschlichen Bindegewebes. Urban & Fischer, München 2001

Myers T. W.: Anatomy Trains: Myofasziale Meridiane. Urban & Fischer, München 2004

Nagel M.: Rudolf Virchow – Vordenker im Sinne der osteopathischen Philosophie? (Kulturwissenschaftliche Untersuchung), University of Wales, 2008

Nathan B.: Berührung und Gefühl in der manuellen Therapie, 1. Aufl.. Hans Huber, Bern 2001

Netter F. H.: Atlas der Anatomie des Menschen. Thieme, Stuttgart 2003

Norkin C. C., Levangie P. K.: Joint Structure and Function: A Comprehensive Analysis. F. A. Davis Company, 2. Aufl., Philadelphia1992

Northup G. W.: Osteopathic research – growth and development. American Osteopathic Association, Illinois 1987

Northup T. L.: 1938 in Barnes, 1984 O'Haire C., Gibbons P.: Inter-examiner and intra-examiner agreement for assessing sacro-iliac anatomical landmarks using palpation and observation: pilot study. Manual Therapy 5 (1), 2000, S. 13–20

O'Haire C., Gibbons P.: Interexaminer and intraexaminer agreement for assessing sacroiliac anatomy using palpation and observation: pilot study. Manual Therapy 5 (1), 2000, S. 13–20

Olszewski W. L., Engeset A.: „Intrinsic Contractility of Prenodal Lymph Vessels and Lymph Flow in Human Leg." Am. J. Physiol., 1980, 239, 775–783

Olszewski W. L., Engeset A.: „Intrinsic Contractility of Leg Lymphatics in Man.Preliminary Communication." Lymphology, 1979, 12:81–84

Oschman J. L: Energiemedizin. Urban & Fischer, München 2006

Oschman J. L.: Energy Medicine. Churchill Livingstone, Edinburgh 2000

Page L. E.: The role of the fascia in the maintenance of structural integrity. Yearbook American Academy of Osteopathy, 1952

Paoletti S.: Faszien. Anatomie, Strukturen, Techniken, spezielle Osteopathie. Urban & Fischer, München 2001

Patterson M. M.: In Ward R. C. (Hrsg.), 1997

Peterson B.: Postural balance and imbalance – a collection of papers. American Academy of Osteopathy, Indianapolis 1981

Peterson B.: The collected papers of I. M. Korr, Vol. I. American Academy of Osteopathy, Indianapolis 1979

Phillips D. R., Twomey L.T.: A comparison of manual diagnosis with a diagnosis established by a unilevel lumbar spinal block procedure. Manual Therapy 2, 1996, S. 82–87

Pischinger A: Das System der Grundregulation. Haug, Stuttgart 2004

Pischinger A., Hein, H.: Das System der Grundregulation: Grundlagen einer ganzheitsbiologischen Medizin. Haug Verlag, Heidelberg 1998

Pongratz D., Späth M.: Fibromyalgia. Fortschr Neurol Psychiatr, 69 (4) 189–193, 2001

Potter N. A., Rothstein J. M.: Intertester reliability for selected clinical tests of the sacro-iliac joint. Phys Ther. 65, 1985, S. 1671–1675

Potter L., McCarthy C. J., Oldham J.: The anti-nociceptive effect of spinal manipulation; active versus sham manipulation. Society for Back Pain Research AGM. Helsinki, Finland 2007

Potter L., McCarthy C. J., Oldham J.: Algometer reliability in measuring pain pressure threshold over normal spinal muscles to allow quantification of anti-nociceptive treatment effects. Society for Back Pain Research AGM. Keele, UK, 2008

Pratt W.: The pronation syndrome. Yearbook American Academy of Osteopathy, 1951

Radjieski J. M., Lumley M. A., Cantieri M. S.: Effect of osteopathic manipulative treatment of length of stay for pancreatitis: a randomized pilot study. JAOA 5, Mai 1998, S. 264–272

Ramirez M. A., Haman J., Worth L.: Low back pain: diagnosis by six newly discovered sacral tender points and treatment with counterstrain. JAOA 7, Jul 1989, S. 905–906, S. 911–913

Rather L. J.: Disease, Life, and Man: Selected Essays by Rudolf Virchow. Stanford, CA: Stanford University Press, 1958

Rennie P. R., Glover J. C., Carvalho C. et al.: Counterstrain and exercise: an integrated approach. RennieMatrix, Williamston, MI 2001

Richardson C., Jull G., Hodges P. et al.: Therapeutic Exercise for Spinal Segmental Stabilization in Low Back Pain. Churchill Livingstone, London 1999

Rissler A.: Stress reactions at work and after work during a period of quantitative overload. Ergonomics 20, 1977, S. 13–16

Rolf I. P.: Rolfing Strukturelle Integration – Wandel und Gleichgewicht der Körperstruktur. Hugendubel Verlag, München 1997

Sakada S.: Mechanoreceptors in fascia, periosteum and periodontal ligament. Bull Tokyo Med Dent Univ 21(Suppl.) 11–13, 1974

Sandoz R.: Some physical mechanisms and effects of spinal adjustments. Ann Swiss Chiro Assoc, 6, 91–141, 1976

Schiller F.: Spinal irritation and osteopathy. 1970. Reprint Yearbook American Academy of Osteopathy, 1995

Schleip R.: Adventures in the Jungle of the Neuro-Myofascial Net – An Interview with Prof. Dr. med. Staubesand, Rolf Lines 26 (5) 35–40, 1998

Schleip R.: Fascial plasticity - a new neurobiological explanation Part 1. Journal of Bodywork and Movement Therapies 7(1), 11-19, 2003

Schleip R: Fascial plasticity - a new neurobiological explanation Part 2. Journal of Bodywork and Movement Therapies 7(2), 104-116, 2003

Schnucker R.: Early osteopathy in the words of A. T. Still. T. Jefferson, Kirksville 1991

Schooley T.: The Osteopathic Lesion. 1958 & 1971 Yearbook American Academy of Osteopathy

Schooley T.: The Osteopathic Lesion. Yearbook Academy of Applied Osteopathy, 1958

Schwartz H. R.: The use of counterstrain in an acutely ill in-hospital population. JAOA 7, Jul 1986, S. 433–442

Schwindt P: Faszien- und Membrantechnik. Urban & Fischer, München 2003

Seeman et al.: Price of adaptation – Allostatic load and its health consequences; MacArthur Studies of Successful Ageing. Arch Intern Med 157, 1997, S. 2259–2268

Selye H.: The stress of life. McGraw-Hill Company, New York, 1957

Shacklock M. O.: Central pain mechanisms – a new horizon in manual therapy. Australian Journal of Physiotherapy 45, 1999

Shlenk R. J., MacDiarmid A., Rousselle J.: The effects of muscle energy technique on lumbar range of motion. Journal of Manual & Manipulative Therapy 5 (4), 1997, S. 149-155, 179–183

Sihvonen T., Huttunen M., Makkonen M. et al.: Functional changes in back muscle activity correlate with pain intensity and prediction of low back pain during pregnancy. Arch Phys Med Rehab 79, 1998, S. 1210–1212

Sihvonen T., Partanen J., Hanninen O. et al.: Electric behaviour of low back muscles during lumbar pelvic rhythm in low back pain patients and healthy controls. Arch Phys Med Rehab. 72, 1991, S. 1080–1087

Slipman C. W., Sterenfeld E. B., Chou L. H. et al.: The predictive value of provocation sacroiliac joint stress maneuvers in the diagnosis of sacroiliac joint syndrome. Arch Phys Med Rehab 79, 1998, S. 288–292

Smith W.: Skiagraphy and the circulation. Journal of Osteopathy 3, Januar 1899, S. 356 –378

Snelson K. D.: Continuous tension, discontinuous compression structures. U.S. Patent 3, 169, 611, U.S. Patent Office, Washington, D.C. 1965

Snyders G. E.: Fascia, Applied Anatomy and Physiology. AAO Yearbook, 1956

Sobotta: Atlas der Anatomie des Menschen (Hrsg. Putz R, Pabst R). 22. Aufl. Elsevier, Urban & Fischer, München 2006

Souvlis T., Vincenzino B., Wright A. In: Grieve's Modern Manual Therapy (ed. Jull, G.) Churchill Livingstone, Edinburgh 2004

Standring S.: Gray's Anatomy 39th ed. Elsevier, London-New York 2005

Staubesand J., Li Y.: Zum Feinbau der Fascia cruris mit besonderer Berücksichtigung epi- und intrafaszialer Nerven. Manuelle Medizin 34:196–200, 1996

Staubesand J., Li Y.: Begriff und Substrat der Faziensklerose bei chronisch-venöser Insuffizienz. Phlebologie 26: 72–79, 1997

Staubesand J. et al.: La structure fine de lŽaponévrose jambière. Phlébologie 50(1): 105–113, 1997

Stecco L: Fascial Manipulation. Piccin Nuova Libraria, 2004

Sterling P., Eyer J.: Allostasis: A new paradigm to explain arousal pathology. In: Fisher S. & Reason J. (eds.): Handbook of Life Stress, Cognition and Health. New York, John Wiley & Sons 1988, S. 629–649

Sterling M., Jull G., Wright A.: Cervical mobilisation: concurrent effects on pain, sympathetic nervous system activity and motor activity. Manual Therapy, 6, (2): 72–81, 2001

Stiles E.: An osteopathic approach to low back pain. Osteopathic Annals, 1976

Stiles E.: Conflicting Visions – T-L-Northup Memorial Lecture. American Academy of Osteopathy, 1996

Still A. T.: Autobiography. Published by the author 1897. Reprint American Academy of Osteopathy, Indianapolis 1994

Still A. T.: Autobiography. Reprint of 1897, American Academy of Osteopathy, Indianapolis

Still A. T.: Osteopathy – Research and Practice. 1910. Reprint by Eastland Press, Seattle 1998

Still A. T.: Philosophy of Osteopathy. Academy of Osteopathy, Kirksville, MO, 1899

Still A. T.: Philosophy and Mechanical Principles of Osteopathy. Reprint of 1902, American Academy of Osteopathy, Indianapolis

Still A. T.: Philosophy of Osteopathy. Reprint of 1899, American Academy of Osteopathy, Indianapolis

Still A.T.: Dr. AT Still Department, J Osteopathy, 1898, Feb. 4, (9):411.

Still C. E.: The life and times of A. T. Still. Yearbook American Academy of Osteopathy, Indianapolis 1995

Still A. T.: Some Mechanical Injuries and their Effects. In Osteopathy – Research and Practice. Kirksville, Missouri, USA, 1910, S. 56–61

Stoddard A.: Manual of Osteopathic Practice. Hutchinson Medical Publishers, London 1969

Stoddard A.: The Osteopathic spinal lesion. 1959 Yearbook American Academy of Osteopathy
Stone C.: The art and science of osteopathy. Stanley Thornes Publications, Cheltenham, 1999
Strachan W. F.: Joint motion testing and forces involved in passiv motions. Reprint in: Beal M. C. (ed.): The principles of palpatory diagnosis and manipulative technique. American Academy of Osteopathy, 1992
Stretch O. M.: Entrapments of fluid flow. In: Brookes D.: Lectures on Cranial Osteo. Thorsons Publishers Limited, Wellingborough 1981
Sutherland A., Wales A.: Contributions of Thoughts. Sutherland Cranial Teaching F., 1967
Sutherland W. G., Wales A. L.: Teachings in the science of osteopathy. Sutherland Cranial Teaching Foundation, Texas 1990
Sutherland W. G.: Teachings in the science of osteopathy. Rudra Press, Oregon 1990
Sutherland W. G.: The Cranial Bowl. Mankato Press, Minnesota 1939
Sutherland W. G.: The withering field. Journal of Osteopathic Cranial Association, 1948
Sutherland W. G.: With thinking fingers. The Cranial Academy, USA 1962
Sutherland W. G.: Vorlesungen 1949–1950. In: Sutherland W. G.: Teachings in the Science of Osteopathy, SCTF Inc., 1990, S. 135–136
Sutton S. E.: An osteopathic method of history taking and physical examination. Journal American Osteopathic Association 77 (1), Juni 1978, und 77 (2), Juli 1978
Sutton S. E.: Postural imbalance – examination and treatment utilizing flexion tests. Journal American Osteopathic Association 77, 1978, S. 456–465
Szent-Gyorgyi A.: Introduction to a submolecular biology. Academic Press, New York 1960
Taimela S., Kankaapaa M., Luoto S.: The effect of lumbar fatigue on the ability to sense a change in lumbar position. A controlled study. Spine 24, 1999, S. 1322–1327
Tani T., Yamamoto H., Ichimiya M. et al.: Reflexes evoked in human erector spinae muscles by tapping during voluntary activity. Electromyography & Clinical Neurophysiology, 105, 194–200, 1997
Tanner J.: Letter to the editor. Spine. 22 (14), 1997, S. 1673
Tasker D. L.: Principles of Osteopathy. 4. Aufl., American Osteopathic Association, Los Angeles 1916
Taylor D. C., Brooks D. E., Ryan J. B.: Viscoelastic characteristics of muscle: passive stretching versus muscular contractions. Medicine & Science in Sport & Exercise 29 (12), 1997, S. 1619–1624
Teodorczyk-Injeyan J. A., Injeyan H. S., Ruegg R.: Spinal manipulative therapy reduces inflammatory cytokines but not substance P production in normal subjects. Journal of Manipulative & Physiological Therapeutics, 29, (1): 14–21, 2006
Tersman et al.: Cardiovascular responses to psychological and physiological stressors during the menstrual cycle. Psychosomatic Medicine 553, 1991, S. 185–197
The Osteopathic Quarterly: A distinguished visitor lectures on the total lesion. Vol. 5, Nr. 3, Herbst 1952
Threlkeld A. S.: The effects of manual therapy on connective tissue. Physical Therapy 72(12): 893–901, 1992
Thorpe R. G.: Psychodynamics of stress and relationships with the musculoskeletal system-. In: Clinical review series – osteopathic medicine. Publishing Science Group, MA, 1975
Tillman L. J., Cummings G. S.: Biology mechanisms of connective tissue mutability. In: Currier D. P., Nelson R. M. (Hrsg.): Dynamics of human biological tissue. F. A. Davies, Philadelphia, 1993, S. 1–44
Travell J. G., Simons D. G.: Handbuch der Muskel-Triggerpunkte (Band 1 und 2). Urban & Fischer, München—Jena 1998
Triano J. J.: Studies on the biomechanical effect of a spinal adjustment. Journal of Manipulative & Physiological Therapeutics, 15, (1): 71–75, 1992

Tricot P: Approche tissulaire de l'osteopathie. Sully 2002

Trontelj J. V., Pecak F., Dimitrijevic M. R.: Segmental Neurophysiological Mechanisms in Scoliosis. Journal of Bone & Joint Surgery, 61 B, (3): 310–313, 1979

Trowbridge C.: Andrew T. Still's philosophy – implications for education, practice and reserch. American Academy of Osteopathy Yearbook, Indianapolis 1995

Trowbridge C.: Andrew Taylor Still: 1828–1917. Thomas Jefferson University Press, S. 239 und Anmerkung 66

Troyanovich S., Harrison D. D., Harrison D. E.: Motion palpation: its time to accept the evidence (Commentary). Journal of Manipulative and Physiological Therapeutics 21 (8), 1998, S. 568–571

Tullberg T., Blomberg S., Branth B. et al.: Manipulation does not alter the position of the sacroiliac joint. Spine 23 (10), 1998, S. 1124–1128

Twomey L.: A rationale for the treatment of back pain and joint pain in manual therapy. Phys. Ther. 72, 1992, S. 885–892

Typaldos S.: Orthopathische Medizin. Verlag für ganzheitliche Medizin Dr. Erich Wühr, Kötzting 1999

UK BEAM Trial Team: United Kingdom back pain exercise and manipulation (UK BEAM) randomised trial: effectiveness of physical treatments for back pain in primary care. British Medical Journal, 329, (7479): 1377 ff, 2004

Unsworth A., Dowson D., Wright V.: Cracking joints: A bioengineering study of cavitation in the metacarpophalangeal joint. Annals of Rheumatic Diseases, 30, 348–358, 1971

van Buskirk R. L.: Nociceptive reflexes and the somatic dysfunction: a model. JAOA 9, Sep 1990, S. 792–794, S. 797–809

van Buskirk R.: Nociceptive reflexes and the somatic dysfunction – a model. Journal of the American Osteopathic Association 90, 1991, S. 792–809

van den Berg F., Cabri J.: Angewandte Physiologie – Das Bindegewebe des Bewegungsapparates verstehen und beeinflussen. Georg Thieme Verlag, Stuttgart 1999

van der Wal J.: The Organization of the Substrate of Proprioception in the Elbow Region of the Rat. Thesis. Maastricht NL: University Maastricht 1988

van der Wurff P. et al.: Clinical tests of the sacro-iliac joint: a systematic methodological review – Part 1. Manual Therapy 5 (1), 2000, S. 30–36

van Deursen L. L. J. M. et al.: The value of some clinical tests for the sacro-iliac joint. J Man Med 5, 1990, S. 96–99

Vandewalle J.-Y.: Traité pratique de crochetage. Mordacq 2008

Varela F. J., Frenk S.: The organ of form: towards a theory of biological shape. J. Social Biol. Struct. 10: 73–83, 1987

Vernon H.: Qualitative review of studies of manipulation-induced hypoalgesia. Journal of Manipulative & Physiological Therapeutics, 23, (2): 134–138, 2000

Vernon H. T., Dhami M. S., Howley T. P. et al.: Spinal manipulation and beta-endorphin: a controlled study of the effect of a spinal manipulation on plasma beta-endorphin levels in normal males. Journal of Manipulative & Physiological Therapeutics, 9, (2): 115–23, 1986

Vernon H., Aker P. D., Burns S. et al.: Pressure pain threshold evaluation of the effect of spinal manipulation in the treatment of chronic neck pain: a pilot study. Journal of Manipulative & Physiological Therapeutics, 13, (1): 13–16, 1990

Viidik A.: Functional properties of collagenous tissue. Review of Connective Tissue Research 6, 1970, S. 144–149

Viidik A.: Functional properties of collagenous tissues. Int Rev Connect Tissue Res 6: 127–215, 1997

Vincent-Smith B., Gibbons P.: Interexaminer and intraexaminer reliability of the standing flexion test. Manual Therapy 4 (2), 1999, S. 87–93

Vincenzino B., Paungmali A., Buratowski S. et al.: Specific manipulative therapy treatment for chronic lateral epicondylalgia produces uniquely characteristic hypoalgesia. Manual Therapy, 6, (4): 205–212, 2001

Vincenzo B., Collins D., Wright A.: The initial effects of a cervical spine manipulative physiotherapy treatment on the pain and dysfunction of lateral epicondylalgia. Pain 68, 1996, S. 69–74
Virchow R., Andree C.: Sämtliche Werke Band 4: Beiträge zur wissenschaftlichen Medizin aus den Jahren 1846–1850. Peter Lang, Bern 1992
Virchow R. (1845): Medizin und Naturwissenschaft: Zwei Reden 1845, Nachdruck in: Dokumente der Wissenschaftsgeschichte: Akademie Verlag, Berlin (Ost) 1986
Virchow R. (1847): Über die Standpunkte in der wissenschaftlichen Medicin. In: Virchow, R., Andree C.: Sämtliche Werke Band 4: Beiträge zur wissenschaftlichen Medizin aus den Jahren 1846–1850. Peter Lang, S. 13–24, Bern 1992
Virchow R.: Handbuch der speziellen Pathologie und Therapie. Ferdinand Enke Verlag, Erlangen 1854
Virchow R.: Alter und neuer Vitalismus. In: Archiv für pathologische Anatomie und Physiologie, Band 9, S. 3–55, 1855
Virchow R. (1858): Die Cellularpathologie in ihrer Begründung auf physiologische und pathologische Gewebelehre. Berlin: August Hischwald. Reprografischer Nachdruck 1966, mit einem Vorwort von Heinz Goerke. Georg Olms, Hildesheim
Virchow R.: Vier Reden über Leben und Kranksein. Berlin: Georg Reimer Verlag, Berlin 1862
Virchow R. (1869): Über die heutige Stellung der Pathologie. In: Rothschuh, K. (Hrsg.): Was ist Krankheit? Erscheinung, Erklärung, Sinngebung. S. 72–91. Wissenschaftliche Buchgesellschaft,. Darmstadt 1975
Virchow, R.: Die Einheitsbestrebungen in der wissenschaftlichen Medicin. G. Reimer, Berlin 1849
Volokh K. Y.: Cytoskeletal architecture and mechanical behavior of living cells. Biorheology 40, S. 213–220, 2003
Waddell G.: Low back pain: A Twentieth Century Health Care Enigma. Spine, 21, (24): 2820–2825, 1996
Wallin D., Ekblom B., Grahn R. et al.: Improvement in muscle flexibility. A comparison between two techniques. American Journal of Sports Medicine 13 (4), 1985, S. 263–268
Wancura I.: Segment-Anatomie. Elsevier, Urban & Fischer, München 2009
Ward R. C. (ed.): Foundations for osteopathic medicine. Williams & Wilkins, Baltimore 1997
Wardwell W. I.: Differenzial evolution of the osteopathic and chiropractice profession in the US. Perspectives in Biology and Medicine, Vol. 37, Sommer 1994
Wasilewskaet et al.: Urinary catecholamine excretion and plasma dopamine-beta-hydroxylase activity in mental work performed in two periods of menstrual cycle in women. In: Usdin E., Kvetnansky R., Kopin I. J. (eds.): Catecholamines and Stress; Recent Advances. New York, Amsterdam, Oxford, Elsevier/North Holland, 1980, S. 549–554
Weiss H., Günther U.: Skripte und persönliche Mitteilungen, Hakomi Ausbildung Heidelberg-Nürnberg 2005–2008
Wells K.: A model for teaching and assessing skills in HVLA thrust techniques. Published by Keri Moore, Victoria, Australia 2000
Wernham J.: An illustrated manual of osteopathic technique, Vol. I. Institute of Applied Osteopathy, UK, 1981
Wernham J.: Mechanics of the spine. 1956 and 1985 Yearbook Institute of Applied Osteopathy, Maidstone
Wernham J.: Staff lecture. Maidstone College of Osteopathy Yearbook, Maidstone, 1988
Willard F. H.: in Ward R. C. (ed.), 1997
Willard F. H.: Lecture European School of Osteopathy 2000 & American Academy of Osteopathy, 2001
Willard F. H.: Neuroendocrineimmune system and homeostasis. In: Ward R. C. (ed.): Foundations for osteopathic medicine. Williams & Wilkins, Baltimore 1997

Willard F. H.: Osteopathic Considerations and Basic Science. American Academy of Orthopaedic- Surgeons, 1999 Annual Meeting, Scientific Program

Willard F. H.: Somatic dysfunction – An update. Annual Convocation Americn Academy of Osteopathy, 1998

Willard F., Patterson M.: Nociception and the neuroendocrine immune connection. American Academy of Osteopathy, Indianapolis 1994

Winkel D. et al.: Nichtoperative Orthopädie, Teil 1: Anatomie in vivo. Gustav Fischer, Stuttgart—New York 1985

Woodall P.: Osteopathy – the science of healing by adjustment. American Osteopathic Association, Orange, N.J., 1905

Woolbright J. L.: An alternative method of teaching strain/counterstrain. JAOA 4, Apr 1991, S. 370, S. 373–376Yates H. A., Glover J. C.: Counterstrain: a handbook of osteopathic technique. Y Knot Publishers, Tulsa, OK, 1994

Worm G.: Die Bedeutung des Körpers im Verstehen der Übertragungsprozesse. In:Marlock G.,Weiss H. (Hrsg.): Handbuch der Körperpsychotherapie. Kösel

Wright A. In: Physical Therapy of the Cervical and Thoracic Spine (ed., Grant R.) Churchill Livingstone, New York 2002

Yahia L. et al.: Viscoelastic properties of the human lumbodorsal fascia. J Biomed Eng 15 (9) 425–429, 1993

Yates H.: Evening with the FAAOs; Sacrum – a bone of contention. American Academy of Osteopathy, 1998

Young R. M.: The development of Herbert Spencer's concept of evolution. Xth Congress of the History of Science, Warschau 1965

Zink J. G., Lawson W. B.: An osteopathic structural examination and functional interpretation of the soma. Osteopathic Annals 7 (12), Dezember 1979

Zink J. G., Lawson W. B.: The role of pectoral traction in the treatment of lymphatic flow disturbances. Osteopathic Annals 6 (11), November 1978

Zink J. G.: Applications of the osteopathic approach to homeostasis. Yearbook American Academy of Osteopathy, 1973

Zink J. G.: Respiratory and circulatory care – the conceptual model. Osteopathic Annals, März 1977

Sachregister

A
Abbot 8
abdominelle Schmerzen 250
Abduktion
– Hüfte 440
– Knie 466
absteigendes Problem 90
Achillessehnenreflex 246
Adaptationssyndrom
– generelles 57
– Stadien 58
Adaption 38
Adduktion
– Hüfte 440
– Knie 466
Adduktoren
– Blagrave-Techniken 623
Adson's Test 180
affektive Code-Elemente
– Drainage 118
– Durchblutung 118
– Gewebeverlängerung 121
– Reparaturprozesse 116
affektiver Code 114
– Anwendung 126
afferentes Nervensystem 648
Ähnlichkeitsprinzip 124
Akromioklavikulargelenk 315
Akupunkturpunkte
– Faszien 747
Alarmstadium 58
Allgemeine Osteopathische
  Behandlung 152
– siehe AOB 533
Allostase 55, 59
allostatische Belastung 59
– Typen 61
Anamnese 71
Anastomosen 32
Anpassungsprozesse 110
anteriorer Typ 81
Anvil-Zeichen 448
AOB 152, 533
– Befreiung der Fascia lata 538
– Befreiung des Schulterblatts 545, 555
– Befreiung des Zwerchfells 549
– Behandlung der lateralen HWS-Muskulatur 547
– Behandlung in Bauchlage 550
– Behandlung in Rückenlage 535
– Behandlung in Seitenlage 535
– Dehnung der dorsalen Muskelketten 535
– Dehnung der lateralen HWS-Muskulatur 546
– Entspannung der paraspinalen Muskulatur 552
– gekreuzte Traktion der LWS 552
– lymphatische Pumpe der Beine 536, 550
– lymphatische Pumpe der oberen Extremität 544
– lymphatische Pumpe des Thorax 548
– Mobilisation der 11. und 12. Rippe 553
– Mobilisation der BWS 554
– Mobilisation der Hüfte 550, 556

– Mobilisation der Iliosakralgelenke 550
– Mobilisation der Kreuzbänder 539
– Mobilisation der LWS 551, 558, 559
– Mobilisation der Mittelfußgelenke 541
– Mobilisation der Rippen 543, 555
– Mobilisation der Seitenbänder des Knies 539
– Mobilisation der Zehen 541
– Mobilisation des Iliosakralgelenks 557
– Mobilisation des Os sacrum 551
– Mobilisation des Schultergelenks 543, 554
– Mobilisation des zervikothorakalen Übergangs 560
– subokzipitale Traktion 547
– Traktion der HWS 546
– Traktion der Wirbelsäule 535
– Traktion des Schultergelenks 542
– Traktion und Mobilisation des Sprunggelenks 540
– Zirkumduktion der Hüfte 537
– Zirkumduktion des Schultergelenks 541
Apley-Distraktions-Test 471
Apprehensiontest 321
Armschmerzen 377
Art. acromioclavicularis 315, 316
– Behandlung (MET) 330
– Blagrave-Techniken 634
– Rotation anterior (MET) 330
– Rotation posterior (MET) 331
Art. atlantoaxialis 178, 179
Art. atlantooccipitalis 178, 179
– AOB 547
– Sutherland-Techniken 579
Art. carpometacarpalis 366, 368
Art. carpometacarpalis pollicis 366, 368
Art. costovertebralis 270, 271
Art. coxae 439, 440
– Abduktion (HVLA) 454
– Abduktion (MET) 458
– Adduktion (HVLA) 453
– Adduktion (MET) 458
– AOB 537, 550, 556
– Außenrotation (HVLA) 452
– Außenrotation (MET) 457
– Behandlung (HVLA) 452
– Behandlung (MET) 457
– Blagrave-Techniken 637, 638
– Dekompressionstechnik 456
– Extension (HVLA) 455
– Extension (MET) 460
– Flexion (HVLA) 455
– Flexion (MET) 459
– Innenrotation (HVLA) 452
– Innenrotation (MET) 457
– Sutherland-Techniken 592
Art. cubiti 345
Art. cuneocuboidea 508, 510
Art. cuneonavicularis 508, 510
Art. femoropatellaris 465
– Sutherland-Techniken 594
Art. femorotibialis 465

Art. genus 464, 465
– Abduktion (HVLA) 480
– Adduktion (HVLA) 479
– AOB 539
– Außenrotation (HVLA) 481
– Behandlung (HVLA) 479
– Blagrave-Techniken 639
– Innenrotation (HVLA) 482
– laterale Translation (HVLA) 484
– mediale Translation (HVLA) 485
– Sutherland-Techniken 594
Arthrokinematische Testung 402
Art. humeri 315, 316
– Abduktion (Spencer-Technik) 338
– Adduktion (Spencer-Technik) 338
– Anteriorität und Inferiorität (HVLA) 334
– Anteriorität und Superiorität (HVLA) 333
– Anteversion (Spencer-Technik) 336
– AOB 541, 542, 543, 554
– Außenrotation (Spencer-Technik) 339
– Behandlung (HVLA) 333
– Behandlung (Spencer-Techniken) 336
– Blagrave-Techniken 631, 632
– Dehntechniken 336
– Innenrotation (Spencer-Technik) 340
– Retroversion (Spencer-Technik) 337
– Spencer-Techniken 336
– Superiorität (HVLA) 335
– Sutherland-Techniken 589
Art. humeroradialis 345, 346
– Anteriorität (HVLA) 357
– Behandlung (HVLA, MET) 357
– Posteriorität (HVLA) 358
– Pronation (MET) 358
– Supination (MET) 358
Art. humeroulnaris 345, 346
– Abduktion (HVLA) 354
– Adduktion (HVLA) 355
– Außenrotation (Inhibition) 355
– Behandlung (HVLA, Inhibition) 354
– Innenrotation (Inhibition) 356
– Sutherland-Techniken 590
Art. intercuneiformis 508, 510
Art. intermetatarsalis 508, 510
Art. interphalangea distalis 366, 368
Art. interphalangea pedis 508, 510
– Behandlung (HVLA) 527
Art. interphalangea proximalis 366, 368
Art. mediocarpalis 366, 367
Art. metacarpophalangea 366, 368
Art. metatarsophalangea 508, 510
– Behandlung (HVLA) 527
Art. radiocarpalis 366, 367
Art. radioulnaris distalis 366, 367
– Behandlung (HVLA) 377
– globale Gelenkdysfunktion (HVLA) 377

Sachregister

Art. radioulnaris proximalis 345, 346
Art. sacrococcygea 387
- Behandlung (MET und HVLA) 389
- extrarektale Behandlung (MET) 389
- intrarektale Behandlung (MET) 390
Art. sacroiliaca 396, 397
- AOB 537, 550, 557
- Beurteilung 95, 100, 146
- MET 145
Art. sternoclavicularis 315, 316
- Behandlung (HVLA, MET) 326
- Blagrave-Techniken 634
- prästernale Dysfunktion (HVLA) 326
- prästernale Dysfunktion (MET) 327
- suprasternale Dysfunktion (HVLA) 328
- suprasternale Dysfunktion (MET) 328
Art. sternocostalis 270, 271
Art. subtalaris 508, 509
- AOB 540
- Sutherland-Techniken 597
Art. talocalcaneonavicularis 508, 509
- AOB 540
Art. talocruralis 508, 509
- AOB 540
Art. tarsi transversa 508, 509
Art. tarsometatarsalis 508, 510
Art. temporomandibularis 166, 167
- Behandlung (Mobilisation) 170
- externe Technik 170
- interne Technik 171
Art. tibiofibularis 492, 493
- Behandlung (HVLA) 495
- Behandlung (HVLA und MET) 497
Asdonk 804
Ashmore 157
Asymmetrie 48
- Becken 145
Atmung
- Prüfung 91
aufsteigendes Problem 89
Augenmotilität 187
Außenrotation
- Hüfte 440
- Knie 465

B

Babinski-Reflex 246
Baglivi 7
Balanced ligamentous tension 565
Bänder 565, 568
Barber 803
Barral, Jean-Pierre 158
Becken
- anteriore Tenderpoints 691
- Asymmetrie 145
- Beurteilung 89
- Counterstrain-Behandlung 690
- Dysfunktion 145
- fasziale Spannung 94
- globale Behandlung 572
- MET 145
- posteriore Tenderpoints 693
- Sutherland-Techniken 571

Beckenboden
- globale Behandlung 572
Beckenbodenmuskulatur 571
Beckenbodenschwäche 571
Beckenschmerzen 412
Behandlung
- SAT 612
- Wirkung 113
- Ziele 110
Behandlungserfolg 110
Behandlungsreihenfolge 105
Behandlungssicherheit 110
Beinlängenmessung 400
Belastungsverhalten
- viskoelastisches 739
Bewegungseinschränkung 45
- Theorien 46
Bewegungseinschränkungen 144
Bewegungsumfang
- eingeschränkter 45
Bindegewebe 775, 728
- aleolares 728
- embryonales 729
Bindegewebsapparat 728
Bindegewebsgelenke 728
Bindegewebsveränderungen 149
Binnengewebe 726
Biomechanik
- Tensegrity 66
Bizepssehnenreflex 188
Bizepssehnentest 323
Blagrave, Peter 618
Blagrave-Techniken 618
- Dehnung Adduktoren Oberschenkel 623
- Dehnung ischiokrurale Muskulatur 623
- Dehnung paraspinale Muskulatur 618, 620
- Dekompression Art. acromioclavicularis 634
- Dekompression Art. sternoclavicularis 634
- Entspannung subokzipitale Muskeln 621
- Entspannung und Dehnung M. quadriceps femoris 622
- gekreuzte Dehnung paraspinale Muskulatur 619
- Mobilisation Art. genus 639
- Mobilisation BWS 624, 625, 626
- Mobilisation Fibulaköpfchen 639
- Mobilisation Fußwurzelenke 641
- Mobilisation LWS 626, 627
- Mobilisation Mittelfußgelenke 641
- Mobilisation oberes Sprunggelenk 640
- Mobilisation Os ilium 628, 629
- Mobilisation Os sacrum 628
- Mobilisation Radiusköpfchen 635, 636
- Mobilisation Schultergürtel 630
- Mobilisation skapulothorakale Gleitebene 633
- Mobilisationstechniken Becken 628
- Mobilisationstechniken obere Extremität 630
- Mobilisationstechniken untere Extremität 637

- Mobilisationstechniken Wirbelsäule 623
- Traktion Art. coxae 637
- Traktion Art. humeri 631, 632
- Traktion HWS 623
- Weichteiltechniken 618
- Zirkumduktion Art. coxae 638
Blechschmidt 726
BLT 565
- Kontraindikationen 108
- Nebenwirkungen 107
Blutdruckmessung 187
Bootjack-Technik 597
Borelli 7
Bowles, Charles 157
Bradbury, Parnall 153, 602
Bragard-Test 246
Brudzinski-Zeichen 247
Brustschmerzen 220
Brustwirbelsäule 209
- anteriore Tenderpoints 671
- Behandlung (HVLA) 221
- Behandlung (MET) 227
- bilaterale Extension (HVLA) 221
- bilaterale Flexion (HVLA) 221
- Counterstrain-Behandlung 670
- ERS (HVLA) 225
- ERS (MET) 229, 232
- FRS (HVLA) 224
- FRS (MET) 227, 231
- NSR (HVLA) 223
- NSR (MET) 227, 230
- posteriore Tenderpoints 674
BWS
- AOB 535, 554, 560
- Bewertung 88, 90
- Blagrave-Techniken 624, 625, 626
- passiver Test 102
- Sutherland-Techniken 577, 578

C

Calcaneus
- Pronation (HVLA) 523
- Supination (HVLA) 522, 523
Caput fibulae
- Anteriorität (HVLA) 497
- Anteriorität (MET) 498
- Posteriorität (HVLA) 498
- Posteriorität (MET) 499
Cellularpathologie 31
- Still 30
Chapman's reflex 814
Charakterstile 74
Chopart Gelenklinie 509, 512
Clavicula
- Dekompressionstechnik 329
- Lift-Technik 330
- Long lever-Technik 330
- Sutherland-Techniken 587
Continuumdistorsionen 792
Counterstrain
- Anweisungen für Patienten 657
- Behandlung 659
- Behandlungsdauer 655
- Behandlungsgrundlagen 649
- Behandlungsposition 652
- Behandlungsreaktion 657
- Geschichte 646
- Kombination mit anderen Methoden 657
- physiologische Grundlagen 647

Sachregister

- Positionierung 653
- Position maximaler Schmerzfreiheit 652
- praktische Tips 658
- schmerzfreie Haltung 655
- spezifische Untersuchung 659

Counterstrain-Techniken 646
Creep-Effekt 739

D

Daumenschmerzen 377
De Klejn Hängeprobe 185
Dehntechniken 336
Dehnungskräfte 729
Dehnungstechnik 751
Dehnverhalten 120
Descartes, René 6
Diadochokinese 188
Diagnosefindung 70
Diagnostik 70
Diaphragma
- Sutherland-Techniken 585

Dimensionen
- Zugang 114

Dimensionsmodell 111
DIP 368
Disengagement 570
Dorsalflexion
- Art. cuneocuboidea 513
- Art. cuneonavicularis 513
- Art. intercuneiformis 513
- Art. interphalangea pedis 515
- Art. metatarsophalangea 515
- Art. talocruralis 510
- Art. tarsi transversa 512
- Art. tarsometatarsalis 513

Downing 157
Downing-Test 95
Drainage 117, 150
Drehmann-Zeichen 447
Drehpunkte 605, 606
Drop-arm-Test 321
Druckkräfte 729
Ductus thoracicus 802
Dummer, Tom 153, 602
Durchblutung 41, 117
Dysdiadochokinese 188
Dysfunktion 41
- akute 104
- Behandlungsreihenfolge 105
- chronische 104
- komplizierte 53
- primäre 53, 105
- sekundäre 53

Dysmenorrhoe 690

E

ease 569
Ecoute-Test
- Bauch 97
- im Sitzen 89
- im Stehen 83
- Thorax 97

Eigenaktivität 123
Einfaltdistorsion 784, 793
Einheiten 607
Ektoderm 726
Ellenbogen 345
- Counterstrain-Behandlung 699

Endgefühl 103
Enkephaline 748
Entfaltdistorsion 784, 793
Entoderm 726

Entspannungstechnik 752
Entwicklung der Medizin und Osteopathie 5
Epicondylitis 353, 590
- radialis 349
- ulnaris 349

epigastrische Schmerzen 670, 679
epikondyläre Schmerzen 353, 377
Erklärungsmodelle 55
Ernährungseinheiten
- Krankheitseinheiten 31

Erschöpfungsstadium 58
Eudiadochokinese 188
Exspir 555
Extension
- BWS 211
- LWS 243, 244
- Hüfte 441
- HWS 181, 185
- Knie 465
- Sternum 306

extrarektale Bewegungsprüfung 388

F

Facettengelenke 47, 153
Fairbank-Apprehensiontest 475
Faltdistorsion 783
Faltdistorsionen 793
Fascia lata
- AOB 538

Fascia thoracolumbalis 744
fasziale Spannung 93, 94
Faszien 728, 749
- Einteilung 749
- Akupunkturpunkte 747
- Neurologie 738
- Vegetativum 744

Fasziendistorsionen 778
Fasziendistorsionsmodell 155
- Kontraindikationen 796

Faszienkontraktilität
- aktive 744

Faszienplastizität 738
Faszienrotationstechnik 750
Faszientechniken 155, 749
Fasziitis plantaris 710
Faustschlussprobe 374
Fazilitation 50
Federtest
- Art. sacroiliaca 406
- BWS 214

Feedback 124
Feingefühl 565
Fibromyalgie
- Faszientonus 748

Fibula 492
- Inferiorität (HVLA) 496
- Superiorität (HVLA) 495
- Sutherland-Techniken 595

Fibulaköpfchen
- Blagrave-Techniken 639

Fingergelenke 366
- globale Dysfunktion (HVLA) 383

Finger-Nase-Versuch 188
Finkelstein-Zeichen 374
Flexion
- BWS 211
- LWS 240, 243, 244
- Hüfte 440
- HWS 181, 185
- Knie 465
- Sternum 306, 307

Flexionstest sitzend 89, 147, 400

Flexionstest stehend 87, 147, 397
Fluida- und Faszientechniken 804
Frozen Shoulder 699
Fryette
- Modell der gekoppelten Bewegungen 144

Führung 124
Fulcrum 566, 567, 570
Fuller, Buckminster 65
Funktion und Struktur 36
funktionale Technik 157
- Kontraindikationen 108
- Nebenwirkungen 107

funktionelle Osteopathie 16
Fuß
- Counterstrain-Behandlung 709
- dorsale Tenderpoints 717
- plantare Tenderpoints 722

Fußgelenke 508
- AOB 541
- Behandlung (HVLA) 519

Fußquergewölbe
- Sutherland-Techniken 598

Fußschmerzen 519
Fußwurzelgelenke
- Blagrave-Techniken 641

G

Galen 5, 31
Gangbild 80
Gangprüfung 188
Gangunregelmäßigkeiten 710
GAS 57
Gaumensegelparese 188
g-efferentes System 648
Gehtest, liegender 432
gekoppelte Bewegungen 144, 253, 259
gekreuzter Lasègue-Test 246
Gelenke
- Mobilisation 132

Gelenkspiel 103
- Art. acromioclavicularis 318
- Art. carpometacarpalis 371
- Art. carpometacarpalis pollicis 371
- Art. cubiti 347
- Art. humeri 319, 320
- Art. interphalangea proximalis/ distalis 372
- Art. mediocarpalis 370
- Art. metacarpophalangea 371
- Art. radiocarpalis 369
- Art. radioulnaris distalis 369
- Art. sternoclavicularis 317
- Art. tibiofibularis 493
- Syndesmosis tibiofibularis 494

Gel-zu-Sol-Konzept 738, 744
General Osteopathic Treatment 533
Geruchstest 187
Geschichte der Osteopathie 5
Gesetz der Arterie 41, 42
Gewebeanpassung 119
Gewebebeschaffenheit 47
Gewebekontraktion
- aktive 744

Gewebereaktion 37
Geweberezeptoren
- interstitielle 743

Gewebestörung 649
Gewebeveränderung
- spezifische 104

Sachregister

Gleichgewicht der Haltung 37
Gleichgewicht der Kräfte 26
Gleichgewichtsprüfung 187
Gleitdrucktechnik 751
Gleiten des Radiuskopfes 348
Gleitgewebe 728
Global-Listening-Test
– im Sitzen 89
– im Stehen 83
Golferellenbogen 349
Golgi-Rezeptoren 741
GOT 533
Gravity-sign-Test 468
Grinding-Test 472
Guidance 124

H

Hakentechnik 763
Halsschmerzen 192
Halswirbelsäule 178
– anteriore Tenderpoints 663
– Behandlung (HVLA) 192
– Behandlung (MET) 199
– Counterstrain-Behandlung 663
– ERS (MET) 200, 202
– FRS (MET) 199, 203
– posteriore Tenderpoints 667
– Rotation rechts (im Sitzen, HVLA) 196, 198
– Rotation rechts (in Bauchlage, HVLA) 197
– Rotation rechts (Kinn-Griff, HVLA) 193, 195
– Rotation rechts (MET) 201
– Rotation rechts (Wiege-Griff, HVLA) 192, 194
Haltungsschema 81
Hand
– Counterstrain-Behandlung 699
– Lymphabflußstörungen 591
– nervale Störungen 591
Handgelenk
– Counterstrain-Behandlung 699
– Sutherland-Techniken 592
Handgelenke 366
– Behandlung (Mobilisation, HVLA) 378
– globale Dysfunktion distal (Mobilisation) 379
– globale Dysfunktion proximal (Mobilisation) 378
– Os capitatum in Anteriorität (HVLA) 381
– Os capitatum in Posteriorität (HVLA) 382
– Os lunatum in Anteriorität (HVLA) 381
– Os lunatum in Posteriorität (HVLA) 382
– Os metacarpale in Posteriorität (HVLA) 382
– Os scaphoideum in Anteriorität (HVLA) 380
Handschmerzen 377
Harmonic Technique 116, 160
Harmonisierende Technik 755
Hautand'sche Probe 181
Hazzard, Charles 157
Heilen 17, 20
High Velocity Thrust 602
Hip-drop-Test 86, 239
Hippokrates 5, 31
Hirnnerven 187

Hoffmann-Tinel-Zeichen 351, 373
Hoover, Harold 157
Hörprüfung 187
HTP–Technik 791
Hüfte 439
– Counterstrain-Behandlung 709
– fasziale Spannung 94
– Tenderpoints 710
Hüftschmerzen 452, 709
Humoralpathologie 31
HVLA 609
HWS
– AOB 535, 546, 547, 560
– Bewertung 88, 90
– Blagrave-Techniken 623
– passive Bewegung 99
– SAT 613
– Sutherland-Techniken 580
HWS-Beschwerden 663
Hyperabduktionstest 445
Hyperextension
– Art. cubiti 348
– Knie 465
hypomobile Gelenke 36

I

iatrochemische Schule 6
iatromechanistische Schule 6
Iliosakralgelenk
– Schmerzen 412
Impingementtest 323
indirekte Technik 649
indirekte Techniken
– Kontraindikationen 108
– Nebenwirkungen 107
Induktionstechnik 756
inflare 426
Ingber, Donald 66
Inhibition 753
Inhibition von Schmerzen 150
Innenrotation
– Hüfte 440
– Knie 465
Inspektion 81
Inspir 555
Integration für Osteopathie 21, 26
Interkostalmuskulatur
– passive Dehnung 297
Interstitielle Rezeptoren 742
Interzellulärraum 727
Interzellularsubstanz 31
intrarektale Bewegungsprüfung 389
Involuntary Mechanism 568, 611
Ischiasschmerzen 685, 690
ischiokrurale Muskulatur
– Blagrave-Techniken 623
IVM 568, 611

J

Johnston, William 157
Joint-Play-Test 100
Jones, Laurence H. 154
Jones, Lawrence 646

K

Karpal-Kompressionstest 374
Karpaltunnelsyndrom 353, 699
Kernig-Zeichen 246
Kettler, Carl 143
Kibler-Test 215
Kiefergelenk 166
Kiefergelenksschmerzen 169

Knetdrucktechnik 769
Knie 464
– anteriore Tenderpoints 711
– Counterstrain-Behandlung 709
– posteriore Tenderpoints 713
Knie-Hacken-Versuch 188
Knieschmerzen 479, 709
Knöchelgabel
– Sutherland-Techniken 597
Knocheneinrenken 20
Knorpelgelenke 728
Kognition 123
Kokzygodynie 690
Kompensation 38
Komplikationen 107
Kompression 118, 570
Kompressionstest 182, 401
Kontinuität und Konnektivität 728
Kontraindikationen 107
Koordinationsprüfung 188
Kopfschmerzen 192, 663, 699
Kopplung 144, 253
Kornealreflex 187
Körper als Einheit 40
Körperflüssigkeit 805
körperliche Dimension 111
Korr, Irwin 647
Kraft 120
Kräftevermittlung 729
kraniosakrale Techniken 159
Krankheit bei Virchow 33
Krankheitsherde 31
Krankheitskonzept bei Virchow 33
Kurven 605, 606

L

Lachmanntest 469
Längenanpassung 120
Lasègue-Test 246
– umgekehrter 246
Läsion 42
lateraler shift 467
Lateralflexion
– LWS 239, 244, 245
Laterotrusion 168
Lederhaut 784
Leistenschmerzen 685, 690
Lendenwirbelsäule 238
– anteriore Tenderpoints 686
– Behandlung (HVLA) 253
– Behandlung (MET) 259
– bilaterale Extension (MET) 263
– bilaterale Flexion (MET) 262
– Counterstrain-Behandlung 685
– ERS (HVLA) 255
– ERS (MET) 261
– Extensionsdysfunktion 257
– FRS (HVLA) 254
– FRS (MET) 260
– lumbale Derotationstechnik (HVLA) 251
– Mobilisation des thorakolumbalen Übergangs 256
– Mobilisation in Lateralflexion 257
– NSR (HVLA) 253
– NSR (MET) 259
– Oszillationstest 245
– posteriore Tenderpoints 688
Levin, Stephen 66
Lig. nuchae 212
ligamentäre Gelenkspannung 565
Ligamente 729
– Kontraktilität 746

Sachregister

Ling 802
Lisfranc Gelenklinie 510, 513
Littlejohn, John Martin 82, 152, 533, 605
lokale Gewebedimension 111
– affektiver Code 114
Lokal-listening-Test
– Bauch 97
– Thorax 97
lumbale Derotationstechnik 251
lumbosakraler Übergang
– Beurteilung 86
– Schnelltest 101
LWS
– AOB 535, 537, 551, 552, 558, 559
– Bewertung 88, 90
– Blagrave-Techniken 626, 627
– passiver Test 102
– Sutherland-Techniken 575, 576
Lymphangion 809
Lymphangionmotrizität 809
lymphatische Pumpe Beine
– AOB 550
lymphatische Pumpe der Beine
– AOB 536
lymphatische Pumpe obere Extremität
– AOB 544
lymphatische Pumpe Thorax
– AOB 548
lymphatische Technik
– osteopathische (OLT) 804
lymphatisches System 802
Lymphdrainage
– manuelle 803
Lymphe 806
Lymphgefäße 802
Lymphknoten 804, 809
Lymphmapping 804
Lymphofasziale Release-Technik 818
lymphofaszialer Release, LFR 804
Lymphstauung 536
Lymphsystem 805
– Zusammensetzung 806
Lymphtechniken 156

M

M. erector spinae 535, 537
M. iliopsoas 535
M. quadratus lumborum
– Dehnung 301
M. quadriceps femoris
– Blagrave-Techniken 622
M. scalenus 547
M. sternocleidomastoideus 547
M. tensor fasciae latae 538
Maidstone oscillatory technique 102
Malerei 29
Malleolus lateralis
– Anteriorität (HVLA) 500
– Posteriorität (HVLA) 500
Manipulation
– Kontraindikationen 108
– Nebenwirkungen 107
Manipulieren 20
Manual Lymphatic Mapping 816
Manubrium sterni
– Sutherland-Techniken 586
Masseterreflex 187
maximale Schmerzfreiheit 646
McMurray-Test 473
mechanische Spannung 115
mechanische Theorie 47
Mechanismus 6

Mechanorezeptoren 737
– Mechanorezeptorenfasziale 740
medialer shift 467
Medizin ohne Werkzeug 18
Membrana interossea
– Behandlung 596
Meniscus 464
– Behandlung (HVLA) 488
– lateraler Meniscus 489
– medialer Meniscus (HVLA) 488
Mennell-Test 402
Mercier, Pierre 158
Mesmer, Franz Anton 18
Mesoderm
– embyonales 726
Mesothel 727
MET 143
– Becken 145
– diagnostische Konzepte 144
– Erklärung 148
– Funktionsweise der Behandlung 148
– Kontraindikationen 108
– Nebenwirkungen 107
– Wirbelsäule 144
Miller 803
Minimale Behandlung 604
Mitchell, Fred 143
Mittelalter 6
Mittelfußgelenke
– Blagrave-Techniken 641
Mm. scaleni
– Dehnung 291
Mobilisation 132
– Rippen 256
Mobilisationstechniken
– Becken 623
– obere Extremität 630
– untere Extremität 637
– Wirbelsäule 623
Mobilitätstest
– Rippen 277
Mobilitätstests 103
Modell von Littlejohn 533, 605
Modelle
– osteopathische 79
molekularbiologisches Modell
– Tensegrity 65
motorische Kontrolle 150
Motornerv
– Bestandteile 743
Movement-Test 216
Müdigkeit 670, 679
Mundöffnung 167
Mundschließen 167
Muskeleigenreflexe 188, 246
Muskelhartspann 535, 537
Muskelinnervation
– BWS 219
– Ellenbogen 353
– Finger 376
– Fuß 518
– Hand 376
– Hüfte 451
– Knie 478
– LWS 249
– Schulter 325
Muskelphysiologie 647
Muskelrekrutierung 150
Muskelrezeptoren
– interstitielle 743
Muskelspindeln 47

Muskeltests
– Art. carpometacarpalis 373
– Art. carpometacarpalis pollicis 373
– Art. coxae 441
– Art. cubiti 348
– Art. genus 469
– Art. humeri 320
– Art. interphalangea I 373
– Art. interphalangea proximalis/distalis 373
– Art. metacarpophalangea 373
– Art. radiocarpalis und mediocarpalis 373
– Art. radioulnaris distalis 372
– Art. thoracoscapularis 320
– Großzehengelenke 516
– Großzehengrundgelenk 515
– Sprunggelenke 515
– Zehengelenke 515
– Zehengrundgelenke 515
Muskelzellen
– fasziale 745
Muskulatur
– verkürzte segmentale 148
Muskulaturprüfung 189, 247
Myofibroblasten
– Gewebekontraktilität 746

N

N. abducens 187
N. accessorius 188
N. facialis 187
N. glossopharyngeus 188
N. hypoglossus 188
N. oculomotorius 187
N. olfactorius 187
N. opticus 187
N. recurrens 188
N. trigeminus 187
N. trochlearis 187
N. vagus 188
N. vestibulocochlearis 187
Nackenschmerzen 192, 699
Nebenwirkungen 106
Nervenaustrittspunkte 187
Nervendehnungstests 246
Nervensystem 647
neuraler Code 123
neurologische Dimension 112
– affektiver Code 121
neurologische Struktur 37
neurologische Tests 187, 246
Neurolymphatische Techniken nach Chapman 814
neuromuskuläre Code-Elemente 125
neuromuskuläre Dimension 112
neuromuskuläre Rehabilitation 122, 124
Neurophysiologie 121
neurophysiologische Reflexmechanismen 43
Nomenklatur
– Tenderpoints 659
Nozizeption 647

O

obere Extremität
– aktiver Test 92
– Beurteilung 92
– passiver Test 93
oberes Dreieck 83

Sachregister

Obstipation 670
Ödem 48
Offenbarung 24
Öffnungstest 405
Ohrenschmerzen 663
Olekranonschmerzen 354
OLT 812
Orthopathische Medizin 156
Os capitatum 381
Os coccygis 387
– extrarektale Behandlung 389
– intrarektale Behandlung 390
Os cuboideum
– Pronation (HVLA) 524
– Supination (HVLA) 524
Os cuneiforme
– Inferiorität (HVLA) 525
Os ilium 396
– Anteriorität (HVLA) 422
– Anteriorität (MET) 425
– Behandlung (HVLA) 421
– Behandlung (MET) 425
– Blagrave-Techniken 628, 629
– inflare (MET) 426
– outflare (MET) 427
– Posteriorität (HVLA) 423
– Posteriorität (MET) 425
– Superiorität (HVLA) 421
– Sutherland-Techniken 570
Os lunatum 381
Os metatarsale
– Superiorität (HVLA) 526
Os naviculare
– Pronation (HVLA) 523
– Supination (HVLA) 523
Os pubis 431
Os sacrum 387, 396
– AOB 551
– Behandlung (HVLA) 412
– Behandlung (MET) 416
– bilaterale Extension (HVLA) 413
– bilaterale Flexion (MET) 416
– Blagrave-Techniken 628
– L/L-Torsion anterior (HVLA) 415
– L/L-Torsion anterior (MET) 417
– L/R-Torsion posterior (HVLA) 414
– L/R-Torsion posterior (MET) 418
– SAT 614
– Sutherland-Techniken 573, 574
– unilaterale Extension (HVLA) 413
– unilaterale Extension (MET) 419
– unilaterale Flexion (HVLA) 412
– unilaterale Flexion (MET) 420
Os scaphoideum 380
Osteopathie
– Auseinandersetzungen 16
– Behandlung durch Visualisierung 22
– Definition 11
– Diagnostik 70
– diagnostische Grundlagen 35
– Entwicklung 5
– funktionelle 16
– Geburtsstunde 15
– Geschichte 5
– Heilen 17
– Heilen oder Manipulieren 20
– in Europa 15
– Integration 21, 26
– kraniale 17
– Medizin ohne Werkzeug 18
– Modelle 79
– Offenbarung 24
– Philosophie 35
– philosophische Wurzeln 12
– Prinzipien 35
– religiöse Wurzeln 12
– strukturelle 16
– Techniken 130
– Teilung 16
– Tensegrity 67
– therapeutische Grundlagen 35
– Vision 24
– viszerale 158
– Widerspruch 28
– Wissenschaft 110
– Zerfall 27
Osteopathiebuch
– erstes 803
osteopathische Läsion 41
Osteopathische Lymphbehandlung 815
osteopathischer Weg 11
Oszillationstest
– LWS 245
outflare 427

P

Pacini-Rezeptoren 742
painful arc 323
Palpation 72, 565
– Tenderpoint 649
Paracelsus 6
paraspinale Muskulatur
– AOB 552
– Blagrave-Techniken 618, 619, 620
– Perkussion 215
Parästhesien
– obere Extremität 699
Patella 464
Patellarsehnenreflex 246
Patella-Verschiebetest 467
Patrick-Fabere-Test 401
Patrick-Kubis-Test 445
Payr-Test 474
PBLT 566, 569
Perforanten-Trias 747
Perikardbänder
– Behandlung 309
Phalen-Zeichen 374
Philosophie 12, 35
Physik 29
Piezoelektrizität 739
PIP 368
Plantarflexion
– Art. cuneocuboidea 513
– Art. cuneonavicularis 513
– Art. intercuneiformis 513
– Art. interphalangea pedis 515
– Art. metatarsophalangea 515
– Art. talocruralis 510
– Art. tarsi transversa 512
– Art. tarsometatarsalis 513
Point of Balanced Ligamentous Tension 153, 566
Polygon der Kräfte 82, 533
Position der Überlastung 652
Position maximaler Schmerzfreiheit 652
Positionale Läsion 153, 608
Positionierungstest 216
posteriorer Typ 81
postisometrische Relaxation 149
Prinzipien der Osteopathie 35
Pronation
– Art. subtalaris 512
– Art. talocalcaneonavicularis 512
Pronationstrauma 495, 496
Propriorezeptoren 737
Propriozeption 647
propriozeptive Theorie 46
propriozeptiver Reflex 648
Propriozeptoren 122, 150
Protrusion 168
Provokationstests
– Art. coxae 445
– Art. cubiti 349
– Art. humeri 321
– Fingergelenke 373
– Kapsel-Band-Apparat 471
– Kreuzbänder 469
– Menisci 471
– Patella 475
Pseudo-Lasègue 246
Psyche und Körperbild 73
psychologische Dimension
– affektiver Code 126
psychomotorische Dimension 113
psychophysiologische Dimension 113
psychosomatische Dimension 113
psychosoziale Aspekte 62
Pumpsysteme 118
Pumptechniken 117
– lymphatische 803
Pupillenreaktion 187

Q

Quantenosteopathie 29
Quergewölbe Fuß
– Sutherland-Techniken 598

R

Radius
– Sutherland-Techniken 591
Radiusköpfchen
– Blagrave-Techniken 635, 636
Radiusperiostreflex 188
Ramus ossis pubis
– Inferiorität (MET) 434
– Superiorität (MET) 433
Rebound-Phänomen 189
Recoil 482, 484, 565
reffered pain 78
Reflexmechanismus 43
Reflexprüfung 188, 246
Reflextechniken 814
Rehabilitation
– neurologischer affektiver Code 124
Release 744
religiöse Wurzeln 12
Renaissance 6
Reparaturprozesse 110, 115
Respiration
– Prüfung 91
respiratorische Effizienz
– Beurteilung 99
Restriktion
– Hüftmuskulatur 442
Retrusion 168
Rippen 270
– 1.–3., Exspir (HVLA) 291
– 1., Exspir Henkelbewegung (MET) 287
– 1., Exspir Pumpbewegung (HVLA) 285

Sachregister

- 1., Exspir Pumpbewegung (MET) 286
- 1., Inspir Henkelbewegung (HVLA) 284
- 1., Inspir Henkelbewegung (MET) 284
- 1., Inspir Pumpbewegung (HVLA) 282
- 1., Inspir Pumpbewegung (MET) 283
- 1., Subluxation superior (HVLA) 281
- 1., Subluxation superior (Reziproke Inhibition) 280
- 2., Exspir Henkelbewegung (MET) 290
- 2., Exspir Pumpbewegung (MET) 289
- 2., Inspir Henkelbewegung (MET) 288
- 2., Inspir Pumpbewegung (MET) 287
- 3.–6., Inspir Henkelbewegung (MET) 293
- 3.–7. (HVLA) 296
- 3.–10., Exspir Henkelbewegung (MET) 295
- 3.–10., Exspir Pumpbewegung (MET) 294
- 3.–10., Inspir Pumpbewegung (MET) 292
- 6.–10., Inspir Henkelbewegung (MET) 294
- 11. und 12., Exspir im Sitzen (MET) 299
- 11. und 12., Exspir in Bauchlage (MET) 300
- 11. und 12., Inspir im Sitzen (MET) 298
- 11. und 12., Inspir in Bauchlage (MET) 299
- anteriore Tenderpoints 680
- AOB 543, 553, 555
- Behandlung der 1. (HVLA und MET) 287
- Behandlung der 2. (MET) 287
- Behandlung der 3.–10. (MET) 292
- Behandlung der 11., 12. (MET) 298
- Counterstrain-Behandlung 678
- Mobilisation 256
- passive Bewegung 90
- Sutherland-Techniken 581, 582, 583, 584
- Untersuchung der Posteriorität 274

Rippen-/Wirbeldysfunktion 275
Rippenfunktion 271
Rippengesamtfunktion 275
Rippenschmerzen 679
Rocking-Test 405
Romberg-Versuch 189
Rotation
- BWS 210
- HWS 183, 186
- LWS 241, 242, 243

Rotationstechnik der Halsfaszien 750
Rückenschmerzen 220, 670, 679, 685, 690, 699, 709
Rücklaufphänomen 398
Ruddy, T.J. 143

Rudolf Virchow
- Still 30
Ruffini-Rezeptoren 742
Ruhelänge 67

S

Sakroiliakalgelenk 396
SAT 153, 602
- Definition 603
- Manipulation 609
- Manipulation von C1–3 613
- Minimale Behandlung 604
- Positionale Läsion 608
- Sacral Toggle 614
- therapeutisches Vorgehen 607
- typische Behandlungsfolge 612
- Wahl des Segments 605

Scapula
- AOB 545, 555
- Sutherland-Techniken 587

Schleudertrauma 663, 670, 679
Schlüsselläsion 105, 602
Schmerzen
- LWS 250
schmerzhafter Bogen 323
Schmerzprovokationstests 103
Schmetterlingstechnik 588
Schnelltest für L5-S1 101
Schublade
- extensionsnahe vordere 469
- flexionsnahe vordere 470

Schulter 315
- anteriore Tenderpoints 699
- Counterstrain-Behandlung 699
- posteriore Tenderpoints 704

Schulterbeschwerden 797
Schultergürtel
- Blagrave-Techniken 630
- Schmetterlingstechnik 588

Schulterschmerzen 326, 670, 679, 699
Schwindel 663
Segmentwahl 605
Seitneigung 240
- BWS 210
- HWS 183, 186
- LWS 240

Selbsterhaltung 31
Selbstheilungskräfte 39
Selye, Hans 58
Sensibilitätsprüfung 188, 247
Sherpa-Punkt 769
Skalenuslücke 180
Skapulothorakale Gleitebene 316
- Blagrave-Techniken 633
- Behandlung (Mobilisation, MET) 332
- globale Dysfunktion (Mobilisation, MET) 332

Sodbrennen 670, 679
somatische Dysfunktion 70, 647
- aktuelles Verständnis 44
- Behandlung 53
- Definition 45, 48
- Gelenk 103
- Mechanismen 41
- Merkmale 45
- neurobiologische Mechanismen 51
- Synonyme 44
- Tenderpoint 649
- und der Patient 52
- Zusammenhang mit Krankheit 49

Spannung 565
Spannungskopfschmerzen 547
Specific Adjustment Technique 153
- siehe SAT 602
Spencer, Herbert 8
Spencer-Techniken 336
Spine-Test 398
Spinology 602
Spring-Test
- Art. sacroiliaca 406
- BWS 214
Sprunggelenk
- AOB 540
- Blagrave-Techniken 640
- Counterstrain-Behandlung 709
- dorsale Tenderpoints 717
- oberes 492, 509, 510
- oberes, globale Dysfunktion (HVLA) 519
- unteres 508, 509, 512
Sprunggelenksschmerzen 519
Squatting-Test 85
Steinmann-I-Zeichen 472
Sternoklavikulargelenk 315
Sternum 305
- Behandlung (MET) 308
- Extension (MET) 309
- Flexion (MET) 308
Still, Andrew Taylor 8, 802
- erste Behandlung 22
- familiäre Einflüsse 13
- Offenbarung 24
- religiöse Wurzeln 12
- therapeutisches Konzept 9
Stillpunkt 566, 567, 570
Strain-Counterstrain 154
- Kontraindikationen 108
- Nebenwirkungen 107
Stress 55
- Forschungsergebnisse 60
- Messung 60
- Physiologie 55
- Stadien 55
Struktur und Funktion 36
strukturelle Osteopathie 16
Stützbindegewebe 729
subokzipitale Muskulatur
- Blagrave-Techniken 621
Supination
- Art. subtalaris 512
- Art. talocalcaneonavicularis 512
Sutherland 803
Sutherland, William Garner 159, 568
Sutherland-Techniken 153, 565
- 1. Rippe 581
- 2., 3. Rippe 582
- 4.–10. Rippe 583
- 11., 12. Rippe 584
- Art. coxae 592
- Art. genus 594
- Art. humeroulnaris 590
- Art. subtalaris 597
- Becken 570
- Bootjack-Technik 597
- Brustkorb 581
- BWS liegend 578
- BWS sitzend 577
- C0/C1 579
- Clavicula 587
- Diaphragma 585
- Fibula 595
- Handgelenk 592
- HWS 580

Sachregister

- Knöchelgabel 597
- LWS liegend 576
- LWS sitzend 575
- Manubrium sterni 586
- Methode 569
- obere Extremität 589
- Os ilium 570
- Os sacrum 573
- Patella Lift 594
- Pelvic Lift 571
- Quergewölbe des Fußes 598
- Radius Lift 591
- Sacrum Lift 574
- Scapula 587
- Schultergelenk 589
- Schultergürtel 587
- untere Extremität 592
- Wirbelsäule 573

Symphyse 431, 727
Symphysis manubriosternalis 305
Symphysis pubica 431
- Behandlung (MET) 433
- Inferiorität (MET) 434
- Superiorität (MET) 433
Syndesmosis tibiofibularis 492, 493
- Behandlung (HVLA) 495, 500
Synovialgelenk 727

T

Talus
- Anteriorität (HVLA) 521
- Posteriorität (direkte Technik, HVLA) 520
- Posteriorität (indirekte Technik, HVLA) 519
Tastsinn 565
Technik
- Auswahl 113
- Wirkung 113
Techniken 130
Tektonische Fixation 785, 795
Temporomandibulargelenk 166
Tenderpoints 155, 646
- anteriore C2–C6 (AC2-6) 664
- anteriore C7–C8 (AC7-8) 665
- anteriore L1–L5 (AL1-5) 686
- anteriore Th1–Th6 (ATh1-6) 671
- anteriore Th7–Th9 (ATh7-9) 672
- anteriore Th10–Th12 (ATh10-12) 673
- anteriore (tiefstehende) 1.–2. Rippe (ARi1-2) 680
- anteriore (tiefstehende) 3.–6. Rippe (ARi3-6) 681
- anteriorer Art. acromioclavicularis (AAC) 702
- anteriorer C1 (AC1) 663
- Art. carpometacarpalis pollicis (ACM1) 708
- Becken 690
- Behandlung 652
- BWS 670
- Caput breve des M. biceps brachii (CBB) 700
- Caput longum des M. biceps brachii (CLB) 699
- Caput radii (RAD) 706
- dorsales Handgelenk (DHG) 708
- Druckrichtung 651
- Ellenbogen 706
- Empfindlichkeit 650
- Faustregel zur Positionierung 655
- Gewebeänderungen 655
- Hand 706
- Handgelenk 706
- High Ilium (HI) 694
- High Ilium in outflare (HIOF) 696
- High Ilium sakroiliakal (HISI) 694
- HWS 663
- Identifizierung 649
- Kalkaneus in Flexion (FCA) 722
- Kontakt 654
- L3 und L4 Crista iliaca (PL3 & 4 CR) 695
- laterale ischiokrurale Muskulatur (LISCH) 715
- lateraler Meniskus (LM) 712
- Lig. cruciatum anterius (CRA) 713
- Lig. cruciatum posterius (CRP) 714
- Lig. inguinale (ING) 692
- Lokalisation 650
- Low Ilium (LI) 691
- LWS 685
- M. gluteus maximus (GMX) 695
- M. iliacus (IL) 691
- M. infraspinatus (INF) 704
- M. latissimus dorsi (LD) 702
- M. levator scapulae (LEV) 705
- M. piriformis (PIR) 698
- M. subscapularis (SUB) 701
- M. supraspinatus (SPI) 704
- Malleolus lateralis (MAL) 717
- Malleolus medialis (MAM) 718
- medialer ischiokrurale Muskulatur (MISCH) 716
- medialer Kalkaneus (MCA) 720
- medialer Meniskus (MM) 711
- mittlerer Pol sakroiliakal (MPSI) 696
- Nomenklatur 659
- obere Extremitäten 699
- oberer Pol von L5 (OPL5) 693
- Os ilium in inflare (OIIF) 696
- Ossa metatarsalia III–V in Extension (EOM3-5) 721
- palmares Handgelenk (PHG) 707
- Palpation 650, 651
- plantarer Os cuboideum (PCUB) 723
- posteriore C1–C2 Okziput (PC1-2 OKZ) 668
- posteriore C2–C8 Proc. spinosus (PC2-8 PS) 669
- posteriore (hochstehende) 2.–6. Rippe (PRi2-6) 684
- posteriore L1–L3 Proc. transversus (PL1-3 PT) 689
- posteriore L1–L5 Proc. spinosus (PL1-5 PS) 688
- posteriore Mm. gemelli (GEM) 710
- posteriore Th1–Th9 Proc. spinosus (PTh1-9 PS) 674
- posteriore Th1–Th12 Proc. transversus (PTh1-12 PT) 677
- posteriore Th10–Th12 Proc. spinosus (PTh10-12 PS) 676
- posteriorer C1 Inion (PC1 Inion) 667
- posteriorer (hochstehende) 1. Rippe (PRi1) 682
- posteriorer Trochanter major (PTMa) 711
- Pulsation 649, 654
- Rippen 678
- somatische Dysfunktion 649
- Sprunggelenk in Extension (ESG) 718
- Sprunggelenk in Flexion (FSG) 719
- Tabelle 661
- Trochanter minor (PTMi) 710
- Überprüfung 656
- untere Extremitäten 709
- unterer Pol L5 (UPL5) 697
- viszerosomatischer Reflex 652
Tennisellenbogen 349, 699
Tensegrity-Modell 65
Test für Komprimierung
- durch M. pectoralis major 183
- kostoklavikuläre 184
Tests
- allgemeine Untersuchung 80
Theorien
- eingeschränkte Gelenkbeweglichkeit 46
therapeutischer Puls 649, 654
therapeutisches Konzept 9
therapeutisches Vorgehen 105
Thixotropie 738
Thorax
- Elastizität und Mobilität 97
Thoraxoszillation 233
Thorax-Release-Techniken 813
Tibia 492
- Anteriorität (HVLA) 486
- extensionsnahe Posteriorität (HVLA) 487
- Posteriorität (HVLA) 486
- Therapie der Bewegungseinschränkungen 479
Tinnitus 663
TMG-Schmerzen 169
Translation
- Knie 467
transsynovialer Fluss 150
Travell, Janet 647
Trendelenburg-Duchenne-Zeichen 448
Triggerband 778, 789
Triggerpunkt 78, 647, 780
- hernierter (HTP) 780, 791
Trizepssehnenreflex 188
Typaldos 156
Typaldos-Modell 776

U

Übertragungsprinzip 124
Unterarmschmerzen 354
Unterberger-Tretversuch 189
untere Extremität
- fasziale Spannung 93
- passiver Screening-Test 95
- Screening-Test 85
unteres Dreieck 83
Untersuchung
- allgemeine 80
- Elemente 71
- globale osteopathische 71
- lokale osteopathische 71

– medizinische 72
– segmentale 103
– Ziel 71
Untersuchungsroutine 80
unwillkürlicher Mechanismus 568

V

Verdauungsstörungen 571
Vision 24
Visualisierung 22
Visusprüfung 187
Viszera
– Behandlung 158
viszerosomatischer Reflex 50, 652
Vitalismus 7
Vodder 803
Vorlaufphänomen 87, 89, 147, 397, 399, 400
Vorlauftest 397, 400
Vorspannung 67

W

Wahl der Technik 63, 106
– nach Indikation 106
Weichteiltechniken 618
Widerspruch der Osteopathie 28
Widerstandsstadium 58
Wiederholung 124
Wirbel-/Rippendysfunktion 275
Wirbelsäule
– aktive Bewegung 85
– Beweglichkeit 46
– Kinematik 67
– MET 144
– Modell der gekoppelten Bewegungen 144
– passive Bewegung 88, 90
– Screening-Test 85
Wirbelsäulenmechanik 46
wissenschaftliche Grundlagen 35
Würgreflex 188

Z

Zehengelenke 508
– AOB 541
Zeigeversuche 188
Zerfall der Osteopathie 27
zervikothorakaler Übergang
– AOB 560
– Untersuchung 212
Zirkumduktion
– Hüfte 441
Zohlen-Zeichen 475
Zungenbewegung 188
Zwerchfell
– AOB 549
Zylinderdistorsion 784
– Behandlung 794
Zystitis 670, 685, 690

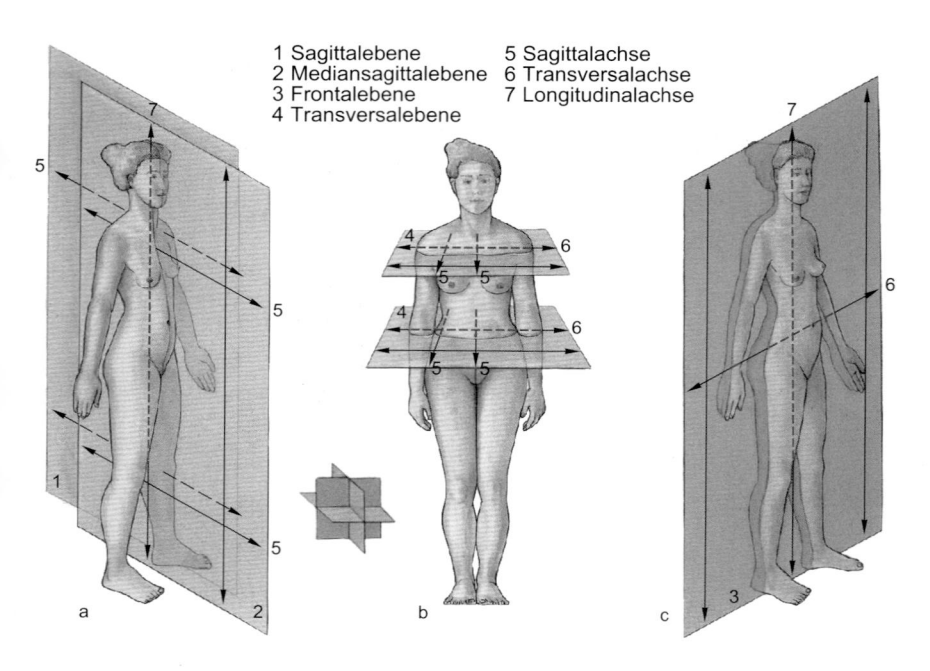

1 Sagittalebene
2 Mediansagittalebene
3 Frontalebene
4 Transversalebene
5 Sagittalachse
6 Transversalachse
7 Longitudinalachse

Ebenen und Achsen des menschlichen Körpers
a Sagittalebene, sagittale und longitudinale Achsen
b Transversalebene (= Horizontalebene), transversale und sagittale Achsen
c Frontalebene (= Koronalebene), longitudinale und transversale Achsen

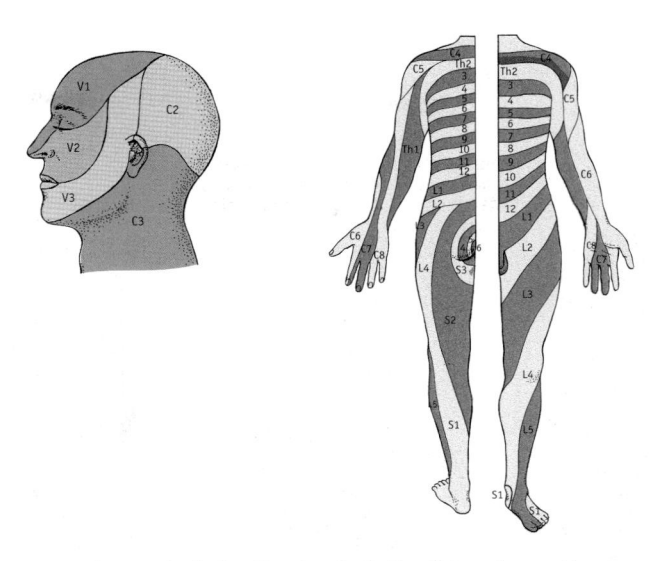

Segmentale Innervation der Haut (Dermatome der einzelnen Rückenmarkssegmente)

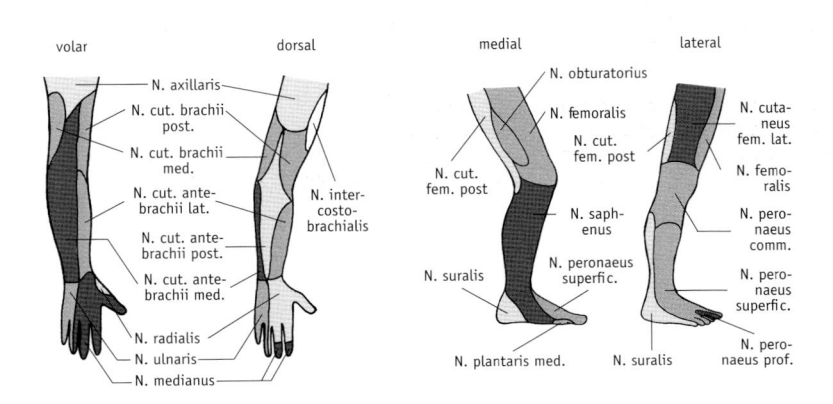

Sensible Innervation der Extremitäten (Versorgungsgebiete der peripheren Nerven)

Wurzel	Abgeschwächter Reflex	Kennmuskeln	Eingeschränkte Funktion	Sensibles Defizit
C5	Bizepssehnenreflex	M. deltoideus M. biceps brachii M. infraspinatus	Abduktion im Schultergelenk 30–90°	Außenseite Oberarm
C6	Bizepssehnen-, Radiusperiostreflex	M. biceps brachii M. brachioradialis (M. deltoideus)	Flexion im Ellenbogengelenk	Radialer Ober- und Unterarm, Daumen
C7	Trizepssehnen-, Radiusperiostreflex	M. triceps brachii M. pronator teres M. pectoralis major M. opponens pollicis	Adduktion im Schultergelenk, Extension im Ellenbogengelenk, Daumenopposition	Unterarmstreckseite, 2.–4. Finger
C8	Trömner-Reflex	Mm. interossei M. abductor digiti quinti M. abductor pollicis brevis M. flexor pollicis longus M. flexor carpi ulnaris	Volarflexion mit ulnarer Abduktion im Handgelenk, Kleinfingerabduktion, Fingerspreizung	Ulnarer Ober- und Unterarm, Handkante bis Finger 5
L3	Adduktorenreflex	Adduktorengruppe M. quadriceps femoris M. iliopsoas	Oberschenkeladduktion	Schräg über den Oberschenkel zum Knie
L4	Patellarsehnenreflex	M. quadriceps femoris M. tibialis anterior	Streckung Kniegelenk, Dorsalflexion Fuß, Fersenstand	Oberschenkelaußenseite, medialer Unterschenkel bis Fußrand
L5	Tibialis-posterior-Reflex	M. extensor hallucis longus M. tibialis anterior M. tibialis posterior M. gluteus medius	Großzehenhebung, Hebung des medialen Fußrandes, Fersenstand	Unterschenkelaußenseite, Fußrücken bis Großzehe
S1	Achillessehnenreflex	M. triceps surae M. gluteus maximus M. biceps femoris	Hebung des lateralen Fußrandes, Zehenstand, Hüftabduktion, Plantarflexion	Unterschenkelrückseite, Fußaußenrand

Kennzeichen zervikaler und lumbaler Wurzelkompressionssyndrome